Netter
Exame Clínico Ortopédico
Uma Abordagem Baseada em Evidências

TERCEIRA EDIÇÃO

Joshua A. Cleland, PT, DPT, PhD

Professor, Physical Therapy Program
Franklin Pierce University
Manchester, New Hampshire

Shane Koppenhaver, PT, PhD

Lieutenant Colonel, Army Medical Specialist Corps
Associate Professor, U.S. Army–Baylor University
Doctoral Physical Therapy Program
Fort Sam Houston, Texas

Jonathan Su, PT, DPT, LMT

Captain, Army Medical Specialist Corps
Brigade Physical Therapist
2nd Stryker Brigade Combat Team, 25th Infantry Division
Schofi eld Barracks, Hawaii

Ilustrações por **Frank H. Netter, MD**

Colaboradores nas Ilustrações

Carlos A.G.Machado, MD
Jonh A. Craig, MD

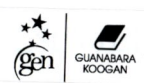

ISBN 978-85-352-8604-5
ISBN (versão eletrônica): 978-85-352-8973-2

NETTER'S ORTHOPAEDIC CLINICAL EXAMINATION: AN EVIDENCE-BASED APPROACH, THIRD EDITION.
Copyright © 2016, 2011, 2005 by Elsevier Inc.

Previous editions copyrighted 2011, 2005 Saunders, an imprint of Elsevier Inc.

Permission for Netter Art figures may be sought directly from Elsevier's Health Science Licensing Department in Philadelphia, PA: phone 1-800-523-1649, ext. 3276, or (215) 239-3276; or email H.Licensing@elsevier.com.

This translation of Netter's Orthopaedic Clinical Examination – An Evidence-Based Approach, Third Edition by Joshua A. Cleland, Shane Koppenhaver e Jonathan Su was undertaken by Elsevier Editora Ltda and is published by arrangement with Elsevier Inc.

Esta tradução de Netter's Orthopaedic Clinical Examination – An Evidence-Based Approach, Terceira Edição de Joshua A. Cleland, Shane Koppenhaver e Jonathan Su foi produzida por Elsevier Editora Ltda e publicada em conjunto com Elsevier Inc.

ISBN: 978-0-323-34063-2

Capa: Studio Creamcrackers Design
Editoração Eletrônica: Estúdio Castellani

Elsevier Editora Ltda.
Conhecimento sem Fronteiras

Rua da Assembleia, 100 – 6º andar – Sala 601
20011-904 – Centro – Rio de Janeiro – RJ – Brasil

Rua Quintana, 753 – 8º andar
04569-011 – Brooklin – São Paulo – SP – Brasil

Serviço de Atendimento ao Cliente
0800-0265340
atendimento1@elsevier.com

Consulte nosso catálogo completo, os últimos lançamentos e os serviços exclusivos no site www.elsevier.com.br

---

NOTA

Como as novas pesquisas e a experiência ampliam o nosso conhecimento, pode haver necessidade de alteração dos métodos de pesquisa, das práticas profissionais ou do tratamento médico. Tanto médicos quanto pesquisadores devem sempre basear-se em sua própria experiência e conhecimento para avaliar e empregar quaisquer informações, métodos, substâncias ou experimentos descritos neste texto. Ao utilizar qualquer informação ou método, devem ser criteriosos com relação a sua própria segurança ou a segurança de outras pessoas, incluindo aquelas sobre as quais tenham responsabilidade profissional.

Com relação a qualquer fármaco ou produto farmacêutico especificado, aconselha-se o leitor a cercar-se da mais atual informação fornecida (i) a respeito dos procedimentos descritos, ou (ii) pelo fabricante de cada produto a ser administrado, de modo a certificar-se sobre a dose recomendada ou a fórmula, o método e a duração da administração, e as contraindicações. É responsabilidade do médico, com base em sua experiência pessoal e no conhecimento de seus pacientes, determinar as posologias e o melhor tratamento para cada paciente individualmente, e adotar todas as precauções de segurança apropriadas.

Para todos os efeitos legais, nem a Editora, nem autores, nem editores, nem tradutores, nem revisores ou colaboradores, assumem qualquer responsabilidade por qualquer efeito danoso e/ou malefício a pessoas ou propriedades envolvendo responsabilidade, negligência etc. de produtos, ou advindos de qualquer uso ou emprego de quaisquer métodos, produtos, instruções ou ideias contidos no material aqui publicado.

O Editor

CIP-Brasil. Catalogação na Publicação
Sindicato Nacional dos Editores de Livros, RJ

C562n   Cleland, Joshua A.
3.ed.   Netter exame clínico ortopédico: uma abordagem baseada em evidências/Joshua A., Cleland Shane Koppenhaver, Jonathan Su; tradução Adilson Dias Salles ... [et. al.]. – 3. ed. – Rio de Janeiro: Elsevier, 2018.
              il.; 25cm.

              Tradução de: Netter's orthopaedic clinical examination: an evidence-based approach
              Inclui bibliografia e índice
              ISBN: 978-85-352-8604-5

                1. Ortopedia. 2. Traumatologia. I. Koppenhaver, Shane. II. Su, Jonathan. III. Título.

17-41841   CDD: 613.7
                                                            CDU:613.7

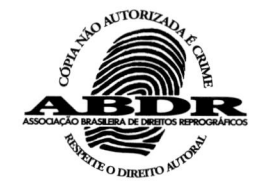

Revisão Científica e Tradução

Supervisão da Revisão Científica

Alfredo Luiz Jacomo
Professor Associado/Livre-Docente da Disciplina de Topografia Estrutural Humana do Departamento de Cirurgia da Faculdade de Medicina da Universidade de São Paulo (USP)
Professor Responsável pela Disciplina de Topografia Estrutural Humana do Departamento de Cirurgia da Faculdade de Medicina da Universidade de São Paulo (USP)

Revisão Científica

Alfredo Luiz Jacomo (Caps. 3 e índice)
Professor Associado/Livre-Docente da Disciplina de Topografia Estrutural Humana do Departamento de Cirurgia da Faculdade de Medicina da Universidade de São Paulo (FMUSP)
Professor Responsável pela Disciplina de Topografia Estrutural Humana do Departamento de Cirurgia da Faculdade de Medicina da Universidade de São Paulo (USP)

Cristina Pires Camargo (Caps. 1, 10 e 11)
Pós-doutoranda da Faculdade de Medicina da Universidade de São Paulo (FMUSP)
Assistente da Disciplina de Cirurgia Plástica na Faculdade de Medicina da Universidade de São Paulo (FMUSP)

Flávia Emi Akamatsu (Cap. 4)
Professora Doutora da Disciplina de Topografia Estrutural Humana do Departamento de Cirurgia da Faculdade de Medicina da Universidade de São Paulo (FMUSP)

Flávio Carneiro Hojaij (Caps. 2 e 8)
Professor Livre-Docente da Disciplina de Topografia Estrutural Humana do Departamento de Cirurgia da Faculdade de Medicina da Universidade de São Paulo (FMUSP)
Médico do Laboratório de Investigação Médica (LIM-02) do Hospital das Clínicas da Faculdade de Medicina da Universidade de São Paulo (FMUSP)

Mauro Figueiredo Carvalho de Andrade (Caps. 5 e 6)
Professor Associado do Departamento de Cirurgia da Faculdade de Medicina da Universidade de São Paulo (FMUSP)

Paulo Celso Bosco Massarollo (Caps. 7 e 8)
Professor Doutor da Disciplina de Topografia Estrutural Humana do Departamento de Cirurgia da Faculdade de Medicina da Universidade de São Paulo (FMUSP)

Samir Omar Saleh (Cap. 9)
Doutorado em Clínica Cirúrgica pela Disciplina de Topografia Estrutural Humana do Departamento de Cirurgia da Faculdade de Medicina da Universidade de São Paulo (FMUSP)

Tradução

Adilson Dias Salles (Cap. 4)

Médico

Pesquisador do Departamento de Antropologia no Museu Nacional da Universidade Federal do Rio de Janeiro (UFRJ)

Professor do Programa de Anatomia do Instituto de Ciências Biomédicas da Universidade Federal do Rio de Janeiro (UFRJ)

Doutorado em Medicina na Área de Ortopedia e Traumatologia pela Faculdade de Medicina da Universidade Federal do Rio de Janeiro (UFRJ)

Mestrado em Anatomia Humana pelo Instituto de Ciências Biomédicas da Universidade Federal do Rio de Janeiro (UFRJ)

Alcir Costa Fernandes Filho (Cap. 9)

Tradutor pela Universidade Estácio de Sá (Unesa)

Certificado de Proficiência em Inglês pela University of Michigan, EUA

Beatriz Perez Floriano (Caps. 5 e 6)

Doutorado e Mestrado em Ciência Animal

Graduação em Medicina Veterinária pela Universidade Estadual Paulista (UNESP)

Anestesiologista Veterinária

Edianez V. D. Chimello (Caps. 3, 8 e índice)

Tradutora

Eduardo Kenji Nunes Arashiro (Cap. 7)

Doutorado em Ciência Animal pela Universidade Federal de Minas Gerais (UFMG)

Mestrado em Medicina Veterinária pela Universidade Federal Fluminense (UFF)

Médico Veterinário pela Universidade Federal Fluminense (UFF)

Maria Cristina Motta Schimmelpfeng (Cap. 11)

Especialista em Patologia Bucal pela PUC-RJ

Cursando Pós-graduação em Tradução de Inglês na Universidade Estácio de Sá

Cirurgiã-dentista pela Universidade Camilo Castelo Branco

Renata Scavone de Oliveira (Caps. 1 e 2)

Doutorado em Imunologia pelo Instituto de Ciências Biomédicas da Universidade de São Paulo (USP)

Médica Veterinária pela Faculdade de Medicina Veterinária e Zootecnia da Universidade de São Paulo (USP)

Sueli Toledo Basile (Cap. 10)

Tradutora Inglês/Português – Instituto Presbiteriano Mackenzie e Cell-Lep

*Aos nossos incríveis mentores e colaboradores
que estimularam nossa paixão pela prática
e pela ortopedia baseada em evidências.*

*Às nossas modelos fotográficas (Jessica Palmer, Nicole Koppenhaver
e Farah Faize) e aos fotógrafos (Sara Randall, Lindsey Browne,
Jeff Hebert e Patrick Moon) por terem trabalhado muito mais
do que gostaríamos de admitir.*

*Ao Doutor Frank Netter e à equipe editorial da Elsevier que
transformaram nossas ideias em um guia literário fantástico.*

*E, o mais importante, às nossas famílias maravilhosas,
cujo sacrifício e apoio tornaram possível
este esforço considerável.*

Sobre os Autores

Joshua A. Cleland, PT, DPT, PhD

O Doutor Cleland recebeu o grau de Mestre em Fisioterapia do Notre Dame College em 2000 e o de Doutor em Fisioterapia da Creighton University em 2001. Em fevereiro de 2006 recebeu o PhD da Nova Southeastern University. Em 2002 recebeu a certificação da American Physical Therapy Association como Especialista Clínico em Ortopedia e em 2005 concluiu um programa de bolsa de estudos em terapia manual pela Regis University em Denver. Atualmente, Josh é Professor do Programa de Doutorado em Fisioterapia (*Doctor of Physical Therapy Program*) na Franklin Pierce University. Ele atua clinicamente em ortopedia ambulatorial no Serviço de Reabilitação do Concord Hospital, Concord, New Hampshire, e está ativamente envolvido em numerosos estudos de pesquisa clínica investigando a eficácia da fisioterapia manual e dos exercícios no tratamento de transtornos da coluna vertebral e das extremidades. Já publicou mais de 170 artigos em revistas e jornais e é Membro da Diretoria de Revisão Editorial do *Journal of Orthopaedic and Sports Physical Therapy*. É autor e editor de quatro livros e um palestrante bem conhecido no país e no mundo, tendo recebido os prêmios Rothstein Golden Pen Award for Scientific Writing (2015), Chattanooga Research Award (2011), Eugene Michels New Investigator Award (2009) e Jack Walker Award (2008), todos da American Physical Therapy Association. Além disso, recebeu também o Rose Excellence in Research Award da Seção de Ortopedia da American Physical Therapy Association em 2013, 2014 e 2015.

Shane Koppenhaver, PT, PhD

O Doutor Koppenhaver recebeu o grau de Mestre em Fisioterapia do U.S. Army–Baylor University Graduate Program em 1998 e o PhD em Fisiologia dos Exercícios da University of Utah em 2009. Recebeu a certificação em Fisioterapia Ortopédica em 2001 e concluiu um programa de bolsas de estudo em terapia manual na Regis University em 2009. É Tenente-coronel do Exército Americano e Professor Associado e Diretor de Pesquisa no U.S. Army–Baylor University Doctoral Program in Physical Therapy, tendo publicado vários estudos sobre dores lombares, manipulação da coluna vertebral e uso da investigação por imagens de ultrassom na medição da função muscular. Seus principais interesses de pesquisa envolvem os resultados mecânicos e clínicos associados à terapia manual e à acupuntura (agulhamento seco), especialmente em sua aplicação ao raciocínio clínico e ao tratamento de pacientes com quadros neuromusculosqueléticos.

Jonathan Su, PT, DPT, LMT

O Doutor Su recebeu o grau de Doutor em Fisioterapia da U.S.Army–Baylor University em 2013 e a certificação como Especialista Clínico em Esportes da American Physical Therapy Association em 2015. É Capitão do Exército Americano incorporado ao 2nd Stryker Brigade Combat Team, 25ª Divisão de Infantaria, e atua como especialista na unidade em otimização de desempenho humano, reabilitação/recondicionamento e prevenção de lesões. Dirige uma clínica de fisioterapia de acesso direto para esportes e ortopedia e aconselha os principais líderes no desenho e introdução de programas de treinamento físico para maximizar a prontidão para combate para os 4.400 soldados da unidade. O Doutor Su recebeu o título de Membro Honorário do 14º Regimento de Infantaria do Exército Americano em 2015 por suas contribuições para o bem-estar e o desempenho dos soldados. Seu principal interesse é o de traduzir a pesquisa em prática clínica visando assegurar cuidados da mais alta qualidade.

Sobre os Artistas

Frank H. Netter, MD

Frank H. Netter nasceu em 1906 na cidade de Nova Iorque e estudou Artes na Art Students League e na National Academy of Design antes de entrar para a escola de medicina na New York University, onde recebeu seu diploma em 1931. Durante seus anos de estudo, os esboços do bloco de notas do Doutor Netter atraíram a atenção do corpo docente e de outros médicos, dando a ele a oportunidade de aumentar sua renda ilustrando artigos e livros-texto. Ele continuou ilustrando como atividade paralela depois de se estabelecer como cirurgião em 1933, mas acabou optando por desistir da prática em favor de um compromisso de tempo integral com a arte. Após cumprir o serviço militar no Exército dos Estados Unidos durante a Segunda Guerra Mundial, ele iniciou sua longa colaboração com a CIBA Pharmaceutical Company (hoje Novartis Pharmaceuticals). Essa parceria de 45 anos resultou na produção da extraordinária coleção de arte médica tão familiar aos médicos e aos outros profissionais de saúde em todo o mundo.

Em 2005, a Elsevier Inc. adquiriu a Coleção Netter e todas as publicações do Icon Learning Systems. Mais de 50 publicações exibem a arte do Doutor Netter.

Os trabalhos do Doutor Netter estão entre os melhores exemplos do uso de ilustrações no ensino de conceitos médicos. Os 13 livros da *Netter Collection of Medical Illustrations,* que inclui a maior parte das mais de 20.000 ilustrações criadas por ele, tornaram-se e continuam a ser um dos mais famosos trabalhos em arte médica publicados até hoje. O *Atlas of Human Anatomy* de Netter, publicado pela primeira vez em 1989, apresenta as pinturas anatômicas da Coleção Netter. Hoje traduzido para 16 idiomas, ele é o atlas de anatomia preferido entre os profissionais médicos e estudantes em todo o mundo.

As ilustrações são apreciadas não só por suas qualidades estéticas, mas, o mais importante, por seu conteúdo intelectual. Como o Doutor Netter escreveu em 1949: "o esclarecimento de um tema é o alvo e o objetivo de uma ilustração. Não importa a beleza da pintura, a delicadeza e a sutileza que ela possa ter, ela será de pouco valor como *ilustração clínica* se não servir para esclarecer algum detalhe clínico." O planejamento, a concepção, o ponto de vista e a abordagem do Doutor Netter são o que suas pinturas transmitem e o que faz essa arte tão valiosa intelectualmente.

Frank H. Netter, MD, médico e artista, faleceu em 1991.

Saiba mais sobre o médico-artista cujo trabalho inspirou a Coleção Netter: https://www.netterimages.com/artist-frank-h-netter.html.

Carlos A. G. Machado, MD

Carlos Machado foi escolhido pela Novartis como o sucessor do Doutor Netter e continua sendo o principal artista a contribuir para a Coleção Netter de ilustrações médicas.

Autodidata em ilustrações médicas, o cardiologista Carlos Machado contribuiu com atualizações meticulosas de alguns dos desenhos originais do Doutor Netter e criou muitas pinturas próprias no estilo de Netter como uma extensão da Coleção Netter. A experiência fotorrealística do Doutor Machado e sua percepção aguçada da relação entre médico e paciente compõem seu estilo visual vívido e inesquecível. Sua dedicação à pesquisa de cada tópico e tema que ele pinta o coloca entre os ilustradores médicos nobres em atividade atualmente.

Saiba mais sobre o histórico e veja mais da sua arte em: https://www.netterimages.com/artist-carlos--a-g-machado.html.

Introdução

As decisões de tratamento apropriadas dependem da compreensão profunda da anatomia e de um diagnóstico preciso. Este livro é único, pois combina a extensa biblioteca dos desenhos anatômicos clássicos de Netter com suas fotos de alta qualidade. Os autores devem ser aplaudidos por incluir classificações de qualidade para 269 estudos que investigam a confiabilidade de um teste no *Quality Appraisal of Diagnostic Reliability Checklist* (Avaliação de Qualidade de Lista de Verificação de Confiabilidade Diagnóstica) com 11 itens. Esta edição inclui 84 estudos novos e 34 novas fotos. Como Fisioterapeuta/Treinador Atlético Certificado (PT/ATC) e diretor de um programa de doutorado em medicina esportiva para fisioterapeutas, vejo grande utilidade dessa referência para desde o estudante em nível inicial, o treinador atlético e o fisioterapeuta até os fisioterapeutas (PTs) e médicos (MDs) residentes e bolsistas em ortopedia e esportes. O livro é fácil de consultar e bem organizado, pois leva o leitor pelos caminhos da anatomia e do exame clínico e, a seguir, faz uma revisão de toda a literatura para testes diagnósticos dados. Como estamos constantemente batalhando para uma medicina melhor baseada em evidências, tanto os médicos novos quanto os mais antigos estarão muito bem servidos por este livro poderoso que detalha a utilidade dos testes diagnósticos e até avalia a evidência para modalidades de tratamento, quando disponível.

Agradecemos aos autores por esta ferramenta extremamente útil.

Don Goss, PT, Phd
Program Director
PT Sports Medicine Doctoral Program
U.S. Army-Baylor University

Se pudermos fazer o diagnóstico correto, podemos começar a cura.

– A. Weil

Como terapeuta ocupacional e terapeuta manual certificado, naturalmente vou à busca dos capítulos sobre a extremidade superior. Esses capítulos são excepcionais! Este é um texto obrigatório para terapeutas em todos os níveis de experiência. As tabelas atualizadas que fornecem classificações de qualidade em pesquisa facilitam a prática baseada em evidências. As fotos demonstrando testes especiais são valiosas para novos aprendizes. Este livro transmite a nítida intenção dos autores em fornecer uma fonte crítica para terapeutas. Ele também mostra o comprometimento com a educação, o desejo de traduzir pesquisa em prática clínica avançada e a visão de aperfeiçoar a ciência da reabilitação por meio de avaliações diagnósticas precisas. Como dou suporte aos meus estudantes em treinamento em casos ortopédicos envolvendo a extremidade superior, este livro está em minhas mãos e na minha tabela de exames clínicos como um livro aberto, uma referência de consulta. Ele é o sonho de todo educador de ter todas essas informações valiosas em um só texto!

Kathleen Yancosek, PhD
LTC, SP, US Army
Program Director
Doctor of Science in Occupational Therapy
U.S. Army-Baylor University

Nos últimos anos, a prática baseada em evidências se tornou padrão nas profissões de médicos e de profissionais de cuidados de saúde. Como descrito por Sackett et al. (*Evidence-Based Medicine: How to Practice and Teach EBM,* 2nd ed., London, 2000, Harcourt Publishers Limited), a prática baseada em evidências é uma combinação de três elementos: a melhor evidência disponível possível, a experiência clínica e os valores do paciente. Sackett declarou ainda que "quando esses três elementos estão integrados, médicos e pacientes formam uma aliança diagnóstica e terapêutica que aperfeiçoa os resultados clínicos e a qualidade de vida". Cada elemento contribui significativamente para o processo de raciocínio clínico ao ajudar a identificar um diagnóstico ou prognóstico ou a estabelecer um plano de cuidados efetivo e eficiente. Infelizmente, a abordagem baseada em evidências se confronta com várias barreiras que podem limitar a habilidade do médico em usar a melhor evidência disponível para orientar decisões sobre os cuidados ao paciente, mais significativamente a falta de tempo e de recursos. Dada a prevalência cada vez maior de novos testes clínicos no cenário da ortopedia e a omissão frequente, nos livros-texto, de informações sobre sua utilidade diagnóstica, ficou clara a necessidade de um guia de referência rápida para estudantes e médicos muito ocupados, o qual reforçará sua habilidade de incorporar evidências na tomada de decisão clínica.

A finalidade do *Netter — Exame Clínico Ortopédico: Uma Abordagem Baseada em Evidências* é dupla: servir como livro-texto para cursos de avaliação musculoesquelética no ambiente acadêmico e fornecer um guia rápido e fácil de referência para médicos que queiram situar a evidência relatada na utilidade diagnóstica dos testes e medições usualmente aplicados.

O primeiro capítulo visa apresentar ao leitor os conceitos essenciais que fundamentam a prática baseada em evidências, incluindo os métodos estatísticos que essa prática aplica e a análise crítica dos artigos de pesquisa. O restante do livro consiste em capítulos dedicados às regiões individuais do corpo. Cada capítulo começa com uma revisão da osteologia, artrologia, miologia e neurologia relevantes, sendo livremente ilustrado com imagens pelo famoso médico-artista Frank H. Netter. A segunda parte de cada capítulo fornece informações relacionadas às queixas do paciente e aos achados do exame físico. Confiabilidade e estimativas de utilidade diagnóstica (sensibilidade, especificidade e razões de probabilidade) são apresentadas para cada queixa do paciente e cada achado do exame físico, sendo acompanhadas por guias de interpretação de acesso rápido. Descrições de testes e definições de achados de testes positivos são incluídas conforme informadas pelos autores do estudo original, para minimizar qualquer alteração de informações e fornecer aos leitores a percepção dos valores de diferença informados por estudos diferentes. Ao final de cada capítulo existem tabelas listando informações sobre medidas de resultado comumente usadas e classificações de qualidade para todos os estudos que investigam a utilidade diagnóstica dos testes. Para esta nova edição incluímos também classificações de qualidade para todos os estudos que investigam a confiabilidade dos testes.

Esperamos que os médicos considerem o *Netter — Exame Clínico Ortopédico* como um recurso fácil de usar para determinar a relevância de achados do exame ortopédico. Esperamos também que estudantes e educadores considerem este livro como um guia valioso a ser incorporado em cursos relacionados à avaliação e ao tratamento musculoesquelético.

Joshua A. Cleland
Shane Koppenhaver
Jonathan Su

Sumário

Chaves de Interpretação Diagnóstica e de Confiabilidade

Chave de Interpretação Diagnóstica

+RP	Interpretação	−RP
≥10	Grande	< 0,1
5,0-10,0	Moderada	0,1-0,2
2,0-5,0	Pequena	0,2-0,5
1,0-2,0	Raramente importante	0,5-1,0

Chave de Interpretação da Confiabilidade

ICC ou κ	Interpretação
0,81-1,0	Acordo substancial
0,61-0,80	Acordo moderado
0,41-0,60	Acordo satisfatório
0,11-0,40	Acordo suave
0,0-0,10	Sem acordo

Confiabilidade e Utilidade Diagnóstica do Exame Clínico Ortopédico

1

As ciências da saúde e as profissões médicas estão passando por uma mudança de paradigma que favorece a *prática baseada em evidências*, definida como a integração das melhores evidências de pesquisa existentes e da experiência clínica aos valores do paciente.[1,2] As evidências devem ser incorporadas em todos os aspectos da terapia física e do atendimento ao paciente, incluindo o exame, a avaliação, o diagnóstico, o prognóstico e a intervenção. Talvez o componente mais crucial seja o exame clínico meticuloso e sucinto, que pode levar a um diagnóstico preciso, à escolha das intervenções adequadas e à determinação do prognóstico. Assim, é extremamente importante incorporar as evidências do grau em que os exames e as medidas clínicas podem distinguir bem os pacientes que apresentam doenças musculoesqueléticas específicas dos pacientes que não apresentam.[1,2]

O processo diagnóstico compreende a obtenção do histórico do paciente, o desenvolvimento de uma hipótese de trabalho e a seleção de exames e medidas específicas que possam confirmar ou refutar a hipótese formulada. O clínico deve determinar a probabilidade pré-teste (antes da avaliação) de que o paciente apresente uma doença em particular. Com base nessas informações, o clínico seleciona os exames e as medidas adequadas que ajudarão a determinar a probabilidade pós-teste (após a avaliação) de o paciente apresentar a doença, até atingir um grau de certeza que possibilite o início do tratamento (*limiar terapêutico*). O objetivo dos exames clínicos não é a obtenção da certeza diagnóstica, mas sim a redução do nível de incerteza até atingir o limiar terapêutico.[2] Os conceitos de probabilidade pré-teste e pós-teste e limiar terapêutico serão discutidos mais adiante neste capítulo.

Como o número de exames e medidas clínicas relatadas continuam aumentando, é essencial avaliar de forma meticulosa as propriedades diagnósticas de um exame antes de sua incorporação na prática clínica.[3] A integração das melhores evidências existentes acerca da utilidade diagnóstica de cada exame clínico é essencial à para determinar um diagnóstico preciso e implementar um tratamento eficaz e efetivo. Parece lógico que os clínicos e os estudantes conheçam as propriedades diagnósticas dos exames e das medidas e saibam quais têm utilidade clínica. Este texto auxilia os clínicos e os estudantes a escolher exames e medidas que assegurem a classificação adequada dos pacientes e permitam a rápida implementação de estratégias terapêuticas eficazes.

A avaliação dos exames diagnósticos envolve o exame de uma série de propriedades, incluindo a confiabilidade e a precisão diagnóstica. Um exame é considerado *confiável* caso produza informações precisas e reproduzíveis. Considera-se que um exame tem *acurácia diagnóstica* se ele for capaz de diferenciar os pacientes que apresentam e os que não apresentam uma doença específica.[4] A avaliação científica da utilidade clínica de exames e medidas fisioterápicas envolve a comparação de seus resultados com padrões de referência, como os estudos radiográficos (que representam a medida mais próxima da verdade). Usando métodos estatísticos do campo da epidemiologia, a precisão diagnóstica do exame, ou seja, a sua capacidade de determinar quais pacientes têm a doença e quais não têm, é então calculada. Este capítulo enfoca as características que definem a confiabilidade e a precisão diagnóstica de exames e medidas específicas. O capítulo termina com uma discussão da avaliação da qualidade dos estudos que investigam a utilidade diagnóstica.

Confiabilidade

Para que um exame clínico forneça informações que possam ser usadas para direcionar a tomada de decisões clínicas, ele deve ser confiável. A *confiabilidade* é o grau de consistência com que uma ferramenta ou qualificador mede um atributo particular.[5] Quando investigamos a confiabilidade de uma aferição, estamos determinando a proporção em que tal aferição é uma representação verdadeira e a proporção em que essa aferição é o resultado de um erro de mensuração.[6]

Quando discutimos o processo do exame clínico, é importante considerar duas formas de confiabilidade: a confiabilidade intraexaminador e a confiabilidade interexaminador. A *confiabilidade intraexaminador* é a capacidade de um único avaliador obter medições idênticas durante execuções separadas do mesmo exame. A *confiabilidade interexaminador* é a medida da capacidade de dois ou mais avaliadores obterem resultados idênticos com o mesmo exame.

O coeficiente kappa (k) é uma medida da proporção de possível concordância após a remoção do acaso[1,5,7]; é o coeficiente de confiabilidade mais utilizado para dados categóricos (positivos ou negativos).[5] O coeficiente de correlação comumente usado para determinação da confiabilidade de dados de natureza contínua (por exemplo, dados de amplitude de movimento) é o coeficiente de correlação intraclasse (ICC).[7] Embora as interpretações de confiabilidade sejam variáveis, os coeficientes geralmente são avaliados pelos critérios descritos por Shrout;[8] valores inferiores a 0,10 indicam ausência de confiabilidade, valores entre 0,11 e 0,40 indicam confiabilidade discreta, valores entre 0,41 e 0,60 indicam confiabilidade razoável, valores entre 0,61 e 0,80 indicam confiabilidade moderada e valores superiores a 0,81 indicam confiabilidade substancial. A "confiabilidade aceitável" deve ser decidida pelo clínico que analisa o exame ou medida específica[9] e deve ser baseada na variável que será testada, a razão de um exame específico é importante, e no paciente no qual o exame será utilizado.[6] Por exemplo, um erro de medição de 5% pode ser muito aceitável quando se mede a amplitude de movimento de uma articulação, mas não é tão aceitável quando se mede a temperatura corpórea central pediátrica.

Precisão Diagnóstica

Absolutamente, os exames e as medidas clínicas não podem nunca confirmar ou excluir a presença de uma doença específica.[10] No entanto, os exames clínicos podem ser usados para alterar a estimativa do clínico sobre a probabilidade de um paciente apresentar determinada doença musculoesquelética. A precisão de um exame é determinada pela medida da concordância entre o exame clínico e um padrão de referência.[11,12] Um padrão de referência é o critério considerado a representação mais próxima da verdade de uma doença estar presente.[1] Os resultados obtidos com o padrão de referência são comparados aos resultados obtidos com o exame sob investigação para determinar a porcentagem de pessoas corretamente diagnosticadas ou a precisão diagnóstica.[13] Como as estatísticas sobre utilidade diagnóstica são completamente dependentes tanto do padrão de referência usado como da população estudada, nós as listamos especificamente neste texto para fornecer informações a serem consideradas durante a escolha de exames e medidas relatadas. A precisão diagnóstica geralmente é expressa em termos de valores preditivos positivos e negativos (PPVs e NPVs), sensibilidade e especificidade e razão de probabilidade (RPs, do inglês *likelihood ratios*).[1,14]

Tabela de Contingência 2 × 2

Para determinação da importância clínica de um exame ou medida, os resultados do padrão de referência são comparados aos resultados do exame sob investigação em uma tabela de contingência 2 × 2, que fornece uma comparação direta entre o padrão de referência e o exame sob investigação.[15] Ela permite o cálculo dos valores associados à precisão diagnóstica para auxiliar a determinação da importância do exame clínico sob investigação (Tabela 1-1).

A tabela de contingência 2 × 2 é dividida em quatro células (a, b, c, d) para determinar a capacidade de o exame identificar corretamente os verdadeiramente positivos (célula a) e descartar os verdadeiramente negativos (célula d). A célula b representa os achados falso-positivos, em que o exame diagnóstico foi considerado positivo, mas o padrão de referência obteve um resultado negativo. A célula c representa os achados falso-negativos, em que o exame diagnóstico foi considerado negativo, mas o padrão de referência obteve um resultado positivo.

Uma vez que o estudo que investiga a importância diagnóstica do exame clínico tenha sido concluído e a comparação com o padrão de referência na tabela de contingência 2 × 2 tenha sido realizada, a determinação da importância clínica, em termos de precisão global, PPVs e NPVs, sensibilidade e especificidade e RPs, podem ser calculadas. Essas análises estatísticas são úteis para determinar a importância um exame diagnóstico na confirmação ou exclusão da doença.

Tabela 1-1 Tabela de Contingência 2 × 2 Usada para Comparar os Resultados do Padrão de Referência com Aqueles do Exame sob Investigação

	Padrão Positivo de Referência	Padrão Negativo de Referência
Exame Clínico Positivo	Resultados verdadeiro-positivos a	Resultados falso-positivos b
Exame Clínico Negativo	Resultados falso-negativos c	Resultados verdadeiro-negativos d

Confiabilidade e Utilidade Diagnóstica do Exame Clínico Ortopédico

Tabela 1-2   Tabela de Contingência 2 × 2 Mostrando o Cálculo dos Valores Preditivos Positivos (PPVs) e dos Valores Preditivos Negativos (NPVs) na Horizontal e da Sensibilidade e da Especificidade na Vertical

	Padrão Positivo de Referência	Padrão Negativo de Referência	
Exame Clínico Positivo	Verdadeiro-positivos a	Falso-positivos b	PPV = a/(a + b)
Exame Clínico Negativo	c Falso-negativos	d Verdadeiro-negativos	NPV = d/(c + d)
	Sensibilidade = a/(a + c)	Especificidade = d/(b + d)	

Precisão Total

A precisão total de um exame diagnóstico é determinada pela divisão das respostas corretas (verdadeiro--positivas e verdadeiro-negativas) pelo número total de pacientes.[16] Usando a tabela de contingência 2 × 2, a precisão total é determinada pela seguinte equação:

$$\text{Precisão total} = 100\% \times (a + d)/(a + b + c + d) \tag{1-1}$$

Um exame perfeito teria uma precisão total igual a 100%. É muito provável que isso não seja possível, já que nenhum exame clínico é perfeito e cada exame sempre apresentará pelo menos um pequeno grau de incerteza. A precisão de um exame diagnóstico não deve ser empregada para determinar sua importância clínica, já que a precisão total pode ser um pouco enganosa. A precisão de um exame pode ser significativamente influenciada pela prevalência de uma doença ou pelo número total de casos da doença na população num determinado momento.[5,6]

Valores Preditivos Positivos e Negativos

Os PPVs estimam a probabilidade de que um paciente com um exame positivo realmente tenha a doença.[5,6,17] Os PPVs são calculados horizontalmente na tabela de contingência 2 × 2 (Tabela 1-2) e indicam a porcentagem de pacientes identificados com precisão como portadores da doença (verdadeiramente positivos) dividida por todos os resultados positivos do exame sob investigação. Um PPV alto indica que um resultado positivo é um forte preditor de que o paciente tem a doença.[5,6] A fórmula para cálculo do PPV é:

$$PPV = 100\% \times a/(a + b) \tag{1-2}$$

Os NPVs estimam a probabilidade de que um paciente com exame negativo não tem a doença.[5,6] Os NPVs também são calculados horizontalmente na tabela de contingência 2 × 2 (Tabela 1-2) e indicam a porcentagem de pacientes identificados com precisão como não portadores da doença (verdadeiramente negativos) dividida por todos os resultados negativos do exame sob investigação.[11] A fórmula para cálculo do NPV é a seguinte:

$$NPV = 100\% \times d/(c + d) \tag{1-3}$$

Os valores preditivos são significativamente influenciados pela prevalência da doença.[11] Assim, não os relatamos especificamente neste texto.

Sensibilidade

A *sensibilidade* de um exame diagnóstico indica a sua capacidade de detectar pacientes que realmente têm a doença segundo o padrão de referência. Também é chamada de *taxa verdadeiro-positiva*.[1] Os exames com alta sensibilidade são bons para descartar determinada doença. O acrônimo *SnNout* pode ser usado para lembrar que um exame com alta *Sen*sibilidade e resultado *N*egativo é bom para descartar (em inglês, *rule out*) a doença.[1]

Considere, por exemplo, um exame clínico que, comparado ao padrão de referência, apresenta alta sensibilidade para detecção de estenose da medula lombar. Considerando a regra acima, se o exame for negativo, ele descarta com confiança a estenose da medula lombar. Se o exame for positivo, é provável que identifique com precisão uma alta porcentagem de pacientes com estenose. No entanto, ele também pode identificar como positivos muitos pacientes sem a doença (falso-positivos). Assim, embora o resultado negativo seja confiável, o resultado positivo ao exame não nos permite tirar conclusões (Figs. 1-1 e 1-2).

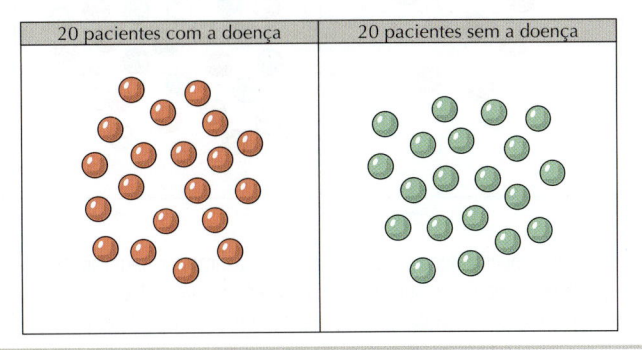

Figura 1-1
Exemplo de sensibilidade e especificidade. Vinte pacientes com e 20 pacientes sem a doença.

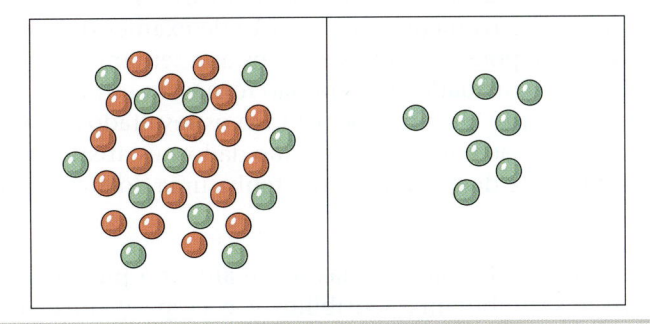

Figura 1-2
Sensibilidade de 100%. Cem por cento de sensibilidade indicam que, se o exame for positivo, todos os pacientes com a doença serão detectados. No entanto, embora esse exame tenha detectado todos os pacientes com a doença, também detectou muitos sem a doença. Ainda assim, se o exame for negativo, teremos confiança de que a doença pode ser descartada (SnNout).

A sensibilidade de um exame também pode ser calculada a partir de tabelas de contingência 2 × 2. No entanto, o cálculo é feito verticalmente (Tabela 1-2). A fórmula para calcular a sensibilidade do exame é a seguinte:

$$\text{Sensibilidade} = 100\% \times a/(a + c) \tag{1-4}$$

Especificidade

A *especificidade* de um exame diagnóstico simplesmente indica a sua capacidade de detectar os pacientes que realmente não têm a doença como indicado pelo padrão de referência. Também é chamada *taxa verdadeiro-negativa*.[1] Exames com alta especificidade são bons para confirmar uma doença. O acrônimo *SpPin* pode ser usado para lembrar que um exame com alta E*sp*ecificidade e resultado *P*ositivo é bom para confirmar (do inglês, *rule in*) a doença.[16,18,19]

Considere um exame com alta especificidade. Ele demonstraria uma forte grande capacidade de identificar com precisão todos os pacientes que não têm a doença. Caso um exame clínico altamente específico seja negativo, é provável que identifique uma porcentagem elevada de pacientes que não têm a doença. No entanto, também é possível que o exame altamente específico com um resultado negativo identifique diversos pacientes que realmente têm a doença como negativos (falso-negativos). Portanto, podemos ter bastante confiança de que um exame altamente específico com achado positivo indica a presença da doença (Fig. 1-3).

A fórmula para cálculo da especificidade de um exame é a seguinte:

$$\text{Especificidade} = 100\% \times d/(b + d) \tag{1-5}$$

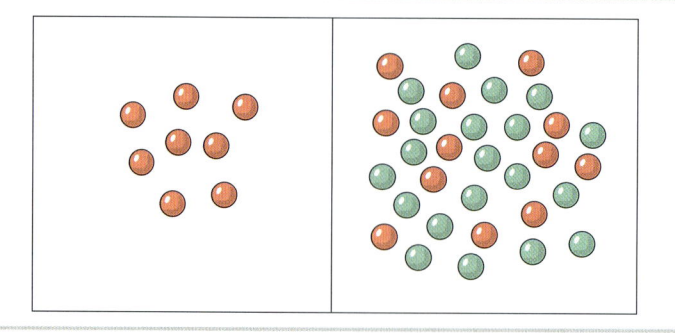

Figura 1-3

Especificidade de 100%. Cem por cento de especificidade indicam que, se o exame for negativo, todos os pacientes sem a doença serão detectados. No entanto, embora esse exame tenha detectado todos os pacientes sem a doença, também detectou muitos com a doença. Ainda assim, se o exame for positivo, teremos confiança de que o paciente tem a doença (SpPin).

A sensibilidade e a especificidade são usadas há décadas para determinar a importância diagnóstica de um exame; no entanto, possuem algumas limitações clínicas.[11] Embora a sensibilidade e a especificidade possam ser úteis para ajudar os médicos na seleção de exames que sejam bons para confirmar ou descartar determinada doença, poucos exames clínicos apresentam alta sensibilidade e alta especificidade.[11] A sensibilidade e a especificidade também não fornecem informações relativas a uma alteração na probabilidade de um paciente ter uma doença caso os resultados do exame sejam positivos ou negativos.[18,20] Em vez disso, as RPs são consideradas como dado a estatístico ideal para determinar uma mudança na probabilidade pré-teste de que o paciente tenha uma doença específica.

Razões de Probabilidade

O resultado de um exame tem grande valor apenas se ele alterar a probabilidade pré-teste de um paciente ter uma doença.[21] As RPs combinam a sensibilidade e a especificidade de um exame para desenvolvimento de uma indicação de mudança na probabilidade dado o resultado de um exame específico e são valiosas na orientação das decisões clínicas.[20] As RPs são uma medida potente que pode aumentar ou reduzir significativamente a probabilidade de um paciente ter uma doença.[22]

As RPs podem ser positivas ou negativas. Uma RP positiva indica uma mudança na probabilidade que favorece a existência de uma doença, enquanto uma RP negativa positiva indica uma mudança na probabilidade que favorece a ausência de uma doença. Embora as RPs geralmente não sejam relatadas em estudos que investiguem a importância diagnóstica do exame clínico, elas podem ser facilmente calculadas caso a sensibilidade e a especificidade de um exame estiverem disponíveis. No decorrer deste texto, quando os estudos não relataram as RPs, mas documentaram a sensibilidade e a especificidade do exame, as RPs foram calculadas pelos autores.

A fórmula usada para determinar uma RP positiva é a seguinte:

$$RP = \text{Sensibilidade}/(1 - \text{Especificidade}) \tag{1-6}$$

A fórmula usada para determinar uma RP negativa é a seguinte:

$$RP = (1 - \text{Sensibilidade})/\text{Especificidade} \tag{1-7}$$

Um guia para interpretar os resultados de exames pode ser encontrado na Tabela 1-3. As RPs positivas, acima de 1, aumentam a probabilidade da doença no caso do resultado do exame for positivo e as RPs negativas, abaixo de 1, reduzem a probabilidade de doença em caso do resultado do exame for negativo.[22] No entanto, é a magnitude das alterações na probabilidade que determina a importância de um exame clínico. As RPs positivas, acima de 10, e as RPs negativas, próximas a zero, geralmente representam grandes e conclusivas alterações na probabilidade. Uma RP de 1 (positiva ou negativa) não altera a probabilidade de o paciente apresentar ou não determinada doença e tem pouco valor clínico.[22] Uma vez que as RPs tenham sido calculadas, elas podem ser aplicadas ao nomograma (Fig. 1-4)[23] ou uma equação matemática[24] pode ser usada para determinar de modo mais preciso as alterações na probabilidade dado um resultado específico de exame. Ambos os métodos são descritos em detalhes mais adiante neste capítulo.

Tabela 1-3 Interpretação de Razões de Probabilidade

Razão de Probabilidade Positiva	Razão de Probabilidade Negativa	Interpretação
> 10	< 0,1	Gera desvios de probabilidade extensos e geralmente conclusivos
5 a 10	0,1 a 0,2	Gera desvios moderados de probabilidade
2 a 5	0,2 a 0,5	Gera desvios de probabilidade pequenos, mas, às vezes, importantes
1 a 2	0,5 a 1	Altera probabilidade em um grau pequeno e raramente importante

Adaptado de Jaeschke R, Guyatt GH, Sackett DL III. How to use an article about a diagnostic test. B. What are the results and will they help me in caring for my patients? *JAMA.* 1994;271:703-707.

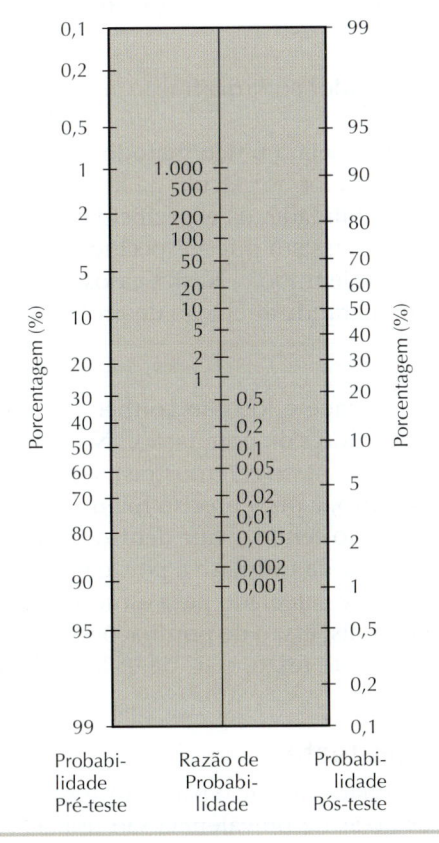

Figura 1-4

Nomograma de Fagan. (Adaptado com permissão de Fagan TJ. Letter: nomogram for Bayes theorem. *N Engl J Med.* 1975;293:257. Copyright 2005, Massachusetts Medical Society. Todos os direitos reservados.)

Se o exame diagnóstico apresentar especificidade igual a 1, a RP positiva não poderá ser calculada, porque a equação resultará em zero no denominador. Nestas circunstâncias, sugere-se modificar a tabela de contingência 2 × 2 por meio da adição de 0,5 a cada célula, o que permitirá o cálculo das RPs.[25]

Considere, por exemplo, a aplicabilidade diagnóstica do teste de apreensão[5,26] na detecção de lacerações labrais em comparação com o exame artroscópico, o padrão de referência. Isso é revelado numa

Confiabilidade e Utilidade Diagnóstica do Exame Clínico Ortopédico tabela de contingência 2×2 (Tabela 1-4). A incapacidade de calcular uma RP positiva se torna óbvia na seguinte equação:

$$RP\ Positiva = Sensibilidade/(1 - Especificidade) = 1/(1 - 1) = 1/0 \qquad (1\text{-}8)$$

Tabela 1-4 Resultados do Teste de Apreensão na Detecção de Lacerações Labrais em Comparação com o Padrão de Referência do Exame Artroscópico

	Exame Artroscópico Positivo (n = 12)	Exame Artroscópico Negativo (n = 3)	
Teste de Apreensão Positivo	10 a	0 b	PPV = 100 × 10/10 = 100%
Teste de Apreensão Negativo	c 2	d 3	NPV = 100 × 3/5 = 60%
	Sensibilidade = 100% × 10/12 = 83%	Especificidade = 100% × 3/3 = 100%	

Como zero não pode ser o denominador em uma fração, a tabela de contingência 2×2 é modificada por meio da adição de 0,5 a cada célula.

Embora a adição de 0,5 a cada célula seja o único método relatado de modificar a tabela de contingência para impedir o zero no denominador do cálculo da RP, considerando as alterações que ocorrem nas propriedades diagnósticas da sensibilidade, da especificidade e dos valores preditivos, essa técnica não é usada neste texto. Nas circunstâncias em que a especificidade é zero e a RP positiva não pode ser calculada, ela é documentada como "indefinido". Nestes casos, embora não estejamos calculando a RP positiva, o exame é indicativo de uma grande alteração de probabilidade.

Intervalos de Confiança

Os cálculos de sensibilidade, especificidade e RPs são conhecidos como *estimativas pontuais*. Ou seja, eles são as melhores estimativas dos valores da população.[5] No entanto, como as estimativas pontuais são baseadas em pequenos subgrupos de pessoas (amostras), é improvável que sejam uma representação perfeita da população geral. Portanto, é mais preciso incluir um intervalo de valores (*estimativa por intervalos*), no qual o valor da população tende a cair dentro desse intervalo. O *intervalo de confiança* (IC) é uma gama de pontuações ao redor da estimativa pontual que provavelmente contém o valor da população.[27] Comumente, o IC de 95% é calculado para estudos acerca da importância diagnóstica do exame clínico. Um IC de 95% indica a dispersão de pontuações em que podemos ter 95% de confiança que conterão o valor da população.[5] Neste texto, o IC de 95% é relatado em todos os estudos que forneceram essas informações.

Probabilidade Pré-teste e Pós-teste

A probabilidade pré-teste é a probabilidade de que o paciente apresente uma doença específica antes do exame clínico. Frequentemente, as taxas de prevalência são usadas como indicação da probabilidade pré-teste, mas, quando as taxas de prevalência não são conhecidas, a probabilidade pré-teste é baseada em uma combinação do histórico médico do paciente, dos resultados de exames anteriores e da experiência do clínico.[16] A determinação da probabilidade pré-teste é a primeira etapa no processo de decisão dos clínicos. A probabilidade pré-teste é uma estimativa feita pelo clínico e pode ser expressa como uma porcentagem (p. ex., 75%, 80%) ou como medida qualitativa (p. ex., um pouco provável, muito provável).[11,16] Uma vez a probabilidade pré-teste de um paciente ter uma doença em particular seja identificada, exames e medidas que possam alterar a probabilidade devem ser selecionados para o exame físico. A probabilidade pós-teste é a probabilidade de que o paciente tenha uma doença específica após a realização dos procedimentos do exame clínico.

Cálculo da Probabilidade Pós-teste

Como anteriormente mencionado, as RPs podem auxiliar na determinação das alterações da probabilidade que ocorreriam após determinado resultado de exame e dependem das respectivas RP daquele exame. O método mais rápido para determinar as mudanças de probabilidade uma vez que uma RP de um exame específico seja conhecida é o nomograma (Fig. 1-5).[23] O nomograma é um diagrama que ilustra a probabilidade pré-teste do lado esquerdo e a probabilidade pós-teste do lado direito, com as RPs no meio. Para determinar a mudança de probabilidade, uma marca é colocada no nomograma representando a probabilidade pré-teste. A seguir, é feita uma marca no nomograma à altura da RP (negativa ou positiva). As duas linhas são conectadas por uma linha reta e a linha é levada através do lado direito do diagrama. O ponto em que a linha atravessa a escala de probabilidade pós-teste indica a alteração da probabilidade.

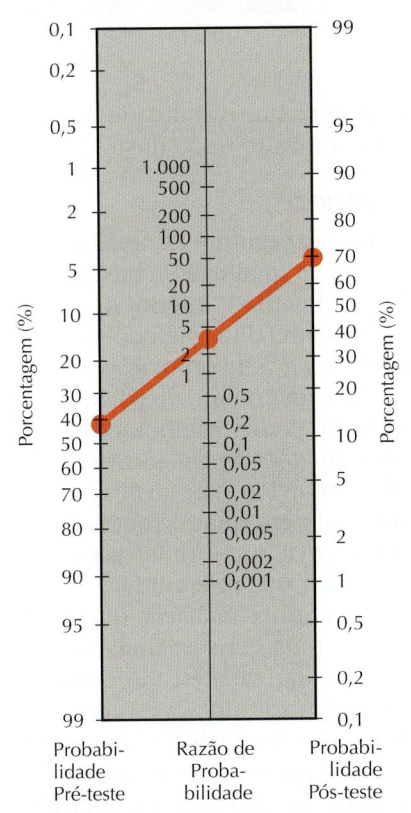

Figura 1-5

Nomograma representando a mudança na probabilidade pré-teste de 42% se o exame for positivo (razão de probabilidade positiva = 4,2) para uma probabilidade pós-teste de 71%. (Adaptado com permissão de Fagan TJ. Letter: nomogram for Bayes theorem. *N Engl J Med.* 1975;293:257. Copyright 2005, Massachusetts Medical Society. Todos os direitos reservados.)

Uma determinação mais precisa da alteração da probabilidade pode ser calculada algebricamente com a seguinte fórmula[16]:

Etapa 1. Chance pré-teste = Probabilidade pré-teste/1 − Probabilidade pré-teste   (1-9)

Etapa 2. Chance pré-teste × RP = Chance pós-teste   (1-10)

Etapa 3. Chance pós-teste/Chance pós-teste + 1= Probabilidade pós-teste   (1-11)

O clínico deve determinar quando a probabilidade pós-teste é baixa o suficiente para descartar a presença de determinada doença ou quando a probabilidade pós-teste é alta o suficiente para que ele se sinta confiante em ter estabelecido a presença de uma doença. O nível em que a avaliação termina e o tratamento começa é conhecido como *limiar terapêutico* (Fig. 1-6).[16]

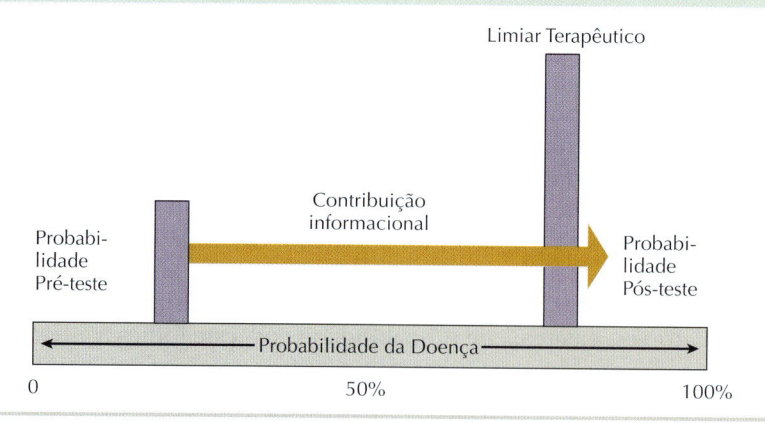

Figura 1-6

Limiar terapêutico. Os clínicos devem usar a probabilidade pré-teste e as razões de probabilidade para determinar o limiar terapêutico, como indicado nesta ilustração.

Avaliação da Qualidade do Estudo

Após a coleta dos artigos relevantes, a etapa seguinte é a análise crítica de seu conteúdo quanto ao rigor metodológico adequado. Foi relatado que a qualidade metodológica dos estudos que investigam a utilidade diagnóstica do exame clínico geralmente é inferior à dos estudos que investigam a eficácia dos tratamentos.[28,29] Infelizmente, os estudos com falhas metodológicas significativas acerca da aplicabilidade de exames e medidas específicas podem levar à incorporação prematura de exames ineficazes. Isto pode resultar em diagnósticos imprecisos e mau tratamento do paciente. Por outro lado, a identificação e o uso de exames clínicos rigorosamente avaliados podem melhorar o atendimento e os resultados do paciente.[29]

A Avaliação Qualitativa de Estudos de Precisão Diagnóstica (QUADAS, do inglês *Quality Assessment of Diagnostic Accuracy Studies*) foi desenvolvida para avaliar a qualidade dos estudos sobre precisão diagnóstica.[30] Um painel Delphi realizado em quatro rodadas identificou 14 critérios que são usados para avaliação da qualidade metodológica de um estudo (ver as tabelas ao final dos Capítulos 2 a 11). Cada item é classificado como "sim", "não" ou "indefinido". A QUADAS não pretende quantificar uma pontuação para cada estudo, mas fornecer uma avaliação qualitativa do estudo com a identificação de pontos fracos.[30] A QUADAS demonstrou uma concordância adequada aos itens individuais da lista de verificação.[31] Usamos a QUADAS para avaliar cada estudo citado neste texto e incluímos detalhes das análises de qualidade no apêndice de cada capítulo. Os estudos considerados de baixa qualidade metodológica (representados por símbolos vermelhos) não foram incluídos nas tabelas de importância diagnóstica nos capítulos seguintes, a não ser que sejam os únicos trabalhos a analisar o exame diagnóstico em questão. Os símbolos verdes indicam um alto nível de qualidade metodológica e significam que os leitores podem confiar nos resultados do estudo. Os símbolos amarelos indicam qualidade metodológica razoável e significam que os leitores devem interpretar os resultados com cuidado. Os símbolos vermelhos indicam baixa qualidade metodológica e significam que os leitores devem interpretar os resultados de tais estudos com muito cuidado.

A Análise de Qualidade de Estudos de Confiabilidade (QAREL, do inglês *Quality Appraisal for Reliability Studies*) foi desenvolvida para avaliar a qualidade dos estudos de confiabilidade diagnóstica.[32] A QAREL é uma lista de verificação de 11 itens desenvolvida em consulta com um grupo de referência de especialistas em pesquisa diagnóstica e análise de qualidade. Ela é usada para avaliar a qualidade metodológica de um estudo (ver as tabelas ao final dos Capítulos 2 a 11). Cada item é classificado como "sim", "não", "indefinido" ou "não aplicável" ("N/A"). A QAREL é considerada uma ferramenta de avaliação confiável quando os avaliadores têm a oportunidade de discutir os critérios de interpretação de cada item.[33] A confiabilidade de 9 dos 11 itens foi identificada como boa, enquanto a confiabilidade de apenas 2 dos 11 itens foi considerada razoável.[33] Usamos a QAREL para avaliação de cada estudo relacionado com a confiabilidade referenciado neste texto e incluímos detalhes das análises de qualidade no apêndice de cada capítulo. Os estudos considerados de pior qualidade metodológica (representados por símbolos vermelhos) não foram incluídos nas tabelas de importância diagnóstica ao longo dos capítulos, a não ser que sejam os únicos trabalhos a analisar o exame diagnóstico em questão. Os símbolos verdes indicam um alto nível de qualidade metodológica e significam que os leitores podem confiar nos resultados do estudo. Os símbolos amarelos indicam qualidade metodológica razoável e implicam que os leitores devem interpretar os resultados de tais estudos com cuidado. Os símbolos vermelhos indicam baixa qualidade metodológica razoável e significam que os leitores devem interpretar os resultados de tais estudos com muito cuidado.

Resumo

É importante considerar a confiabilidade e a importância diagnóstica dos exames e das medidas antes de sua inclusão como componentes do exame clínico. Os exames e as medidas devem demonstrar confiabilidade adequada antes de serem usados para orientar a tomada de decisões clínicas. Ao longo desse texto, a confiabilidade de muitos exames e medidas é relatada. É essencial que os médicos considerem esses níveis relatados de confiabilidade no contexto de sua própria prática.

Antes de implementar exames e medidas no exame ortopédico, é essencial considerar a importância diagnóstica de cada exame. A Tabela 1-5 resume as estatísticas relacionadas com a precisão diagnóstica, bem como as equações matemáticas e definições operacionais de cada uma delas. A utilidade de um exame ou uma medida é mais comumente considerada em termos das propriedades diagnósticas do respectivo exame. Tais propriedades podem ser descritas em termos de sensibilidade, especificidade, PPVs e NPVs. No entanto, talvez a propriedade diagnóstica mais útil seja a RP, que pode ajudar a alterar a probabilidade de que um paciente tenha uma doença específica.

Nenhum exame clínico ou medida proporciona certeza absoluta da presença ou ausência de uma doença. No entanto, os médicos podem determinar quando dados suficientes foram coletados para alterar a probabilidade além do limiar terapêutico, onde a avaliação pode terminar e o tratamento começar. Além disso, uma avaliação metodológica cuidadosa proporciona uma compreensão maior do rigor científico de cada estudo e seu desempenho, aplicabilidade, confiabilidade e reprodutibilidade de acordo com determinada prática clínica.

Tabela 1-5 Tabela de Contingência 2 × 2 e Estatística Usada para Determinar a Utilidade Diagnóstica de um Exame ou Medida

	Padrão Positivo de Referência	**Padrão Negativo de Referência**
Exame Diagnóstico Positivo	Resultados verdadeiro-positivos a	Resultados falso-positivos b
Exame Diagnóstico Negativo	c Resultados falso-negativos	d Resultados verdadeiro-negativos

↓

Estatística	**Fórmula**	**Descrição**
Precisão total	$(a + d)/(a + b + c + d)$	A porcentagem de indivíduos que são corretamente diagnosticados
Sensibilidade	$a/(a + c)$	A proporção de pacientes com a doença que apresentam resultado positivo ao exame
Especificidade	$d/(b + d)$	A proporção de pacientes sem a doença que apresentam resultado negativo ao exame
Valor preditivo positivo	$a/(a + b)$	A proporção de indivíduos com resultado positivo ao exame que têm a doença
Valor preditivo negativo	$d/(c + d)$	A proporção de indivíduos com resultado negativo ao exame que não têm a doença
Razão de probabilidade positiva	Sensibilidade/(1 − Especificidade)	Se o exame for positivo, o aumento da probabilidade favorece a doença
Razão de probabilidade negativa	(1 − Sensibilidade)/Especificidade	Se o exame for positivo, a redução da probabilidade favorece a doença

Referências

1. Sackett DL, Straws SE, Richardson WS, et al. *Evidence-Based Medicine: How to Practice and Teach EBM*. 2nd ed. London: Harcourt Publishers Limited; 2000.

2. Kassirer JP. Our stubborn quest for diagnostic certainty: a cause of excessive testing. *N Engl J Med*. 1989;320:1489-1491.

3. Lijmer JG, Mol BW, Heisterkamp S, et al. Empirical evidence of design-related bias in studies of diagnostic tests. *JAMA*. 1999;282:1061-1066.

4. Schwartz JS. Evaluating diagnostic tests: what is done–what needs to be done. *J G Intern Med*. 1986; 1:266-267.

5. Portney LG, Watkins MP. *Foundations of Clinical Research: Applications to Practice*. 2nd ed. Upper Saddle River, NJ: Prentice Hall Health; 2000.

6. Rothstein JM, Echternach JL. *Primer on Measurement: An Introductory Guide to Measurement Issues*. Alexandria, VA: American Physical Therapy Association; 1999.

7. Domholdt E. *Physical Therapy Research*. 2nd ed. Philadelphia: WB Saunders; 2000.

8. Shrout PE. Measurement reliability and agreement in psychiatry. *Stat Methods Med Res*. 1998;7: 301-317.

9. Van Genderen F, De Bie R, Helders P, Van Meeteren N. Reliability research: towards a more clinically relevant approach. *Physical Therapy Reviews*. 2003;8: 169-176.

10. Bossuyt PMM, Reitsma JB, Bruns DE, et al. Towards complete and accurate reporting of studies of diagnostic accuracy: the STARD initiative. *Clin Chem*. 2003;49:1-6.

11. Fritz JM, Wainner RS. Examining diagnostic tests: an evidence-based perspective. *Phys Ther*. 2001;81: 1546-1564.

12. Jaeschke R, Guyatt GH, Sackett DL III. How to use an article about a diagnostic test. A. Are the results of the study valid? *JAMA*. 1994;271:389-391.

13. Bossuyt PMM, Reitsma JB, Bruns DE, et al. The STARD statement for reporting studies of diagnostic accuracy: explanation and elaboration. *Clin Chem*. 2003;49:7-18.

14. McGinn T, Guyatt G, Wyer P, et al. Users' guides to the medical literature XXII: how to use articles about clinical decision rules. *JAMA*. 2000;284: 79-84.

15. Greenhalgh T. Papers that report diagnostic or screening tests. *BMJ*. 1997;315:540-543.

16. Bernstein J. Decision analysis (current concepts review). *J Bone Joint Surg*. 1997;79:1404-1414.

17. Potter NA, Rothstein JM. Intertester reliability for selected clinical tests of the sacroiliac joint. *Phys Ther*. 1985;65:1671-1675.

18. Boyko EJ. Ruling out or ruling in disease with the most sensitive or specific diagnostic test: short cut or wrong turn? *Med Decis Making*. 1994;14: 175-180.

19. Riddle DL, Stratford PW. Interpreting validity indexes for diagnostic tests: an illustration using the Berg balance test. *Phys Ther*. 1999;79:939-948.

20. Hayden SR, Brown MD. Likelihood ratio: a powerful tool for incorporating the results of a diagnostic test into clinical decision making. *Ann Emerg Med*. 1999;33:575-580.

21. Simel DL, Samsa GP, Matchar DB. Likelihood ratios with confidence: sample size estimation for diagnostic test studies. *J Clin Epidemiol*. 1991;44:763-770.

22. Jaeschke R, Guyatt GH, Sackett DL. How to use an article about a diagnostic test. B. What are the results and will they help me in caring for my patients? *JAMA*. 1994;271:703-707.

23. Fagan TJ. Letter: nomogram for Bayes theorem. *N Engl J Med*. 1975;293:257.

24. Sackett DL, Haynes RB, Guyatt GH, Tugwell P. *Clinical Epidemiology: A Basic Science for Clinical Medicine*. Boston: Little, Brown; 1991.

25. Wainner RS, Fritz JM, Irrgang JJ, et al. Reliability and diagnostic accuracy of the clinical examination and patient self-report measures for cervical radiculopathy. *Spine*. 2003;28:52-62.

26. Mimori K, Muneta T, Nakagawa T, Shinomiya K. A new pain provocation test for superior labral tears of the shoulder. *Am J Sports Med*. 1999;27: 137-142.

27. Fidler F, Thomason N, Cumming G, et al. Editors can lead researchers to confidence intervals, but can't make them think. *Psychol Sci*. 2004;15: 119-126.

28. Moons KGM, Biesheuvel CJ, Grobbee DE. Test research versus diagnostic research. *Clin Chem*. 2004;50:473-476.

29. Reid MC, Lachs MS, Feinstein AR. Use of methodological standards in diagnostic test research. *JAMA*. 1995;274:645-651.

30. Whiting P, Harbord R, Kleijnen J. No role for quality scores in systematic reviews of diagnostic accuracy studies. *BMC Med Res Methodol*. 2005;5:19.

31. Whiting PF, Weswood ME, Rutjes AW, et al. Evaluation of QUADAS, a tool for the quality assessment of diagnostic accuracy studies. *BMC Med Res Methodol*. 2006;6:9.

32. Lucas NP, Macaskill P, Irwig L, Bogduk N. The development of a quality appraisal tool for studies of diagnostic reliability (QAREL). *J Clin Epidemiol*. 2010;63(8): 854-861.

33. Lucas N, Macaskill P, Irwig L, et al. The reliability of a quality appraisal tool for studies of diagnostic reliability (QAREL). *BMC Med Res Methodol*. 2013;13: 111.

Articulação Temporomandibular

2

Resumo Clínico e Recomendações

História do Paciente	
Perguntas	• Os instrumentos de triagem demonstraram ser muito bons na identificação da dor relacionada com a doença temporomandibular (DTM) (+RP [razão de probabilidade positiva] de 33). • Uma queixa de "restrição periódica" (incapacidade de abrir a boca de forma tão ampla como era anteriormente possível) foi considerada o melhor item da história individual para identificação do deslocamento do disco anterior, tanto em pacientes com redução dos discos quanto naqueles sem redução dos discos.
Exame Físico	
Palpação	• A reprodução da dor durante a palpação da articulação temporomandibular (ATM) e dos músculos relacionados foi considerada moderadamente confiável e parece ter boa utilidade diagnóstica na identificação da efusão da ATM à ressonância magnética (RM) e da DTM em comparação com o exame físico abrangente. Recomendamos que a palpação inclua pelo menos a ATM (+RP = 4,87 a 5,67), o músculo temporal (+RP = 2,73 a 4,12) e o músculo masseter (+RP = 3,65 a 4,87). • Se clinicamente possível, o teste de limiar de dor à pressão (PPT) é útil, porque demonstra utilidade diagnóstica superior na identificação da DTM em comparação com um exame físico abrangente.
Sons Articulares	• A detecção de sons articulares (estalos e crepitação) durante o movimento da mandíbula geralmente é um sinal não confiável, demonstrando pouca utilidade diagnóstica, exceto nas tentativas de detecção da osteoartrite moderada a grave (+RP = 4,79) e do deslocamento do disco anterior sem redução (+RP = 7,1 a 15,2).
Amplitude de Movimentação e Medidas Dinâmicas de Movimentação	• A medida da amplitude de movimentação da boca parece ser um exame altamente confiável e, quando a amplitude de movimentação é restrita ou desviada da linha média, a medida tem utilidade diagnóstica moderada na identificação do deslocamento do disco anterior sem redução. • A detecção de dor durante a movimentação é um sinal menos confiável, mas também demonstra utilidade diagnóstica moderada a boa na identificação do deslocamento do disco anterior sem redução e dor autorrelatada na ATM. • A combinação de restrição de movimentação e dor durante a abertura com auxílio foi considerada a melhor para identificação do deslocamento do disco anterior sem redução (+RP = 7,71). • Consistente com a avaliação de outras regiões corpóreas, a análise do "jogo articular" e da "sensação final" é muito pouco confiável e não tem utilidade diagnóstica conhecida.
Intervenções	• Os pacientes com DTM que relatam (1) sintomas [3] 4/10 (sendo 10 dor intensa) e (2) dor durante 10 meses ou menos podem ser beneficiados pelo uso noturno de placas de estabilização oclusal, principalmente se apresentarem (3) deslocamento do disco anterior sem redução e (4) melhora após 2 meses (+RP = 10,8 na presença de todos os quatro fatores).

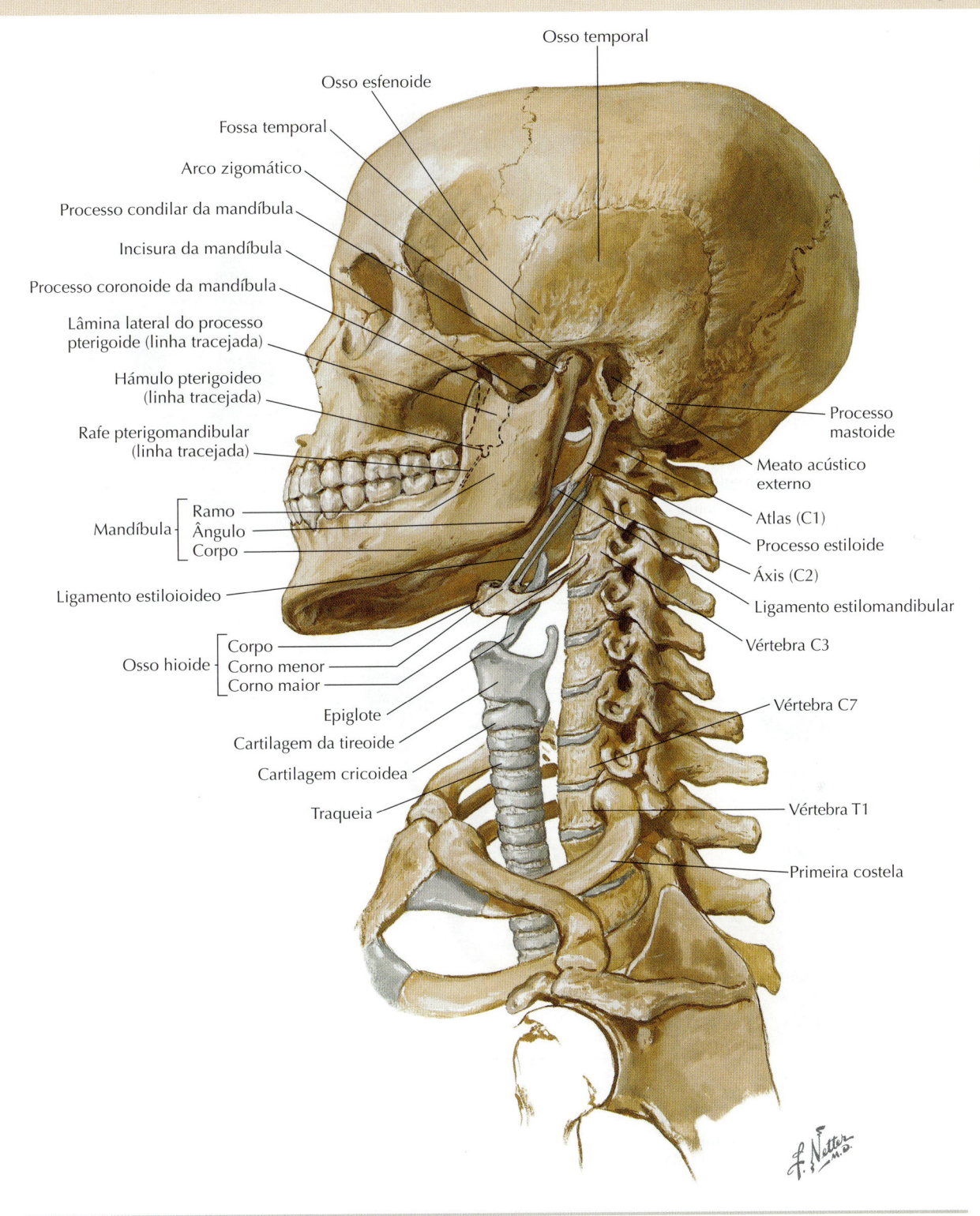

Osso temporal

Osso esfenoide

Fossa temporal

Arco zigomático

Processo condilar da mandíbula

Incisura da mandíbula

Processo coronoide da mandíbula

Lâmina lateral do processo pterigoide (linha tracejada)

Hámulo pterigoideo (linha tracejada)

Rafe pterigomandibular (linha tracejada)

Mandíbula
- Ramo
- Ângulo
- Corpo

Ligamento estiloioideo

Osso hioide
- Corpo
- Corno menor
- Corno maior

Epiglote

Cartilagem da tireoide

Cartilagem cricoidea

Traqueia

Processo mastoide

Meato acústico externo

Atlas (C1)

Processo estiloide

Áxis (C2)

Ligamento estilomandibular

Vértebra C3

Vértebra C7

Vértebra T1

Primeira costela

Figura 2-1
Estrutura óssea da cabeça e do pescoço.

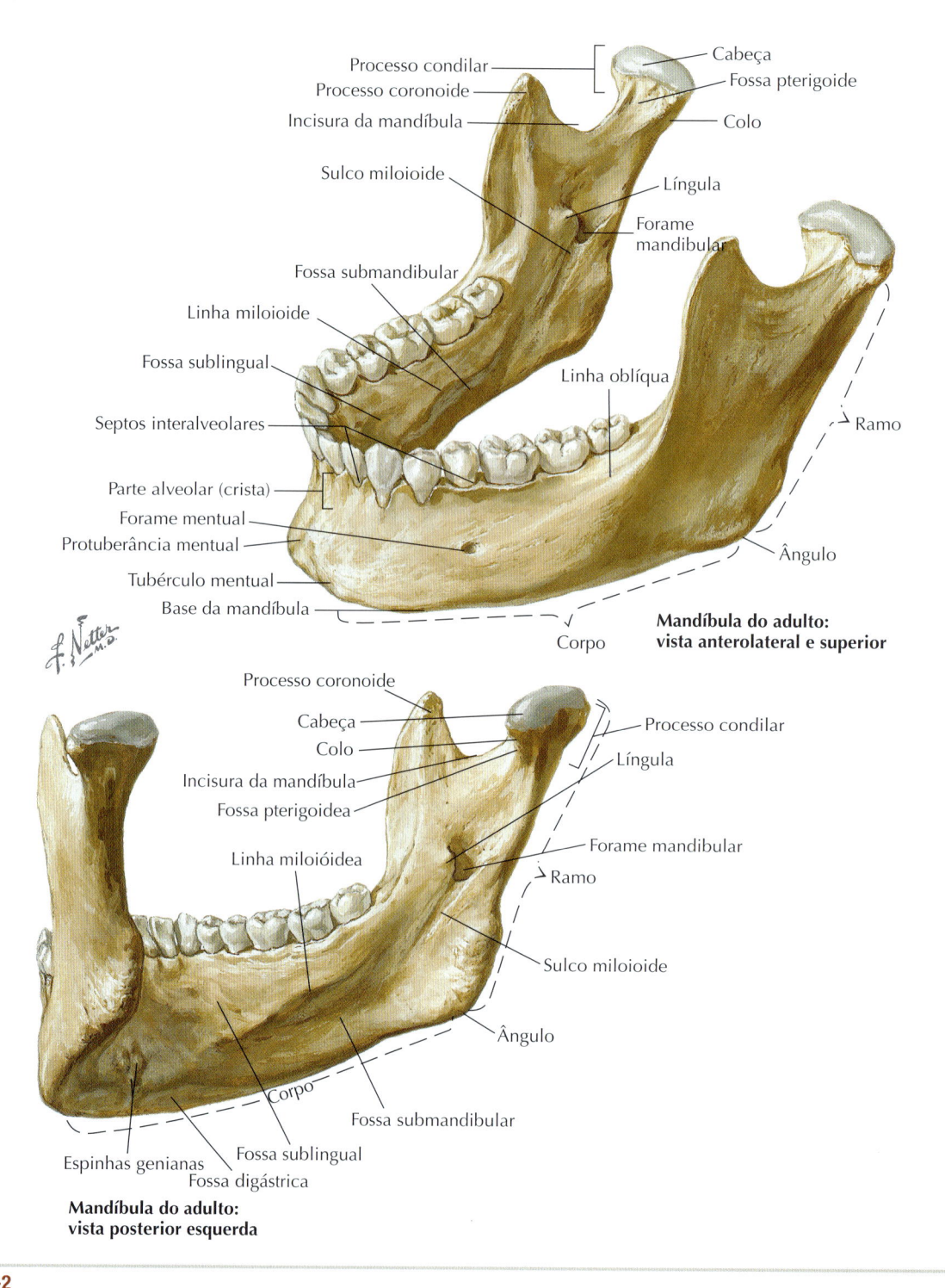

Mandíbula do adulto:
vista anterolateral e superior

Mandíbula do adulto:
vista posterior esquerda

Figura 2-2
Mandíbula.

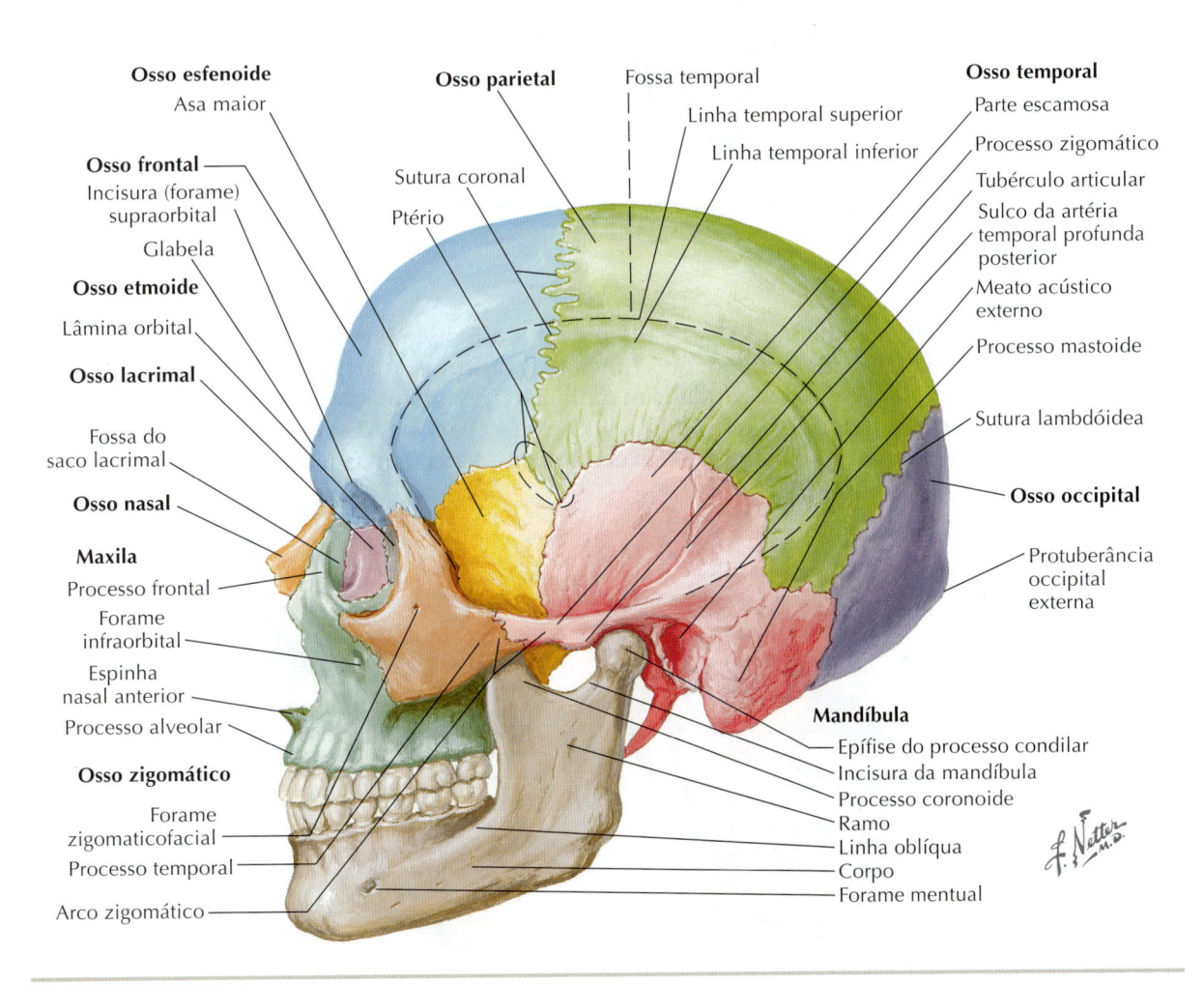

Osso esfenoide
Asa maior

Osso frontal
Incisura (forame) supraorbital
Glabela

Osso etmoide
Lâmina orbital

Osso lacrimal
Fossa do saco lacrimal

Osso nasal

Maxila
Processo frontal
Forame infraorbital
Espinha nasal anterior
Processo alveolar

Osso zigomático
Forame zigomaticofacial
Processo temporal
Arco zigomático

Osso parietal
Sutura coronal
Ptério

Fossa temporal
Linha temporal superior
Linha temporal inferior

Osso temporal
Parte escamosa
Processo zigomático
Tubérculo articular
Sulco da artéria temporal profunda posterior
Meato acústico externo
Processo mastoide
Sutura lambdóidea

Osso occipital
Protuberância occipital externa

Mandíbula
Epífise do processo condilar
Incisura da mandíbula
Processo coronoide
Ramo
Linha oblíqua
Corpo
Forame mentual

Figura 2-3
Crânio lateral.

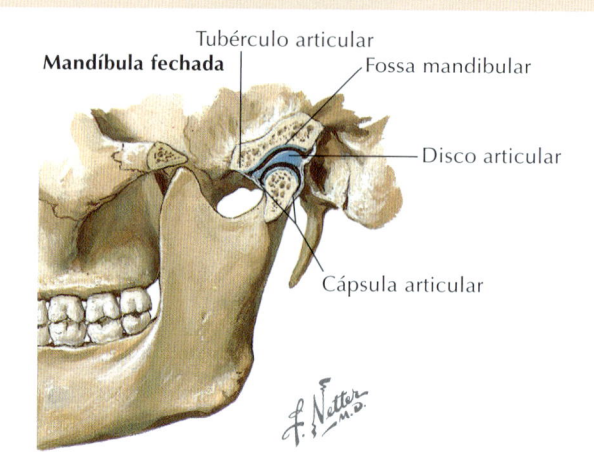

Figura 2-4
Articulação temporomandibular.

A articulação temporomandibular (ATM) é dividida por um disco bicôncavo intra-articular que separa a cavidade articular em dois componentes funcionais distintos. A articulação superior é plana ou artródia que permite a translação dos côndilos mandibulares. A articulação inferior é uma articulação em dobradiça que permite a rotação dos côndilos. A posição fechada da ATM é a oclusão total. O padrão de restrição unilateral limita principalmente a excursão contralateral, mas também afeta a abertura da boca e a protrusão.

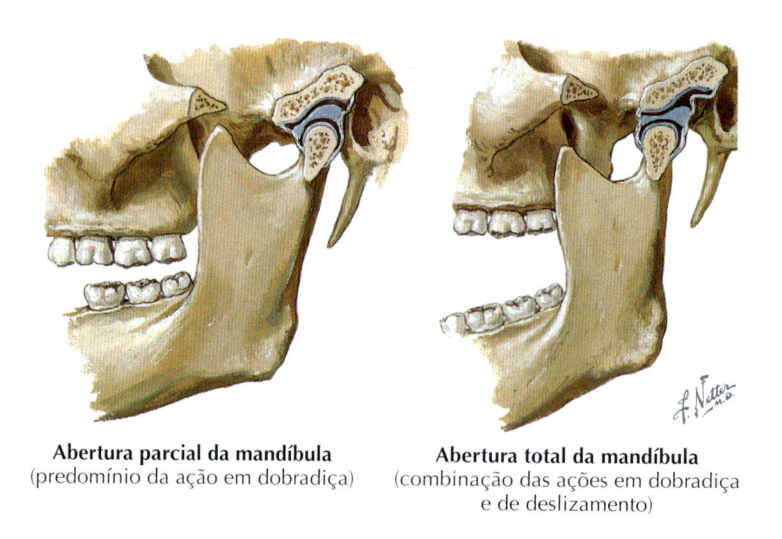

Abertura parcial da mandíbula
(predomínio da ação em dobradiça)

Abertura total da mandíbula
(combinação das ações em dobradiça
e de deslizamento)

Figura 2-5
Mecânica da articulação temporomandibular.

Durante a depressão mandibular, com a boca fechada, o movimento inicial ocorre na articulação inferior, quando os côndilos giram no disco intra-articular. Esse movimento continua a aproximadamente 11 mm de depressão. Com o aumento da depressão mandibular, o movimento começa a ocorrer na articulação superior e provoca a translação anterior do disco na eminência articular. A depressão mandibular normal situa-se entre 40 e 50 mm.

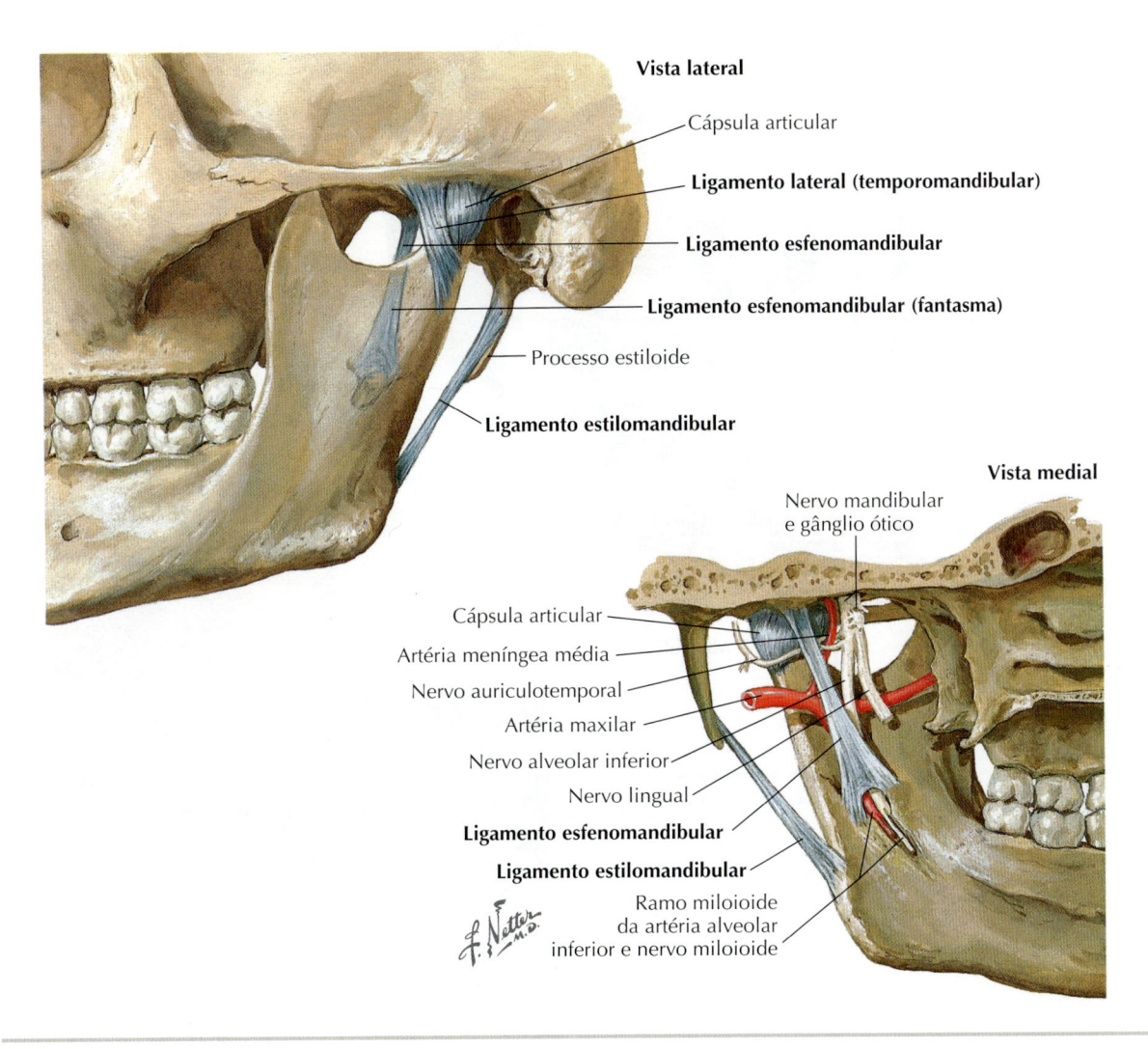

Figura 2-6
Ligamentos da articulação temporomandibular.

Ligamentos	Inserções	Função
Temporomandibular	Espessamento da cápsula articular anterior que se estende do colo da mandíbula até o arco zigomático	Fortalecimento lateral da ATM
Esfenomandibular	Osso esfenoide até a mandíbula	Ponto de apoio e reforço para a movimentação da ATM
Estilomandibular	Processo estiloide até o ângulo da mandíbula	Fornece suporte mínimo para a articulação

Músculos Envolvidos na Mastigação

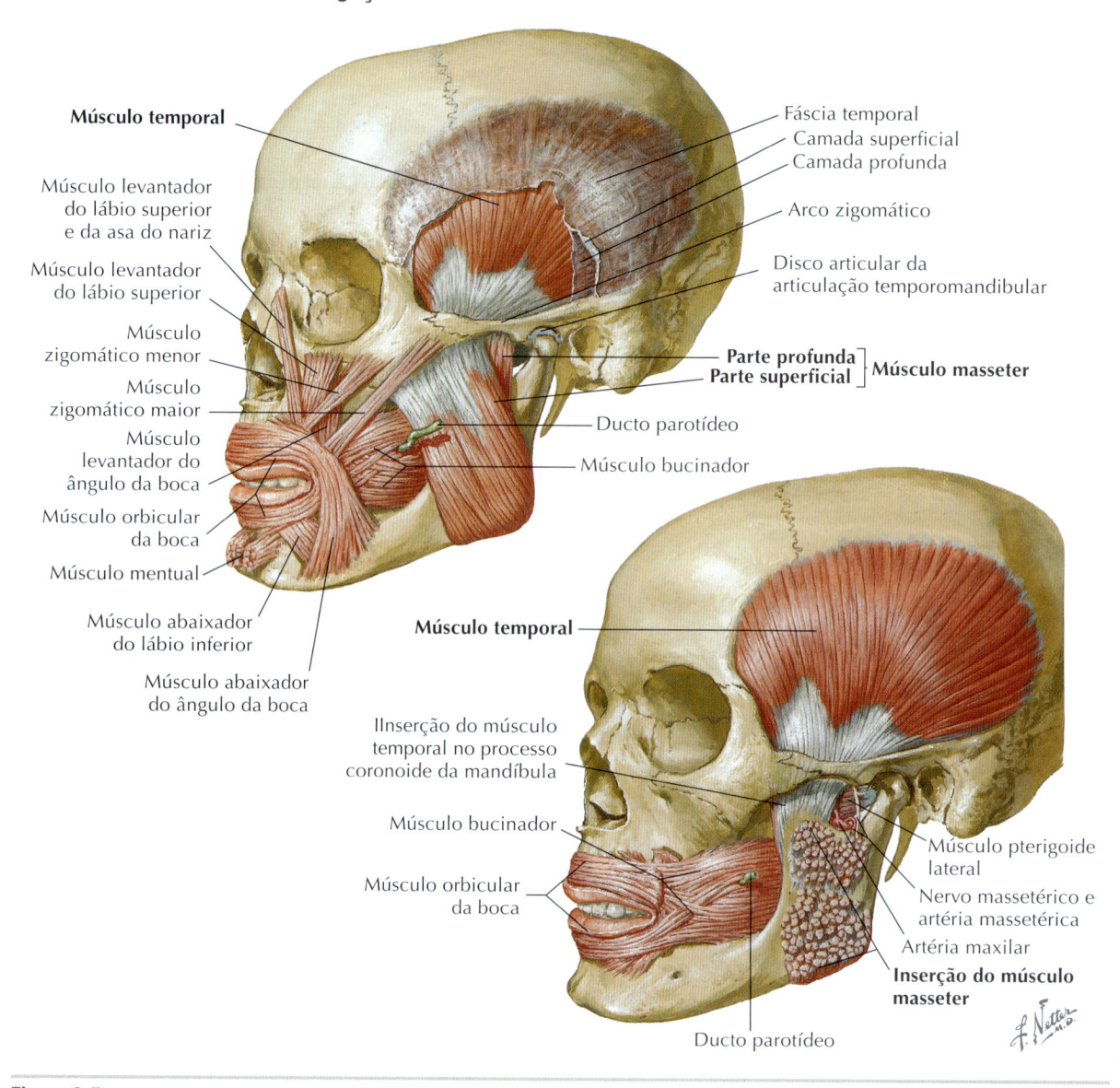

Figura 2-7
Músculos envolvidos na mastigação, vistas laterais.

Músculo	Inserção Proximal	Inserção Distal	Nervo e Nível Segmentar	Ação
Temporal	Fossa temporal	Processo coronoide e ramo anterior da mandíbula	Ramos temporais profundos do nervo mandibular	Elevação da mandíbula
Masseter	Aspectos inferior e medial do arco zigomático	Processo coronoide e ramo lateral da mandíbula	Nervo mandibular via nervo massetérico	Elevação e protrusão da mandíbula

Músculos Envolvidos na Mastigação (*continuação*)

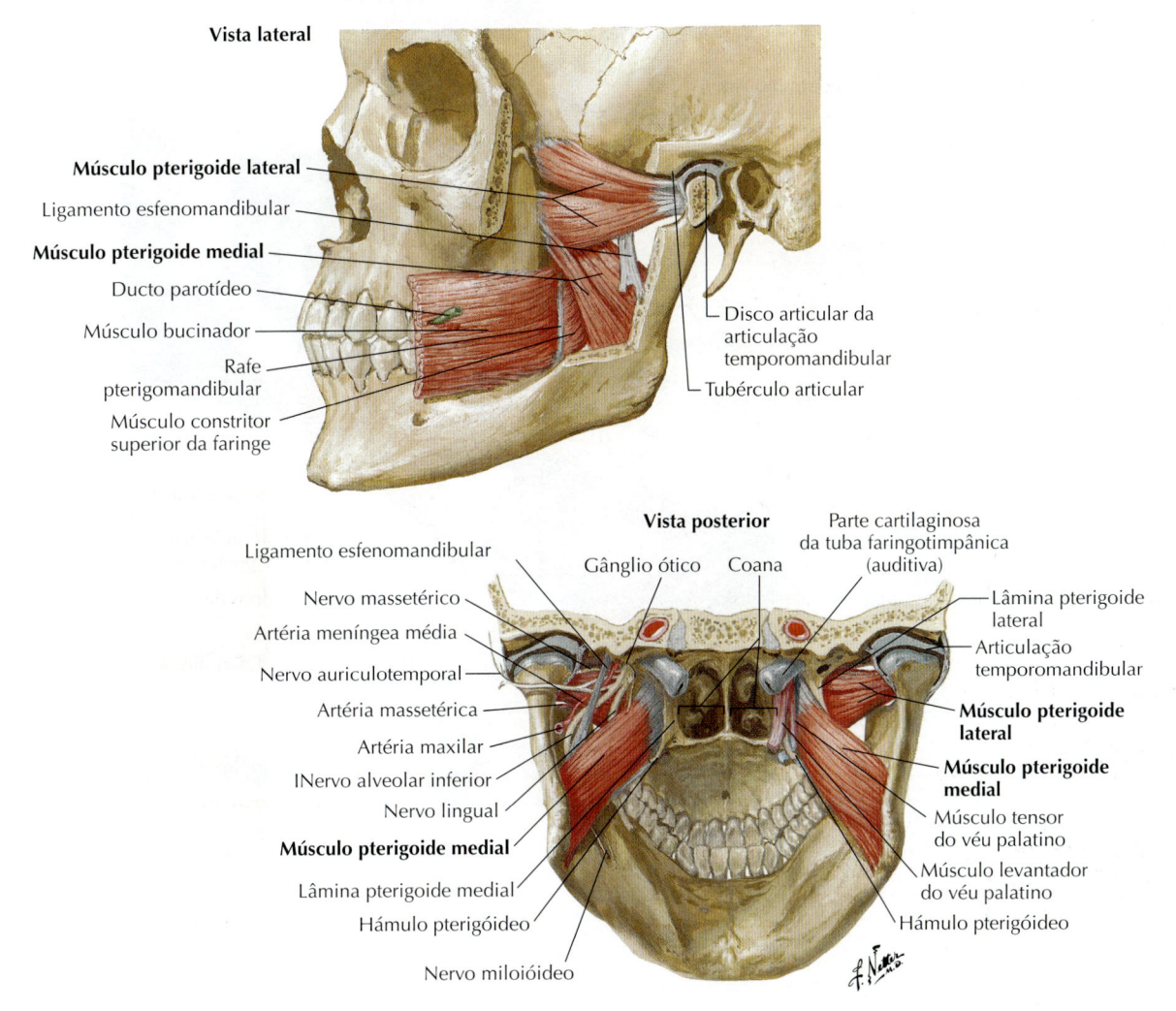

Vista lateral

Músculo pterigoide lateral
Ligamento esfenomandibular
Músculo pterigoide medial
Ducto parotídeo
Músculo bucinador
Rafe pterigomandibular
Músculo constritor superior da faringe

Disco articular da articulação temporomandibular
Tubérculo articular

Vista posterior

Ligamento esfenomandibular
Nervo massetérico
Artéria meníngea média
Nervo auriculotemporal
Artéria massetérica
Artéria maxilar
INervo alveolar inferior
Nervo lingual
Músculo pterigoide medial
Lâmina pterigoide medial
Hámulo pterigóideo
Nervo miloióideo

Gânglio ótico
Coana
Parte cartilaginosa da tuba faringotimpânica (auditiva)

Lâmina pterigoide lateral
Articulação temporomandibular
Músculo pterigoide lateral
Músculo pterigoide medial
Músculo tensor do véu palatino
Músculo levantador do véu palatino
Hámulo pterigóideo

Figura 2-8
Músculos envolvidos na mastigação, vistas lateral e posterior.

Músculo	Inserção Proximal	Inserção Distal	Nervo e Nível Segmentar	Ação
Pterigoide medial	Superfície medial da lâmina pterigoide lateral, processo piramidal do osso palatino e tuberosidade da maxila	Aspecto medial do ramo mandibular	Nervo mandibular via nervo pterigoide medial	Elevação e protrusão da mandíbula
Pterigoide lateral (cabeça superior)	Superfície lateral da asa maior do osso esfenoide	Colo da mandíbula, disco articular e cápsula da ATM	Nervo mandibular via nervo pterigoide lateral	Ação bilateral: protrusão e depressão da mandíbula
Pterigoide lateral (cabeça inferior)	Superfície lateral da lâmina pterigoide lateral			Ação unilateral: desvio lateral da mandíbula

Músculos do Assoalho da Boca

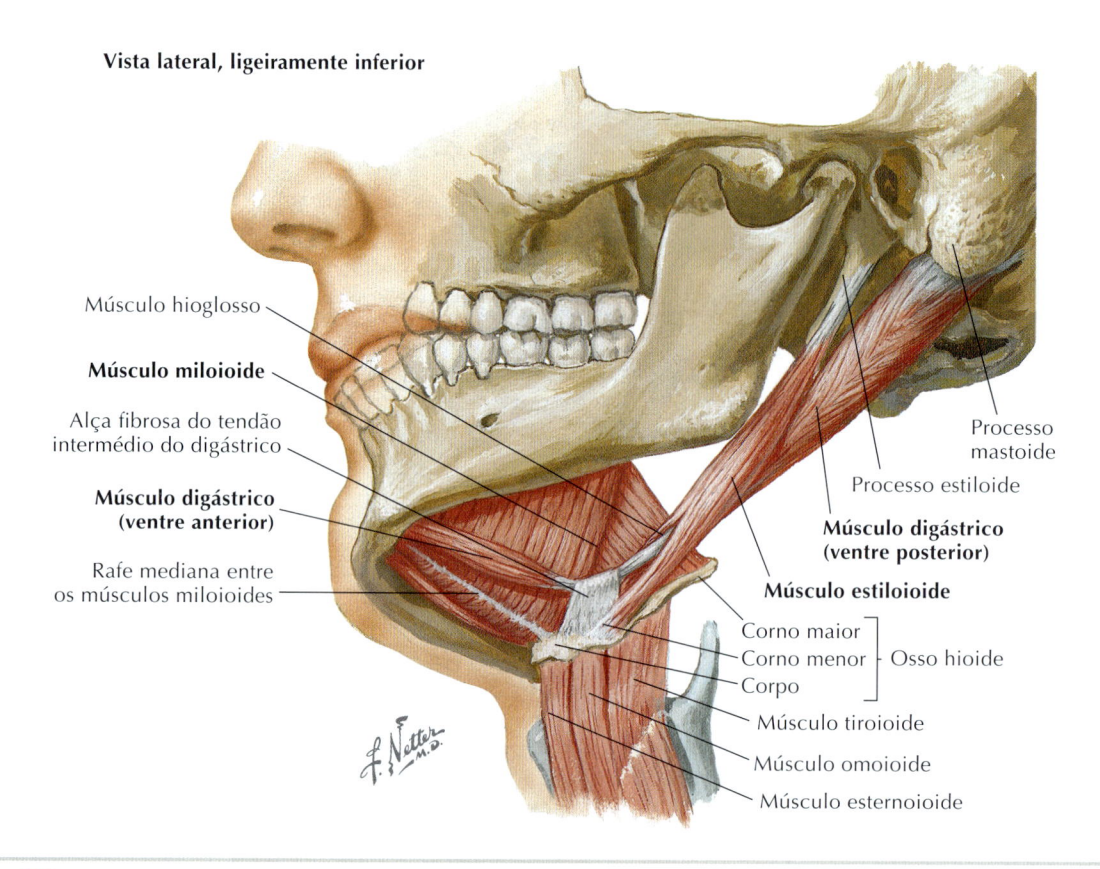

Vista lateral, ligeiramente inferior

Músculo hioglosso

Músculo miloioide

Alça fibrosa do tendão
intermédio do digástrico

**Músculo digástrico
(ventre anterior)**

Rafe mediana entre
os músculos miloioides

Processo
mastoide

Processo estiloide

**Músculo digástrico
(ventre posterior)**

Músculo estiloioide

Corno maior
Corno menor — Osso hioide
Corpo

Músculo tiroioide

Músculo omoioide

Músculo esternoioide

Figura 2-9
Assoalho da boca, vista inferior.

Músculo	Inserção Proximal	Inserção Distal	Nervo e Nível Segmentar	Ação
Miloioide	Linha miloioide da mandíbula	Osso hioide	Nervo miloioide (ramo do nervo craniano [NC] V_3)	Elevação do osso hioide
Estiloioide	Processo estiloide do osso temporal	Osso hioide	Ramo cervical do nervo facial	Elevação e retração do osso hioide
Genioioide	Espinha mental inferior da mandíbula	Osso hioide	C1 via nervo hipoglosso	Elevação anterossuperior do osso hioide
Digástrico (ventre anterior)	Fossa digástrica da mandíbula	Tendão intermédio ao osso hioide	Nervo miloioide	Depressão da mandíbula; elevação e estabilização do osso hioide
Digástrico (ventre posterior)	Incisura mastoide do osso temporal		Nervo facial	

Músculos do Assoalho da Boca (*continuação*)

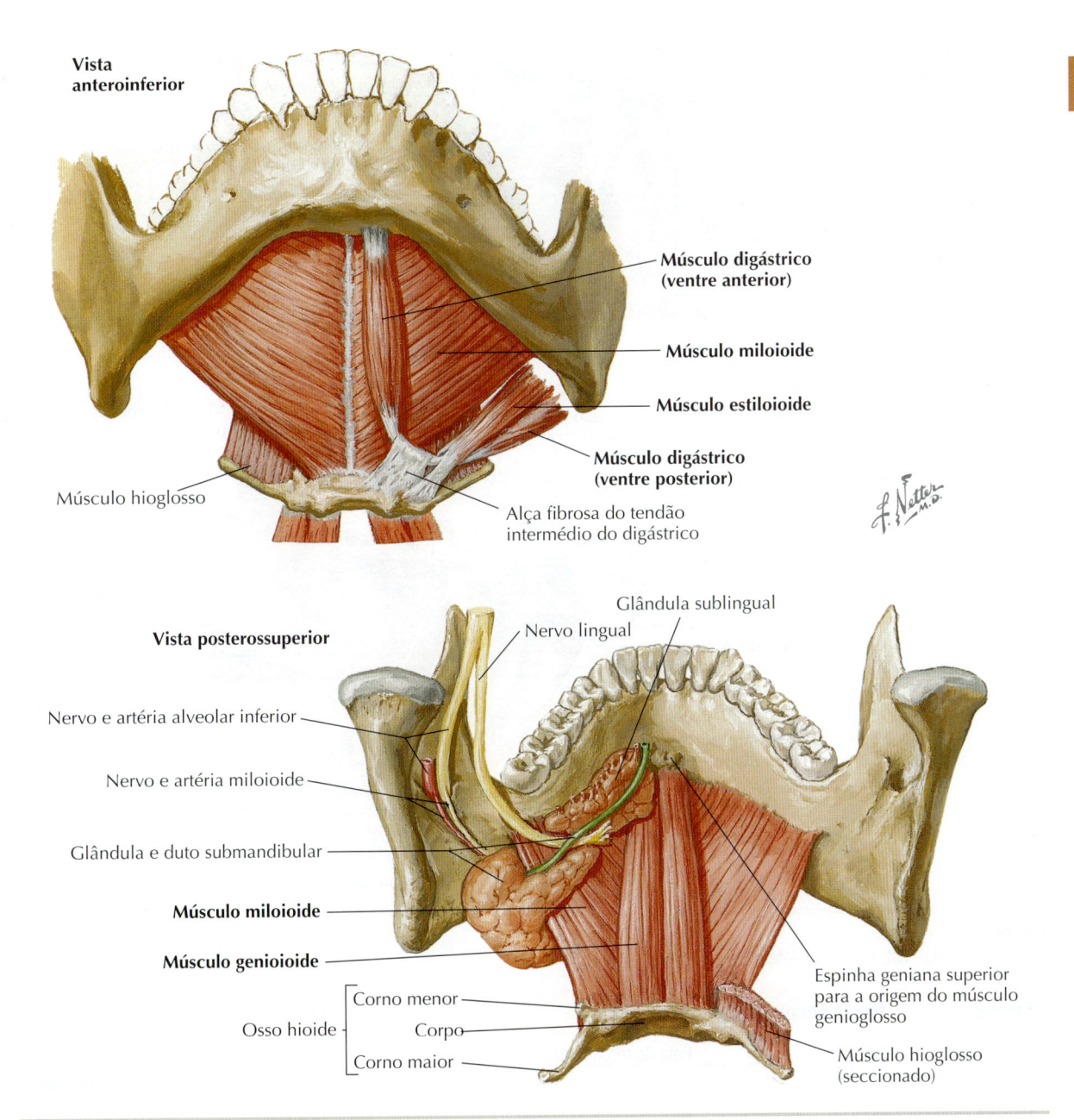

Vista anteroinferior

Músculo digástrico (ventre anterior)

Músculo miloioide

Músculo estiloioide

Músculo digástrico (ventre posterior)

Músculo hioglosso

Alça fibrosa do tendão intermédio do digástrico

Vista posterossuperior

Glândula sublingual

Nervo lingual

Nervo e artéria alveolar inferior

Nervo e artéria miloioide

Glândula e duto submandibular

Músculo miloioide

Músculo genioioide

Corno menor

Osso hioide — Corpo

Corno maior

Espinha geniana superior para a origem do músculo genioglosso

Músculo hioglosso (seccionado)

Figura 2-10
Assoalho da boca, vistas anteroinferior e posterossuperior.

Articulação Temporomandibular   2

Nervo Mandibular

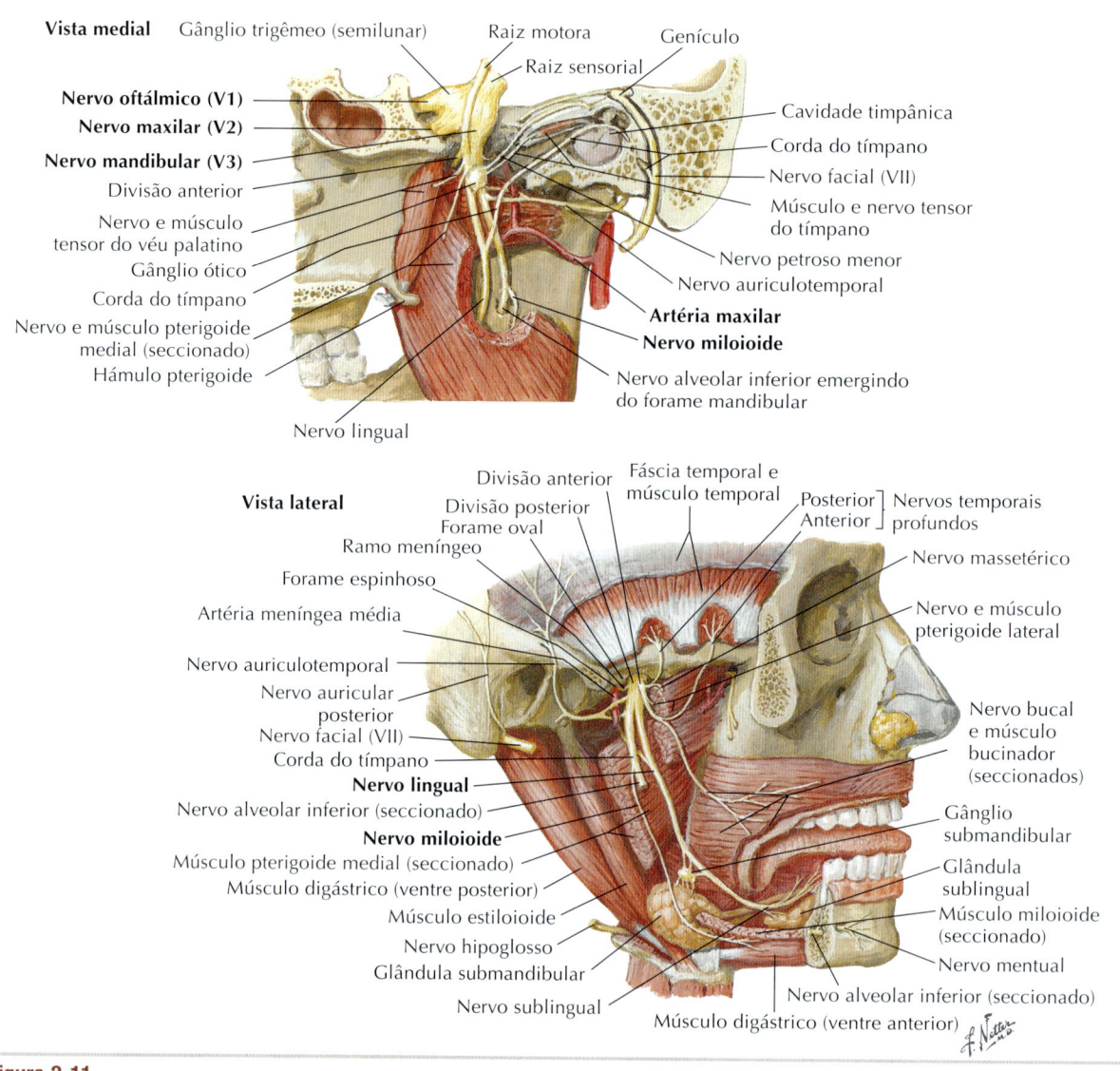

Figura 2-11

Nervo mandibular, vistas medial e lateral.

Nervos	Níveis Segmentares	Sensorial	Motor
Mandibular	NC V_3	Pele do terço inferior da face	Temporal, masseter, pterigoide lateral, pterigoide medial, digástrico, miloioide
Nervo miloioide	NC V_3	Não há nervo sensorial	Miloioide
Bucal	NC V_3	Revestimento da bochecha e gengiva	Não há nervo motor
Lingual	NC V_3	Porção anterior da língua e assoalho da boca	Não há nervo motor
Maxilar	NC V_2	Pele do terço médio da face	Não há nervo motor
Oftálmico	NC V_1	Pele do terço superior da face	Não há nervo motor

NC V, nervo trigêmeo.

Relatos do Paciente	Hipótese Inicial
O paciente relata crepitação e dor mandibular durante a abertura e o fechamento da boca. Pode também relatar abertura limitada com translação da mandíbula ao lado afetado ao final da abertura	Possível osteoartrose Possível capsulite Possível distúrbio interno composto por deslocamento do disco anterior sem redução[1-3]
O paciente relata estalos e dor na mandíbula durante a abertura e o fechamento da boca	Possível distúrbio interno composto por deslocamento do disco anterior com redução[1,4,5]
O paciente relata movimento limitado a cerca de 20 mm sem ruído articular	Possível capsulite Possível distúrbio interno composto por deslocamento do disco anterior sem redução[1]

A Associação entre Hábitos Orais e Doenças Temporomandibulares

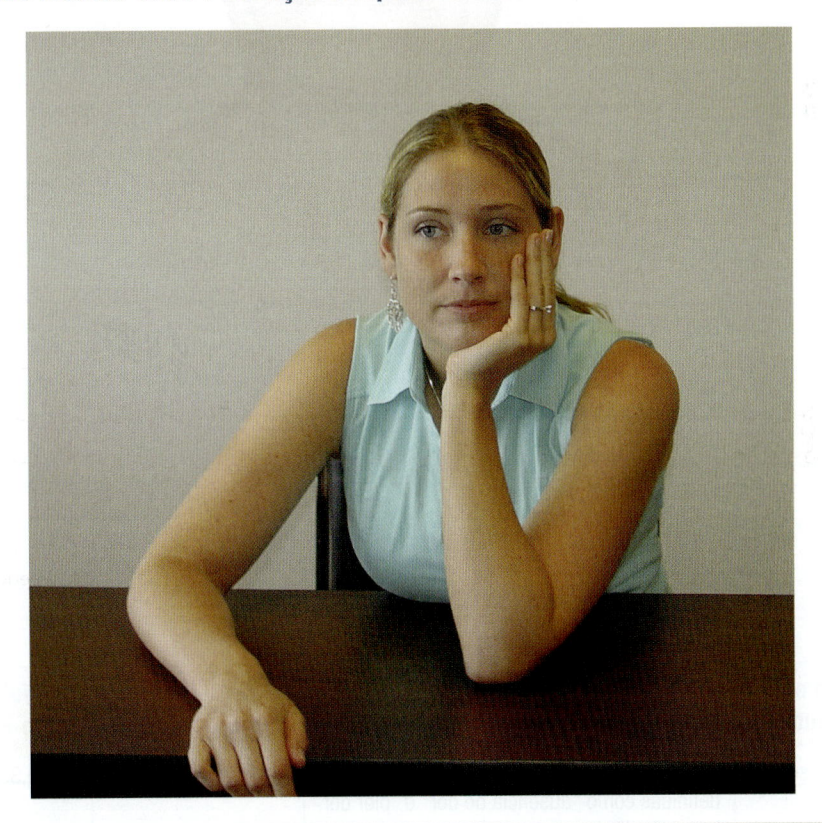

Figura 2-12
Apoio frequente da cabeça sobre a palma da mão.

Gavish e colaboradores[6] investigaram a associação entre hábitos orais e sinais e sintomas de DTMs em 248 alunas do ensino médio aleatoriamente escolhidas. Embora a sensibilidade e a especificidade não tenham sido relatadas, os resultados demonstraram que mascar chicletes, fazer movimentos não funcionais com a mandíbula, chupar gelo e apoiar com frequência a cabeça na palma da mão estão associados à presença de doenças da ATM.

Articulação Temporomandibular

2

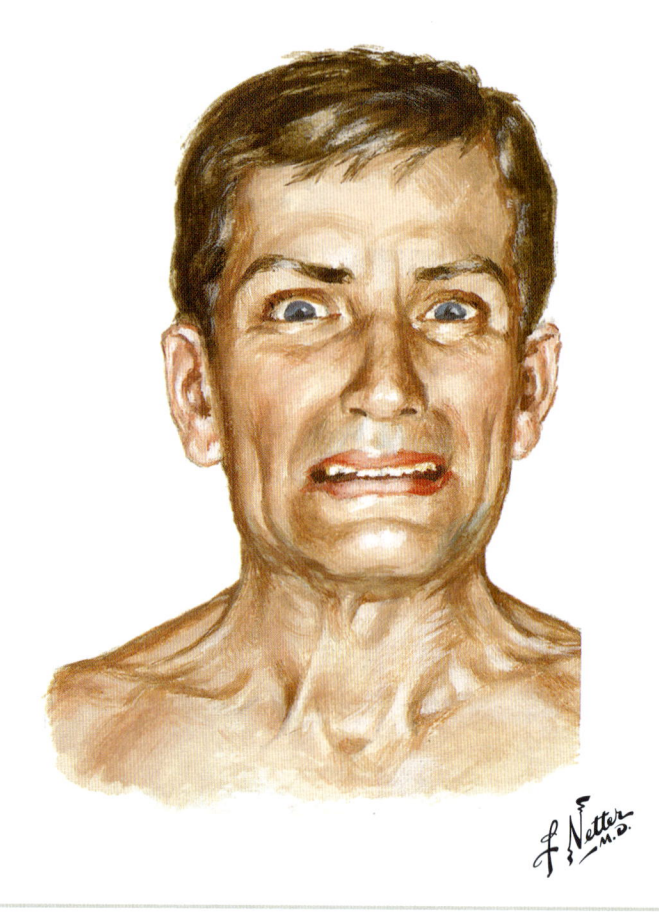

Figura 2-13
Dor na articulação temporomandibular.

Achado Histórico e Qualidade do Estudo	Descrição e Achados Positivos	População	Confiabilidade Teste-Reteste
Escala de analogia visual (VAS)[7] ●	Uma linha de 100 mm, com as extremidades definidas como "ausência de dor" e "pior dor imaginável"		$\kappa = 0{,}38$
Escala numérica[7] ●	Uma escala de 11 pontos, onde 0 indica "ausência de dor" e 10 representa "pior dor"	38 pacientes consecutivos encaminhados com DTM	$\kappa = 0{,}36$
Escala de classificação do comportamento[7] ●	Uma escala de 6 pontos, de "desconforto menor" a "desconforto muito forte"		$\kappa = 0{,}68$
Escala verbal[7] ●	Uma escala de 5 pontos, de "ausência de dor" a "dor muito intensa"		$\kappa = 0{,}44$

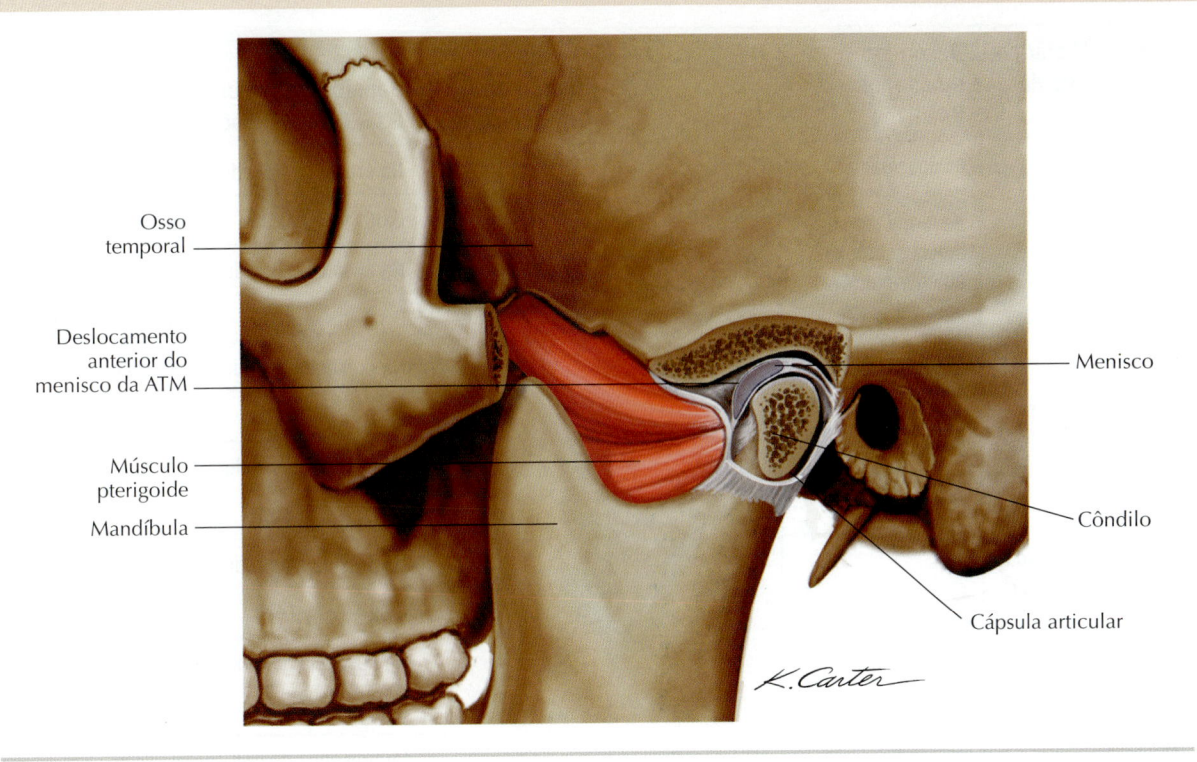

Figura 2-14
Deslocamento do disco anterior.

Achado Histórico e Qualidade do Estudo	Descrição e Achados Positivos	População	Padrão de Referência	Sensibilidade	Especificidade	+RP	−RP
Estalos[8] ⬤	Estalidos momentâneos durante abertura ou funcionamento	70 pacientes (90 ATMs) encaminhados com queixas de dor craniomandibular	Deslocamento do disco anterior à RM	Na presença de redução do disco			
				0,82	0,19	1,01	0,95
				Na ausência de redução do disco			
				0,86	0,24	1,13	0,58
Travamento[8] ⬤	Início súbito de restrição de movimento durante abertura ou fechamento			Na presença de redução do disco			
				0,53	0,22	0,68	2,14
				Na ausência de redução do disco			
				0,86	0,52	1,79	0,27
Restrição após estalos[8] ⬤	Incapacidade de abrir tão amplamente quanto era possível anteriormente após os estalos			Na presença de redução do disco			
				0,26	0,40	0,43	1,85
				Na ausência de redução do disco			
				0,66	0,74	2,54	0,46

continua

Achado Histórico e Qualidade do Estudo	Descrição e Achados Positivos	População	Padrão de Referência	Sensibilidade	Especificidade	+RP	−RP
Restrição periódica[8] ●	Incapacidade periódica de abrir de forma tão ampla quanto era anteriormente possível			Na presença de redução do disco			
				0,60	0,90	6	0,44
				Na ausência de redução do disco			
				0,12	0,95	2,4	0,93
Restrição contínua[8] ●	Incapacidade contínua de abrir de forma tão ampla quanto era anteriormente possível			Na presença de redução do disco			
				0,35	0,26	0,47	2,50
				Na ausência de redução do disco			
				0,78	0,62	2,05	0,35
Função relacionada com a dor articular[8] ●	Não relatados			Na presença de redução do disco			
				0,82	0,10	0,91	1,80
				Na ausência de redução do disco			
				0,96	0,24	1,26	0,17
Queixa de estalos[8] ●				Na presença de redução do disco			
				0,28	0,24	0,37	3
				Na ausência de redução do disco			
				0,82	0,69	2,65	0,26
Queixa de dor relacionada com o movimento[8] ●				Na presença de redução do disco			
				0,71	0,31	1,03	0,94
				Na ausência de redução do disco			
				0,74	0,36	1,16	0,72
Queixa de restrição grave[8] ●				Na presença de redução do disco			
				0,60	0,65	1,71	0,62
				Na ausência de redução do disco			
				0,38	0,93	5,43	0,67

Confiabilidade de Dor Temporomandibular Autorrelatada

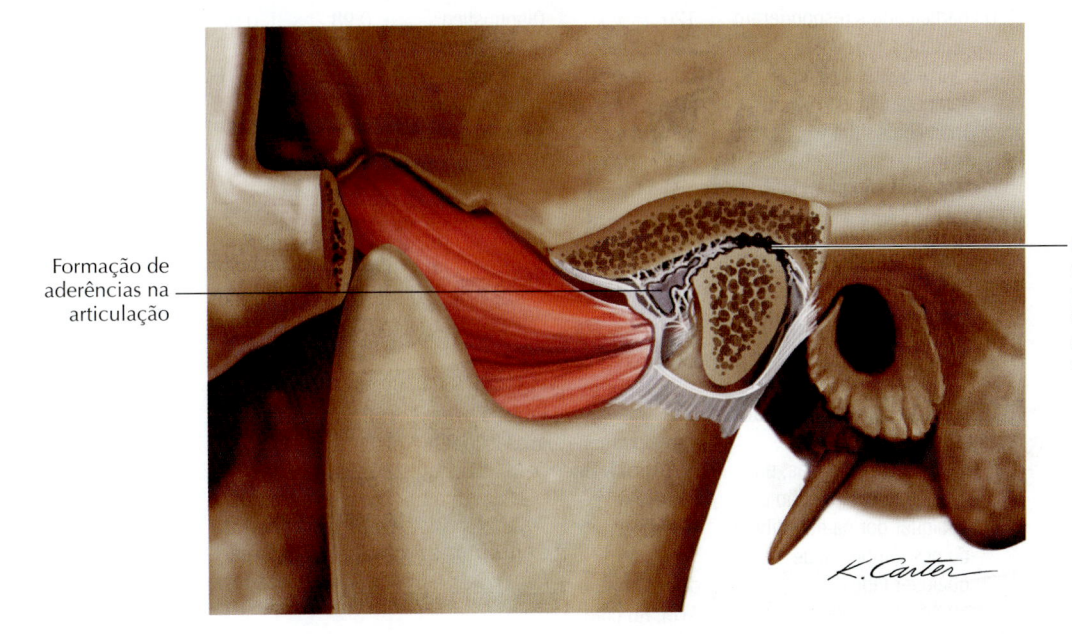

Formação de aderências na articulação

Ruptura de menisco, provocando fricção entre as superfícies ósseas

K. Carter

Figura 2-15
Artrose temporomandibular.

Achado Histórico e Qualidade do Estudo	Descrição e Achados Positivos	População	Confiabilidade
Autorrelato de dor na ATM[9] ●	Ver a tabela diagnóstica na página a seguir. Os participantes responderam às mesmas perguntas com 2 semanas de intervalo	120 adolescentes: 60 com dor autorrelatada na ATM e 60 controles pareados por idade e sexo	κ teste-reteste = 0,83 (0,74, 0,93)
Questionário de triagem de dor por DTM[10] ●	Ver a tabela diagnóstica na página a seguir. Os participantes responderam às mesmas perguntas com 2 a 7 dias de intervalo	549 participantes: 212 com DTM relacionada com dor, 116 com DTM, 80 com odontalgia, 45 com cefaleia sem dor por DTM e 96 controles saudáveis	ICC = 0,83

Utilidade Diagnóstica da Dor Temporomandibular Autorrelatada

Achado Histórico e Qualidade do Estudo	Descrição e Achados Positivos	População	Padrão de Referência	Sensibilidade	Especificidade	+RP	−RP
Autorrelato de dor na ATM[9] ●	Os participantes responderam às seguintes perguntas: (1) "Você sente dor nas têmporas, face, ATM ou mandíbula uma vez por semana ou mais?" (2) "Você sente dor ao abrir amplamente a boca ou mastigar uma vez por semana ou mais?" Se a resposta foi "sim" a qualquer uma das perguntas, o exame foi positivo	120 adolescentes: 60 com dor autorrelatada na ATM e 60 controles pareados por idade e sexo	Diagnóstico RDC/DTM de dor miofascial ou artralgia, artrite e artrose	0,98	0,90	90,8 (4,8, 20)	0,02 (0, 0,16)
Questionário de triagem de dor por DTM[10] ◆	Os participantes responderam às seguintes perguntas: (1) "Nos últimos 30 dias, em média, qual a duração de qualquer dor na mandíbula ou nas têmporas, de qualquer lado?" (a) Não houve dor (b) A dor durou pouco tempo a mais de uma semana, mas parou (c) A dor foi contínua (2) "Nos últimos 30 dias, você sentiu dor ou rigidez na mandíbula ao acordar?" (a) Não (b) Sim (3) "Nos últimos 30 dias, [...] mastigar alimentos duros ou resistentes [...] mudou a dor sentida (isto é, melhorou ou piorou a dor) na mandíbula ou nas têmporas de qualquer lado?" (a) Não (b) Sim A resposta (a) recebeu 0 ponto, a resposta (b) recebeu 1 ponto e a resposta (c) recebeu 2 pontos. O exame foi positivo em caso de pontuação igual a 2 ou mais	549 participantes: 212 com DTM relacionada com dor, 116 com doença na ATM, 80 com odontalgia, 45 com cefaleia sem dor por DTM e 96 controles saudáveis	Protocolo de avaliação RDC/DTM	0,99	0,97	33,0	0,01

RDC/DTM, Critérios Diagnósticos Experimentais para Doenças Temporomandibularesprecisão diagnóstica estatística relatada para participantes com DTM relacionada com dor em comparação com controles saudáveis.

Os Critérios Diagnósticos para Doenças Temporomandibulares (DC/TMD) proporcionam critérios baseados em evidências para avaliação de pacientes com DTM. Esses critérios substituíram os Critérios Diagnósticos Experimentais para Doenças Temporomandibulares (RDC/TMD) desde 2014 e destinam-se à instituição imediata na prática clínica e científica.[11] Todas as ferramentas necessárias à instituição clínica estão disponíveis no *website* do International RDC-DTM Consortium (www.rdc-tmdinternational.org/, acessado em fevereiro de 2015). Um resumo dos DC/TMD é apresentado aqui, juntamente com as estatísticas associadas de confiabilidade e utilidade diagnóstica. No entanto, como as fontes das estimativas estatísticas nem sempre eram evidentes, não foi possível avaliar a qualidade dos estudos que forneceram os valores de confiabilidade e utilidade diagnóstica. A versão anterior dos RDC/TMD apresentou concordância baixa a moderada na maioria dos diagnósticos e concordância muito baixa a nula em alguns diagnósticos.

Diagnóstico	História	Exame	Confiabilidade de Interexaminador	Sensibilidade	Especificidade	+RP	−RP
Mialgia	Positiva para ambos: 1. Dor na mandíbula, têmporas, pavilhão auricular, porção frontal da orelha 2. Dor modificada com movimentação, função ou parafunção da mandíbula	Positivo para ambos: 1. Confirmação de dor no músculo temporal ou masseter 2. Relato de dor familiar com um ou mais dos seguintes: (a) Palpação do músculo temporal (b) Palpação do músculo masseter (c) Movimento máximo de abertura assistido ou não assistido	$\kappa = 0,94$ (0,83, 1)	0,90	0,99	90	0,10
Mialgia local	Positiva para ambos: 1. Dor na mandíbula, têmporas, pavilhão auricular, porção frontal da orelha 2. Dor modificada com movimento, função ou parafunção da mandíbula	Positivo para todos: 1. Confirmação de dor no músculo temporal ou masseter 2. Relato de dor familiar com palpação do músculo temporal ou masseter 3. Relato de dor no local de palpação	Não relatada	Não estabelecida	Não estabelecida	Não estabelecida	Não estabelecida
Dor miofascial	Positiva para ambos: 1. Dor na mandíbula, têmporas, pavilhão auricular, porção frontal da orelha 2. Dor modificada com movimento, função ou parafunção da mandíbula	Positivo para todos: 1. Confirmação de dor no músculo temporal ou masseter 2. Relato de dor familiar com palpação do músculo temporal ou masseter 3. Relato de dor com disseminação além do local de palpação, mas nos limites do músculo	Não relatada	Não estabelecida	Não estabelecida	Não estabelecida	Não estabelecida

continua

Articulação Temporomandibular — 2

Diagnóstico	História	Exame	Confiabilidade de Interexaminador	Sensibilidade	Especificidade	+RP	−RP
Dor miofascial com irradiação	Positiva para ambos: 1. Dor na mandíbula, têmporas, pavilhão auricular, porção frontal da orelha 2. Dor modificada com movimento, função ou parafunção da mandíbula	Positivo para todos: 1. Confirmação de dor no músculo temporal ou masseter 2. Relato de dor familiar com palpação do músculo temporal ou masseter 3. Relato de dor em local além dos limites do músculo palpado	κ = 0,85 (0,55, 1)	0,86	0,98	43	0,14
Artralgia	Positiva para ambos: 1. Dor na mandíbula, têmporas, pavilhão auricular, porção frontal da orelha 2. Dor modificada com movimento, função ou parafunção da mandíbula	Positiva para ambos: 1. Confirmação de dor na área da ATM 2. Relato de dor familiar na ATM com pelo menos um dos seguintes exames de provocação: (a) Palpação do polo lateral ou ao seu redor (b) Abertura máxima com ou sem auxílio, lateral direita ou esquerda ou movimento de protrusão	κ = 0,86 (0,75, 0,97)	0,89	0,98	44,5	0,11
Cefaleia atribuída à DTM	Positiva para ambos: 1. Cefaleia de qualquer tipo nas têmporas 2. Cefaleia modificada com movimento, função ou parafunção da mandíbula	Positiva para ambos: 1. Confirmação de cefaleia na área do músculo temporal 2. Relato de cefaleia temporal familiar com pelo menos um dos seguintes exames de provocação: (a) Palpação do músculo temporal (b) Abertura máxima com ou sem auxílio, lateral direita ou esquerda ou movimento de protrusão	Não relatada	0,89	0,87	6,85	0,13

Observação: A confiabilidade e a validade são derivadas dos conjuntos de dados do *Validation Project e ATM Impact Project Finalization* de DC/TMD.[11]

Diagnóstico	História	Exame	Confiabilidade Interexaminador	Sensibilidade	Especificidade	+RP	−RP
Deslocamento de disco com redução	Positiva para pelo menos um: 1. Nos últimos 30 dias, presença de ruído na ATM com movimento ou função da mandíbula 2. O paciente relata a presença de ruído durante o exame	Positivo para pelo menos um: 1. Estalos e/ou estalidos durante os movimentos de abertura e fechamento, detectados com palpação durante pelo menos uma de três repetições dos movimentos de abertura e fechamento da mandíbula 2. Estalos e/ou estalidos detectados com palpação durante pelo menos uma de três repetições dos movimentos de abertura e fechamento E movimento(s) laterais para a direita ou para a esquerda ou de protrusão	$\kappa = 0{,}58$ (0,33, 0,84)	0,34	0,92	4,25	0,72
Deslocamento de disco com redução e travamento intermitente	Positiva para ambos: 1. Nos últimos 30 dias, ruído na ATM com movimento ou função da mandíbula ou relato pelo paciente da presença de ruído durante o exame 2. Nos últimos 30 dias, travamento da mandíbula. com abertura limitada da boca e, em seguida, destravamento	Positivo para pelo menos um: 1. Estalos e/ou estalidos durante os movimentos de abertura e fechamento, detectados com palpação durante pelo menos uma de três repetições dos movimentos de abertura e fechamento da mandíbula 2. Estalos e/ou estalidos detectados com palpação durante pelo menos uma de três repetições dos movimentos de abertura e fechamento E movimento lateral para a esquerda ou para a direita ou de protrusão	Não relatada	0,38	0,98	19,0	0,63

continua

Articulação Temporomandibular

2

Diagnóstico	História	Exame	Confiabilidade Interexaminador	Sensibilidade	Especificidade	+RP	−RP
Deslocamento de disco sem redução com abertura limitada	Positiva para ambos: 1. Travamento da mandíbula, impossibilitando a abertura total da boca 2. Limitação da abertura da mandíbula grave a ponto de impedir tal movimento e interferir com a alimentação	Positivo para o seguinte: 1. Abertura máxima com movimento auxiliar (distensão passiva), incluindo sobreposição vertical dos incisivos de menos de 40 mm	Não relatada	0,80	0,97	26,7	0,21
Deslocamento de disco sem redução sem abertura limitada	Positiva para os seguintes itens no passado: 1. Travamento da mandíbula, impossibilitando a abertura total da boca 2. Limitação da abertura da mandíbula grave a ponto de impedir tal movimento e interferir com a alimentação	Positivo para o seguinte: 1. Abertura máxima com movimento auxiliar (distensão passiva), incluindo sobreposição vertical dos incisivos de 40 mm ou mais	$\kappa = 0,84$ (0,38, 1)	0,54	0,79	2,57	0,58
Doença articular degenerativa	Positiva para pelo menos um: 1. Nos últimos 30 dias, presença de ruído na ATM com movimento ou função da mandíbula 2. O paciente relata a presença de ruído durante o exame	Positivo para o seguinte: 1. Crepitação detectada com palpação durante pelo menos um dos seguintes: abertura, fechamento, movimento lateral para a direita ou esquerda ou movimento de protrusão	$\kappa = 0,33$ (0,01, 0,65)	0,55	0,61	1,41	0,74
Subluxação	Positiva para ambos: 1. Nos últimos 30 dias, travamento da mandíbula ou boca aberta e com impossibilidade de fechamento da posição em abertura total 2. Incapacidade de fechamento da boca em abertura total sem automanobra	Não há necessidade de achados ao exame	Não relatada	0,98	1	Não definida	0,02

Observação: A confiabilidade e a validade são derivadas dos conjuntos de dados do *Validation Project* e *ATM Impact Project Finalization* de DC/TMD.[11]

Confiabilidade na Determinação da Presença de Dor durante a Palpação Muscular

Achado e Qualidade do Estudo	Descrição e Achados Positivos	População	Confiabilidade Interexaminador
Extraoral[12] ●	O examinador palpa os músculos temporal, masseter, cervical posterior e esternocleidomastoideo	64 voluntários saudáveis	κ = 0,91
Intraoral[12] ●	O examinador palpa o tendão dos músculos temporal, pterigoide lateral e masseter e o corpo da língua		κ = 0,90
Masseter[13] ●	O examinador palpa o ventre medial do músculo masseter	79 pacientes selecionados aleatoriamente encaminhados ao departamento de doenças craniomandibulares	κ = 0,33
Temporal[13] ●	O examinador palpa o ventre medial do músculo temporal		κ = 0,42
Pterigoide medial[13] ●	O examinador palpa a inserção do músculo pterigoide medial		κ = 0,23
Masseter[14] ●	O examinador palpa as porções superficial e profunda do músculo masseter	79 pacientes encaminhados ao departamento de DTM e dor orofacial	κ = 0,33
Temporal[14] ●	O examinador palpa os aspectos anterior e posterior do músculo temporal		κ = 0,42
Inserção do pterigoide medial[14] ●	O examinador palpa os músculos pterigoides mediais extraorais		κ = 0,23
Masseter[15] ◆	O examinador palpa a origem, o corpo e a inserção do músculo masseter	27 pacientes com DTM	κ (Lado Direito) = 0,78 (Lado Esquerdo) = 0,56
Temporal[15] ◆	O examinador palpa a origem, o corpo e a inserção do músculo temporal		κ (Lado Direito) = 0,87 (Lado Esquerdo) = 0,91
Tendão do temporal[15] ◆	O examinador palpa o tendão do músculo temporal		κ (Lado Direito) = 0,53 (Lado Esquerdo) = 0,48

Confiabilidade na Determinação da Presença de Dor durante a Palpação Regional da Articulação Temporomandibular

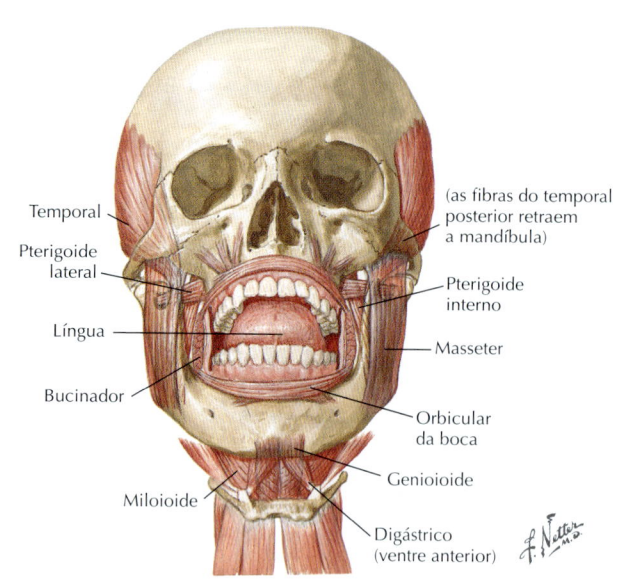

Temporal

(as fibras do temporal posterior retraem a mandíbula)

Pterigoide lateral

Pterigoide interno

Língua

Masseter

Bucinador

Orbicular da boca

Genioioide

Miloioide

Digástrico (ventre anterior)

Figura 2-16
Musculatura da articulação temporomandibular.

Achado e Qualidade do Estudo	Descrição e Achados Positivos	População	Confiabilidade
Palpação lateral[16] ●	O examinador palpa a região anterior ao pavilhão auricular, sobre a ATM	61 pacientes com dor na ATM	κ intraexaminador = 0,53
Palpação posterior[16] ●	O examinador palpa a ATM pelo meato externo	61 pacientes com dor na ATM	κ intraexaminador = 0,48
Palpação da ATM[13] ●	O examinador palpa os aspectos lateral e dorsal do côndilo	79 pacientes selecionados aleatoriamente encaminhados ao departamento de doenças craniomandibulares	κ interexaminador = 0,33
Masseter[14] ●	O examinador palpa as porções superficial e profunda do músculo masseter	79 pacientes encaminhados ao departamento de DTM e dor orofacial	κ interexaminador = 0,33
Palpação da ATM[14] ●	O examinador palpa o polo lateral do côndilo com a boca aberta e fechada. O polo dorsal é palpado posteriormente pelo meato acústico externo		κ interexaminador = 0,33
Região retromandibular[15] ◆	Palpação realizada de acordo com as orientações de RDC/TMD	27 pacientes com DTM	κ interexaminador (Lado Direito) = 0,56 (Lado Esquerdo) = 0,50
Região submandibular[15] ◆			κ interexaminador (Lado Direito) = 0,73 (Lado Esquerdo) = 0,68
Área do pterigoide lateral[15] ◆			κ interexaminador (Lado Direito) = 0,50 (Lado Esquerdo) = 0,37
Polo lateral e inserção posterior da ATM[15] ◆			κ interexaminador (Lado Direito) = 0,43 (Lado Esquerdo) = 0,46

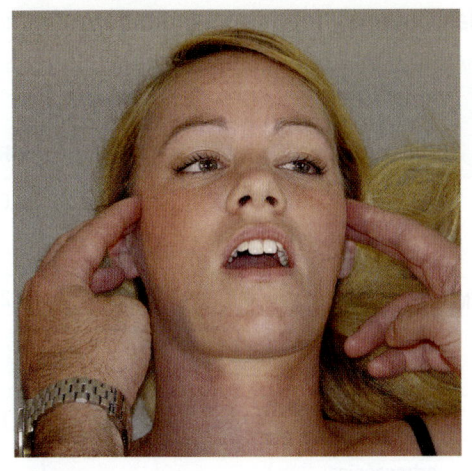

Palpação lateral à articulação temporomandibular

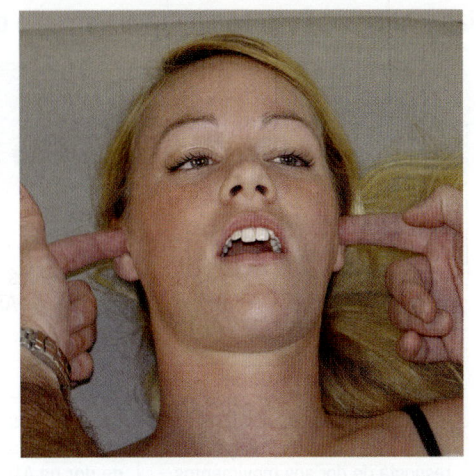

Palpação posterior da articulação temporomandibular pelo meato acústico externo

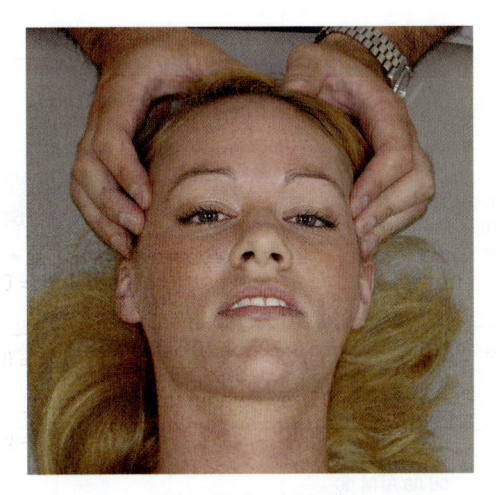

Palpação do temporal

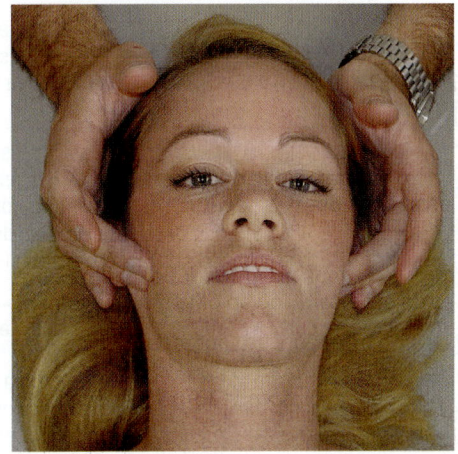

Palpação do masseter

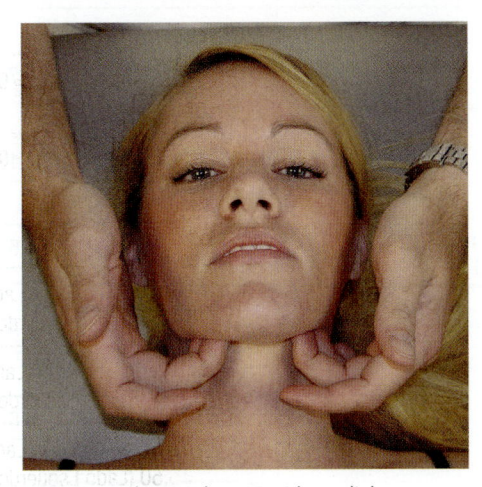

Palpação do pterigoide medial

Figura 2-17
Exames de palpação.

Utilidade Diagnóstica da Palpação na Identificação das Doenças Temporomandibulares

Exame e Qualidade do Estudo	Descrição e Achados Positivos	População	Padrão de Referência	Sensibilidade	Especificidade	+RP	−RP
Palpação lateral[16] ◆	O examinador palpa o polo lateral do côndilo com o dedo indicador. Positivo na presença de dor	61 pacientes com dor na ATM	Presença de efusão na ATM à RM	0,83	0,69	2,68	0,25
Palpação posterior[16] ◆	O examinador palpa a porção posterior do côndilo com o dedo mínimo na orelha do paciente. Positivo na presença de dor			0,85	0,62	2,24	0,24
Palpação[17] ●	Palpação dos aspectos lateral e posterior da ATM e avaliação da resposta de dor aos movimentos ativos. Positivo em caso de relato de dor pelo paciente	84 pacientes com sintomas de dor na ATM	Sinovite na ATM à investigação artroscópica	0,92	0,21	1,16	0,38
Palpação[18] ●	O examinador palpa os aspectos lateral e posterior da ATM com um dedo e determina a presença de sensibilidade	200 pacientes consecutivos com doença na ATM	Sinovite na ATM à investigação artroscópica	0,88	0,36	1,38	0,33
Sensibilidade articular à palpação[8] ●	O examinador palpa os aspectos lateral e posterior da articulação. Positivo na presença de dor	70 pacientes (90 ATMs) encaminhados com queixas de dor craniomandibular	Detecção de deslocamento do disco anterior à RM	Na presença de redução do disco			
				0,38	0,41	0,64	1,51
				Na ausência de redução do disco			
				0,66	0,67	2	0,51
Palpação[19] ●	O examinador palpa o ATM lateral e posteriormente, o músculo temporal e o músculo masseter. A dor é registrada por meio de VAS, com valor de corte para maximizar a sensibilidade e a especificidade	147 pacientes encaminhados devido a queixas craniomandibulares e 103 indivíduos assintomáticos	Relato do paciente de sensibilidade nos músculos mastigatórios, na área pré-auricular ou na ATM no último mês	0,75	0,67	2,27	0,37
Palpação do músculo temporal[20] ●			Diagnóstico de DTM a partir da avaliação RCD/TMD	Lado direito*			
				0,60	0,78	2,73	0,51
				Lado esquerdo*			
				0,70	0,83	4,12	0,36
Palpação da ATM[20] ●	Realizada com os dedos indicador e médio por 2 a 4 segundos com aproximadamente 3 libras (1,3 kg) de pressão sobre o músculo e 2 libras (0,9 kg) de pressão sobre a articulação. A dor é registrada por meio de VAS, com valor de corte de 1 desvio padrão da média*	40 pacientes diagnosticados com DTM e 40 pacientes assintomáticos		Lado direito*			
				0,68	0,88	5,67	0,36
				Lado esquerdo*			
				0,73	0,85	4,87	0,32
Palpação do músculo masseter[20] ●				Lado direito*			
				0,73	0,85	4,87	0,32
				Lado esquerdo*			
				0,73	0,80	3,65	0,34

*Gomes e colaboradores[20] também calcularam a sensibilidade e a especificidade para valores de corte de 1,5 e 2 desvios padrões. Os valores apresentaram especificidade quase perfeita, mas má sensibilidade.

Utilidade Diagnóstica dos Limiares de Dor à Pressão na Identificação da Doença Temporomandibular

Exame e Qualidade do Estudo	Descrição e Achados Positivos	População	Padrão de Referência	Sensibilidade	Especificidade	+RP	−RP
PPT do músculo temporal[20] ●				Lado direito			
				0,68	0,88	5,67	0,36
				Lado esquerdo			
				0,63	0,90	6,30	0,41
PPT da ATM[20] ●	Uso de algômetro de pressão com extremidade de borracha. O PPT é definido como a menor pressão que causa dor. Os valores de corte representam 1 desvio padrão da média*	40 pacientes diagnosticados com DTM e 40 pacientes assintomáticos		Lado direito			
				0,56	0,95	11,20	0,46
				Lado esquerdo			
				0,75	0,95	150	0,26
PPT do músculo masseter[20] ●				Lado direito			
				0,75	0,90	7,50	0,28
				Lado esquerdo			
			Diagnóstico de DTM a partir da avaliação RCD/TMD	0,78	0,90	7,80	0,24
PPT do músculo temporal anterior[21] ●				0,77	0,91	8,37	0,25
PPT do músculo temporal medial[21] ●	Uso de algômetro de pressão no ventre do músculo relaxado. O PPT é definido como a menor pressão que causa dor. Os valores de corte foram escolhidos a partir da curva do operador receptor quando a especificidade era de 0,91	99 mulheres com dor dentária ou intra-articular na ATM		0,73	0,91	7,93	0,30
PPT do músculo temporal posterior[21] ●				0,67	0,91	7,28	0,36
PPT do músculo masseter[21] ●				0,55	0,91	5,98	0,50

*Gomes colaboradores[20] também calcularam a sensibilidade e a especificidade para valores de corte de 1,5 e 2 desvios padrões. Os valores apresentaram especificidade quase perfeita, mas má sensibilidade.PPT, limiar de dor à pressão.

2

Articulação Temporomandibular

Confiabilidade da Detecção de Sons Articulares durante o Movimento Ativo

Exame e Qualidade do Estudo	Descrição e Achados Positivos	População	Confiabilidade
Cliques durante a abertura da boca[16] ●	Durante a abertura da boca, o examinador registra a presença de de sons de clique	61 pacientes com dor na ATM	κ intraexaminador = 0,12
Crepitação durante a abertura da boca[16] ●	Durante a abertura da boca, o examinador registra a presença de sons de crepitação ou fricção		κ intraexaminador = 0,15
Estalos durante a abertura máxima ativa da boca[13] ●	A intensidade dos estalos e da crepitação é classificada em uma escala de 0 a 2, de "nenhum" a "claramente audível"	79 pacientes selecionados aleatoriamente encaminhados ao departamento de doenças craniomandibulares	κ interexaminador = 0,70
Crepitação durante a abertura máxima ativa da boca[13] ●			κ interexaminador = 0,29
Ruído articular[13] ●	A presença de ruídos articulares é registrada pelo examinador		κ interexaminador = 0,24
Abertura[14] ●	O examinador registra a presença de sons articulares durante a abertura da mandíbula, a excursão lateral para o lado direito e esquerdo e a protrusão	79 pacientes encaminhados ao departamento de DTM e dor orofacial	κ interexaminador = 0,59
Excursão lateral, lado direito[14] ●			κ interexaminador = 0,57
Excursão lateral, lado esquerdo[14] ●			κ interexaminador = 0,50
Protrusão[14] ●			κ interexaminador = 0,47
Sons na ATM[15] ◆	A presença de ruídos articulares é registrada pelo examinador durante a abertura da boca	27 pacientes com DTM	κ interexaminador (Lado Direito) = 0,52 (Lado Esquerdo) = 0,25

Confiabilidade da Detecção de Sons Articulares durante o Jogo Articular

Exame e Qualidade do Estudo	Descrição e Achados Positivos	População	Confiabilidade
Ruído articular durante o jogo articular[13] ●	O examinador registra a presença de ruído articular durante tração e translação	79 pacientes selecionados aleatoriamente encaminhados ao departamento de doenças craniomandibulares	κ interexaminador = − 0,01
Tração, lado direito[14] ●	O examinador movimenta o côndilo mandibular em direção inferior para tração e em direção mediolateral para translação. O examinador registra a presença de sons articulares durante a translação e a tração	79 pacientes encaminhados ao departamento de DTM e dor orofacial	κ interexaminador = − 0,02
Tração, lado esquerdo[14] ●			κ interexaminador = 0,66
Translação, lado direito[14] ●			κ interexaminador = 0,07
Translação, lado esquerdo[14] ●			κ interexaminador = − 0,02

Utilidade Diagnóstica de Estalos na Identificação das Doenças Temporomandibulares

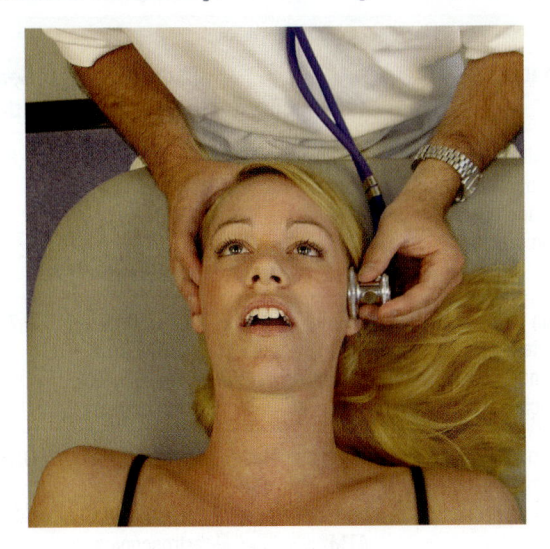

Figura 2-18
Ausculta realizada com estetoscópio.

Articulação Temporomandibular   **2**

Exame e Qualidade do Estudo	Descrição e Achados Positivos	População	Padrão de Referência	Sensibi-lidade	Especifi-cidade	+RP	−RP
Estalos[3] ◆	O examinador palpa o aspecto lateral da ATM durante a abertura e o fechamento. O examinador registra estalos audíveis e palpáveis	146 pacientes atendidos na clínica de ATM e dor craniofacial	Deslocamento do disco anterior *com* redução à RM	0,51	0,83	3	0,59
Estalos[16] ◆	O examinador ausculta sons durante a movimentação articular. Na presença de cliques, o exame é considerado positivo	61 pacientes com dor na ATM	Presença de efusão na ATM à RM	0,69	0,51	1,41	0,61
Estalos reproduzíveis[8] ●	Ausculta com a estetoscópio. Considerado positivo se observados pelo menos quatro vezes durante cinco repetições de abertura da boca	70 pacientes (90 ATMs) encaminhados com queixas de dor craniomandibular	Detecção de deslocamento do disco anterior à RM	Na presença de redução do disco			
				0,10	0,40	0,17	2,25
				Na ausência de redução do disco			
				0,71	0,90	7,10	0,32
Estalos recíprocos[8] ●	Ausculta com estetoscópio. Considerado positivo caso o clique à abertura seja seguido por um clique ao fechamento			Na presença de redução do disco			
				0,40	0,52	0,83	1,15
				Na ausência de redução do disco			
				0,76	0,95	15,2	0,25

Utilidade Diagnóstica da Crepitação na Identificação das Doenças Temporomandibulares

Exame e Qualidade do Estudo	Descrição e Achados Positivos	População	Padrão de Referência	Sensibi-lidade	Especi-ficidade	+RP	−RP
Presença de crepitação[16] ◆	O examinador ausculta sons durante a movimentação articular. O exame é considerado positivo na presença de sons de crepitação ou fricção	61 pacientes com dor na ATM	Presença de efusão na ATM à RM	0,85	0,30	1,21	0,50
Presença de crepitação[17] ●	Osteoartrite baseada na presença de crepitação durante a ausculta. O exame é considerado positivo na presença de crepitação	84 pacientes com sintomas de dor na ATM	Osteoartrite na ATM à investigação artroscópica	0,70	0,43	1,23	0,70
Presença de crepitação[18] ●	Ausculta realizada com estetoscópio. O exame é considerado positivo na presença de crepitação	200 pacientes consecutivos com doença na ATM	Osteoartrite na ATM à investigação artroscópica	Osteoartrite menor*			
				0,45	0,84	2,81	0,65
				Osteoartrite grave*			
				0,67	0,86	4,79	0,38

*A osteoartrite menor é definida pela presença de superfícies regulares, brancas e brilhantes no disco e na fibrocartilagem. A osteoartrite grave é definida pela presença de uma ou mais das seguintes características: (1) fibrilação extensa da cartilagem e do disco articular; (2) exposição de osso subcondral; e (3) perfuração do disco.

Confiabilidade de Medidas de Amplitude de Movimentação da Articulação Temporomandibular durante a Abertura da Boca

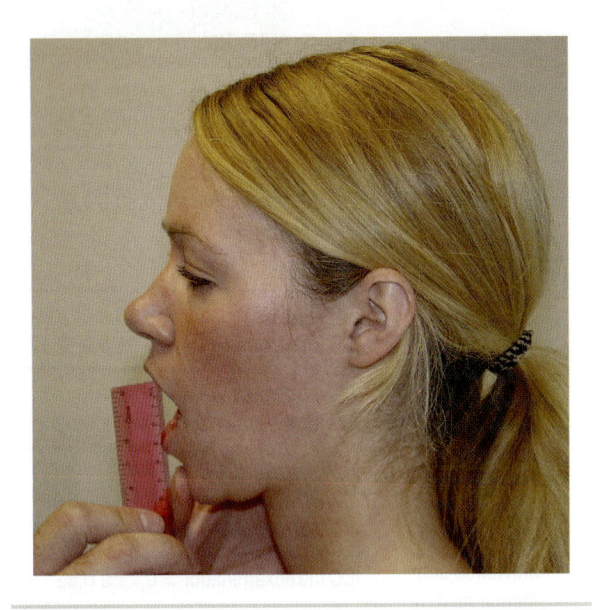

Figura 2-19
Medida da amplitude de movimentação à abertura ativa da boca.

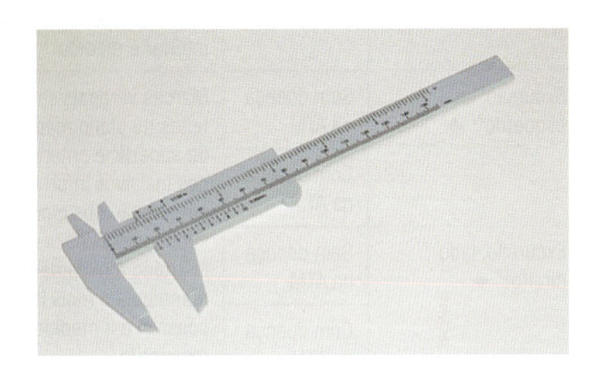

Figura 2-20
Paquímetro plástico usado para medida da posição mandibular.

Exame e Qualidade do Estudo		Descrição e Achados Positivos	População	Confiabilidade
Abertura[22] ◆	Sem doença na ATM	O paciente é instruído a abrir a boca ao máximo possível sem causar dor. A distância interincisivos é medida ao milímetro mais próximo com uma régua plástica	15 indivíduos com doença na ATM e 15 indivíduos sem essa doença	ICC interexaminador = 0,98 ICC intraexaminador = 0,77 a 0,89
	Com doença na ATM			ICC interexaminador = 0,99 ICC intraexaminador = 0,94
Abertura sem auxílio e sem dor[23] ●	Em adultos idosos	Medida em milímetros com régua de acordo com as orientações de RMC/DTM	43 idosos assintomáticos (entre 68 e 96 anos de idade) e 44 jovens assintomáticos (entre 18 e 45 anos de idade)	ICC interexaminador = 0,88 (0,78, 0,94)
	Em adultos jovens			ICC interexaminador = 0,91 (0,83, 0,95)
Abertura máxima sem auxílio[23] ●	Em adultos idosos			ICC interexaminador = 0,95 (0,91, 0,97)
	Em adultos jovens			ICC interexaminador = 0,98 (0,96, 0,99)
Abertura máxima com auxílio[23] ●	Em adultos idosos			ICC interexaminador = 0,96 (0,92, 0,98)
	Em adultos jovens			ICC interexaminador = 0,98 (0,96, 0,99)
Abertura sem auxílio e sem dor[15] ◆			27 pacientes com DTM	ICC interexaminador = 0,83
Abertura máxima sem auxílio[15] ◆				ICC interexaminador = 0,89
Abertura máxima com auxílio[15] ◆				ICC interexaminador = 0,93

Articulação Temporomandibular **2**

Confiabilidade de Medidas de Amplitude de Movimentação da Articulação Temporomandibular

Exame e Qualidade do Estudo		Descrição e Achados Positivos	População	Confiabilidade
Sobremordida (*overbite*)[22] ◆	Sem doença na ATM	Uma linha horizontal é feita no incisivo inferior à altura do incisivo superior com a ATM fechada. A distância vertical entre a linha e o aspecto superior do incisivo inferior é medida	15 indivíduos com doença na ATM e 15 indivíduos sem doença na ATM	ICC interexaminador = 0,98 ICC intraexaminador = 0,90 a 0,96
	Com doença na ATM			ICC interexaminador = 0,95 ICC intraexaminador = 0,90 a 0,97
Excursão, lado esquerdo[22] ◆	Sem doença na ATM	Marcas verticais são feitas no plano mediano da superfície anterior dos incisivos inferiores em relação aos incisivos superiores. O paciente é instruído a movimentar a mandíbula o mais lateral possível e a medida é registrada		ICC interexaminador = 0,95 ICC intraexaminador = 0,91 a 0,92
	Com doença na ATM			ICC interexaminador = 0,94 ICC intraexaminador = 0,85 a 0,92
Excursão, lado direito[22] ◆	Sem doença na ATM			ICC interexaminador = 0,90 ICC intraexaminador = 0,70 a 0,87
	Com doença na ATM			ICC interexaminador = 0,96 ICC intraexaminador = 0,75 a 0,82
Protrusão[22] ◆	Sem doença na ATM	Duas linhas verticais são feitas nos primeiros incisivos caninos superiores e inferiores. O paciente é instruído a movimentar a mandíbula para frente o máximo possível e a medida é feita entre as duas marcas		ICC interexaminador = 0,95 ICC intraexaminador = 0,85 a 0,93
	Com doença na ATM			ICC interexaminador = 0,98 ICC intraexaminador = 0,89 a 0,93
Distanciamento vestibulolingual entre incisivos superiores e inferiores (*overjet*)[22] ◆	Sem doença na ATM	A distância horizontal entre os incisivos superiores e inferiores é medida quando a boca é fechada		ICC interexaminador = 1 ICC intraexaminador = 0,98
	Com doença na ATM			ICC interexaminador = 0,99 ICC intraexaminador = 0,98 a 0,99
Laterotrusão máxima[23] ◯	Em adultos idosos	Medida em milímetros com régua de acordo com as orientações de RMC/DTM	43 adultos idosos assintomáticos (entre 68 e 96 anos de idade) e 44 adultos jovens assintomáticos (entre 18 e 45 anos de idade)	ICC interexaminador = 0,71 (0,45, 0,84)
	Em adultos jovens			ICC interexaminador = 0,77 (0,57, 0,88)
Protrusão máxima[23] ◯	Em adultos idosos			ICC interexaminador = 0,78 (0,59, 0,88)
	Em adultos jovens			ICC interexaminador = 0,90 (0,81, 0,95)
Excursão lateral direita[15] ◆			27 pacientes com DTM	ICC interexaminador = 0,41
Excursão lateral esquerda[15] ◆				ICC interexaminador = 0,40
Sobremordida (*overbite*) horizontal[15] ◆				ICC interexaminador = 0,79
Sobreposição vertical[15] ◆				ICC interexaminador = 0,70

Confiabilidade de Medidas de Amplitude de Movimentação da Articulação Temporomandibular (*continuação*)

Exame e Qualidade do Estudo	Descrição e Achados Positivos	População	Confiabilidade
Abertura[24] ●	Um paquímetro plástico foi usado para medida da posição mandibular	30 indivíduos saudáveis	ICC interexaminador = 0,95 ICC intraexaminador = 0,97
Protrusão[24] ●			ICC interexaminador = 0,77 ICC intraexaminador = 0,95
Laterotrusão direita[24] ●			ICC interexaminador = 0,50 ICC intraexaminador = 0,90
Laterotrusão esquerda[24] ●			ICC interexaminador = 0,42 ICC intraexaminador = 0,92
Sobremordida (*overbite*)[24] ●			ICC interexaminador = 0,70 ICC intraexaminador = 0,93
Distanciamento vestibulolingual entre incisivos superiores e inferiores (*overjet*)[24] ●			ICC interexaminador = 0,70 ICC intraexaminador = 0,96

2

Articulação Temporomandibular

Confiabilidade da Avaliação do Jogo Articular e da Sensação Final da Articulação Temporomandibular

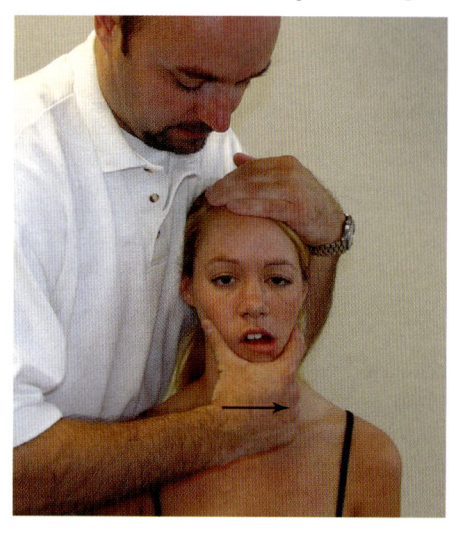

Figura 2-21
Translação da mandíbula, lado esquerdo.

Exame e Qualidade do Estudo		Descrição e Achados Positivos	População	Confiabilidade
Tração e translação[13]	Restrição de movimentos	O examinador registra a presença de restrição de movimentos à sensação final durante a tração e translação da ATM	79 pacientes selecionados aleatoriamente encaminhados ao departamento de doenças craniomandibulares	κ interexaminador = 0,08
	Sensação final			κ interexaminador = 0,07
Tração, lado direito[14]	Jogo articular	O examinador movimenta o côndilo mandibular em direção inferior para tração e em direção mediolateral para translação. A extensão do jogo articular e a sensação final são classificadas como "normais" ou "anormais"	79 pacientes encaminhados ao departamento de DTM e dor orofacial	κ interexaminador = $-$ 0,03
	Sensação final			κ interexaminador = $-$ 0,05
Tração, lado esquerdo[14]	Jogo articular			κ interexaminador = 0,08
	Sensação final			κ interexaminador = 0,20
Translação, lado direito[14]	Jogo articular			κ interexaminador = $-$ 0,05
	Sensação final			κ interexaminador = $-$ 0,05
Translação, lado esquerdo[14]	Jogo articular			κ interexaminador = $-$ 0,10
	Sensação final			κ interexaminador = $-$ 0,13

Confiabilidade da Medida da Abertura da Mandíbula em Diferentes Posições da Cabeça

Exame e Qualidade do Estudo	Descrição e Achados Positivos	População	Confiabilidade
Cabeça para a frente[25]	O paciente é instruído a deslizar a mandíbula para frente, o máximo possível, e a medida da abertura vertical da mandíbula é registrada	40 indivíduos saudáveis	ICC interexaminador = 0,92 ICC intraexaminador = 0,97
Cabeça em posição neutra[25]	Paciente é colocado em uma posição em que um fio de prumo bissecta o pavilhão auricular e a medida da abertura vertical da mandíbula é registrada		ICC interexaminador = 0,93 ICC intraexaminador = 0,93
Cabeça em posição retraída[25]	O paciente é instruído a deslizar a mandíbula para trás, o máximo possível, e a medida da abertura vertical da mandíbula é registrada		ICC interexaminador = 0,92 ICC intraexaminador = 0,92

Utilidade Diagnóstica da Amplitude de Movimentação Limitada na Identificação do Deslocamento do Disco Anterior

Exame e Qualidade do Estudo	Descrição e Achados Positivos	População	Padrão de Referência	Sensibilidade	Especificidade	+RP	−RP
Restrição da translação condilar[3] ◆	O examinador pede para o paciente abrir a boca ao máximo enquanto palpa o movimento condilar. O examinador registra qualquer limitação da translação condilar	146 pacientes atendidos na clínica de ATM e dor craniofacial	Deslocamento do disco anterior *sem* redução à RM	0,69	0,81	3,63	0,38
Restrição da amplitude de abertura funcional[3] ◆	O examinador pede para o paciente abrir a boca ao máximo e mede a distância em milímetros. A distância inferior a 40 mm é considerada restrição			0,32	0,83	1,88	0,82
Restrição da amplitude de abertura funcional[8] ●	A medida é feita ao final da amplitude da abertura ativa da boca. A definição de positivo não foi relatada	70 pacientes (90 ATMs) encaminhados com queixas de dor craniomandibular	Deslocamento do disco anterior à RM	Na presença de redução do disco			
				0,38	0,21	0,48	2,95
				Na ausência de redução do disco			
				0,86	0,62	2,26	0,23
Restrição de range de abertura passiva[8] ●	A medida é feita ao final da amplitude da abertura passiva da boca após 15 segundos. A definição de positivo não foi relatada			Na presença de redução do disco			
				0,29	0,29	0,41	2,45
				Na ausência de redução do disco			
				0,76	0,69	2,45	0,35
Translação restrita[8] ●	Não relatada			Na presença de redução do disco			
				0,15	0,38	0,24	2,24
				Na ausência de redução do disco			
				0,66	0,81	3,47	0,42
Protrusão restrita[8] ●	A medida é feita ao final da amplitude da protrusão mandibular ativa. A definição de positivo não foi relatada			Na presença de redução do disco			
				0,29	0,38	0,47	1,87
				Na ausência de redução do disco			
				0,62	0,64	1,72	0,59
Movimento contralateral restrito[8] ●	A medida é feita ao final do movimento contralateral a partir da linha média. A definição de positivo não foi relatada			Na presença de redução do disco			
				0,15	0,34	0,23	2,50
				Na ausência de redução do disco			
				0,66	0,76	2,75	0,45

Articulação Temporomandibular — 2

Utilidade Diagnóstica dos Desvios de Movimentação na Identificação do Deslocamento do Disco Anterior

Exame e Qualidade do Estudo	Descrição e Achados Positivos	População	Padrão de Referência	Sensibi-lidade	Especi-ficidade	+RP	−RP
Desvio de mandíbula[3] ◆	Pede-se para o paciente abrir a boca ao máximo. Caso a linha média dos incisivos superiores e inferiores não se alinhe, o exame é considerado positivo	146 pacientes atendidos na clínica de ATM e dor craniofacial	Deslocamento do disco anterior *sem* redução à RM	0,32	0,87	2,46	0,78
Desvio de mandíbula com correção[8] ◉	O examinador observa a abertura ativa da boca. O exame é considerado positivo se ocorre desvio e a mandíbula retorna à linha média	70 pacientes (90 ATMs) encaminhados com queixas de dor craniomandibular	Deslocamento do disco anterior à RM	Na presença de redução do disco			
				0,14	0,57	0,33	1,51
				Na ausência de redução do disco			
				0,44	0,83	2,59	0,67
Desvio de mandíbula sem correção[8] ◉	O examinador observa a abertura ativa da boca. O exame é considerado positivo se a mandíbula não retorna à linha média após o desvio			Na presença de redução do disco			
				0,18	0,41	0,31	2
				Na ausência de redução do disco			
				0,66	0,83	3,88	0,41

Confiabilidade da Determinação da Presença de Dor durante Movimentação Dinâmica

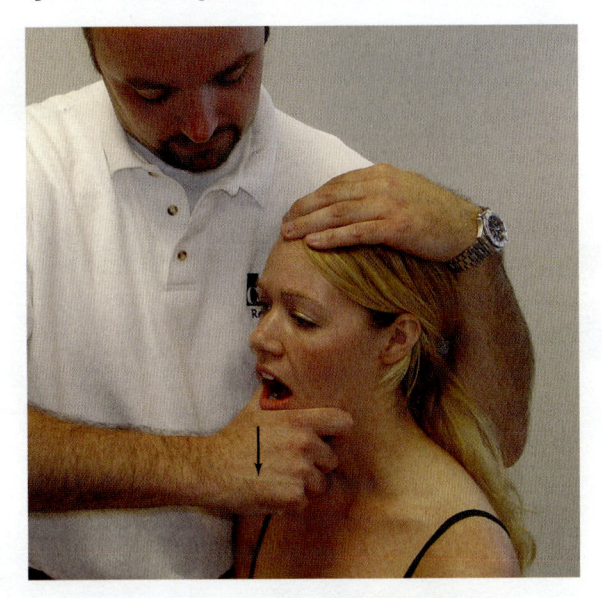

Figura 2-22
Avaliação de dor durante abertura passiva.

Exame e Qualidade do Estudo	Descrição e Achados Positivos	População	Confiabilidade
Movimentos mandibulares[16] ●	Pergunta-se ao paciente se ele sente dor durante a abertura, o fechamento, a excursão lateral, a protrusão e a retrusão	61 pacientes com dor na ATM	κ intraexaminador = 0,43
Abertura máxima com auxílio[16] ●	O examinador aplica pressão excessiva à amplitude final da depressão mandibular		κ intraexaminador = − 0,05
Dor à abertura[14] ●	Pede-se ao paciente para abrir a boca ao máximo	79 pacientes encaminhados ao departamento de DTM e dor orofacial	κ interexaminador = 0,28
Dor à excursão lateral, lado direito[14] ●	Pede-se ao paciente para movimentar a mandíbula na direção lateral o máximo possível		κ interexaminador = 0,28
Dor à excursão lateral, lado esquerdo[14] ●			κ interexaminador = 0,28
Dor à protrusão[14] ●	Pede-se ao paciente fazer a protrusão ativa da mandíbula		κ interexaminador = 0,36
Abertura passiva[13] ●	Ao final da abertura ativa, o examinador aplica uma distensão passiva para aumentar a abertura da boca	79 pacientes selecionados aleatoriamente encaminhados ao departamento de doenças craniomandibulares	κ interexaminador = 0,34
Abertura ativa[13] ●	Pede-se ao paciente para abrir a boca o máximo possível		κ interexaminador = 0,32

Confiabilidade da Detecção de Dor durante Exames de Resistência

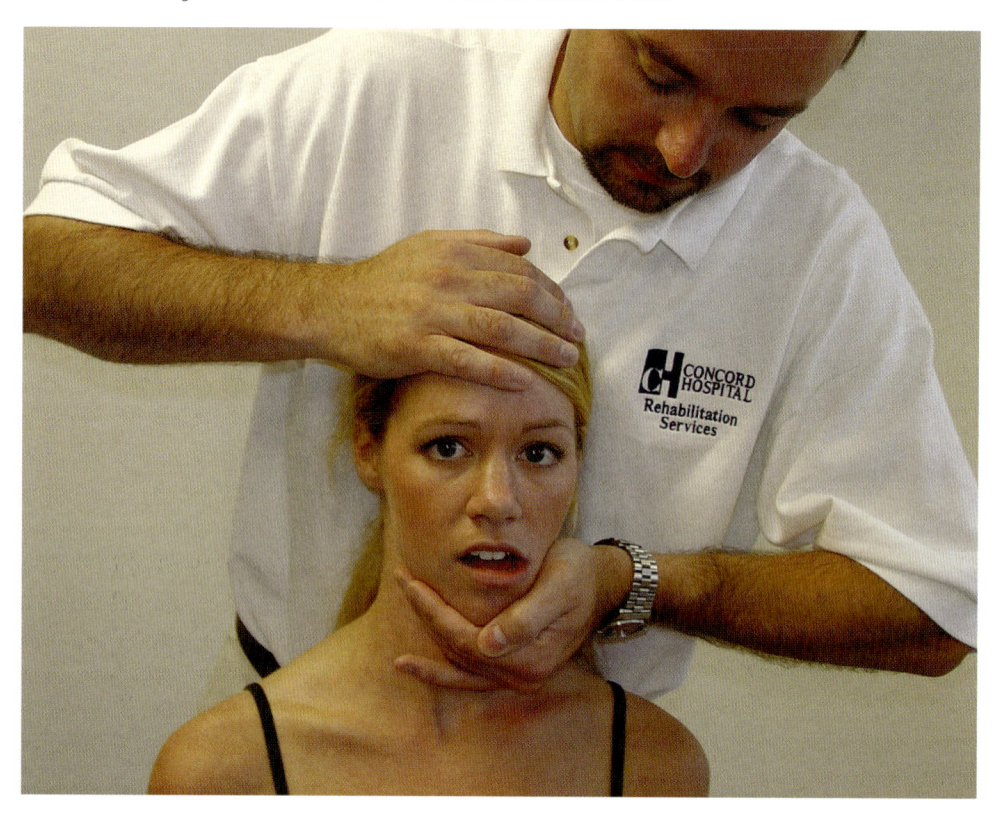

Figura 2-23
Resistência manual aplicada durante desvio lateral.

Exame e Qualidade do Estudo	Descrição e Achados Positivos	População	Confiabilidade
Exames dinâmicos[16]	O paciente realiza os movimentos de abertura, fechamento, excursão lateral, protrusão e retrusão enquanto o examinador aplica resistência	61 pacientes com dor na ATM	κ intraexaminador = 0,20
Abertura[14]	O examinador aplica resistência isométrica durante a abertura, o fechamento e a excursão lateral direita e esquerda da ATM. A presença de dor é registrada	79 pacientes encaminhados ao departamento de DTM e dor orofacial	κ interexaminador = 0,24
Fechamento[14]			κ interexaminador = 0,30
Excursão lateral, lado direito[14]			κ interexaminador = 0,28
Excursão lateral, lado esquerdo[14]			κ interexaminador = 0,26
Teste de dor estática[13]	O examinador aplica resistência para frente, para trás e lateral contra a mandíbula do paciente	79 pacientes selecionados aleatoriamente encaminhados ao departamento de doenças craniomandibulares	κ interexaminador = 0,15

Confiabilidade da Determinação da Presença de Dor durante o Jogo Articular

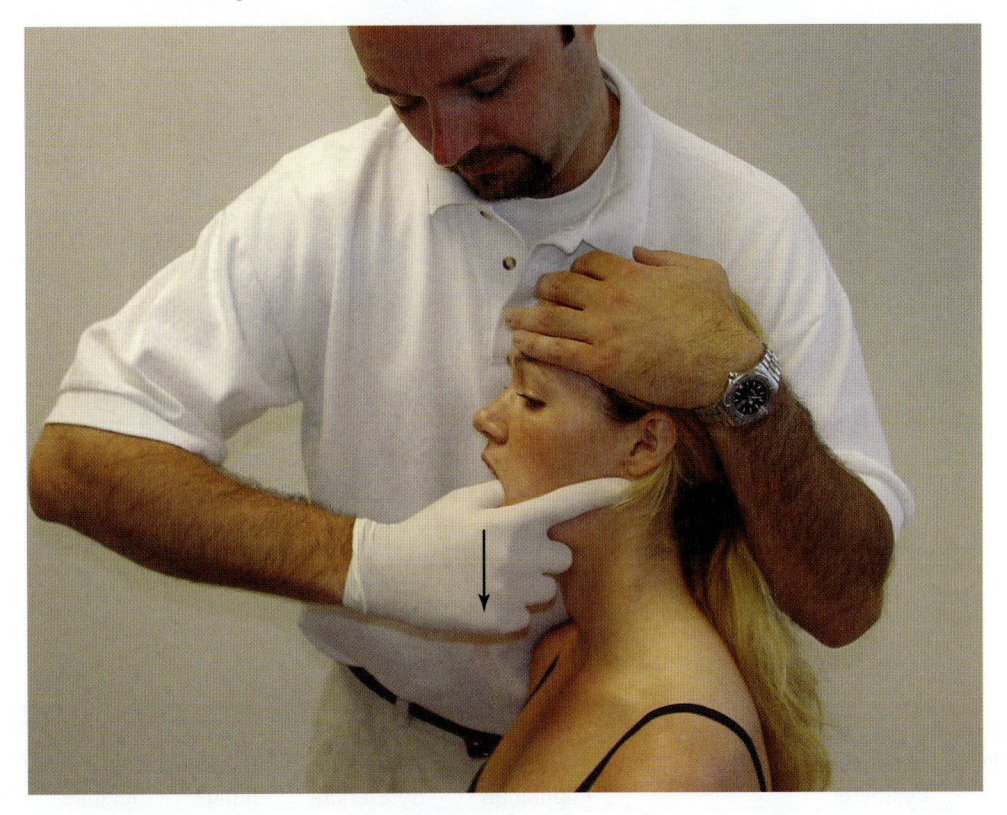

Figura 2-24
Tração temporomandibular.

Exame e Qualidade do Estudo	Descrição e Achados Positivos	População	Confiabilidade
Exame do jogo articular[12] ●	O examinador realiza movimentos de tração e translação passiva	61 pacientes com dor na ATM	ICC intraexaminador = 0,20
Exame do jogo articular[14] ●	O examinador aplica força de tração e translação (mediolateral) através da ATM	79 pacientes selecionados aleatoriamente encaminhados ao departamento de doenças craniomandibulares	ICC interexaminador = 0,46
Tração, lado direito[15] ◆	O examinador movimenta o côndilo mandibular em direção inferior para tração e em direção mediolateral para translação. A presença de dor é registrada	79 pacientes encaminhados ao departamento de DTM e dor orofacial	ICC interexaminador = −0,08
Tração, lado esquerdo[15] ◆			ICC interexaminador = 0,25
Translação, lado direito ◆			ICC interexaminador = 0,50
Translação, lado esquerdo[15] ◆			ICC interexaminador = 0,28

Articulação Temporomandibular | 2

Utilidade Diagnóstica da Dor na Identificação das Doenças Temporomandibulares

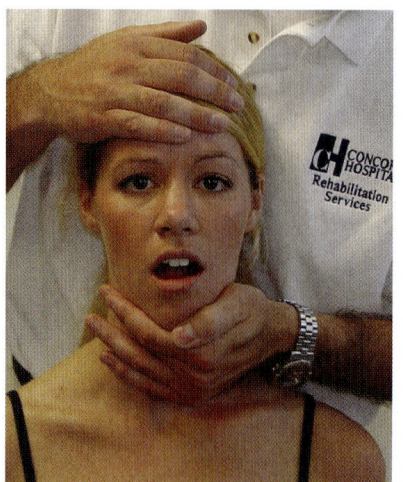
Abertura da boca

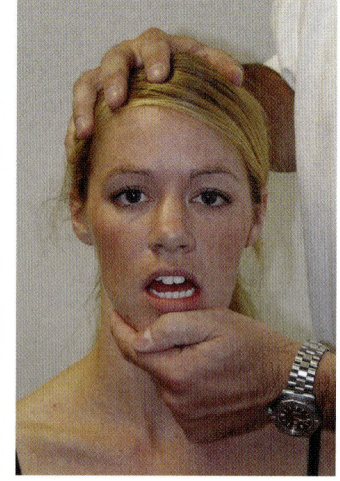
Fechamento da boca

Figura 2-25
Resistência manual aplicada durante a abertura e o fechamento da boca.

Exame e Qualidade do Estudo	Descrição e Achados Positivos	População	Padrão de Referência	Sensibilidade	Especificidade	+RP	−RP
Dor durante movimentos mandibulares[16] ◆	Pede-se ao paciente para abrir, fechar e realizar protrusão, retrusão e excursão lateral da mandíbula. Positivo na presença de dor	61 pacientes com dor na ATM	Presença de efusão na ATM à RM	0,82	0,61	2,10	0,30
Dor durante abertura máxima e pressão excessiva[16] ◆	Pede-se ao paciente para realizar os movimentos acima enquanto o examinador aplica resistência. Positivo na presença de dor			0,93	0,16	0,95	4,38
Dor durante o exames dinâmicos[16] ◆	O paciente é instruído a abrir a boca o máximo possível e o examinador aplica pressão excessiva. Positivo na presença de dor			0,74	0,44	1,32	0,59
Dor durante o jogo articular[16] ◆	O examinador realiza passivamente translação e tração da ATM. Positivo na presença de dor			0,80	0,39	1,31	0,51
Dor na ATM durante abertura assistida[3] ◆	Ao final da abertura máxima da boca, o examinador aplica 2 a 3 libras (0,9 a 1,3 kg) de pressão excessiva. A presença ou ausência de dor é registrada	146 pacientes atendidos na clínica de ATM e dor craniofacial	Deslocamento do disco anterior *sem* redução à RM	0,55	0,91	6,11	0,49

Utilidade Diagnóstica da Dor na Identificação das Doenças Temporomandibulares (*continuação*)

Exame e Qualidade do Estudo	Descrição e Achados Positivos	População	Padrão de Referência	Sensibilidade	Especificidade	+RP	−RP
Dor articular à abertura[8] ●	Pede-se ao paciente para abrir a boca o máximo possível. Positivo na presença de dor	70 pacientes (90 ATMs) encaminhados com queixas de dor craniomandibular	Deslocamento do disco anterior à RM	Na presença de redução do disco			
				0,44	0,31	0,64	1,81
				Na ausência de redução do disco			
				0,74	0,57	1,72	0,46
Dor à movimentação contralateral[8] ●	Pede-se ao paciente para realizar excursão lateral contralateral ao lado do envolvimento articular. Positivo na presença de dor			Na presença de redução do disco			
				0,60	0,69	1,94	0,58
				Na ausência de redução do disco			
				0,34	0,93	4,86	0,71
Dinâmico/estático[19] ●	A resistência manual foi aplicada durante a abertura, o fechamento, a protrusão e o desvio lateral da boca. A dor foi registrada por meio de VAS, usando valor de corte para maximizar a sensibilidade e a especificidade	147 pacientes encaminhados por causa de queixas craniomandibulares e 103 indivíduos assintomáticos	Relato do paciente de sensibilidade nos músculos mastigatórios, área pré-auricular ou temporomandibular no último mês	0,63	0,93	0,90	0,40
Movimentos ativos[19] ●	Pede-se ao paciente para deprimir ao máximo a mandíbula, protruí-la e desviá-la para o lado direito e o lado esquerdo. A dor foi registrada por meio de VAS, usando valor de corte para maximizar a sensibilidade e a especificidade			0,87	0,67	2,64	0,19
Movimentos passivos[19] ●	Ao final da abertura máxima da boca, o examinador delicadamente aplica pressão excessiva. A dor foi registrada por meio de VAS, usando valor de corte para maximizar a sensibilidade e a especificidade			0,80	0,64	2,22	0,31

2

Articulação Temporomandibular

Confiabilidade do Exame de Compressão

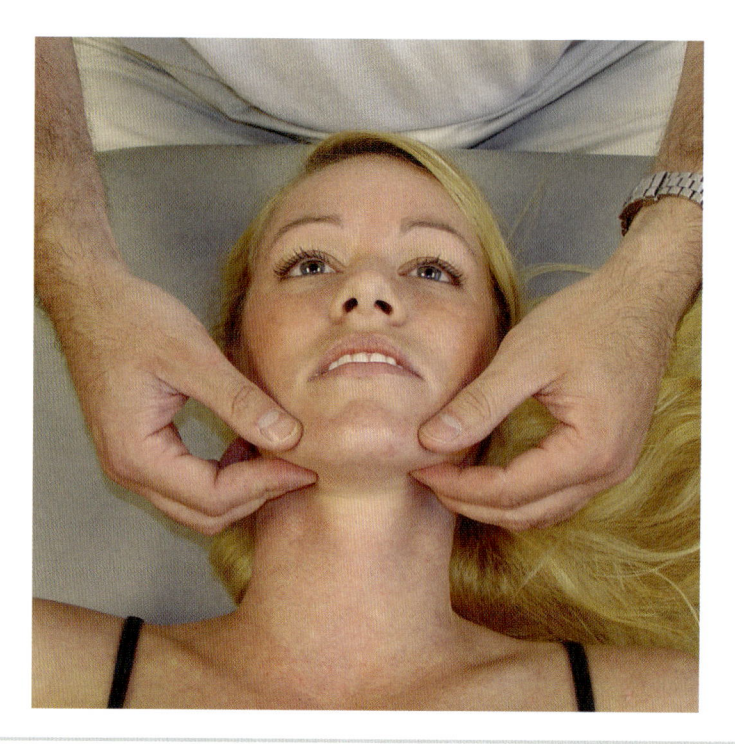

Figura 2-26
Compressão temporomandibular bilateral.

Exame e Qualidade do Estudo		Descrição e Achados Positivos	População	Confiabilidade
Compressão, lado direito[14] ●	Dor	O examinador aplica carga sobre as estruturas intra-articulares, movendo a mandíbula em direção dorsocranial. A presença de dor e sons articulares é registrada	79 pacientes encaminhados ao departamento de DTM e dor orofacial	κ interexaminador = 0,19
	Ruídos			Não relatada
Compressão, lado esquerdo[14] ●	Dor			κ interexaminador = 0,47
	Ruídos			κ interexaminador = 1
Compressão[12] ●	Dor		79 pacientes selecionados aleatoriamente encaminhados ao departamento de doenças craniomandibulares	κ interexaminador = 0,40
	Ruídos articulares			κ interexaminador = 0,66

Utilidade Diagnóstica das Medidas do Membro Inferior

Exame e Qualidade do Estudo	Descrição e Achados Positivos	População	Confiabilidade
Diferença no comprimento das pernas[26] ●	Com o paciente em posição supina, o examinador compara visualmente a posição dos maléolos mediais. O exame é considerado positivo em caso de diferença no comprimento das pernas de 0,5 cm ou mais	41 alunos de odontologia	k interexaminador = 0,33 a 0,39
Exame de rotação interna do pé[26] ●	Com o paciente em posição supina, o examinador exerce rotação interna forçada do pé e avalia a movimentação final. O exame é considerado positivo em caso de diferença de rotação de 15 graus ou mais		k interexaminador = 0,15 a 0,27

Exame e Qualidade do Estudo	Descrição e Achados Positivos	População	Padrão de Referência	Sensibilidade	Especificidade	+RP	−RP
Diferença no comprimento das pernas[26] ●	Com o paciente em posição supina, o examinador compara visualmente a posição dos maléolos mediais. O exame é considerado positivo em caso de diferença no comprimento das pernas de 0,5 cm ou mais	41 alunos de odontologia	Dor miofascial no músculo da mandíbula conforme a avaliação de RCD/TMD	0,43	0,41	0,73	1,39
			Deslocamento anterior do disco da ATM conforme a avaliação de RCD/TMD	0,50	0,41	0,85	1,22
Exame de rotação interna do pé[26] ●	Com o paciente em posição supina, o examinador exerce rotação interna forçada do pé e avalia a movimentação final. O exame é considerado positivo em caso de diferença de rotação de 15 graus ou mais		Dor miofascial no músculo da mandíbula conforme a avaliação de RCD/TMD	0,43	0,47	0,81	1,21
			Deslocamento anterior do disco da ATM conforme a avaliação de RCD/TMD	0,57	0,52	1,19	0,83

Articulação Temporomandibular

2

Utilidade Diagnóstica dos Exames Combinados para Detecção de Deslocamento do Disco Anterior com Redução

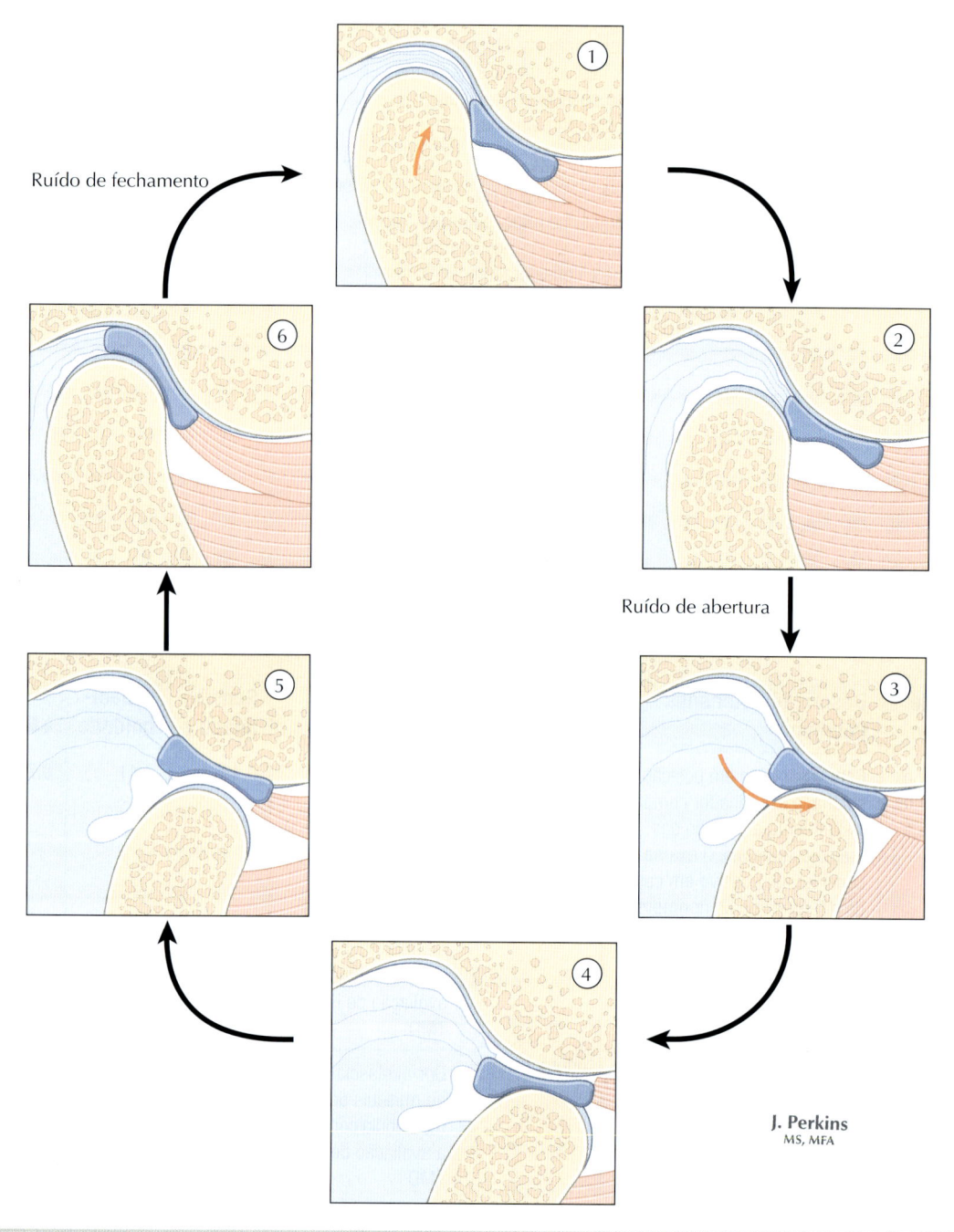

Figura 2-27
Deslocamento do disco anterior com redução.

Utilidade Diagnóstica dos Exames Combinados para Detecção de Deslocamento do Disco Anterior com Redução (*continuação*)

Exame e Qualidade do Estudo	Descrição e Achados Positivos	População	Padrão de Referência	Sensibi-lidade	Especi-ficidade	+RP	–RP
Ausência de desvio da mandíbula; ausência de dor durante a abertura com auxílio[3] ◆	Ver as descrições anteriores em cada item do exame	146 pacientes atendidos na clínica de ATM e dor craniofacial	Deslocamento do disco anterior *com* redução à RM	0,76	0,30	1,09	0,80
Ausência de desvio da mandíbula; ausência de limitação da abertura[3] ◆				0,76	0,27	1,04	0,89
Ausência de desvio da mandíbula; ausência de restrição da translação condilar[3] ◆				0,75	0,37	1,19	0,68
Ausência de desvio da mandíbula; estalos[3] ◆				0,51	0,85	3,40	0,58
Ausência de desvio da mandíbula; ausência de dor durante a abertura; ausência de limitação da abertura[3] ◆				0,71	0,35	1,09	0,83
Ausência de desvio da mandíbula; ausência de dor durante a abertura; ausência de limitação da abertura; ausência de restrição da translação condilar[3] ◆				0,68	0,37	1,08	0,86
Ausência de desvio da mandíbula; ausência de dor durante a abertura; ausência de limitação da abertura; ausência de restrição da translação condilar; estalos[3] ◆				0,44	0,86	3,14	0,65

Articulação Temporomandibular

2

Utilidade Diagnóstica dos Exames Combinados para Detecção de Deslocamento do Disco Anterior sem Redução

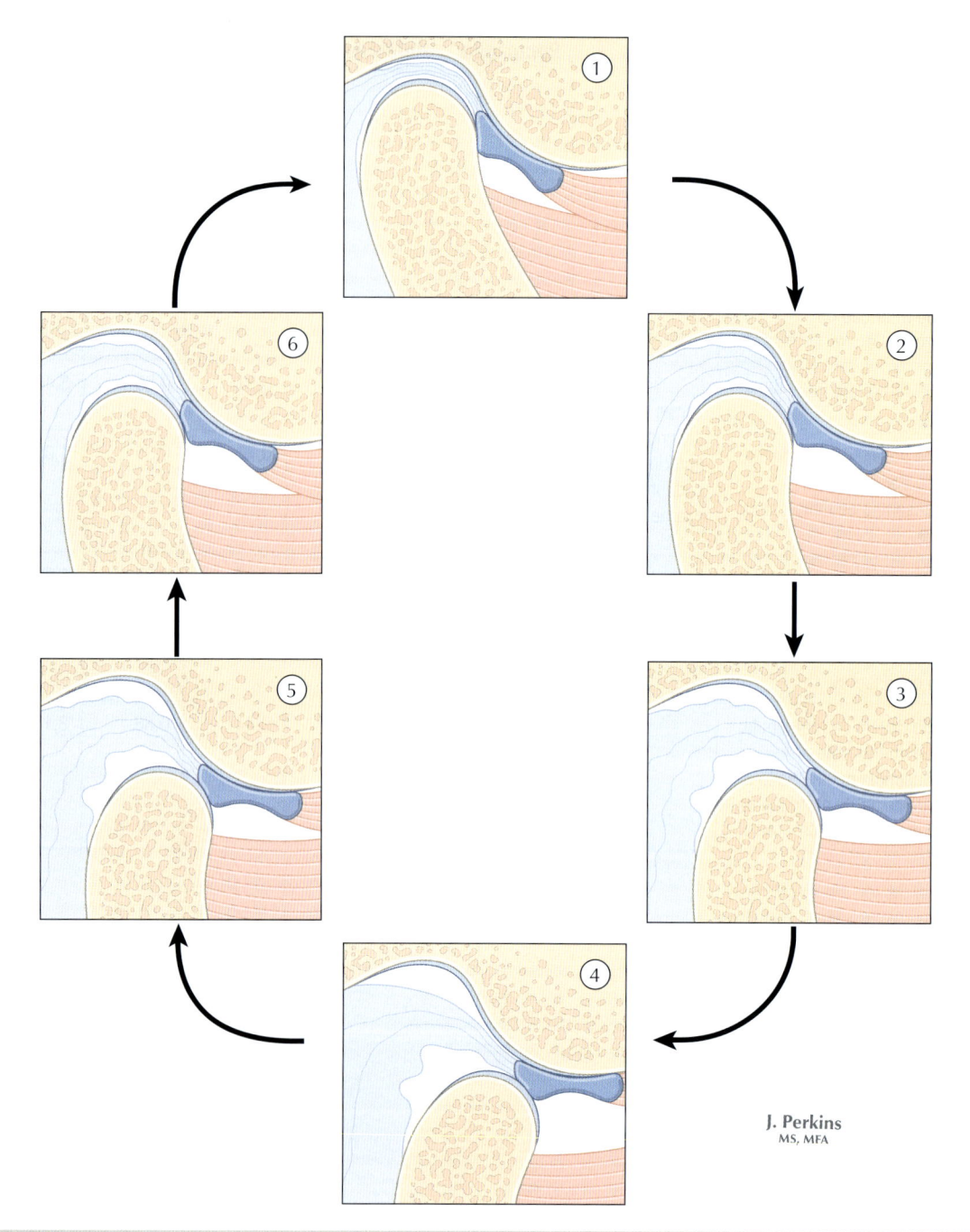

Figura 2-28

Deslocamento do disco anterior sem redução.

Utilidade Diagnóstica dos Exames Combinados para Detecção de Deslocamento do Disco Anterior sem Redução (*continuação*)

Exame e Qualidade do Estudo	Descrição e Achados Positivos	População	Padrão de Referência	Sensibilidade	Especificidade	+RP	−RP
Restrição de movimento; ausência de estalos[3] ◆	Ver as descrições anteriores em cada item do exame	146 pacientes atendidos na clínica de ATM e dor craniofacial	Deslocamento do disco anterior *sem* redução à RM	0,61	0,82	3,39	0,48
Restrição de movimento; dor durante a abertura com auxílio[3] ◆				0,54	0,93	7,71	0,49
Restrição de movimento; limitação da abertura máxima da boca[3] ◆				0,31	0,87	2,38	0,79
Restrição de movimento; desvio da mandíbula[3] ◆				0,30	0,90	3	0,78
Restrição de movimento; ausência de estalos, dor na ATM com abertura com auxílio[3] ◆				0,46	0,94	7,67	0,59
Restrição de movimento; ausência de estalos; dor na ATM com abertura com auxílio; limitação da abertura máxima da boca[3] ◆				0,22	0,96	5,50	0,81
Restrição de movimento; ausência de estalos; dor na ATM durante a abertura com auxílio; limitação da abertura máxima da boca; desvio da mandíbula[3] ◆				0,11	0,98	5,50	0,91
Diagnóstico clínico conforme os resultados da história e dos exames combinados[27] ◆	Exame usando os Critérios Diagnósticos Clínicos para Doenças Temporomandibulares (CDC/DTM)	69 pacientes encaminhados com DTM	Deslocamento do disco anterior *sem* redução à RM	0,75	0,83	4,41	0,3

Articulação Temporomandibular

Previsão do Sucesso do Tratamento com o Uso Noturno de Placa de Estabilização Oclusal

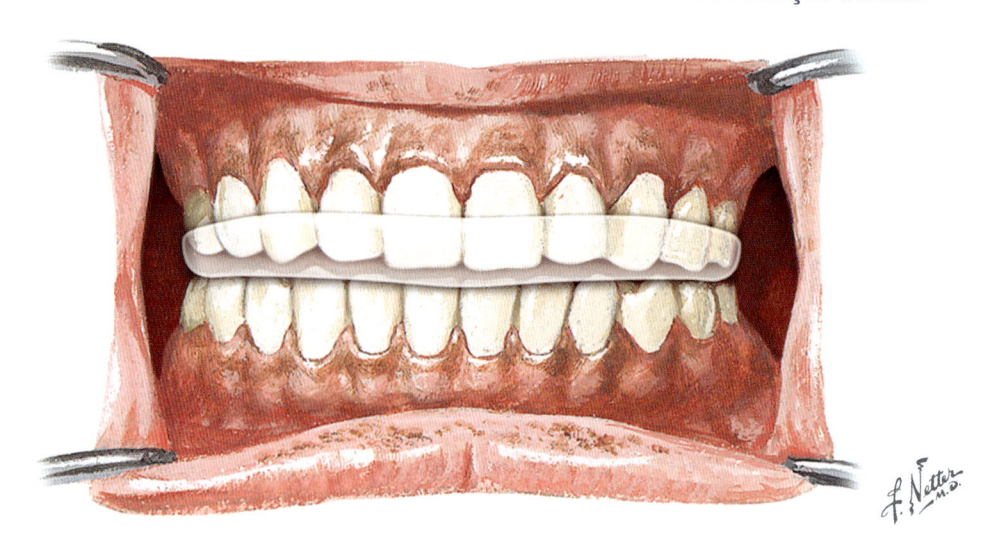

Figura 2-29
Placa de estabilização oclusal.

Exame e Qualidade do Estudo	Descrição e Achados Positivos	População	Padrão de Referência	Sensibilidade	Especificidade	+RP	−RP*
Tempo desde a dor[28] ◆	42 semanas ou menos			0,62 (0,49, 0,73)	0,69 (0,54, 0,80)	2 (1,3, 3)	0,55
Nível basal de dor[28] ◆	40 mm ou mais à VAS			0,48 (0,35, 0,60)	0,72 (0,57, 0,83)	1,70 (1, 2,70)	0,72
Alteração do nível de VAS em 2 meses[28] ◆	15 mm ou mais à VAS	119 pacientes consecutivos encaminhados à clínica de DTM diagnosticados com artralgia unilateral na ATM	Sucesso do tratamento (mais de 70% de redução à VAS) após 6 meses com o uso noturno de placas de estabilização oclusal	0,72 (0,75, 0,93)	0,91, (0,64, 0,88)	3,90 (2,30, 6,50)	0,31
Deslocamento de disco sem redução[28] ◆	Como observado à RM			0,25 (0,15, 0,37)	0,91 (0,79, 0,97)	2,70 (1, 6,80)	0,82
Quatro exames positivos[28] ◆	Quatro dos quatro achados listados acima			0,10 (0,04, 0,20)	0,99 (0,90, 1)	10,8 (0,62, 188,1)	0,91
Três ou mais exames positivos[28] ◆	Três ou quatro dos quatro achados listados acima			0,23 (0,14, 0,36)	0,91 (0,79, 0,97)	2,50 (0,97, 6,40)	0,85
Dois ou mais exames positivos[28] ◆	Dois a quatro dos quatro achados listados acima			0,49 (0,37, 0,62)	0,85 (0,72, 0,93)	3,30 (1,70, 6,60)	0,60

*As LR− não foram relatadas pelo estudo e, portanto, foram calculadas pelos autores deste livro. VAS, escala de analogia visual.

Previsão do Insucesso do Tratamento com o Uso Noturno de Placa de Estabilização Oclusal

Exame e Qualidade do Estudo	Descrição e Achados Positivos	População	Padrão de Referência	Sensibilidade	Especificidade	+RP	−RP*
Tempo desde a dor[28] ◆	Mais de 43 semanas			0,56 (0,45, 0,67)	0,65 (0,47, 0,79)	1,68	0,68 (0,52, 0,89)
Nível basal de dor[28] ◆	Menos de 40 mm à VAS			0,76 (0,65, 0,84)	0,68 (0,50, 0,82)	2,38	0,36 (0,24, 0,54)
Alteração do nível de VAS em 2 meses[28] ◆	9 mm ou menos à VAS	119 pacientes consecutivos encaminhados à clínica de DTM diagnosticados com artralgia unilateral na ATM	Insucesso do tratamento após 6 meses com o uso noturno de placa de estabilização oclusal	0,82 (0,71, 0,89)	0,97 (0,84, 0,99)	27,33	0,19 (0,12, 0,30)
Deslocamento de disco com redução[28] ◆	Como observado à RM			0,10 (0,05, 0,19)	0,57 (0,40, 0,73)	0,23	1,59 (1,42, 1,78)
Quatro exames positivos[28] ◆	Quatro dos quatro achados listados acima			0,96 (0,67, 1)	0,76 (0,67, 0,84)	4	0,05 (0, 0,77)
Três ou mais exames positivos[28] ◆	Três ou quatro dos quatro achados listados acima			0,19 (0,09, 0,36)	0,96 (0,89, 0,99)	4,75	0,84 (0,72, 0,98)
Dois ou mais exames positivos[28] ◆	Dois a quatro dos quatro achados listados acima			0,38 (0,23, 0,55)	0,78 (0,67, 0,86)	1,73	0,80 (0,62, 1)

*As LR− não foram relatadas no estudo e, portanto, foram calculadas pelos autores deste livro. VAS, escala de analogia visual.

2

Articulação Temporomandibular

Medida de Resultado	Pontuação e Interpretação	Confiabilidade Teste-Reteste	MCID
Questionário de Alteração da Função Mandibular (*Mandibular Function Impairment Questionnaire*, MFIQ)	Os usuários classificam o nível percebido de dificuldade em uma escala de Likert, que vai de 0 (ausência de dificuldade) a 4 (dificuldade muito grande ou impossível sem ajuda) em uma série de 17 perguntas sobre a função da mandíbula. A soma dos pontos dos itens de alteração vai de 0 a 68, onde as pontuações maiores representam maior deficiência	r de Spearman = 0,69 a 0,96[29,30]	14[29]
Escala Numérica de Classificação da Dor (*Numeric Pain Rating Scale*, NPRS)	Os usuários classificam seu nível de dor em uma escala de 11 pontos, variando de 0 a 10, onde as pontuações mais altas representam mais dor. De modo geral, pergunta-se a dor atual ou a dor menor, pior e média nas últimas 24 horas	ICC = 0,72[31]	2[32,33]

MCID, diferença clinicamente importante mínima.

Avaliação da Qualidade dos Estudos de Confiabilidade das Doenças Temporomandibulares Usando QAREL

	Magnusson 1995[7]	Nilsson 2006[9]	John 2005[34]	Dworkin 1990[12]	Lobbezoo-Scholte 1994[13]	de Wijer 1995[14]	Leher 2005[15]	Manfredini 2003[16]	Walker 2000[22]	Hassel 2006[23]
1. O exame foi avaliado em uma amostra de indivíduos representativos daqueles nos quais os autores pretendem aplicar os resultados?	S	S	S	S	S	S	S	S	S	S
2. O exame foi realizado por avaliadores representativos daqueles nos quais os autores pretendem aplicar os resultados?	S	S	S	S	S	S	S	S	S	S
3. Os avaliadores eram cegos em relação aos achados de outros avaliadores durante o estudo?	I	S	S	I	I	I	S	S	S	I
4. Os avaliadores eram cegos em relação aos seus próprios achados anteriores ao exame sob avaliação?	D	N/A	N/A	N/A	N/A	N/A	N/A	N/A	S	N/A
5. Os avaliadores eram cegos em relação aos resultados do padrão de referência da doença-alvo (ou variável) que estava sendo avaliada?	N/A	N/A	S	N/A	N/A	N/A	N/A	S	N/A	N/A
6. Os avaliadores eram cegos em relação às informações clínicas que não deveriam ser fornecidas como parte do procedimento de exame ou delineamento experimental?	I	I	I	I	I	I	I	I	I	I
7. Os avaliadores eram cegos em relação a indicações adicionais que não faziam parte do exame?	I	I	I	I	I	I	I	I	I	I
8. A ordem do exame variou?	I	I	S	I	I	I	S	I	S	I
9. O intervalo de tempo entre a repetição das medidas foi compatível com a estabilidade (ou estabilidade teórica) da variável que estava sendo medida?	S	S	S	S	S	S	S	S	S	S
10. O exame foi aplicado corretamente e interpretado da maneira adequada?	S	S	S	S	S	S	S	S	S	S
11. As medidas estatísticas adequadas de concordância foram usadas?	S	S	S	S	S	S	S	S	S	S
Classificação do Resumo de Qualidade:	●	●	◆	●	●	●	◆	●	◆	●

S = sim, I = indefinido, N/A = não aplicável. ◆ Boa qualidade (S a N = 9 a 11) ● Qualidade razoável (S a N = 6 a 8) ■ Baixa qualidade (S a N ≤ 5).

Articulação Temporomandibular

Avaliação da Qualidade dos Estudos de Confiabilidade das Doenças Temporomandibulares Usando QAREL (*continuação*)

	Higbie 1999[25]	Farella 2005[26]	Kropmans 1999[29]	Undt 2006[30]	Li 2007[31]	Gonzalez 2011[10]	Best 2013[24]
1. O exame foi avaliado em uma amostra de indivíduos representativos daqueles nos quais os autores pretendem aplicar os resultados?	S	S	S	S	S	S	S
2. O exame foi realizado por avaliadores representativos daqueles nos quais os autores pretendem aplicar os resultados?	S	S	S	S	S	S	S
3. Os avaliadores eram cegos em relação aos achados de outros avaliadores durante o estudo?	I	S	I	I	I	I	S
4. Os avaliadores eram cegos em relação aos seus próprios achados anteriores ao exame sob avaliação?	I	N/A	I	I	I	N/A	N
5. Os avaliadores eram cegos em relação aos resultados do padrão de referência da doença-alvo (ou variável) que estava sendo avaliada?	N/A	N/A	N/A	N/A	N/A	I	N/A
6. Os avaliadores eram cegos em relação às informações clínicas que não deveriam ser fornecidas como parte do procedimento de exame ou delineamento experimental?	I	I	I	I	I	I	I
7. Os avaliadores eram cegos em relação a indicações adicionais que não faziam parte do exame?	I	I	I	I	I	I	I
8. A ordem do exame variou?	S	N	I	I	I	N/A	I
9. O intervalo de tempo entre a repetição das medidas foi compatível com a estabilidade (ou estabilidade teórica) da variável que estava sendo medida?	S	S	S	S	S	S	S
10. O exame foi aplicado corretamente e interpretado da maneira adequada?	S	S	S	S	S	S	S
11. As medidas estatísticas adequadas de concordância foram usadas?	S	S	S	S	S	S	S
Classificação do Resumo de Qualidade:	●	●	●	●	●	●	●

S = sim, N = não, I = indefinido, N/A = não aplicável. ◆ Boa qualidade (S a N = 9 a 11) ● Qualidade razoável (S a N = 6 a 8) ■ Baixa qualidade (S a N ≤ 5).

Avaliação da Qualidade dos Estudos Diagnósticos das Doenças Temporomandibulares Usando QUADAS

	Stegenga 1992[8]	Paesani 1992[35]	Holmlund 1996[18]	Israel 1998[17]	Orsini 1999[3]	Visscher 2000[19]	Emshoff 2002[27]
1. O espectro de pacientes foi representativo dos pacientes que serão submetidos ao exame na prática?	S	N	S	S	S	N	S
2. Os critérios de seleção foram claramente descritos?	S	N	N	S	S	S	S
3. O padrão de referência tende a classificar corretamente a doença-alvo?	S	I	S	S	S	I	S
4. O período entre o padrão de referência e o exame-índice é pequeno o suficiente para que seja razoavelmente certo que a doença-alvo não mudará entre os dois exames?	I	I	I	I	I	I	S
5. A amostra inteira, ou uma seleção aleatória da amostra, foi submetida à verificação usando o padrão de referência do diagnóstico?	S	N	S	S	S	S	S
6. Os pacientes receberam o mesmo padrão de referência independentemente do resultado do exame-índice?	S	I	S	S	S	S	S
7. O padrão de referência erai independente do exame-índice (isto é, o exame-índice não fazia parte do padrão de referência)?	S	S	S	S	S	S	S
8. A execução do exame-índice foi descrita em detalhes suficientes para permitir a sua replicação?	S	S	S	S	S	S	S
9. A execução do padrão de referência foi descrita em detalhes suficientes para permitir a sua replicação?	S	I	S	I	S	S	S
10. Os resultados do exame-índice foram interpretados sem o conhecimento dos resultados do exame de referência?	I	I	I	I	S	S	S
11. Os resultados do padrão de referência foram interpretados sem o conhecimento dos resultados do exame-índice?	I	I	I	I	S	S	S
12. Os mesmos dados clínicos estavam disponíveis quando os resultados do exame foram interpretados, como seriam quando o exame foi usado na prática?	I	I	I	S	I	I	I
13. Resultados não passíveis de interpretação/intermediários do exame foram relatados?	I	I	S	S	S	I	S
14. As saídas do estudo foram explicadas?	I	I	S	S	I	I	S
Classificação do Resumo de Qualidade:	●	■	●	●	◆	●	◆

S = sim, N = não, I = indefinido. ◆ Boa qualidade (S a N = 9 a 11) ● Qualidade razoável (S a N = 6 a 8) ■ Baixa qualidade (S a N ≤ 5).

2

Articulação Temporomandibular

Avaliação da Qualidade dos Estudos Diagnósticos das Doenças Temporomandibulares Usando QUADAS (*continuação*)

	Manfredini 2003[16]	Schmitter 2004[36]	Farella 2005[26]	Silva 2005[21]	Nilsson 2006[9]	Emshoff 2008[28]	Gomes 2008[20]	Gonzalez 2011[10]
1. O espectro de pacientes era representativo dos pacientes que serão submetidos ao exame na prática?	S	S	N	S	S	S	S	S
2. Os critérios de seleção foram claramente descritos?	I	S	S	S	N	S	I	S
3. O padrão de referência tende a classificar corretamente a doença-alvo?	S	S	S	S	S	S	S	S
4. O período entre o padrão de referência e o exame-índice é pequeno o suficiente para que seja razoavelmente certo que a doença-alvo não mudará entre os dois exames?	S	N	I	I	S	S	I	S
5. A amostra inteira, ou uma seleção aleatória da amostra, foi submetida à verificação usando o padrão de referência do diagnóstico?	S	S	I	S	S	S	I	S
6. Os pacientes receberam o mesmo padrão de referência independentemente do resultado do exame-índice?	S	S	S	S	S	S	I	S
7. O padrão de referência era independente do exame-índice (isto é, o exame-índice não fazia parte do padrão de referência)?	S	S	S	I	S	S	N	I
8. A execução do exame-índice foi descrita em detalhes suficientes para permitir a sua replicação?	S	S	S	S	S	S	S	S
9. A execução do padrão de referência foi descrita em detalhes suficientes para permitir a sua replicação?	S	S	S	S	S	S	S	S
10. Os resultados do exame-índice foram interpretados sem o conhecimento dos resultados do exame de referência?	S	S	I	I	I	S	S	I
11. Os resultados do padrão de referência foram interpretados sem o conhecimento dos resultados do exame-índice?	S	S	I	I	I	S	S	I
12. Os mesmos dados clínicos estavam disponíveis quando os resultados do exame foram interpretados, como seriam quando o exame é usado na prática?	S	I	I	I	I	S	I	S
13. Resultados não passíveis de interpretação/intermediários do exame foram relatados?	I	S	I	I	S	S	I	S
14. As saídas do estudo foram explicadas?	S	S	I	I	S	S	S	S
Classificação do Resumo de Qualidade:	◆	◆	●	●	●	◆	●	◆

S = sim, N = não, I = indefinido. ◆ Boa qualidade (S a N = 10 a 14) ● Qualidade razoável (S a N = 5 a 9) ■ Baixa qualidade (S a N ≤ 4).

1. Barclay P, Hollender LG, Maravilla KR, Truelove EL. Comparison of clinical and magnetic resonance imaging diagnosis in patients with disc displacement in the temporomandibular joint. *Oral Surg Oral Med Oral Pathol Oral Radiol Endod*. 1999;88: 37-43.

2. Cholitgul W, Nishiyama H, Sasai T, et al. Clinical and magnetic resonance imaging findings in temporomandibular joint disc displacement. *Dentomaxillofac Radiol*. 1997;26:183-188.

3. Orsini MG, Kuboki T, Terada S, et al. Clinical predictability of temporomandibular joint disc displacement. *J Dent Res*. 1999;78:650-660.

4. Gross AR, Haines T, Thomson MA, et al. Diagnostic tests for temporomandibular disorders: an assessment of the methodologic quality of research reviews. *Man Ther*. 1996;1:250-257.

5. Haley DP, Schiffman EL, Lindgren BR, et al. The relationship between clinical and MRI findings in patients with unilateral temporomandibular joint pain. *J Am Dent Assoc*. 2001;132:476-481.

6. Gavish A, Halachmi M, Winocur E, Gazit E. Oral habits and their association with signs and symptoms of temporomandibular disorders in adolescent girls. *J Oral Rehabil*. 2000;27:22-32.

7. Magnusson T, List T, Helkimo M. Self-assessment of pain and discomfort in patients with temporomandibular disorders: a comparison of five different scales with respect to their precision and sensitivity as well as their capacity to register memory of pain and discomfort. *J Oral Rehabil*. 1995;22:549-556.

8. Stegenga B, de Bont LG, van der Kuijl B, Boering G. Classification of temporomandibular joint osteoarthrosis and internal derangement. 1. Diagnostic significance of clinical and radiographic symptoms and signs. *Cranio*. 1992;10:96-106, discussion 116-117.

9. Nilsson IM, List T, Drangsholt M. The reliability and validity of self-reported temporomandibular disorder pain in adolescents. *J Orofac Pain*. 2006;20: 138-144.

10. Gonzalez YM, Schiffman E, Gordon SM, et al. Development of a brief and effective temporomandibular disorder pain screening questionnaire: reliability and validity. *J Am Dent Assoc*. 2011;142(10):1183-1191.

11. Schiffman E, Ohrbach R, Truelove E, et al. Diagnostic Criteria for Temporomandibular Disorders (DC/TMD) for Clinical and Research Applications: recommendations of the International RDC/TMD Consortium Network and Orofacial Pain Special Interest Group. *J Oral Facial Pain Headache*. 2014;28(1): 6-27.

12. Dworkin SF, LeResche L, DeRouen T, et al. Assessing clinical signs of temporomandibular disorders: reliability of clinical examiners. *J Prosthet Dent*. 1990; 63:574-579.

13. Lobbezoo-Scholte AM, de Wijer A, Steenks MH, Bosman F. Interexaminer reliability of six orthopaedic tests in diagnostic subgroups of craniomandibular disorders. *J Oral Rehabil*. 1994;21:273-285.

14. de Wijer A, Lobbezoo-Scholte AM, Steenks MH, Bosman F. Reliability of clinical findings in temporomandibular disorders. *J Orofac Pain*. 1995;9: 181-191.

15. Leher A, Graf K, PhoDuc JM, Rammelsberg P. Is there a difference in the reliable measurement of temporomandibular disorder signs between experienced and inexperienced examiners? *J Orofac Pain*. 2005; 19:58-64.

16. Manfredini D, Tognini F, Zampa V, Bosco M. Predictive value of clinical findings for temporomandibular joint effusion. *Oral Surg Oral Med Oral Pathol Oral Radiol Endod*. 2003;96:521-526.

17. Israel HA, Diamond B, Saed-Nejad F, Ratcliffe A. Osteoarthritis and synovitis as major pathoses of the temporomandibular joint: comparison of clinical diagnosis with arthroscopic morphology. *J Oral Maxillofac Surg*. 1998;56:1023-1027, discussion 1028.

18. Holmlund AB, Axelsson S. Temporomandibular arthropathy: correlation between clinical signs and symptoms and arthroscopic findings. *Int J Oral Maxillofac Surg*. 1996;25:178-181.

19. Visscher CM, Lobbezoo F, de Boer W, et al. Clinical tests in distinguishing between persons with or without craniomandibular or cervical spinal pain complaints. *Eur J Oral Sci*. 2000;108:475-483.

20. Gomes MB, Guimaraes JP, Guimaraes FC, Neves AC. Palpation and pressure pain threshold: reliability and validity in patients with temporomandibular disorders. *Cranio*. 2008;26:202-210.

21. Silva RS, Conti PC, Lauris JR, et al. Pressure pain threshold in the detection of masticatory myofascial pain: an algometer-based study. *J Orofac Pain*. 2005; 19:318-324.

22. Walker N, Bohannon RW, Cameron D. Discriminant validity of temporomandibular joint range of motion measurements obtained with a ruler. *J Orthop Sports Phys Ther*. 2000;30:484-492.

23. Hassel AJ, Rammelsberg P, Schmitter M. Inter-examiner reliability in the clinical examination of temporomandibular disorders: influence of age. *Community Dent Oral Epidemiol*. 2006;34:41-46.

24. Best N, Best S, Loudovici-Krug D, Smolenski UC. Measurement of mandible movements using a vernier caliper: an evaluation of the intrasession, intersession and interobserver reliability. *Cranio*. 2013;31(3):176-180.

25. Higbie EJ, Seidel-Cobb D, Taylor LF, Cummings GS. Effect of head position on vertical mandibular opening. *J Orthop Sports Phys Ther*. 1999;29: 127-130.

26. Farella M, Michelotti A, Pellegrino G, et al. Interexaminer reliability and validity for diagnosis of temporomandibular disorders of visual leg measurements used in dental kinesiology. *J Orofac Pain*. 2005;19: 285-290.

27. Emshoff R, Innerhofer K, Rudisch A, Bertram S. Clinical versus magnetic resonance imaging findings with internal derangement of the temporomandibular joint:

an evaluation of anterior disc displacement without reduction. *J Oral Maxillofac Surg*. 2002;60(1):36-41.

28. Emshoff R, Rudisch A. Likelihood ratio methodology to identify predictors of treatment outcome in temporomandibular joint arthralgia patients. *Oral Surg Oral Med Oral Pathol Oral Radiol Endod*. 2008;106:525-533.

29. Kropmans TJ, Dijkstra PU, van Veen A, et al. The smallest detectable difference of mandibular function impairment in patients with a painfully restricted temporomandibular joint. *J Dent Res*. 1999;78:1445-1449.

30. Undt G, Murakami K, Clark GT, et al. Cross-cultural adaptation of the JPF-Questionnaire for German-speaking patients with functional temporomandibular joint disorders. *J Craniomaxillofac Surg*. 2006; 34: 226233.

31. Li L, Liu X, Herr K. Postoperative pain intensity assessment: a comparison of four scales in Chinese adults. *Pain Med*. 2007;8:223-234.

32. Farrar JT, Berlin JA, Strom BL. Clinically important changes in acute pain outcome measures: a validation study. *J Pain Symptom Manage*. 2003;25: 406-411.

33. Farrar JT, Portenoy RK, Berlin JA, et al. Defining the clinically important difference in pain outcome measures. *Pain*. 2000;88:287-294.

34. John MT, Dworkin SF, Mancl LA. Reliability of clinical temporomandibular disorder diagnoses. *Pain*. 2005;118:61-69.

35. Paesani D, Westesson PL, Hatala MP, et al. Accuracy of clinical diagnosis for TMJ internal derangement and arthrosis. *Oral Surg Oral Med Oral Pathol*. 1992;73:360-363.

36. Schmitter M, Kress B, Rammelsberg P. Temporomandibular joint pathosis in patients with myofascial pain: a comparative analysis of magnetic resonance imaging and a clinical examination based on a specific set of criteria. *Oral Surg Oral Med Oral Pathol Oral Radiol Endod*. 2004;97:318-324.

Coluna Cervical 3

História do Paciente

Queixas	• A utilidade da história do paciente foi estudada só na identificação de radiculopatia cervical. Os relatórios subjetivos de sintomas em geral não eram úteis, com diagnósticos incluindo queixas de "fraqueza", "entorpecimento", "formigamento", "queimação" ou "dor no braço". • As queixas mais úteis do paciente no diagnóstico de radiculopatia cervical foram *(1) relatório de sintomas mais irritantes na área escapular* (+RP [razão de probabilidade] = 2,30) e *(2) relatório de que os sintomas melhoram com o movimento do pescoço* (+RP = 2,23).

Exame Físico

Triagem	• A triagem neurológica tradicional (sensação, reflexo e verificação manual do músculo [MMT]) tem utilidade moderada na identificação de radiculopatia cervical. A verificação de sensação (picada de agulha em qualquer local) e MMT dos músculos no antebraço e na mão não ajudam. O reflexo de estiramento muscular (MSR) e MMT dos músculos no braço (especialmente o músculo bíceps braquial) têm utilidade satisfatória e são recomendados. • Uma revisão sistemática de 2012[1] avaliando a precisão da Regra Canadense de Coluna Cervical (CCR) e dos Critérios de Baixo Risco NEXUS na triagem para lesão da coluna cervical, clinicamente importante em pacientes após trauma contuso, concluiu que a CCR parece ter melhor precisão diagnóstica que os Critérios NEXUS para descartar essas lesões clinicamente importantes que exigem diagnóstico por imagens. Recomendamos o uso da CCR porque ela tem demonstrado coerentemente um índice de sensibilidade perfeito (− RP= 0).
Amplitude de Movimento e Avaliação Manual	• A medição da amplitude de movimento cervical é coerentemente confiável, mas sua utilidade diagnóstica é desconhecida. • Os resultados dos estudos que avaliam a confiabilidade do movimento intervertebral passivo variam muito, mas em geral mostram que essa manobra tem confiabilidade insatisfatória como avaliação para limitações de movimento e confiabilidade moderada como avaliação para dor. • A avaliação tanto da dor quanto do movimento limitado durante a avaliação manual é altamente sensível em relação à dor na articulação zigapofisária (ou dos processos articulares), sendo recomendada para descartar o envolvimento zigapofisário (−RP= 0 a 0,23).
Testes Especiais	• Vários estudos demonstram a grande utilidade diagnóstica do teste de Spurling na identificação da radiculopatia cervical, prolapso do disco cervical e dor cervical (+RP = 1,9 a 18,6). • A combinação do *teste A de Spurling, teste A de tensão do membro superior, teste de distração* e a avaliação de *rotação cervical* inferior a 60 graus no lado ipsilateral é muito boa para identificar a radiculopatia cervical, sendo recomendada (+RP = 30,3, na presença dos quatro fatores). • A combinação de *desvio da marcha, teste de Hoffmann, sinal invertido do músculo supinador, teste de Babinski* e *idade superior a 45 anos* é muito boa para identificar mielopatia cervical, sendo recomendada (+RP = 30,9, na presença de três dos cinco fatores).
Intervenções	• Os fatores associados à melhora causada pela manipulação do empuxo cervical em pacientes com dores no pescoço incluem: duração dos sintomas inferior a 38 dias, expectativa positiva de que a manipulação vai ajudar, diferença entre os lados na amplitude de movimento da rotação cervical de 10 graus ou mais e dor na verificação de elasticidade posteroanterior da coluna cervical média (+RP = 13,5, na presença de três ou mais dos quatro fatores). • Os pacientes com *dor no pescoço há menos de 30 dias* têm alta probabilidade de melhora rápida se tratados com manipulação torácica (+RP = 6,4). Outros fatores associados à manipulação torácica melhorada, especialmente quando combinados, são *(1) ausência de sintomas distais ao ombro, (2) fraco comportamento para medo da dor, (3) paciente informa que olhar para cima não piora os sintomas, (4) amplitude de movimento de extensão cervical inferior a 30 graus* e *(5) cifose reduzida da coluna torácica superior* (+RP = 12, na presença de quatro dos seis fatores). • Como os riscos de manipulação torácica são mínimos, recomendamos que esse tratamento seja considerado intervenção de primeira linha para pacientes com dores cervicais (e sem contraindicações).

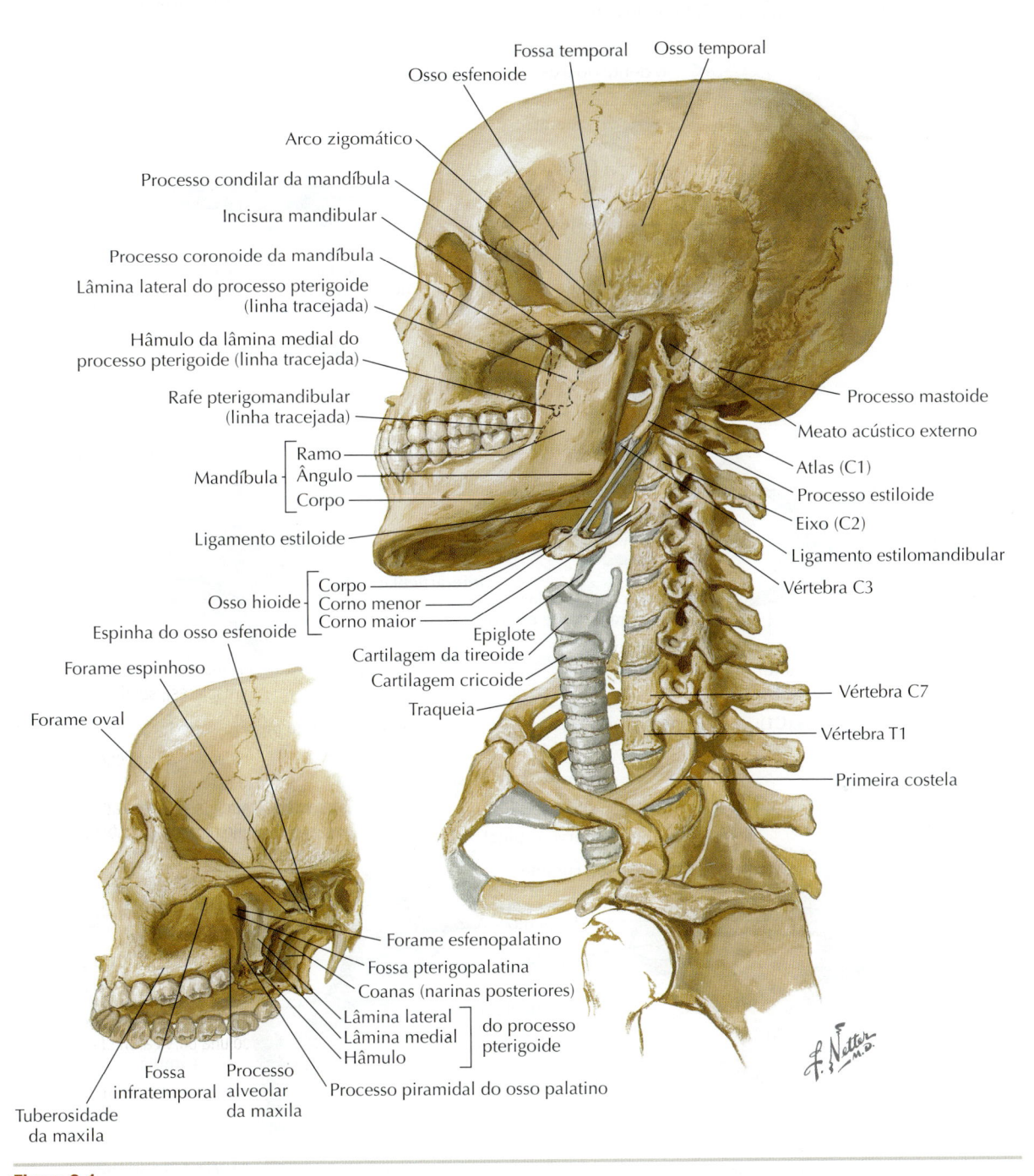

Fossa temporal
Osso temporal
Osso esfenoide
Arco zigomático
Processo condilar da mandíbula
Incisura mandibular
Processo coronoide da mandíbula
Lâmina lateral do processo pterigoide (linha tracejada)
Hâmulo da lâmina medial do processo pterigoide (linha tracejada)
Rafe pterigomandibular (linha tracejada)
Mandíbula { Ramo / Ângulo / Corpo }
Ligamento estiloide
Osso hioide { Corpo / Corno menor / Corno maior }
Espinha do osso esfenoide
Forame espinhoso
Forame oval
Epiglote
Cartilagem da tireoide
Cartilagem cricoide
Traqueia
Processo mastoide
Meato acústico externo
Atlas (C1)
Processo estiloide
Eixo (C2)
Ligamento estilomandibular
Vértebra C3
Vértebra C7
Vértebra T1
Primeira costela
Forame esfenopalatino
Fossa pterigopalatina
Coanas (narinas posteriores)
Lâmina lateral / Lâmina medial / Hâmulo } do processo pterigoide
Processo piramidal do osso palatino
Fossa infratemporal
Processo alveolar da maxila
Tuberosidade da maxila

Coluna Cervical — 3

Figura 3-1
Estrutura óssea da cabeça e do pescoço.

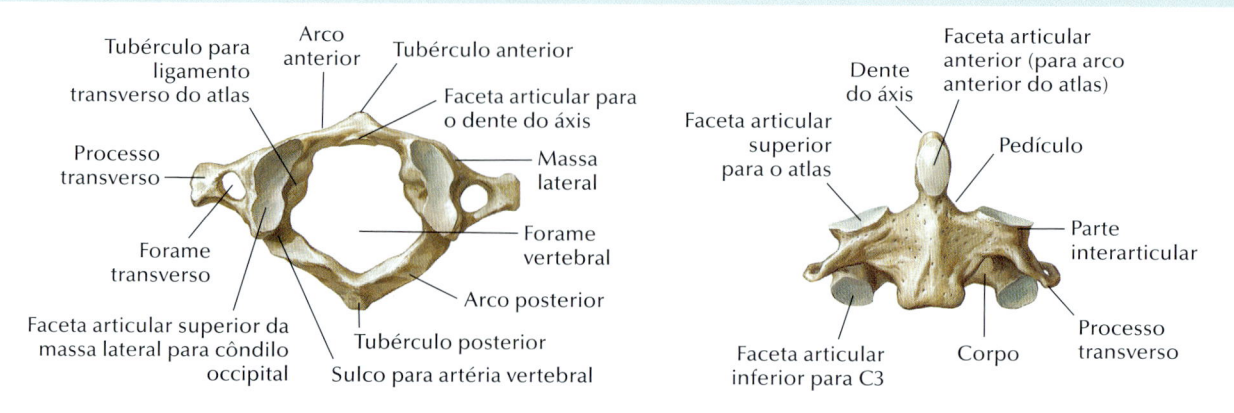

Atlas (C1): visão superior

Axis (C2): visão anterior

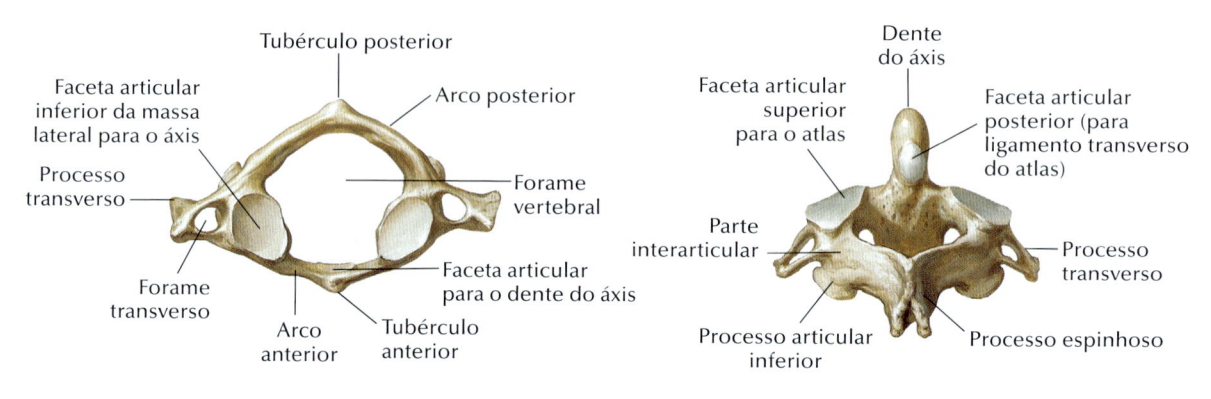

Atlas (C1): visão inferior

Áxis (C2): visão póstero-superior

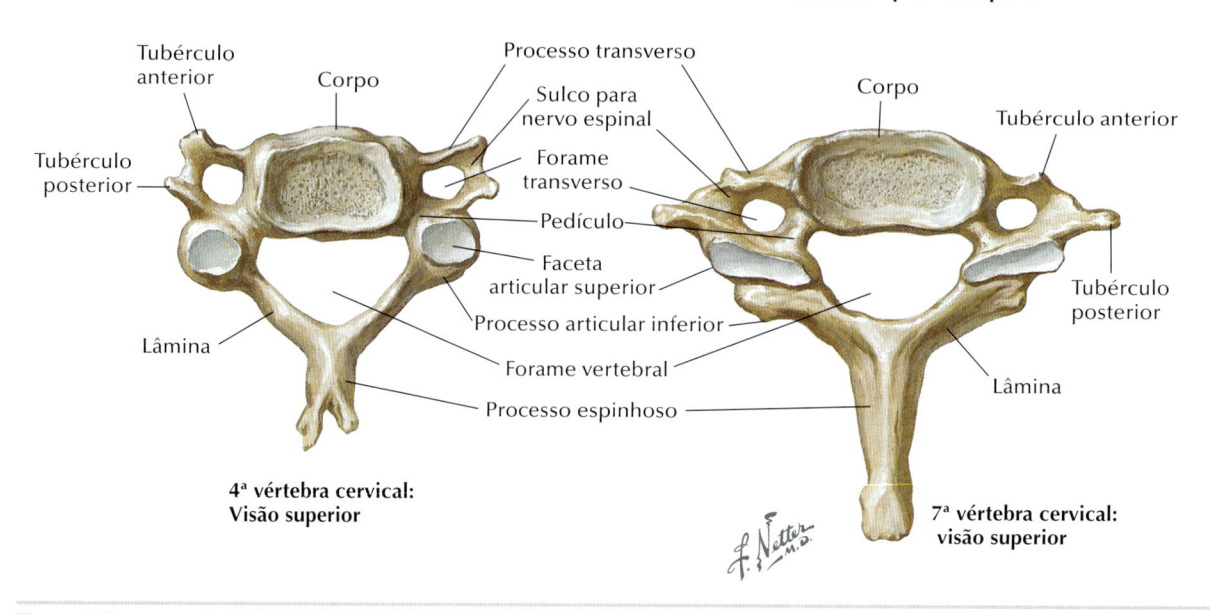

**4ª vértebra cervical:
Visão superior**

**7ª vértebra cervical:
visão superior**

Figura 3-2
Vértebras cervicais.

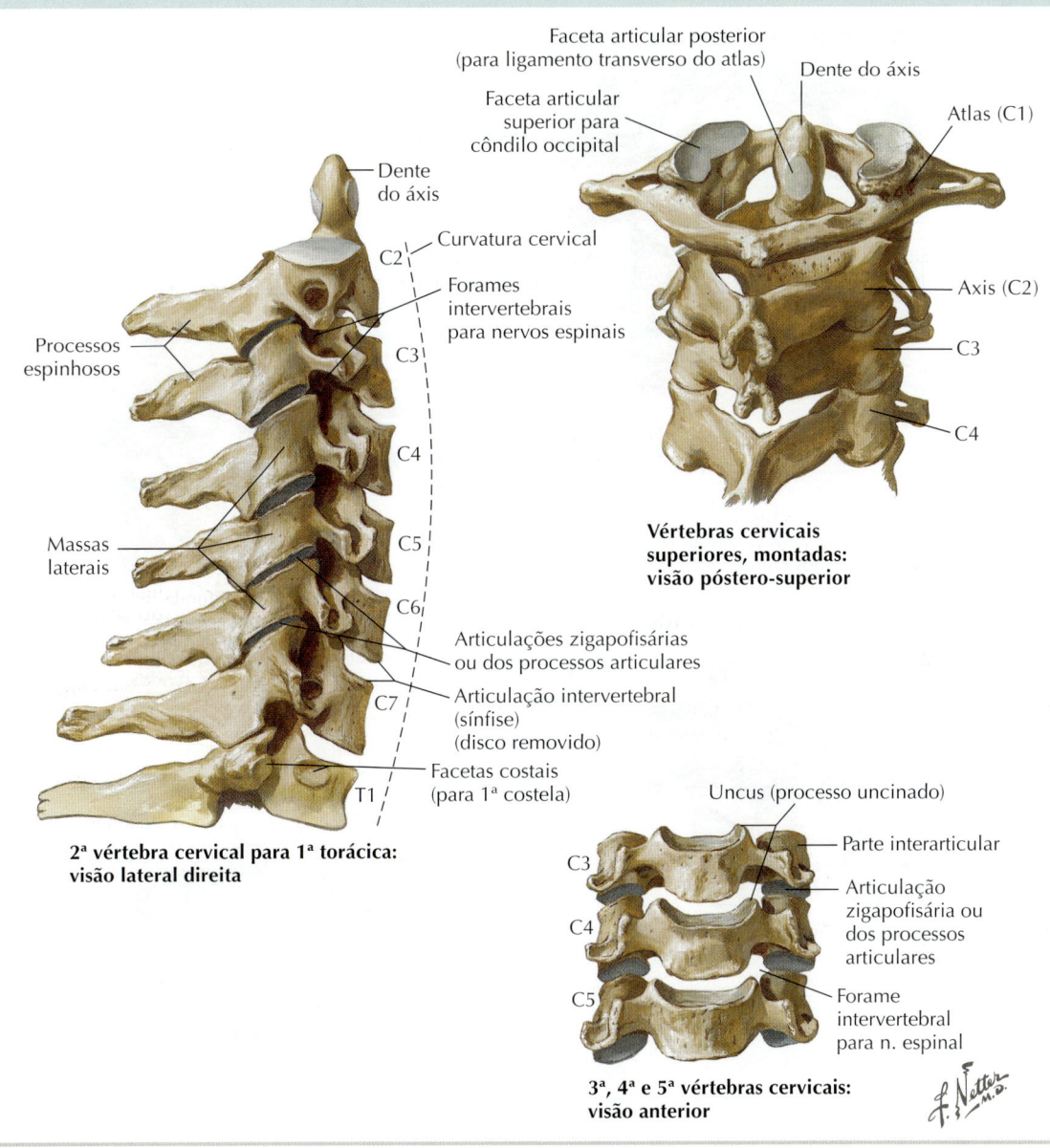

Figura 3-3
Articulações da coluna cervical.

Articulação	Tipo e Classificação	Posição Embalada Fechada	Padrão Capsular
Atlantoccipital	Sinovial: plana	Não informado	Não informado
Atlantodontoide/dente	Sinovial: trocoide	Extensão	Não informado
Articulações atlantoaxiais laterais	Sinovial: plana	Extensão	Não informado
Articulações zigapofisárias laterais	Sinovial: plana	Extensão total	Limitação em inclinação lateral = rotação = extensão
Articulações intervertebrais C3-C7	Cartilaginosa: sínfise	Não se aplica	Não se aplica

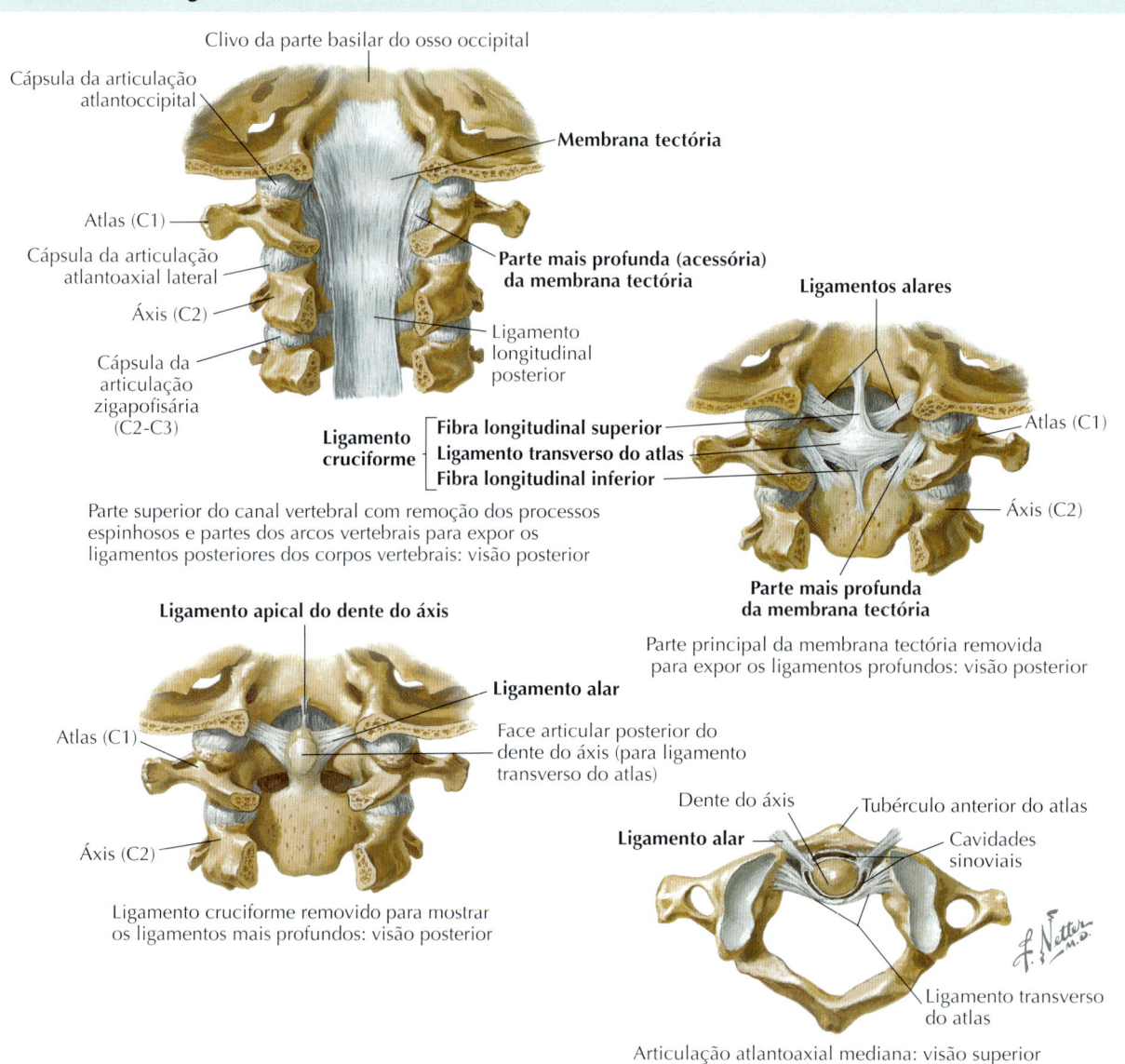

Figura 3-4
Ligamentos da articulação atlantoccipital.

Ligamentos	Anexos	Função
Alar	Laterais do dente a aspectos laterais do forame magno	Limitar a rotação da cabeça ipsilateral e a inclinação de lado contralateral
Apical	Dente ao aspecto posterior do forame magno	Limitar a separação do dente do occipício
Membrana tectória	Corpo de C2 ao occipício	Limitar a flexão para frente
Ligamento cruciforme (longitudinal superior)	Ligamento transverso ao occipício	Manter contato entre o dente e o arco anterior do atlas
Ligamento cruciforme (transverso)	Estende-se entre os tubérculos laterais de C1	
Ligamento cruciforme (inferior)	Ligamento transverso ao corpo de C2	

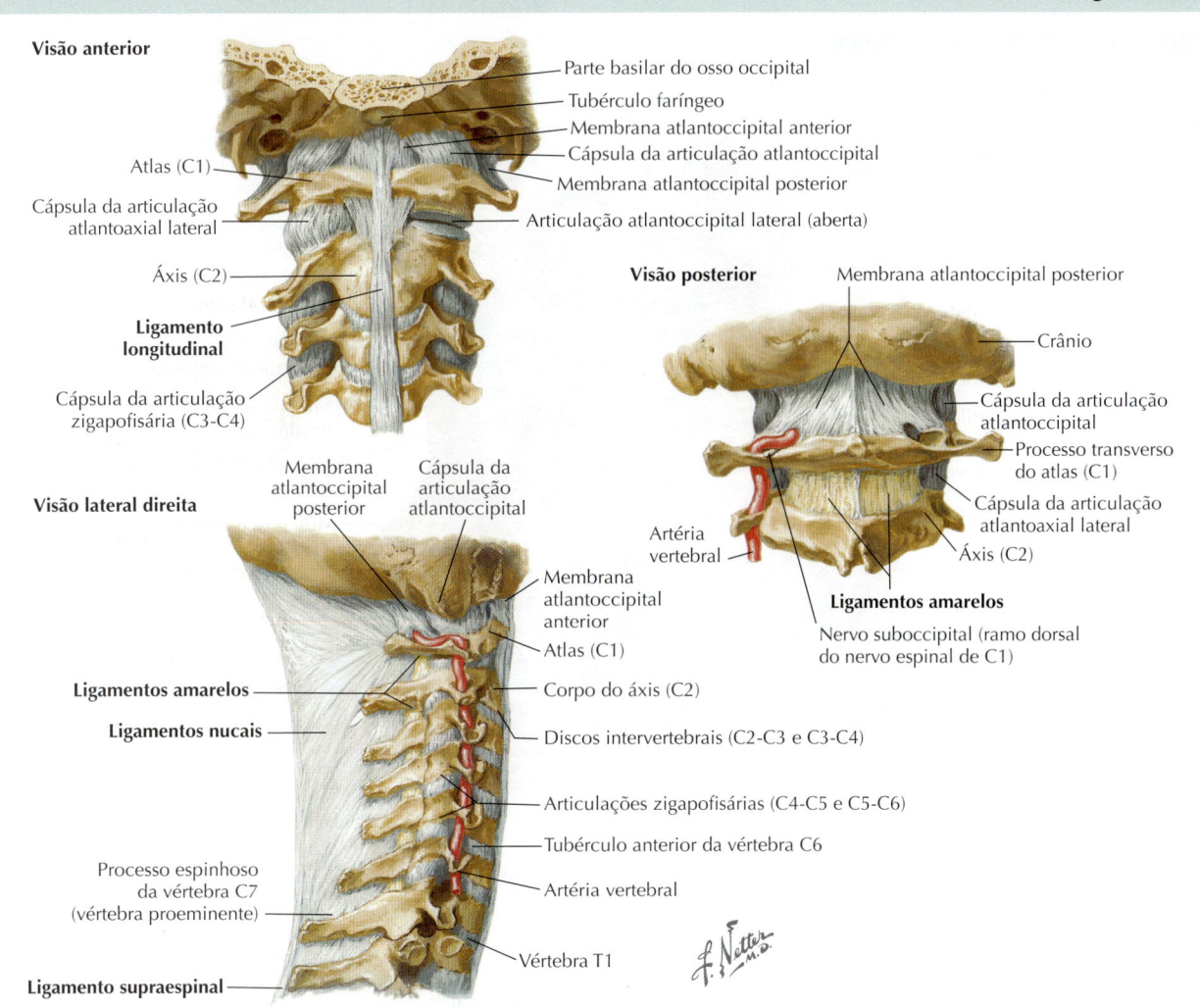

Figura 3-5
Ligamentos espinais.

Ligamentos	Anexos	Função
Longitudinal anterior	Estende-se desde o sacro até o tubérculo anterior de C1. Conecta corpos e discos vertebrais anterolaterais	Manter a estabilidade das articulações dos corpos vertebrais e prevenir a hiperextensão da coluna vertebral
Longitudinal posterior	Estende-se do sacro até C2. Curso dentro do canal vertebral anexando-se aos corpos vertebrais posteriores	Prevenir a hiperflexão da coluna vertebral e a protrusão do disco posterior
Ligamento nucal	Uma extensão do ligamento supraespinal (da protuberância occipital até C7)	Prevenir a hiperflexão cervical
Ligamentos amarelos	Aderem às lâminas acima de cada vértebra até a âmina abaixo	Prevenir a separação das lâminas vertebrais
Supraespinal	Conecta os ápices dos processos espinhosos C7-S1	Limita a separação dos processos espinhosos
Interespinal	Conecta os processos espinhosos de ligação C1-S1	Limita a separação dos processos espinhosos
Intertransverso	Conecta os processos transversos das vértebras adjacentes	Limita a separação dos processos transversos

Músculos Anteriores do Pescoço

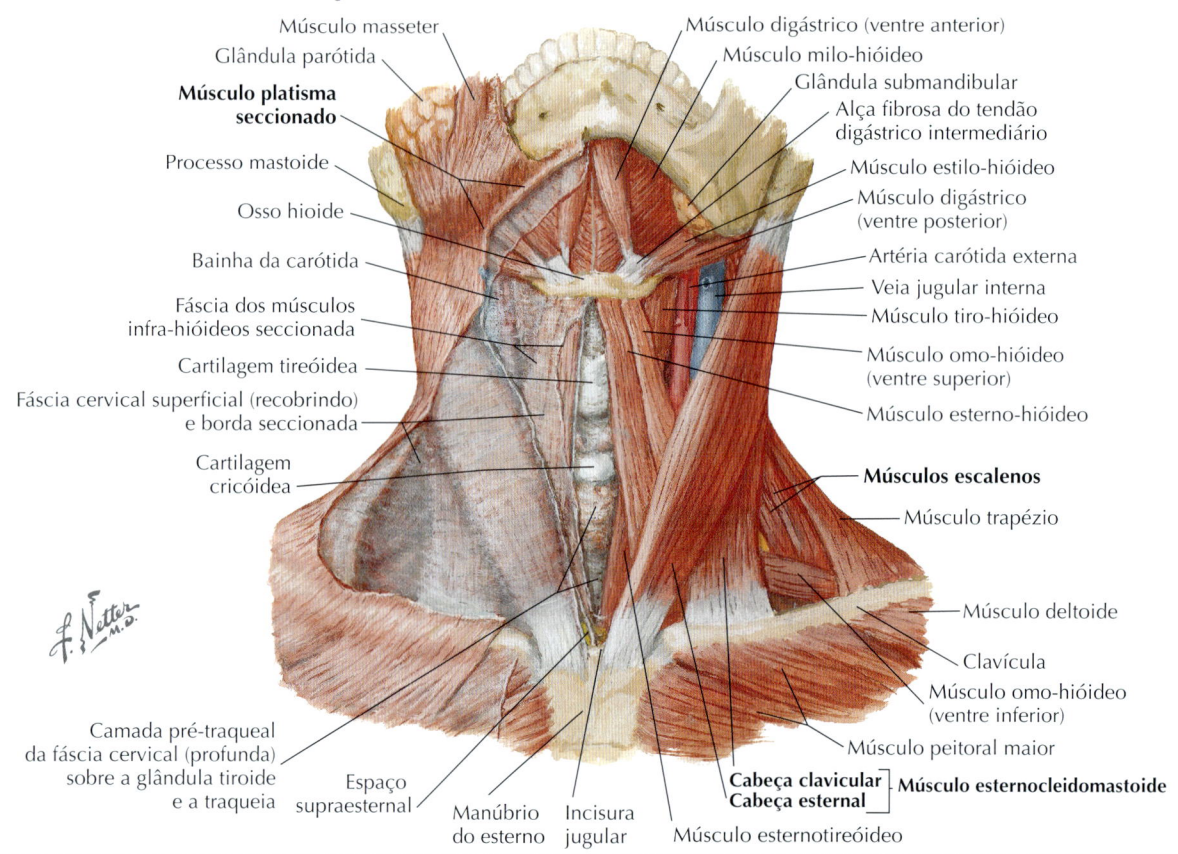

Figura 3-6
Músculos anteriores do pescoço.

Músculo	Anexo Proximal	Anexo Distal	Nervo e Nível de Segmento	Ação
Esternocleido-mastoide	Face lateral do processo mastoide e linha nucal superior lateral	Cabeça do esterno: face anterior do manúbrio. Cabeça clavicular: face superomedial da clavícula.	Raiz espinal do nervo acessório	Flexão do pescoço, inclinação lateral ipsilateral e rotação contralateral
Escaleno (anterior)	Processos transversos das vértebras C4-C6	Primeira costela	C4, C5, C6	Eleva a primeira costela, inclinação lateral ipsilateral e rotação contralateral
Escaleno (médio)	Processos transversos das vértebras C1-C4	Face superior da primeira costela	Ramos ventrais dos nervos espinais cervicais	Eleva a primeira costela, inclinação lateral ipsilateral, rotação contralateral
Escaleno (posterior)		Face lateral da segunda costela	Ramos ventrais dos nervos espinais cervicais C3, C4	Eleva a segunda costela, inclinação lateral ipsilateral, rotação contralateral
Platisma	Margem inferior da mandíbula	Fáscia do peitoral maior e deltoide	Ramo cervical do nervo facial	Desenha a pele do pescoço superiormente com mandíbula fechada; desenha os ângulos da boca inferiormente

Músculos Supra-hióideos e Infra-hióideos

Músculos	Anexo Proximal	Anexo Distal	Nervo e Nível de Segmento	Ação
Supra-hióideos				
Milo-hióideo	Linha milo-hióidea mandibular	Osso hioide	Nervo milo-hioide	Eleva o osso hioide, o assoalho da boca e a língua
Genio-hióideo	Espinha mental da mandíbula	Corpo do osso hioide	Nervo hipoglosso	Eleva o osso hioide em sentido anterossuperior, dilata a faringe
Estilo-hióideo	Processo estiloide do osso temporal	Corpo do osso hioide	Ramo cervical do nervo facial	Eleva e retrai o osso hioide
Digástrico	Ventre anterior: fossa digástrica da mandíbula Ventre posterior: incisura mastóidea do osso temporal	Corno maior do osso hioide	Ventre anterior: nervo milo-hióideo Ventre posterior: nervo facial	Deprime a mandíbula e eleva o hioide
Infra-hióideos				
Esterno-hióideo	Manúbrio e porção medial da clavícula	Corpo do osso hioide	Ramo da *ansa cervicalis* ou alça cervical (C1, C2, C3)	Deprime o osso hioide após elevação
Omo-hióideo	Margem superior da escápula	Face nferior do osso hioide	Ramo da *ansa cervicalis* (C1, C2, C3)	Deprime e retrai o osso hioide
Esternotireóideo	Face posterior do manúbrio	Cartilagem tireóidea	Ramo da *ansa cervicalis* (C2, C3)	Deprime o osso hioide e a laringe
Tiro-hióideo	Cartilagem tireóidea	Corpo e corno maior do osso hioide	Nervo hipoglosso (C1)	Deprime o osso hioide, eleva a laringe

3

Coluna Cervical

Músculos Supra-hióideos e Infra-hióideos (*continuação*)

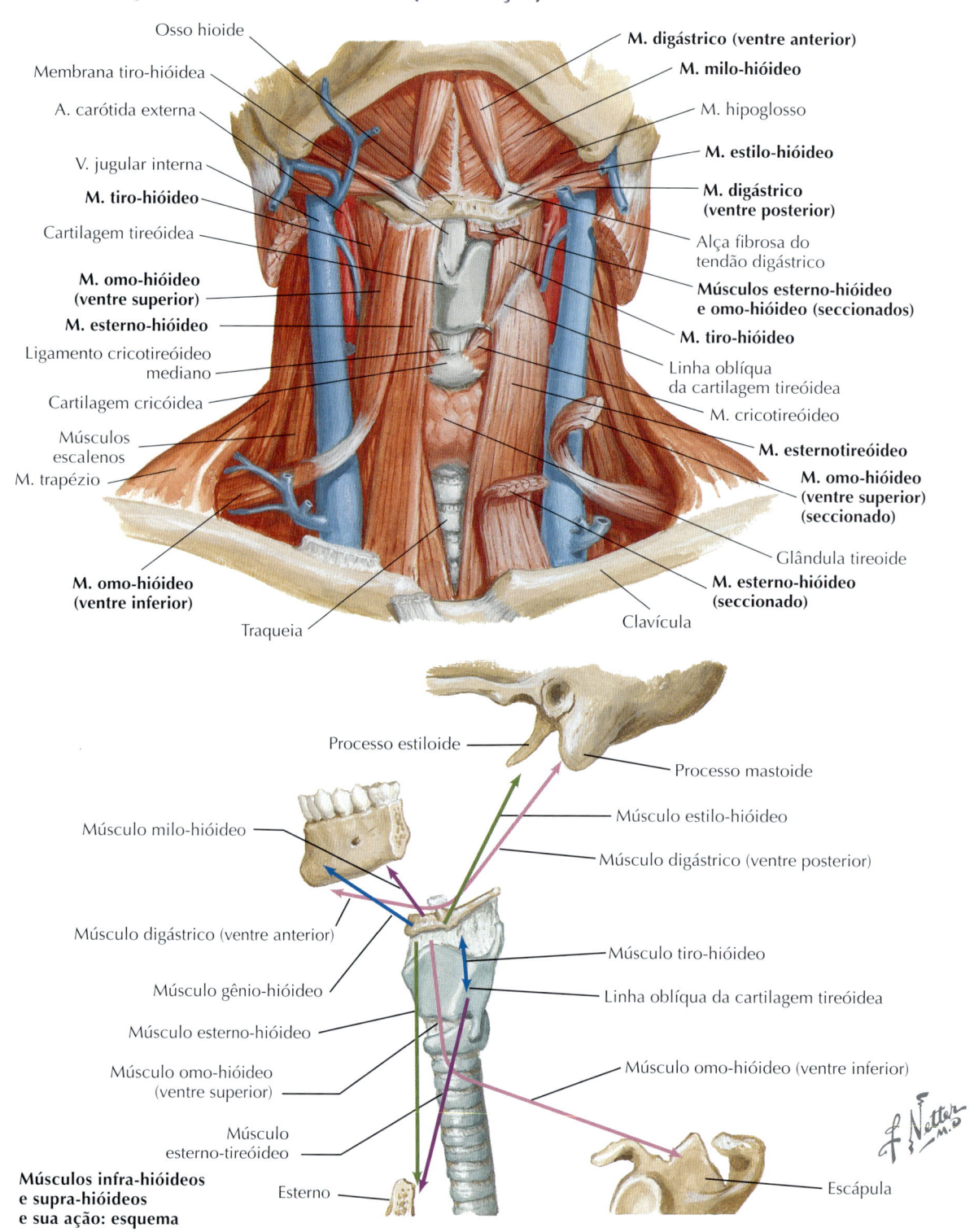

Figura 3-7
Músculos supra-hióideos e infra-hióideos.

Músculos Escalenos e Pré-vertebrais

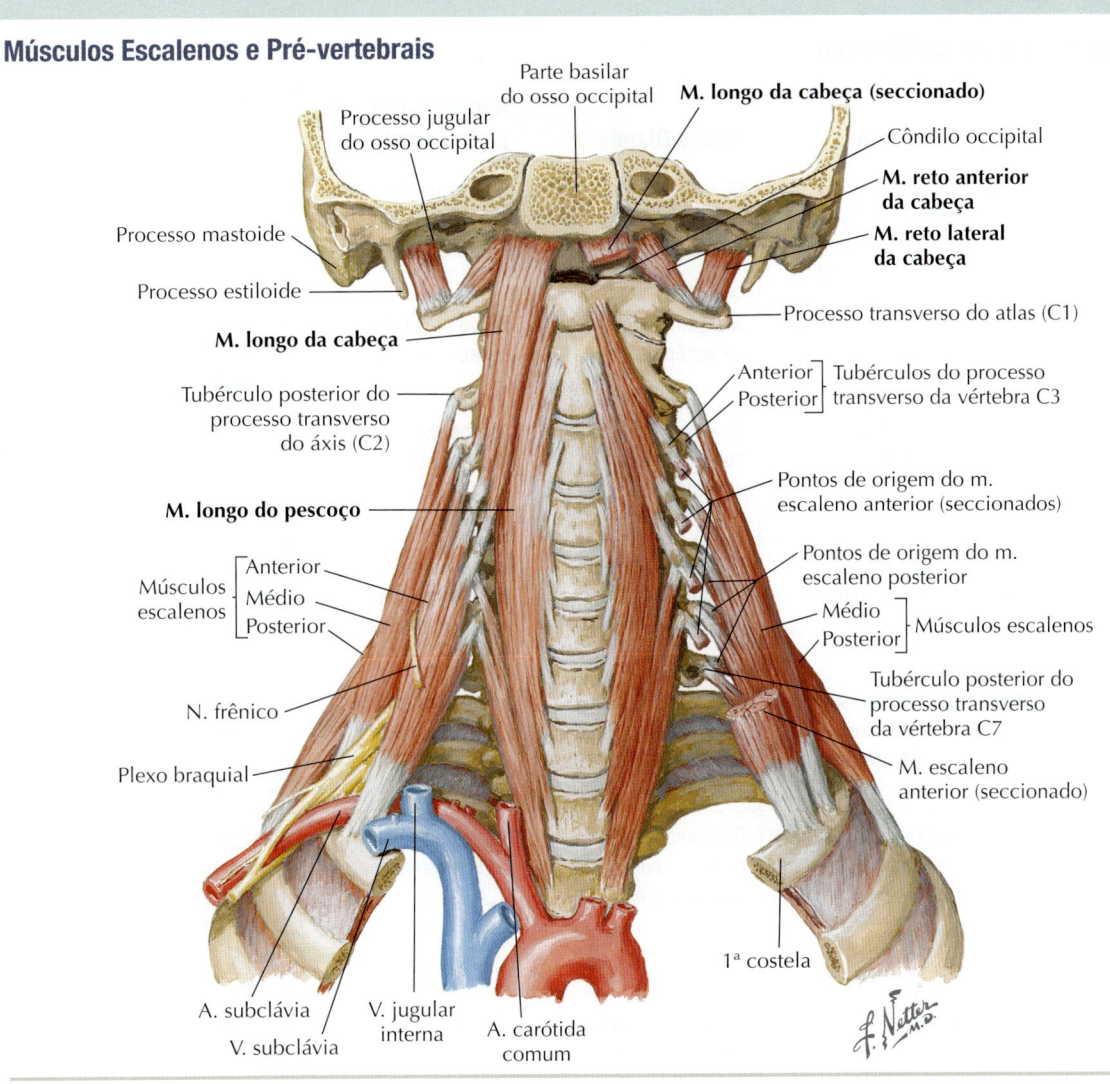

Figura 3-8
Músculos escalenos e pré-vertebrais.

Músculo	Anexo Proximal	Anexo Distal	Nervo e Nível de Segmento	Ação
Longo da cabeça	Face basilar do osso occipital	Tubérculos anteriores dos processos transversos C3-C6	Ramos ventrais dos nervos espinais C1-C3	Flexiona a cabeça no pescoço
Longo do pescoço	Tubérculo anterior de C1, corpos de C1-C3 e processos transversos de C3-C6	Corpos de C3-T3 e processos transversos de C3-C5	Ramos ventrais dos nervos espinais C2-C6	Flexão do pescoço, inclinação lateral ipsilateral e rotação
Reto anterior da cabeça	Base do crânio anterior até o côndilo occipital	Face anterior da massa lateral de C1	Ramos da alça entre os nervos espinais C1 e C2	Flexiona a cabeça no pescoço
Reto lateral da cabeça	Processo jugular do osso occipital	Processo transverso de C1		Flexiona a cabeça e ajuda na estabilização da cabeça no pescoço

Músculos Posteriores do Pescoço

Músculo	Anexo Proximal	Anexo Distal	Nervo e Nível de Segmento	Ação
Trapézio porção superior	Linha nucal superior, protuberância occipital, ligamento nucal, processos espinhosos de C7-T12	Clavícula lateral, acrômio e espinha da escápula	Raiz espinal do nervo acessório	Eleva a escápula
Levantador da escápula	Processos transversos de C1-C4	Margem superomedial da escápula	Nervo dorsal da escápula (C3, C4, C5)	Levanta a escápula e inferiormente gira a fossa glenoide
Semiespinal da cabeça e do pescoço	Processos espinhosos cervical e torácico	Processos espinhosos superiores e osso occipital	Ramos dorsais dos nervos espinais	Bilateralmente: estende o pescoço Unilateralmente: inclinação lateral ipsilateral
Esplênio da cabeça e do pescoço	Processos espinhosos T1-T6 e ligamento nucal	Processo mastoide e linha nucal superior lateral	Ramos dorsais dos nervos espinais cervicais médios	Bilateralmente: extensão da cabeça e do pescoço. Unilateralmente: rotação ipsilateral
Músculo longuíssimo da cabeça e pescoço	Processos transversos torácicos superiores e processos transversos cervicais	Processo mastoide do osso temporal e processos transversos cervicais	Ramos dorsais dos nervos espinais cervicais	Extensão da cabeça, inclinação lateral ipsilateral e rotação da cabeça e do pescoço
Espinal do pescoço	Processos espinhosos cervicais inferiores de vértebras	Processos espinhosos cervicais superiores das vértebras	Ramos dorsais de nervos espinais	Bilateralmente: extensão do pescoço Unilateralmente: inclinação lateral ipsilateral do pescoço
Músculos Suboccipitais				
Reto posterior maior da cabeça	Processo espinhoso de C2	Linha nucal inferior lateral do osso occipital	Nervo suboccipital (C1)	Extensão da cabeça e rotação ipsilateral
Reto posterior menor da cabeça	Arco posterior de C1	Linha nucal inferior medial	Nervo suboccipital (C1)	Extensão da cabeça e rotação ipsilateral
Oblíquo superior da cabeça	Processo transverso de C1	Osso occipital	Nervo suboccipital (C1)	Extensão da cabeça e inclinação lateral
Oblíquo inferior da cabeça	Processo espinhoso de C2	Processo transverso de C1	Nervo suboccipital (C1)	Rotação ipsilateral do pescoço

Músculos Posteriores do Pescoço (*continuação*)

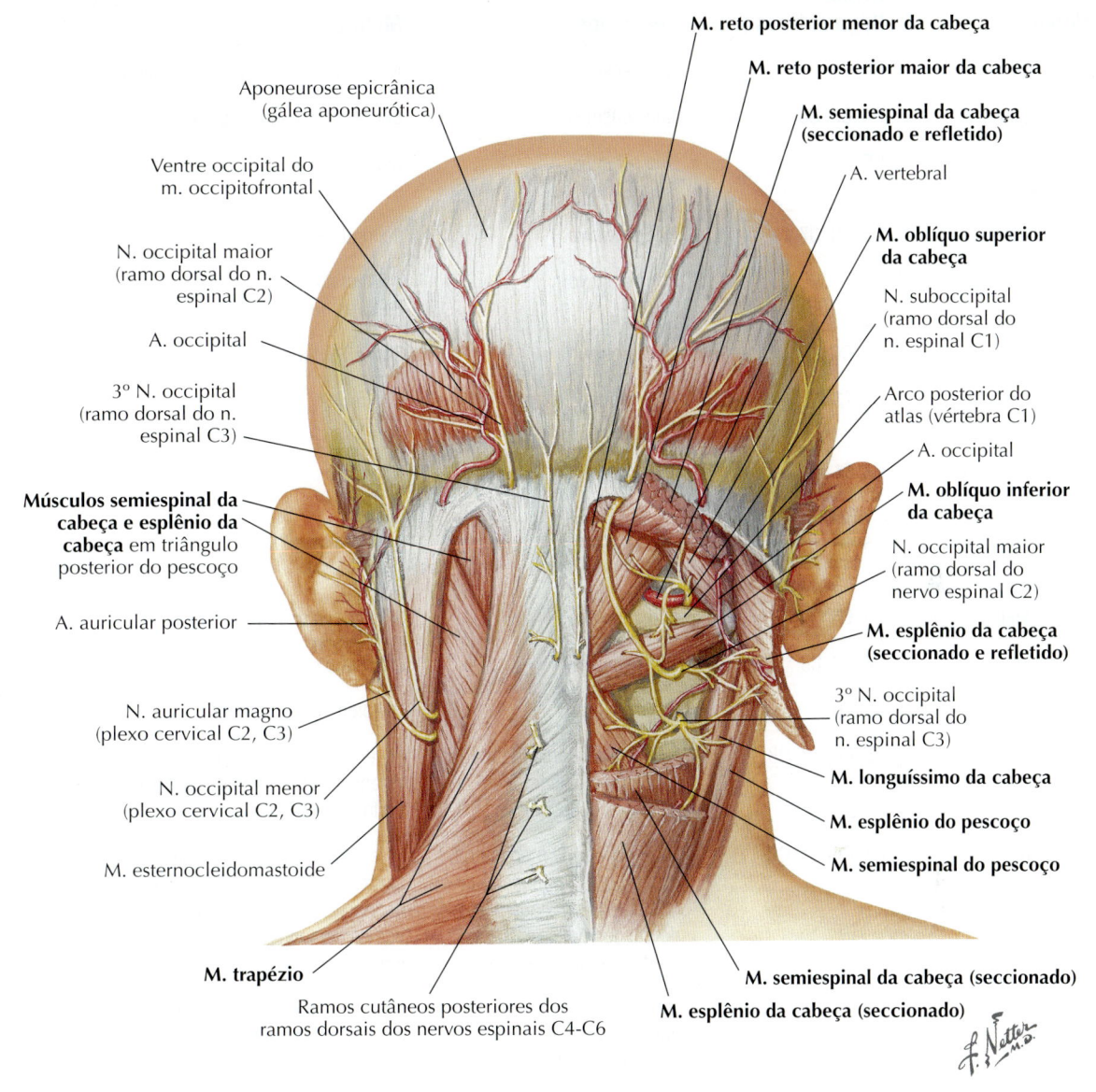

M. reto posterior menor da cabeça

M. reto posterior maior da cabeça

M. semiespinal da cabeça (seccionado e refletido)

A. vertebral

M. oblíquo superior da cabeça

N. suboccipital (ramo dorsal do n. espinal C1)

Arco posterior do atlas (vértebra C1)

A. occipital

M. oblíquo inferior da cabeça

N. occipital maior (ramo dorsal do nervo espinal C2)

M. esplênio da cabeça (seccionado e refletido)

3º N. occipital (ramo dorsal do n. espinal C3)

M. longuíssimo da cabeça

M. esplênio do pescoço

M. semiespinal do pescoço

M. semiespinal da cabeça (seccionado)

M. esplênio da cabeça (seccionado)

Aponeurose epicrânica (gálea aponeurótica)

Ventre occipital do m. occipitofrontal

N. occipital maior (ramo dorsal do n. espinal C2)

A. occipital

3º N. occipital (ramo dorsal do n. espinal C3)

Músculos semiespinal da cabeça e esplênio da cabeça em triângulo posterior do pescoço

A. auricular posterior

N. auricular magno (plexo cervical C2, C3)

N. occipital menor (plexo cervical C2, C3)

M. esternocleidomastoide

M. trapézio

Ramos cutâneos posteriores dos ramos dorsais dos nervos espinais C4-C6

Coluna Cervical — 3

Figura 3-9
Músculos posteriores do pescoço.

Nervos	Níveis Segmentares	Sensitivos	Motores
Dorsal da escápula	C4, C5	Não sensitivo	Romboides, levantador da escápula
Supraescapular	C4, C5, C6	Não sensitivo	Supraespinal, infraespinal
Nervo para o subclávio	C5, C6	Não sensitivo	Subclávio
Peitoral lateral	C5, C6, C7	Não sensitivo	Peitoral maior
Peitoral medial	C8, T1	Não sensitivo	Peitoral maior Peitoral menor
Torácico longo	C5, C6, C7	Não sensitivo	Serrátil anterior
Cutâneo medial do braço	C8, T1	Face medial do braço	Não motor
Cutâneo medial do antebraço	C8, T1	Face medial do antebraço	Não motor
Subescapular superior	C5, C6	Não sensitivo	Subescapular
Subescapular inferior	C5, C6, C7	Não sensitivo	Subescapular, redondo maior
Toracodorsal	C6, C7, C8	Não sensitivo	Latíssimo do dorso
Axilar	C5, C6	Ombro lateral	Deltoide, redondo menor
Radial	C5, C6, C7, C8, T1	Face lateral dorsal da mão, incluindo o polegar e até a base dos dedos 2 e 3	Tríceps braquial, braquiorradial, ancôneo, extensor radial longo do carpo, extensor radial curto do carpo
Mediano	C5, C6, C7, C8, T1	Face palmar da mão lateral, incluindo a metade lateral do dedo 4, a metade distal dorsal dos dedos 1-3 e a borda lateral do dedo 4	Músculos pronador redondo, flexor radial do carpo, palmar longo, flexor superficial dos dedos, flexor longo do hálux, flexor profundo dos dedos (metade lateral), pronador quadrado, lumbricais aos dedos 2 e 3 e tenares
Ulnar	C8, T1	Margem medial da palma e dorso da mão, incluindo a metade medial do dedo 4	Músculos flexor ulnar do carpo, flexor profundo dos dedos (metade medial), interósseos palmares, adutor do hálux, palmar curto, interósseos dorsais, lumbricais aos dedos 4 e 5 e hipotenares
Musculocutâneo	C5, C6, C7	Antebraço lateral	Coracobraquial, bíceps braquial, braquial

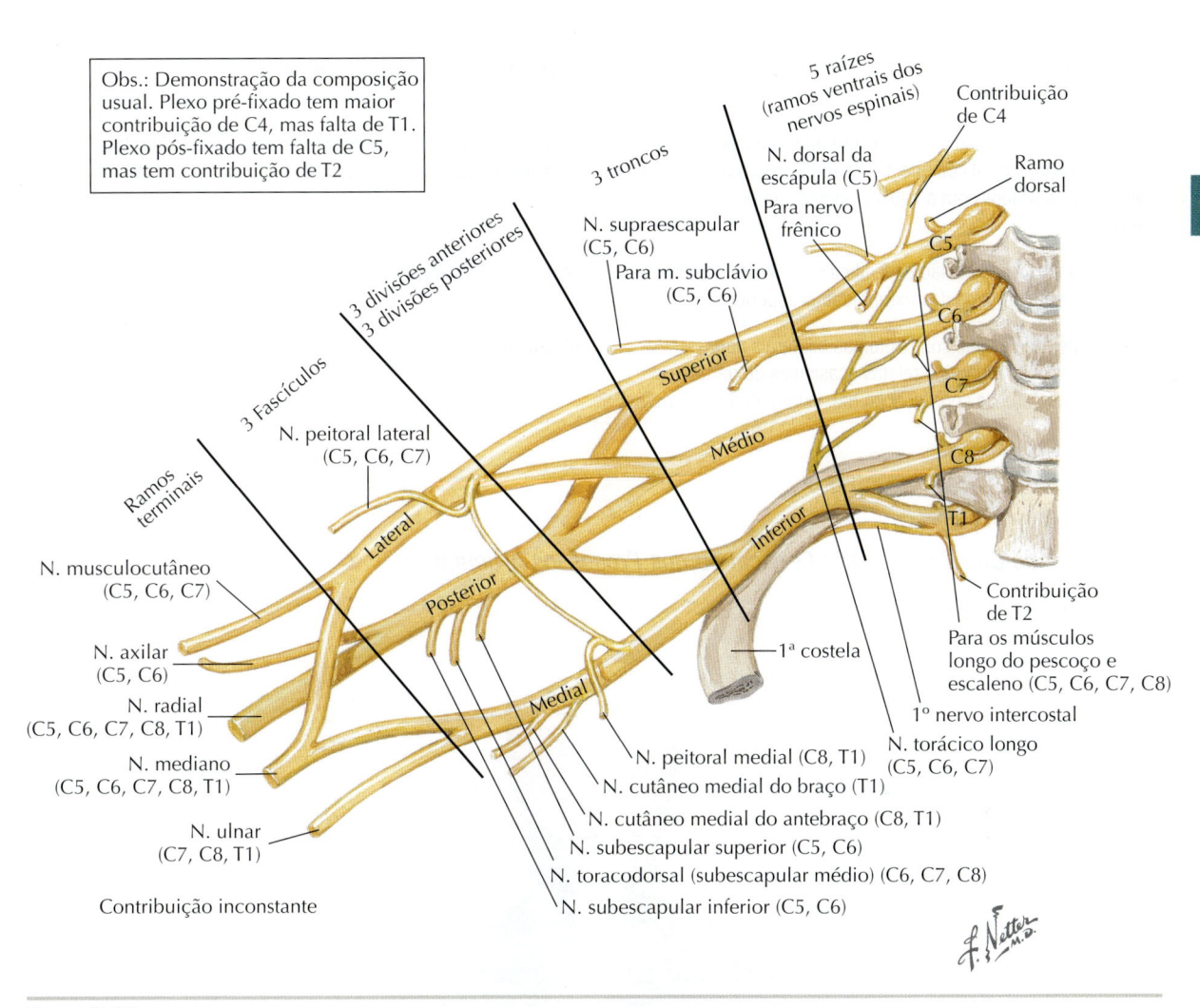

Obs.: Demonstração da composição usual. Plexo pré-fixado tem maior contribuição de C4, mas falta de T1. Plexo pós-fixado tem falta de C5, mas tem contribuição de T2

5 raízes (ramos ventrais dos nervos espinais)

3 troncos

N. dorsal da escápula (C5)

Contribuição de C4

Ramo dorsal

N. supraescapular (C5, C6)

Para nervo frênico

Para m. subclávio (C5, C6)

3 divisões anteriores
3 divisões posteriores

Superior

Médio

3 Fascículos

N. peitoral lateral (C5, C6, C7)

Ramos terminais

Lateral

Inferior

N. musculocutâneo (C5, C6, C7)

Posterior

N. axilar (C5, C6)

N. radial (C5, C6, C7, C8, T1)

Medial

1ª costela

Contribuição de T2

Para os músculos longo do pescoço e escaleno (C5, C6, C7, C8)

1º nervo intercostal

N. torácico longo (C5, C6, C7)

N. mediano (C5, C6, C7, C8, T1)

N. peitoral medial (C8, T1)

N. cutâneo medial do braço (T1)

N. ulnar (C7, C8, T1)

N. cutâneo medial do antebraço (C8, T1)

N. subescapular superior (C5, C6)

Contribuição inconstante

N. toracodorsal (subescapular médio) (C6, C7, C8)

N. subescapular inferior (C5, C6)

C5

C6

C7

C8

T1

Figura 3-10
Nervos do pescoço.

História	Hipóteses Iniciais
O paciente relata dor difusa não específica no pescoço que é exacerbada com os movimentos do pescoço	Dor mecânica cervical[2] Síndrome da faceta cervical[3] Distensão ou entorse do músculo cervical
O paciente relata dor em certas posturas, aliviada por mudanças de posição	Síndrome postural cruzada superior
Mecanismo traumático por lesão com queixa de sintomas cervicais não específicos que são exacerbados nas posições verticais e aliviados com a cabeça apoiada na posição supina	Instabilidade cervical, especialmente se o paciente relatar disestesias da face que ocorrem com o movimento do pescoço
Relatos de dor cervical não específica com entorpecimento e formigamento em uma das extremidades superiores	Radiculopatia cervical
Relatos de dor cervical com sintomas bilaterais nas extremidades superiores e relatos ocasionais de perda de equilíbrio ou falta de coordenação das extremidades inferiores	Mielopatia cervical

Síndromes de Dor Zigapofisária Cervical ou dos Processos Articulares

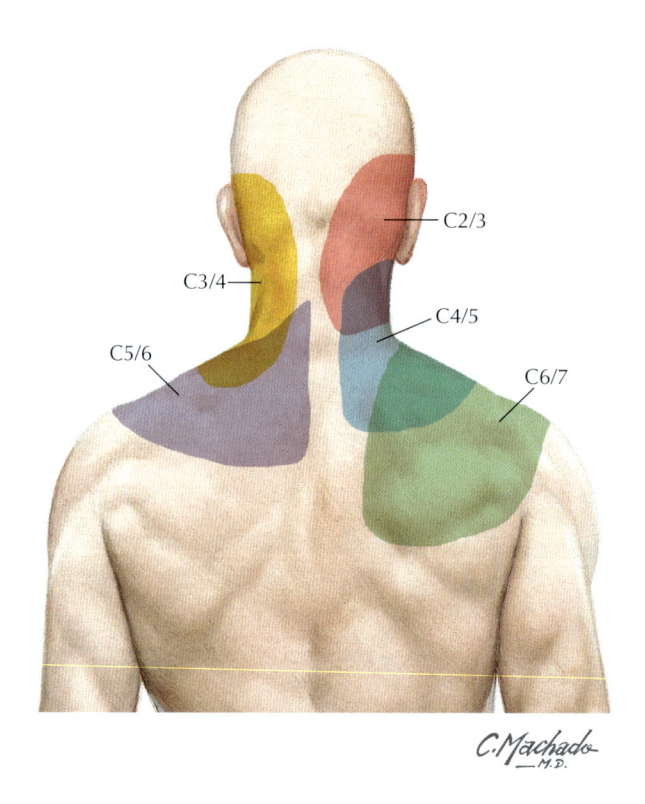

Figura 3-11

Padrões de referência de dor. Distribuição de padrões de referência de dor zigapofisária, como descrito por Dwyer e colaboradores.[4]
(De Dwyer A, Aprill C, Bogduk N. Cervical zygapophyseal joint patterns. I: A study in normal volunteers. *Spine.* 1990;15:453-457.)

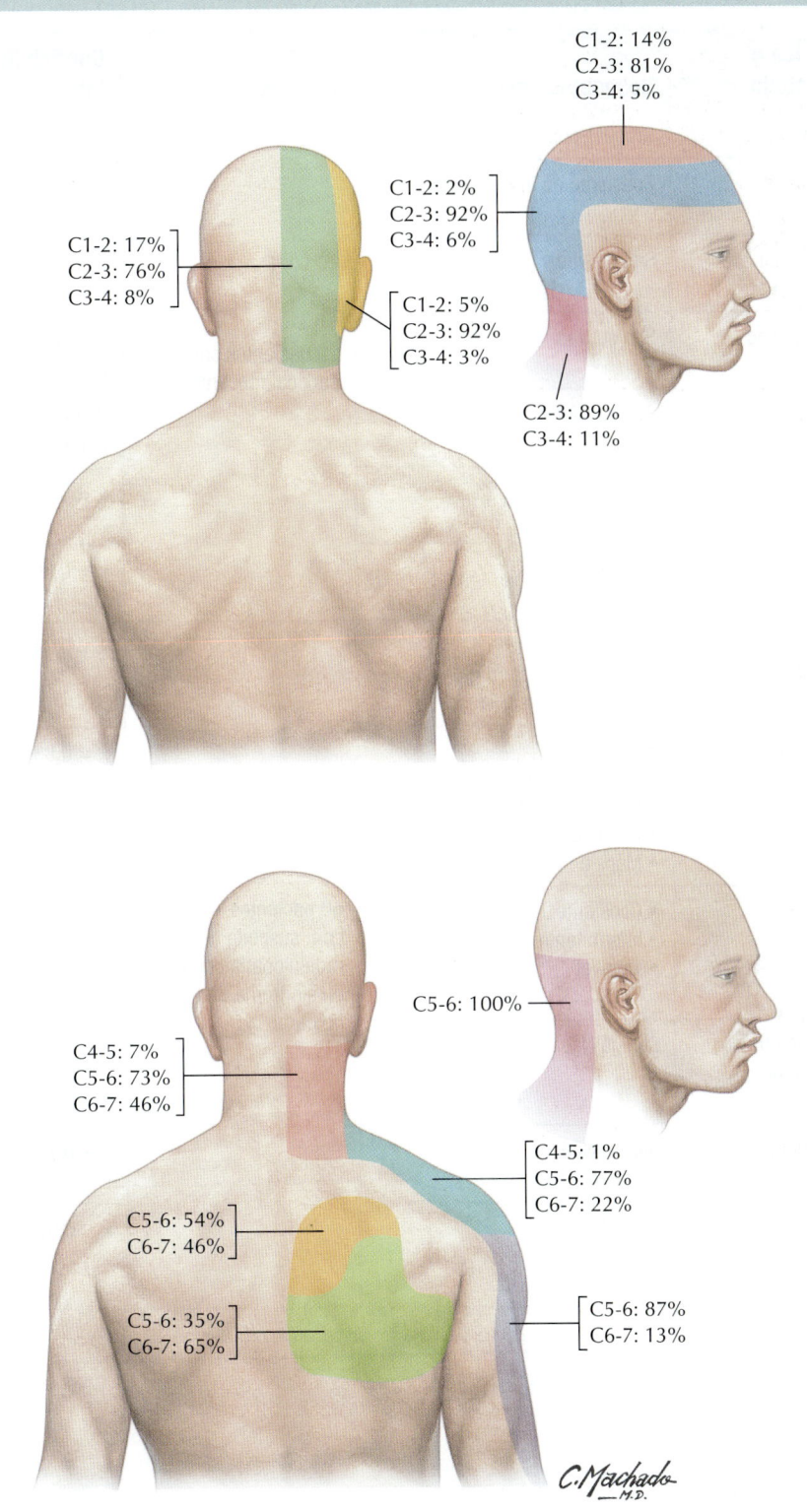

Coluna Cervical

3

Figura 3-12

Padrões de referência de dor. Probabilidade de articulações zigapofisárias nos segmentos indicados ser a fonte da dor, como descrito por Cooper e colaboradores.[5] (De Cooper G, Bailey B, Bogduk N. Cervical zygapophysial joint pain maps. *Pain Med* 2007;8:344-353.)

Pergunta Histórica e Qualidade do Estudo	Respostas Possíveis	População	Confiabilidade Interexaminadores
Modo de início[6] ◆	Gradual, súbita ou traumática	22 pacientes com dor cervical mecânica	$\kappa = 0,72$ (0,47, 0,96)
Natureza dos sintomas cervicais[6] ◆	Constante ou intermitente		$\kappa = 0,81$ (0,56, 1)
Episódio anterior de dor cervical[6] ◆	Sim ou Não		$\kappa = 0,90$ (0,70, 1)
Girar a cabeça agrava os sintomas[6] ◆	Sim ou Não		(Direita) $\kappa = -0,04$ (2,11, 0,02)* (Esquerda) $\kappa = 1$ (1, 1)
Olhar para cima e para baixo agrava os sintomas ◆	Sim ou Não		(Para baixo) $\kappa = 0,79$ (0,51, 1) (Para cima) $\kappa = 0,80$ (0,55, 1)
Dirigir agrava os sintomas[6] ◆	Sim ou Não		$\kappa = -0,06$ (−0,39, 0,26)*
Dormir agrava os sintomas[6] ◆	Sim ou Não		$\kappa = 0,90$ (0,72, 1)
Quais dos seguintes sintomas são os mais incômodos para você?[7] ◆	• Dor • Dormência e formigamento • Perda de sensibilidade	50 pacientes com suspeita de radiculopatia cervical ou síndrome do túnel do carpo	$\kappa = 0,74$ (0,55, 0,93)
Onde os seus sintomas são mais incômodos?[7] ◆	• Pescoço • Ombro ou escápula • Braço: acima do cotovelo • Braço: abaixo do cotovelo • Mãos e/ou dedos		$\kappa = 0,83$ (0,68, 0,96)
Qual das alternativas descreve melhor o comportamento de seus sintomas?[7] ◆	• Constante • Intermitente • Variável		$\kappa = 0,57$ (0,35, 0,79)
Você sente todo o seu braço afetado e/ou a sua mão dormentes?[7] ◆	Sim ou Não		$\kappa = 0,57$ (0,26, 0,81)
Seus sintomas o impedem de adormecer?[7] ◆	Sim ou Não		$\kappa = 0,70$ (0,48, 0,92)
Seus sintomas melhoram com a movimentação do pescoço?[7] ◆	Sim ou Não		$\kappa = 0,67$ (0,44, 0,90)

*A pergunta teve alta porcentagem de concordância, mas κ baixo porque 95% dos participantes responderam "Sim".

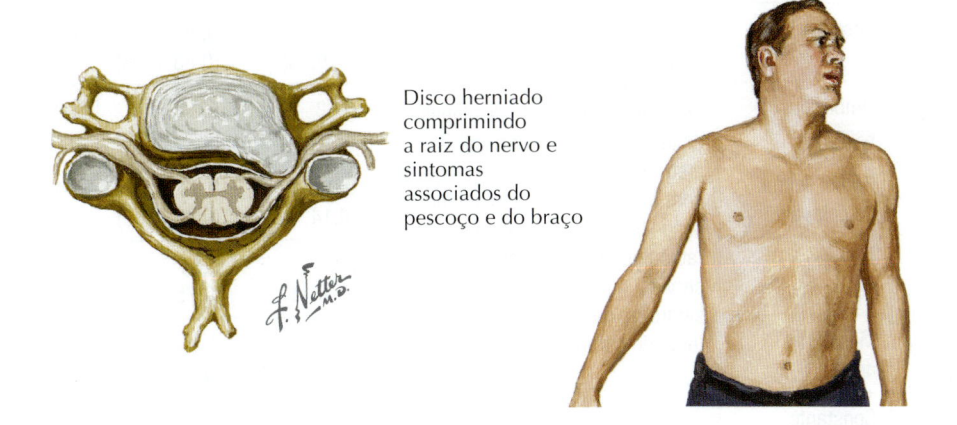

Disco herniado
comprimindo
a raiz do nervo e
sintomas
associados do
pescoço e do braço

Figura 3-13
Radiculopatia cervical.

Queixa e Qualidade do Estudo	Descrição e Achados Positivos	População	Padrão de Referência	Sensibilidade	Especificidade	+RP	−RP
Fraqueza[8] ◆				0,65	0,39	1,07	0,90
Entorpecimento[8] ◆				0,79	0,25	1,05	0,84
Dor no braço[8] ◆	Não descritos especificamente	183 pacientes encaminhados a laboratórios eletrodiagnósticos	Radiculopatia cervical via eletrodiagnósticos	0,65	0,26	0,88	1,35
Dor no pescoço[8] ◆				0,62	0,35	0,95	1,09
Formigamento[8] ◆				0,72	0,25	0,96	1,92
Queimação[8] ◆				0,33	0,63	0,89	1,06

Coluna Cervical   3

Queixa e Qualidade do Estudo	Descrição e Achados Positivos	População	Padrão de Referência	Sensibilidade	Especificidade	+RP	−RP*
Quais dos seguintes sintomas são mais incômodos para você?[7] ◆	Dor	82 pacientes consecutivos encaminhados ao laboratório eletrofisiológico com diagnóstico suspeito de radiculopatia cervical ou síndrome do túnel do carpo	Radiculopatia cervical via eletromiografia com agulha e estudos de condução neural	0,47 (0,23, 0,71)	0,52 (0,41, 0,65)	0,99 (0,56, 1,7)	1,02
	Entorpecimento e formigamento			0,47 (0,23, 0,71)	0,56 (0,42, 0,68)	1,10 (0,6, 1,9)	0,95
	Perda de sensibilidade			0,06 (0, 0,17)	0, 92 (0,85, 0,99)	0, 74 (0,09, 5,9)	1,02
Onde os seus sintomas são mais incômodos?[7] ◆	Pescoço			0,19 (0, 0,35)	0,90 (0,83, 0,98)	1,90 (0,54, 6,9)	0,90
	Ombro ou escápula			0,38 (0,19, 0,73)	0,84 (0,75, 0,93)	2,30 (1, 5,4)	0,74
	Braço: acima do cotovelo			0,03 (0,14, 0,61)	0,93 (0,86, 0,99)	0,41 (0,02, 7,3)	1,04
	Antebraço abaixo do cotovelo			0,06 (0, 0,11)	0,84 (0,75, 0,93)	0,39 (0,05, 2,8)	1,12
	Mãos e/ou dedos			0,38 (0,14, 0,48)	0,48 (0,36, 0,61)	0,73 (0,37, 1,4)	1,29
Qual das alternativas a seguir descreve melhor o comportamento de seus sintomas?[7] ◆	Constante			0,12 (0, 0,27)	0,84 (0,75, 0,93)	0,74 (0,18, 3,1)	1,05
	Intermitente			0,35 (0,13, 0,58)	0,62 (0,50, 0,74)	0,93 (0,45, 1,9)	1,05
	Variável			0,53 (0,29, 0,77)	0,54 (0,42, 0,66)	1,20 (0,68, 1,9)	0,87
Você sente todo o seu membro superior braço afetado e/ou a mão entorpecidos?[7] ◆	Sim ou Não			0,24 (0,03, 0,44)	0,73 (0,62, 0,84)	0,87 (0,34, 2,30)	1,04
Seus sintomas o impedem de adormecer?[7] ◆				0,47 (0,23, 0,71)	0,60 (0,48, 0,72)	1,19 (0,66, 2,10)	0,88
Seus sintomas melhoram com movimentação do pescoço?[7] ◆				0,65 (0,42, 0,87)	0,71 (0,60, 0,82)	2,23 (1,30, 3,80)	0,49

*Nesta Tabela, −RP foi calculado pelos autores.

Confiabilidade da Verificação de Sensação

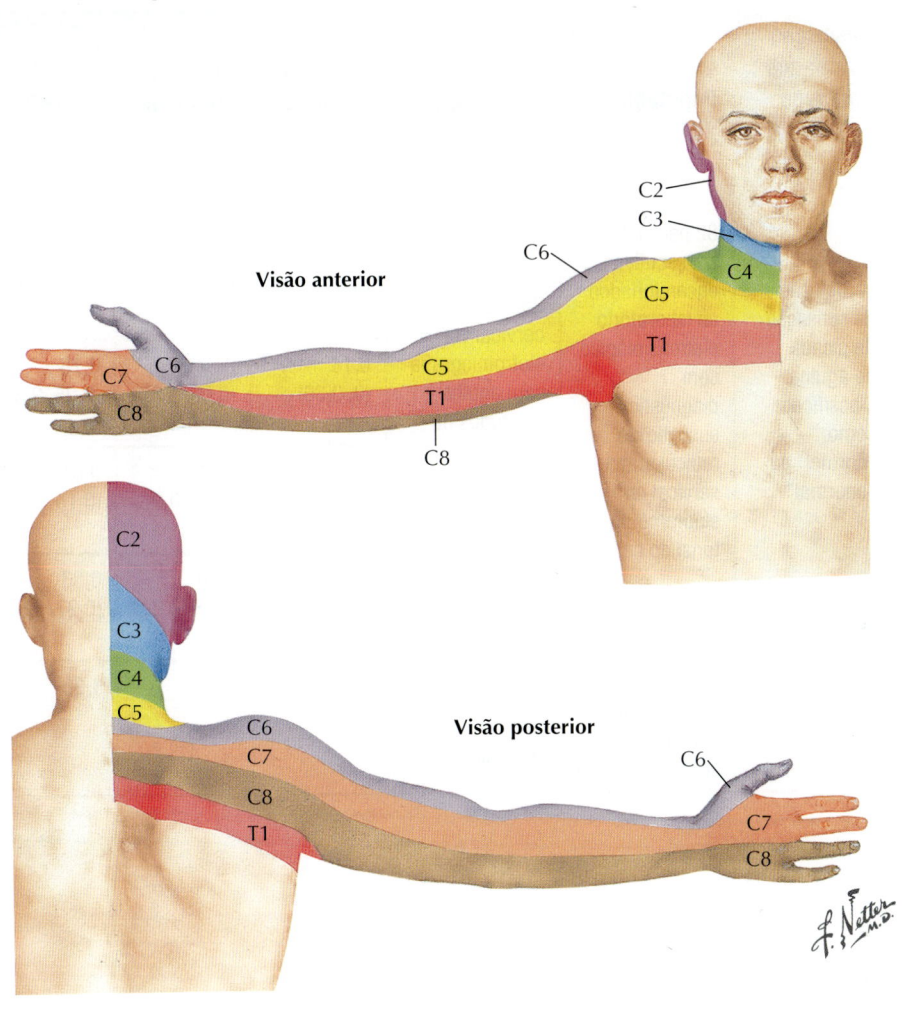

Figura 3-14
Dermátomos do membro superior.

Teste e Qualidade do Estudo	Descrição e Achados Positivos	População	Confiabilidade
Identificação de déficits sensitivos nas extremidades[9] ◆	Detalhes não fornecidos	8.924 pacientes adultos que se apresentaram no pronto-socorro após trauma contuso na cabeça/pescoço e com Escore de Coma de Glasgow 15.	Entre examinadores $\kappa = 0,60$

Utilidade Diagnóstica da Verificação da Sensação à Picada de Agulha para Radiculopatia Cervical

Teste e Qualidade do Estudo	Descrição e Achados Positivos	População	Padrão de Referência	Sensibi-lidade	Especi-ficidade	+RP	−RP
Dermátomo C5[7] ◆	Verificação de sensação de picada de agulha. Classificada como "normal" ou "anormal"	82 pacientes consecutivos encaminhados ao laboratório eletrofisiológico com diagnóstico suspeito de radiculopatia servical ou síndrome do túnel do carpo	Radiculopatia cervical via eletromiografia com agulha e estudos de condução neural	0,29 (0,08, 0,51)	0,86 (0,77, 0,94)	2,10 (0,79, 5,30)	0,82 (0,60, 1,10)
Dermátomo C6[7] ◆				0,24 (0,03, 0,44)	0,66 (0,54, 0,78)	0,69 (0,28, 1,80)	1,16 (0,84, 1,60)
Dermátomo C7[7] ◆				0,18 (0, 0,36)	0,77 (0,66, 0,87)	0,76 (0,25, 2,30)	1,07 (0,83, 1,40)
Dermátomo C8[7] ◆				0,12 (0, 0,27)	0,81 (0,71, 0,90)	0,61 (0,15, 2,50)	1,09 (0,88, 1,40)
Dermátomo T1[7] ◆				0,18 (0, 0,36)	0,79 (0,68, 0,89)	0,83 (0,27, 2,60)	1,05 (0,81, 1,40)
Sensação reduzida à picada de agulha[8] ◆	Sem descrição específica	183 pacientes encaminhados a laboratórios de eletrodiagnóstico	Radiculopatia cervical via eletrodiagnóstico	0,49	0,64	1,36	0,80

Confiabilidade da Verificação Manual dos Músculos

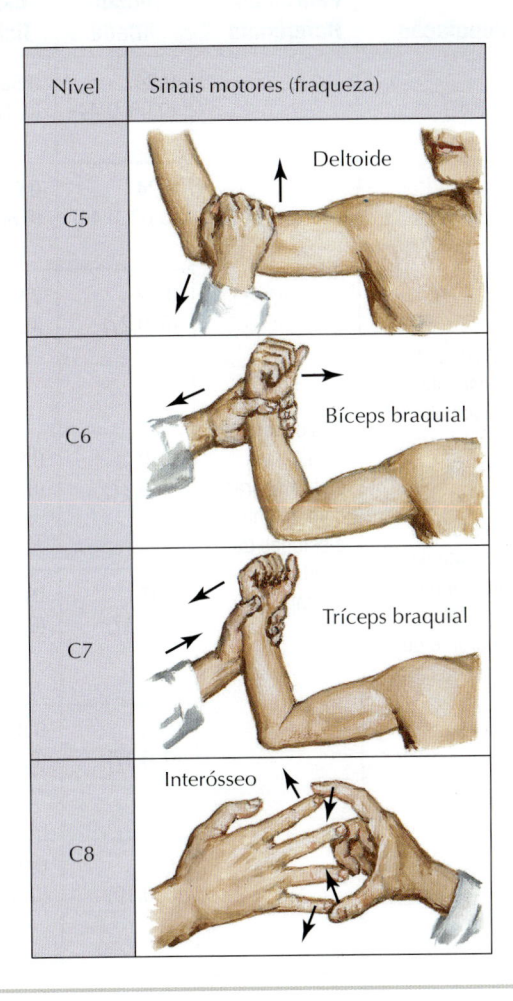

Nível	Sinais motores (fraqueza)
C5	Deltoide
C6	Bíceps braquial
C7	Tríceps braquial
C8	Interósseo

Figura 3-15
Verificação manual dos músculos do membro superior.

Teste e Qualidade do Estudo	Descrição e Achados Positivos	População	Confiabilidade
Identificação de déficits motores nas extremidades[9] ◆	Detalhes não fornecidos	8.924 pacientes adultos que se apresentaram no pronto-socorro após trauma contuso na cabeça/pescoço e com Escore de Coma de Glasgow de 15	Entre examinadores $\kappa = 0,93$

Utilidade Diagnóstica da Verificação Manual dos Músculos para Radiculopatia Cervical

Teste e Qualidade do Estudo	Descrição e Achados Positivos	População	Padrão de Referência	Sensibilidade	Especificidade	+RP	−RP
MMT Deltoide[7] ◆	Verificação padrão de resistência usando métodos de Kendall e McCreary. Classificado como "normal" ou "anormal"	82 pacientes consecutivos encaminhados ao laboratório eletrofisiológico com diagnóstico suspeito de radiculopatia cervical ou síndrome do túnel do carpo	Radiculopatia cervical via eletromiografia com agulha e estudos de condução neural	0,24 (0,03, 0,44)	0,89 (0,81, 0,97)	2,10 (0,70, 6,40)	0,86 (0,65, 1,10)
MMT Bíceps braquial[7] ◆				0,24 (0,03, 0,44)	0,94 (0,88, 1)	3,70 (1, 13,3)	0,82 (0,62, 1,10)
TMM do extensor longo/ curto radial do carpo[7] ◆				0,12 (0, 0,27)	0,90 (0,83, 0,98)	1,20 (0,27, 5,60)	0,98 (0,81, 1,20)
MMT Tríceps braquial[7] ◆				0,12 (0, 0,27)	0,94 (0,88, 1)	1,90 (0,37, 9,30)	0,94 (0,78, 1,10)
MMT Flexor radial do carpo[7] ◆				0,06 (0, 0,17)	0,89 (0,82, 0,97)	0,55 (0,07, 4,20)	1,05 (0,91, 1,20)
MMT Abdutor curto do hálux[7] ◆				0,06 (0, 0,17)	0,84 (0,75, 0,93)	0,37 (0,05, 2,70)	1,12 (0,95, 1,30)
MMT Primeiro interósseo dorsal[7] ◆				0,03 (0, 0,10)	0,93 (0,87, 0,99)	0,40 (0,02, 7)	1,05 (0,94, 1,20)

Utilidade Diagnóstica da Verificação do Reflexo de Estiramento Muscular (MSR) para Radiculopatia Cervical

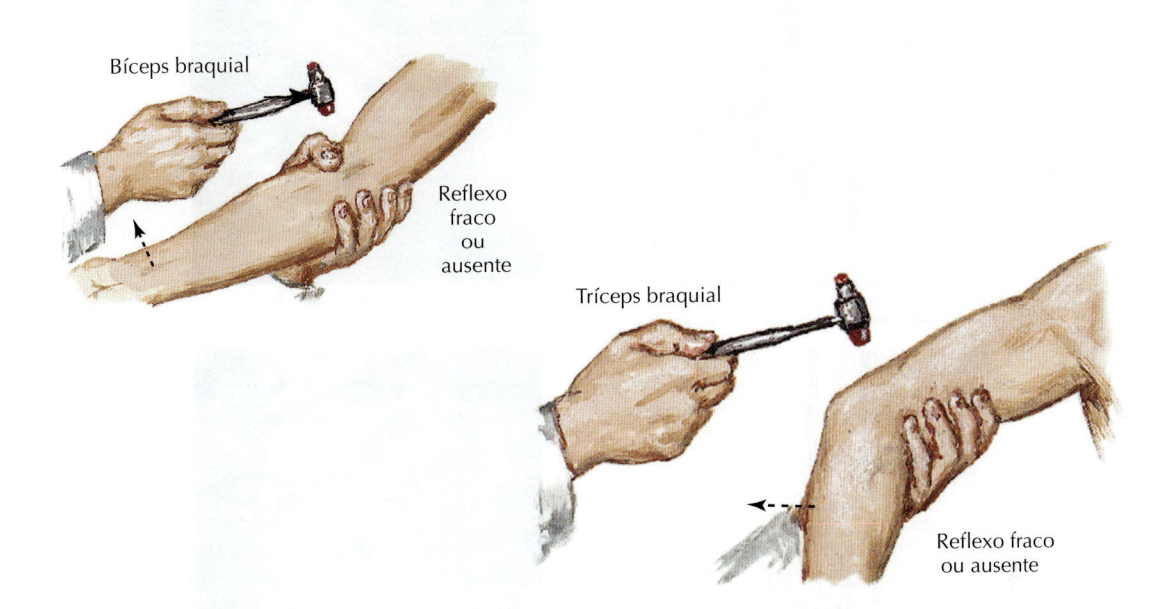

Bíceps braquial

Reflexo fraco ou ausente

Tríceps braquial

Reflexo fraco ou ausente

Figura 3-16
Verificação de reflexo.

Coluna Cervical — 3

Teste e Qualidade do Estudo	Descrição e Achados Positivos	População	Padrão de Referência	Sensibilidade	Especificidade	+RP	−RP
MSR bíceps braquial[7] ◆	Teste bilateral usando martelo padrão para reflexo. Classificado como "normal" ou "anormal"	82 pacientes consecutivos encaminhados ao laboratório eletrofisiológico com diagnóstico suspeito de radiculopatia cervical ou síndrome do túnel do carpo	Radiculopatia cervical via eletromiografia com agulha e estudos de condução neural	0,24 (0,30, 0,44)	0,95 (0,90, 1)	4,90 (1,20, 20)	0,80 (0,61, 1,10)
MSR braquiorradial[7] ◆				0,06 (0, 0,17)	0,95 (0,90, 1,90)	1,20 (0,14, 11,10)	0,99 (0,87, 1,10)
MSR tríceps[7] ◆				0,03 (0, 0,10)	0,93 (0,87, 0,99)	0,40 (0,02, 7)	1,05 (0,94, 1,20)
Biceps[8] ◆	Sem descrição específica	183 pacientes encaminhados a laboratórios de eletrodiagnóstico	Radiculopatia cervical via eletrodiagnóstico	0,10	0,99	10	0,91
Tríceps[8] ◆				0,10	0,95	2	0,95
Braquiorradial[8] ◆				0,08	0,99	8	0,93

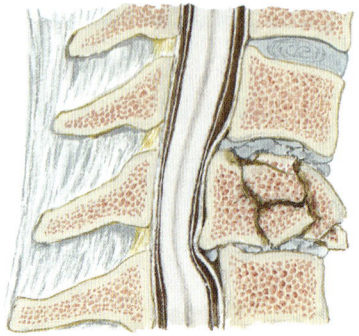

Tipo III. Fratura de todo o corpo vertebral com fragmentação de sua porção anterior. Córtex posterior intacto, mas projetando-se para o canal espinal causando dano à medula e/ou às raízes neurais.

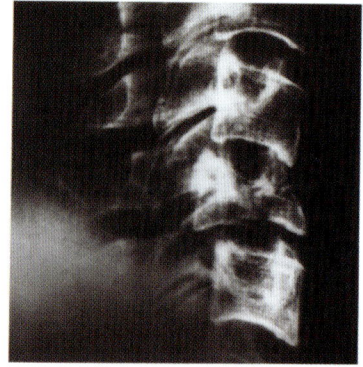

Radiografia: Fratura tipo III de C5

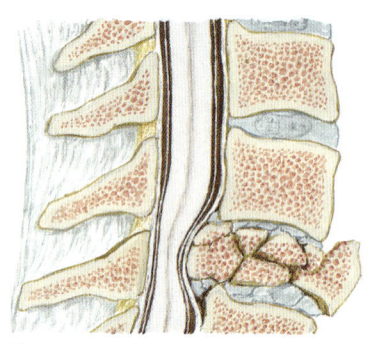

Tipo IV. Fratura de compressão axial ("burst"). Corpo vertebral totalmente esmagado com fragmentos ósseos intraespinais.

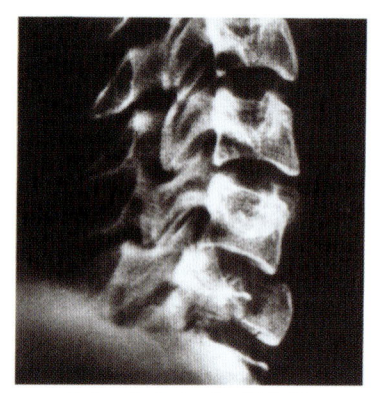

Radiografia: Fratura tipo IV de C6

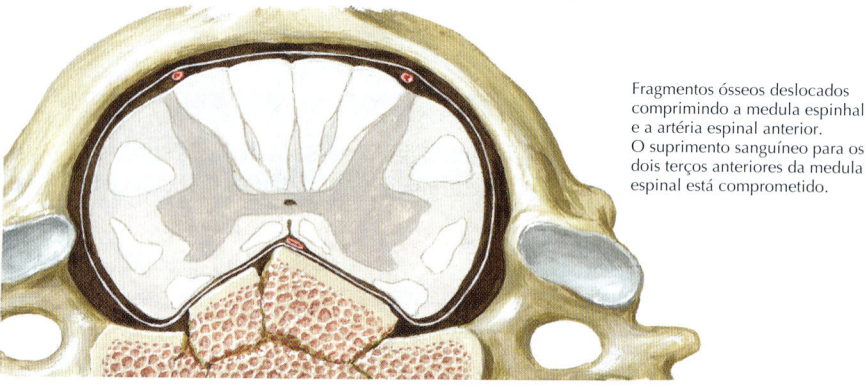

Fragmentos ósseos deslocados comprimindo a medula espinhal e a artéria espinal anterior. O suprimento sanguíneo para os dois terços anteriores da medula espinal está comprometido.

Figura 3-17

Fratura de compressão da coluna cervical.

Critérios de Baixo Risco NEXUS[10]

A radiografia da coluna cervical é indicada para pacientes com trauma, a menos que cumpram com todos os critérios a seguir:	1. Ausência de sensibilidade na linha média posterior da coluna cervical
	2. Sem evidência de intoxicação
	3. Níveis normais de estado de alerta
	4. Ausência de déficit neurológico focalizado
	5. Ausência de lesões de distração doloridas

Utilidade Diagnóstica do Exame Clínico para Identificar Lesão da Coluna Cervical

Teste e Qualidade do Estudo	Descrição e Achados Positivos	População	Padrão de Referência	Sensibi-lidade	Especi-ficidade	+RP	−RP
Critérios de Baixo Risco NEXUS[11] ◆	Figura 3-18	34.069 pacientes que se apresentaram no pronto-socorro após trauma contuso e com radiografia da coluna cervical	Lesão da coluna cervical clinicamente importante demonstrada por radiografia, tomografia computadorizada (TC) ou ressonância magnética (RM)	0,99 (0,98, 1)	0,13 (0,13, 0,13)	1,14	0,08
Critérios de Baixo Risco NEXUS[12] ◆		320 pacientes idosos (65 anos ou mais) que se apresentaram no pronto-socorro após trauma contuso	Lesão da coluna cervical clinicamente importante demonstrada por tomografia computadorizada (TC)	0,66	0,60	1,65	0,57
Critérios de Baixo Risco NEXUS[13] ◆	Figura 3-18	8.924 pacientes adultos e alertas que se apresentaram no pronto-socorro após trauma contuso na cabeça/pescoço	Lesão da coluna cervical clinicamente importante definida como qualquer fratura, luxação ou instabilidade ligamentosa demonstrada por radiografia, TC e/ou por acompanhamento por telefone	0,93 (0,87, 0,96)	0,38 (0,37, 0,39)	1,50	0,18
Critérios de Baixo Risco NEXUS[10] ◆		7.438 pacientes adultos e alertas que se apresentaram no pronto-socorro após trauma contuso na cabeça/pescoço		0,91 (0,85, 0,94)	0,37 (0,36, 0,38)	1,44	0,24
Regra Canadense de Coluna Cervical[10] ◆				0,99 (0,96, 1)	0,45 (0,44, 0,46)	1,80	0,02
Regra Canadense de Coluna Cervical[9] ◆	Figura 3-18	8.924 pacientes adultos e alertas que se apresentaram no pronto-socorro após trauma contuso na cabeça/pescoço		1 (0,98, 1)	0,43 (0,40, 0,44)	1,75	0
Regra Canadense de Coluna Cervical[14] ●				1 (0,94, 1)	0,44 (0,43, 0,45)	1,79	0
Julgamento do médico[14] ●	Foi solicitado aos médicos que estimassem a probabilidade de o paciente ter uma lesão da coluna cervical clinicamente importante circulando um dos seguintes: 0%, 1%, 2%, 3%, 4%, 5%, 10%, 20%, 30%, 40%, 50%, 75% ou 100%	6.265 pacientes adultos e alertas que se apresentaram no pronto-socorro após trauma contuso na cabeça/pescoço	Lesão da coluna cervical clinicamente importante demonstrada por radiografia, TC e/ou por acompanhamento por telefone	0,92 (0,82, 0,96)	0,54 (0,53, 0,55)	2	0,15

3

Coluna Cervical

Utilidade Diagnóstica do Exame Clínico para Identificar Lesão da Coluna Cervical (*continuação*)

Teste e Qualidade do Estudo	Descrição e Achados Positivos	População	Padrão de Referência	Sensibilidade	Especificidade	+RP	−RP
Exame clínico[15]	História do paciente incluindo mecanismo da lesão e queixas subjetivas de dor cervical e/ou déficits neurológicos, seguida de exame físico de sensibilidade e palpação, anormalidades na palpação e déficits neurológicos	534 pacientes que consultaram um centro de traumatologia de nível 1 após trauma contuso na cabeça/pescoço	Fratura cervical via TC	0,77	0,55	1,70	0,42
	Entre o subconjunto de pacientes com Escore de Coma de Glasgow de 15 (isto é, alerta) que não estavam intoxicados e que não tinham lesão de distração			0,67	0,62	1,76	0,54

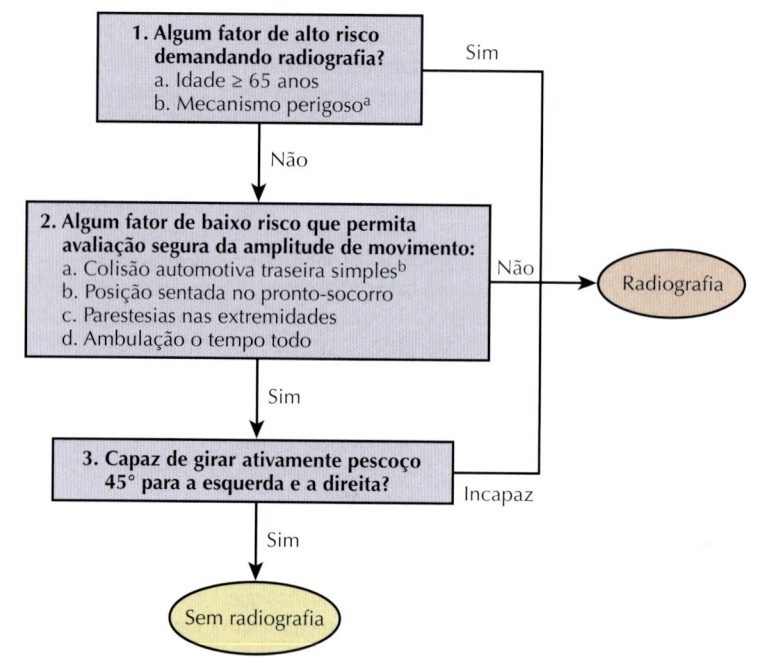

a Considera-se mecanismo perigoso a queda de uma altura de 1 metro ou mais ou de três a cinco degraus; uma carga axial sobre a cabeça (p. ex., mergulho); uma colisão automotiva em alta velocidade (> 100 km/h) ou com atropelamento ou ejeção.

b Uma colisão automotiva traseira simples exclui empurrão para o tráfego em sentido contrário, atropelamento por ônibus ou caminhão de grande porte, atropelamento ou colisão com veículo em alta velocidade.

Figura 3-18

Regra Canadense de Coluna Cervical. (De Stiel IG, Clement CM, McNight RD, et al. The Canadian C-Spine rule versus the NEXUS low-risk criteria in patients with trauma. *N Engl J Med.* 2003;349:2510-2518.)

Coluna Cervical 3

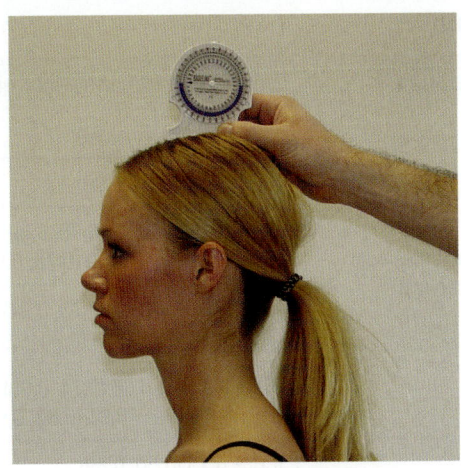

Posicionamento do inclinômetro
para medir flexão e extensão

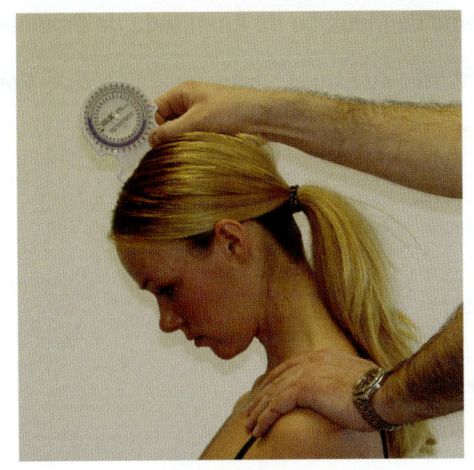

Medição de flexão

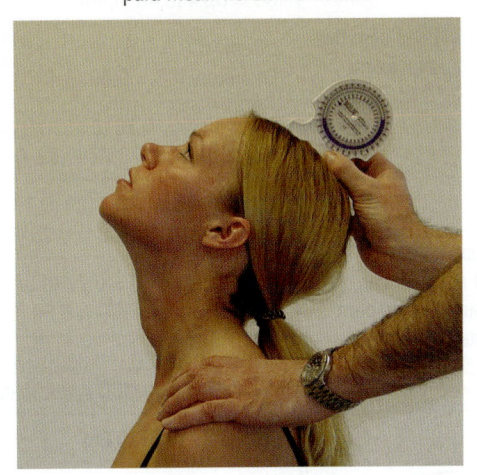

Medição de extensão

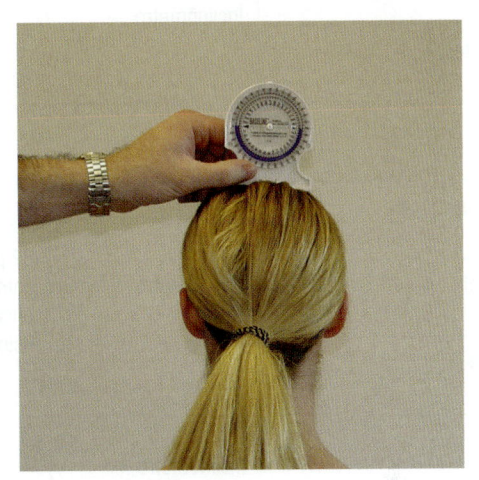

Posicionamento do inclinômetro
para medir inclinação lateral

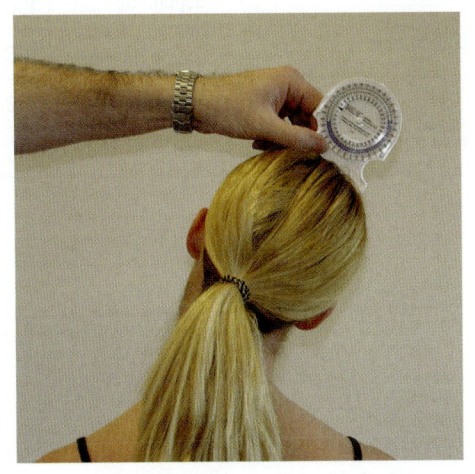

Medição de inclinação lateral à direita

Figura 3-19
Amplitude de movimento.

Confiabilidade da Medição de Amplitude de Movimento

Teste e Qualidade do Estudo	Instrumentação	População	Confiabilidade entre examinadores
Extensão[16] ◆	Inclinômetro	30 pacientes com dor cervical	ICC = 0,86 (0,73, 0,93)
Flexão[16] ◆			ICC = 0,78 (0,59, 0,89)
Rotação em flexão[16] ◆			(Direita) ICC = 0,78 (0,60, 0,89) (Esquerda) ICC = 0,89 (0,78, 0,95)
Inclinação lateral[16] ◆			(Direita) ICC = 0,87 (0,75, 0,94) (Esquerda) ICC= 0,85 (0,70, 0,92)
Rotação[16] ◆			(Direita) ICC = 0,86 (0,74, 0,93) (Esquerda) ICC = 0,91 (0,82, 0,96)
Flexão[6] ◆	Inclinômetro	22 pacientes com dor cervical mecânica	ICC = 0,75 (0,50, 0,89)
Extensão[6] ◆			ICC = 0,74 (0,48, 0,88)
Inclinação lateral[6] ◆			(Direita) ICC = 0,66 (0,33, 0,84) (Esquerda) ICC = 0,69 (0,40, 0,86)
Rotação[6] ◆	Goniômetro		(Direita) ICC = 0,78 (0,55, 0,90) (Esquerda) ICC = 0,77 (0,52, 0,90)
Flexão-extensão[17] ◆	Inclinômetro Digital	32 pacientes com dor cervical encaminhados para fisioterapia	Medida única ICC = 0,89 (0,77, 0,94) Média 2 medidas ICC = 0,95 (0,90, 0,98)
Flexão lateral[17] ◆			Medida única ICC = 0,77 (0,58, 0,88) Média 2 medidas ICC = 0,89 (0,77, 0,94)
Rotação[17] ◆			Medida única ICC = 0,88 (0,78, 0,94) Média 2 medidas ICC = 00,95 (0,90, 0,98)
Flexão[7] ◆	Inclinômetro	50 pacientes com suspeita de radiculopatia cervical ou síndrome do túnel do carpo	ICC = 0,79 (0,65, 0,88)
Extensão[7] ◆			ICC = 0,84 (0,70, 0,95)
Rotação à esquerda[7] ◆	Goniômetro		ICC = 0,75 (0,59, 0,85)
Rotação à direita[7] ◆			ICC = 0,63 (0,22, 0,82)
Inclinação à esquerda[7] ◆	Inclinômetro		ICC = 0,63 (0,40, 0,78)
Inclinação à direita[7] ◆			ICC = 0,68 (0,62, 0,87)

ICC = Coeficiente de correlação entre classes.

Confiabilidade da Medição de Amplitude de Movimento (*continuação*)

Teste e Qualidade do Estudo	Instrumentação	População	Confiabilidade entre examinadores
Flexão[18] ●	Instrumento para amplitude de movimento cervical (CROM)	60 pacientes com dor cervical	ICC = 0,58
Extensão[18] ●			ICC = 0,97
Inclinação lateral à direita[18] ●			ICC = 0,96
Inclinação lateral à esquerda[18] ●			ICC = 0,94
Rotação à direita[18] ●			ICC = 0,96
Rotação à esquerda[18] ●			ICC = 0,98
Protração[18] ●			ICC = 0,49
Retração[18] ●			ICC = 0,35
Flexão-extensão[19] ●	Inclinômetro e CROM	30 indivíduos assintomáticos	ICC inclinômetro = 0,84 ICC CROM = 0,88
Inclinação lateral[19] ●			ICC inclinômetro = 0,82 ICC CROM = 0,84
Rotação[19] ●			ICC inclinômetro = 0,81 ICC CROM = 0,92
Flexão[20] ●	CROM, goniômetro universal e estimativa visual	60 pacientes nos quais a avaliação do teste de CROM seria apropriada durante a avaliação da fisioterapia	ICC CROM = 0,86 ICC goniômetro = 0,57 ICC estimativa visual = 0,42
Extensão[20] ●			ICC CROM = 0,86 ICC goniômetro = 0,79 ICC estimativa visual = 0,42
Inclinação lateral à esquerda[20] ●			ICC CROM = 0,73 ICC goniômetro = 0,79 ICC estimativa visual = 0,63
Inclinação lateral à direita[20] ●			ICC CROM = 0,73 ICC goniômetro = 0,79 ICC estimativa visual = 0,63
Rotação à esquerda[20] ●			ICC CROM = 0,82 ICC goniômetro = 0,54 ICC estimativa visual = 0,70
Rotação à direita[20] ●			ICC CROM = 0,92 ICC goniômetro = 0,62 ICC estimativa visual = 0,82
Identificar capacidade de girar ativamente o pescoço 45 graus à esquerda e à direita[9] ◆	Detalhes não fornecidos	8.924 pacientes adultos que se apresentaram no pronto-socorro após trauma contuso na cabeça/pescoço e Escore de Trauma de Glasgow de 15	$\kappa = 0,67$
Identificar capacidade de flexionar ativamente o pescoço[9] ◆			$\kappa = 0,63$

3

Coluna Cervical

Confiabilidade das Respostas de Dor durante Amplitude de Movimento Fisiológico Ativo

Teste e Qualidade do Estudo	Descrição e Achados Positivos	População	Confiabilidade entre examinadores
Extensão[16] ◆	Respostas ao sintoma registradas como "sem efeito", "aumenta os sintomas", "reduz os sintomas", "centraliza os sintomas" ou "descentraliza os sintomas para a periferia"	30 pacientes com dor cervical	$\kappa = 0,65$ (0,54, 0,76)
Flexão[16] ◆			$\kappa = 0,87$ (0,81, 0,94)
Rotação em flexão[16] ◆			(Direita) $\kappa = 0,25$ (0,12, 0,39) (Esquerda) $\kappa = 0,69$ (0,59, 0,78)
Inclinação lateral[16] ◆			(Direita) $\kappa = 0,75$ (0,66, 0,84) (Esquerda) $\kappa = 0,28$ (0,15, 0,41)
Rotação[16] ◆			(Direita) $\kappa = 0,76$ (0,67, 0,84) (Esquerda) $\kappa = 0,74$ (0,64, 0,84)
Flexão[6] ◆	Os pacientes foram questionados sobre mudanças nos sintomas durante amplitude de movimento ativa (AROM). As respostas foram "sem mudança", "aumentou a dor" ou "reduziu a dor"	22 pacientes com dor cervical mecânica	$\kappa = 0,55$ (0,23, 0,87)
Extensão[6] ◆			$\kappa = 0,23$ (0,09, 0,37)
Inclinação lateral[6] ◆			(Direita) $\kappa = 0,81$ (0,57, 1) (Esquerda) $\kappa = 0$ (−0,22, 0,23)
Rotação[6] ◆			(Direita) $\kappa = 0,40$ (−0,07, 0,87) (Esquerda) $\kappa = 0,73$ (0,46, 1)
Flexão[6] ◆	O efeito de cada movimento na centralização (o movimento faz com que a dor e/ou parestesias se movam proximalmente) ou periferização dos sintomas (o movimento faz com que a dor e/ou parestesias se movam mais distalmente) foi gravado	22 pacientes com dor cervical mecânica	$\kappa = 1$ (1, 1)
Extensão[6] ◆			$\kappa = 0,44$ (0,17, 0,71)
Inclinação lateral[6] ◆			(Direita) $\kappa = -0,06$ (−0,15, 0,03) (Esquerda) $\kappa = 0,02$ (−0,25, 0,66)
Rotação[6] ◆			(Direita) $\kappa = -0,5$ (−0,15, 0,03) (Esquerda) $\kappa = -0,10$ (−0,21, 0)
Flexão[21] ◆	Paciente sentado com apoio nas costas. Ele é instruído a efetuar flexão total, com pressão aplicada pelo examinador. As respostas à dor são registradas em uma escala de classificação de dor numérica com 11 pontos (NPRS)	32 pacientes com dor cervical	$\kappa = 0,63$
Extensão[21] ◆			$\kappa = 0,71$
Rotação, direita[21] ◆			$\kappa = 0,70$
Rotação, esquerda[21] ◆			$\kappa = 0,66$
Inclinação lateral, direita[21] ◆			$\kappa = 0,65$
Inclinação lateral, esquerda[21] ◆			$\kappa = 0,45$
Flexão C0-C1[21] ◆	Paciente instruído para executar flexão/ extensão cervical significativa acenando com a cabeça. As respostas à dor são registradas em uma NPRS de 11 pontos		$\kappa = 0,36$
Extensão C0-C1[21] ◆			$\kappa = 0,56$
Flexão[22] ●	O paciente realiza AROM e a dor é determinada como presente ou ausente	24 pacientes com cefaleia	$\kappa = 0,53$ (0,17, 0,89)
Extensão[22] ●			$\kappa = 0,67$ (0,34, 0,99)
Rotação, direita[22] ●			$\kappa = 0,65$ (0,31, 0,99)
Rotação, esquerda[22] ●			$\kappa = 0,46$ (0,10, 0,79)

Utilidade Diagnóstica de Respostas de Dor durante Amplitude de Movimento Fisiológico Ativo

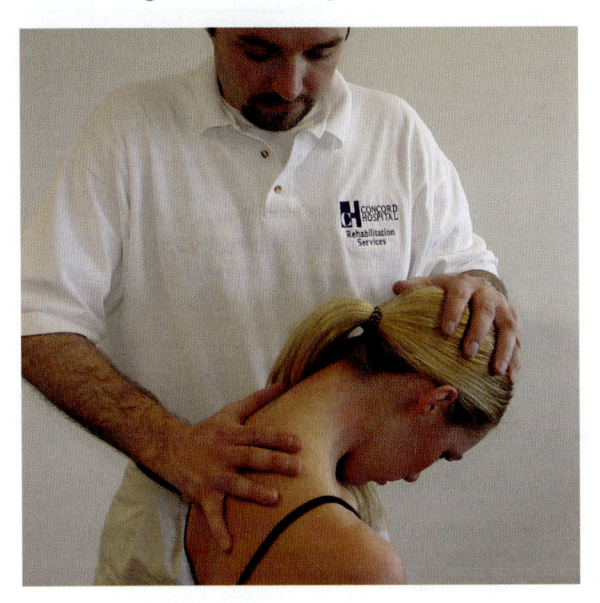

Verificação de flexão com pressão excessiva

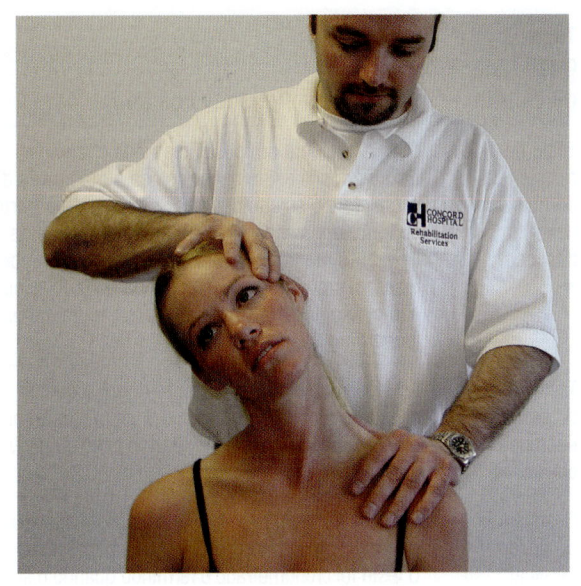

Verificação de inclinação lateral com pressão excessiva

Figura 3-20
Verificação de pressão excessiva.

Teste e Qualidade da Medida	Procedimento de Teste e Determinação de Achados Positivos	População	Padrão de Referência	Sensibi-lidade	Especi-ficidade	+RP	−RP
Flexão e extensão ativas do pescoço[23]	Flexão e extensão ativas realizadas nos extremos da amplitude. Positivo se o indivíduo relatar dor durante o procedimento	75 homens (22 com dor cervical)	Relatos de pacientes sobre dor cervical	0,27	0,90	2,70	0,81

Coluna Cervical 3

Confiabilidade da Verificação de Força e Resistência Cervical

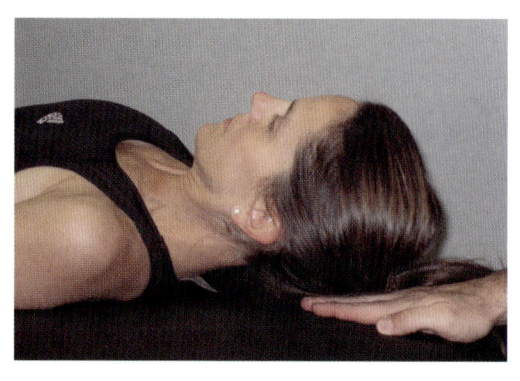

Figura 3-21
Resistência do flexor cervical.

Teste e Qualidade do Estudo	Descrição e Achados Positivos	População	Confiabilidade
Teste de resistência do músculo flexor do pescoço[24] ◆	Com o paciente em posição supina e joelhos flexionados, o examinador coloca a mão atrás do occipício e o sujeito flexiona suavemente a parte superior do pescoço e eleva a cabeça longe da mão enquanto mantém a flexão do pescoço superior. O teste foi cronometrado e terminou quando o indivíduo não conseguiu mais manter a posição da cabeça longe da mão do examinador	21 pacientes com dor cervical de postura	ICC = 0,93 (0,86, 0,97) entre examinadores
Teste de flexão do pescoço dobrando o queixo[6] ◆	Em posição supina, o paciente dobra o queixo e levanta a cabeça cerca de 2,5 cm. O teste foi cronometrado e terminou quando ocorreu desvio da posição do paciente	22 pacientes com dor cervical mecânica	ICC = 0,57 (0,14, 0,81) entre examinadores
Resistência do flexor cervical[25] ●	Em posição supina, joelhos flexionados e queixo retraído ao máximo, o indivíduo ergue ligeiramente a cabeça. O teste foi cronometrado e terminou quando o sujeito não conseguiu manter a retração máxima, flexionou o pescoço ou não pôde continuar	27 indivíduos assintomáticos	ICC = 0,74 (0,50, 0,81) entre examinadores Entre examinadores: Teste 1 ICC = 0,54 (0,31, 0,73) Teste 2 ICC = 0,66 (0,46, 0,81)
Resistência do flexor cervical[26] ●	Em posição supina, joelhos flexionados e queixo retraído ao máximo, o paciente ergue a cabeça aproximadamente 2,54 cm. O teste foi cronometrado e terminou quando o indivíduo não conseguiu manter a retração máxima	20 indivíduos assintomáticos	ICC = 0,82 – 0,91 entre examinadores ICC = 0,67 – 0,78 entre examinadores
		20 pacientes com dor cervical	ICC = 0,67 entre examinadores
Teste de flexão craniocervical[27] ●	Em posição supina e com unidade de biofeedback de pressão colocada na região suboccipital, o paciente executa uma ação suave de flexão craniocervical de aceitar com a cabeça durante cinco estágios incrementais de 10 segundos em amplitude crescente (22, 24, 26, 28 e 30 mmHg). O desempenho foi medido pelo nível mais alto de pressão que o sujeito conseguiu manter por 10 segundos	10 indivíduos assintomáticos	κ = 0,72 entre examinadores
Resistência do flexor cervical[28] ●	Em posição supina e com joelhos flexionados, o paciente mantém a língua no teto da boca e respira normalmente. A seguir levanta a cabeça da mesa e a mantém assim o maior tempo possível com o pescoço em posição neutra. O teste foi cronometrado e terminou quando a cabeça se moveu mais de 5 graus para frente ou para trás	30 pacientes com doenças associadas a lesão tipo *whiplash* grau II	ICC = 0,96 entre examinadores

Confiabilidade da Avaliação do Movimento Intervertebral Passivo Limitado

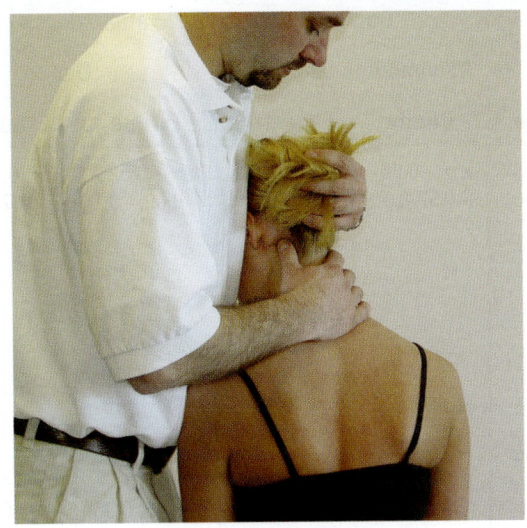

Verificando rotação de C1-C2

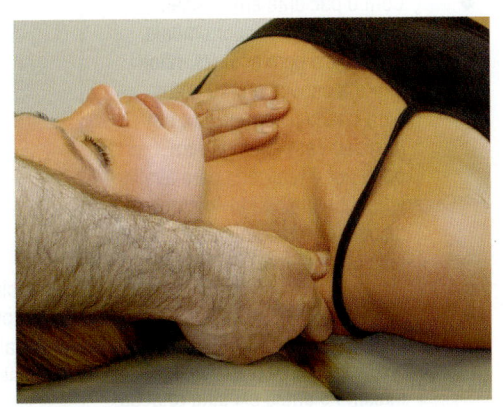

Verificando rigidez da 1ª costela

Coluna Cervical 3

Figura 3-22
Avaliação de movimento intervertebral passivo limitado.

Teste e Qualidade do Estudo	Descrição e Achados Positivos	População	Confiabilidade entre Examinadores
Rotação de C1-C2[29] ◆	Com o paciente sentado, C2 é estabilizada enquanto C1 é girada sobre C2 até o término da amplitude de movimento passiva. Positivo se a diminuição da rotação for observada em um lado em comparação com o lado contralateral	61 pacientes com problemas cervicais não específicos	$\kappa = 0,28$
Flexão lateral de C2-C3[29] ◆	Com o paciente sentado, C2 é estabilizada enquanto C1 é girada sobre C2 até o término da amplitude de movimento passiva. Repete-se o procedimento na direção contralateral. Positivo se a flexão lateral de um lado fica reduzida em comparação com o lado contralateral		$\kappa = 0,43$
Flexão e extensão[29] ◆	Com o paciente deitado de lado, o examinador estabiliza o pescoço do paciente com uma das mãos enquanto apalpa o movimento em C7-T1 com a outra. Positivo se a flexão e a extensão se mostram "rígidas" em comparação com as vértebras superior e inferior		$\kappa = 0,36$
1ª costela[29] ◆	Com o paciente em posição supina, a coluna cervical é girada em direção ao lado que está sendo testado. A primeira costela é pressionada em direção ventral e caudal. Positivo se a costela ficar mais "rígida" do que o lado contralateral		$\kappa = 0,35$
Identificação de segmento hipomóvel[30] ◆	Com o paciente sentado, o examinador apalpa o movimento intervertebral fisiológico passivo em cada vértebra cervical em rotação e flexão lateral e determina o segmento mais hipomóvel	Três pacientes assintomáticos com fusões congênitas de nível único na coluna cervical (duas em C2-C3 e uma em C5-C6)	$\kappa = 0,68$

Confiabilidade da Avaliação do Movimento Intervertebral Passivo Limitado e Doloroso

Teste e Qualidade do Estudo	Descrição e Achados Positivos	População	Confiabilidade entre Examinadores			
			Movimentos Limitados		Dor	
			Direita	Esquerda	Direita	Esquerda
C0-C1[6] ◆	Com o paciente em posição supina, o examinador embala o occipício com as duas mãos e gira a cabeça em 30 graus para o lado a ser testado; um deslizamento anterior para posterior é realizado para avaliar a quantidade de movimento disponível em comparação com o lado contralateral	22 pacientes com dor cervical mecânica	$\kappa = -0,26$ (−0,57, 0,07)	$\kappa = 0,46$ (0,06, 0,86)	$\kappa = -0,52$ (−0,09, −0,14)	$\kappa = 0,08$ (−0,37, 0,54)
C1-C2[6] ◆	Com o paciente em posição supina, o examinador flexiona passivamente o pescoço ao máximo e então executa rotação cervical passiva para um lado e depois para o outro. Compara-se a quantidade de movimento de cada lado e, se um lado apresentar menos movimento, ele será considerado "hipomóvel"		$\kappa = 0,72$ (0,43, 0,91)	$\kappa = 0,74$ (0,40, 1)	$\kappa = 0,15$ (−0,05, 0,36)	$\kappa = -0,16$ (−0,56, 0,22)
C0-C1[21] ◆	Com o paciente em posição supina, realiza-se uma flexão passiva. O movimento é classificado como "limitado" ou "não limitado" e a resposta de dor do paciente é avaliada em uma escala de classificação numérica de dor (NPR) de 11 pontos	32 pacientes com dor cervical	$\kappa = 0,29$	Não Informado	ICC = 0,73	Não informado
C1-C2[21] ◆	Com paciente em posição supina, realiza-se a rotação, que é classificada como "limitada" ou "não limitada". A resposta de dor do paciente é avaliada em uma escala NPR de 11 pontos		$\kappa = 0,20$	$\kappa = 0,37$	ICC = 0,56	ICC = 0,35
C2-C3[21] ◆	Com o paciente em posição supina, fixação do segmento inferior com inclinação lateral para a direita e para a esquerda. Movimento é classificado como "limitado" ou "não limitado" e a resposta de dor do paciente avaliada em escala NPR de 11 pontos		$\kappa = 0,34$	$\kappa = 0,63$	ICC = 0,50	ICC = 0,78
C3-C4[21] ◆			$\kappa = 0,20$	$\kappa = 0,26$	ICC = 0,62	ICC = 0,75
C4-C5[21V]			$\kappa = 0,16$	$\kappa = -0,09$	ICC = 0,62	ICC = 0,55
C5-C6[21] ◆			$\kappa = 0,17$	$\kappa = 0,09$	ICC = 0,66	ICC = 0,65
C6-C7[21] ◆			$\kappa = 0,34$	$\kappa = 0,03$	ICC = 0,59	ICC = 0,22
C7-T1[21] ◆			$\kappa = 0,08$	$\kappa = 0,14$	ICC = 0,45	ICC = 0,34
T1-T2[21] ◆			$\kappa = 0,33$	$\kappa = 0,46$	ICC = 0,80	ICC = 0,54

Confiabilidade da Avaliação do Movimento Intervertebral Passivo Limitado e Doloroso

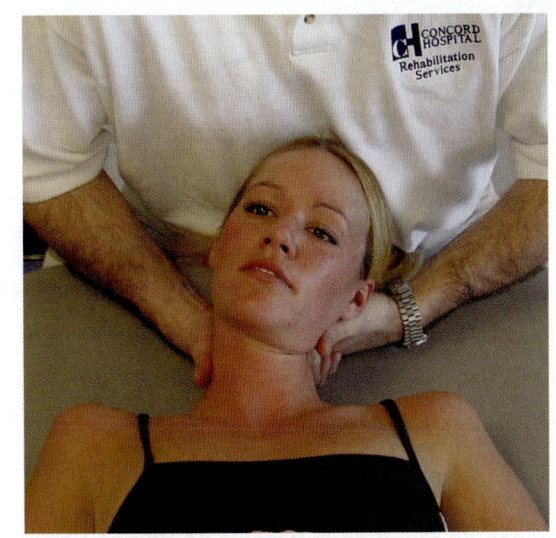

Verificando inclinação lateral de C5-C6

Figura 3-23
Avaliação do movimento intervertebral passivo limitado e doloroso.

Teste e Qualidade do Estudo	Descrição e Achados Positivos	População	Confiabilidade entre Examinadores	
			Movimentos Limitados	**Dor**
C2[6] ◆	Teste de elasticidade posterior para anterior centralmente sobre o processo espinhoso da vértebra. A mobilidade é julgada como "normal", "hipomóvel" ou "hipermóvel" e como "dolorida" ou "indolor"	22 pacientes com dor cervical mecânica	$\kappa = 0,01$ (−0,35, 0,38)	$\kappa = 0,13$ (−0,04, 0,31)
C3[6] ◆			$\kappa = 0,10$ (−0,25, 0,44)	$\kappa = 0,13$ (−0,21, 0,47)
C4[6] ◆			$\kappa = 0,10$ (−0,22, 0,40)	$\kappa = 0,27$ (−0,12, 0,67)
C5[6] ◆			$\kappa = 0,10$ (−0,15, 0,35)	$\kappa = 0,12$ (−0,09, 0,42)
C6[6] ◆			$\kappa = 0,01$ (−0,21, 0,24)	$\kappa = 0,55$ (0,22, 0,88)
C7[6] ◆			$\kappa = 0,54$ (0,20, 0,88)	$\kappa = 0,90$ (0,72, 1)
Deslize lateral C0-C1[16] ◆	A mobilidade foi registrada como "normal" ou "hipomóvel" quando comparada com o lado contralateral. A reprodução da dor foi registrada como "dor" ou "sem dor"	30 pacientes com dor cervical	$\kappa = 0,81$ (0,72, 0,91)	$\kappa = 32$ (0,15, 0,49)
Inclinação lateral C0-C1[16] ◆			$\kappa = 0,35$ (0,08, 0,62)	$\kappa = 0,35$ (0,15, 0,55)
Rotação em flexão total C1-C2[16] ◆			$\kappa = 0,21$ (0,08, 0,34)	$\kappa = 0,36$ (0,24, 0,49)
Flexão lateral total C1-C2[16] ◆			$\kappa = 0,30$ (0,17, 0,43)	$\kappa = 0,61$ (0,50, 0,72)
Deslize lateral C2[16] ◆			$\kappa = 0,46$ (0,33, 0,59)	$\kappa = 0,42$ (0,28, 0,56)
Deslize lateral C3[16] ◆			$\kappa = 0,25$ (0,12, 0,38)	$\kappa = 0,29$ (0,16, 0,43)
Deslize lateral C4[16] ◆			$\kappa = 0,27$ (0,13, 0,40)	$\kappa = 0,65$ (0,54, 0,76)
Deslize lateral C5[16] ◆			$\kappa = 0,18$ (0,03, 0,33)	$\kappa = 0,55$ (0,43, 0,67)
Deslize lateral C6[16] ◆			$\kappa = -0,07$ (−0,34, 0,20)	$\kappa = 0,76$ (0,64, 0,87)

Confiabilidade da Avaliação da Mobilidade Passiva na Coluna Cervical Superior para Detectar Lesões de Ligamentos e de Membranas

Teste e Qualidade do Estudo	Descrição e Achados Positivos	População	Confiabilidade
Ligamento alar, direita[31] ●	O estiramento passivo do ligamento ou da membrana pelo examinador com o paciente sentado em uma cadeira é comparado com achados da RM. Positivo para o exame se avaliado subjetivamente como tendo movimento moderado ou amplamente aumentado pelo examinador. Positivo paraIRM quando mais de um terço da estrutura tiver demonstrado aumento daa intensidade de sinal	92 pacientes com transtornos associados a lesão tipo *whiplash* crônica e 30 indivíduos sadios	Entre examinadores $\kappa = 0,71$ (0,58, 0,83)
Ligamento alar, esquerda[31] ●			$\kappa = 0,69$ (0,57, 0,82)
Ligamento transverso[31] ●			$\kappa = 0,69$ (0,55, 0,83)
Ligamento tectorial[31] ●			$\kappa = 0,93$ (0,83, 1,03)
Membrana atlanto-ccipital[31] ●			$\kappa = 0,97$ (0,92, 1,03)

Utilidade Diagnóstica da Avaliação de Mobilidade Passiva na Coluna Cervical Superior para Detectar Lesões de Ligamentos e de Membranas

Teste e Qualidade do Estudo	Descrição e Achados Positivos	População	Padrão de Referência	Sensibilidade	Especificidade	+RP	−RP
Lig. alar, direita[31] ◆	O estiramento passivo do ligamento ou da membrana pelo examinador com o paciente sentado em uma cadeira é comparado com os achados da RM. Positivo para exame se classificado subjetivamente como tendo movimento moderado ou amplamente aumentado pelo examinador. Positivo para RM quando mais de um terço da estrutura tiver demonstrado aumento na intensidade de sinal	92 indivíduos com doença crônica associada a lesão tipo *whiplash* e 30 indivíduos saudáveis	RM	0,69 (0,56, 0,81)	1 (1, 1)	Não definido	0,31
Lig. alar, esquerda[31] ◆				0,72 (0,60, 0,84)	0,96 (0,91, 1)	18	0,29
Ligamento Transverso[31] ◆				0,65 (0,51, 0,79)	0,99 (0,96, 1,01)	65	0,35
Ligamento Tectorial[31] ◆				0,94 (0,82, 1,06)	0,99 (0,97, 1,01)	94	0,06
Membrana Atlanto-occipital[31] ◆				0,96 (0,87, 1,04)	1 (1, 1)	Não definido	0,04

Utilidade Diagnóstica da Avaliação do Movimento Intervertebral Passivo Limitado e Doloroso

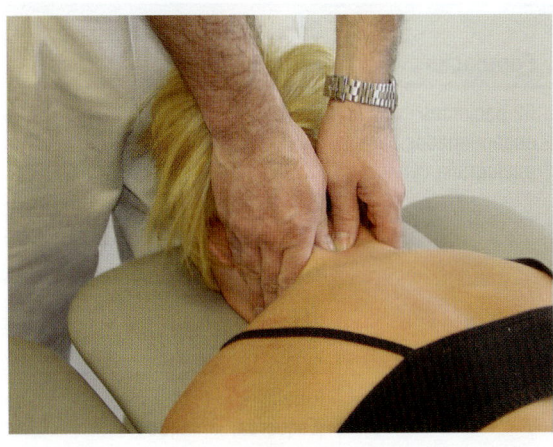

Deslizes centrais posteroanteriores na coluna cervical mediana

Figura 3-24

Avaliação do movimento intervertebral passivo limitado e doloroso.

Coluna Cervical **3**

Teste e Qualidade do Estudo	Descrição e Achados Positivos	População	Padrão de Referência	Sensibi-lidade	Especi-ficidade	+RP	−RP
Exame manual[32] ◆	Exame subjetivo, seguido de deslizes centrais, de posterior para anterior, e movimentos intervertebrais fisiológicos passivos de flexão, extensão, inclinação lateral e rotação. A disfunção articular é diagnosticada se o examinador concluir que a articulação demonstra extremidade anormal e qualidade anormal de resistência ao movimento e existe reprodução de dor	173 pacientes com dor cervical	Nível de dor zigapofisária via bloqueio neural diagnóstico controlado por radiologia	0,89 (0,82, 0,96)	0,47 (0,37, 0,57)	1,70 (1,20, 2,50)	0,23
Exame manual[33] ◆		20 pacientes com dor cervical		1 (0,81, 1)*	1 (0,51, 1)*	Não definido	0
Identificação de segmento hipomóvel[30] ●	Com o paciente sentado, o examinador apalpa o movimento intervertebral fisiológico passivo em cada vértebra cervical em rotação e flexão lateral e determina o segmento mais hipomóvel	Três pacientes assintomáticos com fusões congênitas de nível único na coluna cervical (duas em C2-C3 e uma em C5-C6)	Nível de fusão cervical congênita	0,98	0,74	3,77	0,03

*Os intervalos de confiança não foram relatados originalmente por Jull e colaboradores[33], mas foram calculados posteriormente e apresentados por King e colaboradores.[32]

Confiabilidade da Avaliação de Dor Mediante Palpação

Teste e Qualidade do Estudo		Descrição e Achados Positivos	População	Confiabilidade entre Examinadores
Processo espinhoso cervical superior[34]		Paciente em posição supina. Classificado como "insensível", "sensibilidade moderada" ou "sensibilidade acentuada"	52 pacientes encaminhados para mielografia cervical	$\kappa = 0,47$
Processo espinhoso cervical inferior[34]				$\kappa = 0,52$
Lado direito do pescoço[34]				$\kappa = 0,24$
Área supraescapular[34]				(Direita) $\kappa = 0,42$ (Esquerda) $\kappa = 0,44$
Área escapular[34]				(Direita) $\kappa = 0,34$ (Esquerda) $\kappa = 0,56$
Pressão da articulação zigapofisária[22]	Cervical alta	Método de classificação para alta, média e baixa não descrito	24 pacientes com cefaleia	$\kappa = 0,14 \, (-0,12, 0,39)$
	Cervical média			$\kappa = 0,37 \, (0,12, 0,85)$
	Cervical baixa			$\kappa = 0,31 \, (0,28, 0,90)$
Occipício[22]		Sem detalhes		(Direita) $\kappa = 0 \, (-1, 0,77)$ (Esquerda) $\kappa = 0,16 \, (-0,31, 0,61)$
Processo mastoide[22]				$\kappa = 0,77 \, (0,34, 1)$
Músculo esterno-cleidomastoide[22]	Inserção	Inserção do m. esterno-cleidomastoideo no occipício (nervo occipital menor)		(Direita) $\kappa = 0,68 \, (0,29, 1)$ (Esquerda) $\kappa = 0,35 \, (-0,17, 0,86)$
	Anterior	Anterior à margem do m. esternocleidomastoide		(Direita) $\kappa = 0,68 \, (0,29, I)$ (Esquerda) $\kappa = 0,35 \, (0,17, 0,86)$
	Médio	Na margem do músculo esternocleidomastoide		(Direita) $\kappa = 0,52 \, (0,12, 0,92)$ Esquerda) $\kappa = 0,42 \, (0,01, 0,82)$
	Posterior	Posterior à margem do m. esternocleidomastoide		(Direita) $\kappa = 0,60 \, (0,19, 1)$ (Esquerda) $\kappa = 0,87 \, (0,62, 1)$
Sensibilidade cervical linha média[9] ◆		Detalhes não fornecidos	8.924 pacientes adultos que se apresentaram no pronto-socorro após trauma contuso na cabeça/pescoço e Escore de Coma de Glasgow de 15	$\kappa = 0,78$
Sensibilidade cervical posterolateral[9] ◆				$\kappa = 0,32$
Sensibilidade máxima na linha média[9] ◆				$\kappa = 0,72$

Confiabilidade da Avaliação de Dor com Palpação com e sem História do Paciente

Teste e Qualidade do Estudo	Descrição e Achados Positivos	População	Confiabilidade entre Examinadores	
			Sem Conhecimento da História	Com Conhecimento da História
Processos espinhosos C2-C3[35] ◆	Detalhes não fornecidos	100 pacientes com problemas no pescoço e/ou ombro com ou sem dor irradiante	$\kappa = 0,60$	$\kappa = 0,49$
Processos espinhosos C4-C7[35] ◆			$\kappa = 0,42$	$\kappa = 0,50$
Processos espinhosos T1-T3[35] ◆			$\kappa = 0,55$	$\kappa = 0,79$
Articulações paraespinais C1-C3[35] ◆			$\kappa = 0,32$	$\kappa = 0,22$
Articulações paraespinais C4-C7[35] ◆			$\kappa = 0,34$	$\kappa = 0,55$
Articulações paraespinais T1-T3[35] ◆			$\kappa = 0,41$	$\kappa = 0,51$
Músculos do pescoço[35] ◆			$\kappa = 0,32$	$\kappa = 0,46$
Plexo braquial[35] ◆			$\kappa = 0,27$	$\kappa = 0,22$
Músculos paraespinais[35] ◆			$\kappa = -0,04$	$\kappa = 0,46$

Confiabilidade da Avaliação de Dor com Palpação em Pacientes com Cefaleia Cervicogênica

Teste e Qualidade do Estudo	Descrição e Achados Positivos	População	Confiabilidade entre Examinadores
Pilares articulares C0-C1[36] ◆	Paciente prono com pescoço em posição neutra. O examinador aplica pressão posteroanterior unilateral progressiva sobre os pilares articulares. Positivo se os sintomas de cefaleia do paciente se reproduzirem	60 pacientes com cefaleia cervicogênica com base nos critérios desenvolvidos pela International Headache Society	$\kappa = 0,64$ (0,40, 0,88)
Pilares articulares C1-C2[36] ◆			$\kappa = 0,71$ (0,51, 0,91)
Pilares articulares C2-C3[36] ◆			$\kappa = 0,70$ (0,52, 0,88)
Pilares articulares C3-C4[36] ◆			$\kappa = 0,61$ (0,37, 0,85)

Utilidade Diagnóstica de Avaliação de Dor com Palpação

Teste e Qualidade da Medida	Procedimento do Teste e Determinação dos Achados Positivos	População	Padrão de Referência	Sensibilidade	Especificidade	+RP	−RP
Palpação sobre as articulações das facetas na coluna cervical[23] ●	As articulações foram palpadas 2 cm lateralmente ao processo espinhoso. Positivo se o paciente relatou dor com o procedimento	75 homens (22 com dor cervical)	Relatos de pacientes com dor cervical	0,82	0,79	3,90	0,23

3 Coluna Cervical

Confiabilidade da Avaliação da Postura

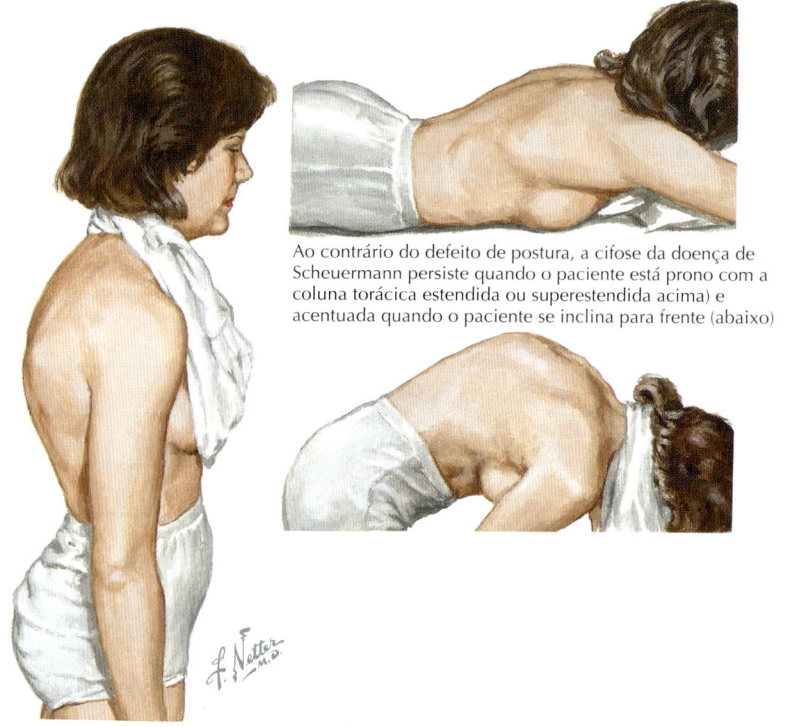

Ao contrário do defeito de postura, a cifose da doença de Scheuermann persiste quando o paciente está prono com a coluna torácica estendida ou superestendida acima) e acentuada quando o paciente se inclina para frente (abaixo)

No adolescente, a cifose torácica exagerada e a lordose lombar de compensação por causa da doença de Scheuermann podem ser confundidas com um defeito de postura

Figura 3-25
Cifose torácica.

Teste e Qualidade do Estudo	Descrição e Achados Positivos	População	Confiabilidade entre examinadores
Cabeça para frente[6] ◆	Respondido "sim" se o meato acústico externo estava desviado anteriormente (anterior à coluna lombar)		$\kappa = -0,10\ (-0,20,\ -0)$
Protração excessiva do ombro[6] ◆			$\kappa = 0,83\ (0,51,\ 1)$
Cifose excessiva C7-T2[6] ◆	Respondido "sim" se os acrômios do paciente estavam desviados anteriormente (anterior à coluna lombar)	22 pacientes com dor cervical mecânica	$\kappa = 0,79\ (0,51,\ 1)$
Cifose excessiva T3-5[6] ◆	Registrado como "normal" (sem desvio), "cifose excessiva" ou "cifose reduzida". *Cifose excessiva* foi definida como aumento na convexidade e *cifose reduzida* foi definida como nivelamento da convexidade da coluna torácica (em cada grupo de segmento)		$\kappa = 0,69\ (0,30,\ 1)$
Cifose reduzida[6] T3-5 ◆			$\kappa = 0,58\ (0,22,\ 0,95)$
Cifose excessiva T6-10[6] ◆			$\kappa = 0,90\ (0,74,\ 1)$
Cifose reduzida T6-10[6] ◆			$\kappa = 0,90\ (0,73,\ 1)$

Confiabilidade da Avaliação da Extensão Muscular

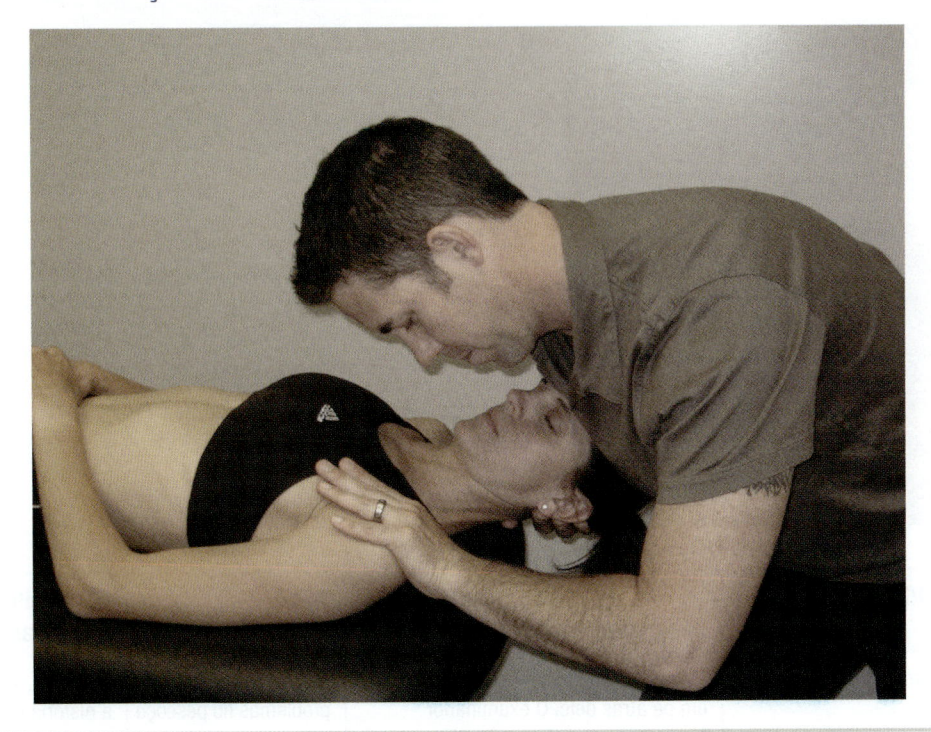

Figura 3-26
Avaliação de extensão muscular.

Teste e Qualidade do Estudo	Descrição e Achados Positivos	População	Confiabilidade Entre examinadores
Latíssimo do dorso[6] ◆			(Direita) κ = 0,80 (0,53, 10) (Esquerda) κ = 0,69 (0,30, 1)
Peitoral menor[6] ◆			(Direita) κ = 0,81 (0,57, 1) (Esquerda) κ = 0,71 (0,43, 1)
Peitoral maior[6] ◆			(Direita) κ = 0,90 (0,72, 1) (Esquerda) κ = 0,50 (0,01, 1)
Levantador da escápula[6] ◆	Cada músculo foi registrado como "normal" ou com "extensão restrita"	22 pacientes com dor cervical mecânica	(Direita) κ = 0,61 (0,26, 0,95) (Esquerda) = 0,54 (0,19, 0,90)
Trapézio superior[6] ◆			(Direita) κ = 0,79 (0,52, 1,0) (Esquerda) κ = 0,63 (0,31, 0,96)
Escalenos anterior e médio[6] ◆			(Direita) κ = 0,81 (0,57, 1) (Esquerda) κ = 0,62 (0,29, 0,96)
Suboccipitais[6] ◆			(Direita) κ = 0,63 (0,26, 1) (Esquerda) κ = 0,58 (0,15, 1)

Confiabilidade dos Testes de Spurling e de Compressão do Pescoço

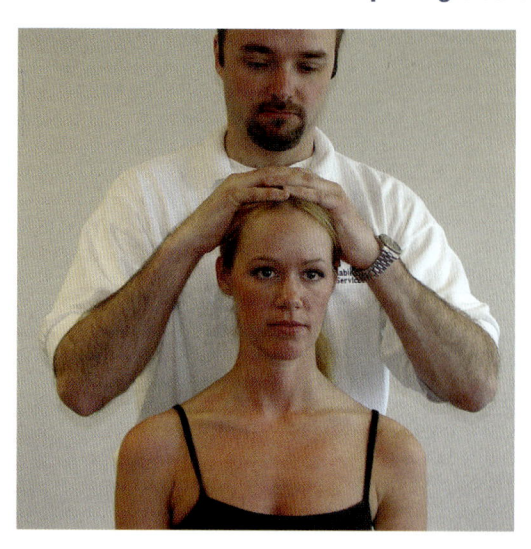

Figura 3-27
Teste de compressão cervical.

Teste e Qualidade do Estudo		Descrição e Achados Positivos	População	Confiabilidade entre Examinadores
Compressão direta[35] ◆		Paciente sentado com examinador em pé atrás dele. O examinador faz pressão na cabeça. Positivo se provocar dor	100 pacientes com problemas no pescoço e/ou ombro com ou sem dor irradiante	$\kappa = 0,34$, sem conhecer a história do paciente $\kappa = 0,44$, conhecendo a história do paciente
Compressão do pescoço com[34]: ●	Dor no ombro/ braço direito	Compressão cervical executada com o paciente sentado. O examinador gira e inclina passivamente a cabeça para o lado direito ou esquerdo. Aplica-se força de compressão de 7 kg. Presença e localização de dor, parestesia ou entorpecimento são registradas	52 pacientes encaminhados para mielografia cervical	(Direita) $\kappa = 0,61$ (Esquerda) Não disponível
	Dor no ombro/ braço esquerdo			(Direita) Não disponível (Esquerda) $\kappa = 0,40$
	Dor na mão/ antebraço direito			(Direita) $\kappa = 0,77$ (Esquerda) $\kappa = 0,54$
	Dor na mão/ antebraço esquerdo			(Direita) Não disponível (Esquerda) $\kappa = 0,62$
Teste A de Spurling[7] ◆		Paciente sentado com pescoço inclinado para o mesmo lado; aplicada pressão excessiva de 7 kg	50 pacientes com suspeita de radiculopatia cervical ou síndrome do túnel do carpo	$\kappa = 0,60\ (0,32, 0,87)$
Teste B de Spurling[7] ◆		Paciente sentado com extensão e inclinação lateral/rotação para o mesmo lado; aplicada pressão excessiva de 7 kg		$\kappa = 0,62\ (0,25, 0,99)$
Spurling para a direita[35] ◆		Compressão cervical executada com paciente sentado. O examinador gira e inclina passivamente a cabeça para a esquerda ou direita e aplica força de compressão de 7 kg. Presença e localização de dor, parestesia ou entorpecimento são registradas	100 pacientes com problemas no pescoço e/ou ombro com ou sem dor irradiante	$\kappa = 0,37$, sem conhecer a história do paciente $\kappa = 0,28$, conhecendo a história do paciente
Spurling para a esquerda[35] ◆				$\kappa = 0,37$, sem conhecer a história do paciente $\kappa = 0,46$, conhecendo a história do paciente

Utilidade Diagnóstica do Teste de Spurling

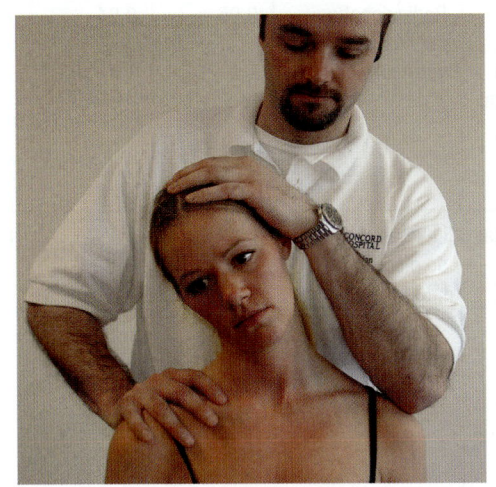

Teste A de Spurling

Teste B de Spurling

Figura 3-28
Teste de Spurling.

Teste e Qualidade do Estudo	Descrição e Achados Positivos	População	Padrão de Referência	Sensi-bilidade	Especi-ficidade	+RP	−RP
Teste A de Spurling[7] ◆	Paciente fica sentado. O pescoço é inclinado para o mesmo lado e 7 kg de pressão excessiva são aplicados (Fig. 3-28). Positivo se os sintomas forem reproduzidos	82 pacientes consecutivos encaminhados ao laboratório eletrofisiológico com diagnóstico suspeito de radiculopatia cervical ou síndrome do túnel do carpo	Radiculopatia cervical via eletromiografia com agulha e estudos de condução neural	0,50 (0,27, 0,73)	0,86 (0,77, 0,94)	3,50 (1,60 7,50)	0,58 (0,36 0,94)
Teste B de Spurling[7] ◆	Paciente sentado. Extensão e inclinação lateral/rotação para o mesmo lado e, em seguida, 7 kg de pressão excessiva são aplicados (Fig. 3-28). Positivo se os sintomas forem reproduzidos			0,50 (0,27, 0,73)	0,74 (0,63, 0,85)	1,90 (1, 3,60)	0,67 (0,42, 1,10)

continua

Utilidade Diagnóstica do Teste de Spurling (*continuação*)

Teste e Qualidade do Estudo	Descrição e Achados Positivos	População	Padrão de Referência	Sensibilidade	Especificidade	+RP	−RP
Teste de Spurling[37] ◆	O pescoço do paciente é estendido e girado para o lado suspeito envolvido antes da compressão axial. Positivo com dor radicular que irradia para a extremidade superior	257 pacientes com sintomas de radiculopatia cervical unilateral há pelo menos 4 semanas	Radiculopatia cervical via varredura por TC	0,95	0,94	15,80	0,05
Teste de Spurling[38] ◆	O pescoço do paciente é estendido e flexionado lateralmente em direção ao lado envolvido aplicando-se pressão axial descendente na cabeça. Positivo se a dor ou o formigamento radicular no membro superior forem reproduzidas ou agravadas	50 pacientes que se submeteram à neurocirurgia com dor no pescoço e no braço sugestiva de dor radicular	Leve prolapso do disco cervical lateral via RM	0,93 (0,84,1)	0,95 (0,86, 1)	18,60	0,07
Teste de Spurling[39] ◐	Paciente se inclina de lado e estende o pescoço e examinador aplica compressão. Positivo se a dor ou o formigamento que começam no ombro se irradiam distalmente para o cotovelo	255 pacientes consecutivos encaminhados ao fisiatra por causa de doenças neurais da extremidade superior	Radiculopatia cervical via verificação eletrodiagnóstica	0,30	0,93	4,29	0,75
Teste de Spurling[23] ◐	Extensão do pescoço com rotação e inclinação lateral para o mesmo lado. Positivo se paciente informa dor com o procedimento	75 homens (22 com dor cervical)	Relatos de pacientes de dor cervical	0,77	0,91	9,63	0,25

Confiabilidade dos Testes de Tração e Distração Cervical

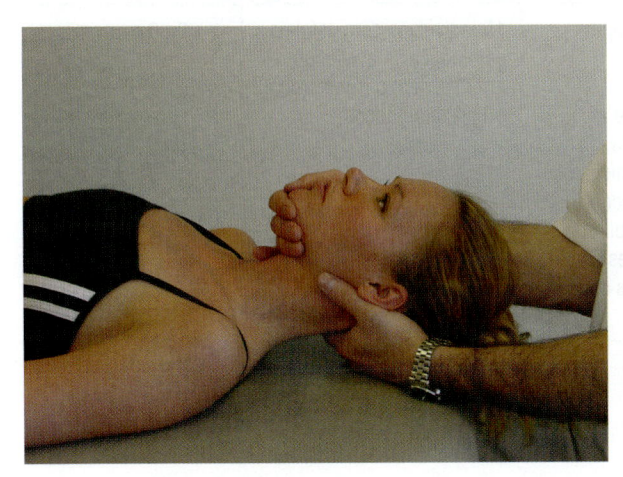

Teste de distração cervical

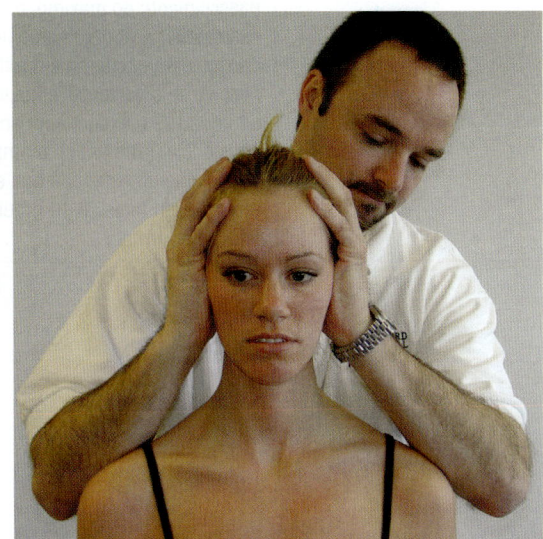

Teste de tração

Figura 3-29
Testes de tração e distração cervical.

Teste e Qualidade do Estudo	Descrição e Achados Positivos	População	Confiabilidade entre Examinadores
Tração manual axial[34]	Com o paciente em posição supina, o examinador aplica força de distração axial de 10-15 kg. Positivo se os sintomas radiculares diminuírem	52 pacientes encaminhados à mielografia cervical	$\kappa = 0{,}50$
Teste de distração cervical[7]	Com o paciente em posição supina, o examinador pega o paciente sob o queixo e o occipício enquanto flexiona ligeiramente o pescoço aplicando força de distração de 5 kg. Positivo se houver redução de sintomas	50 pacientes com suspeita de radiculopatia cervical ou síndrome do túnel do carpo	$\kappa = 0{,}88\ (0{,}64, 1)$
Tração[35]	Com o paciente sentado, o examinador fica em pé atrás dele e com as mãos sob cada maxilar e os polegares atrás da cabeça. Positivo de os sintomas diminuírem durante a tração	100 pacientes com problemas no pescoço e/ou ombro com ou sem dor irradiante	$\kappa = 0{,}56$, sem conhecer a história do paciente $\kappa = 0{,}41$, com conhecimento da história

Confiabilidade do Teste de Flexão-Rotação do Pescoço

Teste e Qualidade do Estudo	Descrição e Achados Positivos	População	Confiabilidade entre Examinadores
Teste de flexão-rotação do pescoço[40] ●	Com o paciente em posição supina e a coluna cervical flexionada passivamente ao máximo, o examinador gira passivamente a cabeça para esquerda e direita. Positivo se o paciente relata início da dor ou se o examinador encontrar resistência firme em uma amplitude de movimento estimada que está reduzida em mais de 10 graus dos 44 graus normais	15 indivíduos com cefaleia cervicogênica avaliados em dias sem o transtorno e 10 assintomáticos	$\kappa = 0{,}50$

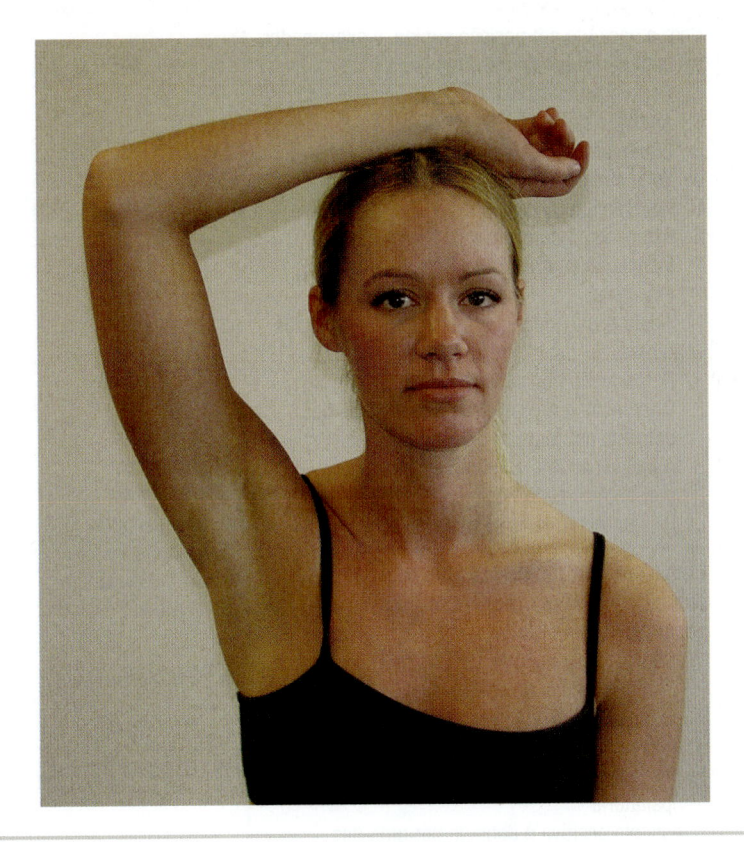

Figura 3-30
Teste de abdução do ombro.

Confiabilidade do Teste de Abdução do Ombro

Teste e Qualidade do Estudo	Descrição e Achados Positivos	População	Confiabilidade entre Examinadores
Teste de abdução do ombro[7] ◆	O paciente fica sentado e é instruído para colocar o braço sintomático sobre a cabeça. Positivo se sintomas se mostrarem reduzidos	50 pacientes com suspeita de radiculopatia cervical ou síndrome do túnel do carpo	κ = 0,20 (0, 0,59)
Teste de abdução do ombro[34] ●	O paciente fica sentado e é instruído para erguer o braço sintomático acima da cabeça. Positivo se sintomas se mostrarem reduzidos	52 pacientes encaminhados para mielografia cervical	(Direita) κ = 0,21 (Esquerda) κ = 0,40

Confiabilidade dos Testes de Tensão Neural

Teste e Qualidade do Estudo	Descrição e Achados Positivos	População	Confiabilidade entre Examinadores
Teste A de tensão de membro superior[7] ◆	Com o paciente em posição supina, o examinador executa os seguintes movimentos: 1. Depressão escapular 2. Abdução do ombro 3. Supinação do antebraço 4. Extensão do punho e dos dedos 5. Rotação lateral do ombro 6. Extensão do cotovelo 7. Inclinação lateral cervical contralateral/ ipsilateral Resposta positiva definida por qualquer uma das seguintes: 1. Reprodução dos sintomas do paciente 2. Diferenças entre os lados na extensão do cotovelo em mais de 10 graus 3. A inclinação lateral cervical contralateral aumenta os sintomas ou a inclinação lateral ipsilateral reduz os sintomas	50 pacientes com suspeita de radiculopatia cervical ou síndrome do túnel do carpo	$\kappa = 0,76$ (0,51, 1)
Teste B de tensão de membro superior[7] ◆	Com o paciente em posição supina e o ombro abduzido em 30 graus, o examinador executa os seguintes movimentos: 1. Depressão escapular 2. Rotação medial do ombro 3. Extensão total do cotovelo 4. Flexão do punho e dos dedos 5. Inclinação lateral cervical contralateral/ ipsilateral A resposta positiva é definida por uma das seguintes: 1. Reprodução dos sintomas do paciente 2. Diferenças entre os lados na flexão do punho em mais de 10 graus 3. A inclinação cervical contralateral aumenta os sintomas ou a inclinação lateral ipsilateral reduz os sintomas		$\kappa = 0,83$ (0,65, 1)
Teste do plexo braquial[34] ●	Com o paciente em posição supina, o examinador abduz o úmero até o limite do movimento sem dor e então acrescenta rotação lateral do braço e flexão do cotovelo. Se não for notada limitação de movimento, o úmero será abduzido em 90 graus. Registra-se o aparecimento dos sintomas	52 pacientes encaminhados para mielografia cervical	(Direita) $\kappa = 0,35$ Esquerda não calculada porque a prevalência de achados positivos foi inferior a 10%

Confiabilidade dos Testes de Tensão Neural

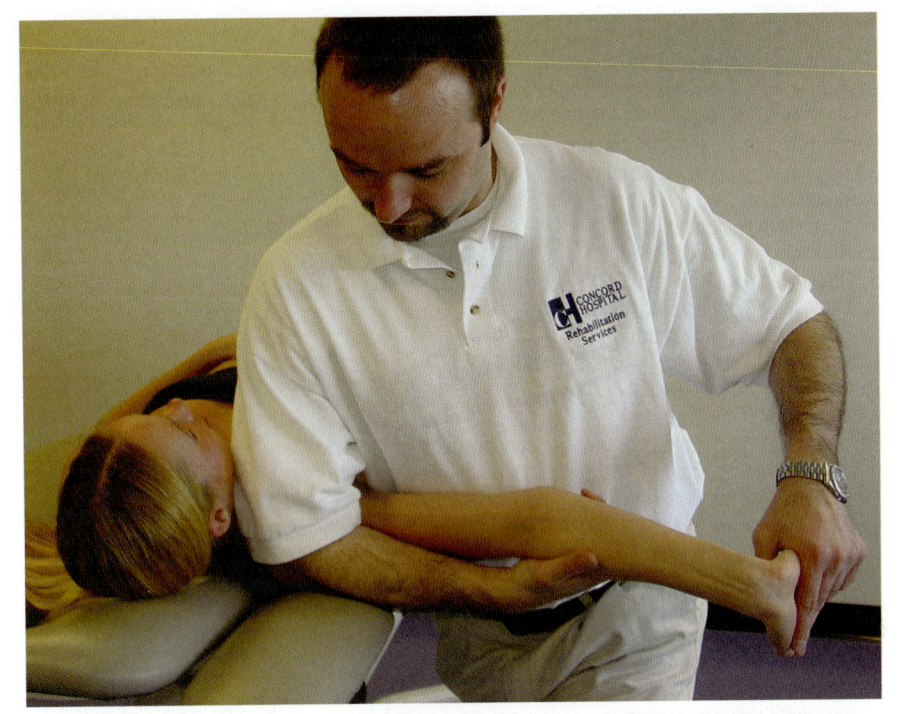

Teste A

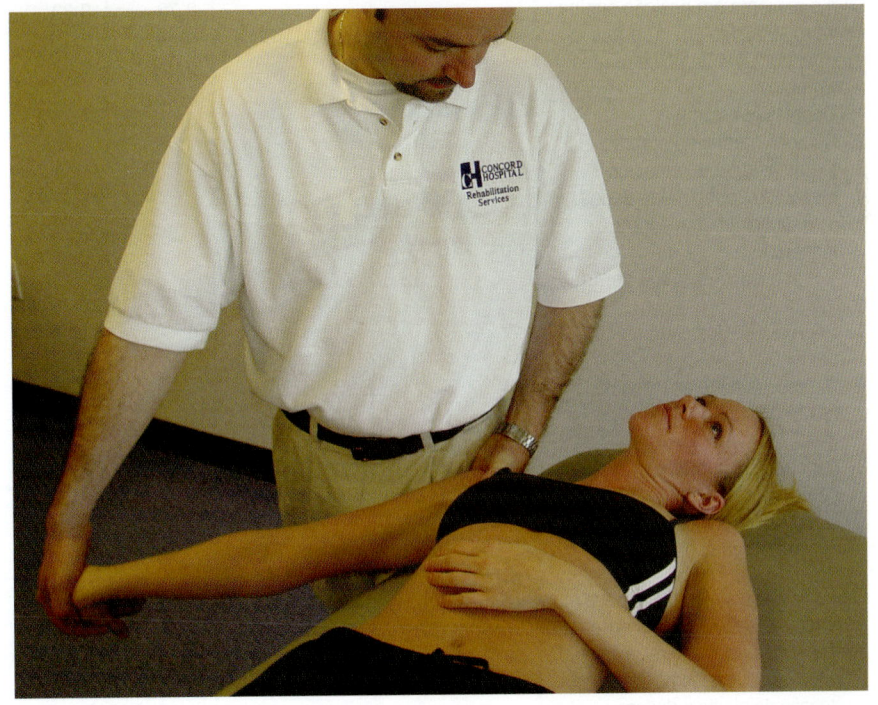

Teste B

Figura 3-31
Testes de tensão de membro superior.

Utilidade Diagnóstica dos Testes de Tensão Neural para Radiculopatia Cervical

Teste e Qualidade do Estudo	Descrição e Achados Positivos	População	Padrão de Referência	Sensibilidade	Especificidade	+RP	−RP
Teste A de tensão de membro superior[7] ●	Com o paciente em posição supina, o examinador executa os seguintes movimentos: 1. Depressão escapular 2. Abdução do ombro 3. Supinação do antebraço 4. Extensão do punho e dos dedos 5. Rotação lateral do ombro 6. Extensão do cotovelo 7. Inclinação lateral cervical contralateral e ipsilateral Resposta positiva definida por uma das seguintes: 1. Reprodução dos sintomas do paciente 2. Diferenças entre os lados na extensão do cotovelo em mais de 10 graus 3. A inclinação lateral cervical contralateral aumenta os sintomas ou a inclinação ipsilateral reduz os sintomas	82 pacientes consecutivos encaminhados ao laboratório eletrofisiológico com diagnóstico suspeito de radiculopatia cervical ou síndrome do túnel do carpo	Radiculopatia cervical via eletromiografia com agulha e estudos de condução neural	0,97 (0,90, 1)	0,22 (0,12, 0,33)	1,30 (1,10, 1,50)	0,12 (0,01, 1,90)
Teste B de tensão de membro superior[7] ●	Com o paciente em posição supina e ombro abduzido em 30 graus, o examinador executa os seguintes movimentos: 1. Depressão escapular 2. Rotação medial do ombro 3. Extensão total do cotovelo 4. Flexão do punho e dos dedos 5. Inclinação cervical contra e ipsilateral Resposta positiva definida por uma das seguintes: 1. Reprodução dos sintomas do paciente 2. Diferenças entre os lados na flexão do punho em mais de 10 graus 3. A inclinação lateral cervical contralateral aumenta os sintomas ou a inclinação lateral ipsilateral reduz os sintomas			0,72 (0,52, 0,93)	0,33 (0,21, 0,45)	1,1 (0,77, 1,5)	0,85 (0,37, 1,90)
Teste de tensão de membro superior[23] ●	Com o paciente sentado e o braço em extensão, abdução e rotação externa da articulação glenoumeral, extensão do cotovelo, supinação do antebraço e extensão de punho e dedos. Acrescenta-se flexão contralateral do pescoço. Positivo se o paciente relatarr dor com o procedimento	75 homens (22 com dor cervical)	Relatos de pacientes de dor cervical	0,77	0,94	12,83	0,25

Utilidade Diagnóstica do Teste de Sharp-Purser para Instabilidade Cervical

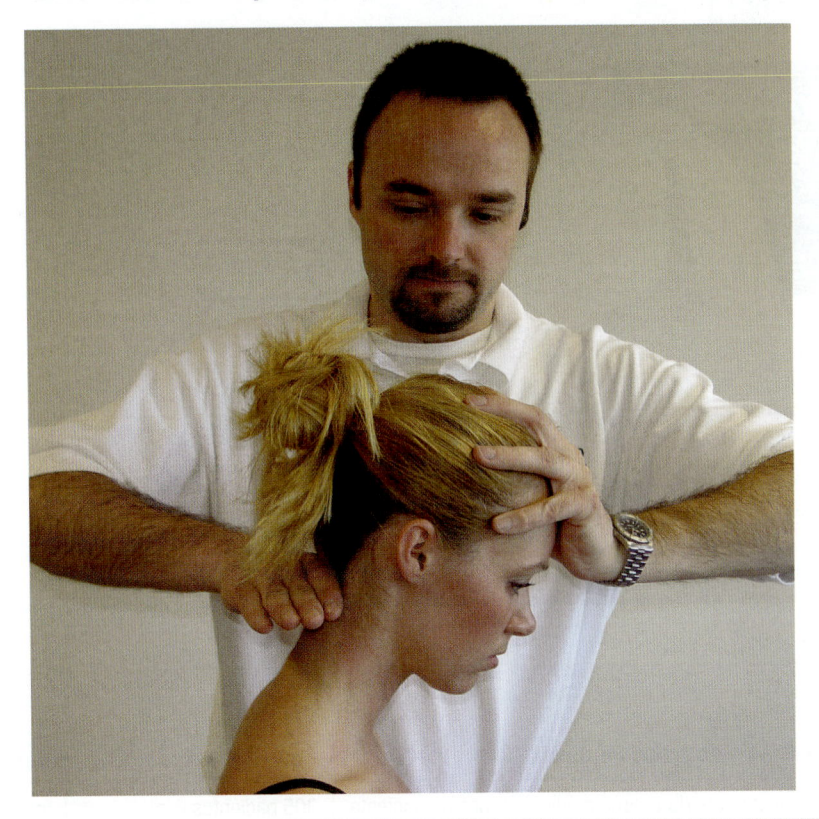

Figura 3-32
Teste de Sharp-Purser.

Teste e Qualidade do Estudo	Descrição e Achados Positivos	População	Padrão de Referência	Sensibilidade	Especificidade	+RP	−RP
Teste de Sharp-Purser[41]	O paciente senta-se em posição semi-flexionada. O examinador coloca a palma de uma das mãos na fronte do paciente e o dedo indicador da outra mão no processo espinhoso do áxis. Quando é aplicada pressão posterior através da fronte, um movimento deslizante da cabeça, posteriormente em relação ao áxis, indica teste positivo para instabilidade atlantoaxial	123 pacientes ambulatoriais consecutivos com artrite reumatoide	Radiografias de flexão total e de extensão lateral. Intervalos atlantodentais superiores a 3 mm são considerados anormais	0,69	0,96	17,25	0,32

Confiabilidade do Teste Arm Squeeze na Distinção entre Compressão da Raiz do Nervo Cervical e Dor no Ombro

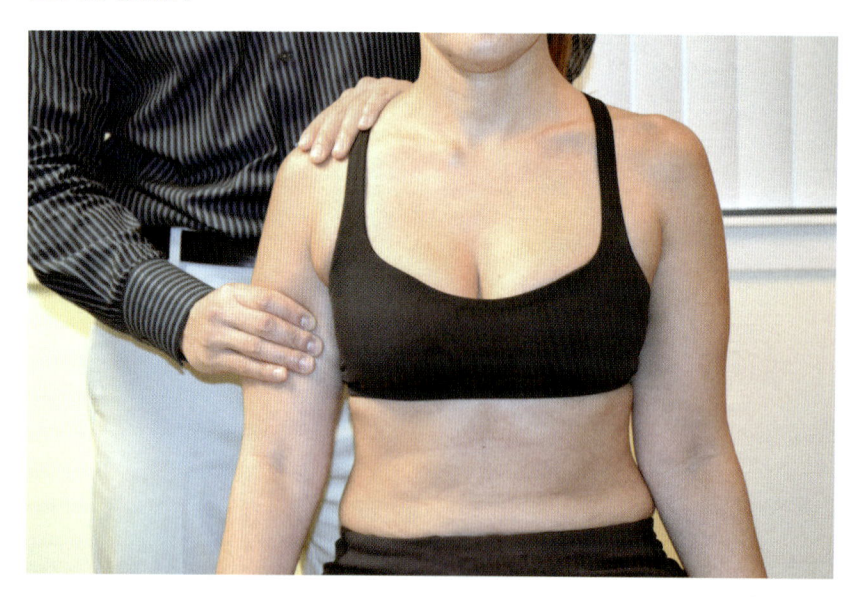

Figura 3-33
Teste Arm Squeeze.

Teste e Qualidade do Estudo	Descrição e Achados Positivos	População	Confiabilidade
Teste Arm Squeeze[42] ●	O examinador aperta o terço médio do braço do paciente com o polegar no tríceps e os dedos no bíceps com compressão moderada (5,9 a 8,1 kg). Positivo se o paciente informar 3 pontos ou mais na escala análoga visual (VAS) com pressão no terço médio do braço comparada com a articulação acromioclavicular e a área subacromial	305 pacientes com compressão da raiz do nervo cervical, 903 pacientes com laceração do manguito rotatório e 350 voluntários saudáveis	Intra Examinador $\kappa = 0{,}87$ (0,85, 0,89) Entre examinadores $\kappa = 0{,}81$ (0,79, 0,82)

Utilidade Diagnóstica do Teste Arm Squeeze na Distinção entre Compressão da Raiz do Nervo Cervical e Dor no Ombro

Teste e Qualidade do Estudo	Descrição e Achados Positivos	População	Padrão de Referência	Sensibi-lidade	Especi-ficidade	+RP	−RP
Teste Arm Squeeze[42] ◆	O examinador aperta o terço médio do braço do paciente com o polegar no tríceps e os dedos no bíceps com compressão moderada (5,9 a 8,1 kg). Positivo se o paciente informar 3 pontos ou mais na escala análoga visual (VAS) com pressão no terço médio do braço comparada com a articulação acromioclavicular e a área subacromial	305 pacientes com compressão da raiz do nervo cervical, 903 pacientes com laceração do manguito rotatório e 350 voluntários saudáveis	Diagnóstico de compressão da raiz do nervo cervical (C5-T1) com base no exame clínico, eletromiografia, radiografia e RM	0,96 (0,85, 0,99)	0,96 (0,86, 0,98)	24	0,4

Utilidade Diagnóstica da Compressão do Plexo Braquial para Compressão da Medula Cervical

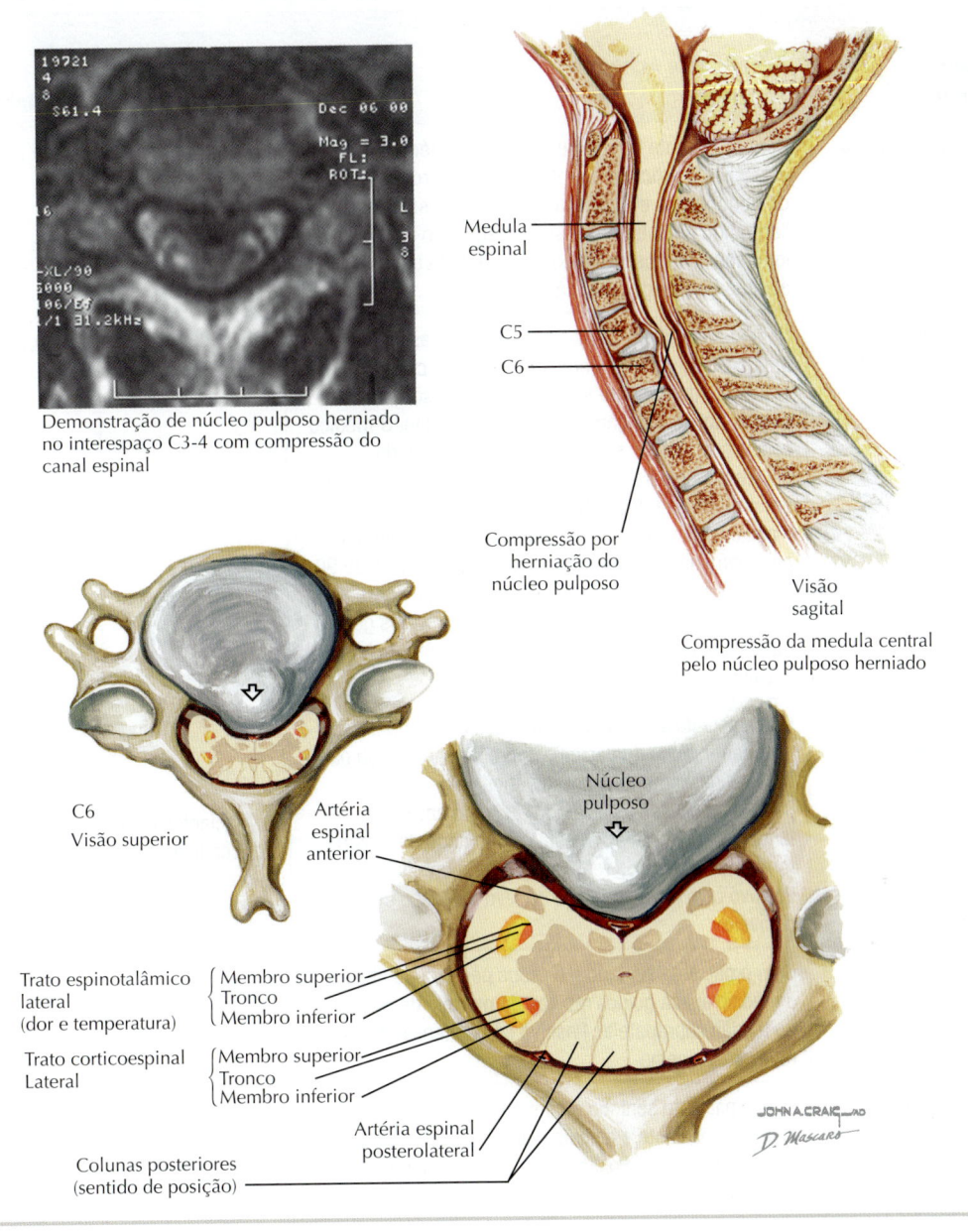

Demonstração de núcleo pulposo herniado no interespaço C3-4 com compressão do canal espinal

Medula espinal

C5
C6

Compressão por herniação do núcleo pulposo

Visão sagital

Compressão da medula central pelo núcleo pulposo herniado

C6
Visão superior

Artéria espinal anterior

Núcleo pulposo

Trato espinotalâmico lateral (dor e temperatura)
Membro superior
Tronco
Membro inferior

Trato corticoespinal Lateral
Membro superior
Tronco
Membro inferior

Artéria espinal posterolateral

Colunas posteriores (sentido de posição)

Coluna Cervical — 3

Figura 3-34
Herniação do disco cervical causando compressão da medula espinal.

Teste e Qualidade do Estudo	Descrição e Achados Positivos	População	Padrão de Referência	Sensibi-lidade	Especi-ficidade	+RP	–RP
Compressão do plexo braquial[43] ●	Compressão firme e aperto do plexo braquial com o polegar. Positivo somente quando a dor irradia para o ombro ou extremidade superior	65 pacientes submetidos à RM da coluna cervical por causa de dor irradiante	Compressão da medula cervical via RM	0,69	0,83	4,06	0,37

Confiabilidade dos Testes para Mielopatia Cervical

Teste e Qualidade do Estudo	Descrição e Achados Positivos	População	Confiabilidade
Sinal de Hoffmann[44] ◆	Com o paciente em pé ou sentado, o médico estabiliza a articulação interfalângica proximal do dedo médio e aplica um estímulo nesse dedo "agitando" a unha entre seu polegar e o dedo indicador em posição flexionada. Positivo com adução do polegar e flexão dos dedos		$\kappa = 0,76$ (0,56, 0,96)
Teste do reflexo do tendão profundo[44] ◆	No teste do tendão do bíceps, o paciente assume uma posição sentada enquanto o médico coloca o antebraço do paciente levemente supino sobre seu próprio antebraço, garantindo o relaxamento. O médico coloca seu polegar sobre o tendão do bíceps do paciente e golpeia seu polegar com golpes rápidos de um martelo de reflexo. No teste do tendão do tríceps, o paciente fica sentado e o seu cotovelo é flexionado passivamente via elevação do ombro para cerca de 90 graus. O médico então coloca o seu polegar sobre a parte distal do tendão do tríceps e aplica vários golpes rápidos do martelo de reflexo em seu próprio polegar. Positivo com hiper-reflexia		$\kappa = 0,73$ (0,50, 0,95)
Sinal invertido do supinador[44] ◆	Com paciente sentado, o médico coloca o antebraço levemente prono do paciente sobre seu antebraço para garantir relaxamento e aplica vários golpes rápidos perto do processo estiloide do rádio, no anexo do tendão braquiorradial. O teste é executado da mesma forma que o teste do reflexo do tendão braquiorradial. Positivo com flexão do dedo ou leve extensão do cotovelo	51 pacientes com dor cervical como queixa principal	$\kappa = 0,52$ (0,26, 0,78)
Teste do quadríceps suprapatelar[44] ◆	Com o paciente sentado e os seus pés fora do chão, o médico aplica golpes rápidos do martelo de reflexo no tendão suprapatelar. Positivo com extensão hiper-reflexiva do joelho		$\kappa = 0,68$ (0,46, 0,89)
Reflexo de retirada da mão[44] ◆	Com o paciente sentado ou em pé, o médico pega a palma do paciente e golpeia o dorso da sua mão com o martelo de reflexo. Positivo com resposta anormal dos flexores		$\kappa = 0,55$ (0,34, 0,82)
Sinal de Babinski[44] ◆	Com o paciente em posição supina, o médico apoia o pé do paciente em neutro e aplica estimulação na face plantar do pé (tipicamente da lateral para medial do calcanhar para o metatarso) com a extremidade cega do martelo de reflexo. Positivo com extensão do hálux e movimento de abanamento do segundo ao quinto dedo		$\kappa = 0,56$ (0,24, 0,89)
Clônus[44] ◆	Com o paciente sentado com os pés fora do chão, o médico aplica estiramento rápido no tendão do calcâneo (tendão de Aquiles) por meio de rápida dorsiflexão passiva do tornozelo. Positivo quando o tornozelo "bate" dentro e fora da dorsiflexão pelo menos três vezes		$\kappa = 0,66$ (0,03, 0,99)

Utilidade Diagnóstica dos Testes para Mielopatia Cervical

Teste e Qualidade do Estudo	Descrição e Achados Positivos	População	Padrão de Referência	Sensibilidade	Especificidade	+RP	−RP
Sinal de Hoffmann[44] ◆	Com o paciente em pé ou sentado, o médico estabiliza a articulação interfalângica proximal do dedo médio e aplica estímulo nesse dedo "golpeando" a unha entre o polegar e o dedo indicador em posição flexionada. Positivo com adução do polegar e flexão dos dedos			0,44 (0,28, 0,58)	0,75 (0,63, 0,86)	1,80 (0,80, 4,10)	0,70 (0,50, 1,10)
Teste do reflexo do tendão profundo[44] ◆	No teste do tendão do bíceps, o paciente assume posição sentada enquanto o médico coloca o antebraço levemente supino do paciente sobre seu próprio antebraço, garantindo o relaxamento. O médico coloca seu polegar sobre o tendão do bíceps do paciente e golpeia seu polegar com golpes rápidos de um martelo de reflexo. No teste do tendão do tríceps, o cotovelo do paciente sentado é flexionado passivamente via elevação do ombro cerca de 90 graus. O médico então coloca o seu polegar sobre a parte distal do tendão do tríceps e aplica vários golpes rápidos do martelo de reflexo em seu próprio polegar. Positivo com hiper-reflexia	51 pacientes com dor cervical como queixa principal	Mielopatia cervical via RM	0,44 (0,28, 0,59)	0,71 (0,59, 0,82)	1,50 (0,70, 3,40)	0,80 (0,50, 1,20)
Sinal invertido do supinador[44] ◆	Com o paciente sentado, o médico coloca o antebraço levemente prono do paciente sobre seu antebraço para garantir relaxamento e aplica vários golpes rápidos perto do processo estiloide do rádio, no anexo do tendão braquiorradial. O teste é realizado da mesma forma que um teste do reflexo do tendão braquiorradial. Positivo com flexão do dedo ou leve extensão do cotovelo			0,61 (0,44, 0,74)	0,78 (0,65, 0,88)	2,80 (1,20, 6,40)	0,50 (0,30, 0,90)
Teste do quadríceps suprapatelar[44] ◆	Com o paciente sentado e os pés fora do chão, o médico aplica golpes rápidos do martelo de reflexo no tendão suprapatelar. Positivo com extensão hiper-reflexiva do joelho			0,56 (0,39, 0,72)	0,33 (0,22, 0,46)	0,80 (0,50, 1,30)	1,30 (0,60, 2,80)

Coluna Cervical

3

Utilidade Diagnóstica dos Testes para Mielopatia Cervical (*continuação*)

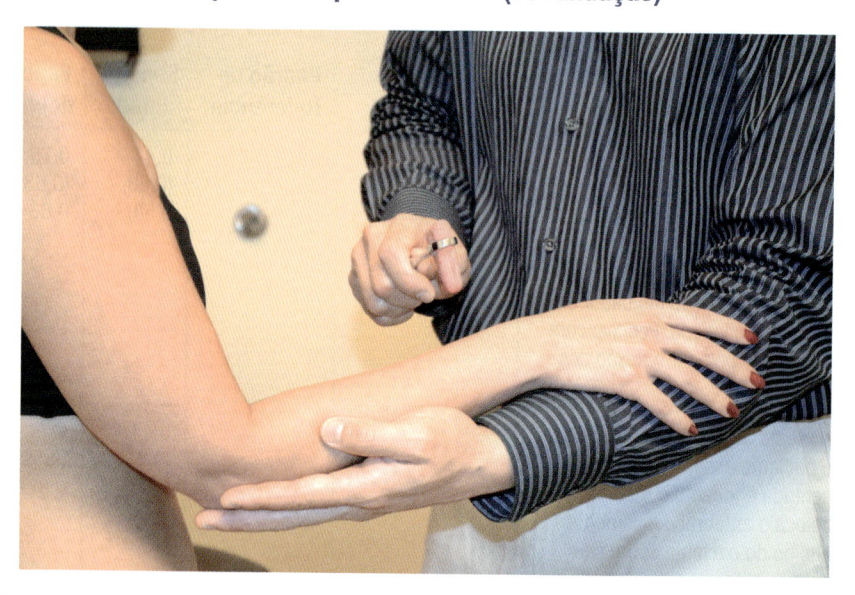

Figura 3-35
Sinal invertido do supinador.

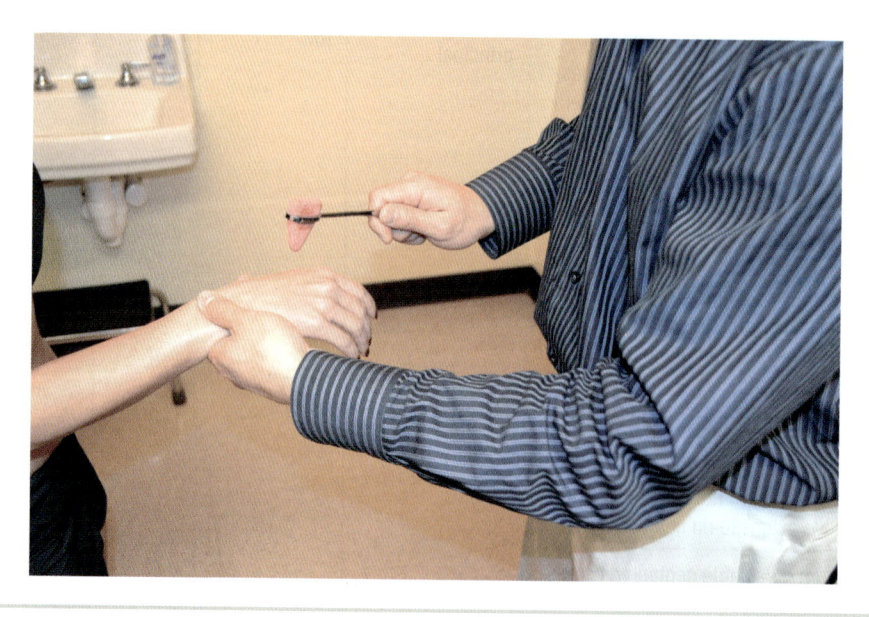

Figura 3-36
Reflexo de retirada da mão.

Utilidade Diagnóstica dos Testes para Mielopatia Cervical (*continuação*)

Teste e Qualidade do Estudo	Descrição e Achados Positivos	População	Padrão de Referência	Sensibilidade	Especificidade	+RP	−RP
Reflexo de retirada da mão[44] ◆	Com o paciente sentado ou em pé, o médico pega a palma do paciente e golpeia o dorso da sua mão com o martelo de reflexo. Positivo com resposta anormal dos flexores	82 pacientes consecutivos encaminhados com suspeita de radiculopatia cervical ou CTS	Exame eletrofisiológico	0,41 (0,25, 0,58)	0,63 (0,51, 0,75)	1,10 (0,50, 2,30)	0,90 (0,60, 1,50)
Sinal de Babinski[44] ◆	Com o paciente em posição supina, o médico apoia o pé do paciente em neutro e aplica estimulação na face plantar do pé (tipicamente de lateral para medial do calcanhar para o metatarso) com a extremidade cega do martelo de reflexo. Positivo com extensão do hálux e *fanning* do segundo ao quinto dedo			0,33 (0,19, 0,41)	0,92 (0,81, 0,98)	4 (1,10, 16,60)	0,70 (0,60, 0,90)
Clônus[44] ◆	Com o paciente sentado com os pés fora do chão, o médico aplica estiramento rápido no tendão do calcâneo via rápida dorsiflexão passiva do tornozelo. Positivo quando o tornozelo "bate" dentro e fora da dorsiflexão pelo menos três vezes			0,11 (0,30, 0,16)	0,96 (0,90, 0,99)	2,70 (0,40, 20,10)	0,90 (0,80, 1,10)

Coluna Cervical — 3

Utilidade Diagnóstica dos Grupos de Testes para Mielopatia Cervical

Cook e colaboradores[45] identificaram um grupo de itens de teste, ou uma combinação ótima de testes de exames clínicos, que pode ser útil para identificar pacientes com mielopatia cervical. Os cinco achados clínicos mencionados a seguir demonstraram a capacidade de descartar a mielopatia cervical, quando agrupados em um dos cinco achados positivos, e confirmar a doença, quando agrupados em três dos cinco achados positivos.

Teste e Qualidade do Estudo	Descrição e Achados Positivos	População	Padrão de Referência	Sensibilidade	Especificidade	+RP	−RP
Desvio de marcha + Teste de Hoffmann positivo + Sinal invertido do supinador + Teste de Babinski positivo + Idade superior a 45 anos ◆	Um de cinco testes positivos	249 pacientes consecutivos com queixa principal de dor cervical ou disfunção observada no centro de cirurgia da coluna da universidade	Diagnóstico de mielopatia cervical confirmado ou descartado via RM	0,94 (0,89, 0,97)	0,31 (0,27, 0,32)	1,40 (1,20, 1,40)	0,18 (0,12, 0,42)
	Três de cinco testes positivos			0,19 (0,15, 0,20)	0,99 (0,97, 0,99)	30,90 (5,50, 181,8)	0,81 (0,79, 0,87)

Utilidade Diagnóstica de Grupos de Testes para Radiculopatia Cervical

Wainner e colaboradores[7] identificaram um grupo de itens de teste, ou uma combinação ótima de testes de exame clínico, que pode determinar a probabilidade de um paciente se apresentar com radiculopatia cervical. As quatro variáveis prognosticadoras com mais probabilidade de identificar esses pacientes são: teste A de tensão de membro superior, teste A de Spurling, teste de distração e rotação cervical inferior a 60 graus no lado ipsilateral.

Teste e Qualidade do Estudo	Descrição e Achados Positivos	População	Padrão de Referência	Sensibilidade	Especificidade	+RP	−RP
Teste A de tensão de membro superior + Teste A de Spurling + Teste de distração + Rotação cervical inferior a 60 graus para o lado ipsilateral ◆	Todos os quatro testes positivos	82 pacientes consecutivos encaminhados ao laboratório eletrofisiológico com diagnóstico suspeito de radiculopatia cervical ou síndrome do túnel do carpo	Radiculopatia cervical via eletromiografia com agulha e estudos de condução nervosa	0,24 (0,05, 0,43)	0,99 (0,97, 1)	30,30 (1,70, 38,2)	Não informado
	Três testes positivos			0,39 (0,16, 0,61)	0,94 (0,88, 1)	6,10 (2, 18,6)	
	Dois testes positivos			0,39 (0,16, 0,61)	0,56 (0,43, 0,68)	0,88 (1,50, 2,50)	

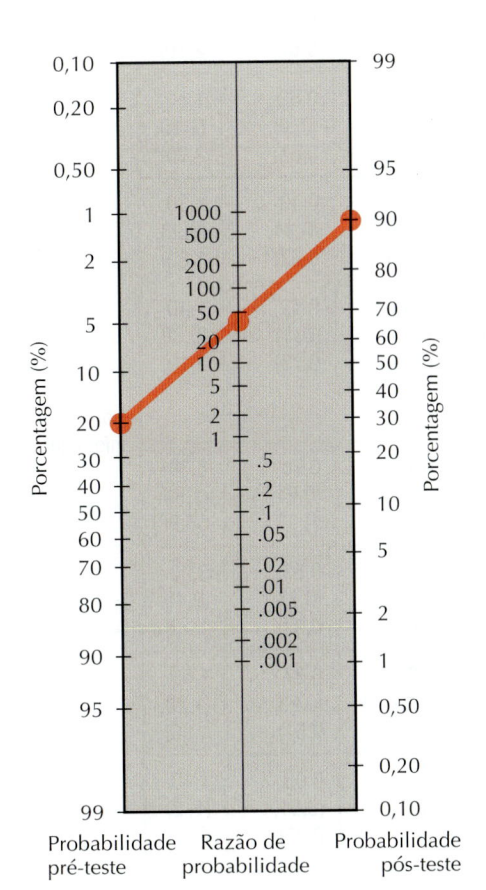

Figura 3-37

Nomograma de Fagan. Considerando-se a prevalência de 20% ou a probabilidade pré-teste de radiculopatia no estudo de Wainner e colaboradores, o nomograma demonstra os principais desvios de probabilidade que ocorrem quando todos os quatro testes do grupo são positivos (De Wainner RS, Fritz JM, Irrgang JJ, et al. Reliability and diagnostic accurary of the clinical examination and patient self-report measures for cervical radiculopathy. *Spine.* 2003;28:52-62). (Reproduzido com autorização de Fagan TJ. Letter: Nomogram for Bayes theorem. *N Engl J Med.* 1975;293:257. Copyright 2005, Massachusetts Medical Society. Todos os direitos reservados).

Regra de Prognóstico Clínico para Identificar Pacientes com Dor Cervical que Têm Probabilidade de se Beneficiar da Manipulação de Impulso Cervical

Puentedura e colaboradores[46] desenvolveram uma regra de prognóstico clínico para identificar pacientes com dor cervical e probabilidade de se beneficiarem da manipulação de impulso cervical. O resultado desse estudo demonstrou que com a presença de três ou mais dos quatro atributos (duração dos sintomas inferior a 38 dias, expectativa positiva de que a manipulação ajudará, diferença entre os lados na amplitude de movimento da rotação cervical de 10 graus ou mais e dor com a verificação elástica posteroanterior da porção média da coluna cervical), a +RP foi de 13,5 (IC 95%: 1,0, 328,3) e a probabilidade de se chegar a um resultado bem-sucedido aumentou de 39% para 90%.

Utilidade Diagnóstica de Fatores Únicos e Combinações de Fatores para Identificar um Resultado Clínico Positivo a Curto Prazo para Radiculopatia Cervical

Nós usamos o exame básico e as intervenções de fisioterapia recebidas para investigar prognosticadores para melhora a curto prazo de pacientes com radiculopatia cervical.[47] Os pacientes foram tratados a critério de seus fisioterapeutas com uma média de 6,4 consultas em uma média de 28 dias. Além de identificar os fatores isolados mais significativamente associados à melhora, usamos a regressão logística para identificar a combinação de fatores mais preditivos de melhora a curto prazo.

Teste e Qualidade do Estudo	Descrição e Achados Positivos	População	Padrão de Referência	Sensibilidade	Especificidade	+RP	−RP
Idade inferior a 54 anos[47] ◆	Relato do paciente			0,76 (0,64, 0,89)	0,52 (0,38, 0,67)	1,50 (1,20, 2,10)	
Braço dominante não afetado[47] ◆	Relato do paciente			0,74 0,62, 0,86)	0,52 (0,38, 0,67)	1,50 (1,10, 2,20)	
Olhar para baixo não piora os sintomas[47] ◆	Relato do paciente	96 pacientes encaminhados à fisioterapia com radiculopatia cervical definida como positiva em todos os quatro itens no grupo de itens do teste diagnóstico de Wainner (ver seção anterior sobre Utilidade Diagnóstica de Grupos de Testes para Radiculopatia Cervical)	Melhora na alta da fisioterapia como definido por superar a mínima alteração detectável em todas as medidas de resultado	0,68 (0,55, 0,81)	0,48 (0,34, 0,62)	1,30 (0,93, 1,80)	Não informado
Flexão cervical superior a 30 graus[47] ◆	Paciente sentado. Uso de inclinômetro após duas repetições de aquecimento			0,56 (0,42, 0,70)	0,59 (0,44, 0,73)	1,40 (0,89, 2,10)	
Idade inferior a 54 anos + Braço dominante não afetado + Olhar para baixo não piora sintomas + Oferta de tratamento multimodal incluindo terapia manual, tração cervical e reforço do músculo flexor profundo do pescoço para 50% ou mais de consultas[47] ◆	Todos os quatro testes positivos			0,18 (0,07, 0,29)	0,98 (0,94, 1)	8,30 (1,90, 63,90)	
	Três testes positivos			0,68 (0,55, 0,81	0,87 (0,77, 0,97)	5,20 (2,40, 11,30)	
	Dois testes positivos			0,94 (0,87, 1)	0,37 (0,23, 0,51)	1,50 (1,20, 1,90)	
	Qualquer um dos testes positivo			1 (1, 1)	0,08 (0,01, 0,20)	1,10 (1, 2)	

Utilidade Diagnóstica dos Achados Históricos e do Exame Físico para a Melhora Imediata com Manipulação Cervical

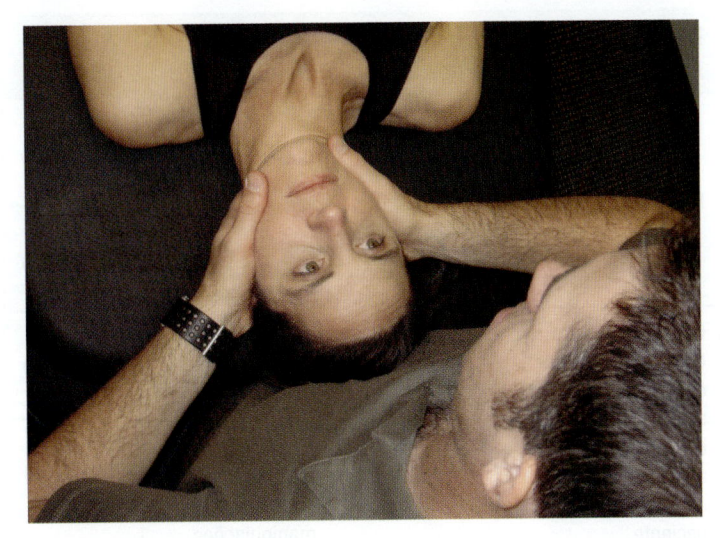

Figura 3-38
Manipulação cervical. Disponibilizada por Tseng e colaboradores a critério do terapeuta para os segmentos mais hipomóveis. "Uma vez localizado um segmento hipomóvel, o manipulador flexionou cuidadosamente e inclinou lateralmente o pescoço do paciente para travar as articulações facetárias de outros segmentos espinais até atingir a barreira. A manipulação cervical específica com força de impulso de alta velocidade e baixa amplitude foi exercida sobre a lesão específica manipulável para separar a faceta" (Tseng YL, Wang WT, Chen WY, et al. Predictors for the immediate responders to cervical manipulation in patients with neck pain. *Man Ther.* 2006;11:306-315)

Teste e Qualidade do Estudo	Descrição e Achados Positivos	População	Padrão de Referência	Sensibi-lidade	Especi-ficidade	+RP	−RP
Pontuação inicial do Índice de Incapacidade Cervical superior a 11,5 + Padrão bilateral de envolvimento + Não execução de trabalho sedentário por mais de 5 horas/dia + Sentir-se melhor ao mover o pescoço + Não sentir piora ao estender o pescoço + Diagnóstico de espondilose sem radiculopatia[48] ◆	Cinco ou seis testes positivos	100 pacientes encaminhados à fisioterapia para dor cervical	Melhora imediata após manipulação cervical como determinado por qualquer das opções a seguir: 1. Redução de 50% ou mais na pontuação NPRS 2. Pontuação de 4 ou mais (muito melhor) na escala Global Rating of Change (GROC) 3. Classificação de satisfação do paciente como "muito satisfeito" após a manipulação	0,70 (0, 0,13)	1 (1, 1)	Indefinido	Não informado
	Quatro testes positivos			0,40 (0,28, 0,52)	0,93 (0,84, 1)	5,33 (1,72, 16,54)	
	Três testes positivos			0,43 (0,31, 0,56)	0,78 (0,65, 0,90)	1,93 (1,01, 3,67)	
	Dois testes positivos			0,08 (0,01, 0,15)	0,57 (0,42, 0,73)	0,20 (0,08, 0,49)	
	Qualquer um dos testes positivo			0,02 (−0,02, 0,05)	0,75 (0,62, 0,88)	0,07 (0,01, 0,50)	

Utilidade Diagnóstica dos Achados Históricos e do Exame Físico para Melhora Imediata com Manipulação Torácica

Teste e Qualidade do Estudo	Descrição e Achados Positivos	População	Padrão de Referência	Sensibilidade	Especificidade	+RP
Duração dos sintomas inferior a 30 dias[49] ◆	Relato do paciente	78 pacientes encaminhados à fisioterapia com dor cervical mecânica	Melhora após várias manipulações torácicas padronizadas e exercícios de amplitude de movimento cervical como determinado por escore 5 ou mais alto ("um pouco melhor") na escala GROB na segunda ou na terceira consulta	0,36 (0,22, 0,52)	0,94 (0,80, 0,99)	6,40 (1,60, 26,3)
Sem sintomas distais no ombro[49] ◆	Relato do paciente			0,67 (0,50, 0,80)	0,53 (0,36, 0,69)	1,40 (0,94, 2,20)
Escore FABQPA inferior a 12[49] ◆	Questionário para quantificar as crenças de uma pessoa sobre a influência do trabalho e da atividade na dor cervical do próprio paciente			0,28 (0,16, 0,45)	0,91 (0,76, 0,98)	3,40 (1,05, 11,20)
Escore FABQW inferior a 10[49] ◆				0,55 (0,39, 0,70)	0,69 (0,52, 0,83)	1,80 (1,02, 3,15)
Três ou mais episódios anteriores de dor cervical[49] ◆	Relato do paciente			0,23 (0,15, 0,35)	0,83 (0,54, 0,96)	1,90 (1,30, 2,70)
O paciente informa que olhar para cima não agrava os sintomas[49] ◆				0,67 (0,50, 0,80)	0,86 (0,70, 0,95)	4,80 (2,07, 11,03)
Exercícios mais de três vezes/semana[49] ◆				0,65 (0,50, 0,76)	0,67 (0,46, 0,83)	1,90 (1,10, 3,40)
Amplitude de movimento de extensão cervical inferior a 30 graus[49] ◆	Medida com inclinômetro			0,62 (0,46, 0,76)	0,75 (0,57, 0,87)	2,50 (1,34, 4,57)
Cifose reduzida da coluna torácica superior[49] ◆	Convexidade aumentada em T3-T5			0,54 (0,42, 0,65)	0,64 (0,48, 0,78)	1,10 (0,77, 1,60)
Protração dos ombros[49] ◆	Positivo se o acrômio foi observado anteriormente à coluna lombar			0,65 (0,51, 0,77)	0,76 (0,52, 0,90)	2,70 (1,60, 3)

FBQPA = subescala de atividade física Fear-Avoidance Beliefs Questionnaire; FABQW = subescala de trabalho Fear-Avoidance Beliefs Questionnaire. −RP não informado. Escala Global Rating of Change (GROC).

Utilidade Diagnóstica de um Grupo de Achados Históricos e do Exame Físico para Melhora Imediata com Manipulação Torácica

Teste e Qualidade do Estudo	Descrição e Achados Positivos	População	Padrão de Referência	Sensibi-lidade	Especi-ficidade	+RP
Duração dos sintomas inferior a 30 dias + Sem sintomas distais no ombro + Escore FABQPA inferior a 12 + Paciente informa que olhar para cima não agrava os sintomas + Amplitude de movimento da extensão cervical inferior a 30 graus + Cifose reduzida da coluna torácica superior (T3-T5)[49] ◆	Todos os seis testes positivos	78 pacientes encaminhados à fisioterapia com dor cervical mecânica	Melhora após várias manipulações torácicas padronizadas e exercícios de amplitude de movimento cervical como determinado por escore 5 ou mais alto ("um pouco melhor") na escala GROB na segunda ou na terceira consulta	0,05 (0, 0,17)	1 (0,97, 1)	Indefinido
	Pelo menos cinco testes positivos			0,12 (0,04, 0,25)	1 (0,94, 1)	Indefinido
	Pelo menos quatro testes positivos			0,33 (0,26, 0,35)	0,97 (0,89, 1)	12 (2,28, 70,8)
	Pelo menos três testes positivos			0,76 (0,67, 0,82)	0,86 (0,75, 0,93)	5,49 (2,72, 12)
	Pelo menos dois testes positivos			0,93 (0,84, 0,97)	0,56 (0,46, 0,61)	2,09 (1,54, 2,49)
	Pelo menos um teste positivo			1 (0,95, 1)	0,17 (0,11, 0,24)	1,20 (1,06, 1,20)

FBQPA = subescala de atividade física Fear-Avoidance Beliefs Questionnaire; FABQW = subescala de trabalho Fear-Avoidance Beliefs Questionnaire.
— RP não informado. Escala Global Rating of Change (GROC).

Utilidade Diagnóstica de um Grupo de Achados Históricos e do Exame Físico para Melhora Imediata com Manipulação Torácica (*continuação*)

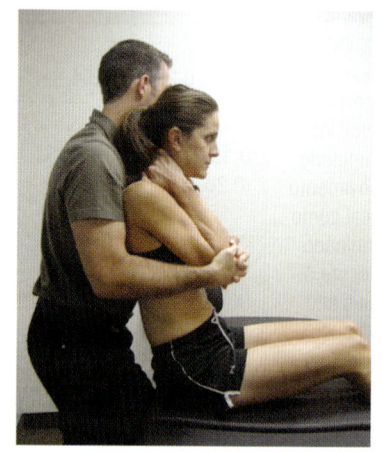 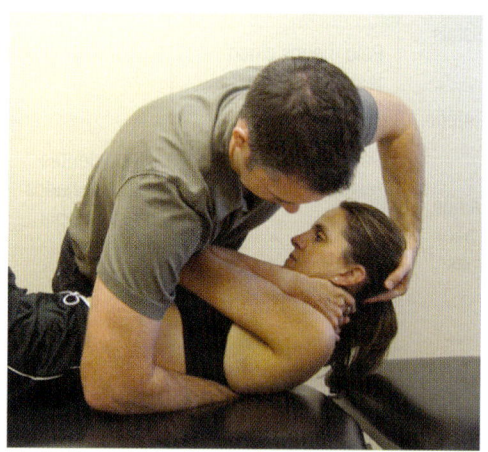

Todos os pacientes receberam uma série padronizada de três manipulações de impulso direcionadas à coluna torácica. Na primeira técnica (A), com o paciente sentado, o terapeuta usa o seu esterno como um fulcro sobre a coluna torácica média do paciente e aplica um impulso de distração de alta velocidade em direção ascendente. A segunda e a terceira técnica (B) são administradas em posição supina. O terapeuta usa o seu corpo para pressionar para baixo pelos braços do paciente para executar um impulso de alta velocidade e baixa amplitude direcionado para T1 até T4 ou T5 até T8.[40]

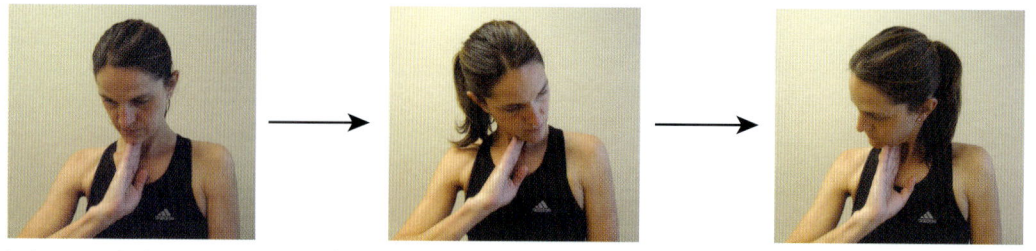

Após as manipulações, os pacientes foram instruídos a realizar um exercício de amplitude de movimento cervical a ser executado 3-4 vezes/dia.[40]

Figura 3-39
Manipulação da coluna torácica e amplitude de movimento ativa.

Utilidade Diagnóstica dos Achados Históricos e do Exame Físico para Melhora com Três Semanas de Tração Cervical Mecânica

Teste e Qualidade do Estudo	Descrição e Achados Positivos	População	Padrão de Referência	Sensibilidade	Especificidade	+RP	−RP
Teste de distração do pescoço[50] ◆	O paciente fica em posição supina com o pescoço posicionado confortavelmente, O examinador segura a cabeça do paciente sob o occipício e o mento e aplica gradualmente força de tração axial de até 13 kg. Resposta positiva definida pela redução dos sintomas	68 pacientes encaminhados à fisioterapia com dor cervical com ou sem sintomas nas extremidades superiores	Melhora após seis tratamentos em 3 semanas de tração cervical mecânica e exercícios de reforço de postura e do músculo flexor profundo do pescoço como determinado por escore de +7 ou mais alto ("valor muito melhor") na escala GROC	0,83 (0,66, 0,93)	0,50 (0,35, 0,65)	1,67 (1,18, 2,45)	0,33 (0,14, 0,73)
Teste de abdução do ombro[50] ◆	Sentado, o paciente é instruído a colocar a mão da extremidade afetada na cabeça a fim de proporcionar apoio à extremidade no plano escapular. Resposta positiva definida pelo alívio dos sintomas			0,33 (0,19, 0,51)	0,87 (0,73, 0,94)	2,53 (1,01, 6,50)	0,77 (0,55, 1)
ULTT A positivo[50] ◆	Com o paciente em posição supina o examinador executa os seguintes movimentos: 1. Depressão da escápula 2. Abdução do ombro 3. Supinação do antebraço 4. Extensão do punho e do dedo 5. Rotação lateral do ombro 6. Extensão do cotovelo 7. Inclinação lateral cervical contralateral e ipsilateral Resposta positiva definida pela reprodução dos sintomas			0,80 (0,63, 0,90)	0,37 (0,23, 0,53)	1,27 (0,93, 1,75)	0,54 (0,23, 1,18)

ULTT: teste de tensão de membro superior.

Coluna Cervical

3

Utilidade Diagnóstica dos Achados Históricos e do Exame Físico para Melhora com Três Semanas de Tração Cervical Mecânica (*continuação*)

Teste e Qualidade do Estudo	Descrição e Achados Positivos	População	Padrão de Referência	Sensibi-lidade	Especi-ficidade	+RP	−RP
Dor mediante verificação manual do músculo[50] ◆				0,63 (0,46, 0,78)	0,71 (0,55, 0,83)	2,19 (1,27, 3,92)	0,52 (0,30, 0,82)
Escore do índice de massa corporal 28,4 ou mais[50] ◆				0,67 (0,49, 0,81)	0,68 (0,53, 0,81)	2,11 (1,26, 3,66)	0,49 (0,27, 0,81)
Frequência dos episódios passados[50] ◆				0,70 (0,48, 0,85)	0,67 (0,47, 0,82)	2,10 (1,15, 4,08)	0,45 (0,21, 0,87)
Sintomas distais no ombro[41] ◆				0,67 (0,49, 0,81)	0,58 (0,42, 0,72)	1,58 (1,01, 2,53)	0,58 (0,32, 0,99)
Cefaleias[50] ◆	Detalhes não fornecidos	68 pacientes encaminhados à fisioterapia com dor cervical com ou sem sintomas nas extremidades superiores	Melhora após seis tratamentos durante 3 semanas de tração cervical mecânica e exercícios de reforço da postura e do músculo flexor profundo do pescoço como determinado por escore de +7 ou mais alto ("valor muito melhor") na escala GROC	0,43 (0,27, 0,61)	0,55 (0,40, 0,70)	0,97 (0,56, 1,65)	1,02 (0,65, 1,57)
Resistência reduzida[50] ◆				0,43 (0,27, 0,61)	0,76 (0,61, 0,87)	1,83 (0,92, 3,69)	0,74 (0,50, 1,04)
Periferilização com verificação de movimento posteroanterior central na coluna cervical inferior C4-C7[50] ◆				0,37 (0,22, 0,54)	0,82 (0,67, 0,91)	1,99 (0,90, 4,47)	0,78 (0,54, 1,04)
Rotação ipsilateral inferior a 60 graus[50] ◆				0,43 (0,27, 0,61)	0,66 (0,50, 0,79)	1,27 (0,69, 2,31)	0,86 (0,57, 1,26)
Torcicolo cervical informado pelo paciente[50] ◆				0,43 (0,27, 0,61)	0,34 (0,21, 0,50)	0,66 (0,40, 1,02)	1,65 (0,97, 2,88)
Amplitude de movimento ativo de flexão inferior a 55 graus[50] ◆				0,60 (0,42, 0,75)	0,55 (0,40, 0,70)	1,34 (0,84, 2,14)	0,72 (0,42, 1,19)
Idade 55 anos ou mais[50] ◆				0,47 (0,30, 0,64)	0,89 (0,76, 0,96)	4,43 (1,74, 11,89)	0,60 (0,40, 0,81)
Inclinação lateral ipsilateral inferior a 40 graus[50] ◆				0,73 (0,56, 0,86)	0,45 (0,30, 0,60)	1,33 (0,92, 1,93)	0,60 (0,29, 1,14)

GROC Scale: escala Global Rating of Change.

Utilidade Diagnóstica de um Grupo de Achados Históricos e do Exame Físico para Melhora com Três Semanas de Tração Cervical Mecânica

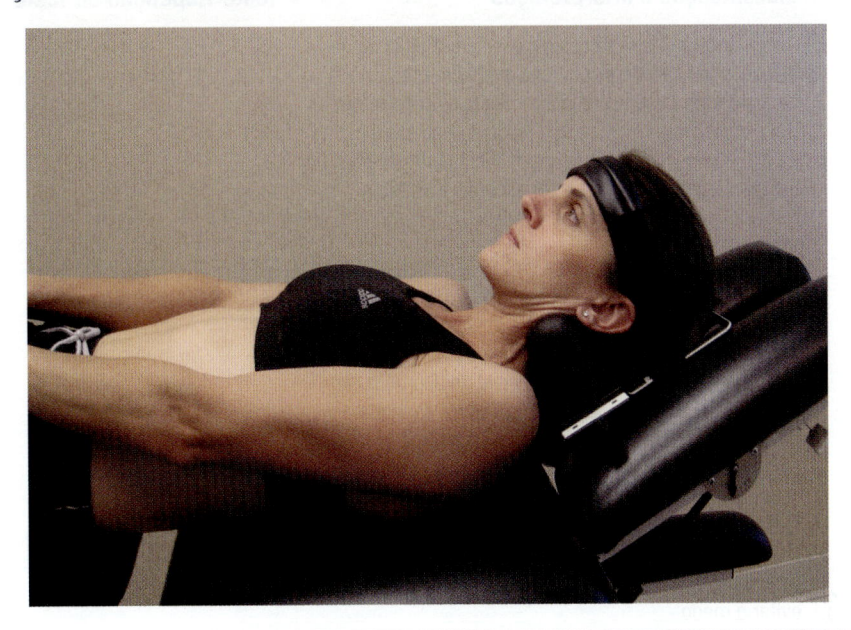

Figura 3-40

Tração cervical. Neste estudo, a tração cervical foi realizada com o paciente em posição supina e as pernas apoiadas em um banquinho. O pescoço foi flexionado em 24 graus para pacientes com amplitude total de movimento cervical e em 15 graus para os demais casos. A força da tração foi definida inicialmente para 4,5 a 5,5 kg e ajustada para cima durante a primeira sessão de tratamento para otimizar o alívio dos sintomas. Cada sessão de tração teve 15 minutos de duração e foi alternada entre 60 segundos de impulso e 20 segundos de liberação com a força em 50% (Raney NH, Petersen EJ, Smith TA, et al. Development of a clinical prediction rule to identify patients with neck pain likely to benefit from cervical traction and exercise. *Eur Spine J*, 2009;18(3):382-391).

Teste e Qualidade do Estudo	Descrição e Achados Positivos	População	Padrão de Referência	Sensibi-lidade	Especi-ficidade	+RP	−RP
Idade 55 anos ou mais + Teste positivo de abdução do ombro + ULTT A positivo + Periferilização dos sintomas com verificação de movimento posteroanterior central na coluna cervical inferior (C4-C7) + Teste positivo de distração do pescoço[50] ◆	Pelo menos quatro testes positivos	68 pacientes encaminhados à fisioterapia com dor cervical com ou sem sintomas nas extremidades superiores	Melhora após seis tratamentos durante 3 semanas de tração cervical mecânica e exercícios de reforço da postura e do músculo flexor profundo do pescoço como determinado por escore de +7 ou mais alto ("valor muito melhor") na escala GROC	0,30 (0,17, 0,48)	1 (0,91, 1)	23,1 (2,50, 227,9)	0,71 (0,53, 0,85)
	Pelo menos três testes positivos			0,63 (0,46, 0,78)	0,87 (0,73, 0,94)	4,81 (2,17, 11,4)	0,42 (0,25, 0,65)
	Pelo menos dois testes positivos			0,30 (0,17, 0,48)	0,97 (0,87, 1)	1,44 (1,05, 2,03)	0,40 (0,16, 0,90)
	Pelo menos um teste positivo			0,07 (0,02, 0,21)	0,97 (0,87, 1)	1,15 (0,97, 1,4)	0,21 (0,03, 1,23)

GROC scale: escala Global Rating of Change; ULTT: teste de tensão de membro superior.

Medidas de Resultado

Medidas de Resultado	Classificação e Interpretação	Confiabilidade Teste-Repetição de Teste	MCID
Índice de Incapacidade Cervical (NDI)	Os usuários são solicitados a classificar a dificuldade de execução de 10 tarefas funcionais em uma escala de 0 a 5 com descritores diferentes para cada tarefa. Um escore total de 100 é calculado somando-se cada escore e duplicando o total. As respostas fornecem um escore entre 0 e 100, com escores mais altos representando maior incapacidade	ICC = 0,64[51] ◆	10,2[51]
Fear-Avoidance Beliefs Questionnaire (FABQ)	Os usuários são solicitados a classificar o seu nível de concordância com as declarações a respeito de crenças sobre a relação entre atividade física, trabalho e suas dores nas costas ("pescoço" pode ser substituído por "costas"). O nível de acordo é respondido em uma escala do tipo Likert variando de 0 (discordo completamente) a 7 (concordo completamente). O FABQ tem duas partes: uma subescala de trabalho de sete itens (FABQW) e uma subescala de atividade física de quatro itens (FABQPA). Cada escala é classificada separadamente, com os escores mais altos representando níveis mais altos de evitar o medo	FABQW: ICC = 0,82 FABQPA: ICC = 0,66[52] ●	Não disponível
Escala de Classificação Numérica de Dor (NPRS)	Os usuários classificam o seu nível de dor em uma escala de 11 pontos variando de 0 a 10, com escores altos representando mais dor. Geralmente, perguntados sobre "dor atual" e dor "mínima", "pior" e "média" nas ultimas 24 horas	ICC = 0,76[53] ●	1,30[53]

MCID: diferença mínima clinicamente importante.

Avaliação da Qualidade dos Estudos de Confiabilidade Usando QAREL

	Cleland 2006[6]	Wainner 003[7]	Stiell 2001[9]	Piva 2006[16]	Hoving 2005[17]	Olson 2000[18]	Hole 1995[19]	Youdas 1991[20]	Pool 2004[21]	Van Suijlekon 2000[22]
1. O teste foi avaliado em uma amostra de indivíduos representativos daqueles nos quais os autores pretendem aplicar os resultados?	S	S	S	S	S	S	S	S	S	S
2. O teste foi realizado por avaliadores representativos daqueles nos quais os autores pretendem aplicar os resultados?	S	S	S	S	S	S	S	S	S	S
3. Os avaliadores estavam cegos em relação aos achados de outros avaliadores durante o estudo?	S	S	S	S	S	I	I	I	S	I
4. Os avaliadores estavam cegos em relação aos seus próprios achados anteriores ao teste sob avaliação?	N/A	N/A	N/A	N/A	S	N	I	I	N/A	N/A
5. Os avaliadores estavam cegos em relação aos resultados do padrão de referência da doença-alvo (ou variável) que estava sendo avaliada?	N/A	S	S	N/A	N/A	N/A	N/A	N/A	N/A	N/A
6. Os avaliadores estavam cegos em relação às informações clínicas que não deveriam ser fornecidas como parte do procedimento do teste ou delineamento experimental?	I	S	I	I	I	I	I	I	I	I
7. Os avaliadores estavam cegos em relação a indicações adicionais que não faziam parte do teste?	I	I	I	I	I	I	I	I	I	I
8. A ordem do teste variou?	N/A	I	N/A	S	S	S	S	S	S	S
9. O intervalo de tempo entre a repetição das medidas foi compatível com a estabilidade (ou estabilidade teórica) da variável que estava sendo medida?	S	S	S	S	S	S	S	S	S	S
10. O teste foi aplicado corretamente e interpretado da maneira adequada?	S	S	S	S	S	S	S	S	S	S
11. As medidas estatísticas adequadas de concordância foram usadas?	S	S	S	S	S	S	S	S	S	S
Classificação do Resumo de Qualidade:	◆	◆	◆	◆	◆	●	●	●	◆	●

S = sim, N = não, I = indefinido, N/A = não aplicável. ◆ = Boa qualidade (S – N = 9 a 11). ● = Qualidade razoável (S – N = 6 a 8). ■ = Baixa qualidade (S – N ≤ 5).

Coluna Cervical 3

Avaliação da Qualidade dos Estudos de Confiabilidade Usando QAREL

	Edmondston 2008[24]	Olston 2006[25]	Harris 2005[26]	Chiu 2005[27]	Kumbhare 2005[28]	Smedmark 2000[29]	Humphreys 2004[30]	Viikari-Juntura 1987[34]	Bertilson 2003[35]	Cleland 2008[53]
1. O teste foi avaliado em uma amostra de indivíduos representativos daqueles nos quais os autores pretendem aplicar os resultados?	S	S	S	S	S	S	S	S	S	S
2. O teste foi realizado por avaliadores representativos daqueles nos quais os autores pretendem aplicar os resultados?	S	S	S	S	S	S	S	S	S	S
3. Os avaliadores estavam cegos em relação aos achados de outros avaliadores durante o estudo?	N/A	I	S	S	I	S	S	I	S	I
4. Os avaliadores estavam cegos em relação aos seus próprios achados anteriores ao teste sob avaliação?	S	I	I	I	N/A	N/A	N/A	N/A	N/A	I
5. Os avaliadores estavam cegos em relação aos resultados do padrão de referência da doença-alvo (ou variável) que estava sendo avaliada?	N/A	N/A	N/A	N/A	N/A	N/A	N/A	N/A	N/A	N/A
6. Os avaliadores estavam cegos em relação às informações clínicas que não deveriam ser fornecidas como parte do procedimento do teste ou delineamento experimental?	I	I	I	I	I	I	I	I	I	I
7. Os avaliadores estavam cegos em relação a indicações adicionais que não faziam parte do teste?	I	I	I	I	I	S	I	S	I	I
8. A ordem do teste variou?	S	S	N	I	S	S	I	I	S	I
9. O intervalo de tempo entre a repetição das medidas foi compatível com a estabilidade (ou estabilidade teórica) da variável que estava sendo medida?	S	S	S	S	S	S	S	S	S	S
10. O teste foi aplicado corretamente e interpretado de maneira adequada?	S	S	S	S	S	S	S	S	S	S
11. As medidas estatísticas adequadas de concordância foram usadas?	S	S	S	S	S	S	S	S	S	S
Classificação do Resumo de Qualidade:	◆	●	●	●	●	◆	◆	●	◆	●

S = sim, N = não, I = indefinido, N/A = não aplicável. ◆ = Boa qualidade (S – N = 9 a 11). ● = Qualidade razoável (S – N = 6 a 8). ■ = Baixa qualidade (S – N ≤ 5)

Avaliação da Qualidade dos Estudos de Confiabilidade Usando QAREL

	Grotle 2006[52]	Hall 2010[36]	Hall 2010 (2)[40]	Young 2009[51]	Kaale 2008[31]	Gumina 2013[42]	Cook 2009[44]
1. O teste foi avaliado em uma amostra de indivíduos representativos daqueles nos quais os autores pretendem aplicar os resultados?	S	S	S	S	S	S	S
2. O teste foi realizado por avaliadores representativos daqueles nos quais os autores pretendem aplicar os resultados?	S	S	S	S	S	S	S
3. Os avaliadores estavam cegos em relação aos achados de outros avaliadores durante o estudo?	I	S	N/A	S	S	S	S
4. Os avaliadores estavam cegos em relação aos seus próprios achados anteriores ao teste sob avaliação?	I	N/A	N	I	N/A	N	N/A
5. Os avaliadores estavam cegos em relação aos resultados do padrão de referência da doença-alvo (ou variável) que estava sendo avaliada?	N/A	S	N	N/A	S	S	S
6. Os avaliadores estavam cegos em relação às informações clínicas que não deveriam ser fornecidas como parte do procedimento do teste ou delineamento experimental?	I	S	S	S	I	I	S
7. Os avaliadores estavam cegos em relação a indicações adicionais que não faziam parte do teste?	I	I	I	I	I	I	I
8. A ordem do teste variou?	I	N/A	N/A	S	I	I	S
9. O intervalo de tempo entre a repetição das medidas foi compatível com a estabilidade (ou estabilidade teórica) da variável que estava sendo medida?	S	S	S	S	S	S	S
10. O teste foi aplicado corretamente e interpretado de forma adequada?	S	S	S	S	S	S	S
11. As medidas estatísticas adequadas de concordância foram usadas?	S	S	S	S	S	S	S
Classificação do Resumo de Qualidade:	●	◆	●	◆	●	●	◆

S = sim, N = não, I = indefinido, N/A = não aplicável. ◆ = Boa qualidade (S − N = 9 a 11). ● = Qualidade razoável (S − N = 6 a 8). ■ = Baixa qualidade (S − N ≤ 5).

Coluna Cervical

3

Avaliação da Qualidade dos Estudos Diagnósticos Usando QUADAS

	Jull 1988[33]	Uitvilugt 1988[41]	Vicari-Juntura 1989[54]	Uchihara 1994[43]	Sandmark 1995[23]	Lander 2000[8]	Hoffmann 2000[11]	Stiell 2001[9]	Tong 2002[39]	Wainner 2003[7]
1. O espectro de pacientes era representativo dos pacientes que receberão o teste na prática?	S	S	N	I	N	S	S	S	S	S
2. Os critérios de seleção foram claramente descritos?	S	N	N	N	S	S	S	S	S	S
3. O padrão de referência tem probabilidade de classificar corretamente o quadro-alvo?	S	S	I	S	N	S	S	S	S	S
4. O período de tempo entre o padrão de referência e o teste-índice é suficientemente curto para garantir razoavelmente que o quadro-alvo não tenha se alterado entre os dois testes?	N	I	Y	I	I	S	S	I	I	I
5. A amostra total ou uma seleção aleatória da amostra recebeu verificação usando um padrão de referência de diagnóstico?	S	S	I	S	S	S	S	S	I	S
6. Os pacientes receberam o mesmo padrão de referência independentemente do resultado do teste-índice?	S	S	I	S	S	S	S	N	S	S
7. O padrão de referência era independente do teste-índice (isto é, o teste-índice não fazia parte do padrão de referência)?	S	S	N	S	S	S	S	S	S	S
8. A execução do teste-índice foi descrita com detalhes suficientes para permitir a replicação do teste?	S	S	S	S	S	S	S	S	S	S
9. A execução do padrão de referência foi descrita com detalhes suficientes para permitir sua replicação?	S	S	N	S	S	S	S	S	S	S
10. Os resultados do teste-índice foram interpretados sem conhecimento dos resultados do teste de referência?	S	I	N	S	S	S	S	S	S	S
11. Os resultados do padrão de referência foram interpretados sem conhecimento dos resultados do teste-índice?	I	I	N	S	S	I	S	S	I	S
12. Os mesmos dados clínicos estavam disponíveis quando os resultados dos testes foram interpretados como estariam disponíveis quando o teste fosse usado na prática?	I	S	S	S	N	S	S	S	S	S
13. Foram relatados resultados de teste sem interpretação/ intermediários?	S	S	I	S	S	I	S	S	I	I
14. As retiradas do estudo foram explicadas?	S	S	I	S	S	I	S	S	I	S
Classificação do Resumo de Qualidade:	◆	●	■	◆	●	◆	◆	◆	●	◆

S = sim, N = não, I = indefinido, ◆ = Boa qualidade (S − N = 10 a 4). ● = Qualidade razoável (S − N = 5 a 9). ■ = Baixa qualidade (S − N ≤ 4).

Avaliação da Qualidade dos Estudos Diagnósticos Usando QUADAS

	Bandiera 2003[14]	Stiell 2003[10]	Dickinson 2004[13]	Humphreys 2004[30]	Shah 2004[38]	Tseng 2006[48]	Duane 2007[15]	Cleland 2007[47]	King 2007[32]	Raney 2009[50]
1. O espectro de pacientes era representativo dos pacientes que receberão o teste na prática?	S	S	S	N	S	S	S	S	S	S
2. Os critérios de seleção foram claramente descritos?	S	S	S	S	S	S	I	S	S	S
3. O padrão de referência tem probabilidade de classificar corretamente o quadro-alvo?	S	S	S	N	S	I	S	S	S	S
4. O período de tempo entre o padrão de referência e o teste-índice é suficientemente curto para garantir razoavelmente que o quadro-alvo não tenha se alterado entre os dois testes?	I	I	I	I	I	S	I	S	I	S
5. A amostra total ou uma seleção aleatória da amostra recebeu verificação usando um padrão de referência de diagnóstico?	S	S	S	S	S	S	S	S	N	S
6. Os pacientes receberam o mesmo padrão de referência independentemente do resultado do teste-índice?	N	N	N	S	S	S	S	S	S	S
7. O padrão de referência era independente do teste-índice (isto é, o teste-índice não fazia parte do padrão de referência)?	S	S	S	S	S	S	S	S	S	S
8. A execução do teste-índice foi descrita com detalhes suficientes para permitir a replicação do teste?	I	S	S	S	S	I	N	S	S	S
9. A execução do padrão de referência foi descrita com detalhes suficientes para permitir sua replicação?	S	S	S	S	S	S	I	S	S	S
10. Os resultados do teste-índice foram interpretados sem conhecimento dos resultados do teste de referência?	I	S	S	S	I	S	I	S	S	S
11. Os resultados do padrão de referência foram nterpretados sem conhecimento dos resultados do teste índice?	I	S	S	S	S	S	I	S	I	S
12. Os mesmo dados clínicos estavam disponíveis quando os resultados foram interpretados como estariam disponíveis quando o teste fosse usado na prática?	S	S	S	N	S	S	I	S	S	S
13. Foram relatados resultados de teste sem interpretação/ intermediários?	S	S	S	S	S	S	S	S	S	I
14. As retiradas do estudo foram explicadas?	S	S	S	S	S	S	S	S	S	I
Classificação do Resumo de Qualidade:	●	◆	◆	●	◆	◆	●	◆	◆	◆

S = sim, N = não, I = indefinido, ◆ = Boa qualidade (S – N = 10 a 14). ● = Qualidade razoável (S – N = 5 a 9). ■ = Baixa qualidade (S – N ≤ 4).

Avaliação da Qualidade dos Estudos Diagnósticos Usando QUADAS

	Goode 2014[12]	Kaale 2008[31]	Gumina 2013[42]	Cook 2010[45]	Shabat 2012[37]	Cook 2009[44]
1. O espectro de pacientes era representativo dos pacientes que receberão o teste na prática?	S	S	S	S	S	S
2. Os critérios de seleção foram claramente descritos?	S	S	S	S	N	S
3. O padrão de referência tem probabilidade de classificar corretamente o quadro-alvo?	S	S	S	S	S	S
4. O período de tempo entre o padrão de referência e o teste-índice é suficientemente curto para garantir razoavelmente que o quadro-alvo não tenha se alterado entre os dois testes?	I	S	I	S	S	S
5. A amostra total ou uma seleção aleatória da amostra recebeu verificação usando um padrão de referência de diagnóstico?	S	S	S	S	S	S
6. Os pacientes receberam o mesmo padrão de referência independentemente do resultado do teste-índice?	S	S	S	S	S	S
7. O padrão de referência era independente do teste-índice (isto é, o teste-índice não fazia parte do padrão de referência)?	S	S	S	S	S	S
8. A execução do teste-índice foi descrita com detalhes suficientes para permitir a replicação do teste?	S	N	S	N	S	S
9. A execução do padrão de referência foi descrita com detalhes suficientes para permitir sua replicação?	S	S	S	S	S	S
10. Os resultados do teste-índice foram interpretados sem conhecimento dos resultados do teste de referência?	S	S	S	S	S	S
11. Os resultados do padrão de referência foram interpretados sem conhecimento dos resultados do teste-índice?	I	S	S	I	I	S
12. Os mesmos dados clínicos estavam disponíveis quando os resultados foram interpretados como estariam disponíveis quando o teste fosse usado na prática?	S	S	I	S	S	S
13. Foram informados resultados de teste sem interpretação/intermediários?	I	S	S	N	S	S
14. As retiradas do estudo foram explicadas?	S	S	S	N	S	S
Classificação do Resumo de Qualidade:	◆	◆	◆	◆	◆	◆

S = sim, N = não, I = indefinido, ◆ = Boa qualidade (S − N = 10 a 14). ● = Qualidade razoável (S − N = 5 a 9). ■ = Baixa qualidade (S − N ≤ 4).

1. Michaleff ZA, Maher CG, Verhagen AP, et al. Accuracy of the Canadian C-spine rule and NEXUS to screen for clinically important cervical spine injury in patients following blunt trauma: a systematic review. *CMAJ.* 2012;184(16):E867-E876.

2. Bogduk N. Neck pain. *Aust Fam Physician.* 1984;13: 26-30.

3. Lord SM, Barnsley L, Wallis BJ, Bogduk N. Chronic cervical zygapophysial joint pain after whiplash. A placebo-controlled prevalence study. *Spine.* 1996;21:1737-1744, discussion 1744-1745.

4. Dwyer A, Aprill C, Bogduk N. Cervical zygapophyseal joint pain patterns. I: A study in normal volunteers. *Spine.* 1990;15:453-457.

5. Cooper G, Bailey B, Bogduk N. Cervical zygapophysial joint pain maps. *Pain Med.* 2007;8:344-353.

6. Cleland JA, Childs JD, Fritz JM, Whitman JM. Interrater reliability of the history and physical examination in patients with mechanical neck pain. *Arch Phys Med Rehabil.* 2006;87:1388-1395.

7. Wainner RS, Fritz JM, Irrgang JJ, et al. Reliability and diagnostic accuracy of the clinical examination and patient self-report measures for cervical radiculopathy. *Spine.* 2003;28:52-62.

8. Lauder TD, Dillingham TR, Andary M, et al. Predicting electrodiagnostic outcome in patients with upper limb symptoms: are the history and physical examination helpful? *Arch Phys Med Rehabil.* 2000;81:436-441.

9. Stiell IG, Wells GA, Vandemheen KL, et al. The Canadian C-spine rule for radiography in alert and stable trauma patients. *JAMA.* 2001;286:1841-1848.

10. Stiell IG, Clement CM, McKnight RD, et al. The Canadian C-spine rule versus the NEXUS low-risk criteria in patients with trauma. *N Engl J Med.* 2003;349:2510-2518.

11. Hoffman JR, Mower WR, Wolfson AB, et al. Validity of a set of clinical criteria to rule out injury to the cervical spine in patients with blunt trauma. National Emergency X-Radiography Utilization Study Group. *N Engl J Med.* 2000;343:94-99.

12. Goode T, Young A, Wilson SP, et al. Evaluation of cervical spine fracture in the elderly: can we trust our physical examination? *Am Surg.* 2014;80(2):182-184.

13. Dickinson G, Stiell IG, Schull M, et al. Retrospective application of the NEXUS low-risk criteria for cervical spine radiography in Canadian emergency departments. *Ann Emerg Med.* 2004;43:507-514.

14. Bandiera G, Stiell IG, Wells GA, et al. The Canadian C-spine rule performs better than unstructured physician judgment. *Ann Emerg Med.* 2003;42:395-402.

15. Duane TM, Dechert T, Wolfe LG, et al. Clinical examination and its reliability in identifying cervical spine fractures. *J Trauma.* 2007;62:1405-1410.

16. Piva SR, Erhard RE, Childs JD, Browder DA. Intertester reliability of passive intervertebral and active movements of the cervical spine. *Man Ther.* 2006;11: 321-330.

17. Hoving JL, Pool JJ, van Mameren H, et al. Reproducibility of cervical range of motion in patients with neck pain. *BMC Musculoskelet Disord.* 2005;6:59.

18. Olson SL, O'Connor DP, Birmingham G, et al. Tender point sensitivity, range of motion, and perceived disability in subjects with neck pain. *J Orthop Sports Phys Ther.* 2000;30:13-20.

19. Hole DE, Cook JM, Bolton JE. Reliability and concurrent validity of two instruments for measuring cervical range of motion: effects of age and gender. *Man Ther.* 1995;1:36-42.

20. Youdas JW, Carey JR, Garrett TR. Reliability of measurements of cervical spine range of motion: comparison of three methods. *Phys Ther.* 1991;71:98-104, discussion 105-106.

21. Pool JJ, Hoving JL, de Vet HC, et al. The interexaminer reproducibility of physical examination of the cervical spine. *J Manipulative Physiol Ther.* 2004;27:84-90.

22. Van Suijlekom HA, De Vet HC, Van Den Berg SG, Weber WE. Interobserver reliability in physical examination of the cervical spine in patients with headache. *Headache.* 2000;40:581-586.

23. Sandmark H, Nisell R. Validity of five common manual neck pain provoking tests. *Scand J Rehabil Med.* 1995;27:131-136.

24. Edmondston SJ, Wallumrod ME, Macleid F, et al. Reliability of isometric muscle endurance tests in subjects with postural neck pain. *J Manipulative Physiol Ther.* 2008;31:348-354.

25. Olson LE, Millar AL, Dunker J, et al. Reliability of a clinical test for deep cervical flexor endurance. *J Manipulative Physiol Ther.* 2006;29:134-138.

26. Harris KD, Heer DM, Roy TC, et al. Reliability of a measurement of neck flexor muscle endurance. *Phys Ther.* 2005;85:1349-1355.

27. Chiu TT, Law EY, Chiu TH. Performance of the craniocervical flexion test in subjects with and without chronic neck pain. *J Orthop Sports Phys Ther.* 2005;35:567-571.

28. Kumbhare DA, Balsor B, Parkinson WL, et al. Measurement of cervical flexor endurance following whiplash. *Disabil Rehabil.* 2005;27:801-807.

29. Smedmark V, Wallin M, Arvidsson I. Inter-examiner reliability in assessing passive intervertebral motion of the cervical spine. *Man Ther.* 2000;5:97-101.

30. Humphreys BK, Delahaye M, Peterson CK. An investigation into the validity of cervical spine motion palpation using subjects with congenital block vertebrae as a "gold standard." *BMC Musculoskelet Disord.* 2004;5:19.

31. Kaale BR, Krakenes J, Albrektsen G, Wester K. Clinical assessment techniques for detecting ligament and membrane injuries in the upper cervical spine region: a comparison with MRI results. *Man Ther.* 2008;13(5):397-403.

32. King W, Lau P, Lees R, Bogduk N. The validity of manual examination in assessing patients with neck pain. *Spine J.* 2007;7:22-26.

Referências

33. Jull G, Bogduk N, Marsland A. The accuracy of manual diagnosis for cervical zygapophysial joint pain syndromes. *Med J Aust*. 1988;148:233-236.

34. Viikari-Juntura E. Interexaminer reliability of observations in physical examinations of the neck. *Phys Ther*. 1987;67:1526-1532.

35. Bertilson BC, Grunnesjo M, Strender LE. Reliability of clinical tests in the assessment of patients with neck/shoulder problems: impact of history. *Spine*. 2003;28:2222-2231.

36. Hall T, Briffa K, Hopper D, Robinson K. Reliability of manual examination and frequency of symptomatic cervical motion segment dysfunction in cervicogenic headache. *Man Ther*. 2010;15(6):542-546.

37. Shabat S, Leitner Y, David R, Folman Y. The correlation between Spurling test and imaging studies in detecting cervical radiculopathy. *J Neuroimaging*. 2012;22(4):375-378.

38. Shah KC, Rajshekhar V. Reliability of diagnosis of soft cervical disc prolapse using Spurling's test. *Br J Neurosurg*. 2004;18:480-483.

39. Tong HC, Haig AJ, Yamakawa K. The Spurling test and cervical radiculopathy. *Spine*. 2002;27:156-159.

40. Hall T, Briffa K, Hopper D, Robinson K. Long-term stability and minimal detectable change of the cervical flexion-rotation test. *J Orthop Sports Phys Ther*. 2010;40(4):225-229.

41. Uitvlugt G, Indenbaum S. Clinical assessment of atlantoaxial instability using the Sharp-Purser test. *Arthritis Rheum*. 1988;31:918-922.

42. Gumina S, Carbone S, Albino P, et al. Arm squeeze test: a new clinical test to distinguish neck from shoulder pain. *Eur Spine J*. 2013;22(7):1558-1563.

43. Uchihara T, Furukawa T, Tsukagoshi H. Compression of brachial plexus as a diagnostic test of cervical cord lesion. *Spine*. 1994;19:2170-2173.

44. Cook C, Roman M, Stewart KM, et al. Reliability and diagnostic accuracy of clinical special tests for myelopathy in patients seen for cervical dysfunction. *J Orthop Sports Phys Ther*. 2009;39(3):172-178.

45. Cook C, Brown C, Isaacs R, et al. Clustered clinical findings for diagnosis of cervical spine myelopathy. *J Man Manip Ther*. 2010;18(4):175-180.

46. Puentedura EJ, Cleland JA, Landers MR, et al. Development of a clinical prediction rule to identify patients with neck pain likely to benefit from thrust joint manipulation to the cervical spine. *J Orthop Sports Phys Ther*. 2012;42(7):577-592.

47. Cleland JA, Fritz JM, Whitman JM, Heath R. Predictors of short-term outcome in people with a clinical diagnosis of cervical radiculopathy. *Phys Ther*. 2007;87: 1619-1632.

48. Tseng YL, Wang WT, Chen WY, et al. Predictors for the immediate responders to cervical manipulation in patients with neck pain. *Man Ther*. 2006;11:306-315.

49. Cleland JA, Childs JD, Fritz JM, et al. Development of a clinical prediction rule for guiding treatment of a subgroup of patients with neck pain: use of thoracic spine manipulation, exercise, and patient education. *Phys Ther*. 2007;87:9-23.

50. Raney NH, Petersen EJ, Smith TA, et al. Development of a clinical prediction rule to identify patients with neck pain likely to benefit from cervical traction and exercise. *Eur Spine J*. 2009;18(3):382-391.

51. Young BA, Walker MJ, Strunce JB, et al. Responsiveness of the Neck Disability Index in patients with mechanical neck disorders. *Spine J*. 2009;9(10):802-808.

52. Grotle M, Brox JI, Vollestad NK. Reliability, validity and responsiveness of the fear-avoidance beliefs questionnaire: methodological aspects of the Norwegian version. *J Rehabil Med*. 2006;38:346-353.

53. Cleland JA, Childs JD, Whitman JM. Psychometric properties of the Neck Disability Index and Numeric Pain Rating Scale in patients with mechanical neck pain. *Arch Phys Med Rehabil*. 2008;89:69-74.

54. Viikari-Juntura E, Porras M, Laasonen EM. Validity of clinical tests in the diagnosis of root compression in cervical disc disease. *Spine*. 1989;14:253-257.

Coluna Toracolombar   4

História do Paciente

Queixas	• As poucas queixas subjetivas parecem ser úteis na identificação das condições patológicas espinais específicas. Um relato de "ausência de dor quando sentado" é a resposta específica para a pergunta em relação ao diagnóstico da estenose lombar da coluna vertebral (+RP [razão de verossimilhança] = 6,6). "Dor não é aliviada ao deitar", "dor nas costas durante a noite" e "rigidez matinal por mais de meia hora" são úteis na identificação da espondilite anquilosante (+RP = 1,51 a 1,57). Queixas subjetivas de fraqueza, dormência, formigamento e/ou queimação não parecem ser especialmente úteis, pelo menos na identificação da radiculopatia lombar.

Exame Físico

Investigação Neurológica	• Investigação tradicional neurológica (sensibilidade, reflexos e teste muscular manual) é razoavelmente útil na identificação da radiculopatia lombar. Quando testadas isoladamente, a fraqueza no teste manual e, mais ainda, a redução dos reflexos são sugestivas de radiculopatia lombar, especialmente nos níveis L3-L4 da coluna vertebral. Os testes de sensibilidade (vibração e picada de agulha), por si só, não parecem especialmente úteis. No entanto, quando as alterações nos reflexos, na força muscular e na sensibilidade são observados em conjunto, associadas a um teste positivo de elevação da perna estendida, a radiculopatia lombar torna-se altamente provável (+RP = 6). • Além disso, os achados de diminuição da sensibilidade (vibração e picada de agulha), fraqueza muscular ou alteração dos reflexos são pouco úteis na identificação de estenose do canal vertebral lombar (+RP = 2,10 a 2,80).
Amplitude de Movimento, Força e Avaliação Manual	• A medição da amplitude de movimento toracolombar e do controle motor, assim como da força do tronco, tem consistentemente se mostrado confiável, mas os achados têm utilidade diagnóstica desconhecida. • Os resultados dos estudos que avaliaram a confiabilidade do movimento intervertebral passivo (MIVP) são altamente variáveis, mas, em geral, os relatos são de baixa confiabilidade na avaliação do movimento limitado ou excessivo e de confiabilidade moderada na avaliação da dor. • Os estudos diagnósticos que avaliam o MIVP sugerem que o movimento segmentar anormal é moderadamente útil na identificação radiográfica da hipomobilidade/hipermobilidade e na previsão das respostas a determinados tratamentos conservadores. No entanto, o MIVP isolado pode ter pouca ou nenhuma associação com a dor lombar.
Testes Especiais	• O fenômeno de centralização (movimento dos sintomas das regiões distais/laterais para as regiões mais centrais) tem se mostrado altamente confiável e decididamente útil na identificação de discos lombares dolorosos (+RP = 6,90). • O teste de elevação da perna estendida, o teste de elevação da perna flexionada e o teste do abaixamento do tronco têm se mostrado moderadamente úteis na identificação das condições patológicas do disco, incluindo protrusões, hérnias e extrusões. • Uma revisão sistemática de 2011[1] identificou o teste de extensão lombar passiva como um teste clínico útil na identificação de instabilidade segmentar lombar (+RP = 8,80). • Tanto o teste de Romberg quanto um teste de esteira em duas fases demonstraram ser moderadamente úteis na identificação da estenose espinal lombar.
Intervenções	• Os pacientes com dor lombar de duração inferior a 16 dias e sem sintomas distais nos joelhos e/ou pacientes que preenchem, pelo menos, quatro dos cinco critérios propostos por Flynn e colabotadres[2] devem ser tratados com manipulação lombossacral. • Os pacientes com dor lombar que reúnem, pelo menos, três dos cinco critérios propostos por Hicks[3] devem ser tratados com exercícios de estabilização lombar.

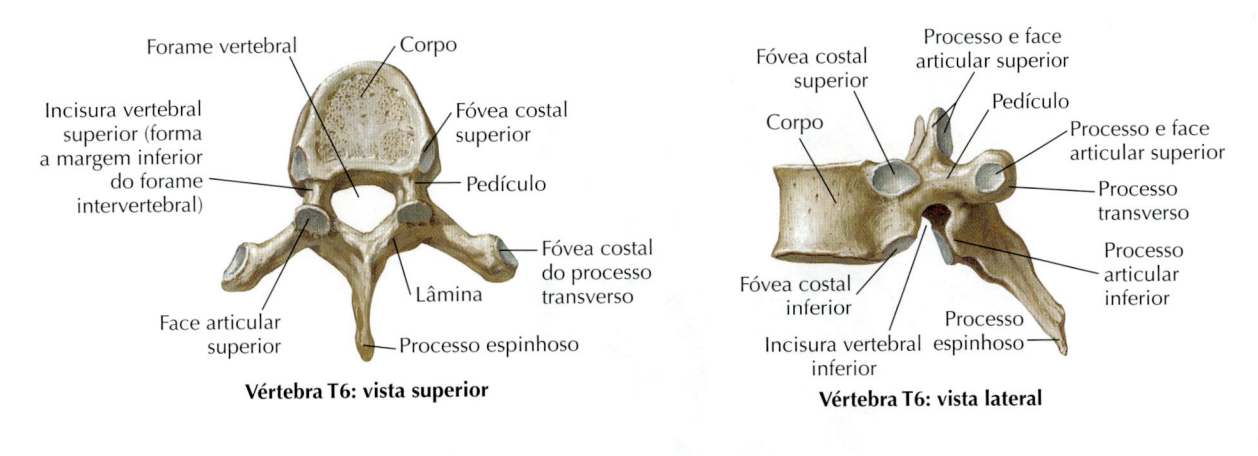

Vértebra T6: vista superior

Vértebra T6: vista lateral

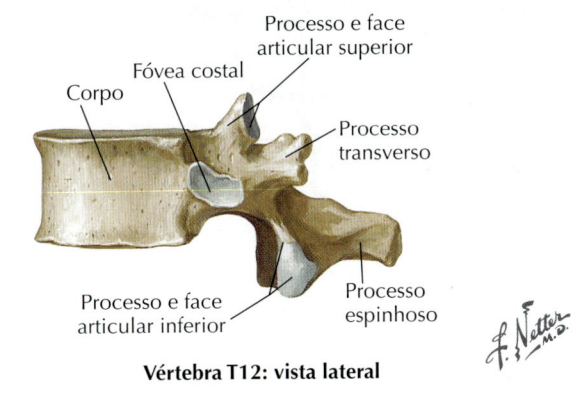

Vértebra T12: vista lateral

Figura 4-1
Vértebras torácicas.

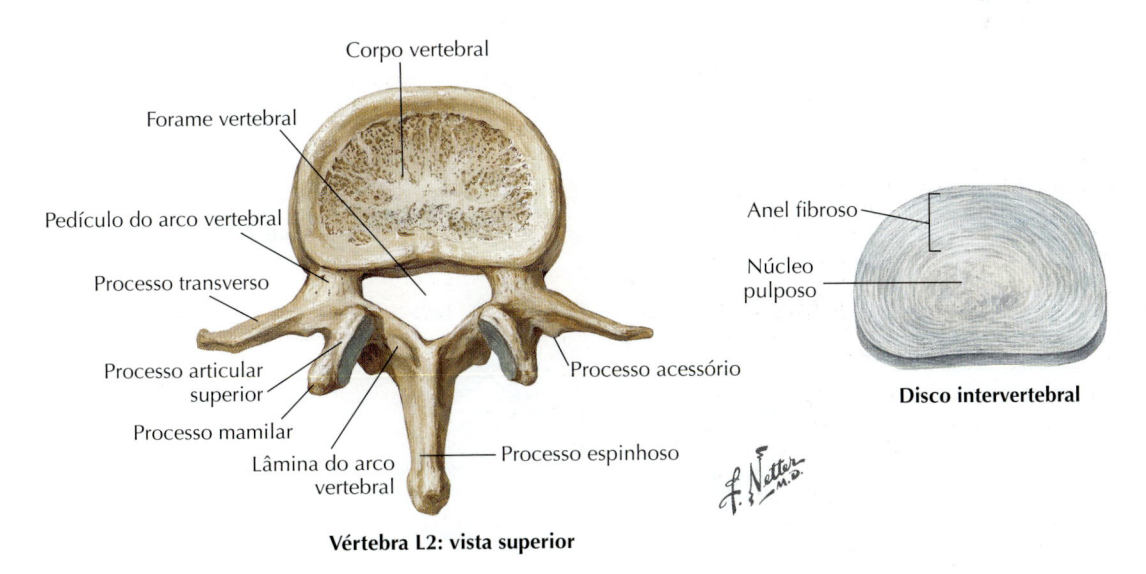

Vértebra L2: vista superior

Disco intervertebral

Figura 4-2
Vértebras lombares.

Coluna Toracolombar **4**

Articulações da Coluna Torácica

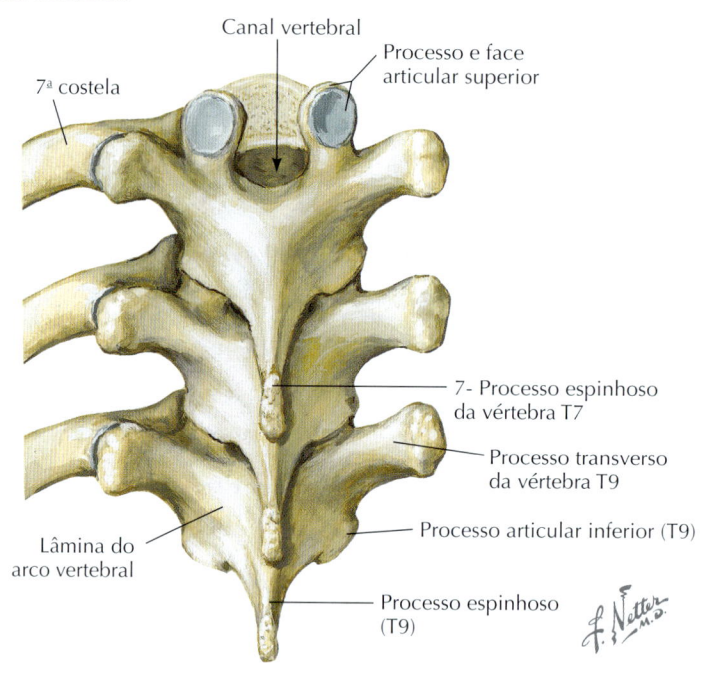

Figura 4-3
Vértebras T7, T8 e T9: vista posterior.

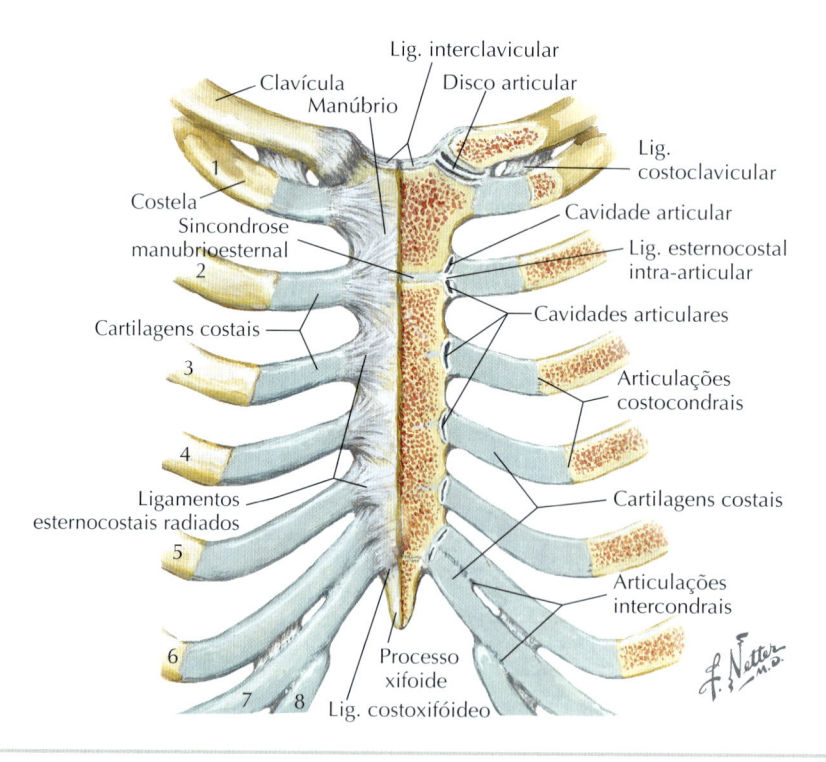

Figura 4-4
Articulações esternocostais: vista anterior.

Articulações da Coluna Torácica (*continuação*)

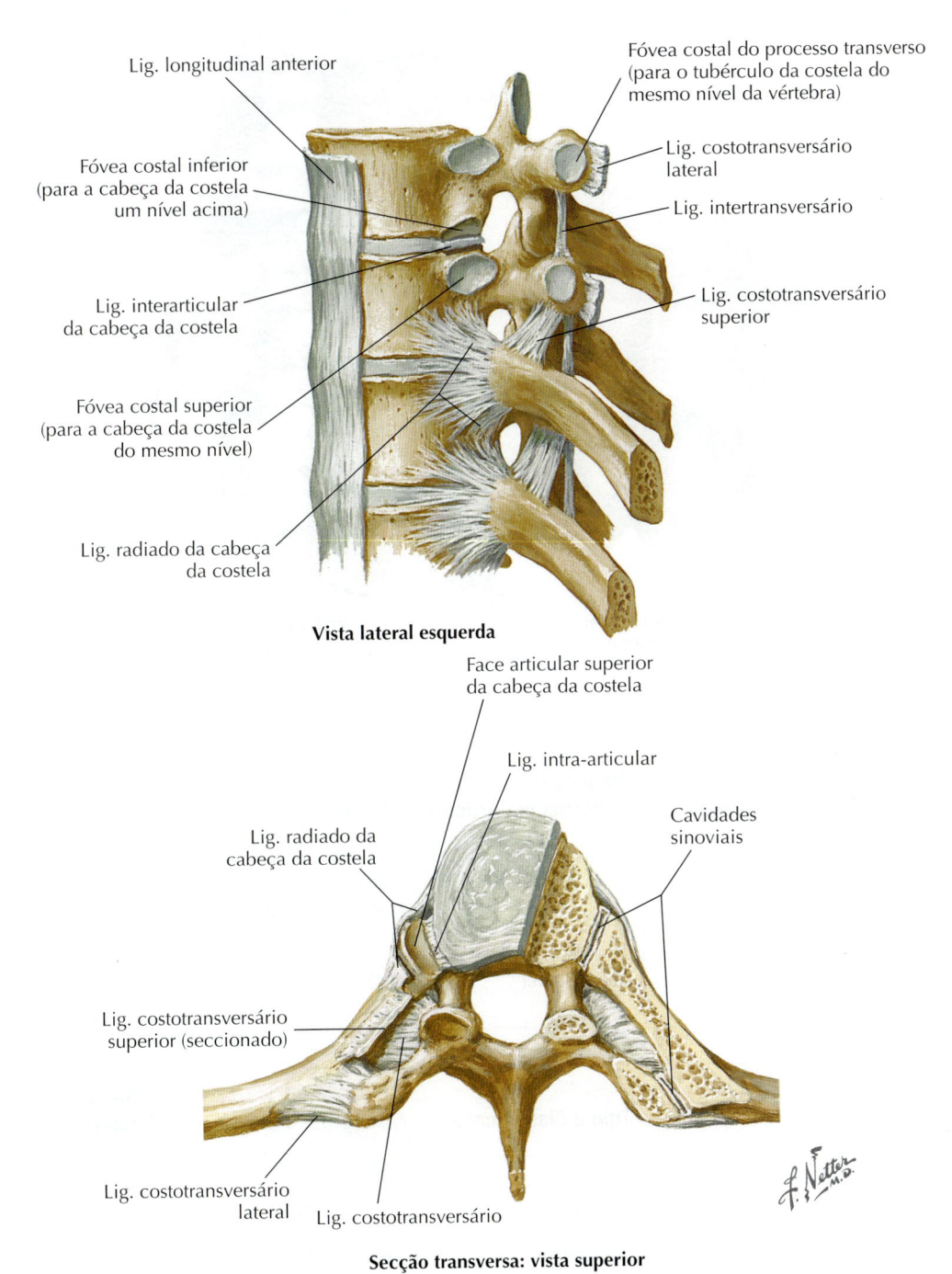

Lig. longitudinal anterior

Fóvea costal do processo transverso (para o tubérculo da costela do mesmo nível da vértebra)

Fóvea costal inferior (para a cabeça da costela um nível acima)

Lig. costotransversário lateral

Lig. intertransversário

Lig. interarticular da cabeça da costela

Lig. costotransversário superior

Fóvea costal superior (para a cabeça da costela do mesmo nível)

Lig. radiado da cabeça da costela

Vista lateral esquerda

Face articular superior da cabeça da costela

Lig. intra-articular

Lig. radiado da cabeça da costela

Cavidades sinoviais

Lig. costotransversário superior (seccionado)

Lig. costotransversário lateral

Lig. costotransversário

Secção transversa: vista superior

Figura 4-5
Articulações costovertebrais.

Coluna Toracolombar

4

Articulações da Coluna Lombar

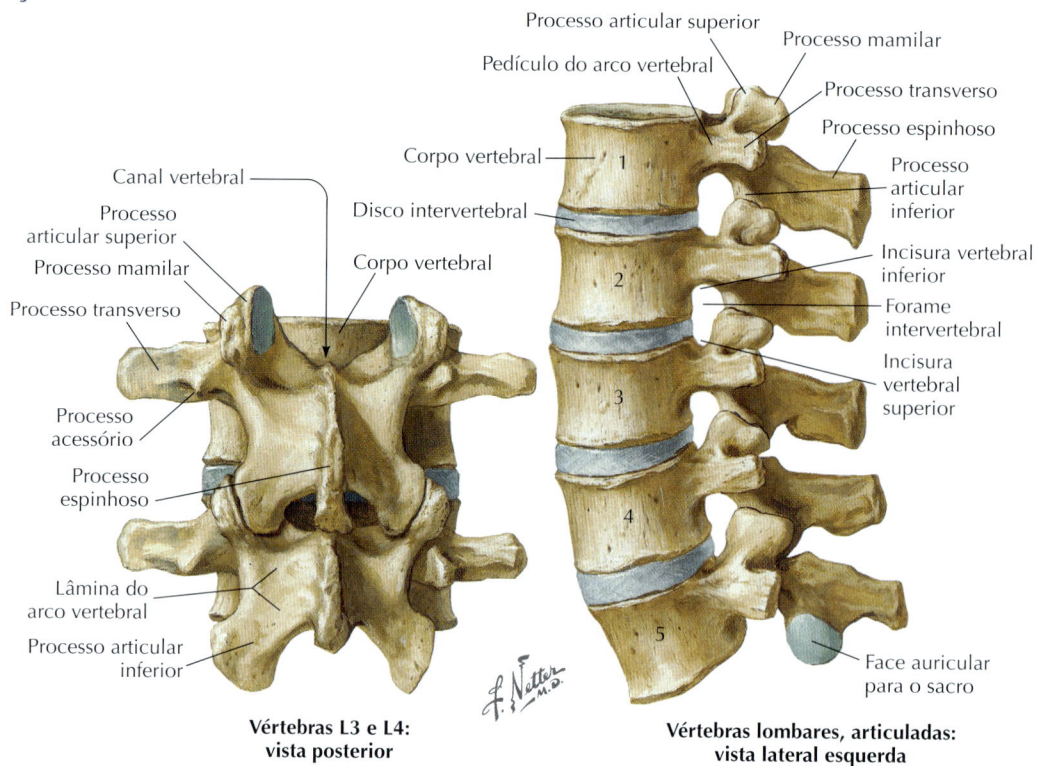

Vértebras L3 e L4:
vista posterior

Vértebras lombares, articuladas:
vista lateral esquerda

Figura 4-6
Coluna lombar.

Articulações Toracolombares	Tipo e Classificação	Posição de Congruência Articular	Padrão Capsular
Articulações dos processos articulares	Sinovial: plana	Extensão	Lombar: limitação significativa da flexão lateral de ambos os lados e limitação na flexão e extensão Torácico: limitação da extensão, flexão lateral e rotação; limitação menor da flexão
Articulações intervertebrais	Fibrocartilagem	Não aplicável	Não aplicável

Coluna Torácica	Tipo e Classificação	Posição de Congruência	Padrão Capsular
Costotransversária	Sinovial	Não reportada	Não reportado
Costovertebral	Sinovial	Não reportada	Não reportado
Costocondral	Sincondrose	Não reportada	Não reportado
Intercondral	Sinovial	Não reportada	Não reportado
Esternocostal (primeira articulação)	Articulação cartilaginosa	Não aplicável	Não aplicável
Esternocostal (segunda a sétima articulações)	Sinovial	Não reportada	Não reportado

Ligamentos Costovertebrais

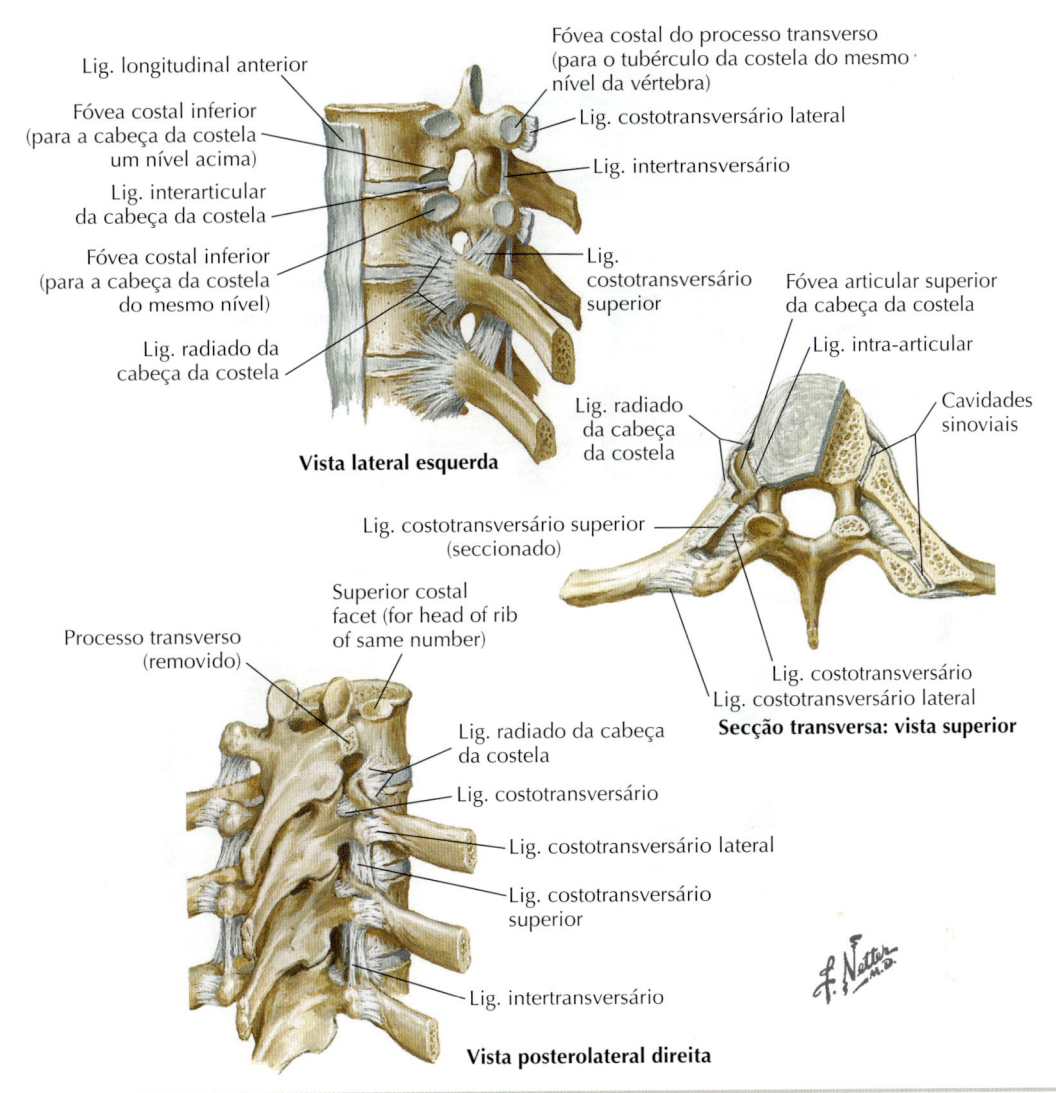

Lig. longitudinal anterior

Fóvea costal inferior
(para a cabeça da costela
um nível acima)

Lig. interarticular
da cabeça da costela

Fóvea costal inferior
(para a cabeça da costela
do mesmo nível)

Lig. radiado da
cabeça da costela

Fóvea costal do processo transverso
(para o tubérculo da costela do mesmo
nível da vértebra)

Lig. costotransversário lateral

Lig. intertransversário

Lig. costotransversário superior

Fóvea articular superior
da cabeça da costela

Lig. intra-articular

Cavidades sinoviais

Lig. radiado da cabeça da costela

Vista lateral esquerda

Lig. costotransversário superior
(seccionado)

Superior costal facet (for head of rib of same number)

Processo transverso (removido)

Lig. radiado da cabeça da costela

Lig. costotransversário

Lig. costotransversário lateral

Lig. costotransversário superior

Lig. intertransversário

Lig. costotransversário

Lig. costotransversário lateral

Secção transversa: vista superior

Vista posterolateral direita

Figura 4-7
Ligamentos costovertebrais.

Ligamentos	Fixações	Função
Esternocostal radiado	Cartilagem costal das faces anterior e posterior do esterno	Reforça a cápsula articular
Intercondral	Conecta as margens adjacentes das articulações entre as cartilagens costais 6 e 7, 7 e 8 e 8 e 9	Reforça a cápsula articular
Ligamento radiado da cabeça da costela	Corpo vertebral lateral da cabeça da costela	Impede a separação da cabeça costela da vértebra
Costotransversário	Face posterior da costela à região anterior do processo transverso da vértebra	Impede a separação da costela do processo transverso
Intra-articular	Crista da cabeça da costela ao disco intervertebral	Divide a articulação em duas cavidades

Ligamentos Toracolombares

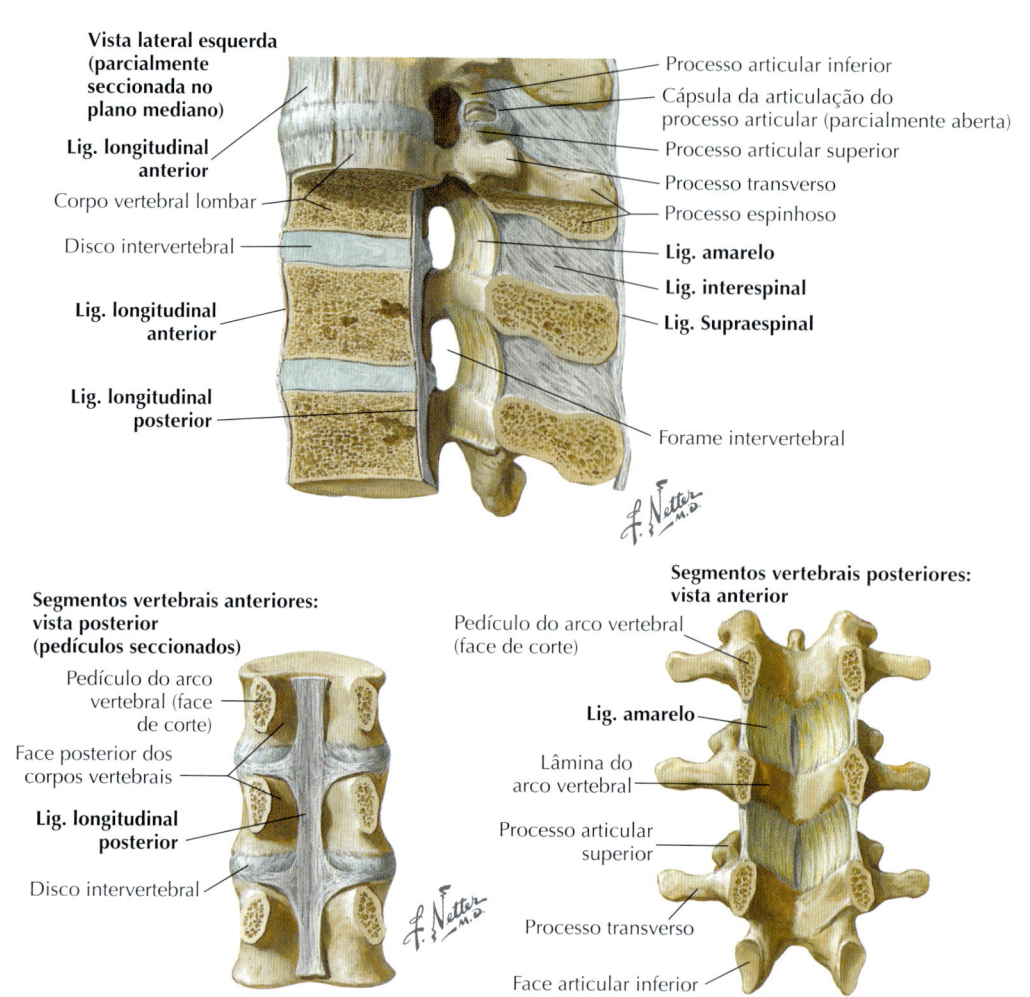

Vista lateral esquerda (parcialmente seccionada no plano mediano)

Lig. longitudinal anterior

Corpo vertebral lombar

Disco intervertebral

Lig. longitudinal anterior

Lig. longitudinal posterior

Processo articular inferior

Cápsula da articulação do processo articular (parcialmente aberta)

Processo articular superior

Processo transverso

Processo espinhoso

Lig. amarelo

Lig. interespinal

Lig. Supraespinal

Forame intervertebral

Segmentos vertebrais anteriores: vista posterior (pedículos seccionados)

Pedículo do arco vertebral (face de corte)

Face posterior dos corpos vertebrais

Lig. longitudinal posterior

Disco intervertebral

Segmentos vertebrais posteriores: vista anterior

Pedículo do arco vertebral (face de corte)

Lig. amarelo

Lâmina do arco vertebral

Processo articular superior

Processo transverso

Face articular inferior

Figura 4-8

Ligamentos toracolombares.

Ligamentos	Fixações	Função
Longitudinal anterior	Estende-se da face anterior do sacro ao tubérculo anterior de C1. Conecta as faces anterolaterais dos corpos vertebrais e discos	Mantém a estabilidade e impede a extensão excessiva da coluna vertebral
Longitudinal posterior	Estende-se do sacro até C2. Está situado no interior do canal vertebral associados as partes posteriores dos corpos vertebrais	Impede a flexão excessiva da coluna vertebral e a protrusão posterior do disco
Ligamento amarelo	Liga a lâmina acima de cada vértebra à lâmina abaixo	Impede a separação das lâminas vertebrais
Supraespinal	Une os processos espinhosos de C7-S1	Limita a separação dos processos espinhosos
Interespinal	Une os processos espinhosos de C1-S1	Limita a separação dos processos espinhosos
Intertransversários	Une os processos transversos adjacentes das vértebras	Limita a separação dos processos transversos
Iliolombar	Do processo transverso de L5 à face posterior da crista ilíaca	Estabiliza L5 e evita deslizamento anterior

Músculos Toracolombares: Camadas Superficiais

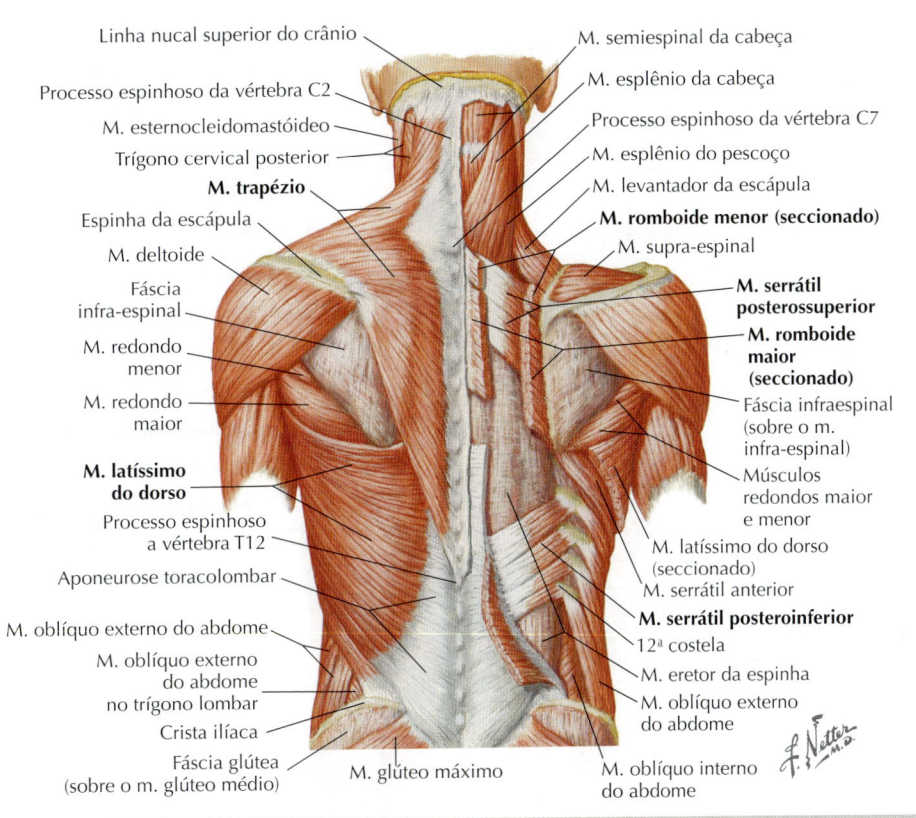

Figura 4-9
Músculos do dorso, camadas superficiais.

Músculos	Origem	Inserção	Nervos e Nível Segmentar	Ação
Latíssimo do dorso	Processos espinhosos de T6-T12, fáscia toracolombar, crista ilíaca, quatro costelas inferiores	Sulco intertubercular do úmero	Nervo toracodorsal (C6, C7, C8)	Extensão, adução e rotação medial do braço
Trapézio (média)	Linha nucal superior, protuberância occipital, ligamento nucal, processos espinhosos de T1-T12	Extremidade lateral da clavícula, acrômio e espinha da escápula	Nervo acessório (NC XI)	Adução da escápula
Trapézio (inferior)				Abaixamento da escápula
Romboide maior	Processos espinhosos de T2-T5	Margem medial inferior da escápula	Nervo dorsal da escápula (C4, C5)	Retrai a escápula, rotação media da escápula, estabiliza escápula contra a parede torácica
Romboide menor	Processos espinhosos de C7-T1 e ligamento nucal	Margem medial superior da escápula		
Serrátil posterossuperior	Processos espinhosos de C7-T3, ligamento nucal	Superfície superior das costelas 2-4	Nervos intercostais 2-5	Eleva as costelas
Serrátil posteroinferior	Processos espinhosos de T11-L2	Superfície inferior das costelas 8-12	Ramos anteriores dos nervos espinais torácicos 9-12	Abaixa as costelas

NC, Nervo craniano.

Músculos Toracolombares: Camada Intermédia

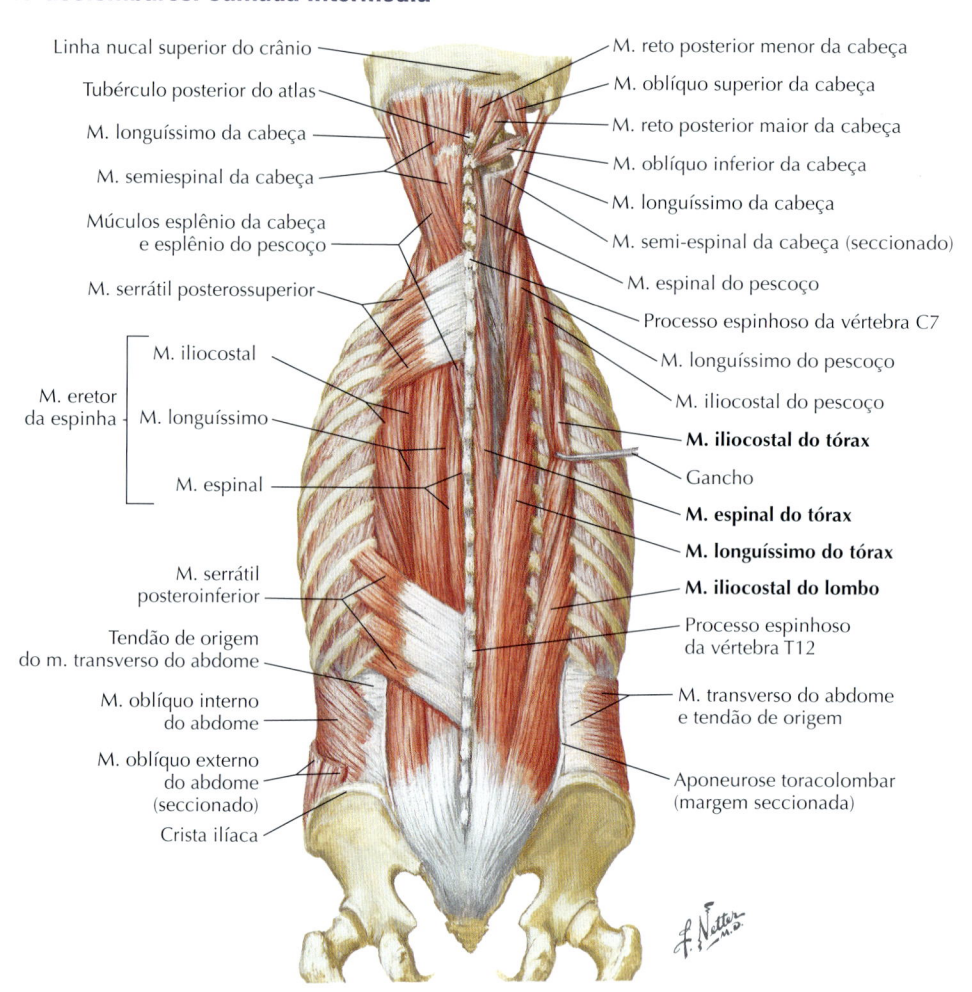

Linha nucal superior do crânio
Tubérculo posterior do atlas
M. longuíssimo da cabeça
M. semiespinal da cabeça
Múculos esplênio da cabeça e esplênio do pescoço
M. serrátil posterossuperior
M. iliocostal
M. eretor da espinha
M. longuíssimo
M. espinal
M. serrátil posteroinferior
Tendão de origem do m. transverso do abdome
M. oblíquo interno do abdome
M. oblíquo externo do abdome (seccionado)
Crista ilíaca

M. reto posterior menor da cabeça
M. oblíquo superior da cabeça
M. reto posterior maior da cabeça
M. oblíquo inferior da cabeça
M. longuíssimo da cabeça
M. semi-espinal da cabeça (seccionado)
M. espinal do pescoço
Processo espinhoso da vértebra C7
M. longuíssimo do pescoço
M. iliocostal do pescoço
M. iliocostal do tórax
Gancho
M. espinal do tórax
M. longuíssimo do tórax
M. iliocostal do lombo
Processo espinhoso da vértebra T12
M. transverso do abdome e tendão de origem
Aponeurose toracolombar (margem seccionada)

Figura 4-10
Músculos do dorso: camada intermediária.

Músculos	Origem	Inserção	Nervos e Nível Segmentar	Ação
Iliocostal da parte torácica	Crista ilíaca, posterior do sacro, processos espinhosos do sacro e vértebras lombares inferiores, ligamento supraespinal	Processos transversos cervicais e ângulos superiores de costelas inferiores	Ramos posteriores dos nervos espinais	Bilateralmente: estendem a coluna vertebral Unilateralmente: inclinam lateralmente a coluna vertebral
Iliocostal do lombo		Superfície inferior das costelas 4-12		
Longuíssimo do tórax		Processos transversos torácicos e superfície superior das costelas		
Longuíssimo do lombo		Processo transverso das vértebras lombares		
Espinal do tórax		Processos espinhosos torácicos superiores		

Músculos Toracolombares: Camada Profunda

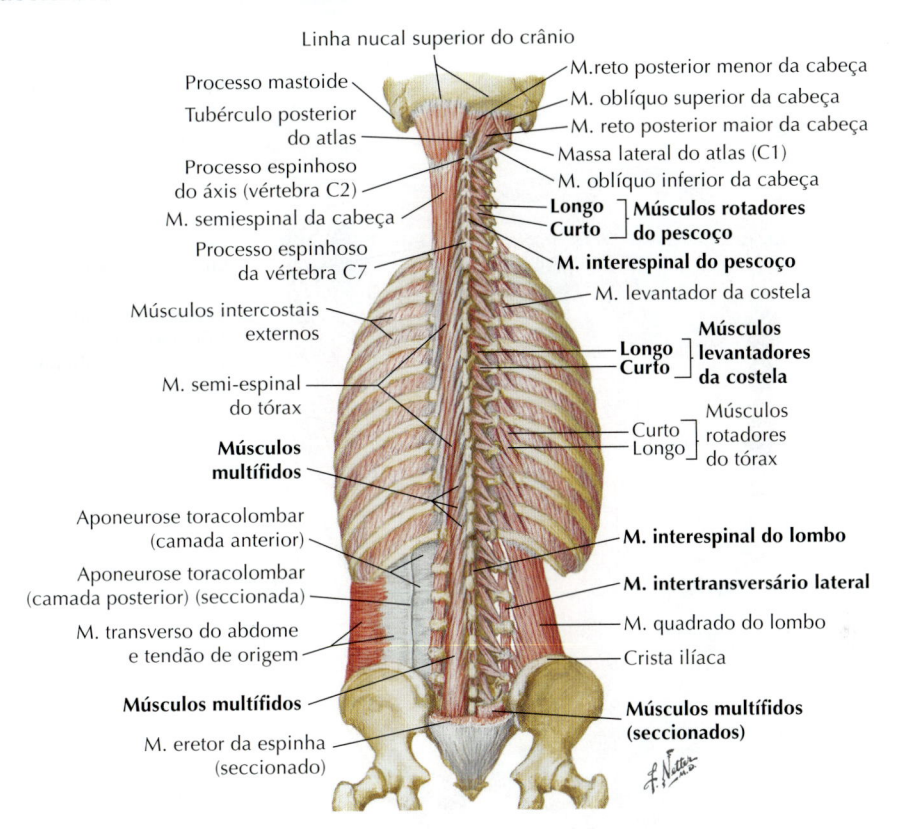

Figura 4-11
Músculo do dorso: camada profunda.

Músculos	Origem	Inserção	Nervos e Nível Segmentar	Ação
Rotadores	Processos transversos das vértebras	Processo espinhoso da vértebra um a dois segmentos acima origem	Ramos posteriores dos nervos espinais	Estabilização vertebral, auxilia a rotação e a extensão
Interspinais	Margem superior dos processos espinhosos cervical e lombar	Margem inferior do processo espinhoso acima da vértebra de origem	Ramos posteriores dos nervos espinais	Extensão e rotação da coluna vertebral
Intertransversários	Processos transversos cervicais e lombares	Processo transverso das vértebras adjacentes	Ramos anteriores e posteriores dos nervos espinais	Estabiliza bilateralmente a coluna vertebral
Multífidos	Sacro, ílio, processos transversos de T1-T3, processos articulares de C4-C7	Processo espinhoso da vértebra, dois a quatro segmentos acima da origem	Ramos posteriores dos nervos espinais	Estabiliza as vértebras

Parede Anterior do Abdome

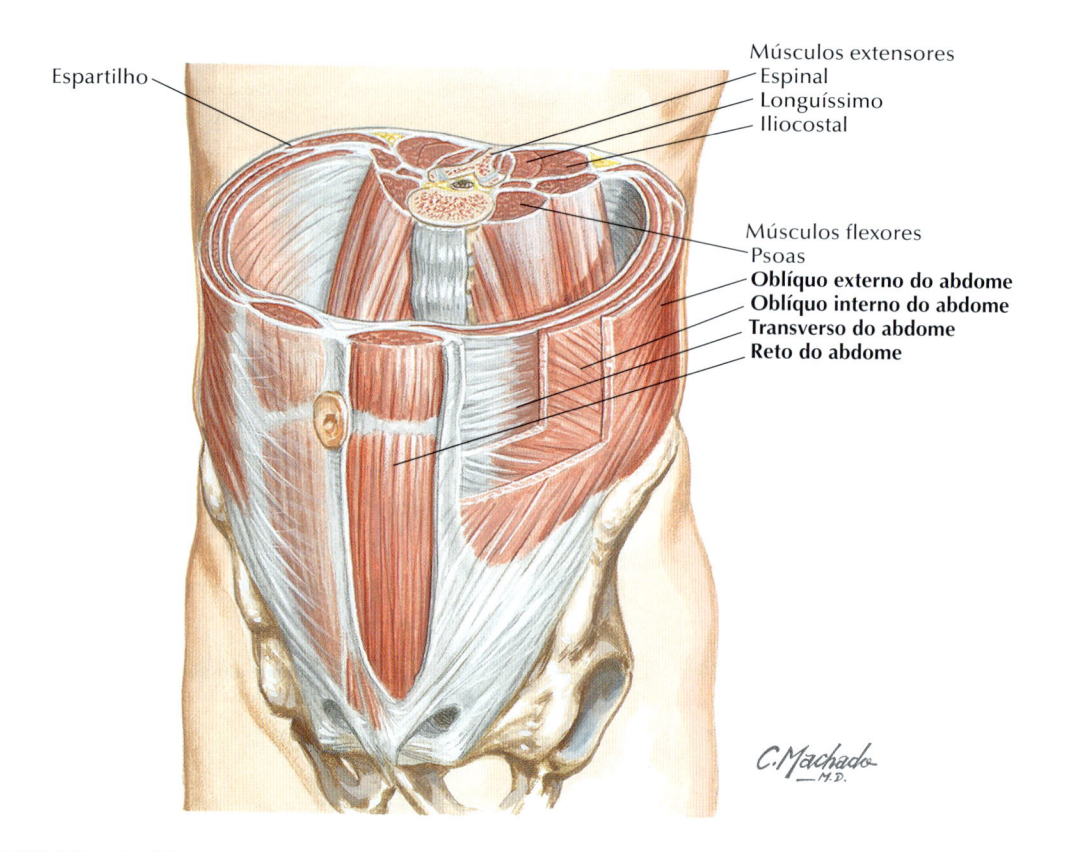

Figura 4-12
Conceito de "espartilho" dinâmico da estabilidade lombar.

Músculos	Origem	Inserção	Nervos e Nível Segmentar	Ação
Reto do abdome	Sínfise púbica e crista púbica	Cartilagens costais 5-7 e apêndice xifoide	Ramos anteriores de T6-T12	Flexiona o tronco
Oblíquo interno do abdome	Aponeurose tóracolombar, margem anterior da crista ilíaca e ligamento inguinal	Margem inferior das costelas 10-12, linha alba e linha pectínea do púbis	Ramos anteriores de T6-L1	Flexiona e gira o tronco
Oblíquo externo do abdome	Face externa das costelas 5-12	Margem anterior da crista ilíaca anterior, linha alba e tubérculo púbico	Ramos anteriores de T6-T12 e nervo subcostal	Flexiona e gira o tronco
Transverso do abdome	Faces internas das cartilagens costais 7-12, aponeurose toracolombar, crista ilíaca e ligamento inguinal	Linha alba, linha pectínea do púbis e crista púbica	Ramos anteriores de T6-L1	Sustenta as vísceras abdominais e aumenta pressão intra-abdominal

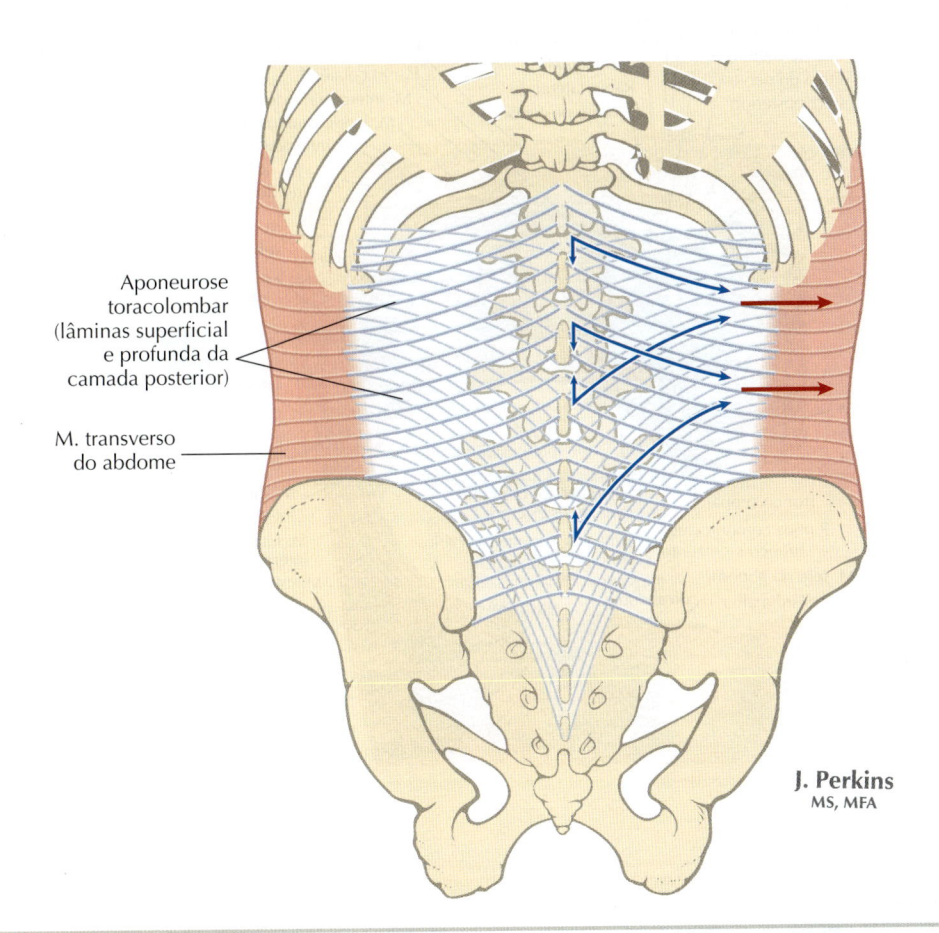

Aponeurose
toracolombar
(lâminas superficial
e profunda da
camada posterior)

M. transverso
do abdome

J. Perkins
MS, MFA

Coluna Toracolombar 4

Figura 4-13

Transverso do abdome. O músculo transverso do abdome exerce uma força através da aponeurose toracolombar, produzindo uma força de estabilização através da coluna lombar. (De Kay AG. An extensive literature review of the lumbar multifidus: biomechanics. *J Man Manip Ther*. 2001; 9:17-39.)

A aponeurose toracolombar é uma camada densa de tecido conjuntivo que vai da região torácica até o sacro.[4] Ela é composta de três camadas separadas e distintas: anterior, média e posterior. As camadas média e posterior se unem para formar uma fáscia densa chamada de *rafe lateral*.[5] A camada posterior consiste em duas lâminas distintas. As fibras da lâmina superficial são inclinadas para baixo e as fibras da lâmina profunda são anguladas para cima. Bergmark[6] relatou que a aponeurose toracolombar serve a três propósitos: (1) transferir força dos músculos para a coluna vertebral, (2) transferir força entre os segmentos da coluna vertebral e (3) transferir força da coluna toracolombar para o retináculo dos músculos eretores da espinha. O músculo transverso do abdome se fixa à camada média da aponeurose toracolombar e exerce força através da rafe lateral, resultando em tensão cefálica através da camada profunda e tensão caudal através da camada superficial da lâmina posterior.[4,5,7] O resultado é uma força de estabilização exercida através da coluna vertebral lombar, que, segundo relatos, proporcionar estabilidade e auxiliar no controle do movimento do intersegmentar da coluna lombar.[8-10]

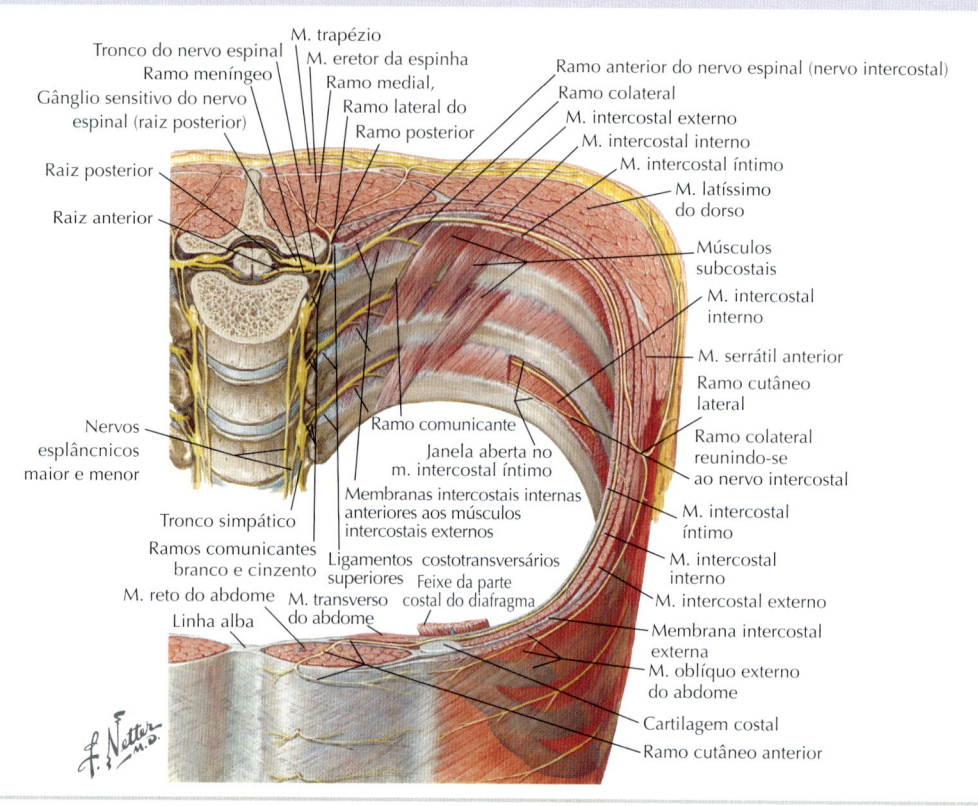

Figura 4-14
Nervos da coluna torácica.

Ramos Anteriores do Nervo	Nível	Sensitivo	Motor
Intercostais	T1-T11	Região anterior e lateral do tórax e do abdome	Intercostais, serrátil posterior, levantadores das costelas, transverso do tórax
Subcostal	T12		Parte do oblíquo externo
Ramos posteriores	T1-T12	Posterior do tórax e dorso	Esplênio, iliocostal, longuíssimo, espinal, interespinais, intertransversários, multífido, semiespinais, rotadores
Nervo subcostal	T12	Lateral do quadril	Oblíquo externo do abdome
Nervo ilio-hipogástrico	T12, L1	Região glútea posterolateral	Oblíquo interno do abdome, transverso do abdome
Ilioinguinal	L1	Coxa medial superior	Oblíquo interno do abdome, transverso do abdome
Genitofemoral	L1, L2	Coxa anterior superior	Sem componente motor
Cutâneo femoral lateral	L2, L3	Lateral da coxa	Sem componente motor
Ramo para o ilíaco	L2, L3, L4	Sem componente sensitivo	Ilíaco
Nervo femoral	L2, L3, L4	Coxa via nervos cutâneos	Ilíaco, sartório, quadríceps femoral, articular do joelho, pectíneo
Nervo obturatório	L2, L3, L4	Coxa medial	Adutor longo, adutor curto, adutor magno (parte adutora), grácil, obturador externo
Isquiático	L4, L5, S1, S2, S3	Articulação do quadril	Flexores do joelho e todos os músculos distais da perna e do pé

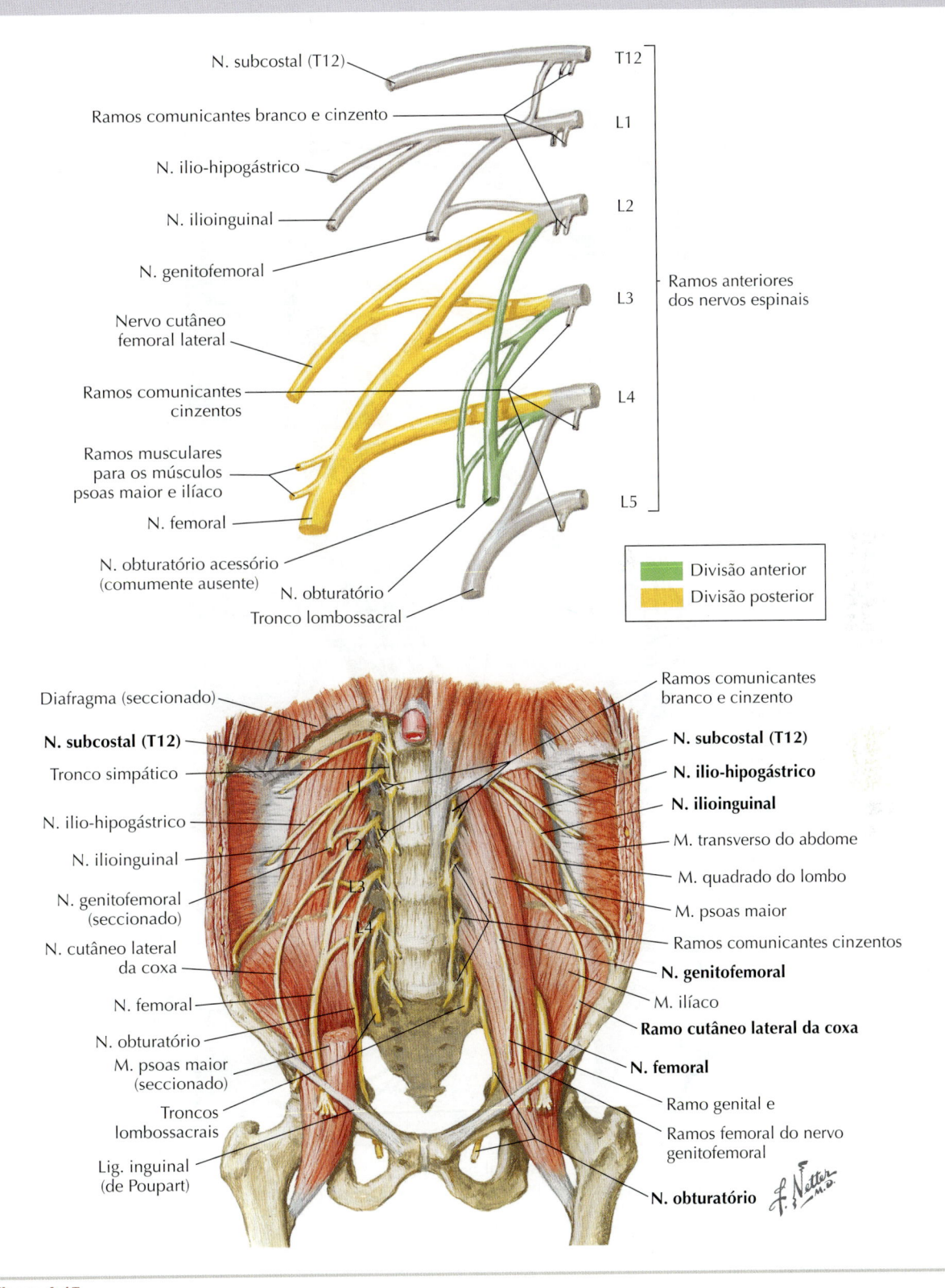

Figura 4-15
Nervos da coluna lombar.

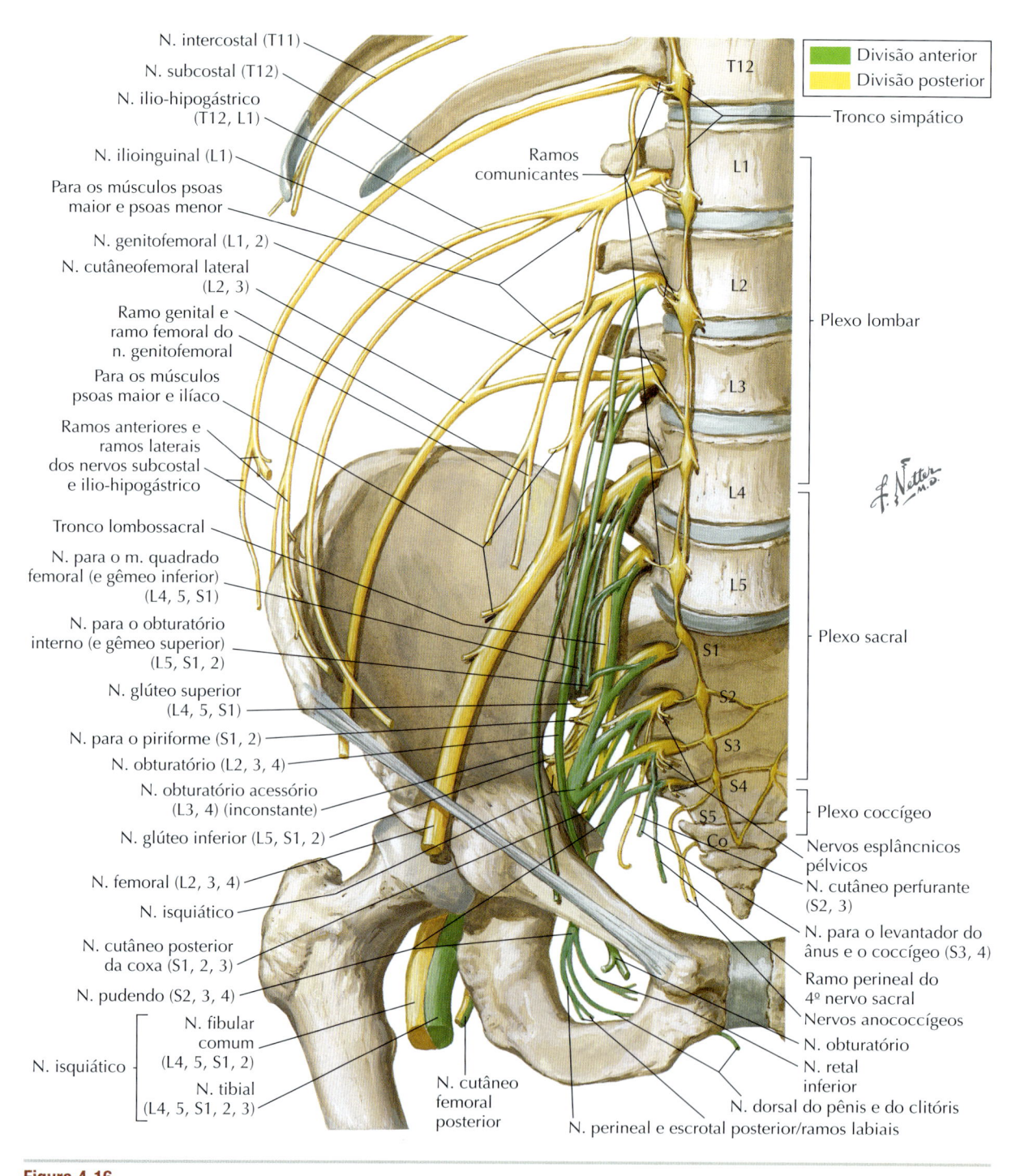

Figura 4-16
Nervos da coluna lombar.

História	Hipótese Inicial
Relatos de restrição de movimentos na coluna lombar associada a dor lombar ou na região glútea exacerbada por um padrão de movimento que indica possível abertura ou fechamento da restrição articular (isto é, diminuição da extensão, inclinação para o lado direito e rotação para a direita)	Síndromes de dor nas articulações dos processos articulares[11-13]
Relatos de centralização ou periferização dos sintomas durante os movimentos repetitivos ou durante longos períodos em determinadas posições	Possível dor discogênica[14]
Relatos de dor e parestesia no membro inferior do que a dor lombar. Pode relatar episódios nos quais ocorre fraqueza nos membros inferiores	Possível dor ciática ou radiculopatia lombar[15]
Dor nos membros inferiores, que é exacerbada pela extensão e rapidamente aliviada pela flexão da coluna vertebral	Possível estenose espinal[16]
Relatos de bloqueio recorrente, captura ou insegurança lombar durante o movimento ativo	Possível instabilidade lombar[17,18]
Relatos de dor lombar, que é exacerbada pelo alongamento de ligamentos ou músculos. Também pode relatar dor com a contração dos músculos	Estiramento/entorse ligamentar ou muscular

Coluna Toracolombar 4

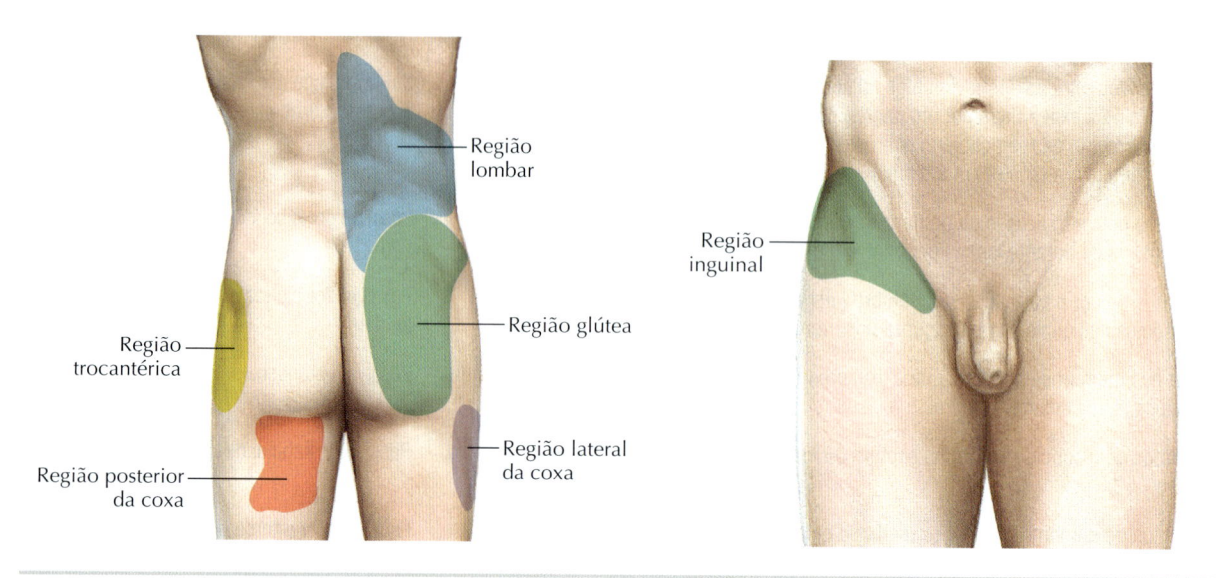

Figura 4-17

Padrões de Referência da Dor do Acometimento das Articulações dos Processos Articulares Lombares. Padrões da dor originada nas articulações dos processos articulares da coluna lombar, tal como descrito por Fukui e colaboradores. As articulações dos processos articulares lombares L1-L2, L2-L3 e L4-L5 sempre apresentam dor referida à região da coluna lombar. A dor referida primária à região glútea está relacionada com L5-S1 (68% das vezes). Os níveis L2-L3, L3-L4, L4-L5 e L5-S1, ocasionalmente, apresentam dor referida na região trocantérica (10% a 16% das vezes). A referência primária às regiões lateral da coxa, posterior da coxa e inguinal foram mais frequentemente associadas a L3-L4, L4-L5 e L5-S1 (5% a 30% das vezes). (De Fukui S, Ohseto K, Shiotani M, et al. Distribution of referred pain from the lumbar zygapophyseal joints and dorsal rami. *Clin J Pain.* 1997; 13:303-307.)

Área da Dor Referida	Percentagem de Pacientes que se Apresentam com Dor (n = 176 Pacientes com Dor Lombar)*
Região inguinal esquerda	15%
Região inguinal direita	3%
Região glútea esquerda	42%
Região glútea direita	15%
Coxa esquerda	38%
Coxa direita	38%
Panturrilha esquerda	27%
Panturrilha direita	15%
Pé esquerdo	31%
Pé direito	8%

*Prevalência dos padrões de dor referida em pacientes com síndromes de dor nas articulações dos processos articulares, como confirmada por blocos de diagnóstico.[13] Em um estudo posterior,[19] determinou-se em um coorte envolvendo 63 pacientes com dor lombar crônica, a prevalência de dor nas articulações dos processos articulares foi de 40%.

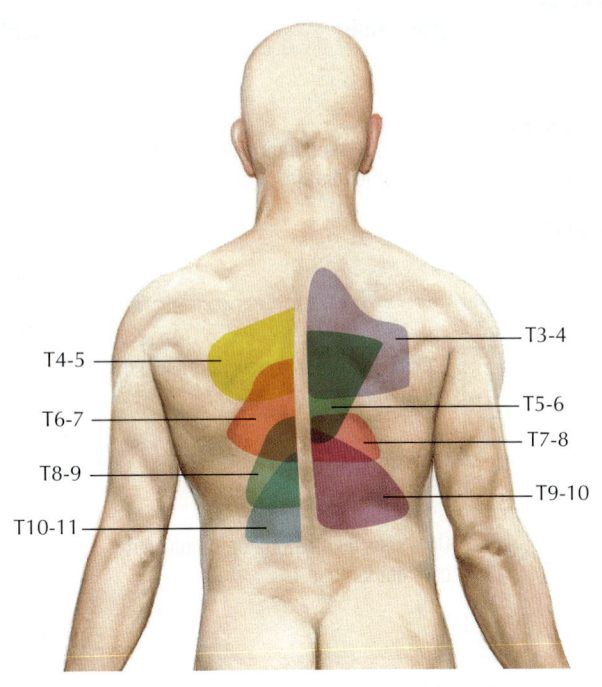

Conforme descrito por Dreyfuss e colaboradores[19]

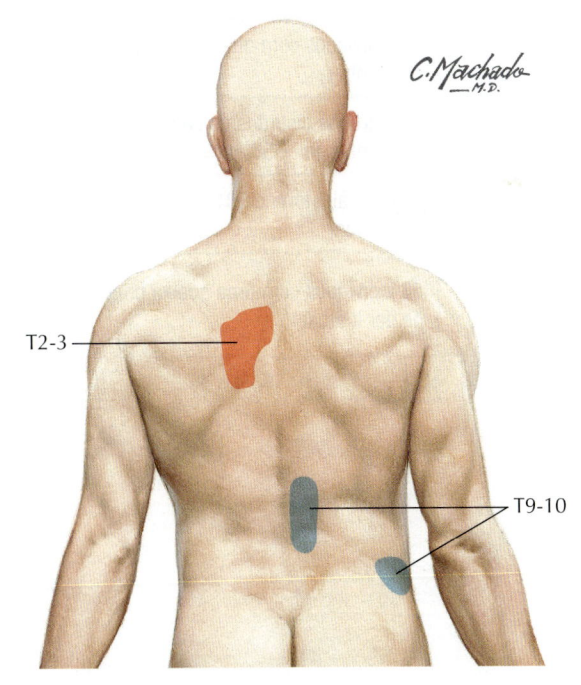

Conforme descrito por Fukui e colaboradores[90]

Figura 4-18
Padrões de referência da dor articulações dos processos articulares torácicos.

Questão Histórica e Qualidade do Estudo		População	Confiabilidade
Paciente relata:[20]	Dor no pé	Dois grupos separados de pacientes com dor lombar ($n_1 = 50$, $n_2 = 33$).	Interexaminador $\kappa = 0{,}12$ a $0{,}73$
	Dor na perna		Interexaminador $\kappa = 0{,}53$ a $0{,}96$
	Dor na coxa		Interexaminador $\kappa = 0{,}39$ a $0{,}78$
	Dor glútea		Interexaminador $\kappa = 0{,}33$ a $0{,}44$
	Dor lombar		Interexaminador $\kappa = -0{,}19$ a $0{,}16$
Dor aumenta:[21]	Sentando	53 indivíduos com queixa principal de dor lombar	Teste-reteste $\kappa = 0{,}46$
	Em pé		Teste-reteste $\kappa = 0{,}70$
	Andando		Teste-reteste $\kappa = 0{,}67$
Dor aumenta:[22]	Sentando	Uma seleção aleatória de 91 pacientes com dor lombar	Interexaminador $\kappa = 0{,}49$
	Em pé		Interexaminador $\kappa = 1$
	Andando		Interexaminador $\kappa = 0{,}56$
	Deitado		Interexaminador $\kappa = 0{,}41$
Dor ao sentar:[23]		95 pacientes com dor lombar	Interexaminador $\kappa = 0{,}99$ a 1
Dor ao inclinar:[23]			Interexaminador $\kappa = 0{,}98$ a $0{,}99$
Dor ao inclinar:[21]		53 indivíduos com queixa principal de dor lombar	Teste-reteste $\kappa = 0{,}65$
Dor ao inclinar:[20]		Dois grupos distintos de pacientes com dor lombar ($n_1 = 50$, $n_2 = 33$)	Interexaminador $\kappa = 0{,}51$ a $0{,}56$
Dor aumenta com tosse/ espirro:[22]		Seleção aleatória de 91 pacientes com dor lombar	Interexaminador $\kappa = 0{,}64$
Dor aumenta com tosse:[21]		53 indivíduos com uma queixa principal de dor lombar	Teste-reteste $\kappa = 0{,}75$
Dor com empurrar/ levantar/ transportar:[21]			Teste-reteste $\kappa = 0{,}77$ a $0{,}89$

Questão Histórica e Qualidade do Estudo	População de Pacientes	Padrão de Referência	Sensibilidade	Especificidade	+RP	−RP
Idade superior a 65 anos[24] ◆	93 pacientes com dor lombar com 40 anos de idade ou mais	Estenose do canal vertebral lombar na avaliação do médico; 88% também apoiado pela tomografia computadorizada (TC) ou ressonância magnética (MRI)	0,77 (0,64, 0,90)	0,69 (0,53, 0,85)	2,50	0,33
Dor abaixo joelhos?[24] ◆			0,56 (0,41, 0,71)	0,63 (0,46, 0,80)	1,50	0,70
Dor abaixo da região glútea?[24] ◆			0,88 (0,78, 0,98)	0,34 (0,18, 0,50)	1,30	0,35
Sem dor quando sentado?[24] ◆			0,46 (0,30, 0,62)	0,93 (0,84, 1)	6,60	0,58
Dor intensa no membro inferior?[24] ◆			0,65 (0,51, 0,79)	0,67 (0,51, 0,83)	2	0,52
Os sintomas melhoraram quando sentado?[24] ◆			0,52 (0,37, 0,67)	0,83 (0,70, 0,96)	3,10	0,58
Pioram quando em pé?[24] ◆			0,71 (0,57, 0,85)	0,30 (0,14, 0,46)	1	0,97
Torpor[24] ◆			0,63 (0,49, 0,74)	0,59 (0,42, 0,76)	1,50	0,63
Mal equilíbrio[24] ◆			0,70 (0,56, 0,84)	0,53 (0,36, 0,70)	1,50	0,57
Você começa a sentir dor em suas pernas com uma caminhada que é aliviada ao sentar?[16] ●	45 pacientes com lombalgia e dor nas pernas e limitações relatadas por eles mesmos quanto à tolerância ao andar	Estenose do canal vertebral lombar confirmada por imagem de MRI ou CT	0,81 (0,66, 0,96)	0,16 (0, 0,32)	0,82 (0,63, 1,10)	1,27
Você é capaz de caminhar melhor quando conduz um carrinho de compras?[16] ●			0,63 (0,42, 0,85)	0,67 (0,40, 0,93)	1,90 (0,80, 4,50)	0,55
Sentada é relatada como a melhor posição para alívio dos sintomas[16] ●			0,89 (0,76, 1)	0,39 (0,16, 0,61)	1,50 (0,90, 2,40)	0,28
Andar/ficar em pé é relatado como a pior postura em relação aos sintomas[16] ●			0,89 (0,76, 1)	0,33 (0,12, 0,55)	1,30 (0,80, 2,20)	0,33

Coluna Toracolombar **4**

Questão Histórica e Qualidade do Estudo	População de Pacientes	Padrão de Referência	Sensibilidade	Especicidade	+RP	−RP
Os pacientes relatam:						
Fraqueza[25] ◆	170 pacientes com lombalgia e sintomas nas pernas	Radiculopatia lombossacral por eletrodiagnóstico	0,70	0,41	1,19	0,73
Dormência[25] ◆			0,68	0,34	1,03	0,94
Formigamento[25] ◆			0,67	0,31	0,97	1,06
Queimação[25] ◆			0,40	0,60	1	1

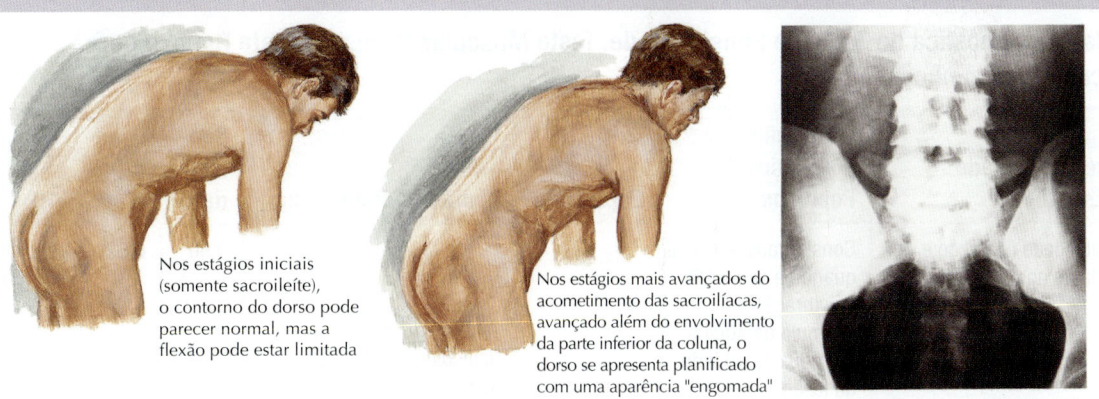

Nos estágios iniciais (somente sacroileíte), o contorno do dorso pode parecer normal, mas a flexão pode estar limitada

Nos estágios mais avançados do acometimento das sacroilíacas, avançado além do envolvimento da parte inferior da coluna, o dorso se apresenta planificado com uma aparência "engomada"

Sacroileíte bilateral é um sinal radiográfico precoce. Ocorre um adelgaçamento da cartilagem e condensação do osso em ambos os lados das articulações sacroilíacas

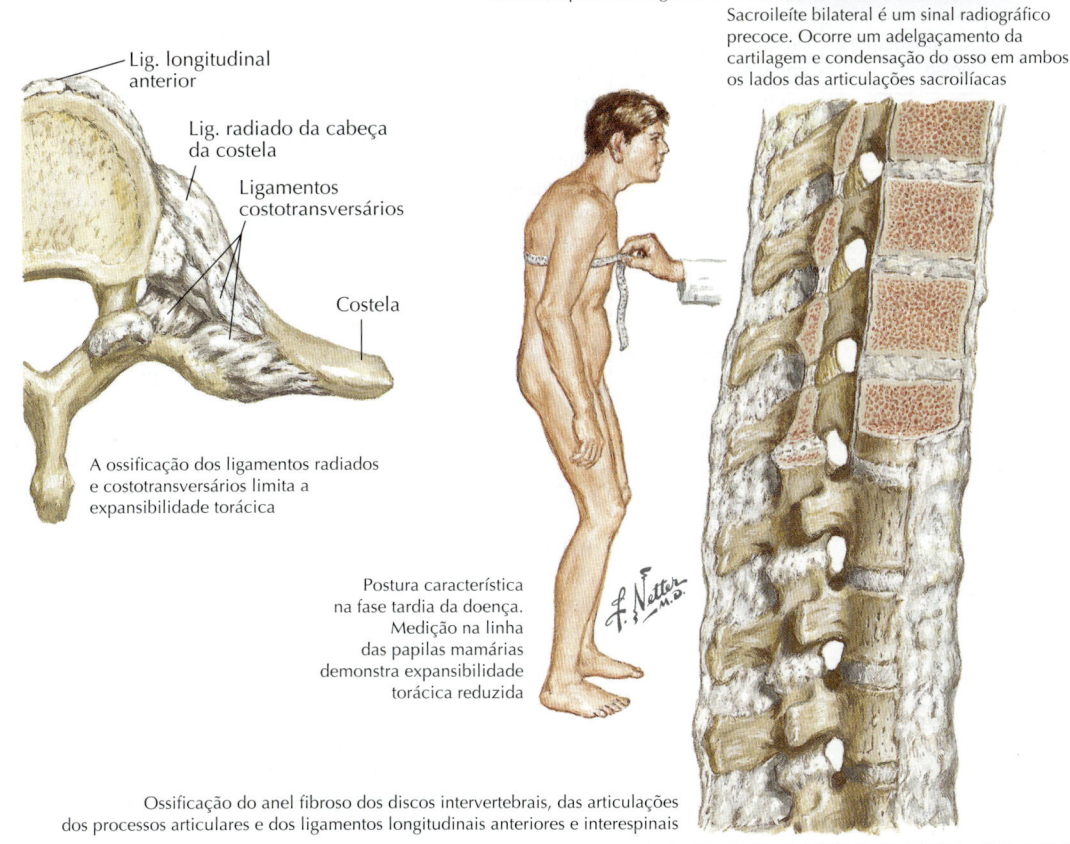

Lig. longitudinal anterior

Lig. radiado da cabeça da costela

Ligamentos costotransversários

Costela

A ossificação dos ligamentos radiados e costotransversários limita a expansibilidade torácica

Postura característica na fase tardia da doença. Medição na linha das papilas mamárias demonstra expansibilidade torácica reduzida

Ossificação do anel fibroso dos discos intervertebrais, das articulações dos processos articulares e dos ligamentos longitudinais anteriores e interespinais

Coluna Toracolombar

Figura 4-19
Espondilite anquilosante.

Sintoma Clínico e Qualidade do Estudo	População de Pacientes	Padrão de Referência	Sensibi-lidade	Especi-ficidade	+RP	−RP
A dor não alivia ao deitar[26] ◆	449 pacientes com dor lombar selecionados aleatoriamente	Critérios de Nova York e confirmação radiográfica de espondilite anquilosante	0,80	0,49	1,57	0,41
Dor lombar à noite[27] ◆			0,71	0,53	1,51	0,55
Rigidez matinal por mais de meia hora[26] ◆			0,64	0,59	1,56	0,68
Dor ou rigidez aliviada por exercício[26] ◆			0,74	0,43	1,30	0,60
Idade de início 40 anos ou menos[26] ◆			1	0,07	1,07	0

Utilidade Diagnóstica do Teste de Sensibilidade, Teste Muscular Manual e Teste Reflexo para Radiculopatia Lombossacral

Teste e Qualidade do Estudo		Descrição e Achados Positivos	População	Padrão de Referência	Sensibilidade	Especificidade	+RP	−RP
Sensibilidade (vibração e picada de agulha)[25] ◆		Considerada anormal quando a sensação de vibração e o estimulo da agulha foi reduzido no lado da lesão	170 pacientes com dor lombar e sintomas nas extremidades inferiores	Testes eletrodiagnósticos. Radiculopatia definida na presença de ondas agudas positivas; potenciais de fibrilação; descargas repetitivas complexas; potenciais de unidade motora de grande amplitude, longa duração; redução de recrutamento; ou aumentos potenciais polifásicos de unidade motora (mais de 30%) em dois ou mais músculos inervados pelo mesmo nível da raiz nervosa, mas nervos periféricos diferentes	0,50	0,62	1,32	0,81
Fraqueza[25] ◆	Gastrocnêmio e sóleo	Fraqueza foi definida como qualquer grau inferior a 5/5			S1 = 0,47	S1 = 0,76	1,96	0,70
	Extensor longo do hálux				L5 = 0,61	L5 = 0,55	1,36	0,71
	Flexores do quadril				L3-L4 = 0,70	L3-L4 = 0,84	4,38	0,36
	Quadríceps femoral				L3-L4 = 0,40	L3-L4 = 0,89	3,64	0,67
Reflexos[25] ◆	Calcâneo	Considerado anormal quando o reflexo do lado da lesão foi reduzido comparado com o lado oposto			S1 = 0,47	S1 = 0,90	4,70	0,59
	Patelar				L3-L4 = 0,50	L3-L4 = 0,93	7,14	0,54
Reflexos[28] ◆	Calcâneo	O teste é positivo se o reflexo estiver ausente	100 pacientes com hérnia de disco lombar diagnosticada por MRI	Hérnia de disco lombar diagnosticada por MRI com nível de hérnia confirmado na cirurgia	S1 = 0,83	S1 = 0,57	1,93	0,30
	Tendões mediais da coxa				L5 = 0,76	L5 = 0,85	5,07	0,28
	Patelar				L3-L4 = 0.88	L3-L4 = 0,86	6,29	0,14
Reflexos + Fraqueza + Sensibilidade[25] ◆		Todos os três normais	170 pacientes com dor lombar e sintomas de membros inferiores	Testes eletrodiagnósticos. Radiculopatia definida como a presença de ondas agudas positivas; potenciais de fibrilação; descargas repetitivas complexas; potenciais de unidade motora de grande amplitude, de longa duração; recrutamento reduzido; ou aumento de potenciais polifásicos da unidade motora (mais de 30%) em dois ou mais músculos inervados pelo mesmo nível da raiz nervosa, mas nervos periféricos diferentes	0,12	0,97	4	0,91
Reflexos + Fraqueza + Sensibilidade + Teste de elevação da perna estendida[25] ◆		Todos os quatro anormais			0,06	0,99	6	0,95
		Qualquer um dos quatro anormal			0,87	0,35	1,34	0,37

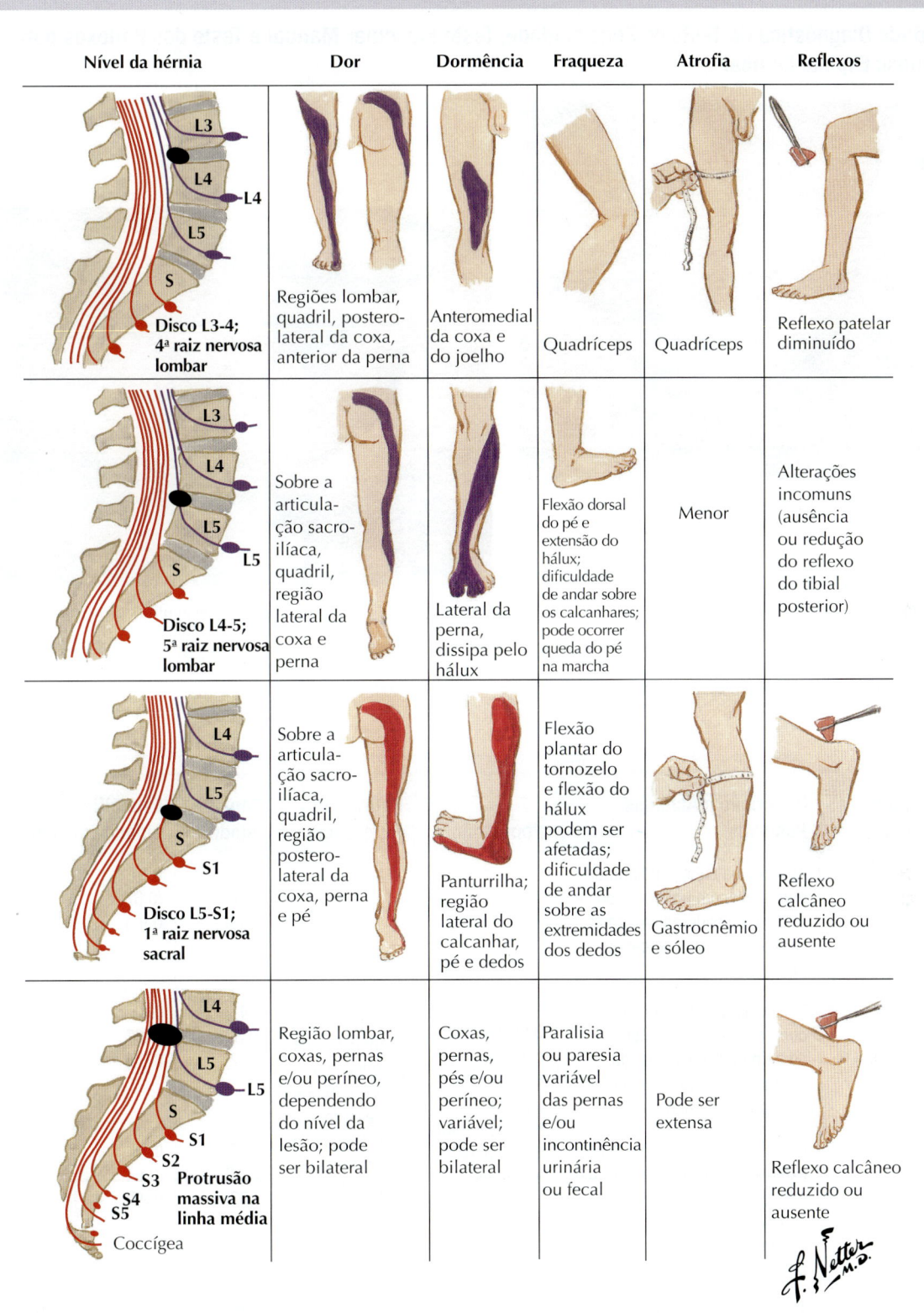

Nível da hérnia	Dor	Dormência	Fraqueza	Atrofia	Reflexos
Disco L3-4; 4ª raiz nervosa lombar	Regiões lombar, quadril, postero-lateral da coxa, anterior da perna	Anteromedial da coxa e do joelho	Quadríceps	Quadríceps	Reflexo patelar diminuído
Disco L4-5; 5ª raiz nervosa lombar	Sobre a articulação sacro-ilíaca, quadril, região lateral da coxa e perna	Lateral da perna, dissipa pelo hálux	Flexão dorsal do pé e extensão do hálux; dificuldade de andar sobre os calcanhares; pode ocorrer queda do pé na marcha	Menor	Alterações incomuns (ausência ou redução do reflexo do tibial posterior)
Disco L5-S1; 1ª raiz nervosa sacral	Sobre a articulação sacro-ilíaca, quadril, região postero-lateral da coxa, perna e pé	Panturrilha; região lateral do calcanhar, pé e dedos	Flexão plantar do tornozelo e flexão do hálux podem ser afetadas; dificuldade de andar sobre as extremidades dos dedos	Gastrocnêmio e sóleo	Reflexo calcâneo reduzido ou ausente
Protrusão massiva na linha média	Região lombar, coxas, pernas e/ou períneo, dependendo do nível da lesão; pode ser bilateral	Coxas, pernas, pés e/ou períneo; variável; pode ser bilateral	Paralisia ou paresia variável das pernas e/ou incontinência urinária ou fecal	Pode ser extensa	Reflexo calcâneo reduzido ou ausente

Coluna Toracolombar

Figura 4-20
Aspectos clínicos do núcleo pulposo lombar herniado.

Utilidade Diagnóstica do Teste de Sensibilidade, Teste Muscular Manual e Teste dos Reflexos para Estenose Espinal Lombar

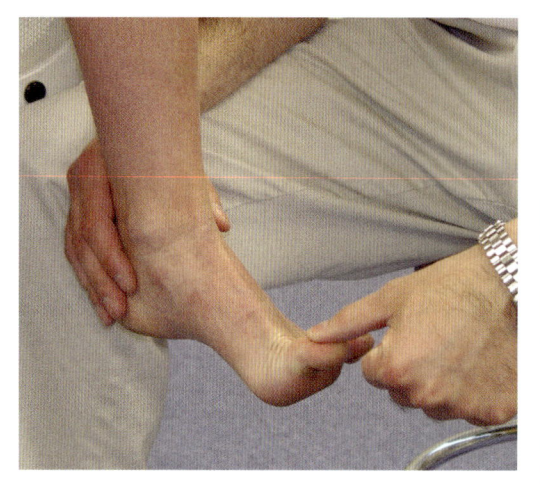

Testando a força do músculo
extensor longo do hálux

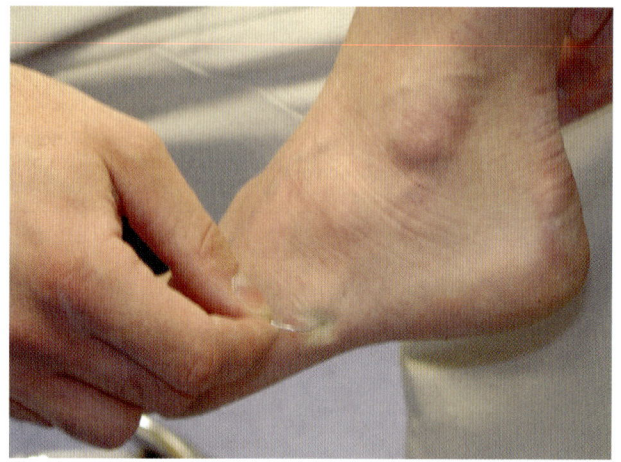

Teste da picada de agulha

Figura 4-21
Testando a estenose espinal lombar.

Teste e Qualidade do Estudo	Descrição e Achados Positivos	População	Padrão de Referência	Sensibi-lidade	Especifi-cidade	+RP	−RP
Déficit de vibração[24] ◆	Avaliado na cabeça do primeiro metatarso com um diapasão de 128 Hz. Considerado anormal se o paciente não percebeu qualquer vibração	93 pacientes com dor lombar com ou sem irradiação para os membros inferiores	Diagnóstico de estenose do canal vertebral por estudo retrospectivo e confirmado por MRI ou CT	0,53 (0,38, 0,68)	0,81 (0,67, 0,95)	2,80	0,58
Déficit do estímulo da agulha[24] ◆	Sensação testada na margem dorsomedial e dorsolateral do pé e medial e lateral da panturrilha. Classificado como "reduzido" ou "normal"			0,47 (0,32, 0,62)	0,81 (0,67, 0,95)	2,50	0,65
Fraqueza[24] ◆	Força dos flexores do joelho, extensores do joelho e músculo extensor longo do hálux foi testada. Graduada de 0 (nenhum movimento) a 5 (normal)			0,47 (0,32, 0,62)	0,78 (0,64, 0,92)	2,10	0,68
Reflexo calcâneo ausente[24] ◆	Teste de reflexo do tendão calcâneo. Graduado de 0 (sem resposta) a 4 (clônus)			0,46 (0,31, 0,61)	0,78 (0,64, 0,92)	2,10	0,69

Confiabilidade das Medições da Amplitude de Movimento

Medida e Qualidade do Estudo	Instrumentação	População	Confiabilidade	
			Intraexaminadores*	Interexaminadores
Inclinação para frente[29] ◆	Distância medida a partir das extremidades dos dedos até o solo	Grupo heterogêneo (n = 98), incluindo participantes com dor lombar e/ou dor na cintura pélvica e participantes sem dor	Não testada	ICC = 0,93 (0,90, 0,95)
Inclinação para frente[30] ◍		30 pacientes com dor lombar e 20 indivíduos assintomáticos (apenas os indivíduos assintomáticos foram utilizados para comparações intraexaminadores)	Coeficiente de Correlação Intraclasse (ICC) = 0,95 (0,89, 0,99)	ICC = 0,99 (0,98, 0,10)
Inclinação lateral[30] ◍	Distância medida a partir das extremidades dos dedos até a face lateral da coxa		ICC (direita) = 0,99 (0,95, 1) ICC (esquerda) = 0,94 (0,82, 0,98)	ICC (direita) = 0,93 (0,89, 0,96) ICC (esqueda) = 0,95 (0,91, 0,97)
Rotação do tronco[30] ◍	Paciente sentado sustentando uma barra horizontal na altura do esterno. Um peso de prumo direcionado ao solo e o ângulo medido com um transferidor		ICC (direita) = 0,92 (0,76, 0,97) ICC (esquerda) = 0,96 (0,87, 0,99)	ICC (direita) = 0,82 (0,70, 0,89) ICC (esquerda) = 0,85 (0,75, 0,91)
Teste de Schober modificado[30] ◍	As distâncias 5 cm abaixo e 5 cm acima entre a articulação lombossacral foram medidas com o paciente ereto em pé e inclinado o máximo para frente		ICC = 0,87 (0,68, 0,96)	ICC = 0,79 (0,67, 0,88)
Teste de Schober modificado[29] ◆		Grupo heterogêneo (n = 98), incluindo participantes com dor lombar e/ou dor na cintura pélvica e participantes sem dor	Não testado	ICC = 0,77 (0,67, 0,84)
Flexão Extensão Rotação esquerda Rotação direita Inclinação esquerda Inclinação direita[31] ◍	Instrumento de faixa de movimento do tronco	47 estudantes assintomáticos	ICC= 0,91 ICC = 0,63 ICC = 0,56 ICC = 0,57 ICC = 0,92 ICC = 0,89	ICC= 0,77 ICC = 0,35 ICC = 0,37 ICC = 0,35 ICC = 0,81 ICC = 0,89
Rotação ativa em pé[32] ◆	Os pacientes ficavam com uma barra horizontal apoiada nos ombros. Um peso de prumo pendia da extremidade da barra até o solo	24 golfistas assintomáticos	ICC (direita) = 0,86 (0,70, 0,94) ICC (esquerda) = 0,80 (0,58, 0,92)	ICC (direita) = 0,74 (0,49, 0,88) ICC (esquerda) = 0,78 (0,56, 0,90)

continua

Coluna Toracolombar

4

Confiabilidade das Medições da Amplitude de Movimento (*continuação*)

Medida e Qualidade do Estudo	Instrumentação	População	Confiabilidade	
			Intraexaminadores*	Interexaminadores
Flexão toracolombar[33] ◆	Aplicação do inclinômetro iPhone	30 participantes adultos assintomáticos	ICC = 0,97 (0,93, 0,98)	ICC = 0,98 (0,95, 0,99)
Extensão toracolombar[33] ◆			ICC = 0,80 (0,58, 0,90)	ICC = 0,81 (0,60, 0,91)
Flexão lateral toracolombar[33] ◆			ICC (direita) = 0,82 (0,61, 0,91) ICC (esquerda) = 0,84 (0,67, 0,92)	ICC (direita) = 0,93 (0,86, 0,97) ICC (esquerda) = 0,90 (0,77, 0,96)
Flexão lombar[34] ◆	Inclinômetro simples	49 pacientes com dor lombar encaminhados para radiografia de flexão-extensão	ICC Interexaminador = 0,60 (0,33, 0,79)	
Extensão lombar[34] ◆			ICC Interexaminador = 0,61 (0,37, 0,78)	
Flexão lombar[35] ◆		123 pacientes com dor lombar de duração inferior a 90 dias	ICC Interexaminador= 0,74 (0,60, 0,84)	
Extensão lombar[35] ◆			ICC Interexaminador = 0,61 (0,42, 0,75)	

*No caso de vários examinadores, as estimativas intraexaminadores são apresentadas apenas para o primeiro examinador.

Confiabilidade das Medições da Amplitude de Movimentos (*continuação*)

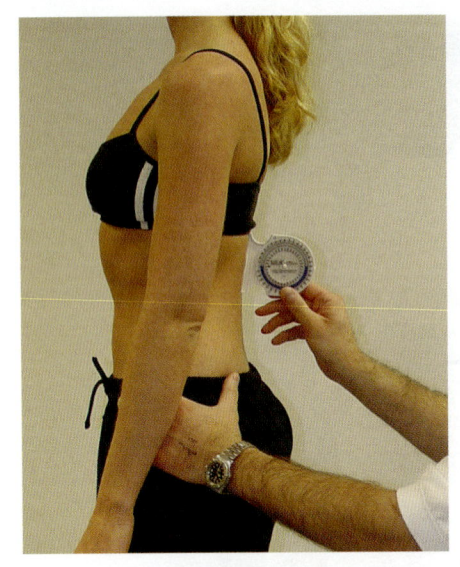

Aplicação do inclinômetro no processo
espinhoso da 12ª vértebra torácica

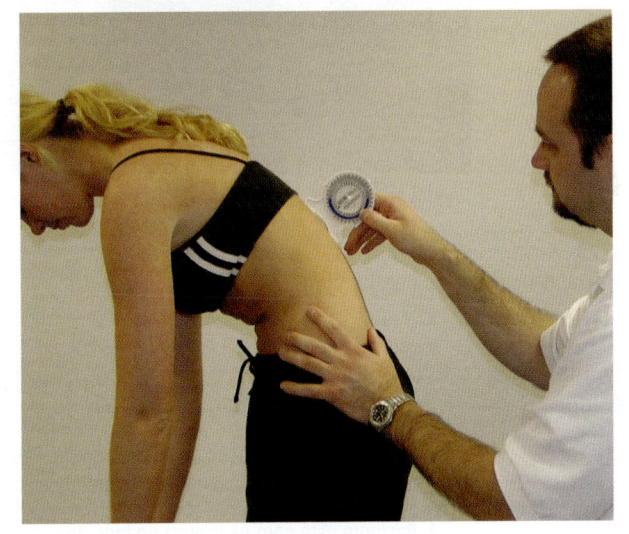

Medição da flexão toracolombar

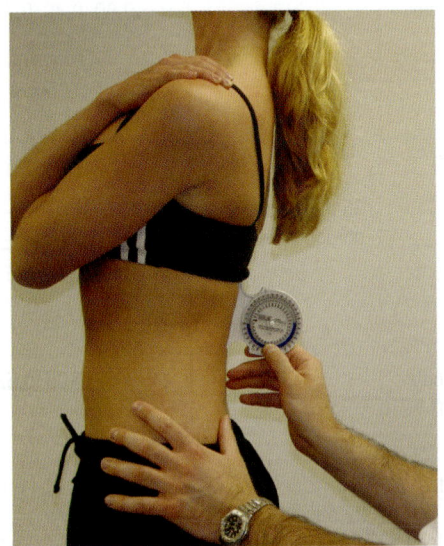

Medição da extensão toracolombar

Figura 4-22
Medida de amplitude de movimento.

Confiabilidade da Provocação da Dor durante as Medições da Amplitude de Movimento

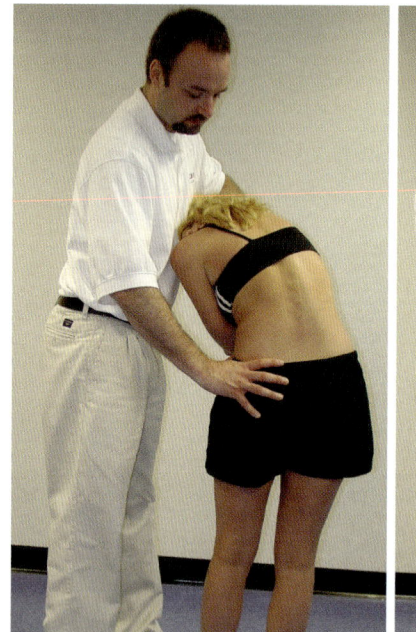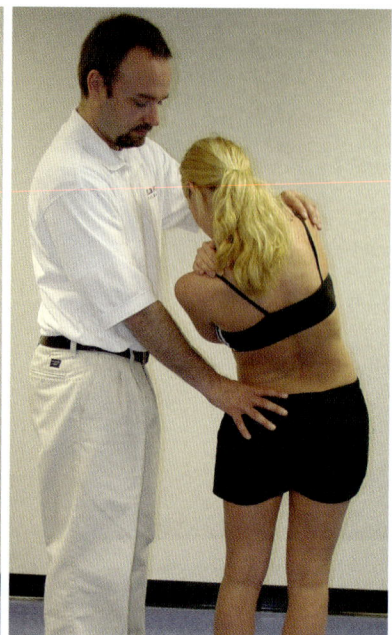

Flexão, inclinação lateral e rotação   Extensão, inclinação lateral e rotação

Figura 4-23
Provocação de dor durante movimentos ativos.

Teste e Qualidade do Estudo	Descrição e Achados Positivos	População	Confiabilidade
Inclinação lateral[27] ◆	Paciente com os braços ao lado do corpo. Paciente desliza mão para baixo na face lateral da coxa	35 pacientes com dor lombar	$\kappa = 0,60 \ (0,40, 0,79)$
Rotação[27] ◆	Paciente está com os braços ao lado do corpo. Paciente roda o tronco		$\kappa = 0,17 \ (-0,08, 0,42)$
Rotação com inclinação lateral[27] ◆	Paciente está com os braços ao lado do corpo. O paciente move a pelve para um lado, realiza uma rotação para o lado oposto		$\kappa = 0,29 \ (0,06, 0,51)$
Flexão, flexão lateral e rotação[27] ◆	Paciente se levanta e o terapeuta orienta o paciente em flexão lombar, então uma flexão lateral, em seguida, uma rotação		$\kappa = 0,39 \ (0,18, 0,61)$
Extensão, flexão lateral e rotação[27] ◆	Paciente se levanta e o terapeuta orienta o paciente em uma extensão lombar, uma flexão lateral, em seguida, uma rotação		$\kappa = 0,29 \ (0,06, 0,52)$
Rotação torácica, direita[36] ◆	Paciente coloca as mãos sobre os ombros opostos e roda o tronco, tanto quanto possível, em cada sentido. Examinador em seguida, determina o efeito de cada movimento sobre os sintomas do paciente como "nenhum efeito", "aumenta os sintomas" ou "diminui os sintomas"	22 pacientes com dor de origem mecânica no pescoço	$\kappa = -0,03 \ (-0,11, 0,04)$
Rotação torácica, esquerda[36] ◆			$\kappa = 0,70 \ (0,40, 1)$

Confiabilidade da Avaliação da Força e Resistência Toracolombar

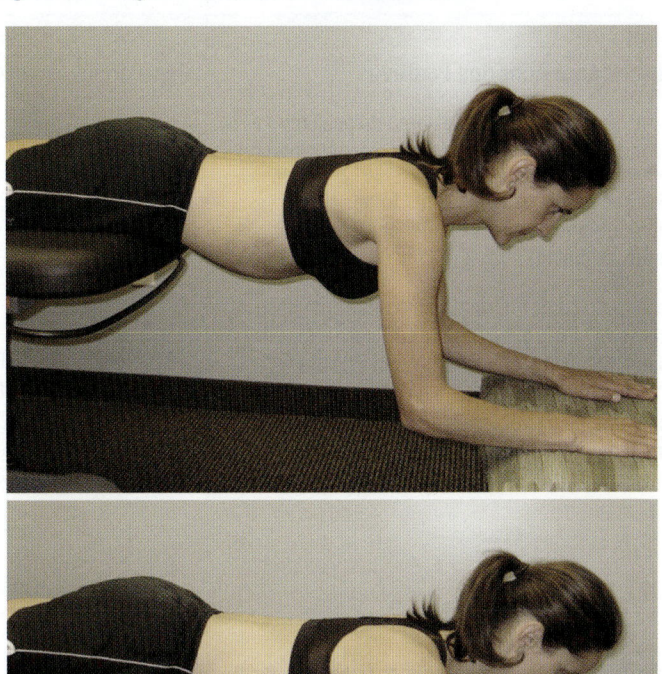

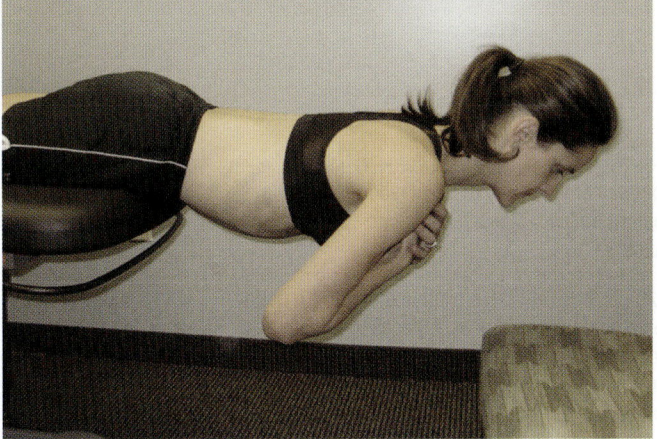

Figura 4-24
Teste de Biering-Sorensen modificado.

Medida e Qualidade do Estudo	Descrição e Achados Positivos	População	Confiabilidade
Resistência abdominal[30]	A partir de uma posição supina, o paciente curva-se, como em um abdominal, até tocar com os dedos a parte superior da patela e mantém essa posição o maior tempo possível. O tempo, em segundos, é medido com um cronômetro	30 pacientes com dor lombar e 20 indivíduos assintomáticos (somente indivíduos assintomáticos foram usados para comparações intraexaminadores)	Intraexaminador ICC = 0,90 (0,75, 0,97) Interexaminador ICC = 0,92 (0,87, 0,96)
Teste de Biering-Sorensen modificado[30]	Paciente começa na posição prona, com a pelve e as pernas apoiadas no sofá e tronco suspenso na margem, com o apoio de uma cadeira. O paciente, em seguida, estende o tronco e mantém uma posição neutra por maior tempo possível. O tempo, em segundos, é medido com um cronômetro		Intraexaminador ICC = 0,92 (0,75, 0,97) Interexaminador ICC = 0,91 (0,85, 0,95)

Confiabilidade da Avaliação Postural

Teste e Qualidade do Estudo	Descrição e Achados Positivos	População	Confiabilidade Interexaminador
Cabeça para a frente[36] ◆	"Sim" se meato acústico externo do paciente foi anteriormente desviado (anterior à coluna lombar)	22 pacientes com dor de origem mecânica no pescoço	$\kappa = -0,10$ (−0,20, 0)
Protração excessiva do ombro[36] ◆	"Sim" se acrômios do paciente foram anteriormente desviados (anterior à coluna vertebral lombar)		$\kappa = 0,83$ (0,51, 1)
Cifose excessiva C7-T2[36] ◆	Registrado como "normal" (sem desvio), "cifose excessiva" ou "cifose reduzida. "Cifose excessiva" foi definida como aumento da convexidade e "cifose reduzida" foi definida como um achatamento da convexidade da coluna torácica (em cada grupo segmentar)		$\kappa = 0,79$ (0,51, 1)
Cifose excessiva T3-T5[36] ◆			$\kappa = 0,69$ (0,30, 1)
Cifose reduzida[36] T3-T5 ◆			$\kappa = 0,58$ (0,22, 0,95)
Cifose excessiva T6-T10[36] ◆			$\kappa = 0,90$ (0,74, 1)
Cifose reduzida T6-T10[36] ◆			$\kappa = 0,90$ (0,73, 1)
Cifose[37] ●	Com paciente em pé, o examinador inspeciona a postura de lado. Classificada como "presente" ou "ausente"	111 adultos com 60 anos idade ou mais, com dor lombar crônica e 20 pacientes assintomáticos	$\kappa = 0,21$
Escoliose[37] ●	Com paciente em pé, o examinador corre o dedo ao longo de processos espinhosos. O paciente se inclina e o examinador avalia a altura da musculatura paravertebral. Classificada como "presente" ou "ausente"		$\kappa = 0,33$
Discrepância no comprimento funcional da perna[37] ●	Alturas bilaterais das cristas ilíacas comparadas com paciente em pé. Classificada como "simétrica" ou "assimétrica"		$\kappa = 0$

Confiabilidade de Avaliação Postural (*continuação*)

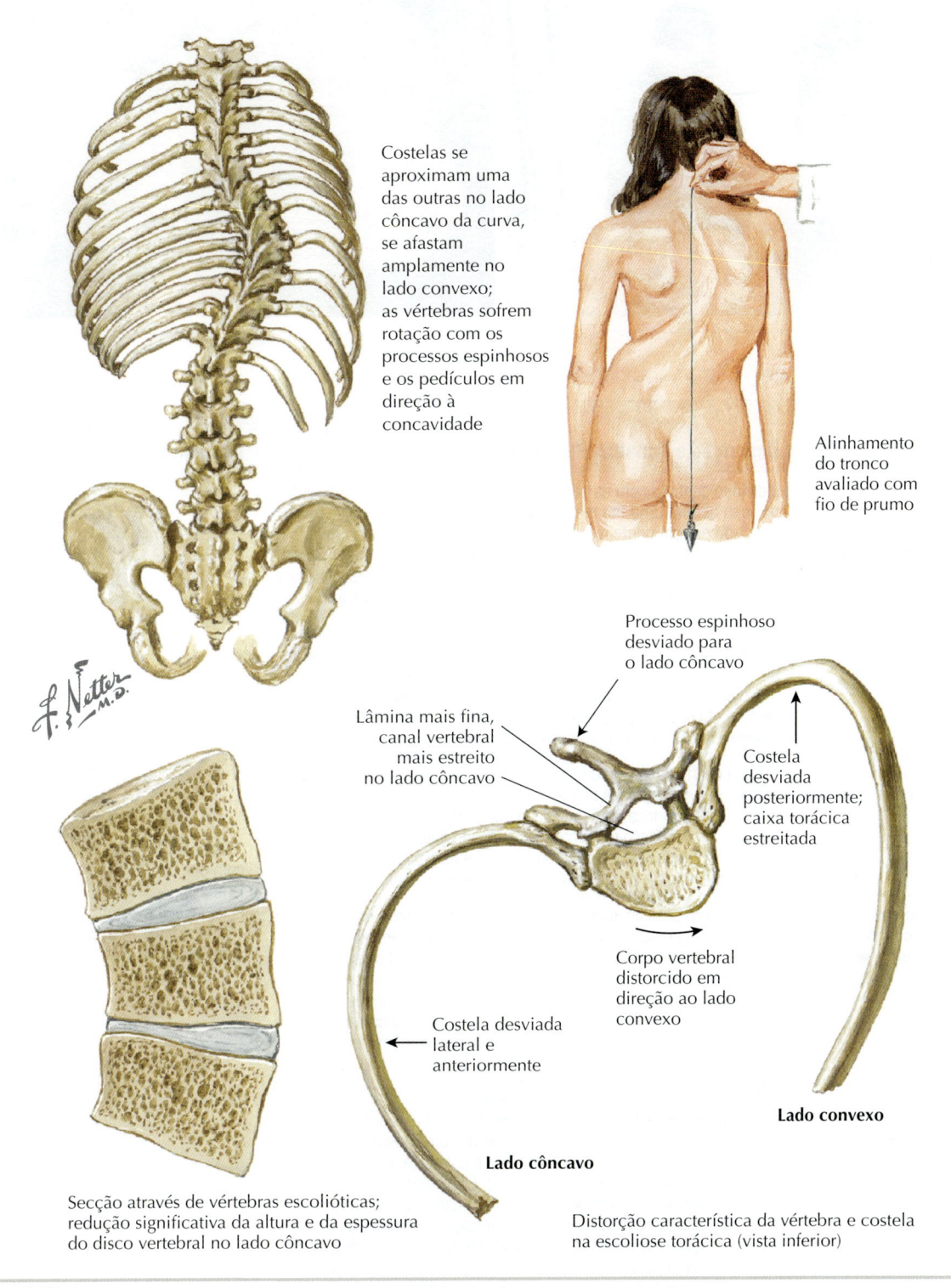

Costelas se aproximam uma das outras no lado côncavo da curva, se afastam amplamente no lado convexo; as vértebras sofrem rotação com os processos espinhosos e os pedículos em direção à concavidade

Alinhamento do tronco avaliado com fio de prumo

Processo espinhoso desviado para o lado côncavo

Lâmina mais fina, canal vertebral mais estreito no lado côncavo

Costela desviada posteriormente; caixa torácica estreitada

Corpo vertebral distorcido em direção ao lado convexo

Costela desviada lateral e anteriormente

Lado côncavo

Lado convexo

Secção através de vértebras escolióticas; redução significativa da altura e da espessura do disco vertebral no lado côncavo

Distorção característica da vértebra e costela na escoliose torácica (vista inferior)

Coluna Toracolombar

4

Figura 4-25
Anatomia patológica da escoliose.

Confiabilidade dos Testes para o Controle Motor Lombar

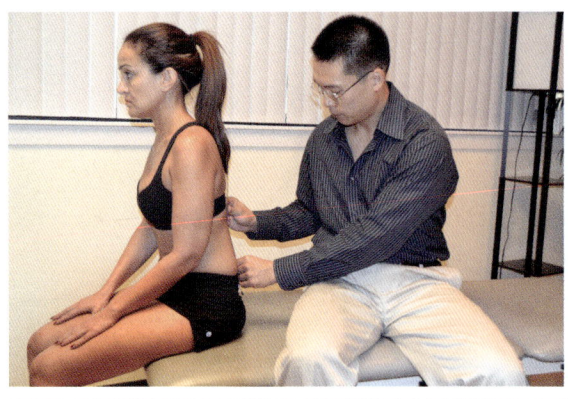 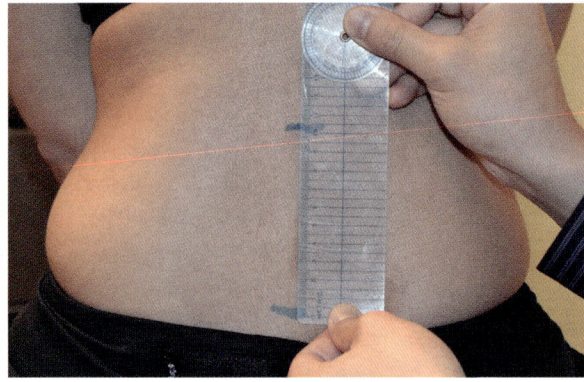

Figura 4-26
Sentada inclinando para frente.

Teste e Qualidade do Estudo	Descrição e Achados Positivos	População	Confiabilidade Interexaminador
Reposicionamento[38] ◆	Indivíduo sentado com os pés apoiados e com a região lombar em posição neutra. Uma fita métrica de 5 cm é fixada em S1 (0 cm) e marcada por um ponteiro a laser. O indivíduo é instruído a mover ativamente a pelve duas vezes, desde a inclinação máxima anterior à inclinação máxima posterior. Em seguida, o indivíduo reposiciona a pelve de volta à posição neutra e a distância é medida entre S1 (0 cm) e o ponteiro a laser		ICC = 0,90 (0,81, 0,94)
Sentado inclinado para frente[38] ◆	Indivíduo sentado com os pés apoiados e a região lombar em posição neutra e S1 e um ponto 10 cm acima S1 são marcados. O indivíduo é instruído a manter a distância entre os dois pontos durante a realização de 5 repetições de flexão do quadril até 120 graus no máximo. A distância entre as marcas (0 cm e 10 cm) é medida		ICC = 0,96 (0,92, 0,98)
Sentado com joelho em extensão[38] ◆	Mesma configuração usada para o teste de reposicionamento, mas com os pés sem apoio. A região lombar é mantida em posição neutra, com uma fita métrica de 5 cm fixada em S1(0 cm) e marcada por um ponteiro a laser. Cinco repetições de extensão ativa do joelho a −10 graus são realizadas, mantendo a pelve na posição neutra. A distância é medida entre S1 (0 cm) e o ponteiro a laser	25 indivíduos com dor lombar inespecífica e 15 indivíduos assintomáticos	ICC = 0,95 (0,90, 0,97)
Abaixamento do tronco com o joelho flexionado[38] ◆	Indivíduo em posição supina com um joelho flexionado em 120 graus e a pelve em posição neutra. Uma fita métrica 5 cm é colocada entre as espinhas ilíacas anteriores superiores direita e esquerda, com uma marca de 0 cm e o ponteiro a laser colocado lateralmente à espinha ilíaca anterior superior oposto à perna flexionada (com o laser apontando medialmente na marca de 0 cm). Cinco repetições de abdução/rotação lateral do quadril, com a perna flexionada em 45 graus são realizadas. O movimento da pelve é medido entre 0 cm sobre a fita métrica e o ponteiro a laser		ICC = 0,94 (0,88, 0,97)
Abaixamento das pernas[38] ◆	Indivíduo em posição supina com quadris em 90 graus de flexão, joelhos em flexão relaxada máxima e lombar em posição neutra. Uma unidade de pressão de *biofeedback* é colocada sob a região lombar e insuflada até 40 milímetros Hg. É solicitado que o indivíduo pressione ativamente a região lombar para baixo, aumentando a pressão da unidade para 45 mm Hg. Em seguida, solicita-se que o indivíduo abaixe os pés para apenas acima da superfície do plinto (apoio). Cinco repetições são realizadas durante a tentativa de manter 45 mmHg. A pressão é registrada quando os pés estão tão pertos quanto possível do plinto		ICC = 0,98 (0,96, 0,99)

Confiabilidade da Avaliação do Movimento Intervertebral Passivo Limitado ou Excessivo

Teste e Qualidade do Estudo	Descrição e Achados Positivos	População	Confiabilidade
Mobilidade segmentar lombar superior[39] ●	Com o paciente deitado, o examinador aplica uma força posteroanterior ao processo espinhoso e às facetas lombares de cada vértebra lombar. A mobilidade de cada segmento é avaliada como sendo "normal" ou "restrita"	39 pacientes com dor lombar	(Espinhoso) Interexaminadores $\kappa = 0{,}02\ (-0{,}27,\ 0{,}32)$ (Faceta esquerda) Interexaminadores $\kappa = 0{,}17\ (-0{,}14,\ 0{,}48)$ (Faceta direita) Interexaminadores $\kappa = -0{,}01\ (-0{,}33,\ 0{,}30)$
Mobilidade segmentar lombar inferior[39] ●			(Espinhoso) Interexaminadores $\kappa = -0{,}05\ (-0{,}36,\ 0{,}27)$ (Faceta esquerda) Interexaminadores $\kappa = -0{,}17\ (-0{,}41,\ 0{,}06)$ (Faceta direita) Interexaminadores $\kappa = -0{,}12\ (-0{,}41,\ 0{,}18)$
Identificar o segmento de menor mobilidade[40] ●	Com paciente na posição pronada, o examinador aplica uma força posteroanterior ao processo espinhoso de cada vértebra lombar	29 pacientes com dor lombar central	Interexaminadores $\kappa = 0{,}71\ (0{,}48,\ 0{,}94)$
Identificar o segmento de maior mobilidade[40] ●			Interexaminadores $\kappa = 0{,}29\ (-0{,}13,\ 0{,}71)$
Rigidez posterior a anterior[40] ◆	Cada nível da coluna vertebral lombar foi avaliado em relação à disfunção segmentar. Com o paciente na posição pronada, o examinador avaliou a rigidez posterior para anterior e a hipertonicidade dos multifidos. Com o paciente em decúbito lateral, a flexão lateral e a flexão anterior foram avaliadas movendo as pernas do paciente. Após a realização de todos os quatro procedimentos de exame, os examinadores identificaram o nível de disfunção máxima	60 pacientes com dor lombar	Interexaminadores $\kappa = 0{,}54$ Interexaminadores ($\pm$ Nível 1) $\kappa = 0{,}64$ Interexaminadores $\kappa = 0{,}23$ Interexaminadores ($\pm$ Nível 1) $\kappa = 0{,}52$
Flexão lateral segmentar[41] ◆			Interexaminadores $\kappa = 0{,}57$ Interexaminadores ($\pm$ Nível 1) $\kappa = 0{,}69$ Interexaminadores $\kappa = 0{,}22$ Interexaminadores ($\pm$ Nível 1) $\kappa = 0{,}45$
Flexão anterior segmentar[41] ◆			Interexaminadores $\kappa = 0{,}31$ Interexaminadores ($\pm$ Nível 1) $\kappa = 0{,}45$ Interexaminadores $\kappa = 0{,}22$ Interexaminadores ($\pm$ Nível 1) $\kappa = 0{,}44$
Hipertonia do multífido[41] ◆			Interexaminadores $\kappa = 0{,}51$ Interexaminadores ($\pm$ Nível 1) $\kappa = 0{,}60$ Interexaminadores $\kappa = 0{,}12$ Interexaminadores ($\pm$ Nível 1) $\kappa = 0{,}57$
Nível máximo de disfunção segmentar[41] ◆			Interexaminadores $0{,}60$ Interexaminadores ($\pm$ Nível 1) $0{,}70$ Interexaminadores $0{,}21$ Interexaminadores ($\pm$ Nível 1) $0{,}57$
Mobilidade segmentar[42] ◆	Com o paciente em decúbito lateral, o examinador palpa os processos espinhosos adjacentes, enquanto move as pernas do paciente para produzir flexão e extensão passivas da coluna lombar. A mobilidade segmentar foi graduada em uma escala de 5 pontos	20 pacientes com dor lombar	Interexaminadores κ variou de $-0{,}25$ a $0{,}53$ dependendo dos examinadores e do nível vertebral

Coluna Toracolombar

4

Confiabilidade da Avaliação do Movimento Intervertebral Passivo Limitado ou Excessivo (*continuação*)

Teste e Qualidade do Estudo	Descrição e Achados Positivos	População	Confiabilidade
Determinação das fixações segmentares[43] ●	A palpação do movimento passivo é realizada e o segmento é considerado fixado se uma sensação final de rigidez é observada durante a avaliação	60 voluntários assintomáticos	Intraexaminador κ variou de −0,09 a 0,39 Interexaminador κ variou de −0,06 a 0,17
Palpação do movimento passivo[44] ◆		21 indivíduos sintomáticos e 25 indivíduos assintomáticos	Interexaminador κ = variou de −0,03 a 0,23, com uma média de 0,07
Testando a mobilidade segmentar[45] ◆	Com o paciente em decúbito lateral, com os quadris e joelhos flexionados, o examinador avalia a mobilidade enquanto move passivamente o paciente. O examinador determina se a mobilidade do segmento está "diminuída", "normal" ou "aumentada"	71 pacientes com dor lombar	Interexaminador κ = 0,54
Hipermobilidade em qualquer nível[34] ◆	Com o paciente pronado, o examinador aplica uma força posteroanterior no processo espinhoso de cada vértebra lombar. A mobilidade de cada segmento é determinada como sendo "normal", "hipermóvel" ou "hipomóvel"	49 pacientes com dor lombar encaminhados para radiografia de flexão-extensão	Interexaminador κ = 0,48 (0,35, 0,61)
Hipomobilidade em qualquer nível[34] ◆			Interexaminador κ = 0,38 (0,22, 0,54)
Determinação da rigidez posteroanterior da coluna vertebral[46] ●	Cinco avaliadores testam os níveis da coluna vertebral lombar em relação à mobilidade posteroanterior e classificam cada avaliação em uma escala de 11 pontos, variando desde "rigidez acentuadamente reduzida" a "rigidez acentuadamente aumentada"	40 indivíduos assintomáticos	Interexaminador ICC no primeiro estudo = 0,55 (0,32, 0,79) Interexaminador ICC no segundo estudo = 0,77 (0,57, 0,89)
Testando a mobilidade posteroanterior[47] ●	Com o paciente pronado, o examinador avalia a mobilidade posteroanterior. A mobilidade é graduada em uma escala de 9 pontos, variando de "excesso grave de movimento" até "ausência de movimento" e a presença de dor é registrada	18 pacientes com dor lombar	Interexaminador ICC = 0,25 (0, 0,39)
Testando a mobilidade segmentar[48] ●	Com o paciente pronado, examinador aplica uma força anteriormente direcionada sobre o processo espinhoso do segmento a ser testado. O examinador gradua a mobilidade em "hipermóvel", "normal" ou "hipomóvel"	63 pacientes com dor lombar atual	Interexaminador κ variou de −0,20 a 0,26 dependendo do nível testado
Identificação de uma vértebra desalinhada[44] ◆	Uma palpação estática é usada para determinar a relação de uma vértebra com a vértebra abaixo	21 indivíduos sintomáticos e 25 indivíduos assintomáticos	Interexaminador κ = variou de −0,04 a 0,03, com uma media de 0
Detecção de uma lesão segmentar em T11-L5/S1[49] ●	Dois médicos empregam análise visual postural, descrições de dor, discrepância do comprimento das pernas, exame neurológico, palpação do movimento, palpação estática e todos os testes ortopédicos especiais para determinar o nível da lesão segmentar	19 pacientes com dor lombar de origem mecânica	Intraexaminador κ = −0,08 a 0,43 Interexaminador κ = −0,16 a 0,25

Confiabilidade da Avaliação do Movimento Intervertebral Passivo Doloroso

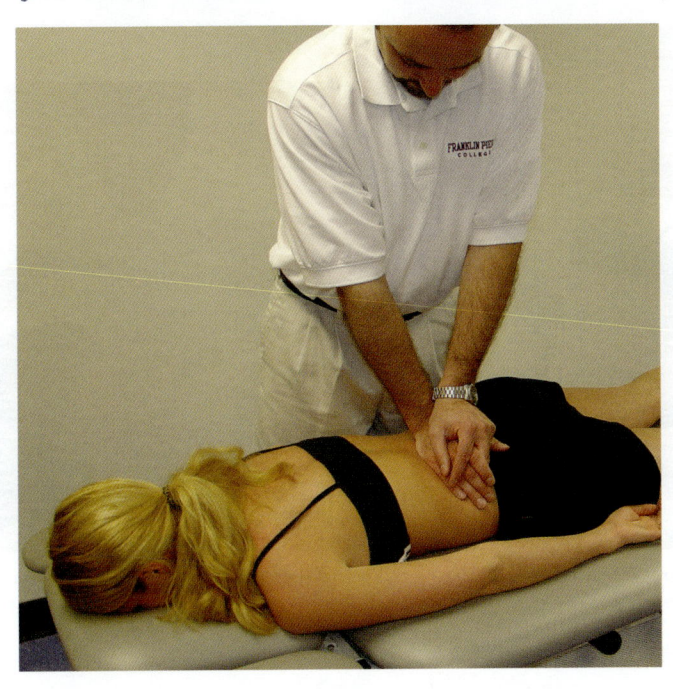

Figura 4-27
Avaliação da mobilidade segmentar posteroanterior.

Teste e Qualidade do Estudo	Descrição e Achados Positivos	População	Confiabilidade	
			Intraexaminador	**Interexaminador**
Teste da mola T10-T7[50] ●	Com o paciente em posição prona, o terapeuta aplica uma força posteroanterior nos processos espinhosos de T7-L5. A pressão de cada força é mantida durante 20 segundos. Considerado positivo se a força produzir dor	84 indivíduos, dos quais 53% relataram apresentar sintomas de dor lombar nos últimos 12meses	$\kappa = 0,73$ (0,39 a 1)	$\kappa = 0,12$ (−0,18 a 0,41)
Teste da mola L2-T11[50] ●			$\kappa = 0,78$ (0,49 a 1)	$\kappa = 0,36$ (0,07 a 0,66)
Teste da mola L5-L3[50] ●			$\kappa = 0,56$ (0,18 a 0,94)	$\kappa = 0,41$ (0,12 a 0,70)
Dor com o teste de mobilidade lombar superior[39] ●	Com o paciente em posição prona, o terapeuta aplica uma força posteroanterior nos processos espinhosos e facetas de cada vértebra lombar. A resposta em cada segmento é avaliada como "dolorosa" ou "não dolorosa"	39 pacientes com dor lombar	(Espinhoso) Interexaminador $\kappa = 0,21$ (−0,10,0,53) (Faceta esquerda) Interexaminador $\kappa = 0,46$ (0,17, 0,75) (Faceta direita) Interexaminador $\kappa = 0,38$ (0,06, 0,69)	
Dor com o teste de mobilidade lombar inferior[39] ●			(Espinhoso) Interexaminador $\kappa = 0,57$ (0,32, 0,83) (Faceta esquerda) Interexaminador $\kappa = 0,73$ (0,51, 0,95) (Faceta direita) Interexaminador $\kappa = 0,52$ (0,25, 0,79)	
Provocando a dor[48] ●	Com o paciente na posição prona, o examinador aplica uma força direcionada anteriormente sobre os processos espinhosos do segmento a ser testado. Considerado positivo se a dor for reproduzida	63 pacientes com dor lombar atual	Interexaminador κ variou de 0,25 a 0,55 dependendo do nível testado	
Dor durante teste de mobilidade[34] ◆		49 pacientes com dor lombar encaminhados para radiografias de flexão-extensão	Interexaminador $\kappa = 0,57$ (0,43, 0,71)	

Utilidade do Diagnóstico da Avaliação do Movimento Intervertebral Passivo Limitado e Doloroso

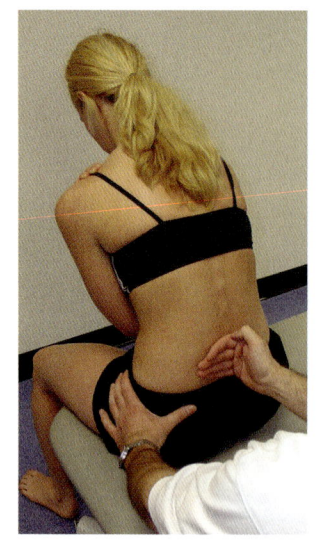

Palpação do movimento, sentada

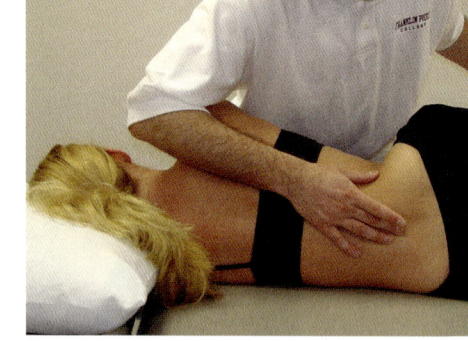

Palpação do movimento de inclinação lateral, para a direita

Figura 4-28
Exame de mobilidade segmentar.

Teste e Qualidade do Estudo	Descrição e Achados Positivos	População	Padrão de Referência	Sensibilidade	Especificidade	+RP	−RP
Amplitude de movimento ativa [51] ◆	Quantidade da amplitude ativa de movimento de inclinação para frente. Graduada como "hipomóvel", "normal" ou "hipermóvel"		Radiografias laterais em flexão e extensão. Os segmentos foram considerados hipermóveis quando o movimento foi superior a 2 desvios padrão da média em uma população normal	0,75 (0,36, 0,94)	0,60 (0,27, 0,86)	1,88 (0,57, 6,80)	0,42 (0,07, 1,90)
Anormalidade do movimento segmentar (AnROM) [51] ◆	O examinador avalia a presença de movimento anormal segmentar durante a amplitude de movimento ativo. Graduada como "hipomóvel", "normal" ou "hipermóvel"	9 pacientes com dor lombar		0,43 (0,19, 0,71)	0,88 (0,70, 0,96)	3,60 (0,84, 15,38)	0,65 (0,28, 1,06)
Movimento intervertebral passivo acessório (MIPA) [51] ◆	O examinador aplica uma compressão central posteroanterior. O movimento intervertebral passivo acessório foi graduado como "hipomóvel", "normal" ou "hipermóvel"			0,75 (0,36, 0,94)	0,35 (0,20, 0,55)	1,16 (0,44, 3,03)	0,71 (0,12, 2,75)
Movimento intervertebral passivo fisiológico (MIPF) [51] ◆	Com o paciente em decúbito lateral, o examinador palpa uma quantidade de MIPF durante a flexão para frente. Classificado como "hipomóvel", "normal" ou "hipermóvel"			0,42 (0,19, 0,71)	0,89 (0,71, 0,96)	3,86 (0,89, 16,31)	0,64 (0,28, 1,04)
Palpação do movimento [52] ●	Palpação de um segmento ao movimento durante qualquer movimento passivo ou ativo. Os examinadores avaliam a limitação dos movimentos (isto é, "fixação"). Reação de dor do paciente é registrada após a palpação do movimento de cada segmento	184 gêmeos	Dor lombar autorrelatada	0,42	0,57	0,98	1,02
Reação à dor [52] ●				0,54	0,77	2,35	0,60

Associação de Movimento Intervertebral Passivo Limitado com Dor Lombar

Como parte de um estudo epidemiológico maior, Leboeuf-Yde e colaboradores[52] avaliaram 184 gêmeos quanto à prevalência de movimento intervertebral restrito e a sua relação com a dor lombar. Como pode ser observado na figura, as restrições de movimento não foram mais prevalentes em pessoas com dor lombar atual ou recente do que naquelas que nunca tinham experimentado dor lombar.

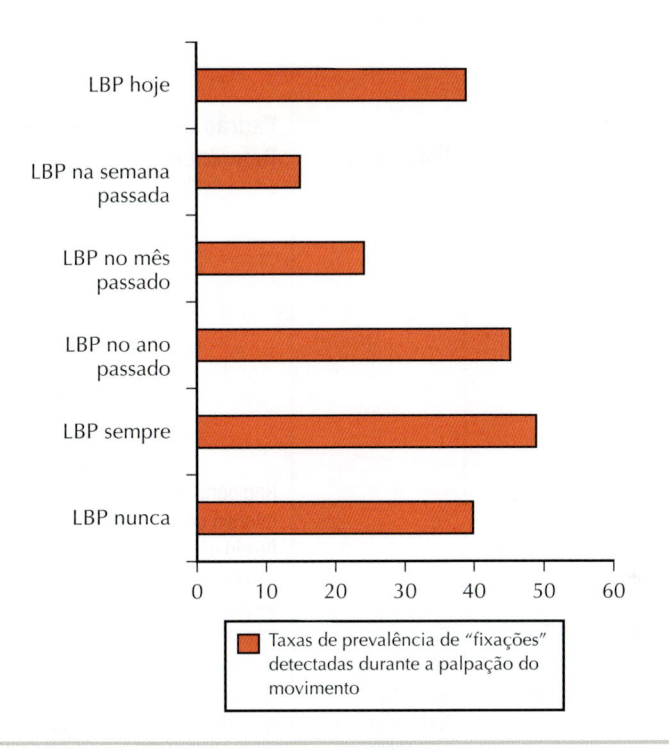

Figura 4-29

Taxas de prevalência de "fixações" detectadas durante a palpação do movimento (De Leboeuf-Yde C, van Dijk J, Franz C, et al. Motion palpation findings and self-reported low back pain in a population-based study sample. *J Manipulative Physiol Ther*. 2002;25:80-87). NT. LBP = *Low-Back Pain* (Dor lombar).

Utilidade Diagnóstica da Avaliação do Movimento Intervertebral Passivo Excessivo

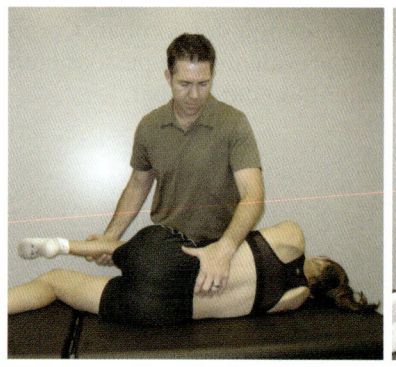
Flexão lombar

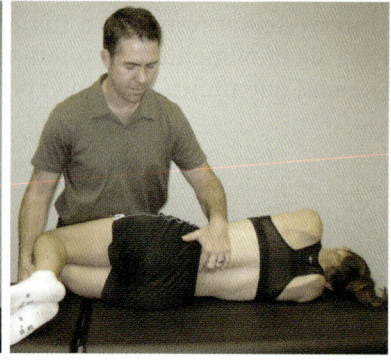
Extensão lombar

Figura 4-30
Avaliando o movimento intervertebral lombar passivo fisiológico (MIPF).

Este e Qualidade do Estudo	Descrição e Achados Positivos	População	Padrão de Referência	Sensibi-lidade	Especi-dade	+RP	-RP
Movimento intervertebral passivo acessório (MIPA)[53] ◆	O examinador aplica compressão posteroanterior central. O MIPA foi graduado como "hipomóvel", "normal" ou "hipermóvel"	Pacientes com um novo episódio de dor lombar crônica ou recorrente	Radiografias laterais de flexão e extensão. Os segmentos foram considerados hipermóveis quando o movimento foi superior a 2 desvios padrão da média de uma população normal	Instabilidade rotacional segmentar lombar			
				0,33 (0,12, 0,65)	0,88 (0,83, 0,92)	2,74 (1,01, 7,42)	0,76 (0,48, 1,21)
				Instabilidade translacional segmentar lombar			
				0,29 (0,14, 0,50)	0,89 (0,83, 0,93)	2,52 (1,15, 5,53)	0,81 (0,61, 1,06)
Movimento intervertebral de flexão passiva fisiológica (MIPF)[53] ◆	Com o paciente em decúbito lateral, o examinador palpa a quantidade de MIPF durante a flexão para frente. Graduado como "hipomóvel", "normal" ou "hipermóvel"			Instabilidade rotacional segmentar lombar			
				0,05 (0,01, 0,36)	0,99 (0,96, 1)	0,12 (0,21, 80,30)	0,96 (0,83, 1,11)
				Instabilidade translacional segmentar lombar			
				0,05 (0,01, 0,22)	0,99 (0,97, 1)	8,73 (0,57, 134,7)	0,96 (0,88, 1,05)
Extensão (MIPF)[53] ◆	Com o paciente em decúbito lateral, o examinador palpa a quantidade de MIPF durante a inclinação para trás. Graduado como "hipomóvel", "normal" ou "hipermóvel"			Instabilidade rotacional segmentar lombar			
				0,22 (0,06, 0,55)	0,97 (0,94, 0,99)	8,40 (1,88, 37,55)	0,80 (0,56, 1,13)
				Instabilidade translacional segmentar lombar			
				0,16 (.06, 0,38)	0,98 (0,94, 0,99)	7,07 (1,71, 29,2)	0,86 (0,71, 1,05)

Confiabilidade da Identificação de Níveis Segmentares

Procedimento Realizado e Qualidade	Descrição do Procedimento	População de Pacientes	Confiabilidade Interexaminador
Detecção dos níveis segmentares da coluna lombar[54] ◆	Com o paciente prono, o examinador identifica os diversos níveis da coluna lombar. O examinador marca o nível específico com uma caneta contendo tinta de que só pode ser identificada sob luz ultravioleta	20 pacientes com dor lombar	$\kappa = 0,69$
Julgamento do examinador do nível segmentar acentuado[47] ●	Com o paciente prono, um processo espinhoso é arbitrariamente marcado em cada paciente. Os examinadores identificam o nível do segmento marcado	18 pacientes com dor lombar	ICC = 0,69 (0,53, 0,82)
Identificação do processo espinhoso lombar usando múltiplos pontos de referência ósseos[55] ◆	Com o paciente prono, cada examinador utiliza todos os seguintes pontos de referência para determinar a localização dos processos espinhosos de L1-L4: 1. Identificação de T12 pelo menor tamanho do seu processo espinhoso comparado com o de L1 para determinar a localização de L1 2. Identificação das 12as costelas e o seu local de conexão com T12 para determinar a localização de T12 e o seu processo espinhoso e, subsequentemente, a localização de L1 3. Identificação de cristas ilíacas para estimar a localização do corpo vertebral de L4 4. Identificação da base do sacro para determinar a localização de L5 5. Identificação do processo espinhoso de L5 pelo menor tamanho do seu processo espinhoso para determinar a localização de L4 Precisão do posicionamento do marcador da pele sobre o processo espinhoso correspondente determinado por radiografia	60 indivíduos com idade entre 20 e 60 anos	$\kappa = 0,81$ (0,79, 0,83)

4

Coluna Toracolombar

Confiabilidade da Identificação da Sensibilidade à Palpação

Procedimento Realizado e Qualidade	Descrição do Procedimento	População de Pacientes	Confiabilidade Interexaminador
Dor lombar miofascial paravertebral[37] ●	Relatos de dor com a compressão profunda do polegar (4 kg)		κ = 0,34
Dor miofascial piriforme[37] ●			κ = 0,66
Dor miofascial do tensor da fáscia lata[37] ●			κ = 0,75
Locais de sensibilidade na fibromialgia[37] ●	Relatos de dor com pressão suficiente para clarear a área com a unha do polegar no: 1. Occipício nas inserções musculares suboccipitais 2. Região cervical inferior nas partes anteriores dos espaços intertransversários em C5-C7 3. Trapézio, ponto médio da sua margem superior 4. Supraespinal na sua origem 5. 2ª costela na segunda articulação costocondral 6. 2 cm distal ao epicôndilo 7. Almofada medial de gordura do joelho 8. Trocânter maior 9. Glúteo no quadrante superior lateral	111 adultos com idade de 60 anos com dor lombar crônica e 20 indivíduos assintomáticos	κ = 0,87
Dor óssea em cada articulação T11/L1-L5/S1[44] ◆	Com o indivíduo prono, o examinador aplica uma pressão sobre as estruturas ósseas de cada articulação	21 sintomáticos e 25 indivíduos assintomáticos	Média κ para todos os níveis = 0,48
Hipersensibilidade intersegmentar[45] ◆	Com o paciente prono, o examinador palpa a área entre os processos espinhosos. O aumento da sensibilidade é considerado positivo	71 pacientes com dor lombar	κ = 0,55

Confiabilidade da Avaliação da Função Muscular do Multífido Lombar por meio de Palpação

Procedimento Realizado e Qualidade	Descrição do Procedimento	População de Pacientes	Confiabilidade Interexaminador
Teste de elevação do multífido L4-L5[56] ◆	Participante prono com os braços flexionados aproximadamente 120 graus e os cotovelos flexionados cerca de 90 graus. O paciente é instruído a levantar o braço contralateral em direção ao teto, aproximadamente 5 cm. O teste é positivo quando pouca ou nenhuma contração muscular palpável é identificada durante a elevação do braço	32 adultos com dor lombar atual	κ = 0,75 (0,52, 0,97)
Teste de elevação do multífido L4-L5[56] ◆			κ = 0,81 (0,62, 1)

Confiabilidade da Identificação do Fenômeno da Centralização

Teste e Estudo da Qualidade	Descrição e Achados Positivos	População	Confiabilidade Interexaminador
Centralização e preferência direcional[57] ◆	Dois examinadores com mais de 5 anos de treinamento no método McKenzie avaliaram todos os pacientes e determinaram se a centralização ocorreu durante os movimentos repetidos. Se a ocorreu centralização , o médico registrou a preferência direcional	39 pacientes com dor lombar	κ se ocorreu centralização = 0,70 κ relacionado com centralização e preferência direcional = 0,90
Avaliações da centralização[58] ◆	Terapeutas (sem treinamento formal nos métodos McKenzie) e estudantes assistiram a videoteipes de pacientes submetidos a uma análise aprofundada por um terapeuta. Todos os terapeutas e os alunos que assistiram aos vídeos foram solicitados a fazer uma avaliação sobre a alteração dos sintomas, com base no estado do movimento	12 pacientes submetidos à fisioterapia para dor lombar	Entre fisioterapeutas κ = 0,82 (0,81, 0,84) Entre estudantes de fisioterapia κ = 0,76 (0,76, 0,77)
Alteração do status com flexão ao sentar-se[35] ◆	10 diferentes examinadores avaliaram a alteração dos sintomas (centralização, periferização ou nenhuma alteração) com movimentos simples ou repetidos	123 pacientes com dor lombar com duração inferior a 90 dias	κ = 0,55 (0,28, 0,81)
Alteração do status com flexão repetida ao sentar[35] ◆			κ = 0,46 (0,23, 0,69)
Alteração do status com extensão[35] ◆			κ = 0,51 (0,29, 0,72)
Alteração do status com extensão repetida[35] ◆			κ = 0,15 (0,06, 0,36)
Alteração do status com extensão prona sustentada[35] ◆			κ = 0,28 (0,10, 0,47)

4

Coluna Toracolombar

Utilidade Diagnóstica do Fenômeno de Centralização

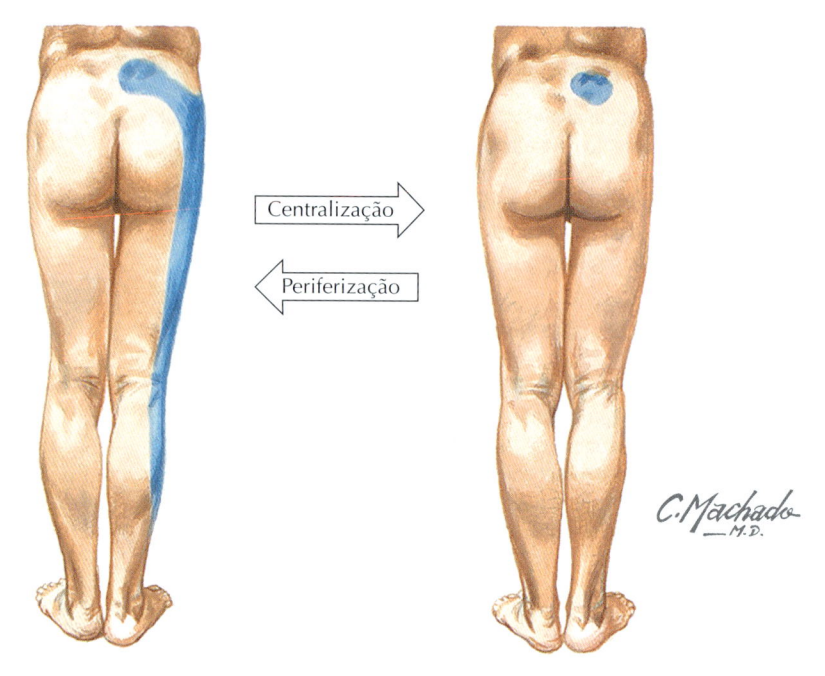

Durante a realização dos movimentos específicos, a amplitude de movimento e a movimentação da dor foram observadas. Movimentação da dor de uma localização periférica para uma localização central (centralização) prediz o resultado e a adequação da terapia

Figura 4-31
Centralização da dor.

Teste e Qualidade do Estudo	Descrição e Achados Positivos	População	Padrão de Referência	Sensibi-lidade	Especi-ficidade	+RP	-RP
Centralização[59] ◆	Centralização presente se a dor na região mais distante da linha média foi abolida ou reduzida com um exame McKenzie denominado movimento repetido	69 pacientes com dor lombar persistente com ou sem dor relatada na perna	Pelo menos um disco doloroso adjacente a um disco não doloroso com discografia	0,40 (0,28, 0,54)	0,94 (0,73, 0,99)	6,90 (1, 47,30)	0,63 (0,49, 0,82)

Confiabilidade do Teste de Elevação da Perna Estendida

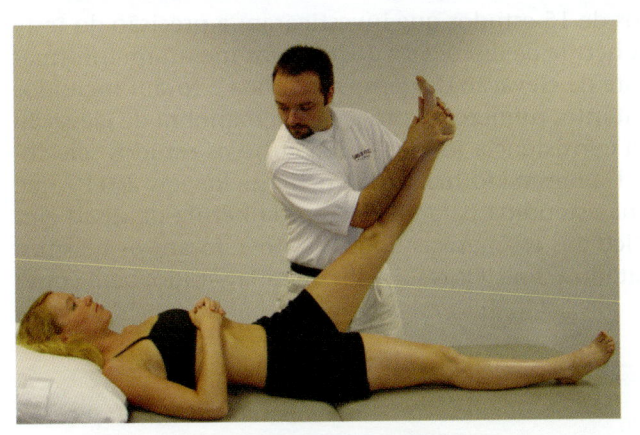

Elevação da perna estendida

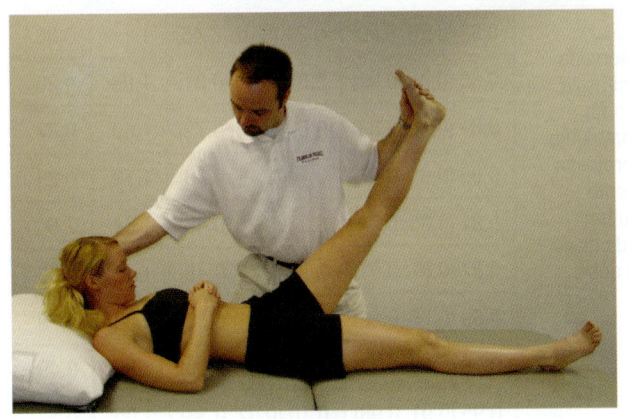

O teste de elevação da perna estendida sendo sensibilizado
pela flexão da coluna cervical

Figura 4-32
Teste de elevação da perna estendida.

Teste e Qualidade do Estudo	Descrição e Achados Positivos	População	Confiabilidade Interexaminador
Teste de elevação passiva da perna estendida[22] ◆	Com o paciente em decúbito dorsal, o examinador flexiona passivamente o quadril e estende o joelho. O examinador mede o ângulo de elevação da perna estendida e determina se os sintomas ocorreram no dermátomo correspondente	91 pacientes com dor lombar selecionados aleatoriamente	Para dor dermatomal típica, κ = 0,68 Para qualquer dor na perna, κ = 0,36 Para elevação da perna estendida a menos de 45 graus, κ = 0,43
Teste de elevação passiva da perna estendida[60] ●	Com paciente em decúbito dorsal, o examinador mantém o joelho em extensão enquanto flexiona passivamente o quadril. O quadril é flexionado até que o examinador sinta resistência. A medição da amplitude de movimento é registrada	18 estudantes de fisioterapia	ICC Direita = 0,86, Esquerda = 0,83
Teste de elevação passiva da perna estendida[61] ●	Elevação passiva da perna com o joelho estendido. Considerado positivo se a dor na região lombar ou na região glútea estiver presente	27 pacientes com dor lombar	κ = 0,32

Utilidade Diagnóstica do Teste da Elevação da Perna Estendida para Detectar Protrusão ou Hérnia Discal

Deville e colaboradores[62] compilaram os resultados de 15 estudos que investigaram a precisão do teste de elevação da perna estendida para a detecção da hérnia de disco. Dez dos estudos incluíram informações sobre a sensibilidade e a especificidade do teste de elevação da perna estendida e foram incluídos no agrupamento estatístico das estimativas. No entanto, numerosas variações da manobra de elevação da perna estendida têm sido relatadas e nenhuma consistência foi observada entre os estudos selecionados para a avaliação de Deville e colaboradores. Da mesma forma, uma Cochrane Review 2011[63] que investigou a precisão do teste de elevação da perna estendida para a detecção da hérnia de disco empregou nove estudos para o agrupamento estatístico das estimativas; todos os nove foram os mesmos utilizados pelo estudo Deville e colaboradores, relatado acima. Os resultados de cada estudo, bem como as estimativas agrupadas, são listados aqui.

Estudo da Elevação da Perna Estendida e Qualidade	Descrição e Achados Positivos	Padrão de Referência	Sensibilidade	Especificidade	+RP	−RP
Albeck et al[64] ◆	Com o paciente em decúbito dorsal, o joelho totalmente estendido, o tornozelo em posição neutra, o examinador flexiona passivamente o quadril, mantendo o joelho em extensão. O teste positivo é definido pela reprodução da dor ciática entre 30 graus e 60 a 75 graus	Hérnia de disco lombar observada durante a cirurgia. A herniação foi definida como uma extrusão, protusão e abaulamento do disco ou um sequestro de disco na maioria dos estudos	0,82 (0,70, 0,90)	0,21 (0,07, 0,46)	1	0,86
Charnley et al[65] ◆			0,85 (0,75, 0,92)	0,57 (0,30, 0,81)	1,98	0,26
Gurdjian et al[66] ◆			0,81 (0,78, 0,83)	0,52 (0,32, 0,72)	1,69	0,37
Hakelius et al[67] ◆			0,96 (0,95, 0,97)	0,14 (0,11, 0,18)	1,12	0,29
Hirsch et al[68] ◆			0,91 (0,85, 0,94)	0,32 (0,20, 0,46)	1,34	2,80
Jonsson et al[69] ◆			0,87 (0,81, 0,91)	0,22 (0,07, 0,48)	1,12	0,59
Kosteljanetz et al[70] ◆			0,89 (0,75, 0,96)	0,14 (0,01, 0,58)	1,03	0,79
Kosteljanetz et al[71] ◆			0,78 (0,64, 0,87)	0,48 (0,32, 0,63)	1,50	0,49
Knutsson et al[72] ◆			0,95 (0,91, 0,98)	0,10 (0,02, 0,33)	1,05	0,50
Spangfort et al[73] ◆			0,97 (0,96, 0,97)	0,11 (0,08, 0,15)	1,09	0,27
Estimativa combinada dos 10 estudos listados acima como calculados por Deville et al[62] ◆			0,91 (0,82, 0,94)	0,26 (0,16, 0,38)	1,23	0,35
Estimativa agrupada dos 9 estudos da Cochrane Review 2011[63] ◆	Como acima	Como acima	0,92 (0,87, 0,95)	0,28 (0,18, 0,40)	1,30	0,29
Teste da elevação da perna estendida[74] ◆	Com paciente em decúbito dorsal, o examinador eleva lentamente a perna sintomática estendida até que a flexão máxima do quadril seja atingida ou o paciente pedir para parar. O ângulo entre a perna e a mesa é medido. O teste será positivo se reproduzir a dor radicular	Achados de RM de protuberâncias, hérnias, e /ou extrusões discais em 75 pacientes com queixas de dor lombar aguda ou recorrente e/ou dor na perna com duração de 12 semanas ou menos	0,52 (0,42, 0,58)	0,89 (0,79, 0,95)	4,73	0,54

Utilidade Diagnóstica do Teste da Elevação da Perna Cruzada para Detectar Protrusão ou Hérnia Discal

Deville e colaboradores[62] também compilaram os resultados de oito estudos que investigaram a precisão do teste de elevação da perna estendida cruzada para a detecção da hérnia de disco. Cinco dos estudos incluíram informações sobre a sensibilidade e a especificidade do teste de elevação da perna estendida cruzada e foram usados no agrupamento estatístico das estimativas. Da mesma forma, uma Cochrane Review 2011[63] investigou a precisão do teste de elevação da perna estendida cruzada para a detecção de hérnia de disco usado cinco estudos para o agrupamento estatístico das estimativas. Quatro dos cinco estudos reunidos utilizados para a estimativa foram os mesmos que foram utilizados pelo estudo de Deville e colaboradores[62], relatado acima. Os resultados de cada estudo, assim como as estimativas agrupadas, estão listados aqui.

Estudo da Elevação da Perna Estendida Cruzada e Qualidade	Descrição e Achados Positivos	Padrão de Referência	Sensibilidade	Especificidade	+RP	−RP
Hakelius et al[67] ◆	Realizado de forma idêntica ao teste de elevação da perna estendida, exceto pelo fato de que a elevação envolve o membro inferior não envolvido. Um teste positivo é definido como reprodução da dor no membro inferior envolvido	Hérnia de disco lombar observada durante a cirurgia. A herniação foi definida como uma extrusão, protusão e abaulamento do disco ou um sequestro de disco na maioria dos estudos	0,28 (0,25, 0,30)	0,88 (0,84, 0,90)	2,33	0,82
Jonsson et al[69] ◆			0,22 (0,16, 0,30)	0,93 (0,64, 1)	3,14	0,84
Kosteljanetz et al[70] ◆			0,57 (0,34, 0,79)	1 (0,03, 1)	Indefinida	0,43
Knutsson et al[72] ◆			0,25 (0,18, 0,32)	0,93 (0,73, 1)	3,57	0,81
Spangfort et al[73] ◆			0,23 (0,21, 0,25)	0,88 (0,84, 0,91)	1,92	0,88
Estimativa agrupada dos cinco estudos listados acima, calculada por Deville e colaboradores[62] ◆			0,29 (0,24, 0,34)	0,88 (0,86, 0,90)	2,42	0,81
Estimativa combinada de cinco estudos de Cochrane Review 2011[63] ◆	Como acima	Como acima	0,28 (0,22, 0,35)	0,90 (0,85, 0,94)	2,80	0,80

Coluna Toracolombar

4

Confiabilidade do Teste do Abaixamento do Tronco

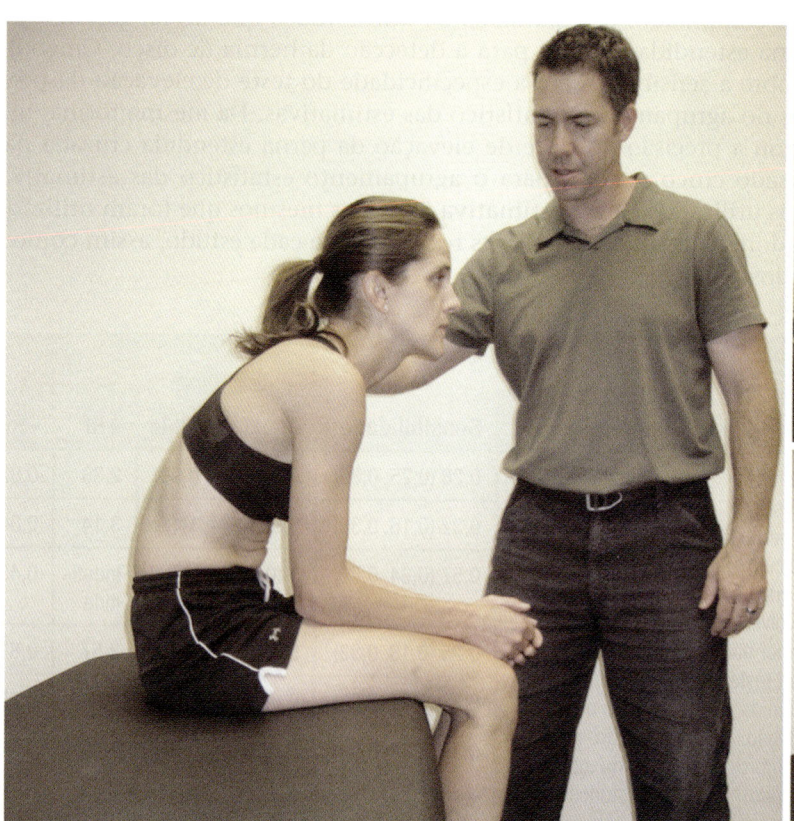
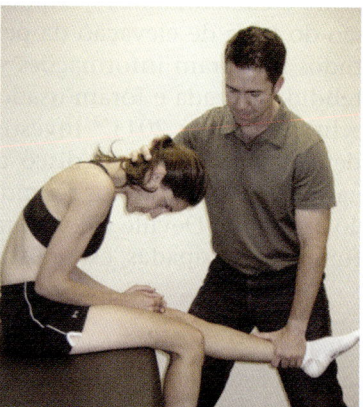
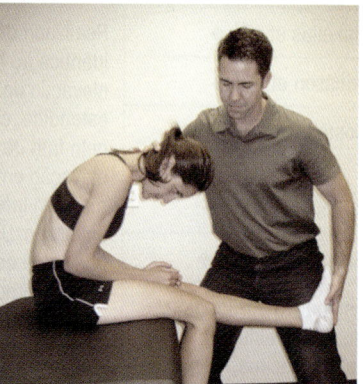

Figura 4-33
Teste de Slump.

Teste e Qualidade do Estudo	Descrição e Achados Positivos	População	Confiabilidade Interexaminador
Amplitude do movimento de extensão do joelho durante o teste de Slump[75] ●	Indivíduo sentado faz uma inclinação máxima do tronco sessão maximamente com uma coxa flexionada 25 graus em relação ao plano horizontal. Começando com o joelho a 90 graus e flexão dorsal máxima do tornozelo, o joelho foi lentamente estendido até ponto de desconforto máximo e o ângulo medido com um eletrogoniômetro	20 indivíduos assintomáticos	Com flexão cervical: ICC = 0,95 Com extensão cervical: ICC = 0,95

Utilidade Diagnóstica do Teste de Slump para a Detecção de Protrusão ou de Hérnia Discal

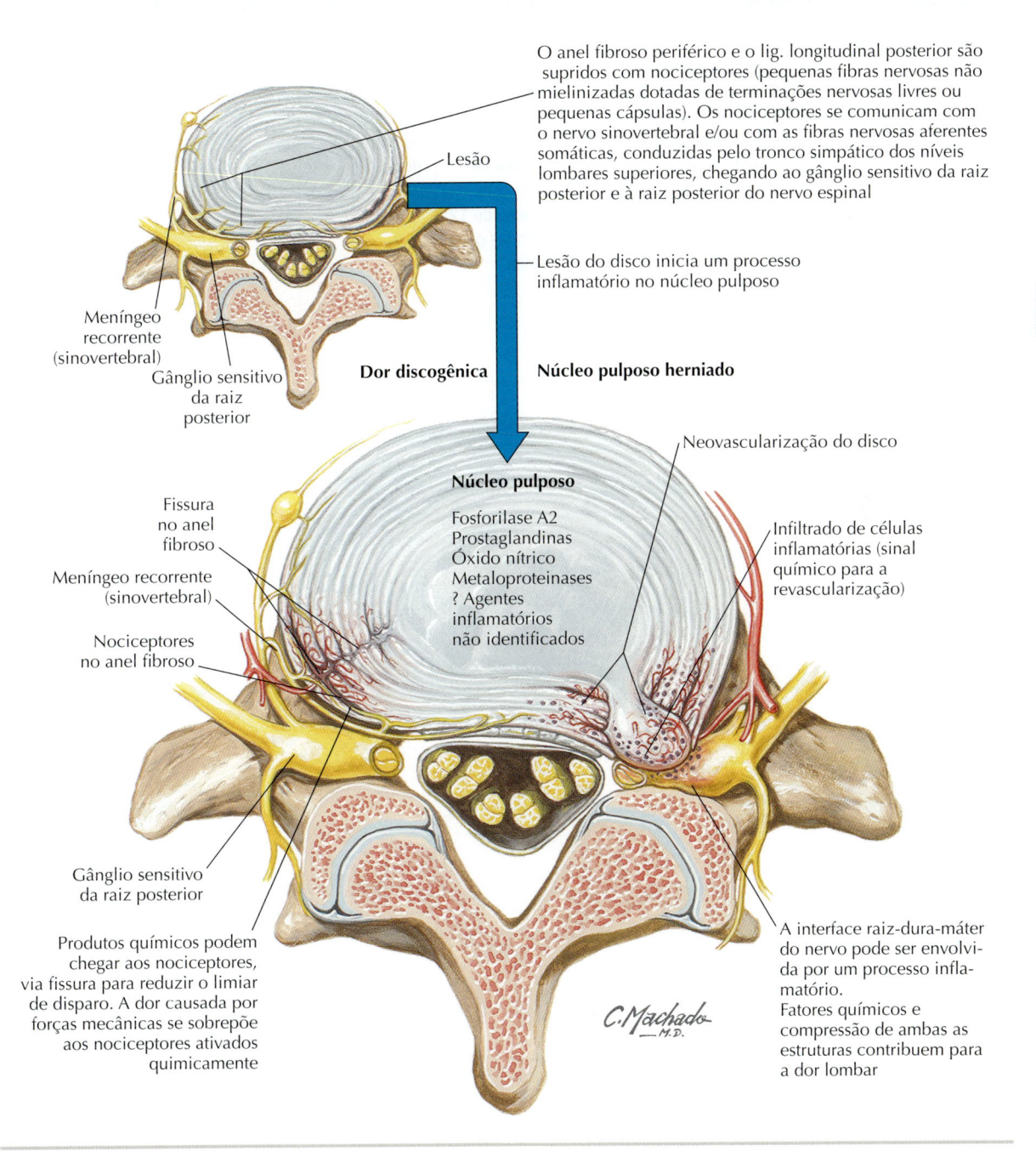

O anel fibroso periférico e o lig. longitudinal posterior são supridos com nociceptores (pequenas fibras nervosas não mielinizadas dotadas de terminações nervosas livres ou pequenas cápsulas). Os nociceptores se comunicam com o nervo sinovertebral e/ou com as fibras nervosas aferentes somáticas, conduzidas pelo tronco simpático dos níveis lombares superiores, chegando ao gânglio sensitivo da raiz posterior e à raiz posterior do nervo espinal

Lesão

Lesão do disco inicia um processo inflamatório no núcleo pulposo

Meníngeo recorrente (sinovertebral)

Gânglio sensitivo da raiz posterior

Dor discogênica

Núcleo pulposo herniado

Neovascularização do disco

Fissura no anel fibroso

Núcleo pulposo

Fosforilase A2
Prostaglandinas
Óxido nítrico
Metaloproteinases
? Agentes inflamatórios não identificados

Infiltrado de células inflamatórias (sinal químico para a revascularização)

Meníngeo recorrente (sinovertebral)

Nociceptores no anel fibroso

Gânglio sensitivo da raiz posterior

Produtos químicos podem chegar aos nociceptores, via fissura para reduzir o limiar de disparo. A dor causada por forças mecânicas se sobrepõe aos nociceptores ativados quimicamente

A interface raiz-dura-máter do nervo pode ser envolvida por um processo inflamatório.
Fatores químicos e compressão de ambas as estruturas contribuem para a dor lombar

C. Machado M.D.

Figura 4-34
Papel da inflamação na dor lombar.

Coluna Toracolombar

4

Utilidade Diagnóstica do Teste de Slump para a Detecção de Protrusão ou de Hérnia Discal (*continuação*)

Teste e Qualidade do Estudo	Descrição e Achados Positivos	População	Padrão de Referência	Sensibilidade	Especificidade	+RP	−RP
Teste de Slump[74] ◆	Sentado com o dorso retificado, o paciente é solicitado a inclinar a região lombar e flexionar a coluna torácica olhando para frente. Em seguida, o paciente flexiona totalmente a região cervical e estende um joelho. Por último, o paciente realiza uma flexão dorsal do pé do mesmo lado. O teste será positivo se ocorrer dor radicular que o paciente relatou na história	75 pacientes com queixas de dor lombar aguda ou recorrente e/ou dor na perna com duração de 12 semanas ou menos	Achados na MRI de protrusão, hérnia e/ou extrusão discal	0,84 (0,74, 0,90)	0,83 (0,73, 0,90)	4,94	0,19

Confiabilidade do Teste da Flexão do Joelho com o Teste de Slump

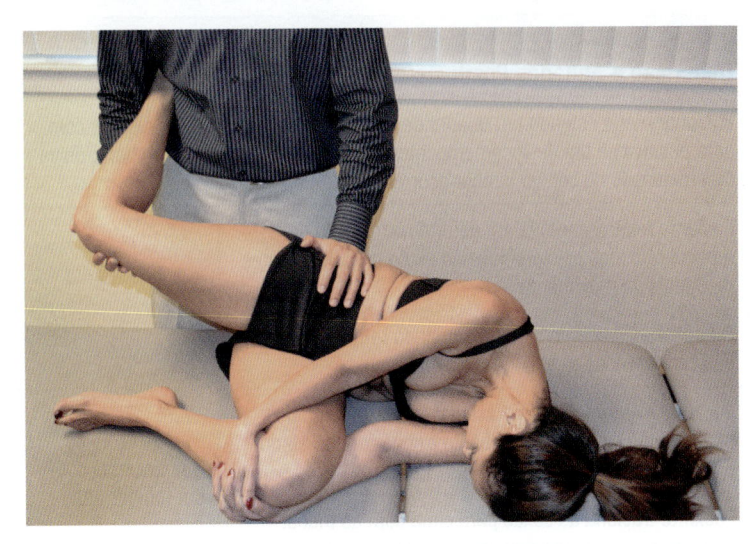

Figura 4-35
Teste da flexão do joelho com o teste de Slump.

Coluna Toracolombar

4

Teste e Qualidade do Estudo	Descrição e Achados Positivos	População	Confiabilidade Interexaminador
Teste de Slump com flexão do joelho[76] ◆	Indivíduo em decúbito lateral, sem travesseiro, "desliza" ligeiramente a perna sobre o leito, com a coluna cervical e torácica flexionadas. O médico se permanece atrás do indivíduo mantendo a coxa na posição neutra (sem adução/abdução). Com o joelho oposto ao apoiado no leito flexionado, o médico estende o quadril até que o sintoma apareça. O indivíduo é solicitado a estender a coluna cervical. O teste será positivo se o sintoma diminuir com a extensão do cervical	Dezesseis pacientes com dor radicular na perna	$\kappa = 0{,}71\ (0{,}33,\ 1)$

Utilidade Diagnóstica da Flexão do Joelho com o Teste de Slump na Detecção de Compressão da Raiz Nervosa

Teste e Qualidade do Estudo	Descrição e Achados Positivos	População	Padrão de Referência	Sensibilidade	Especificidade	+RP	-RP
Teste de Slump com flexão do joelho[76] ◆	Como acima na seção de confiabilidade	Como acima na seção de confiabilidade	Achados de MRI de compressão da raiz nervosa	1 (0,40, 1)	0,83 (0,52, 0,98)	6 (1,58, 19,4)	0 (0, 0,60)

Confiabilidade dos Testes para Instabilidade Segmentar Lombar

Teste e Qualidade do Estudo	Descrição e Achados Positivos	População	Confiabilidade Interexaminador
Teste de extensão do quadril[77] ◆	Paciente prono estende um quadril de cada vez. O teste será positivo se um deslocamento lateral, rotação ou hiperextensão da coluna lombar ocorrer	42 pacientes com dor lombar crônica	κ = 0,72 (esquerda) κ = 0,76 (direita)
Arco doloroso em flexão[48] ●	Paciente relata sintomas em determinado ponto no movimento, mas os sintomas não estão presentes antes ou depois do movimento	63 pacientes com dor lombar atual	κ = 0,69 (0,54, 0,84)
Arco doloroso no retorno da flexão[48] ●	O paciente apresenta sintomas quando retorna da posição flexionada		κ = 0,61 (0,44, 0,78)
Captura da instabilidade[48] ●	Paciente experimenta uma aclimatação repentina dos movimentos de desaceleração do tronco fora do plano principal do movimento		κ = 0,25 (−0,10, 0,60)
Sinal de Gower[48] ●	Paciente traciona as coxas para cima com as mãos, quando retorna à posição vertical a partir de uma posição flexionada		κ = 0 (−1,09, 1,09)
Reversão do ritmo lombo-pélvico[48] ●	Na tentativa de retornar da posição flexionada, o paciente dobra os joelhos e desvia a pelve anteriormente		κ = 0,16 (−0,15, 0,46)
Movimento com padrão aberrante[48] ●	Se o paciente demonstrar qualquer um dos cinco padrões de movimentos possíveis acima, o teste do paciente é considerado positivo para um padrão de movimento aberrante		κ = 0,60 (0,47, 0,73)
Movimento com padrão aberrante[35] ◆		123 pacientes com dor lombar de duração inferior a 90 dias	κ = 0,18 (−0,07, 0,43)
Movimento com padrão aberrante[78] ●		30 pacientes com dor lombar	κ = 0,64 (0,32, 0,90)
Teste do deslizamento posterior[48] ●	Com o paciente em pé com os braços cruzados sobre o abdome, o examinador coloca uma mão sobre os braços cruzados do paciente, enquanto a outra estabiliza a pelve. O examinador usa o dedo indicador para palpar o espaço intermédio L5-S1. O examinador, em seguida, aplica uma força posterior através dos braços cruzados do paciente. Este procedimento é realizado em cada nível. Um teste positivo é indicado se provocar os sintomas	63 pacientes com dor lombar atual	κ = 0,35 (0,20, 0,51)
Teste da instabilidade pronada[48] ●	O paciente fica em posição prona com a borda do tronco sobre um plinto enquanto as pernas estão sobre a borda e pés repousando no solo. O examinador executa uma manobra de compressão posteroanterior e registra a ocorrência de quaisquer sintomas. O paciente então levanta os pés do solo e o examinador, novamente, realiza a manobra de compressão posteroanterior. O surgimento dos sintomas é relatado. O teste é considerado positivo se o paciente experimentar os sintomas, enquanto os pés estiverem no solo, mas os sintomas desaparecem quando os pés são levantados do solo		κ = 0,87 (0,80, 0,94)
Teste da instabilidade pronada[35] ◆		123 pacientes com dor lombar de duração inferior a 90 dias	κ = 0,28 (0,10, 0,47)
Teste da instabilidade pronada[39] ●		39 pacientes com dor lombar	κ = 0,46 (0,15, 0,77)
Teste da instabilidade pronada[78] ●		30 pacientes com dor lombar	κ = 0,67 (0,29, 1)

Confiabilidade dos Testes para Instabilidade Segmentar Lombar (*continuação*)

Teste e Qualidade do Estudo	Descrição e Achados Positivos	População	Confiabilidade Interexaminador
Trendelenburg[79] ◆	Na posição ereta, o paciente flexiona o quadril em 30 graus e eleva a pelve do mesmo lado acima da linha transilíaca. O teste é positivo se o paciente for capaz de manter a posição por 30 segundos ou necessitar de um dedo para o equilíbrio	36 pacientes com dor lombar crônica	κ = 0,83 (esquerda) κ = 0,75 (direita)
Teste ativo de elevação da perna estendida[80] ◆	O paciente em decúbito dorsal com as pernas estendidas e os pés a 20 cm de distância. O paciente é instruído a "tentar levantar as pernas, uma após a outra, acima do sofá sem dobrar o joelho". O paciente é solicitado para situar a manobra em uma escala de 6 pontos, variando de "não é difícil" até "incapaz de realizar"		κ = 0,70 (esquerda) κ = 0,71 (direita)
Teste ativo de elevação da perna estendida[80] ●		50 mulheres com dor lombopélvica	Teste-reteste ICC = 0,83
Teste ativo de elevação da perna estendida[78] ●		30 pacientes com dor lombar	κ = 0,53 (0,20, 0,84)

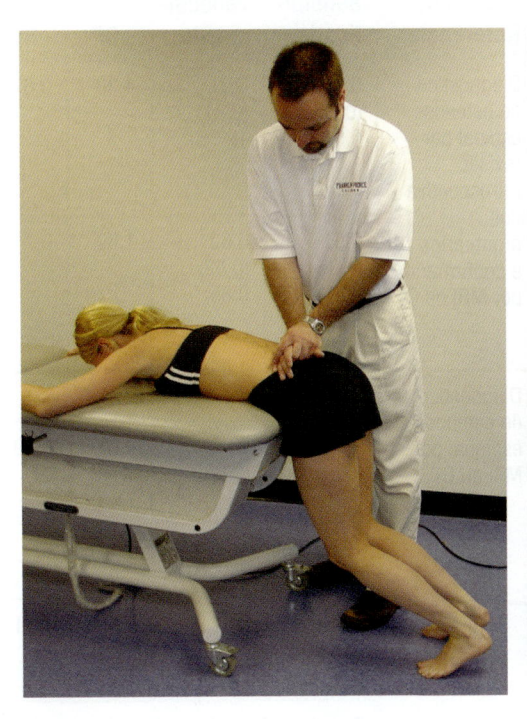
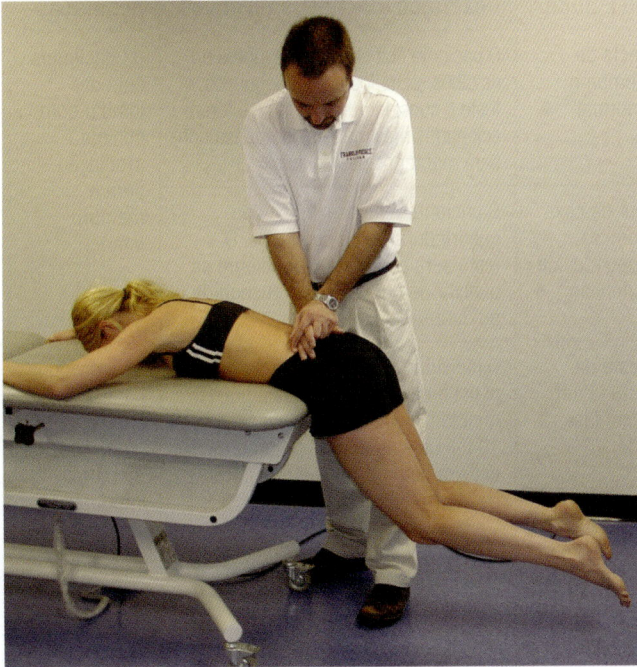

Figura 4-36
Teste de instabilidade prona.

Utilidade Diagnóstica dos Testes para Estenose Espinal Lombar

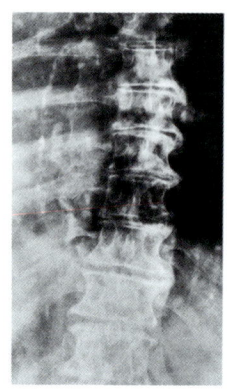

Radiografia da coluna torácica mostrando estreitamento dos espaços intervertebrais e formação de esporão.

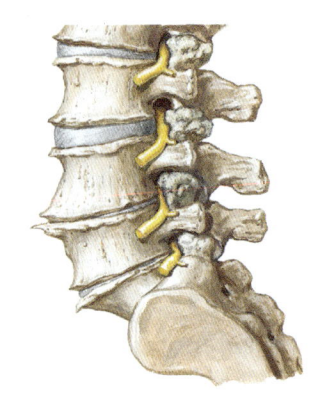

Degeneração dos discos intervertebrais lombares e alterações hipertróficas das margens vertebrais com formação do esporão. A invasão osteofítica do forame intervertebral comprime os nervos espinais.

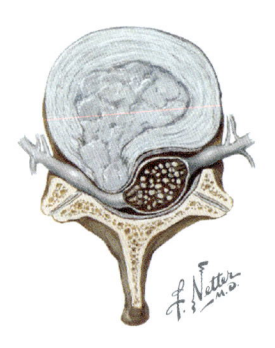

Secção transversal esquemática, mostrando a compressão da raiz nervosa.

Figura 4-37
Doença discal degenerativa e estenose espinal lombar.

Teste e Qualidade do Estudo	Descrição e Achados Positivos	População	Padrão de Referência	Sensibilidade	Especificidade	+RP	−RP
Teste de Romberg anormal[24] ◆	O paciente fica com os pés juntos e os olhos fechados por 10 segundos. o teste é considerado anormal se forem acionados movimentos compensatórios para manter os pés no solo	93 pacientes com dor lombar com ou sem irradiação para o membro inferior	Diagnóstico de estenose espinal por revisão retrospectiva dos prontuários e confirmado por MRI ou CT	0,39 (0,24, 0,54)	0,91 (0,81, 1)	4,30	0,67
Dor na coxa com 30 segundos de extensão[24] ◆	O paciente realiza extensão do quadril durante 30 segundos. O teste será positivo se o paciente se queixar de dor na coxa em seguida ou durante a extensão			0,51 (0,36, 0,66)	0,69 (0,53, 0,85)	1,60	0,71
Teste da esteira em duas fases[16] ●	O indivíduo caminha em uma esteira plana e inclinada (15 graus) por 10 minutos. O paciente descansa por 10 minutos ao sentar-se em uma cadeira com o tronco ereto, após cada fase do teste da esteira	45 indivíduos com lombalgia e dores nos membros inferiores	Diagnóstico de estenose espinhal por MRI ou CT	Tempo de início dos sintomas			
				0,68 (0,50, 0,86)	0,83 (0,66, 1)	4,07 (1,40, 11,8)	0,39
				Tempo total maior na caminhada durante o teste de inclinação			
				0,50 (0,38, 0,63)	0,92 (0,78, 1)	6,46 (3,10, 13,50)	0,54
				Recuperação prolongada após o nível da caminhada			
				0,82 (0,66 a 0,98)	0,68 (0,48, 0,90)	2,59 (1,30, 5,20)	0,26

Utilidade Diagnóstica dos Testes para Instabilidade Radiográfica Lombar

Teste e Qualidade do Estudo	Descrição e Achados Positivos	População	Padrão de Referência	Sensibi-lidade	Especi-ficidade	+RP	-RP
Teste de extensão lombar passiva[1] ◆ **Revisão Sistemática 2011**	Com o indivíduo na posição prona, ambos os membros inferiores são passivamente elevados, simultaneamente, a uma altura de cerca de 30 cm, mantendo os joelhos estendidos e tracionando as pernas. O teste é positivo com dor lombar ou desconforto durante o teste	122 pacientes com dor lombar com idade média de 68,9 anos	Radiografias em flexão-extensão com movimento de translação de 5 mm	0,84 (0,68, 0,93)	0,90 (0,82, 0,96)	8,80 (4,50, 17,30)	0,20 (0,10, 0,40)
Idade inferior a 37 anos[34] ◆	História colhida antes do exame físico	49 pacientes com dor lombar encaminhados para radiografias de flexão-extensão	Achados radiológicos revelaram dois segmentos com instabilidade rotacional/translacional ou um segmento com instabilidade tanto de rotação quanto de translação	0,57 (0,39, 0,74)	0,81 (0,60, 0,92)	3 (1,20, 7,70)	0,53 (0,33, 0,85)
Flexão lombar maior do que 53 graus[34] ◆	Amplitude de movimento demonstrada por um simples inclinômetro			0,68 (0,49, 0,82)	0,86 (0,65, 0,94)	4,80 (1,60, 14)	0,38 (0,21, 0,66)
Extensão total maior do que 26 graus[34] ◆	Amplitude de movimento demonstrada por um simples inclinômetro			0,50 (0,33, 0,67)	0,76 (0,55, 0,89)	2,10 (0,90, 4,90)	0,66 (0,42, 1)
Falta de hipomobilidade durante o teste intervertebral[34] ◆	Com o paciente em posição, prona, o examinador aplica uma força posteroanterior ao processo espinhoso de cada vértebra lombar. A mobilidade de cada segmento foi julgada como "normal", "hipermóvel" ou "hipomóvel"			0,43 (0,27, 0,61)	0,95 (0,77, 0,99)	9 (1,30, 63,90)	0,60 (0,43, 0,84)
Qualquer hipermobilidade durante o teste de movimento intervertebral[34] ◆				0,46 (0,30, 0,64)	0,81 (0,60, 0,92)	2.4 (0,93, 6,4)	0,66 (0,44, 0,99)
Flexão lombar maior do que 53 graus + Falta de hipomobilidade durante o teste intervertebral[34] ◆	Combinação de ambos os fatores acima			0,29 (0,13, 0,46)	0,98 (0,91, 1)	12,80 (0,79, 211,60)	0,72 (0,55, 0,94)

Coluna Toracolombar — 4

Utilidade Diagnóstica dos Testes para Instabilidade Radiográfica Lombar (*continuação*)

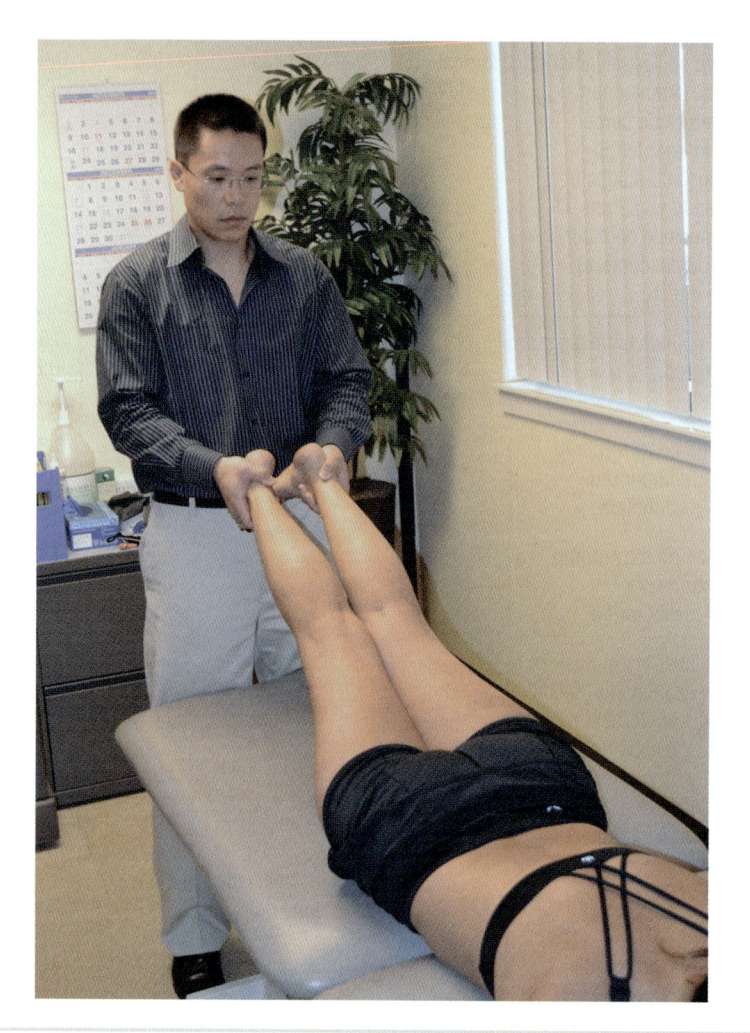

Figura 4-38
Teste para extensão lombar passiva.

Utilidade Diagnóstica dos Testes para Instabilidade Radiográfica Lombar (*continuação*)

Fritz e colaboradores[81] investigaram a precisão do exame clínico em 49 pacientes com instabilidade lombar determinada por radiografia. Os resultados revelaram que duas variáveis de previsão, incluindo a falta de hipomobilidade da coluna lombar e flexão lombar maior do que 53 graus demonstraram +RP de 12,8 (0,79; 211,6). O nomograma abaixo representa a alteração da probabilidade pré-teste (57% neste estudo) para a probabilidade pós-teste de 94,3%.

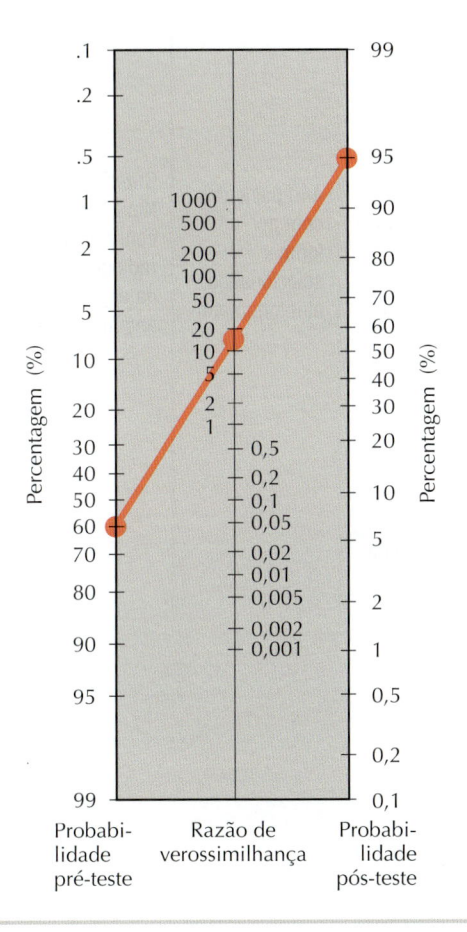

Figura 4-39
Nomograma representando a probabilidade pós-teste de instabilidade lombar por causa da presença de hipomobilidade na coluna lombar e flexão lombar maior do que 53 graus (Adaptado com permissão de Fagan TJ. Nomogram for Baye's theorem. *N Engl J Med*. 1975; 293-257. Copyright 2005, Massachusetts Medical Society. Todos os direitos reservados).

Utilidade Diagnóstica dos Testes para Espondilite Anquilosante

Teste e Qualidade do Estudo	Descrição e Achados Positivos	População	Padrão de Referência	Sensibi-lidade	Especi-ficidade	+RP	-RP
Medições de expansibilidade torácica[26] ◆	Menos de 7 cm (procedimento não relatado)			0,63	0,53	1,34	0,70
	Menos de 2,5 cm (procedimento não relatado)			0,91	0,99	0,91	0,09
Teste de Schober menor do que 4 cm[26] ◆	Com paciente em pé, o examinador marca um ponto 5 cm abaixo e 10 cm acima de S2. Esta distância é medida na posição vertical e, em seguida, na flexão completa. A diferença entre as duas medições é calculada e registrada no centímetro mais próximo	449 pacientes com dor lombar selecionados aleatoriamente	Critérios de Nova York e confirmação radiográfica da espondilite anquilosante	0,30	0,86	2,14	0,81
Redução da lordose lombar[26] ◆	Observação visual avaliada individualmente por cada examinador			0,36	0,80	1,80	0,80
Sensibilidade direta sobre a articulação sacroilíaca[26] ◆	Pressão direta sobre a articulação com o paciente na posição vertical. Positivo se o paciente relata dor			0,27	0,68	0,84	1,07

Confiabilidade dos Sistemas de Classificação da Dor Lombar

Teste e Qualidade do Estudo	Descrição e Achados Positivos	População	Confiabilidade Interexaminador
Classificação de McKenzie para dor lombar[82] ◆	Terapeutas (dos quais apenas 32% já tinham passado por algum tipo de formação McKenzie) completaram um formulário de avaliação McKenzie e classificaram o paciente como apresentando uma disfunção postural ou síndrome de desarranjo. Os terapeutas também determinaram se o paciente apresentou um deslocamento lateral	363 pacientes encaminhados para fisioterapeutas para tratamento de dor lombar	κ para classificação = 0,26 κ para desvio lateral = 0,26
Classificação de McKenzie para dor lombar[57] ◆	Dois examinadores com mais de 5 anos de treinamento no método McKenzie avaliaram todos os pacientes. Terapeutas completaram um formulário de avaliação McKenzie e classificaram o paciente como apresentando uma disfunção postural ou síndrome de desarranjo. Os terapeutas também determinaram se o paciente apresentou um deslocamento lateral	39 pacientes com dor lombar	κ para classificação = 0,70 κ para desvio lateral = 0,20
Avaliação de McKenzie[83] ◆	O exame consiste em anamnese, avaliação da amplitude do movimento da coluna vertebral e testes de movimentos específicos	46 pacientes consecutivos apresentando dor lombar	Classificação da síndrome κ = 0,70 Subsíndrome de desarranjo κ = 0,96 Presença de deslocamento lateral κ = 0,52 Deformidade no plano sagital κ = 1
Sistema de classificação baseado no comprometimento do movimento nas síndromes da coluna lombar[84] ◆	Examinadores usaram história e exame físico padronizados para avaliar os pacientes e classificá-los em uma das cinco categorias de coluna lombar	24 pacientes com dor lombar crônica	κ para classificação = 0,61
Classificação baseada no tratamento[35] ◆	30 examinadores usaram história e exame físico padronizados para avaliar os pacientes e classificá-los em uma das três categorias baseadas em tratamento	123 pacientes com dor lombar com menos de 90 dias de duração	κ para classificação = 0,61 (0,56, 0,64)
Classificação baseada no tratamento[81] ◆	Examinadores usaram história e exame físico padronizados para avaliar pacientes e classificá-los em uma das quatro categorias baseadas em tratamento	120 pacientes com dor lombar	κ para classificação = 0,56
Classificação baseada no tratamento[85] ◆	Examinadores usaram história e exame físico padronizados para avaliar os pacientes e classificá-los em uma das quatro categorias baseadas em tratamento depois de uma sessão de treinamento de 1 dia	45 pacientes com dor lombar	κ para classificação = 0,45
Subgrupo de estabilização da classificação baseada no tratamento[78] ●	Cada examinador avaliou o estado do indivíduo no subgrupo de estabilização com base na idade e na classificação do movimento aberrante, elevação da perna estendida e os resultados dos testes de instabilidade prona. Se um indivíduo apresentou três ou mais testes positivos, o seu estado foi considerado positivo	30 pacientes com dor lombar	κ para subgrupo = 0,86 (0,65, 1)

Coluna Toracolombar

4

Método de Classificação Baseado no Tratamento[86]

	Critérios do Subgrupo	Abordagem do Tratamento
Subgrupo de Exercício Específico	Extensão	
	• Sintomas distais à região glútea • Sintomas centralizam com a extensão lombar • Sintomas periferizam com a flexão lombar • Preferência direcional para a extensão	• Exercícios de extensão na faixa final • Mobilização para promover a extensão • Evitar atividades de flexão
	Flexão	
	• Idade avançada (mais de 50 anos) • Preferência direcional para flexão • Evidências de imagem de estenose da coluna lombar	• Exercícios de flexão no alcance final • Mobilização ou manipulação da coluna vertebral e/ou membros inferiores • Exercícios direcionados à deficiência de força ou flexibilidade • Deambulação sustentando o peso corporal
Subgrupo de Estabilização	• Idade (menos de 40 anos) • Média de elevação da perna estendida (mais de 91 graus) • Movimento aberrante presente • Teste de instabilidade prona positivo	• Exercícios para fortalecer grandes músculos da coluna vertebral (eretor da espinha, músculos oblíquos do abdome) • Exercícios para promover a contração dos músculos espinais profundos (multífido, transverso do abdome)
Subgrupo de Manipulação	• Ausência de sintomas distais ao joelho • Duração dos sintomas inferior a 16 dias • Hipomobilidade lombar • FABQW* menor que 19 • Amplitude de movimento de rotação medial do quadril maior que 35 graus	• Técnicas de manipulação para a região lombopélvica • Exercícios de amplitude de movimento lombar ativo
Subgrupo de Tração	• Sintomas se estendem distalmente à(s) região(s) glútea(s) • Sinais de compressão da raiz nervosa estão presentes • Periferização ocorre com o movimento de extensão ou resultados positivos na elevação da perna estendida contralateral	• Tração mecânica prona • Atividades de exercícios específicos para extensão

Em vez de tentar classificar a dor lombar com base na anatomia patológica, o sistema de classificação baseado no tratamento (CBT) identifica subgrupos de pacientes que parecem responder às intervenções de tratamentos conservadores específicos. Embora a sua proposta inicial tenha sido baseada na experiência e no raciocínio clínico,[87] pesquisadores, desde então, sistematicamente identificaram muitos fatores das históricas e dos exames clínicos associados a cada subgrupo, usando o método de pesquisa da regra de predição clínica.[2,3,88]

Utilidade Diagnóstica dos Fatores Individuais para Identificar Pacientes que Possam se Beneficiar da Manipulação da Coluna Vertebral

Teste e Qualidade do Estudo	Descrição e Critérios	População	Padrão de Referência	Sensibi-lidade	Especi-cidade	+RP	-RP
Sintomas com duração inferior a 16 dias[2] ◆	Autorrelatado	71 pacientes com dor lombar	Redução de 50% ou mais da incapacidade relacionada com a dor lombar em 1 semana, tal como medido pelo questionário Oswestry	0,56 (0,39, 0,72)	0,87 (0,73, 0,94)	4,39 (1,83, 10,51)	Não relatada
Subescala FABQ de pontuação inferior a 19[2] ◆				0,84 (0,68, 0,93)	0,49 (0,34, 0,64)	1,65 (1,17, 2,31)	
Nenhum sintoma distal ao joelho[2] ◆				0,88 (0,72, 0,95)	0,36 (0,23, 0,52)	1,36 (1,04, 1,79)	
Pelo menos um quadril com amplitude de rotação medial maior do que 35 graus[2] ◆	Com o paciente prono, medido com um goniômetro padrão			0,50 (0,34, 0,66)	0,85 (0,70, 0,93)	3,25 (1,44, 7,33)	
Hipomobilidade na coluna lombar[2] ◆	Com paciente prono, o examinador aplica uma força posteroanterior no processo espinhoso de cada vértebra lombar. A mobilidade de cada segmento foi avaliada como "normal" "hipermóvel" ou "hipomóvel"			0,97 (0,84, 0,99)	0,23 (0,13, 0,38)	1,26 (1,05, 1,51)	

Coluna Toracolombar

4

Utilidade Diagnóstica das Combinações de Fatores para Identificar os Pacientes que Possam se Beneficiar da Manipulação da Coluna Vertebral

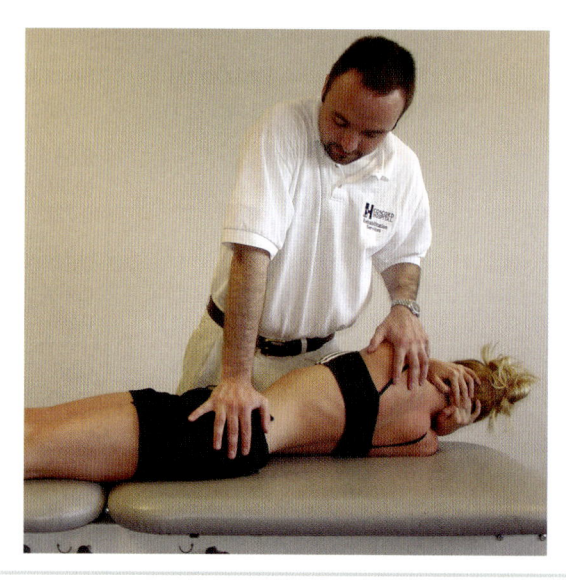

Figura 4-40

Técnica de manipulação da coluna vertebral usado por Flynn e colaboradores. O paciente em decúbito lateral é inclinado passivamente para o lado a ser manipulado (distante do terapeuta). O terapeuta, então, gira o paciente para o lado oposto a ser manipulado (em direção ao terapeuta) e provoca uma compressão rápida através da espinha ilíaca anterossuperior em direção posteroinferior (De Flynn T, Fritz J, Whitman J, et al. A clinical prediction rule for classifying patients with low back pain who demonstrate short-term improvement with spinal manipulation. *Spine*. 2002; 27:2835-2843).

Teste e Qualidade do Estudo	Descrição e Critérios	População	Padrão de Referência	Sensibilidade	Especificidade	+RP	−RP
Sintomas com duração inferior a 16 dias + Ausência de sintomas distais ao joelho + Hipomobilidade na coluna lombar + Subescala FABQW com pontuação inferior a 19 + Pelo menos um quadril com mais de 35 graus de amplitude de movimento de rotação medial[2] ◆	Todos os cinco testes positivos	71 pacientes com dor lombar	Redução de 50% ou mais da incapacidade relacionada com a dor lombar em 1 semana, conforme medido pelo questionário Oswestry	0,19 (0,09, 0,35)	1 (0,91, 1)	Indefinida	Não relatada
	Quatro ou mais testes positivos			0,63 (0,45 a 0,77)	0,97 (0,87 a 1)	24,38 (4,63 a 139,41)	
	Três ou mais testes positivos			0,94 (0,80, 0,98)	0,64 (0,48, 0,77)	2,61 (1,78, 4,15)	
	Dois ou mais testes positivos			1 (0,89, 1)	0,15 (0,07, 0,30)	1,18 (1,09, 1,42)	
	Um ou mais testes positivos			1 (0,89, 1)	0,03 (0,005, 0,13)	1,03 (1,01, 1,15)	
Sintomas com duração inferior a 16 dias + Ausência de sintomas distais ao joelho[88] ◆	Deve atender a ambos os critérios	141 pacientes com dor lombar		0,56 (0,43, 0,67)	0,92 (0,84, 0,96)	7,20 (3,20, 16,10)	

Utilidade Diagnóstico dos Fatores Individuais e das Combinações de Fatores na Identificação de Pacientes Suscetíveis de se Beneficiarem de Exercícios de Estabilização Lombar

Teste e Qualidade do Estudo	Descrição e Achados Positivos	População	Padrão de Referência	Sensibilidade	Especificidade	+RP	−RP
Idade mais jovem de 40 anos[3] ◆	Autorrelatado			0,61 (0,39, 0,80)	0,83 (0,68, 0,92)	3,7 (1,60, 8,30)	0,47 (0,26, 0,85)
Média do teste de elevação da perna estendida maior do que 91 graus[3] ◆	Medida com um inclinômetro			0,28 (0,13, 0,51)	0,92 (0,78, 0,97)	3,30 (0,90, 12,40)	0,79 (0,58, 1,10)
Movimento aberrante presente[3] ◆	Presença de qualquer um das seguintes alterações durante a amplitude do movimento de flexão: • captura de instabilidade • Arco doloroso de movimento • "Escalada da coxa" (Gower sinal) • Reversão do ritmo lombopélvico	54 pacientes com dor lombar com ou sem dor na perna	Redução de 50% ou mais da incapacidade relacionada com a dor lombar após 8 semanas de exercícios de estabilização lombar como medida pelo questionário Oswestry	0,78 (0,55, 0,91)	0,50 (0,35, 0,66)	1,60 (1, 2,30)	0,44 (0,18, 1,10)
Teste de instabilidade prona positivo[3] ◆	Ver a descrição em Testes para Instabilidade Segmentar Lombar			0,72 (0,49, 0,88)	0,58 (0,42, 0,73)	1,70 (1,10, 2.80)	0,48 (0,22, 1,10)
Combinação de qualquer dos quatro fatores acima[3] ◆	Três ou mais testes positivos			0,56 (0,34, 0,75)	0,86 (0,71, 0,94)	4 (1,60, 10)	0,52 (0,30, 0,88)
	Dois ou mais testes positivos			0,83 (0,61, 0,94)	0,56 (0,40, 0,71)	1,90 (1,20, 2,90)	0,30 (0,10, 0,88)
	Um ou mais testes positivos			0,94 (0,74, 0,99)	0,28 (0,16, 0,44)	1,3 (1,0, 1,6)	0,20 (0,03, 1,4)

Regra de Predição Clínica para Identificar os Pacientes com Dor Lombar Suscetíveis de se Beneficiar com o Exercício Baseado em Pilates

Stolze e colaboradores[89] desenvolveram uma regra de predição clínica para identificar pacientes com dor lombar que são suscetíveis de se beneficiar com exercícios baseados em Pilates. O resultado deste estudo demonstrou que, quando três ou mais dos cinco atributos (amplitude total do movimento de flexão do tronco de 70 graus ou menos, duração dos sintomas atuais de 6 meses ou menos, não apresentando sintomas na perna na semana passada, índice de massa corporal de 25 kg/m^2 ou superior e média do movimento de rotação dos quadris direito e esquerdo de 25 degraus ou maior), estavam presentes, a +RP foi de 10,64 (95% IC 3,52; 32,14) a probabilidade de experimentar um bom resultado melhorou de 54% para 93%.

Coluna Toracolombar

4

Medidas de Resultados	Gradação e Interpretação	Confiabilidade Teste-Reteste	MCID
Índice de Incapacidade de Oswestry (ODI)	Os usuários são solicitados a classificar a dificuldade de realizar 10 tarefas funcionais em uma escala de 0 a 5, com diferentes descritores para cada tarefa. Uma pontuação total de 100 é calculada somando cada pontuação e dobrando o total. As respostas proporcionam uma pontuação entre 0 e 100, com as pontuações mias representando maior deficiência	ICC = 0,91[90] ●	11[91]
Índice de Incapacidade de Oswestry Modificado (ODI modificado)	Como referido acima, exceto que o ODI modificado substitui a pergunta sobre vida sexual com um emprego/trabalho no lar	ICC = 0,90[92] ●	6[92]
Questionário de Incapacidade de Roland-Morris (RMDQ)	Os usuários são solicitados a responder a 23 ou 24 perguntas (dependendo da versão) sobre a sua deficiência relacionada com dor lombar. O RMDQ é definido adicionando o número de itens marcados pelo paciente, com os números mais altos indicando maior incapacidade	ICC = 0,91[93] ●	5[91]
Fear-Avoidance Beliefs Questionnaire (FABQ)	Os usuários são solicitados a avaliar o seu nível de concordância com declarações sobre crenças a respeito da relação entre atividade física, trabalho e sua dor lombar. O nível de concordância é respondido numa escala do tipo Likert que varia de 0 (discordo completamente) a 7 (concordo plenamente). O FABQ tem duas partes: uma subescala de trabalho de sete itens (FABQW) e uma subescala de quatro itens sobre atividade física (FABQPA). Cada escala é marcada separadamente, com as pontuações mais altas representando maior evasão do medo	FABQW: ICC = 0,82 FABQPA: ICC= 0,66[94] ●	Não disponível
Escala Numérica de Avaliação da Dor (NPRS)	Os usuários classificam o seu nível de dor em uma escala de 11 pontos, variando de 0 a 10, com as pontuações mais altas representando mais dor. Frequentemente, é solicitado referir como "dor atual" e "mínima" e "pior" e dor "média", nas últimas 24 horas	ICC = 0,72[95] ●	2[96,97]

MCID, diferença mínima clinicamente importante.

Avaliação da Qualidade dos Estudos de Confiabilidade para Doenças da Coluna Toracolombar Usando QAREL

	McCombe 1989[20]	Roach 1997[21]	Vroomen 2000[22]	Van Dillen 1998[23]	Lindell 2007[30]	Breum 1995[31]	Evans 2006[32]	Fritz 2005[34]	Fritz 2006[35]	Haswell 2004[27]
1. O teste foi avaliado em uma amostra de indivíduos que eram representativos daqueles a quem os autores destinaram os resultados a serem aplicados?	S	S	S	S	S	S	S	S	S	S
2. O teste foi realizado por avaliadores que eram representativos daqueles a quem os autores destinaram os resultados a serem aplicados?	S	S	S	S	S	S	S	S	S	S
3. Foram os avaliadores mantidos cegos em relação aos achados de outros avaliadores durante o estudo?	I	N/A	S	S	S	S	S	S	S	S
4. Foram os avaliadores mantidos cegos em relação às suas próprias conclusões anteriores do teste sob avaliação?	N/A	I	N/A	N/A	I	I	S	S	N/A	N/A
5. Foram os avaliadores mantidos cegos em relação aos resultados do padrão de referência para o distúrbio-alvo (ou variável) a ser avaliado?	N/A	N/A	N/A	N/A	N/A	N/A	N/A	S	N/A	N/A
6. Foram os avaliadores mantidos cegos em relação à informação clínica que não se destinava a ser fornecida, como parte do procedimento de verificação ou projeto do estudo?	I	I	I	I	I	I	I	I	I	I
7. Foram os avaliadores mantidos cegos em relação às pistas adicionais que não faziam parte do teste?	I	I	I	I	I	I	I	I	I	I
8. A ordem do exame foi modificada?	I	N/A	S	S	S	S	S	S	S	S
9. O intervalo de tempo entre as medições repetidas foi compatível com a estabilidade (ou estabilidade teórica) da variável a ser medida?	S	S	S	S	S	S	S	S	S	S
10. O teste foi aplicado corretamente e interpretado de forma adequada?	S	S	S	S	S	S	S	S	S	S
11. As medidas estatísticas foram usadas de acordo?	S	S	S	S	S	S	S	S	S	S
Qualidade Avaliação Resumo:	●	●	◆	◆	●	●	◆	◆	◆	◆

S = sim, N = não, I = indefinido, N/A = não aplicável. ◆ Boa qualidade (S – N = 9 a 11) ● Qualidade razoável (S – N = 6 a 8) ■ Baixa qualidade (S – N ≤ 5).

Coluna Toracolombar

4

Avaliação da Qualidade dos Estudos de Confiabilidade para Doenças da Coluna Toracolombar Usando QAREL

	Cleland 2006[36]	Weiner 2006[37]	Schneider 2008[39]	Landel 2008[40]	Qvistgaard 007[41]	Johansson 2006[42]	Mootz 1989[43]	Keating 1990[44]	Strender 1997[45]	Maher 1998[46]
1. O teste foi avaliado em uma amostra de indivíduos que eram representativos daqueles a quem os autores destinaram os resultados a serem aplicados?	S	S	S	S	S	S	S	S	S	S
2. O teste foi realizado por avaliadores que eram representativos daqueles a quem os autores destinaram os resultados a serem aplicados?	S	S	S	S	S	S	S	S	S	S
3. Foram os avaliadores mantidos cegos em relação aos achados de outros avaliadores durante o estudo?	S	S	I	S	S	S	S	S	S	S
4. Foram os avaliadores mantidos cegos em relação às suas próprias conclusões anteriores do teste sob avaliação?	N/A	N/A	N/A	N/A	S	N/A	I	N/A	N/A	N/A
5. Foram os avaliadores mantidos cegos em relação aos resultados do padrão de referência para o distúrbio-alvo (ou variável) a ser avaliado?	N/A	N/A	N/A	S	N/A	N/A	N/A	N/A	N/A	S
6. Foram os avaliadores mantidos cegos em relação à informação clínica que não se destinava a ser fornecida, como parte do procedimento de verificação ou projeto do estudo?	S	I	I	I	S	S	I	I	I	I
7. Foram os avaliadores mantidos cegos em relação às pistas adicionais que não faziam parte do teste?	I	I	I	I	S	I	I	I	I	I
8. A ordem do exame foi modificada?	N	N	N	N	N	S	S	S	S	N
9. O intervalo de tempo entre as medições repetidas foi compatível com a estabilidade (ou estabilidade teórica) da variável a ser medida?	S	S	S	S	S	S	S	S	S	S
10. O teste foi aplicado corretamente e interpretado de forma adequada?	S	S	S	S	S	S	S	S	S	S
11. As medidas estatísticas foram usadas de acordo?	S	S	S	S	S	S	S	S	S	S
Qualidade Avaliação Resumo:	◆	●	●	●	◆	◆	●	◆	◆	◆

S = sim, N = não, I = indefinido, N/A = Não aplicável. ◆ Boa qualidade (S – N = 9 a 11) ● Qualidade razoável (S – N = 6 a 8) ■ Baixa qualidade (S – N ≤ 5).

Avaliação da Qualidade dos Estudos de Confiabilidade para Doenças da Coluna Toracolombar Usando QAREL

	Binkley 1995[47]	Hicks 2003[48]	French 2000[49]	Horneij 2002[50]	Downey 1999[54]	Kilpikoski 2002[57]	Fritz 2000[58]	Rose 1991[60]	Viikari–Juntura1998[61]	Tucker 2007[75]
1. O teste foi avaliado em uma amostra de indivíduos que eram representativos daqueles a quem os autores destinaram os resultados a serem aplicados?	S	S	S	S	S	S	S	S	S	S
2. O teste foi realizado por avaliadores que eram representativos daqueles a quem os autores destinaram os resultados a serem aplicados?	S	S	S	S	S	S	S	S	S	S
3. Foram avaliadores mantidos cegos em relação aos achados de outros avaliadores durante o estudo?	I	S	S	S	S	S	I	N/A	S	I
4. Foram os avaliadores mantidos cegos em relação às suas próprias conclusões anteriores do teste sob avaliação?	N/A	N/A	N	I	N/A	N/A	N/A	N	N/A	I
5. Foram os avaliadores mantidos cegos em relação aos resultados do padrão de referência para o distúrbio-alvo (ou variável) a ser avaliado?	N/A	N/A	N/A	N/A	N/A	N/A	N/A	N/A	N/A	N/A
6. Foram os avaliadores mantidos cegos em relação à informação clínica que não se destinava a ser fornecida, como parte do procedimento de verificação ou projeto do estudo?	I	I	I	I	I	S	S	I	I	I
7. Foram os avaliadores mantidos cegos em relação às pistas adicionais que não faziam parte do teste?	I	I	I	I	I	I	S	I	I	I
8. A ordem do exame foi modificada?	S	N	S	S	S	S	N/A	N	N	I
9. O intervalo de tempo entre as medições repetidas foi compatível com a estabilidade (ou estabilidade teórica) da variável a ser medida?	S	S	S	S	S	S	S	S	I	S
10. O teste foi aplicado corretamente e interpretado de forma adequada?	S	S	S	S	S	S	S	S	S	S
11. As medidas estatísticas foram usadas de acordo?	S	S	S	S	S	S	S	S	S	S
Qualidade Avaliação Resumo:	●	●	●	●	◆	◆	◆	●	●	●

S = sim, N = não, I = indefinido, N/A = Não aplicável. ◆ Boa qualidade (S – N = 9 a 11) ● Qualidade razoável (S – N = 6 a 8) ■ Baixa qualidade (S – N ≤ 5).

Coluna Toracolombar   4

Avaliação da Qualidade dos Estudos de Confiabilidade para Doenças da Coluna Toracolombar Usando QAREL

	Murphy 2006[77]	Roussel 2007[79]	Mens 2001[80]	Fritz 2000[81]	Riddle 1993[82]	Razmjou 2000[83]	Trudelle-Jackson 2008[84]	Heiss 2004[85]	Lauridsen 2006[90]	Fritz 2001[92]
1. O teste foi avaliado em uma amostra de indivíduos que eram representativos daqueles a quem os autores destinaram os resultados a serem aplicados?	S	S	S	S	S	S	S	S	S	S
2. O teste foi realizado por avaliadores que eram representativos daqueles a quem os autores destinaram os resultados a serem aplicados?	S	S	S	S	S	S	S	S	S	S
3. Foram os avaliadores mantidos cegos em relação aos achados de outros avaliadores durante o estudo?	S	S	S	S	S	S	S	S	N/A	N/A
4. Foram os avaliadores mantidos cegos em relação às suas próprias conclusões anteriores do teste sob avaliação?	N/A	N/A	N	N/A	N/A	N/A	N/A	N/A	N	N
5. Foram os avaliadores mantidos cegos em relação aos resultados do padrão de referência para o distúrbio-alvo (ou variável) a ser avaliado?	N/A	N/A	N/A	N/A	N/A	N/A	N/A	N/A	N/A	N/A
6. Foram os avaliadores mantidos cegos em relação à informação clínica que não se destinava a ser fornecida, como parte do procedimento de verificação ou projeto do estudo?	S	S	S	S	I	S	I	I	I	I
7. Foram os avaliadores mantidos cegos em relação às pistas adicionais que não faziam parte do teste?	I	I	I	I	I	I	I	I	I	I
8. A ordem do exame foi modificada?	N/A	S	I	N	S	S	S	S	I	I
9. O intervalo de tempo entre as medições repetidas foi compatível com a estabilidade (ou estabilidade teórica) da variável a ser medida?	S	S	S	S	S	S	S	S	S	S
10. O teste foi aplicado corretamente e interpretado de forma adequada?	S	S	S	S	S	S	S	S	S	S
11. As medidas estatísticas foram usadas de acordo?	S	S	S	S	S	S	S	S	S	S
Qualidade Avaliação Resumo:	◆	◆	●	◆	◆	◆	◆	◆	●	●

S = sim, N = não, I = indefinido, N/A = Não aplicável. ◆ Boa qualidade (S – N = 9 a 11) ● Qualidade razoável (S – N = 6 a 8) ■ Baixa qualidade (S – N ≤ 5).

Avaliação da Qualidade dos Estudos de Confiabilidade para Doenças da Coluna Toracolombar Usando QAREL

	Brouwer 2004[93]	Grotle 2006[94]	Li 2007[95]	Rabin 2013[78]	Enoch 2011[38]	Snider 2011[55]	Kolber 2013[33]	Robinson 2014[29]	Hebert 2013[56]	Trainor 2011[76]
1. O teste foi avaliado em uma amostra de indivíduos que eram representativos daqueles a quem os autores destinaram os resultados a serem aplicados?	S	S	S	S	S	S	S	S	S	S
2. O teste foi realizado por avaliadores que eram representativos daqueles a quem os autores destinaram os resultados a serem aplicados?	S	S	S	S	S	S	S	S	S	S
3. Foram os avaliadores mantidos cegos em relação aos achados de outros avaliadores durante o estudo?	N/A	N/A	N/A	S	S	S	S	S	S	S
4. Foram os avaliadores mantidos cegos em relação às suas próprias conclusões anteriores do teste sob avaliação?	N	N	N	N/A	N/A	N/A	S	N/A	N/A	N/A
5. Foram os avaliadores mantidos cegos em relação aos resultados do padrão de referência para o distúrbio-alvo (ou variável) a ser avaliado?	N/A	N/A	N/A	N/A	N/A	SY	N/A	N/A	S	S
6. Foram os avaliadores mantidos cegos em relação à informação clínica que não se destinava a ser fornecida, como parte do procedimento de verificação ou projeto do estudo?	I	I	I	I	I	I	I	I	I	I
7. Foram os avaliadores mantidos cegos em relação às pistas adicionais que não faziam parte do teste?	I	I	I	I	I	S	I	S	I	I
8. A ordem do exame foi modificada?	I	I	I	N	S	I	N	S	S	S
9. O intervalo de tempo entre as medições repetidas foi compatível com a estabilidade (ou estabilidade teórica) da variável a ser medida?	S	S	S	S	S	S	S	S	S	S
10. O teste foi aplicado corretamente e interpretado de forma adequada?	S	S	S	S	S	S	S	S	S	S
11. As medidas estatísticas foram usadas de acordo?	S	S	S	S	S	S	S	S	S	S
Qualidade Avaliação Resumo:	●	●	●	●	◆	◆	◆	◆	◆	◆

S = sim, N = não, I = indefinido, N/A = Não aplicável. ◆ Boa qualidade (S – N = 9 a 11) ● Qualidade razoável (S – N = 6 a 8) ■ Baixa qualidade (S – N ≤ 5).

Avaliação da Qualidade dos Estudos de Diagnósticos para Doenças da Coluna Toracolombar Usando QUADAS

	Russel 1981[100]	Blower 1984[101]	Gran 1985[26]	Kerr 1988[98]	Katz 1995[24]	Phillips 1996[102]	Fritz 1997[16]	Lauder 2000[25]	Leboeuf-Yde 2002[52]
1. O espectro de pacientes foi representativo dos pacientes que receberam o ensaio na prática?	I	S	S	I	S	S	S	S	N
2. Os critérios de seleção foram claramente descritos?	N	N	S	N	S	N	N	N	S
3. O padrão de referência é suscetível de classificar corretamente a condição-alvo?	S	S	S	I	N	I	S	S	I
4. O período de tempo entre o padrão de referência e o teste-índice foi suficientemente curto para se estar razoavelmente certo de que a condição-alvo não se alterou entre os dois testes?	I	I	I	I	I	N	I	I	S
5. Será que toda a amostra ou uma seleção aleatória da amostra recebeu verificação usando um padrão de referência de diagnóstico?	S	I	S	N	S	S	S	S	S
6. Será que os pacientes receberam o mesmo padrão de referência, independentemente do resultado do teste-índice?	I	I	S	N	S	S	S	S	S
7. O padrão de referência era independente do teste-índice (isto é, o teste-índice não fazia parte do padrão de referência)?	S	S	S	S	S	S	S	S	S
8. A realização do teste-índice foi descrita com detalhes suficientes para permitir a replicação do teste?	S	N	S	N	S	I	I	S	N
9. A execução do padrão de referência foi descrita em detalhes suficientes para permitir a sua replicação?	N	I	S	N	S	N	I	S	S
10. Os resultados do teste-índice foram interpretados sem o conhecimento dos resultados do teste de referência?	I	N	S	I	S	N	I	S	I
11. Os resultados do padrão de referência foram interpretados sem conhecimento dos resultados do teste-índice?	I	I	S	I	S	S	S	I	I
12. Os mesmos dados clínicos estavam disponíveis quando os resultados dos testes foram interpretados da mesma forma que estão disponíveis quando o teste é utilizado na prática?	I	S	S	I	S	I	I	S	I
13. Foram relatados os resultados do teste não interpretáveis/intermediários?	N	I	S	I	S	S	S	S	S
14. Foi explicado o que foi retirado do estudo?	I	S	S	S	S	S	S	S	S
Qualidade Avaliação Resumo:	■	■	◆	■	◆	●	●	◆	●

S = sim, N = não, I = indefinido, N/A = Não aplicável. ◆ Boa qualidade (S − N = 9 a 11) ● Qualidade razoável (S − N = 6 a 8) ■ Baixa qualidade (S − N ≤ 5).

Avaliação da Qualidade dos Estudos de Diagnósticos para Doenças da Coluna Toracolombar Usando QUADAS

	Trainor 2011[76]	Esene 2012[28]	Abbott 2003[51]	Laslett 2005[59]	Abbott 2005[53]	Fritz 2005[34]	Hicks 2005[53]	Majlesi 2008[74]
1. O espectro de pacientes foi representativo dos pacientes que receberam o ensaio na prática?	S	S	S	S	S	S	S	S
2. Os critérios de seleção foram claramente descritos?	S	S	S	S	S	S	S	S
3. O padrão de referência é suscetível de classificar corretamente a condição-alvo?	Y	Y	I	Y	Y	Y	Y	Y
4. O período de tempo entre o padrão de referência e o teste-índice foi suficientemente curto para se estar razoavelmente certo de que a condição-alvo não se alterou entre os dois testes?	S	S	I	S	I	S	N	I
5. Será que toda a amostra ou uma seleção aleatória da amostra recebeu verificação usando um padrão de referência de diagnóstico?	S	S	S	S	S	S	S	S
6. Será que os pacientes receberam o mesmo padrão de referência, independentemente do resultado do teste-índice?	S	S	S	S	S	S	S	S
7. O padrão de referência era independente do teste-índice (isto é, o teste-índice não fazia parte do padrão de referência)?	S	S	S	S	S	S	S	S
8. A realização do teste- índice foi descrita com detalhes suficientes para permitir a replicação do teste?	S	I	S	S	S	S	S	I
9. A execução do padrão de referência foi descrita em detalhes suficientes para permitir a sua replicação?	S	S	S	S	S	S	S	I
10. Os resultados do teste-índice foram interpretados sem o conhecimento dos resultados do teste de referência?	S	S	S	S	S	S	S	S
11. Os resultados do padrão de referência foram interpretados sem conhecimento dos resultados do teste-índice?	S	I	S	S	S	S	S	S
12. Os mesmos dados clínicos estavam disponíveis quando os resultados dos testes foram interpretados da mesma forma que estão disponíveis quando o teste é utilizado na prática?	S	S	S	S	S	S	S	S
13. Foram relatados os resultados do teste não interpretáveis/intermediários?	S	S	S	S	S	S	S	I
14. Foi explicado o que foi retirado do estudo?	S	S	S	S	S	S	S	S
Qualidade Avaliação Resumo:	◆	◆	◆	◆	◆	◆	◆	◆

S = sim, N = não, I = indefinido, N/A = Não aplicável. ◆ Boa qualidade (S – N = 9 a 11) ● Qualidade razoável (S – N = 6 a 8) ■ Baixa qualidade (S – N ≤ 5).

1. Alqarni AM, Schneiders AG, Hendrick PA. Clinical tests to diagnose lumbar segmental instability: a systematic review. *J Orthop Sports Phys Ther*. 2011; 41(3):130-140.

2. Flynn T, Fritz J, Whitman J, et al. A clinical prediction rule for classifying patients with low back pain who demonstrate short-term improvement with spinal manipulation. *Spine*. 2002;27:2835-2843.

3. Hicks GE, Fritz JM, Delitto A, McGill SM. Preliminary development of a clinical prediction rule for determining which patients with low back pain will respond to a stabilization exercise program. *Arch Phys Med Rehabil*. 2005;86:1753-1762.

4. Vleeming A, Pool-Goudzwaard AL, Stoeckart R, et al. The posterior layer of the thoracolumbar fascia. Its function in load transfer from spine to legs. *Spine*. 1995;20:753-758.

5. Bogduk N. The applied anatomy of the lumbar fascia. *Spine*. 1984;9:164-170.

6. Bergmark A. Stability of the lumbar spine. A study in mechanical engineering. *Acta Orthop Scand Suppl*. 1989;230:1-54.

7. Bogduk N. *Clinical Anatomy of the Lumbar Spine and Sacrum*. London: Churchill Livingstone; 1997.

8. Evans C, Oldreive W. A study to investigate whether golfers with a history of low back pain show a reduced endurance of transversus abdominis. *J Man Manip Ther*. 2000;8:162-174.

9. Kay AG. An extensive literature review of the lumbar multifidus: biomechanics. *J Man Manip Ther*. 2001;9:17-39.

10. Norris CM. Spinal stabilisation. 1. Active lumbar stabilisation—concepts. *Physiotherapy*. 1995;81:61-78.

11. Bogduk N. Neck pain. *Aust Fam Physician*. 1984;13: 26-30.

12. Schwarzer AC, Aprill CN, Derby R, et al. The relative contributions of the disc and zygapophyseal joint in chronic low back pain. *Spine*. 1994;19:801-806.

13. Schwarzer AC, Aprill CN, Derby R, et al. Clinical features of patients with pain stemming from the lumbar zygapophysial joints. Is the lumbar facet syndrome a clinical entity? *Spine*. 1994;19:1132-1137.

14. McKenzie RA. Mechanical diagnosis and therapy for disorders of the low back. In: Twomey LT, Taylor JR, eds. *Physical Therapy of the Low Back (5)*. 3rd ed. Philadelphia: Churchill Livingstone; 2000:141-165.

15. Morris EW, Di Paola M, Vallance R, Waddell G. Diagnosis and decision making in lumbar disc prolapse and nerve entrapment. *Spine*. 1986;11:436-439.

16. Fritz JM, Erhard RE, Delitto A, et al. Preliminary results of the use of a two-stage treadmill test as a clinical diagnostic tool in the differential diagnosis of lumbar spinal stenosis. *J Spinal Disord*. 1997;10: 410-416.

17. Fritz JM, Erhard RE, Hagen BF. Segmental instability of the lumbar spine. *Phys Ther*. 1998;78:889-896.

18. O'Sullivan PB. Lumbar segmental "instability": clinical presentation and specific stabilizing exercise management. *Man Ther*. 2000;5:2-12.

19. Schwarzer AC, Wang SC, Bogduk N, et al. Prevalence and clinical features of lumbar zygapophysial joint pain: a study in an Australian population with chronic low back pain. *Ann Rheum Dis*. 1995;54:100-106.

20. McCombe PF, Fairbank JC, Cockersole BC, Pynsent PB. 1989 Volvo Award in clinical sciences. Reproducibility of physical signs in low-back pain. *Spine*. 1989;14:908-918.

21. Roach KE, Brown MD, Dunigan KM, et al. Test-retest reliability of patient reports of low back pain. *J Orthop Sports Phys Ther*. 1997;26:253-259.

22. Vroomen PC, de Krom MC, Knottnerus JA. Consistency of history taking and physical examination in patients with suspected lumbar nerve root involvement. *Spine*. 2000;25:91-97.

23. Van Dillen LR, Sahrmann SA, Norton BJ, et al. Reliability of physical examination items used for classification of patients with low back pain. *Phys Ther*. 1998;78:979-988.

24. Katz JN, Dalgas M, Stucki G, et al. Degenerative lumbar spinal stenosis. Diagnostic value of the history and physical examination. *Arthritis Rheum*. 1995;38: 1236-1241.

25. Lauder TD, Dillingham TR, Andary M, et al. Effect of history and exam in predicting electrodiagnostic outcome among patients with suspected lumbosacral radiculopathy. *Am J Phys Med Rehabil*. 2000;79:60-68, quiz 75-76.

26. Gran JT. An epidemiological survey of the signs and symptoms of ankylosing spondylitis. *Clin Rheumatol*. 1985;4:161-169.

27. Haswell K, Williams M, Hing W. Interexaminer reliability of symptom-provoking active sidebend, rotation and combined movement assessments of patients with low back pain. *J Man Manip Ther*. 2004;12:11-20.

28. Esene IN, Meher A, Elzoghby MA, et al. Diagnostic performance of the medial hamstring reflex in L5 radiculopathy. *Surg Neurol Int*. 2012;3:104.

29. Robinson HS, Mengshoel AM. Assessments of lumbar flexion range of motion: intertester reliability and concurrent validity of 2 commonly used clinical tests. *Spine*. 2014;39(4):E270-E275.

30. Lindell O, Eriksson L, Strender LE. The reliability of a 10-test package for patients with prolonged back and neck pain: could an examiner without formal medical education be used without loss of quality? A methodological study. *BMC Musculoskelet Disord*. 2007;8:31.

31. Breum J, Wiberg J, Bolton JE. Reliability and concurrent validity of the BROM II for measuring lumbar mobility. *J Manipulative Physiol Ther*. 1995;18:497-502.

32. Evans K, Refshauge KM, Adams R. Measurement of active rotation in standing: reliability of a simple test protocol. *Percept Mot Skills*. 2006;103:619-628.

33. Kolber MJ, Pizzini M, Robinson A, et al. The reliability and concurrent validity of measurements used to quantify lumbar spine mobility: an analysis of an iphone® application and gravity based inclinometry. *Int J Sports Phys Ther.* 2013;8(2):129-137.

34. Fritz JM, Piva SR, Childs JD. Accuracy of the clinical examination to predict radiographic instability of the lumbar spine. *Eur Spine J.* 2005;14:743-750.

35. Fritz JM, Brennan GP, Clifford SN, et al. An examination of the reliability of a classification algorithm for subgrouping patients with low back pain. *Spine.* 2006;31:77-82.

36. Cleland JA, Childs JD, Fritz JM, Whitman JM. Interrater reliability of the history and physical examination in patients with mechanical neck pain. *Arch Phys Med Rehabil.* 2006;87:1388-1395.

37. Weiner DK, Sakamoto S, Perera S, Breuer P. Chronic low back pain in older adults: prevalence, reliability, and validity of physical examination findings. *J Am Geriatr Soc.* 2006;54:11-20.

38. Enoch F, Kjaer P, Elkjaer A, et al. Inter-examiner reproducibility of tests for lumbar motor control. *BMC Musculoskelet Disord.* 2011;12:114.

39. Schneider M, Erhard R, Brach J, et al. Spinal palpation for lumbar segmental mobility and pain provocation: an interexaminer reliability study. *J Manipulative Physiol Ther.* 2008;31:465-473.

40. Landel R, Kulig K, Fredericson M, et al. Intertester reliability and validity of motion assessments during lumbar spine accessory motion testing. *Phys Ther.* 2008;88:43-49.

41. Qvistgaard E, Rasmussen J, Laetgaard J, et al. Intra-observer and inter-observer agreement of the manual examination of the lumbar spine in chronic low-back pain. *Eur Spine J.* 2007;16:277-282.

42. Johansson F. Interexaminer reliability of lumbar segmental mobility tests. *Man Ther.* 2006;11:331-336.

43. Mootz RD, Keating JCJ, Kontz HP, et al. Intra- and interobserver reliability of passive motion palpation of the lumbar spine. *J Manipulative Physiol Ther.* 1989;12:440-445.

44. Keating JCJ, Bergmann TF, Jacobs GE, et al. Interexaminer reliability of eight evaluative dimensions of lumbar segmental abnormality. *J Manipulative Physiol Ther.* 1990;13:463-470.

45. Strender LE, Sjoblom A, Sundell K, et al. Inter-examiner reliability in physical examination of patients with low back pain. *Spine.* 1997;22:814-820.

46. Maher CG, Latimer J, Adams R. An investigation of the reliability and validity of posteroanterior spinal stiffness judgments made using a reference-based protocol. *Phys Ther.* 1998;78:829-837.

47. Binkley J, Stratford PW, Gill C. Interrater reliability of lumbar accessory motion mobility testing. *Phys Ther.* 1995;75:786-795.

48. Hicks GE, Fritz JM, Delitto A, Mishock J. The reliability of clinical examination measures used for patients with suspected lumbar segmental instability. *Arch Phys Med Rehabil.* 2003;84:1858-1864.

49. French SD, Green S, Forbes A. Reliability of chiropractic methods commonly used to detect manipulable lesions in patients with chronic low-back pain. *J Manipulative Physiol Ther.* 2000;23:231-238.

50. Horneij E, Hemborg B, Johnsson B, Ekdahl C. Clinical tests on impairment level related to low back pain: a study of test reliability. *J Rehabil Med.* 2002;34:176-182.

51. Abbott J, Mercer S. Lumbar segmental hypomobility: criterion-related validity of clinical examination items (a pilot study). *N Z J Physiother.* 2003;31:3-9.

52. Leboeuf-Yde C, van Dijk J, Franz C, et al. Motion palpation findings and self-reported low back pain in a population-based study sample. *J Manipulative Physiol Ther.* 2002;25:80-87.

53. Abbott JH, McCane B, Herbison P, et al. Lumbar segmental instability: a criterion-related validity study of manual therapy assessment. *BMC Musculoskelet Disord.* 2005;6:56.

54. Downey BJ, Taylor NF, Niere KR. Manipulative physiotherapists can reliably palpate nominated lumbar spinal levels. *Man Ther.* 1999;4:151-156.

55. Snider KT, Snider EJ, Degenhardt BF, et al. Palpatory accuracy of lumbar spinous processes using multiple bony landmarks. *J Manipulative Physiol Ther.* 2011;34(5):306-313.

56. Hebert JJ, Koppenhaver SL, Teyhen DS, et al. The evaluation of lumbar multifidus muscle function via palpation: reliability and validity of a new clinical test. *Spine J.* 2013;Oct 4 [Epub ahead of print].

57. Kilpikoski S, Airaksinen O, Kankaanpaa M, et al. Interexaminer reliability of low back pain assessment using the McKenzie method. *Spine.* 2002;27: E207-E214.

58. Fritz JM, Delitto A, Vignovic M, Busse RG. Interrater reliability of judgments of the centralization phenomenon and status change during movement testing in patients with low back pain. *Arch Phys Med Rehabil.* 2000;81:57-61.

59. Laslett M, Oberg B, Aprill CN, McDonald B. Centralization as a predictor of provocation discography results in chronic low back pain, and the influence of disability and distress on diagnostic power. *Spine J.* 2005;5:370-380.

60. Rose MJ. The statistical analysis of the intra-observer repeatability of four clinical measurement techniques. *Physiotherapy.* 1991;77:89-91.

61. Viikari-Juntura E, Takala EP, Riihimaki H, et al. Standardized physical examination protocol for low back disorders: feasibility of use and validity of symptoms and signs. *J Clin Epidemiol.* 1998;51:245-255.

62. Deville WL, van der Windt DA, Dzaferagic A, et al. The test of Lasegue: systematic review of the accuracy in diagnosing herniated discs. *Spine.* 2000;25: 1140-1147.

4

Coluna Toracolombar

63. Van der Windt DA, Simons E, Riphagen II, et al. Physical examination for lumbar radiculopathy due to disc herniation in patients with low-back pain. *Cochrane Database Syst Rev*. 2010;(2):CD007431.

64. Albeck MJ. A critical assessment of clinical diagnosis of disc herniation in patients with monoradicular sciatica. *Acta Neurochir (Wien)*. 1996;138:40-44.

65. Charnley J. Orthopaedic signs in the diagnosis of disc protrusion. With special reference to the straight-leg-raising test. *Lancet*. 1951;1:186-192.

66. Gurdjian ES, Webster JE, Ostrowski AZ, et al. Herniated lumbar intervertebral discs—an analysis of 1176 operated cases. *J Trauma*. 1961;1:158-176.

67. Hakelius A, Hindmarsh J. The significance of neurological signs and myelographic findings in the diagnosis of lumbar root compression. *Acta Orthop Scand*. 1972;43:239-246.

68. Hirsch C, Nachemson A. The reliability of lumbar disc surgery. *Clin Orthop*. 1963;29:189-195.

69. Jonsson B, Stromqvist B. The straight leg raising test and the severity of symptoms in lumbar disc herniation. A preoperative evaluation. *Spine*. 1995;20:27-30.

70. Kosteljanetz M, Bang F, Schmidt-Olsen S. The clinical significance of straight-leg raising (Lasegue's sign) in the diagnosis of prolapsed lumbar disc. Interobserver variation and correlation with surgical finding. *Spine*. 1988;13:393-395.

71. Kosteljanetz M, Espersen JO, Halaburt H, Miletic T. Predictive value of clinical and surgical findings in patients with lumbago-sciatica. A prospective study (Part I). *Acta Neurochir (Wien)*. 1984;73:67-76.

72. Knutsson B. Comparative value of electromyographic, myelographic and clinical-neurological examinations in diagnosis of lumbar root compression syndrome. *Acta Orthop Scand Suppl*. 1961;49:1-135.

73. Spangfort EV. The lumbar disc herniation: a computer aided analysis of 2504 operations. *Acta Orthop Scand*. 1972;142:5-79.

74. Majlesi J, Togay H, Unalan H, Toprak S. The sensitivity and specificity of the slump and the straight leg raising tests in patients with lumbar disc herniation. *J Clin Rheumatol*. 2008;14:87-91.

75. Tucker N, Reid D, McNair P. Reliability and measurement error of active knee extension range of motion in a modified slump test position: a pilot study. *J Man Manip Ther*. 2007;15:E85-E91.

76. Trainor K, Pinnington MA. Reliability and diagnostic validity of the slump knee bend neurodynamic test for upper/mid lumbar nerve root compression: a pilot study. *Physiotherapy*. 2011;97(1):59-64.

77. Murphy DR, Byfield D, McCarthy P, et al. Inter-examiner reliability of the hip extension test for suspected impaired motor control of the lumbar spine. *J Manipulative Physiol Ther*. 2006;29:374-377.

78. Rabin A, Shashua A, Pizem K, Dar G. The interrater reliability of physical examination tests that may predict the outcome or suggest the need for lumbar stabilization exercises. *J Orthop Sports Phys Ther*. 2013;43(2):83-90.

79. Roussel NA, Nijs J, Truijen S, et al. Low back pain: clinimetric properties of the Trendelenburg test, active straight leg raise test, and breathing pattern during active straight leg raising. *J Manipulative Physiol Ther*. 2007;30:270-278.

80. Mens JM, Vleeming A, Snijders CJ, et al. Reliability and validity of the active straight leg raise test in posterior pelvic pain since pregnancy. *Spine*. 2001;26:1167-1171.

81. Fritz JM, George S. The use of a classification approach to identify subgroups of patients with acute low back pain. Interrater reliability and short-term treatment outcomes. *Spine*. 2000;25:106-114.

82. Riddle DL, Rothstein JM. Intertester reliability of McKenzie's classifications of the syndrome types present in patients with low back pain. *Spine*. 1993;18: 1333-1344.

83. Razmjou H, Kramer JF, Yamada R. Intertester reliability of the McKenzie evaluation in assessing patients with mechanical low-back pain. *J Orthop Sports Phys Ther*. 2000;30:368-389.

84. Trudelle-Jackson E, Sarvaiya-Shah SA, Wang SS. Interrater reliability of a movement impairment-based classification system for lumbar spine syndromes in patients with chronic low back pain. *J Orthop Sports Phys Ther*. 2008;38:371-376.

85. Heiss DG, Fitch DS, Fritz JM, et al. The interrater reliability among physical therapists newly trained in a classification system for acute low back pain. *J Orthop Sports Phys Ther*. 2004;34:430-439.

86. Hebert J, Koppenhaver S, Fritz J, Parent E. Clinical prediction for success of interventions for managing low back pain. *Clin Sports Med*. 2008;27:463-479.

87. Delitto A, Erhard RE, Bowling RW. A treatment-based classification approach to low back syndrome: identifying and staging patients for conservative management. *Phys Ther*. 1995;75:470-489.

88. Fritz JM, Childs JD, Flynn TW. Pragmatic application of a clinical prediction rule in primary care to identify patients with low back pain with a good prognosis following a brief spinal manipulation intervention. *BMC Fam Pract*. 2005;6:29.

89. Stolze LR, Allison SC, Childs JD. Derivation of a preliminary clinical prediction rule for identifying a subgroup of patients with low back pain likely to benefit from Pilates-based exercise. *J Orthop Sports Phys Ther*. 2012;42(5):425-436.

90. Lauridsen HH, Hartvigsen J, Manniche C, et al. Danish version of the Oswestry Disability Index for patients with low back pain. Part 1: Cross-cultural adaptation, reliability and validity in two different populations. *Eur Spine J*. 2006;15:1705-1716.

91. Lauridsen HH, Hartvigsen J, Manniche C, et al. Responsiveness and minimal clinically important diffe-

rence for pain and disability instruments in low back pain patients. *BMC Musculoskelet Disord.* 2006;7:82.

92. Fritz JM, Irrgang JJ. A comparison of a Modified Oswestry Disability Questionnaire and the Quebec Back Pain Disability Scale. *Phys Ther.* 2001;81: 776-788.

93. Brouwer S, Kuijer W, Dijkstra PU, et al. Reliability and stability of the Roland Morris Disability Questionnaire: intraclass correlation and limits of agreement. *Disabil Rehabil.* 2004;26:162-165.

94. Grotle M, Brox JI, Vollestad NK. Reliability, validity and responsiveness of the Fear-Avoidance Beliefs Questionnaire: methodological aspects of the Norwegian version. *J Rehabil Med.* 2006;38:346-353.

95. Li L, Liu X, Herr K. Postoperative pain intensity assessment: a comparison of four scales in Chinese adults. *Pain Med.* 2007;8:223-234.

96. Farrar JT, Berlin JA, Strom BL. Clinically important changes in acute pain outcome measures: a validation study. *J Pain Symptom Manage.* 2003;25:406-411.

97. Farrar JT, Portenoy RK, Berlin JA, et al. Defining the clinically important difference in pain outcome measures. *Pain.* 2000;88:287-294.

98. Kerr RS, Cadoux-Hudson TA, Adams CB. The value of accurate clinical assessment in the surgical management of the lumbar disc protrusion. *J Neurol Neurosurg Psychiatry.* 1988;51:169-173.

99. Fukui S, Ohseto K, Shiotani M, et al. Distribution of referred pain from the lumbar zygapophyseal joints and dorsal rami. *Clin J Pain.* 1997;13:303-307.

100. Russel AS, Maksymowych W, LeClercq S. Clinical examination of the sacroiliac joints: a prospective study. *Arthritis Rheum.* 1981;24:1575-1577.

101. Blower PW, Griffin AJ. Clinical sacroiliac tests in ankylosing spondylitis and other causes of low back pain—2 studies. *Ann Rheum Dis.* 1984;43:192-195.

102. Phillips DR, Twomey LT. A comparison of manual diagnosis with a diagnosis established by a uni-level lumbar spinal block procedure. *Man Ther.* 1996;1:82-87.

4

Coluna Toracolombar

Sumário Clínico e Recomendações

História do Paciente	
Perguntas	• A pergunta "A dor é aliviada ao ficar de pé?" é a única questão que demonstra alguma utilidade diagnóstica (+RP [razão de probabilidade] de 3,5) para a dor na articulação sacroilíaca.
Localização da Dor	• A evidência recente sugere que pacientes com dor na articulação sacroilíaca sentem a dor mais intensa ao redor de uma ou ambas as articulações, com ou sem dor referida na região lateral da coxa.
Exame Físico	
Testes de Provocativos	• Testes provocativos geralmente demonstram confiabilidade razoável a moderada e alguns exibem utilidade diagnóstica moderada na detecção de dor na articulação sacroilíaca. • Conjuntos de testes provocativos demonstram de forma consistente uma boa utilidade diagnóstica para a detecção de dor na articulação sacroilíaca. A utilização de uma sequência de quatro a cinco testes, incluindo o *teste de distração*, teste de *thrust* da coxa, *teste de thrust sacral* e *teste de compressão* após um exame tipo Mackenzie de movimentos repetidos, parece exibir a melhor utilidade diagnóstica (+RP de 6,97) e é recomendada.
Avaliação Motora e Palpação Estática	• Os testes de avaliação motora e palpação estática demonstram pouca confiabilidade e quase nenhuma utilidade diagnóstica tanto para a dor na articulação sacroilíaca quanto para rotação inominada e, portanto, não são recomendados para uso clínico. • A hipomobilidade lombar é a exceção que, embora exiba confiabilidade questionável, demonstra alguma utilidade diagnóstica quando utilizada com parte de uma sequência para determinar quais pacientes responderão à manipulação espinal.
Intervenções	• Pacientes com dor na porção lombar inferior de menos que 16 dias de duração e sem sintomas distais aos joelhos, e/ou pacientes que se enquadram em quatro dos cinco critérios estipulados por Flynn et al.[1], devem ser tratados com manipulação lombossacra.

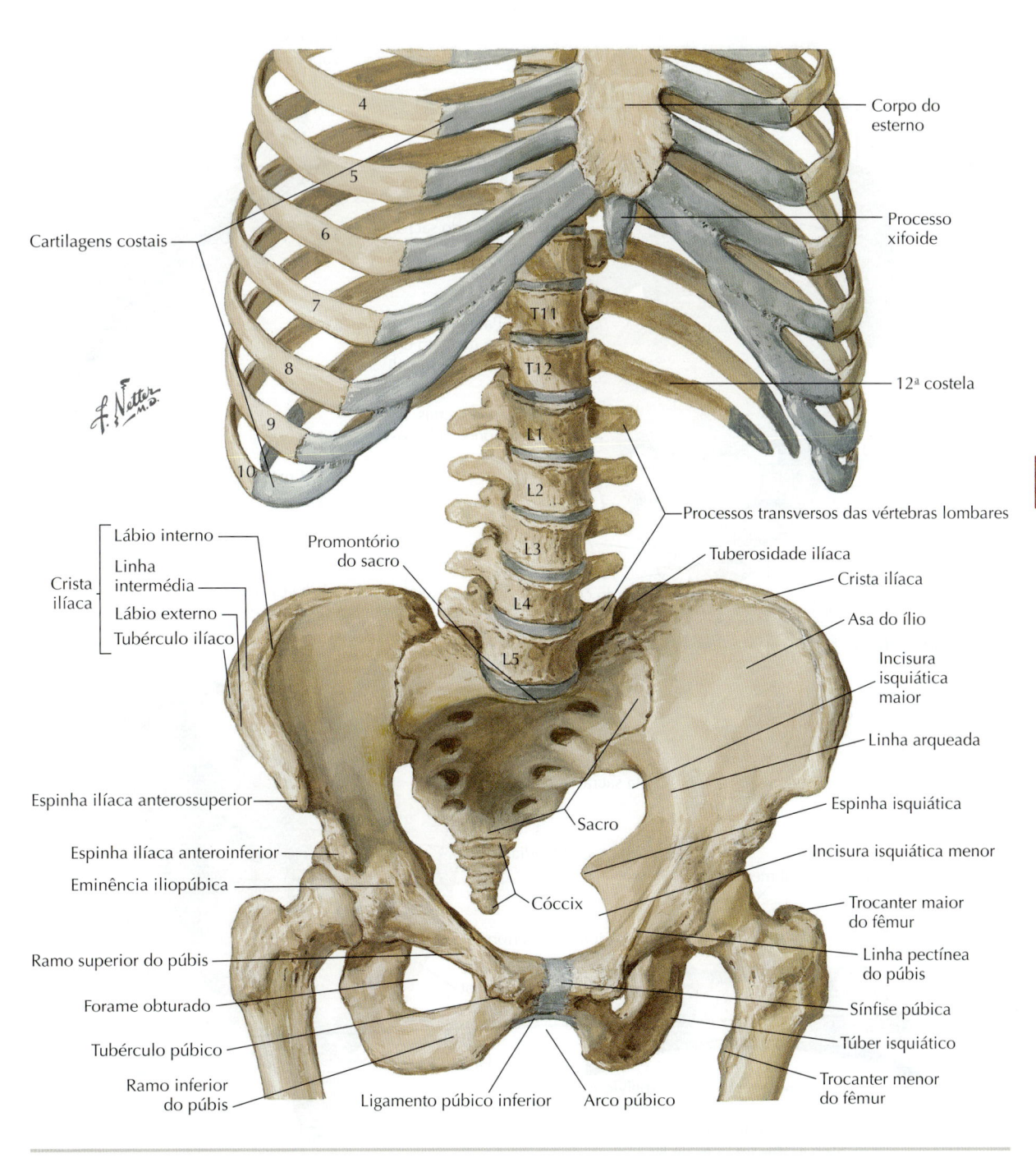

Figura 5-1
Estrutura óssea do abdome.

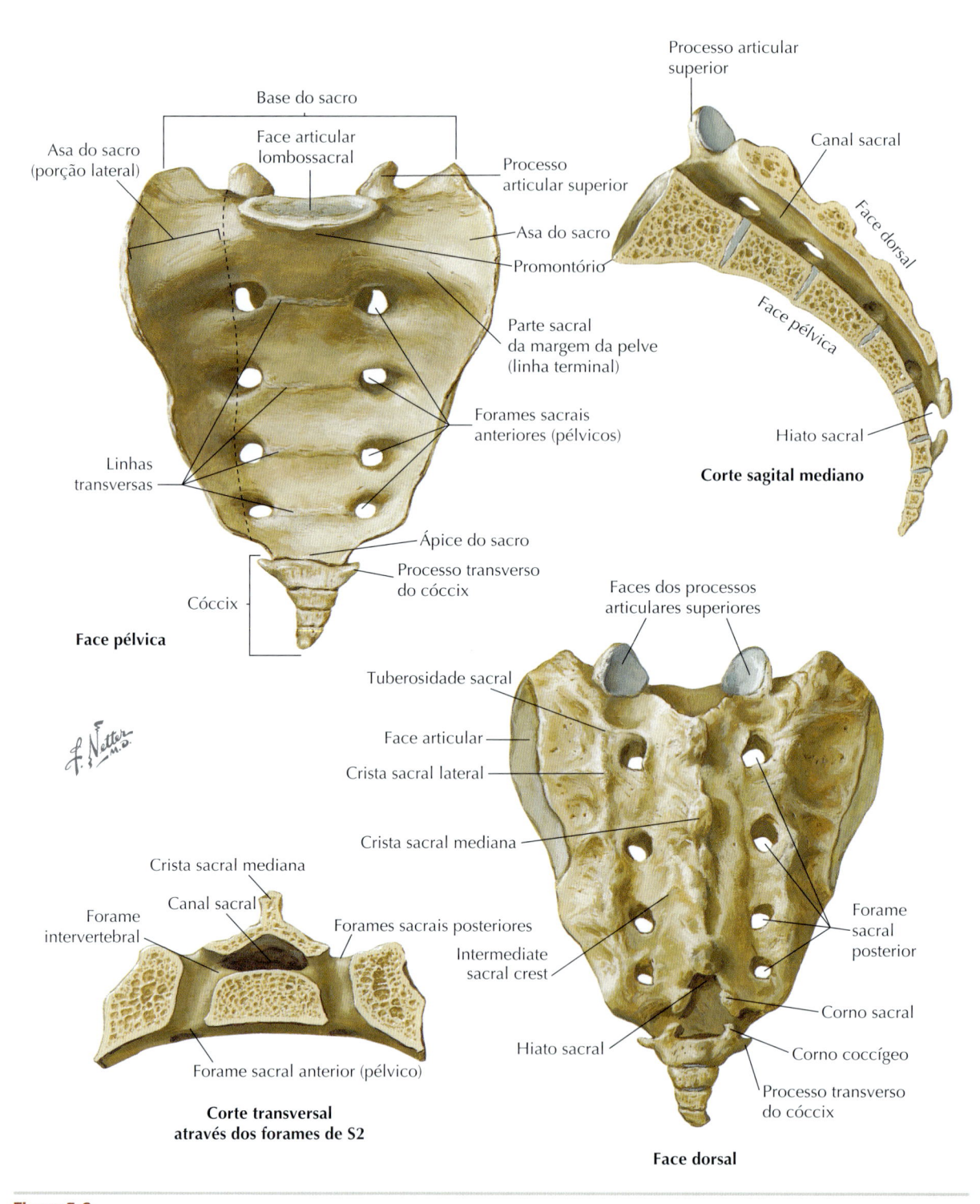

Figura 5-2
Sacro e cóccix.

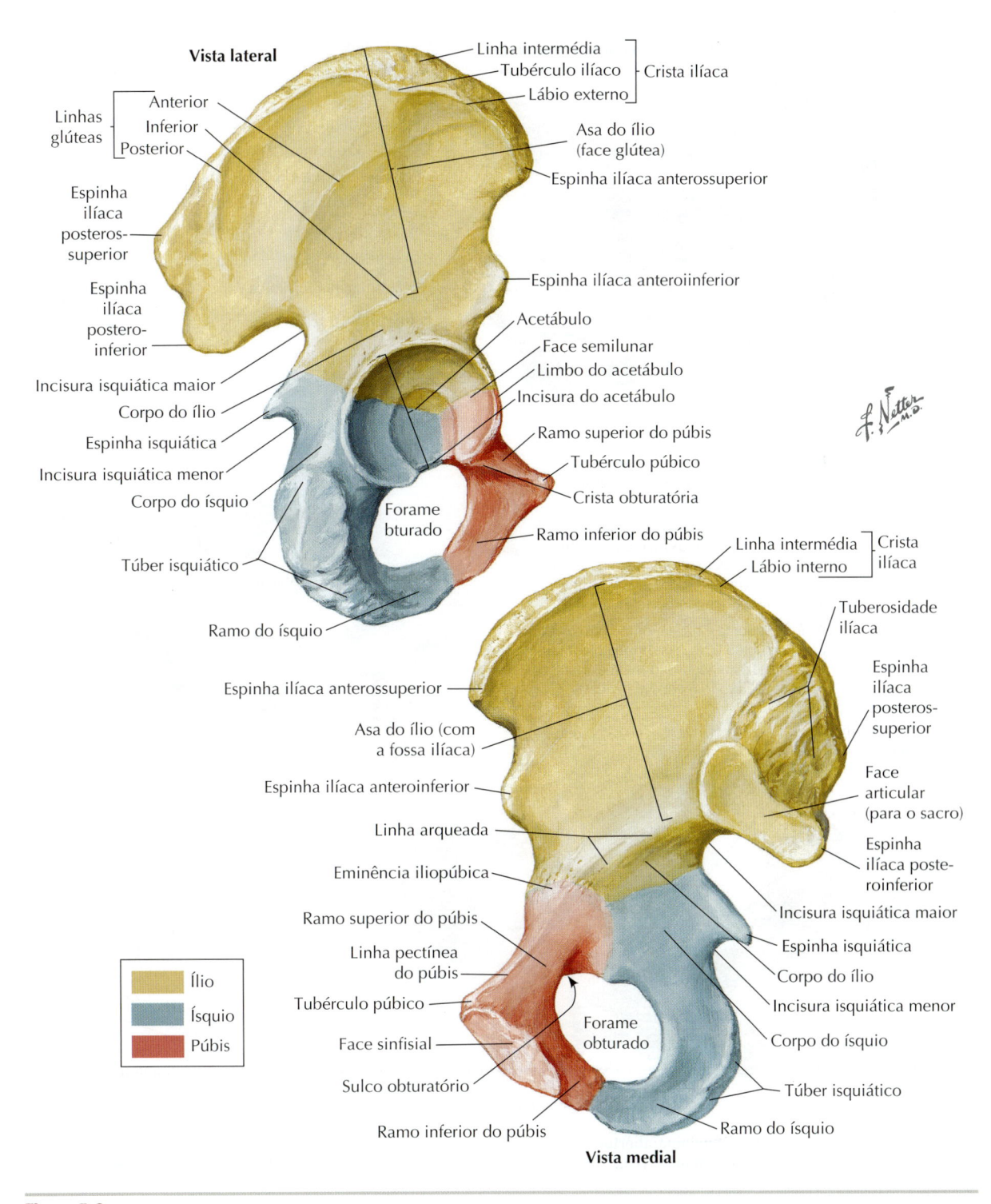

Vista lateral

Linhas glúteas
- Anterior
- Inferior
- Posterior

Espinha ilíaca posteros-superior

Espinha ilíaca postero-inferior

Incisura isquiática maior

Corpo do ílio

Espinha isquiática

Incisura isquiática menor

Corpo do ísquio

Túber isquiático

Ramo do ísquio

Linha intermédia
Tubérculo ilíaco ⎫ Crista ilíaca
Lábio externo ⎭

Asa do ílio (face glútea)

Espinha ilíaca anterossuperior

Espinha ilíaca anteroiinferior

Acetábulo

Face semilunar

Limbo do acetábulo

Incisura do acetábulo

Ramo superior do púbis

Tubérculo púbico

Crista obturatória

Forame bturado

Ramo inferior do púbis

Linha intermédia ⎫ Crista ilíaca
Lábio interno ⎭

Tuberosidade ilíaca

Espinha ilíaca posteros-superior

Face articular (para o sacro)

Espinha ilíaca postero-inferior

Incisura isquiática maior

Espinha isquiática

Corpo do ílio

Incisura isquiática menor

Corpo do ísquio

Túber isquiático

Ramo do ísquio

Espinha ilíaca anterossuperior

Asa do ílio (com a fossa ilíaca)

Espinha ilíaca anteroinferior

Linha arqueada

Eminência iliopúbica

Ramo superior do púbis

Linha pectínea do púbis

Tubérculo púbico

Face sinfisial

Sulco obturatório

Ramo inferior do púbis

Forame obturado

Vista medial

- Ílio
- Ísquio
- Púbis

Figura 5-3
Osso do quadril (coxal).

Região Sacroilíaca **5**

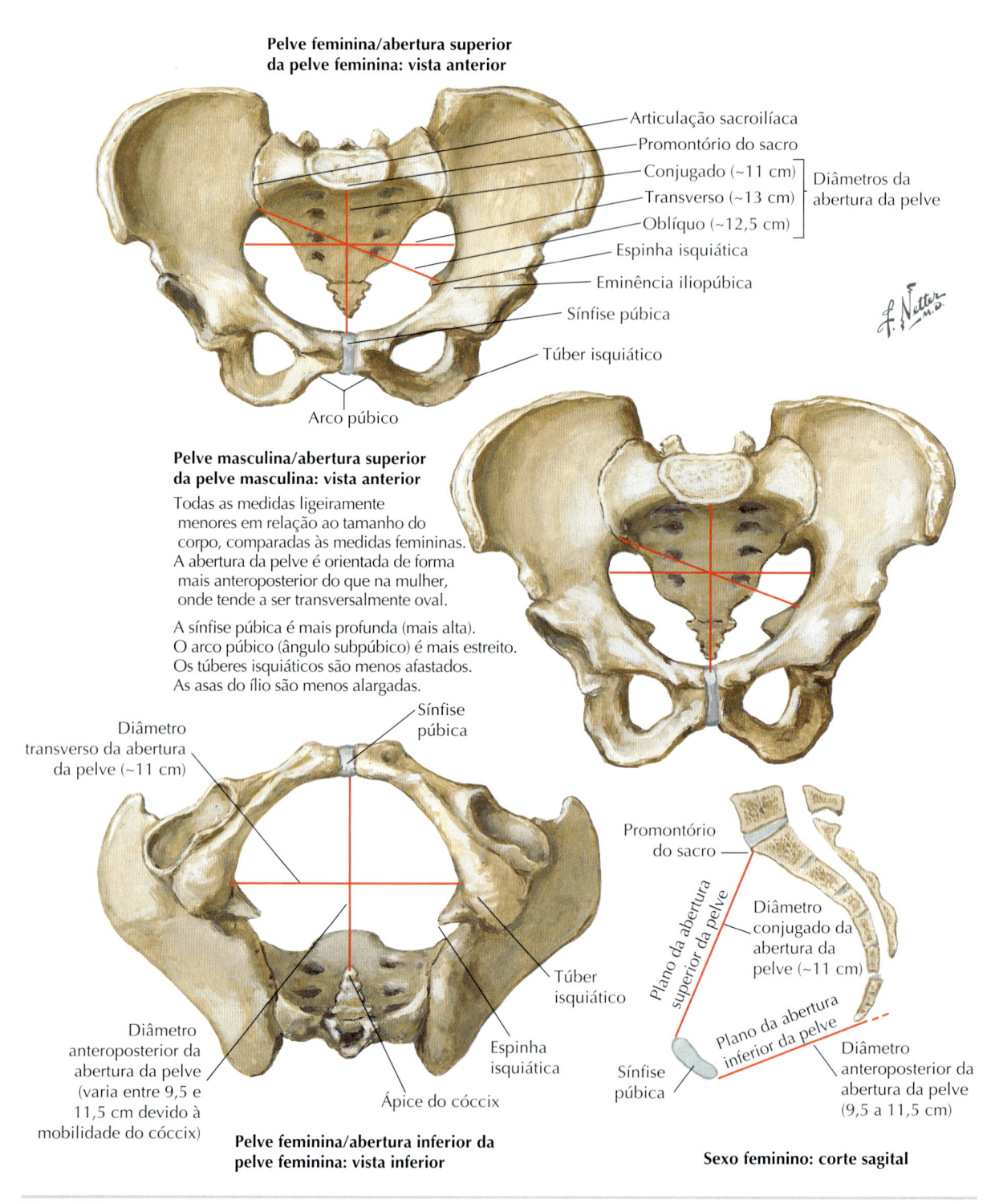

Pelve feminina/abertura superior da pelve feminina: vista anterior

Articulação sacroilíaca
Promontório do sacro
Conjugado (~11 cm)
Transverso (~13 cm) — Diâmetros da abertura da pelve
Oblíquo (~12,5 cm)
Espinha isquiática
Eminência iliopúbica
Sínfise púbica
Túber isquiático
Arco púbico

Pelve masculina/abertura superior da pelve masculina: vista anterior

Todas as medidas ligeiramente menores em relação ao tamanho do corpo, comparadas às medidas femininas. A abertura da pelve é orientada de forma mais anteroposterior do que na mulher, onde tende a ser transversalmente oval.

A sínfise púbica é mais profunda (mais alta). O arco púbico (ângulo subpúbico) é mais estreito. Os túberes isquiáticos são menos afastados. As asas do ílio são menos alargadas.

Diâmetro transverso da abertura da pelve (~11 cm)
Sínfise púbica
Promontório do sacro
Plano da abertura superior da pelve
Diâmetro conjugado da abertura da pelve (~11 cm)
Plano da abertura inferior da pelve
Túber isquiático
Diâmetro anteroposterior da abertura da pelve (varia entre 9,5 e 11,5 cm devido à mobilidade do cóccix)
Espinha isquiática
Ápice do cóccix
Sínfise púbica
Diâmetro anteroposterior da abertura da pelve (9,5 a 11,5 cm)

Pelve feminina/abertura inferior da pelve feminina: vista inferior

Sexo feminino: corte sagital

Figura 5-4
Diferenças sexuais da pelve.

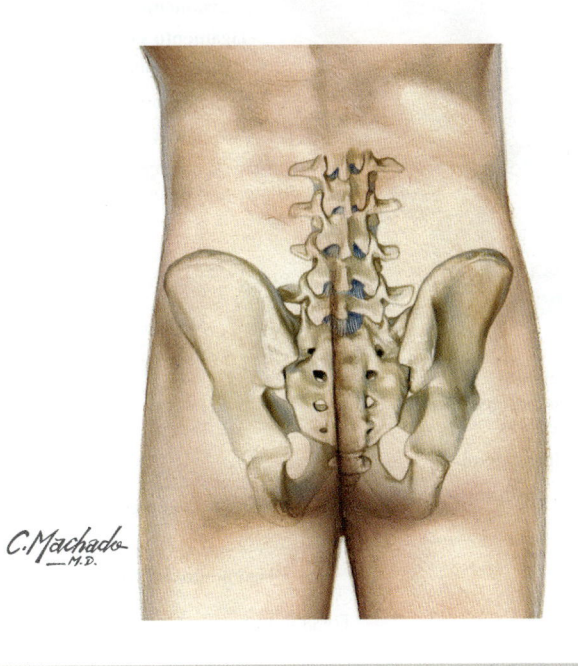

Figura 5-5
Articulação sacroilíaca.

Região	Articulação	Tipo e Classificação	Posição de Ajuste Máximo	Padrão Capsular
Região sacroilíaca	Articulação sacroilíaca	Sinovial plana	Não foi descrita	Considerado o padrão capsular se a dor é provocada quando as articulações encontram-se sob estresse
Região lombossacral	Articulações apofisárias	Sinovial plana	Extensão	Limitações iguais de curvatura lateral, flexão e extensão
	Articulações intervertebrais	Anfiartrose	Não aplicável	Não aplicável

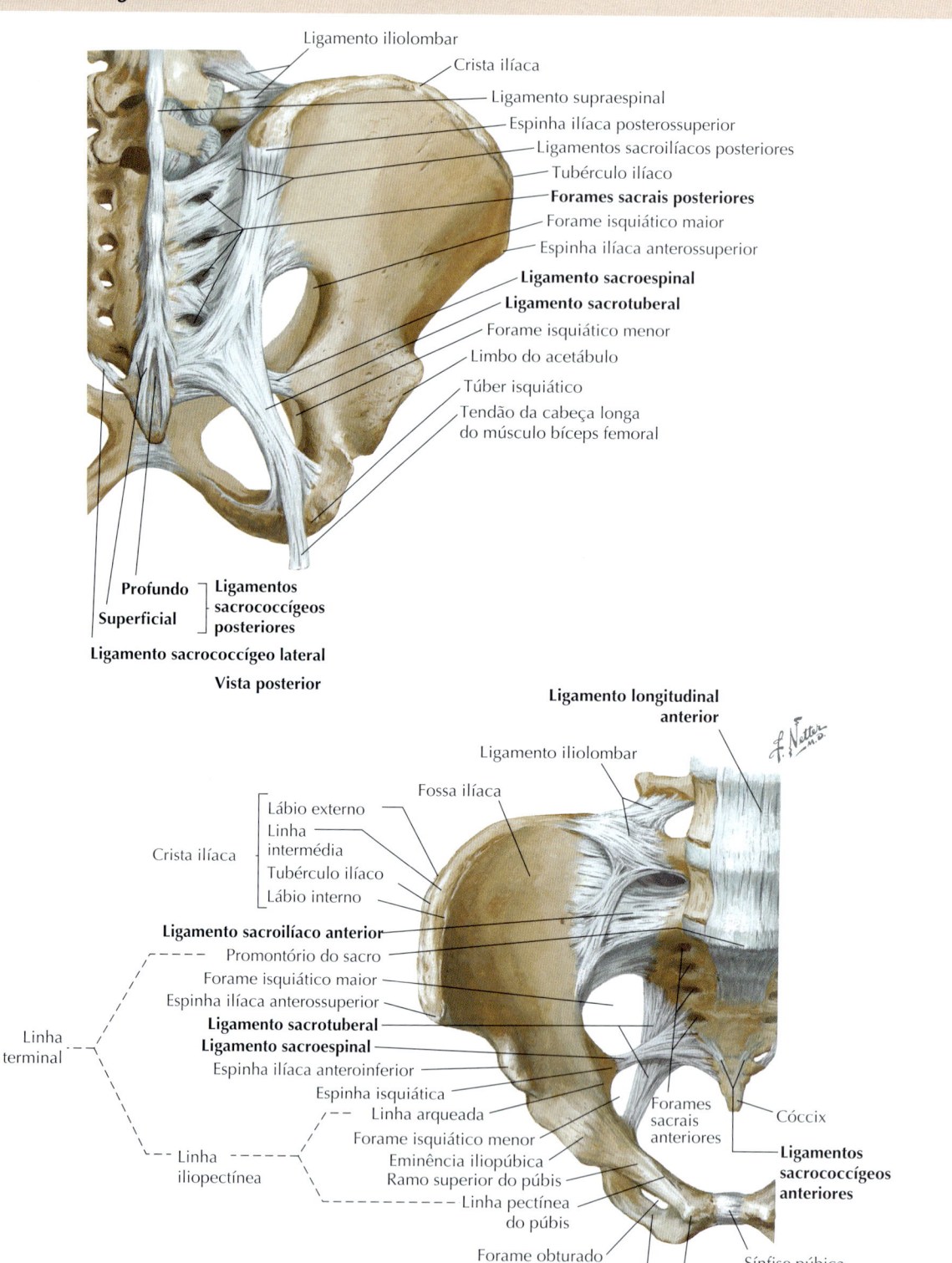

Vista posterior

Vista anterior

Figura 5-6
Ligamentos da região sacroilíaca.

Ligamentos da Região Sacroilíaca	Inserção	Função
Sacroilíaco posterior	Crista ilíaca aos tubérculos de S1-S4	Limita o movimento do sacro sobre os ossos ilíacos
Sacroilíaco anterior	Região anterossuperior do sacro à asa do ílio anteriormente	Limita o movimento do sacro sobre os ossos ilíacos
Sacroespinal	Margem inferolateral do sacro à espinha isquiática	Limita os movimentos de deslizamento e rotação do sacro sobre os ossos ilíacos
Sacrotuberal	Região média da margem lateral do sacro ao túber isquiático	Limita os movimentos de deslizamento e rotação do sacro sobre os ossos ilíacos
Sacrococcígeo posterior	Região posterior do sacro inferior à região posterior do cóccix	Reforça a articulação sacrococcígea
Sacrococcígeo anterior	Região anterior do sacro inferior à região anterior do cóccix	Reforça a articulação sacrococcígea
Sacrococcígeo lateral	Região lateral do sacro inferior à região lateral do cóccix	Reforça a articulação sacrococcígea
Longitudinal anterior	Estende-se do sacro anterior ao tubérculo anterior de C1. Conecta corpos vertebrais e discos	Mantém estabilidade das articulações dos corpos vertebrais e previne a hiperextensão da coluna vertebral

5

Região Sacroilíaca

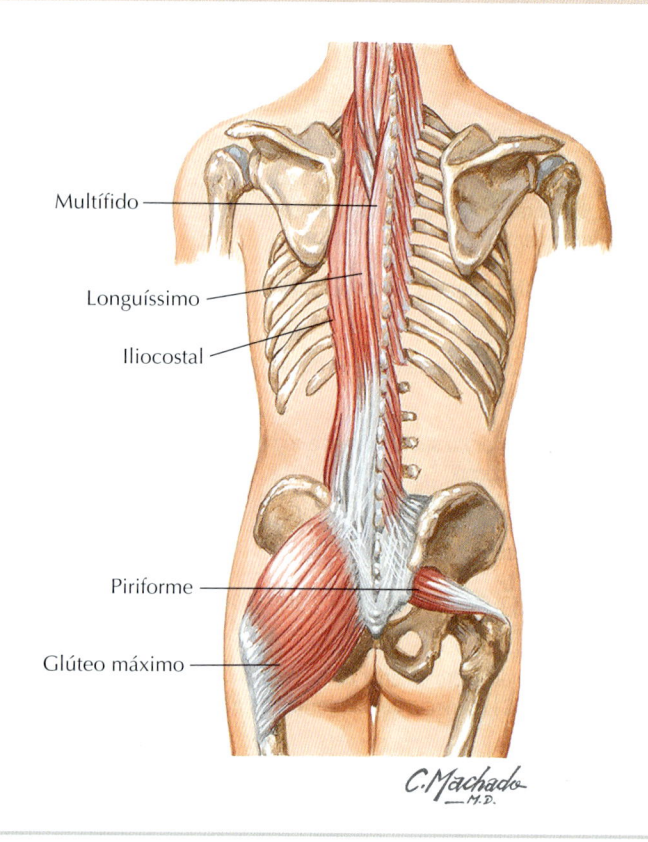

Multífido

Longuíssimo

Iliocostal

Piriforme

Glúteo máximo

C. Machado
—M.D.

Figura 5-7
Músculos da região sacroilíaca. Vista posterior da espinha e musculatura associada.

Músculos da Região Sacroilíaca	Origem	Inserção	Nervo e Nível Segmentar	Ação
Glúteo máximo	Margemposterior do ílio, face dorsal do sacro e cóccix e ligamento sacrotuberal	Trato iliotibial da fáscia lata e tuberosidade glútea do fêmur	Nervo glúteo inferior (L5, S1, S2)	Extensão, rotação externa e alguma abdução da articulação do quadril
Piriforme	Região anterior do sacro e ligamento sacrotuberal	Trocanter maior do fêmur, região superior	Ramos ventrais de S1, S2	Rotação externa do quadril estendido, abdução do quadril flexionado
Multífidos	Sacro, ílio, processos transversos de T1-T3, processos articulares de C4-C7	Processos espinhosos das vértebras dois a quatro segmentos acima da origem	Ramos dorsais dos nervos espinais	Estabiliza as vértebras
Longuíssimo	Crista ilíaca, sacro posterior, processos espinhosos do sacro e vértebras lombares inferiores, ligamento supra-espinal	Processos transversos das vértebras lombares	Ramos dorsais dos nervos espinais	Ação bilateral Estende a coluna vertebral Ação unilateral Curva lateralmente a coluna espinal
Iliocostal		Face inferior das costelas 4-12		

Nervo	Nível Segmentar	Sensibilidade	Motricidade
Glúteo superior	L4, L5, S1	Não sensitivo	Tensor da fáscia lata, glúteo médio, glúteo mínimo
Glúteo inferior	L5, S1, S2	Não sensitivo	Glúteo máximo
Nervo para o m. piriforme	S1, S2	Não sensitivo	Piriforme
Isquiático	L4, L5, S1, S2, S3	Articulação do quadril	Flexores do joelho e todos os músculos da perna e do pé
Nervo para o m. quadrado femoral	L5, S1, S2	Não sensitivo	Quadrado femoral, gêmeo inferior
Nervo para o m. obturador interno	L5, S1, S2	Não sensitivo	Obturador interno, gêmeo superior
Cutâneo posterior	S2, S3	Coxa posterior	Não motor
Cutâneo perfurante	S2, S3	Região inferior do glúteo	Não motor
Pudendo	S2, S3, S4	Genitália	Músculos do períneo, esfíncter externo da uretra, esfíncter externo do ânus
Nervo para o m. levantador do ânus	S3, S4	Não sensitivo	Levantador do ânus
Ramo perineal	S1, S2, S3	Genitália	Não motor
Anococcígeo	S4, S5, C0	Pele da região coccígea	Não motor
Coccígeo	S3, S4	Não sensitivo	Coccígeo
Esplâncnicos pélvicos	S2, S3, S4	Não sensitivo	Vísceras da pelve

5

Região Sacroilíaca

Esquema

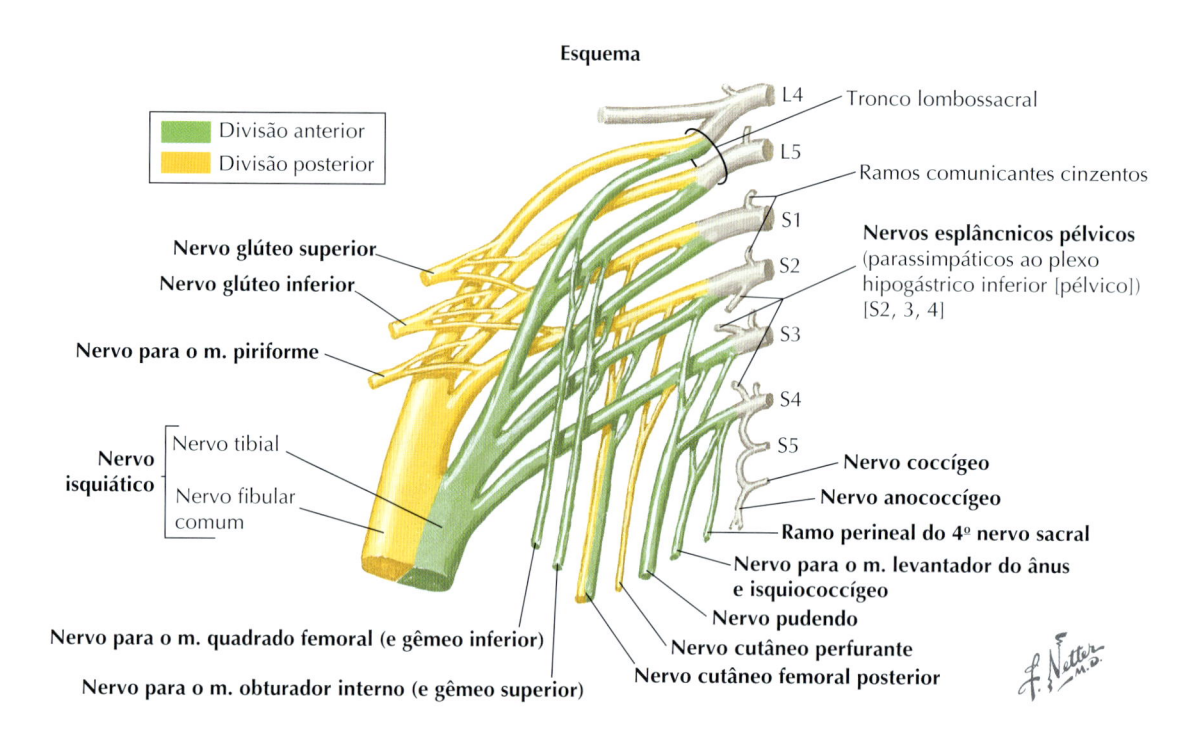

Vista medial e ligeiramente anterior da hemipelve seccionada

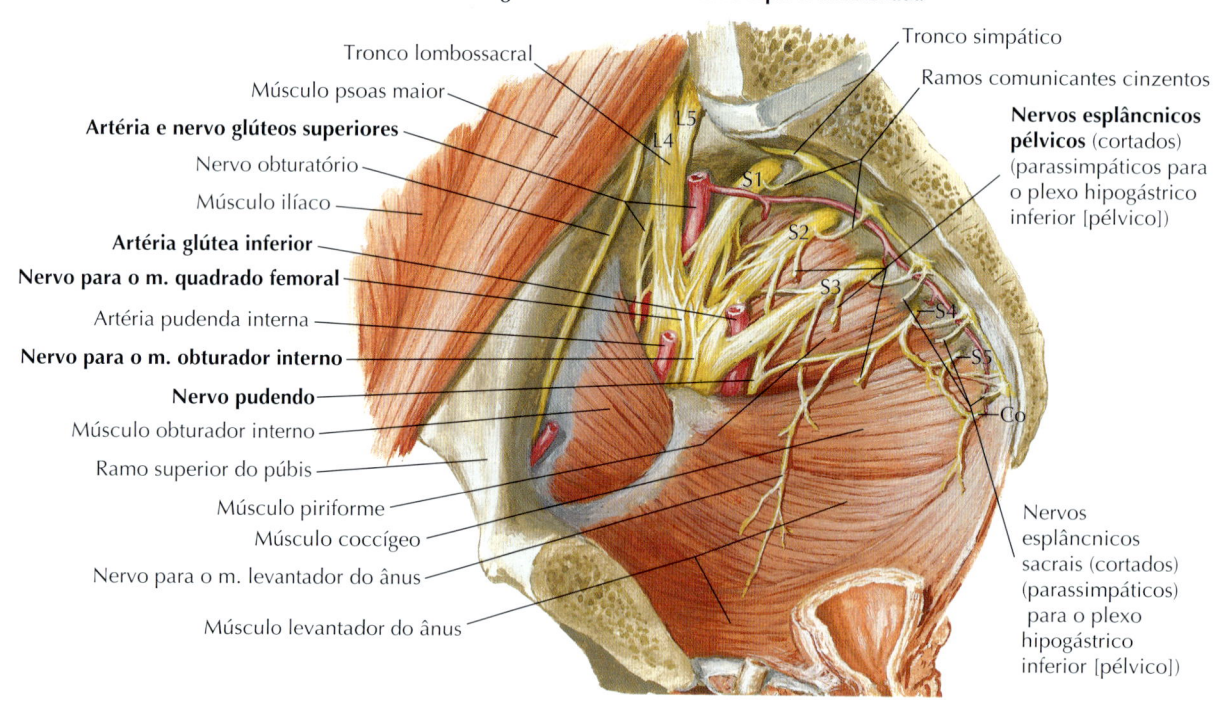

Figura 5-8
Nervos da região sacroilíaca.

Tem havido considerável controvérsia acerca da contribuição da articulação sacroilíaca nas síndromes de dor lombar inferior. Pesquisas recentes sugerem que a articulação sacroilíaca possa contribuir para a dor e incapacidade da região lombar inferior e pode certamente ser uma fonte primária da dor.[2-7] O conceito de "disfunção da articulação sacroilíaca" é distinto de "dor na articulação sacroilíaca" e é provavelmente hipotético.[3] A disfunção da articulação sacroilíaca é geralmente definida como mobilidade da articulação alterada e/ou desalinhamento,[8-10] mas nenhum dos quais tem sido consistentemente relacionado à dor lombar ou na articulação sacroilíaca.

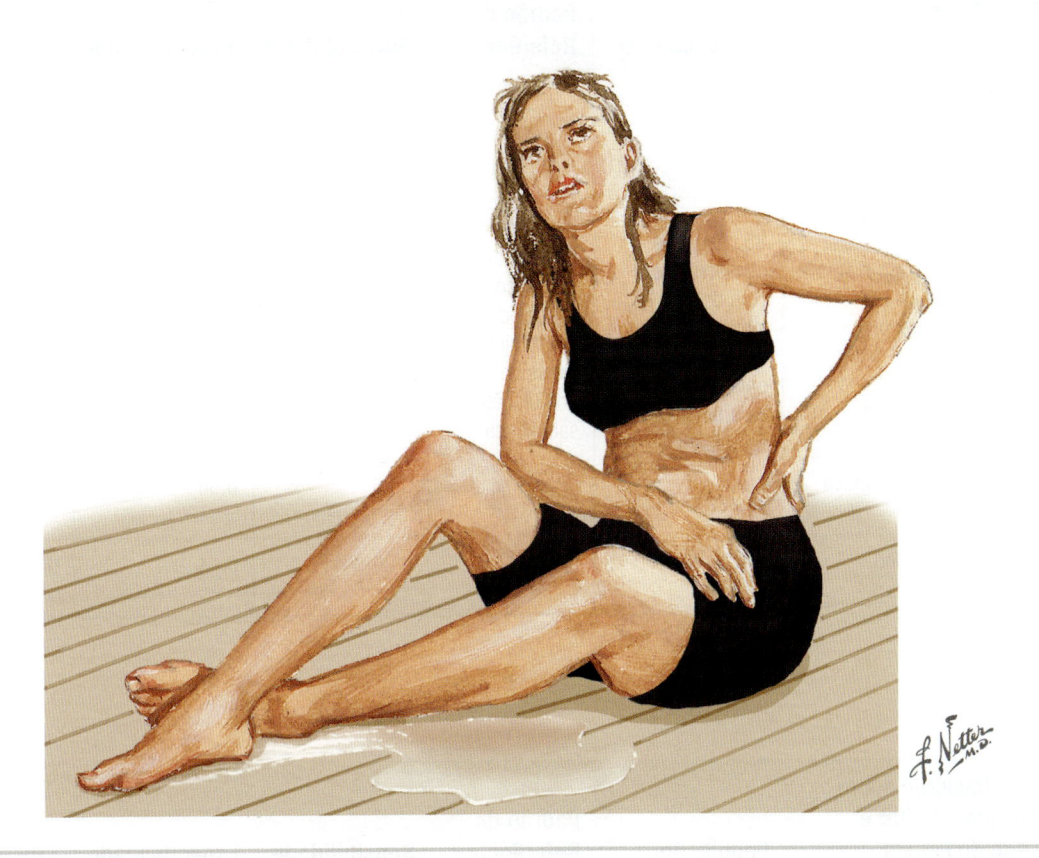

Figura 5-9
Causa comum de lesão sacroilíaca. Queda sobre as nádegas.

Dreyfuss et al.[2] realizaram um estudo prospectivo para determinar a utilidade diagnóstica tanto da história quanto do exame físico em relação à dor de origem sacroilíaca. As propriedades diagnósticas para os fatores agravantes e amenizadores, bem como a localização relatada pelos pacientes, encontram-se a seguir.

Questão e Qualidade do Estudo	População	Padrão de Referência	Sensibilidade	Especificidade	+RP	−RP
A dor é aliviada ao permanecer de pé?[2] ◑	85 pacientes consecutivos com dor lombar inferior encaminhados para bloqueio da articulação sacroilíaca	90% de alívio da dor com injeção de anestésicos locais na articulação sacroilíaca	0,07	0,98	3,5	0,95
A dor é aliviada ao caminhar?[2] ◑			0,13	0,77	0,57	1,13
A dor é aliviada ao sentar?[2] ◑			0,07	0,80	0,35	1,16
A dor é aliviada ao deitar?[2] ◑			0,53	0,49	1,04	0,96
Tosse/espirro agravam os sintomas?[2] ◑			0,45	0,47	0,85	1,17
Os movimentos intestinais agravam os sintomas?[2] ◑			0,38	0,63	1,03	0,98
O uso de salto alto/bota agrava os sintomas?[2] ◑			0,26	0,56	0,59	1,32
As atividades de trabalho agravam os sintomas?[2] ◑			0,20	0,74	0,77	1,08

Relato do Paciente sobre a Localização da Dor e Qualidade do Estudo	População	Padrão de Referência	Sensibilidade	Especificidade	+RP	−RP
Dor na articulação sacroilíaca[2] ◑	85 pacientes consecutivos com dor lombar inferior encaminhados para bloqueio da articulação sacroilíaca	90% de alívio da dor com injeção de anestésicos locais na articulação sacroilíaca	0,82*	0,12*	0,93	1,50
Dor na virilha[2] ◑			0,26*	0,63*	0,70	1,17
Dor nas nádegas[2] ◑			0,78*	0,18*	0,95	1,22
Aponta para a espinha ilíaca posterossuperior (EIPS) como área principal de dor[2] ◑			0,71*	0,47*	1,34	0,62

*Média dos escores de sensibilidade e especificidade do quiroprata e do clínico.

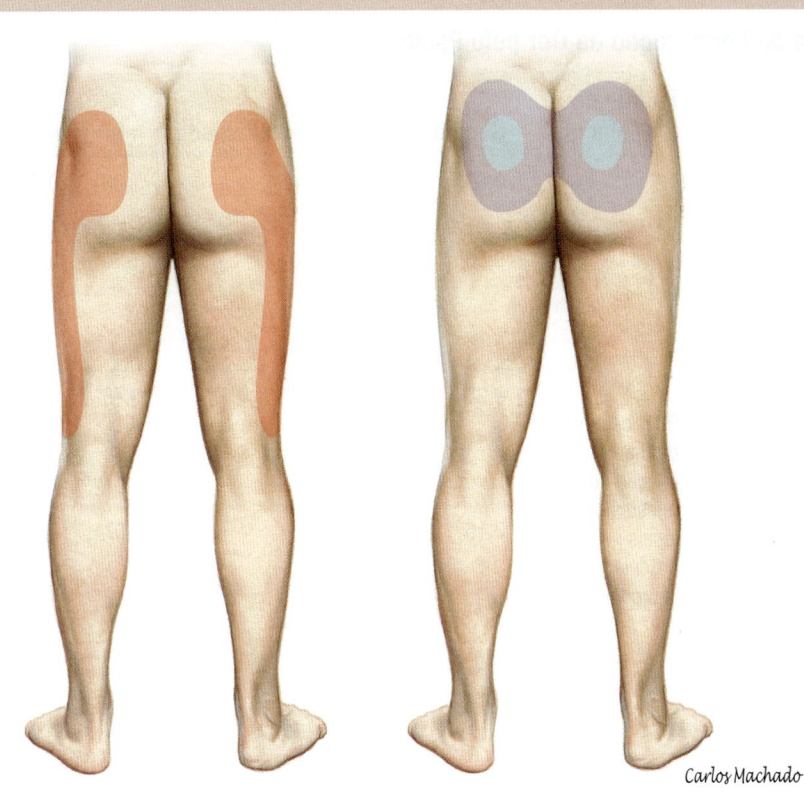

Carlos Machado

Figura 5-10

Jung et al.[11] determinaram os padrões de distribuição de dor mais comuns em pacientes com dor na articulação sacroilíaca. Os autores testaram de forma prospectiva a capacidade dos padrões de distribuição de dor em diagnosticar a resposta à neurotomia por radiofrequência da articulação sacroilíaca em 160 pacientes com dor presumida nessa articulação. Os padrões de distribuição de dor com a melhor utilidade diagnóstica estão retratados, sendo as cores representativas da intensidade da dor (escala, 1-5). *Esquerda*, vermelho = 4; *direita*, azul = 5, roxo = 4. (De Jung JH, Kim HI, Shin DA, et al. Usefulness of pain distribution pattern assessment in decision making for the patients with lumbar zygapophyseal and sacroiliac joint arthropathy. *J Korean Med Sci.* 2007;22:1048-1054).

5

Região Sacroilíaca

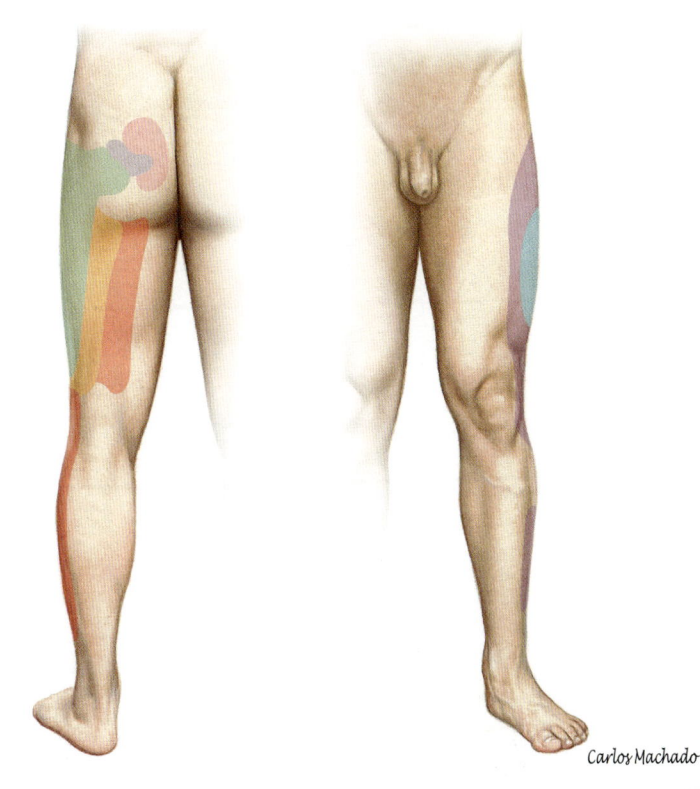

Carlos Machado

Figura 5-11

Em um estudo similar ao da Figura 5-10, van der Wurff et al.[12] compararam mapas de distribuição de dor compilados de pacientes que responderam a injeções sacroilíacas para duplo bloqueio a mapas de pacientes que não responderam. Os pesquisadores não encontraram diferenças nas localizações da distribuição da dor, contudo encontraram diferenças nas localizações de intensidade da dor. Pacientes com dor na articulação sacroilíaca relataram a dor de maior intensidade sobre a articulação sacroilíaca, conforme retratado na figura, com cores representativas de intensidade da dor (escala, 1-5). *Esquerda*, rosa = 5, roxo = 4, verde = 3, laranja = 2, vermelho = 1; *esquerda*, azul = 2, roxo = 1. (De van der Wurff P, Buijs EJ, Groen GJ. Intensity mapping of pain referral areas in sacroiliac joint pain patients. *J Manipulative Physiol Ther.* 2006;29:190-195.)

Provocação de Dor e Identificação da Localização da Dor pelo Paciente

Mensuração e Qualidade do Estudo	População	Padrão de Referência	Sensibilidade	Especificidade	+RP	−RP
Sensibilidade somente no sulco sacral[2] ●	85 pacientes consecutivos com dor lombar inferior encaminhados para bloqueio da articulação sacroilíaca	90% de alívio da dor com injeção de anestésicos locais na articulação sacroilíaca	0,89*	0,14	1,03*	0,79*
Sensibilidade no sulco sacral + Paciente aponta para a EIPS como principal local de dor[2] ●			0,63*	0,50*	1,26*	0,74*
Paciente aponta para a EIPS como principal sítio de dor + Dor na virilha[2] ●			0,25*	0,68*	0,78*	
Paciente aponta para a EIPS como principal sítio de dor + Paciente queixa-se de dor na virilha[2] ●			0,16	0,85	1,07*	0,99
Sensibilidade no sulco sacral + Paciente identifica a EIPS como principal sítio de dor + Dor na virilha[2] ●			0,13	0,86	0,93	1,01

*Média dos escores de sensibilidade e especificidade do quiroprata e do clínico.

Avaliação da Simetria das Referências Ósseas

Referência e Qualidade do Estudo	Descrição e Achados Positivos	População	Confiabilidade*
EIPS sentada[13] ◆	Com o paciente sentado, o examinador palpa as EIPS direita e esquerda. O teste é positivo se uma EIPS estiver mais alta que a outra	62 mulheres que foram recrutadas da obstetrícia; 42 estavam gestantes e apresentavam dor na cintura pélvica e 20 não estavam gestantes e eram assintomáticas	κ interexaminador = 0,26
EIPS sentada[19] ◆		65 pacientes com dor lombar inferior	κ interexaminador = 0,37
EIPS sentada[1] ●		71 pacientes com dor lombar	κ interexaminador = 0,23
EIPS de pé[1] ●	Igual acima com o paciente de pé		κ interexaminador = 0,13
Simetria da crista ilíaca[1] ●	Com o paciente sentado, o examinador palpa as cristas ilíacas direita e esquerda. O teste é positivo se uma crista estiver mais alta do que a outra		κ interexaminador = 0,23
EIPS pronada[14] ◆	Com o paciente em posição prona e com os dedos ou o polegar do examinador sobre a referência óssea com o olho dominante voltado para o plano sagital mediano do paciente, o examinador determina se as referências estão: • Direita mais alta que esquerda • Esquerda mais alta que direita • Direita e esquerda iguais	10 indivíduos do sexo feminino voluntários assintomáticos	κ intraexaminador = 0,33 κ interexaminador = 0,04
Ângulo lateral inferior sacral[14] ◆			κ intraexaminador = 0,69 κ interexaminador = 0,08
Sulco sacral[14] ◆	Como acima, determinando se as referências estão: • Direita mais profunda que esquerda • Esquerda mais profunda que direita • Direita e esquerda iguais	25 pacientes com dor lombar ou dor sacroilíaca	κ intraexaminador = 0,24 κ interexaminador = 0,07
Sulco sacral[15] ◆			κ interexaminador = 0,11 (−0,14, 0,36)
Ângulo sacral lateral inferior[15] ◆	Como acima, determinando se as referências estão: • Direita mais posterior que esquerda • Esquerda mais posterior que direita • Direita e esquerda iguais		κ interexaminador = 0,11 (−0,12, 0,34)
Processo transverso de L5[15] ◆			κ interexaminador = 0,17 (−0,03, 0,37)
Maléolos mediais[15] ◆	Como acima, determinando se as referências ósseas estão: • Direita mais superior que esquerda • Esquerda mais superior que direita • Direita e esquerda iguais		k interexaminador = 0,28 (−0,01, 0,57)
Maléolos mediais[16] ◆		24 pacientes com dor lombar	κ interexaminador = 0,21
Espinha ilíaca anterossuperior (EIAS)[16] ●	Com o paciente em posição supina, o avaliador palpa a região inferior à EIAS. Determinado como acima.		κ interexaminador = 0,15
Base sacral[16] ●	Com o paciente sentado, o avaliador palpa a base do sacro com o tronco do paciente flexionado e estendido. Determinado como simétrico, base esquerda anterior ou posterior, ou base direita anterior ou posterior		κ interexaminador = [Flexão do tronco] 0,37 [Extensão do tronco] 0,05

*Potter e Rothstein[17] também estudaram a palpação estática, porém seu estudo foi excluído porque somente relataram o percentual de concordância.

Região Sacroilíaca

5

Avaliação da Simetria das Delimitações Ósseas (*continuação*)

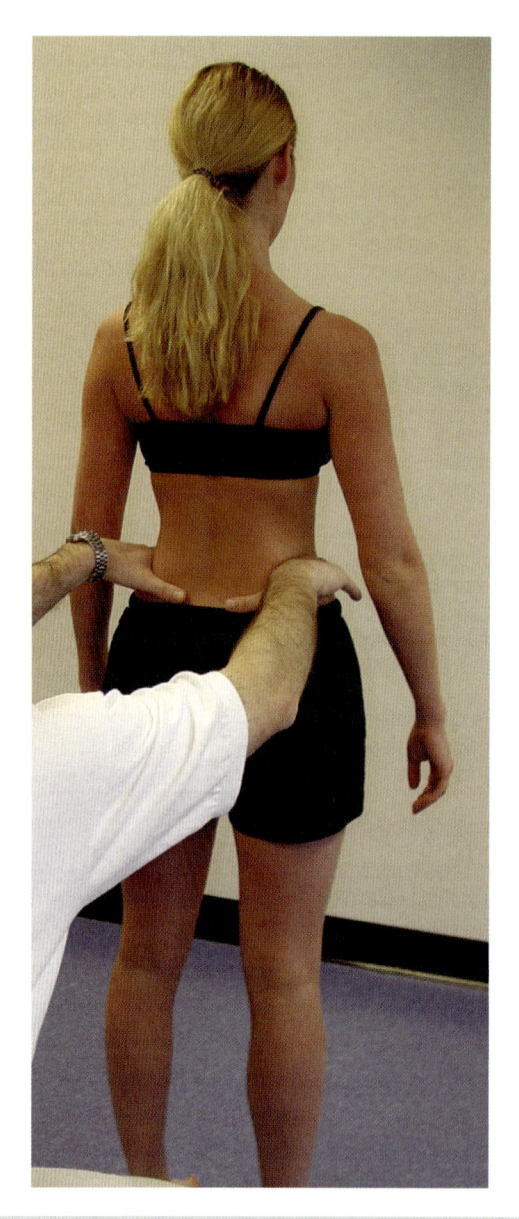

Figura 5-12
Avaliação da simetria da crista ilíaca de pé.

Teste de Patrick (Teste FABER)

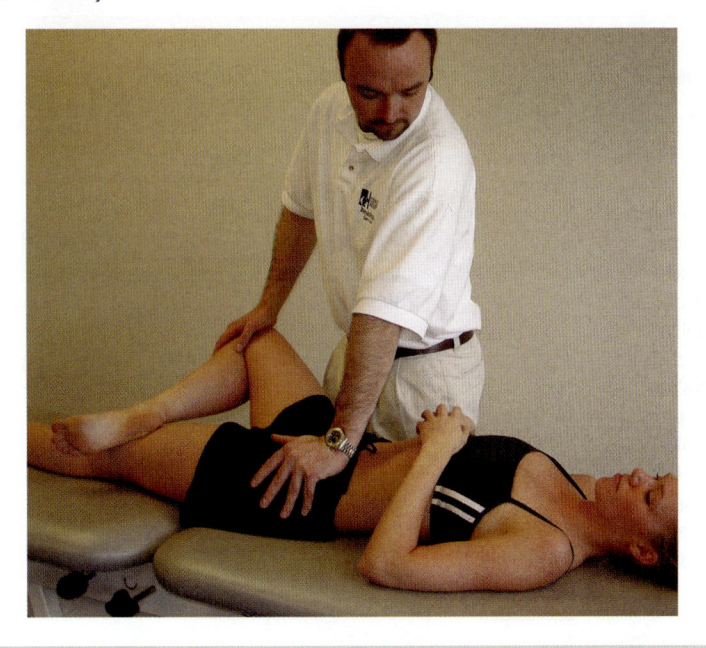

Figura 5-13
Teste de Patrick.

Região Sacroilíaca

Teste e Qualidade do Estudo	Descrição e Achados Positivos	População	Confiabilidade
Teste de Patrick[18] ◆		15 pacientes com espondilite anquilosante, 30 mulheres com dor pélvica pós-parto e 16 indivíduos assintomáticos	κ interexaminador = [Direito] 0,60 (0,39, 0,81) [Esquerdo] 0,48 (0,27, 0,69)
Teste de Patrick[19] ◆	Com o paciente em posição supina, o examinador flexiona o joelho ipsolateral com o maléolo lateral posicionado sobre o joelho contralateral, fixa a EIAS contralateral e aplica leve pressão sobre o joelho ipsolateral. O teste é positivo se a dor conhecida aumentar ou for reproduzida	25 pacientes com dor lombar assimétrica	κ intraexaminador* = [Direito] 0,41 (0,07, 0,78) [Esquerdo] 0,40 (0,03, 0,78) κ interexaminador = [Direito] 0,44 (0,06, 0,83) [Esquerdo] 0,49 (0,09, 0,89)
Teste de Patrick[20] ◆		40 pacientes com dor lombar crônica	κ interexaminador = [Direito] 0,60 (0,35, 0,85) [Esquerdo] 0,43 (0,15, 0,71)
Teste de Patrick[1] ●		71 pacientes com dor lombar	κ interexaminador = 0,60
Teste de Patrick[21] ◆		59 pacientes com dor lombar	κ interexaminador = 0,61 (0,31, −0,91)
Teste de Patrick[2] ●		Ver tabela de diagnóstico	κ interexaminador = 0,62

*Confiabilidade intraexaminador relatada apenas para o examinador nº 1.

Teste de Patrick (Teste FABER) (*continuação*)

Teste* e Qualidade do Estudo	Descrição e Achados Positivos	População	Padrão de Referência	Sensibi-lidade	Especifi-cidade	+RP	−RP
Teste de Patrick[20] ◆	Com o paciente em posição supina, o examinador flexiona o joelho ipsolateral com o maléolo lateral posicionado sobre o joelho contralateral, fixa a EIAS contralateral e aplica leve pressão sobre o joelho ipsolateral. O teste é positivo se a dor conhecida aumentar ou for reproduzida	40 pacientes com dor lombar crônica	Sacroileíte aparente ao exame de ressonância magnética (RM)	Lado direito			
				0,66 (0,30, 0,90)	0,51 (0,33, 0,69)	1,37 (0,76, 2,48)	0,64 (0,24, 1,72)
				Lado esquerdo			
				0,54 (0,24, 0,81)	0,62 (0,42, 0,78)	1,43 (0,70, 2,93)	0,73 (0,36, 1,45)
Teste de Patrick[2] ◕		85 pacientes consecutivos com dor lombar encaminhados para bloqueio da articulação sacroilíaca	90% de alívio da dor com injeção de anestésicos locais na articulação sacroilíaca	0,68†	0,29†	0,96†	1,1†

*Broadhurst e Bond[22] também investigaram esse teste, contudo o estudo foi excluído porque os resultados de todos os participantes foram positivos no teste (deixando a sensibilidade = 1 e especificidade = 0).
† Média dos escores de sensibilidade e especificidade do quiroprata e do clínico.

Thrust da Coxa (ou Teste de Cisalhamento Posterior ou Teste Provocativo Pélvico Posterior)

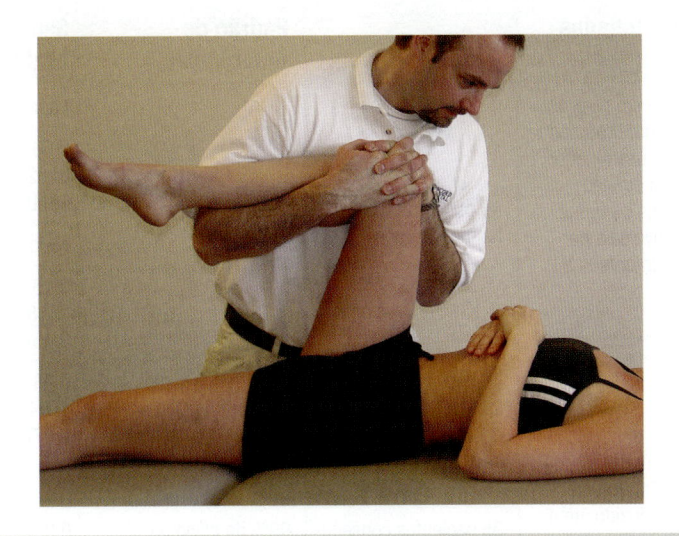

Figura 5-14
Thrust da coxa.

Região Sacroilíaca **5**

Teste e Qualidade do Estudo	Descrição e Achados Positivos	População	Confiabilidade
Thrust da coxa[20] ◆	Paciente em posição supina com o quadril flexionado em 90 graus. O examinador aplica força em direção posterior através do fêmur. O teste é positivo se a dor conhecida é aumentada ou é reproduzida.	Ver tabela de diagnóstico	κ interexaminador = [Direito] 0,46 (0,15, 0,76)
Thrust da coxa[18] ◆		15 pacientes com espondilite anquilosante, 30 mulheres com dor pélvica pós-parto e 16 indivíduos assintomáticos	κ interexaminador = [Direito] 0,76 (0,48, 0,86) [Esquerdo] 0,74 (0,57, 0,91)
Thrust da coxa[19] ◆	Paciente em posição supina com o quadril flexionado em 90 graus e ligeiramente abduzido. Uma das mãos do examinador apoia o sacro e a outra aplica força em direção posterior através do fêmur. O teste positivo é a produção ou aumento de sintomas conhecidos	25 pacientes com dor lombar assimétrica	κ intraexaminador* = [Direito] 0,44 (0,06, 0,83) [Esquerdo] 0,40 (0,00, 0,82) κ interexaminador = [Direito] 0,60 (0,24, 0,96) [Esquerdo] 0,40 (0,00, 0,82)
Thrust da coxa[1] ●		71 pacientes com dor lombar	κ interexaminador = 0,70
Thrust da coxa[23] ◆		51 pacientes com dor lombar	κ interexaminador = 0,88
Thrust da coxa[21] ◆		59 pacientes com dor lombar	κ interexaminador = 0,67 (0,46, 0,88)
Thrust da coxa[2] ●		Ver tabela de diagnóstico	κ interexaminador = 0,64

*Confiabilidade intraexaminador relatada apenas para o examinador nº 1.

Thrust da Coxa (ou Teste de Cisalhamento Posterior ou Teste de Provocação Pélvica Posterior) (*continuação*)

Teste* e Qualidade do Estudo	Descrição e Achados Positivos	População	Padrão de Referência	Sensibilidade	Especificidade	+RP	−RP
Thrust da coxa[20] ◆	Com o paciente em posição supina e o quadril flexionado em 90 graus, o examinador aplica força em direção posterior através do fêmur. O teste é positivo se a dor conhecida é aumentada ou reproduzida.	40 pacientes com dor lombar crônica	Sacroileíte aparente à RM	Lado direito			
				0,55 (0,22, 0,84)	0,70 (0,51, 0,85)	1,91 (0,85, 4,27)	0,62 (0,29, 1,33)
				Lado esquerdo			
				0,45 (0,18, 0,75)	0,86 (0,67, 0,95)	3,29 (1,07, 10,06)	0,63 (0,36, 1,09)
Thrust da coxa[4] ◆	Com o paciente em posição supina com o quadril flexionado em 90 graus e ligeiramente abduzido, uma das mãos do examinador apoia o sacro e a outra aplica força em direção posterior através do fêmur. O teste é positivo se os sintomas conhecidos são produzidos ou aumentados	48 pacientes com dor lombopélvica crônica encaminhados para infiltração na articulação sacroilíaca	80% de alívio da dor com injeção de anestésicos locais na articulação sacroilíaca	0,88 (0,64, 0,97)	0,69 (NR, 0,82)	2,8 (1,66, 4,98)	0,18 (0,05, 1,09)
Thrust da coxa[2] ●		85 pacientes consecutivos com dor lombar encaminhados para bloqueio da articulação sacroilíaca	90% de alívio da dor com injeção de anestésicos locais na articulação sacroilíaca	0,39†	0,50†	0,78†	1,22†
Thrust da coxa[24] ◆		60 pacientes com dor lombar inferior encaminhados para clínica de dor	50% de alívio da dor com injeção de anestésicos locais na articulação sacroilíaca	0,93 (0,76, 0,99)	0,64 (0,45, 0,80)	2,58	0,11
Estimativa agrupada de dois estudos[4,24] **de 2009 Revisão Sistemática**[25] ◆	Igual acima	Agrupado de dois estudos[4,33] acima	Agrupado de dois estudos[4,33] acima	0,91 (0,78, 0,97)	0,66 (0,53, 0,77)	2,68	0,14
Thrust da coxa[26] ●	Participantes em posição supina com 90 graus de flexão do quadril e joelho do lado a ser testado. O examinador estabilizou o lado contralateral da pelve sobre a EIAS e aplicou leve pressão manual sobre o joelho flexionado do participante ao longo do eixo longitudinal do fêmur. O teste foi positivo quando o paciente sentiu uma dor conhecida bem localizada e profunda na área glútea do lado testado.	110 participantes (57 com dor na cintura pélvica e 53 com herniações de disco determinadas por tomografia computadorizada [TC])	Participantes com dor na cintura pélvica determinada por características incluídas nas diretrizes europeias para a dor na cintura pélvica, juntamente com demarcações de dor na área pélvica posterior em um diagrama de dor. Participantes com herniações de disco determinadas por tomografia computadorizada.	0,88‡	0,89‡	8,00‡	0,13‡

NR = não relatado.

*Broadhurst e Bond[22] também investigaram esse teste, contudo o estudo foi excluído porque os resultados de todos os participantes foram positivos no teste (deixando a sensibilidade = 1 e especificidade = 0).

† Média dos escores de sensibilidade e especificidade do quiroprata e do clínico.

‡ Esse estudo demonstra que o teste de provocação de dor pélvica posterior é negativo em pacientes com um diagnóstico lombar bem definido.

Teste de Compressão

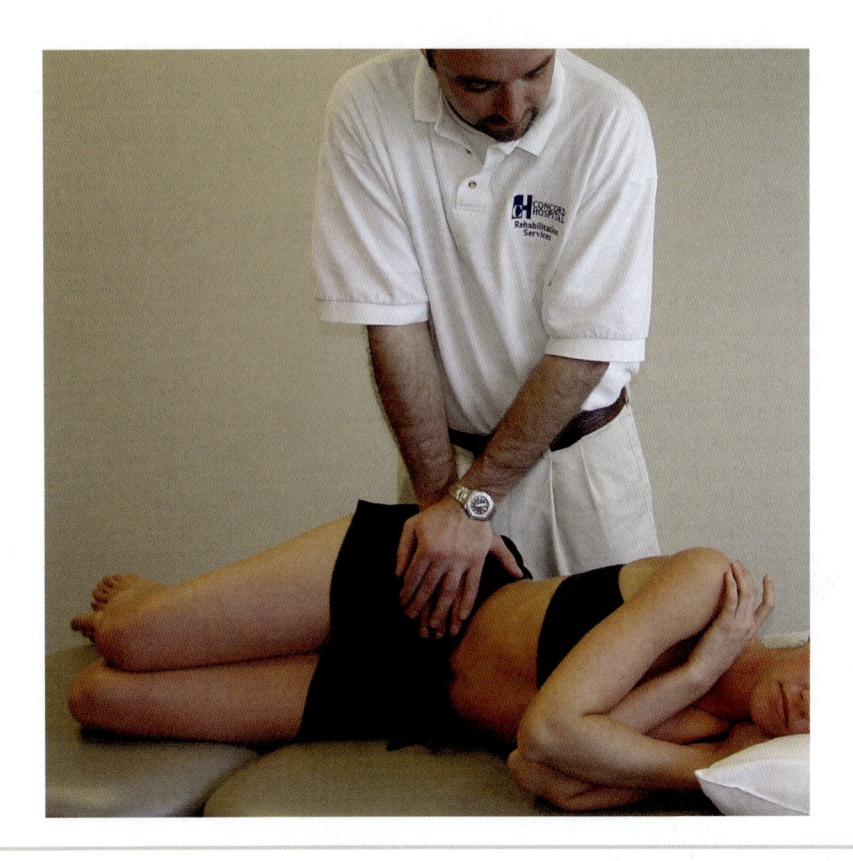

Figura 5-15
Teste de compressão.

Teste e Qualidade do Estudo	Descrição e Achados Positivos	População	Confiabilidade
Teste de compressão[18] ◆	Com o paciente em decúbito lateral com o lado afetado para cima, seus quadris flexionados aproximadamente 45 graus e seus joelhos flexionados em aproximadamente 90 graus, o examinador aplica uma força vertical para baixo sobre a crista ilíaca anterossuperior. O teste positivo é a produção ou aumento dos sintomas conhecidos	15 pacientes com espondilite anquilosante, 30 mulheres com dor pélvica pós-parto e 16 indivíduos assintomáticos	κ interexaminador = [Direito] 0,48 (0,18, 0,78) [Esquerdo] 0,67 (0,43, 0,91)
Teste de compressão[20] ◆		40 pacientes com dor lombar crônica	κ interexaminador = [Direito] 0,48 (0,14, 0,81) [Esquerdo] 0,44 (0,08, 0,79)
Teste de compressão[23] ◆		51 pacientes com dor lombar	κ interexaminador = 0,73
Teste de compressão[21] ◆		59 pacientes com dor lombar	κ interexaminador = 0,57 (0,21, 0,93)
Teste de compressão[1] ●		71 pacientes com dor lombar	κ interexaminador = 0,26

Teste de Compressão (*continuação*)

Teste* e Qualidade do Estudo	Descrição e Achados Positivos	População	Padrão de Referência	Sensibilidade	Especificidade	+RP	−RP
Teste de compressão[20] ◆		40 pacientes com dor lombar crônica	Sacroileíte aparente à RM	Lado direito			
				0,22 (0,03, 0,59)	0,83 (0,65, 0,93)	1,37 (0,31, 5,94)	0,92 (0,64, 1,33)
	Com o paciente em decúbito lateral com o lado afetado para cima, seus quadris flexionados aproximadamente 45 graus e seus joelhos flexionados em aproximadamente 90 graus, o examinador aplica uma força vertical para baixo sobre a crista ilíaca anterossuperior. O teste positivo é a produção ou aumento dos sintomas conhecidos			Lado esquerdo			
				0,27 (0,07, 0,60)	0,93 (0,75, 0,98)	3,95 (0,76, 20,57)	0,78 (0,54, 1,12)
Teste de compressão[4] ◆		48 pacientes com dor lombopélvica crônica encaminhados para infiltração na articulação sacroilíaca	80% de alívio da dor com injeção de anestésicos locais na articulação sacroilíaca	0,69 (0,44, 0,51)	0,69 (0,51, NR)	2,20 (1,18, 4,09)	0,46 (0,20, 0,87)
Teste de compressão[24] ◆		60 pacientes com dor lombar crônica referidos para clínica de dor	50% de alívio da dor com injeção de anestésicos locais na articulação sacroilíaca	0,60 (0,39, 0,78)	0,70 (0,51, 0,84)	2,00	0,57
Estimativa agrupada de dois estudos[4,24] **de 2009 Revisão Sistemática**[25] ◆	Igual acima	Agrupado de dois estudos[4,33] acima	Agrupado de dois estudos[4,33] acima	0,63 (0,47, 0,77)	0,63 (0,57, 0,80)	1,70	0,59

*Russel et al. [27] e Blower e Griffin[28] também investigaram esse teste, contudo seu estudo foi excluído devido à sua baixa qualidade.

Teste de *Thrust* Sacral

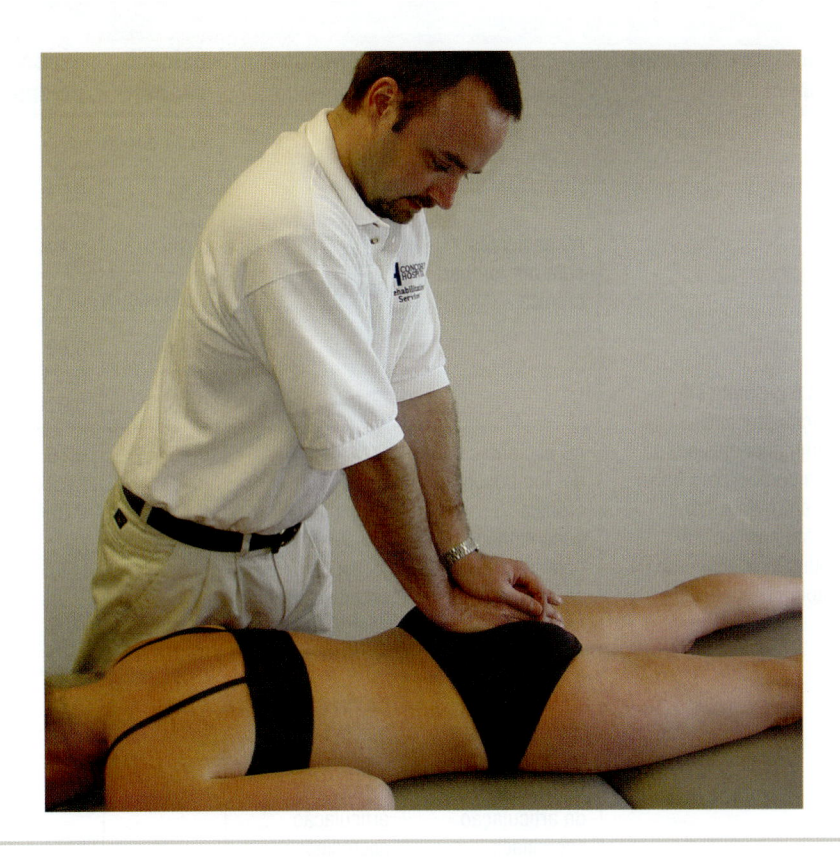

Figura 5-16
Teste de *thrust* sacral.

Região Sacroilíaca 5

Teste e Qualidade do Estudo	Descrição e Achados Positivos	População	Confiabilidade
Teste de *thrust* sacral[20] ◆	Com o posição prona, o examinador aplica uma força vertical para baixo no centro do sacro. O teste positivo é a produção ou aumento de sintomas conhecidos	40 pacientes com dor lombar crônica	κ interexaminador = [Direito] 0,87 (0,70, 1,0) [Esquerdo] 0,69 (0,40, 0,97)
Teste de *thrust* sacral[6] ●		71 pacientes com dor lombar	κ interexaminador = 0,41
Teste de *thrust* sacral[23] ◆		51 pacientes com dor lombar	κ interexaminador = 0,56
Teste de *thrust* sacral[2] ●		85 pacientes com dor lombar encaminhados para bloqueios da articulação sacroilíaca	κ interexaminador = 0,30

Teste de *Thrust* Sacral (*continuação*)

Teste e Qualidade do Estudo	Descrição e Achados Positivos	População	Padrão de Referência	Sensibilidade	Especificidade	+RP	−RP
Teste de *thrust* sacral[20] ◆	Com o paciente em posição prona, o examinador aplica uma força vertical para baixo no centro do sacro. O teste positivo é a produção ou aumento de sintomas conhecidos	40 pacientes com dor lombar crônica	Sacroileíte aparente à RM	Lado direito			
				0,33 (0,09, 0,69)	0,74 (0,55, 0,87)	1,29 (0,42, 3,88)	0,89 (0,55, 1,45)
				Lado esquerdo			
				0,45 (0,18, 0,75)	0,89 (0,71, 0,97)	4,39 (1,25, 15,36)	0,60 (0,35, 1,05)
Teste de *thrust* sacral[4] ◆		48 pacientes com dor lombopélvica crônica encaminhados para infiltração na articulação sacroilíaca	80% de alívio da dor com a injeção de anestésicos locais na articulação sacroilíaca	0,63 (0,39, 0,82)	0,75 (0,58, 0,87)	2,5 (1,23, 5,09)	0,50 (0,24, 0,87)
Teste de *thrust* sacral[2] ●		85 pacientes consecutivos com dor lombar encaminhados para infiltração da articulação sacroilíaca	90% de alívio da dor com a injeção de anestésicos locais na articulação sacroilíaca	0,52	0,38*	0,84*	1,26*

*Média dos escores de sensibilidade e especificidade do quiroprata e do clínico.

Teste de Gaenslen

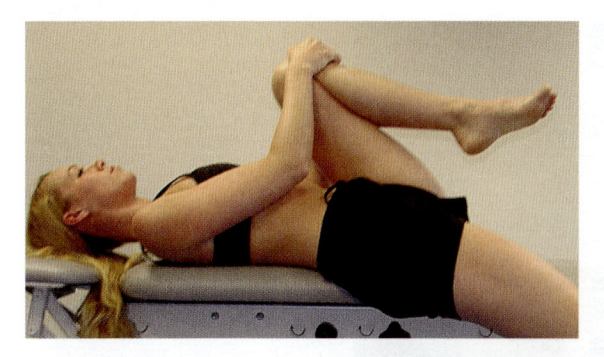

Figura 5-17
Teste de Gaenslen.

Teste e Qualidade do Estudo	Descrição e Achados Positivos	População	Confiabilidade
Teste de Gaenslen[20] ◆	Com o paciente em posição supina próximo à borda da mesa com uma perna pendente na beira da mesa e a outra flexionada em direção a seu tórax, o examinador aplica pressão firme sobre ambas as pernas, a perna pendente e a perna flexionada sobre o tórax. O teste positivo é a produção ou aumento dos sintomas conhecidos	40 pacientes com dor lombar crônica	κ interexaminador = [Direito] 0,37 (0,5, 0,68) [Esquerdo] 0,28 (0,0, 0,60)
Teste de Gaenslen[1] ●		71 pacientes encaminhados para fisioterapia com diagnóstico relacionado à espinha lombossacral	κ interexaminador = 0,54
Teste de Gaenslen[23] ◆		51 pacientes com dor lombar com ou sem irradiação para o membro inferior	κ interexaminador = 0,76
Teste de Gaenslen[21] ◆		59 pacientes com dor lombar	κ interexaminador = 0,60 (0,33, 0,88)

Teste e Qualidade do Estudo	Descrição e Achados Positivos	População	Padrão de Referência	Sensibilidade	Especificidade	+RP	−RP
Teste de Gaenslen[20] ◆	Com o paciente em posição supina próximo à borda da mesa com uma perna pendente na beira da mesa e a outra flexionada em direção a seu tórax, o examinador aplica pressão firme sobre ambas as pernas, a perna pendente e a perna flexionada sobre o tórax. O teste positivo é a produção ou aumento dos sintomas conhecidos	40 pacientes com dor lombar crônica	Sacroileíte aparente à RM	Lado direito			
				0,44 (0,15, 0,77)	0,80 (0,61, 0,91)	2,29 (0,82, 6,39)	0,68 (0,37, 1,25)
				Lado esquerdo			
				0,36 (0,12, 0,68)	0,75 (0,56, 0,88)	1,5 (0,54, 4,15)	0,83 (0,52, 1,33)
Teste de Gaenslen[4] ◆		48 pacientes com dor lombopélvica crônica encaminhados para infiltração da articulação sacroilíaca	80% de alívio da dor com a injeção de anestésicos locais na articulação sacroilíaca	Lado direito			
				0,53 (0,30, 0,75)	0,71 (0,53, 0,84)	1,84 (0,87, 3,74)	0,66 (0,34, 1,09)
				Lado esquerdo			
				0,50 (0,27, 0,73)	0,77 (0,60, 0,89)	2,21 (0,95, 5,0)	0,65 (0,34, 1,03)
Teste de Gaenslen[2] ●		85 pacientes consecutivos com dor lombar encaminhados para bloqueios da articulação sacroilíaca	90% de alívio da dor com a injeção de anestésicos locais na articulação sacroilíaca	0,68*	0,29*	0,96*	1,1*

*Média dos escores de sensibilidade e especificidade do quiroprata e do clínico.

Região Sacroilíaca **5**

Teste de Distração

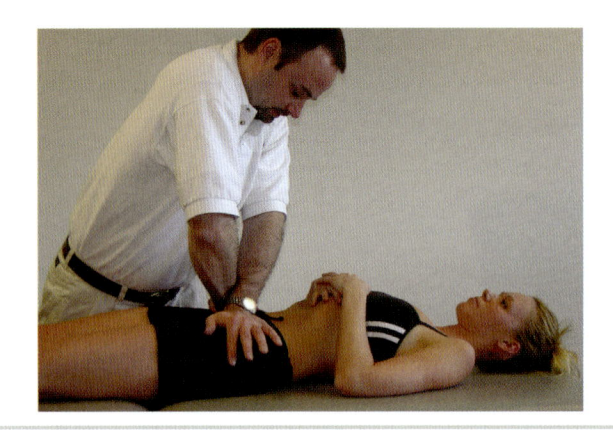

Figura 5-18
Teste de distração.

Teste e Qualidade do Estudo	Descrição e Achados Positivos	População	Confiabilidade
Teste de distração[20] ◆	Com o paciente em posição supina, o examinador aplica pressão com os braços cruzados sobre ambas as espinhas ilíacas anterossuperiores (EIAS). O teste positivo é a produção ou aumento dos sintomas conhecidos	40 pacientes com dor lombar crônica	κ interexaminador = 0,50
Teste de distração[23] ◆	Com o paciente em posição supina, o examinador aplica uma força em direção posterior sobre ambas as EIAS. O teste positivo é a produção ou aumento dos sintomas conhecidos	51 pacientes com dor lombar com ou sem irradiação para o membro inferior	κ interexaminador = 0,69
Teste de distração[21] ◆		59 pacientes com dor lombar	κ interexaminador = 0,45 (0,10, 0,78)
Teste de distração[1] ●		71 pacientes encaminhados para fisioterapia com diagnóstico relacionado à espinha lombossacral	κ interexaminador = 0,26

Teste e Qualidade do Estudo	Descrição e Achados Positivos	População	Padrão de Referência	Sensibilidade	Especificidade	+RP	−RP
Teste de distração[20] ◆	Com o paciente em posição supina, o examinador aplica pressão com os braços cruzados sobre ambas as espinhas ilíacas anterossuperiores (EIAS). O teste positivo é a produção ou aumento dos sintomas conhecidos	40 pacientes com dor lombar crônica	Sacroileíte aparente à RM	0,23 (0,06, 0,54)	0,81 (0,61, 0,92)	1,24 (0,35, 4,4)	0,94 (0,68, 1,29)
Teste de distração[4] ◆	Com o paciente em posição supina, o examinador aplica uma força em direção posterior sobre ambas as EIAS. O teste positivo é a produção ou aumento dos sintomas conhecidos	48 pacientes com dor lombo-pélvica crônica encaminhados para injeção na articulação sacroilíaca	80% de alívio da dor com a injeção de anestésicos locais na articulação sacroilíaca	0,60 (0,36, 0,80)	0,81 (0,65, 0,91)	3,20 (1,42, 0,91)	0,49 (0,24, 0,83)

Teste de Mennell

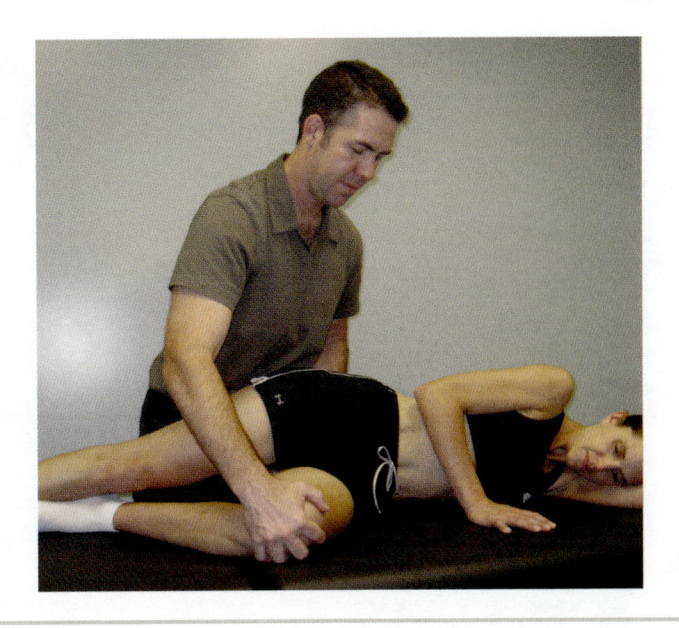

Figura 5-19
Teste de Mennell.

Teste e Qualidade do Estudo	Descrição e Achados Positivos	População	Confiabilidade
Teste de Mennell[20] ◆	Com o paciente em decúbito lateral com o lado afetado embaixo e com o quadril e o joelho do lado afetado flexionados em direção ao abdome, o examinador posiciona uma mão sobre a nádega e crista ilíaca ipsolaterais e, com a outra mão, segura o joelho ipsolateral semiflexionado, forçando ligeiramente a perna para a extensão. O teste positivo é a produção ou aumento dos sintomas conhecidos	40 pacientes com dor lombar crônica	κ interexaminador = [Direito] 0,54 (0,26, 0,82) [Esquerdo] 0,50 (0,20, 0,80)

Teste e Qualidade do Estudo	Descrição e Achados Positivos	População	Padrão de Referência	Sensibilidade	Especificidade	+RP	−RP
Teste de Mennell[20] ◆	Como acima	40 pacientes com dor lombar crônica	Sacroileíte aparente à RM	**Lado direito**			
				0,66 (0,30, 0,90)	0,80 (0,61, 0,91)	3,44 (1,49, 8,09)	0,41 (0,16, 1,05)
				Lado esquerdo			
				0,45 (0,18, 0,75)	0,86 (0,67, 0,95)	3,29 (1,07, 10,06)	0,63 (0,36, 1,09)

Outros Testes Provocativos

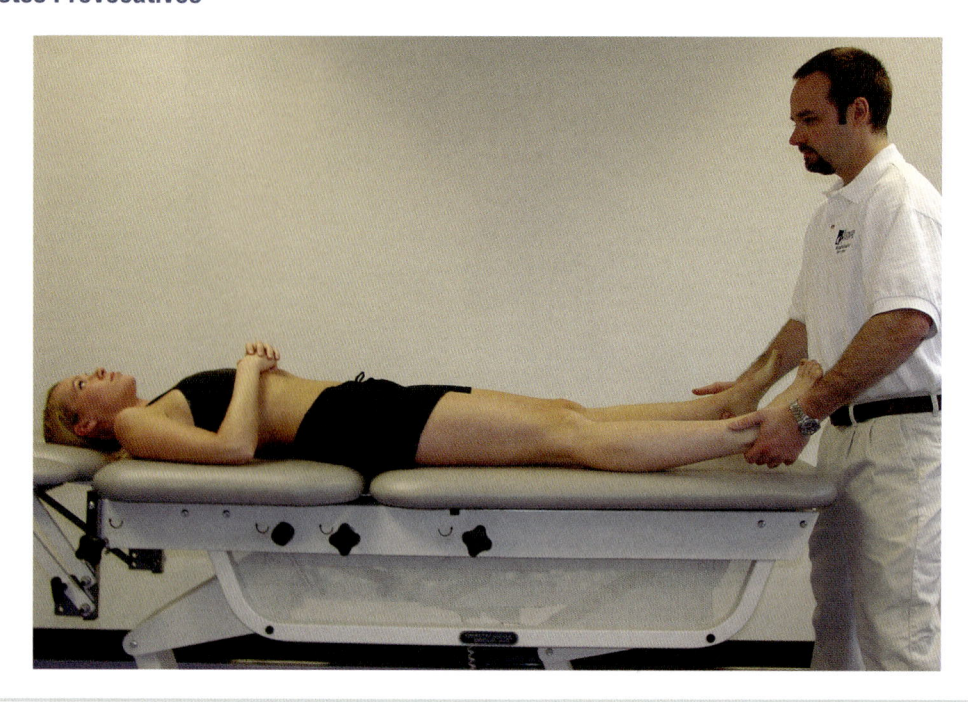

Figura 5-20
Abdução resistida do quadril.

Teste* e Qualidade do Estudo	Descrição e Achados Positivos	População	Confiabilidade
Abdução resistida do quadril[19] ◆	Com o paciente em posição supina, pernas estendidas e abduzidas em 30 graus, o examinador segura o tornozelo e empurra medialmente enquanto o paciente empurra lateralmente. O teste positivo é a produção ou aumento dos sintomas conhecidos	25 pacientes com dor lombar assimétrica	κ intraexaminador† = [Direito] 0,48 (0,0,7, 0,88) [Esquerdo] 0,50 (0,06, 0,95) κ interexaminador = [Direito] 0,78 (0,49, 1,07) [Esquerdo] 0,50 (−0,02, 1,03)
Abdução resistida do quadril[1] ●		71 pacientes com dor lombar	κ interexaminador = 0,41
Rotação interna do quadril[18] ◆	Com o paciente em posição prona, o examinador roda internamente um ou ambos os fêmures até o máximo. O teste positivo é a produção ou aumento dos sintomas conhecidos	15 pacientes com espondilite anquilosante, 30 mulheres com dor pélvica pós-parto e 16 indivíduos assintomáticos	κ interexaminador = [Direito] 0,78 (0,60, 0,94) [Esquerdo] 0,88 (0,75, 1,01)
Drop test[18] ◆	Com o paciente apoiado sobre um pé, o calcanhar é elevado do chão e o paciente deixa o peso cair sobre o mesmo novamente. O teste positivo é a produção ou aumento dos sintomas conhecidos		κ interexaminador = [Direito] 0,84 (0,61, 1,06) [Esquerdo] 0,47 (0,11, 0,83)

*Broadhurst e Bond[22] investigaram as propriedades do teste de abdução resistida, contudo o estudo foi excluído porque os resultados de todos os participantes foram positivos no teste (deixando a sensibilidade = 1 e especificidade = 0).
† Confiabilidade intraexaminador relatada apenas para o examinador #1.

Outros Testes Provocativos (*continuação*)

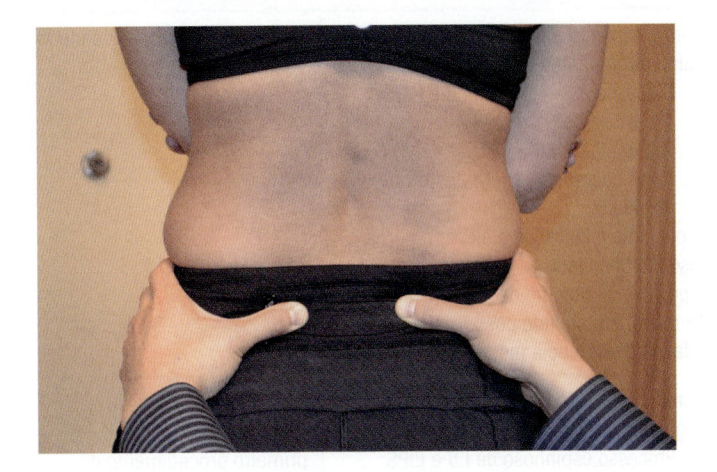

Figura 5-21
Teste de distração da EIPS.

Teste e Qualidade do Estudo	Descrição e Achados Positivos	População	Padrão de Referência	Sensibilidade	Especificidade	+RP	–RP
Teste de distração da EIPS[29] ●	O examinador aplica uma força de distração com os polegares em direção medial-lateral com o paciente ou de pé ou em posição prona. O teste positivo é a reprodução dos sintomas do paciente	46 pacientes com 61 articulações sacroilíacas sintomáticas	50% de alívio da dor com injeção de anestésicos locais na articulação sacroilíaca	1,00	0,89	9,10	0,00

Teste de Gillet (Teste da Cegonha)

Teste* e Qualidade do Estudo	Descrição e Achados Positivos	População	Confiabilidade
Teste de Gillet[30] ●	Com o paciente de pé, o examinador palpa as seguintes referências ósseas: • Processo espinhoso de L5 e EIPS • Tubérculo de S1 e EIPS • Tubérculo de S3 e EIPS • Ápice sacral e margem posteromedial do ísquio O paciente é instruído a elevar a perna ipsolateral ao lado da palpação. O teste é positivo se o ponto de referência não se mover em sentido posteroinferior com relação à referência medial	54 estudantes de faculdade assintomáticos	Valor κ médio intraexaminador para todos os testes = 0,31 Valor κ médio interexaminador para todos os testes = 0,02
Teste de Gillet[31] ●	Como acima, exceto pela utilização das seguintes referências: • Processo espinhoso de L5 e EIPS • Processo espinhoso de S1 e EIPS • Processo espinhoso de S3 e EIPS • Hiato sacral e laterocaudal imediatamente abaixo da espinha isquiática	38 estudantes do sexo masculino; 9 durante o primeiro procedimento de teste e 12 durante o segundo apresentavam dor lombar	κ intraexaminador† = 0,08 (0,01, 0,14) κ interexaminador = −0,05 (−0,06, −0,12)
Teste de Gillet[19] ◆	Com o paciente de pé, o examinador palpa a EIPS e pede que o paciente flexione o quadril e joelho do lado testado. O teste é positivo se a EIPS não se mover na direção posteroinferior	25 pacientes com dor lombar assimétrica	κ intraexaminador† = [Direito] 0,42 (−0,01, 0,87) [Esquerdo] 0,49 (0,09, 0,89) κ interexaminador = [Direito] 0,41 (0,03, 0,87) [Esquerdo] 0,34 (−0,06, 0,70)
Teste de Gillet[32] ●	Com o paciente de pé, o examinador palpa o processo espinhoso de S2 com um polegar e a EIPS com o outro e pede que o paciente flexione o quadril e joelho do lado testado. A mobilidade intrapélvica é classificada como "cranial", "neutra," ou "caudal"	33 voluntários; 15 apresentavam dor na cintura pélvica	κ interexaminador = [Direito] 0,59 [Esquerdo] 0,59
Teste de Gillet[16] ●	Com o paciente de pé, o examinador palpa o processo espinhoso de S2 com um polegar e a EIPS com o outro e pede que o paciente flexione o quadril e joelho do lado testado. O teste é positivo se a EIPS não se move na direção posteroinferior em relação a S2	24 pacientes com dor lombar inferior	κ interexaminador = 0,27
Teste de Gillet[2] ●		Ver tabela de diagnóstico	κ interexaminador = 0,22
Teste de Gillet[6] ●		71 pacientes com dor lombar	κ interexaminador = 0,59

*Potter e Rothstein[17] e Herzog et al.[33] também estudaram esse teste, contudo seus estudos foram excluídos porque apenas relataram a porcentagem de concordância.

†Confiabilidade intraexaminador relatada apenas para o examinador nº 1.

Teste de Gillet (Teste da Cegonha) (*continuação*)

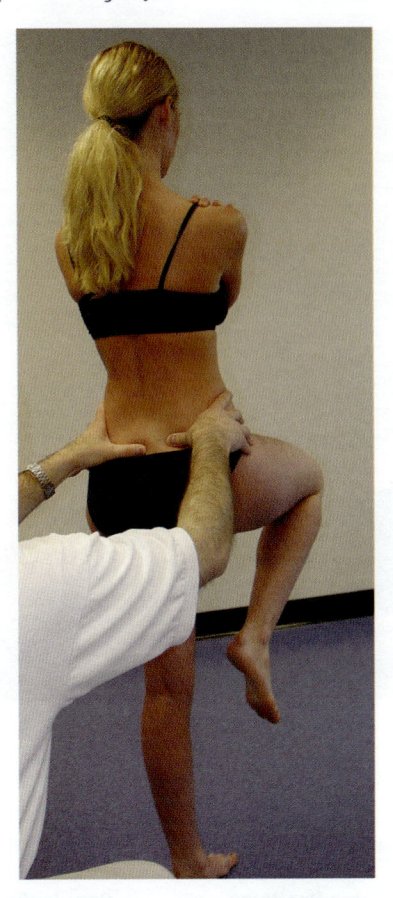

Figura 5-22
Teste de Gillet.

Teste e Qualidade do Estudo	Descrição e Achados Positivos	População	Padrão de Referência	Sensibilidade	Especificidade	+RP	−RP
Teste de Gillet[2] ●	Com o paciente de pé e os pés afastados em 30 cm, o examinador palpa o processo espinhoso de S2 com um polegar e a EIPS com o outro. O paciente então flexiona o quadril e joelho do lado testado. O teste é considerado positivo se a EIPS falha em se mover na direção posteroinferior em relação a S2	85 pacientes consecutivos com dor lombar encaminhados para bloqueios da articulação sacroilíaca	90% de alívio da dor com injeção de anestésicos locais na articulação sacroilíaca	0,47*	0,64*	1,31*	0,83*
Teste de Gillet[34] ●		274 pacientes sendo tratados para dor lombar ou outra condição não relacionada à região lombar	Torção inominada calculada pelas diferenças medidas em pontos de referência pélvicos	0,08	0,93	1,14	0,99

*Média dos escores de sensibilidade e especificidade do quiroprata e do clínico.

Região Sacroilíaca   5

Teste da Mola (Avaliação do Jogo Articular)

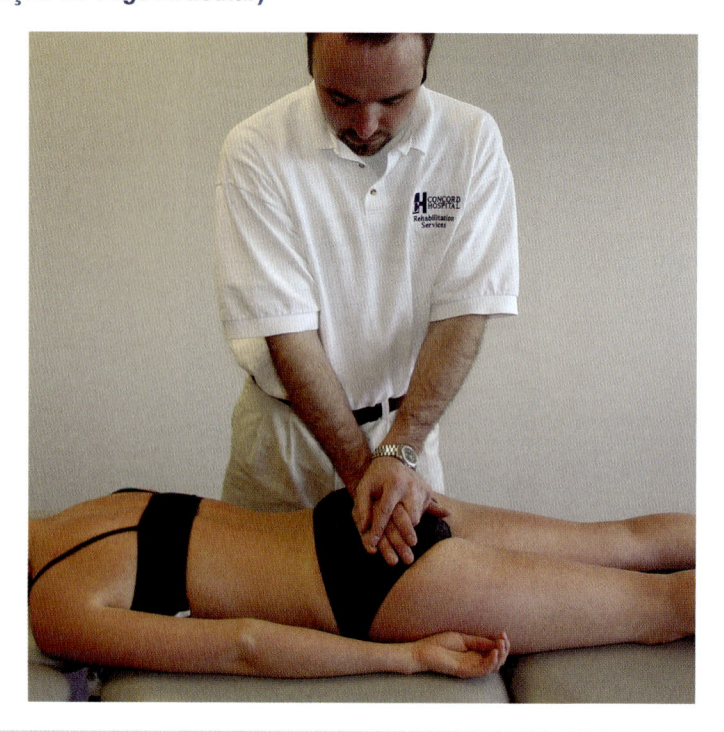

Figura 5-23
Teste da mola.

Teste e Qualidade do Estudo	Descrição e Achados Positivos	População	Confiabilidade
Teste da mola[18] ◆	Com o paciente em posição prona, o examinador utiliza uma mão para elevar o ílio enquanto utiliza a outra para estabilizar o sacro e palpar o movimento entre o mesmo e o ílio com o dedo indicador. O teste é positivo se a mobilidade estiver diferente entre os dois lados	15 pacientes com espondilite anquilosante, 30 mulheres com dor pélvica pós-parto e 16 indivíduos assintomáticos	κ interexaminador = −0,06

Teste e Qualidade do Estudo	Descrição e Achados Positivos	População	Padrão de Referência	Sensibilidade	Especificidade	+RP	−RP
Teste da mola[2] ●	As mãos do terapeuta são posicionadas sobre o sacro superior e é aplicado um impulso posteroanterior enquanto o terapeuta monitora o retorno no final do movimento. O lado assintomático é comparado com o lado sintomático	85 pacientes consecutivos com dor lombar inferior encaminhados para bloqueios da articulação sacroilíaca	90% de alívio da dor com injeção de anestésicos locais na articulação sacroilíaca	0,66*	0,42*	1,14*	0,81*

*Média dos escores de sensibilidade e especificidade do quiroprata e do clínico.

Teste Sentado-Alongado (Teste Supino-Sentado)

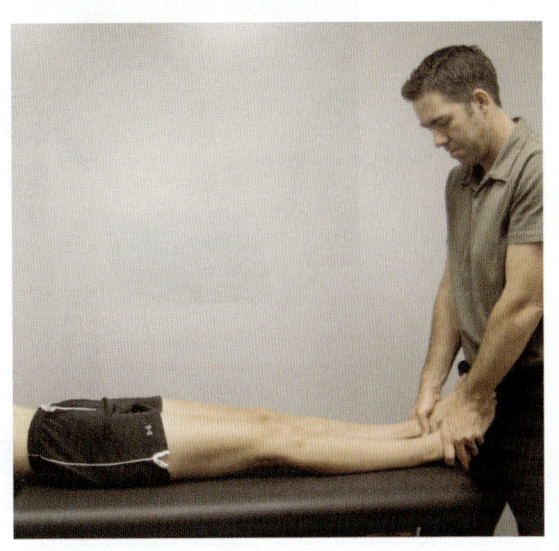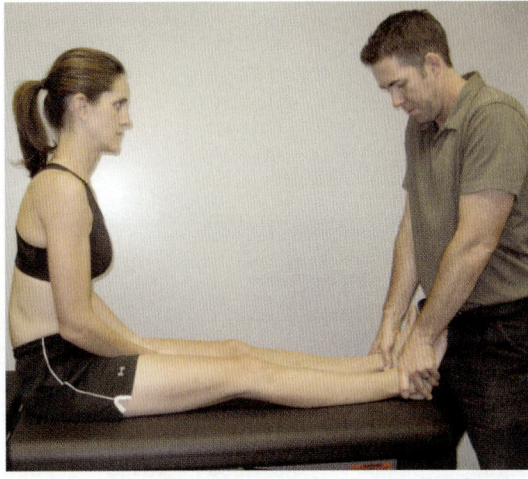

Figura 5-24
Teste sentado-alongado.

Teste e Qualidade do Estudo	Descrição e Achados Positivos	População	Confiabilidade
Teste sentado-alongado[1] ●	Com o paciente em posição supina, os comprimentos dos maléolos mediais são comparados. Solicita-se ao paciente que se sente alongado e, novamente, os comprimentos dos maléolos mediais são comparados. O teste é positivo se uma perna aparenta estar mais curta quando na posição supina e depois aumenta em comprimento quando o paciente se senta alongado	71 pacientes com dor lombar	κ interexaminador = 0,21
Teste sentado-alongado[9] ◆		65 pacientes com dor lombar	κ interexaminador = 0,19

Teste e Qualidade do Estudo	Descrição e Achados Positivos	População	Padrão de Referência	Sensibi-lidade	Especi-ficidade	+RP	−RP
Teste sentado-alongado[34] ●	Com o paciente em posição supina, os comprimentos dos maléolos mediais são comparados. Solicita-se ao paciente que se sente alongado e, novamente, os comprimentos dos maléolos mediais são comparados. O teste é positivo se uma perna aparenta estar mais curta quando na posição supina e depois aumenta em comprimento quando o paciente se senta alongado	274 pacientes sendo tratados para dor lombar ou outra condição não relacionada à região lombar	Torção inominada calculada por diferenças mensuradas em referências ósseas pélvicas	0,44	0,64	1,22	0,88

Teste de Flexão em Pé

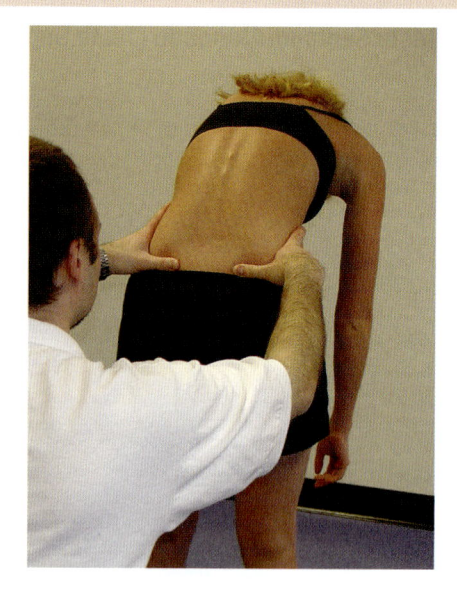

Figura 5-25
Teste de flexão em pé.

Teste* e Qualidade do Estudo	Descrição e Achados Positivos	População	Confiabilidade
Teste de flexão em pé[19] ◆		25 pacientes com dor lombar assimétrica	κ intraexaminador = [Direito] 0,68 (0,35, 1,01) [Esquerdo] 0,61 (0,27, 0,96) κ interexaminador = [Direito] 0,51 (0,08, 0,95) [Esquerdo] 0,55 (0,20, 0,90)
Teste de flexão em pé[16] ●	Com o paciente de pé, o examinador palpa a inclinação inferior da EIPS. Solicita-se que o paciente se incline para frente completamente. O teste é positivo para hipomobilidade sacroilíaca se uma das EIPS se mover mais cranialmente do que a EIPS do lado contralateral	24 pacientes com dor lombar	κ interexaminador = 0,06
Teste de flexão em pé[9] ◆		65 pacientes recebendo tratamento para dor lombar	κ interexaminador = 0,32
Teste de flexão em pé[35] ◆		14 estudantes de graduação assintomáticos	κ interexaminador = 0,52
Teste de flexão em pé[10,36] ●		480 trabalhadores de construção do sexo masculino; 50 apresentavam dor lombar no dia do exame; 236 relataram ter tido dor lombar nos últimos 12 meses	Valores κ interexaminador variaram de 0,31 a 0,67
Teste de flexão em pé[1] ●		71 pacientes com dor lombar	κ interexaminador = 0,08

*Potter e Rothstein[17] também estudaram esse teste, porém seu estudo foi excluído porque somente relataram o percentual de concordância.
† Confiabilidade intraexaminador relatada apenas para o examinador nº 1.

Teste e Qualidade do Estudo	Descrição e Achados Positivos	População	Padrão de Referência	Sensibilidade	Especificidade	+RP	−RP
Teste de flexão em pé[34] ●	Com o paciente de pé, o examinador palpa a inclinação inferior da EIPS. Solicita-se que o paciente se incline para frente completamente. O teste é positivo para hipomobilidadesacroilíaca se uma das EIPS se mover mais cranialmente do que a EIPS do lado contralateral	274 pacientes sendo tratados para dor lombar ou outra condição não relacionada à região lombar	Torção inominada calculada por diferenças mensuradas em referências ósseas pélvicas	0,17	0,79	0,81	1,05

Teste de Flexão Sentado

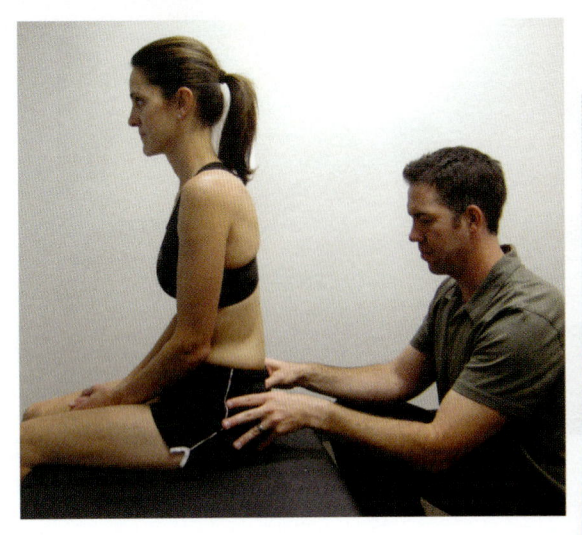
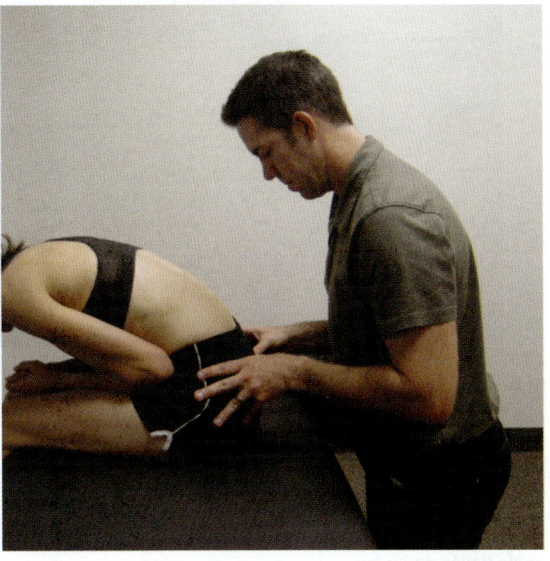

Figura 5-26
Teste de flexão sentado.

Teste e Qualidade do Estudo	Descrição e Achados Positivos	População	Confiabilidade
Teste de flexão sentado[19] ◆	Com o paciente sentado, o examinador palpa a inclinação inferior da EIPS. Solicita-se que o paciente se incline para frente completamente. O teste é positivo para hipomobilidade sacroilíaca se uma das EIPS se mover mais cranialmente do que a EIPS do lado contralateral	25 pacientes com dor lombar assimétrica	κ intraexaminador* = [Direito] 0,73 (0,45, 1,01) [Esquerdo] 0,65 (0,34, 0,96) κ interexaminador = [Direito] 0,75 (0,42, 1,08) [Esquerdo] 0,64 (0,32, 0,96)
Teste de flexão sentado[1] ●		71 pacientes com dor lombar	κ interexaminador = 0,21
Teste de flexão sentado[16] ●		24 pacientes com dor lombar	κ interexaminador = 0,06

* Confiabilidade intraexaminador relatada apenas para o examinador nº 1.

Teste e Qualidade do Estudo	Descrição e Achados Positivos	População	Padrão de Referência	Sensibilidade	Especificidade	+RP	−RP
Teste de flexão sentado[34] ●	Com o paciente sentado, o examinador palpa o aspecto inferior de cada EIPS. O teste é positivo para disfunção sacroilíaca se for evidenciada diferença entre as EIPS	274 pacientes sendo tratados para dor lombar ou outra condição não relacionada à região lombar	Torção inominada calculada por diferenças mensuradas em referências ósseas pélvicas	0,09	0,93	1,29	0,98

Teste de Flexão do Joelho em Posição Prona

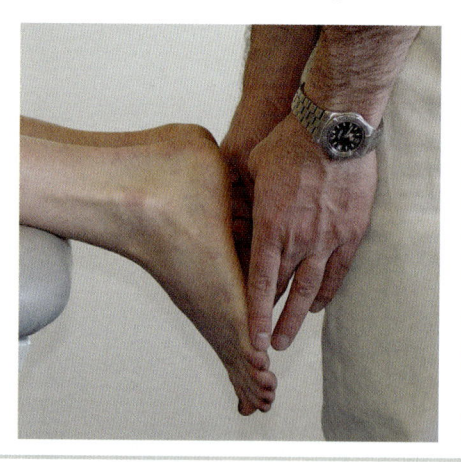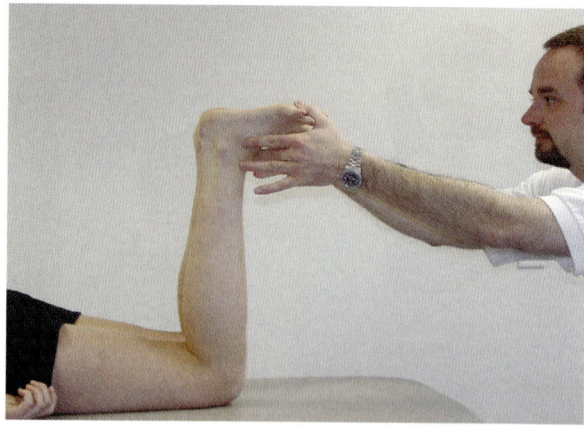

Figura 5-27
Teste de flexão do joelho em posição prona.

Teste* e Qualidade do Estudo	Descrição e Achados Positivos	População	Confiabilidade
Teste de flexão do joelho em posição prona[19] ◆	Com o paciente em posição prona, o examinador, observando os calcanhares, avalia os comprimentos das pernas. Os joelhos são passivamente flexionados em 90 graus e os comprimentos são novamente avaliados. O teste é considerado positivo se ocorrer uma mudança nos comprimentos das pernas entre as posições	25 pacientes com dor lombar assimétrica	κ intraexaminador† = [Direito] 0,41 (0,07, 0,78) [Esquerdo] 0,27 (−0,22, 0,78) κ interexaminador = [Direito] 0,58 (0,25, 0,91) [Esquerdo] 0,33 (−0,18, 0,85)
Teste de flexão do joelho em posição prona[1] ●		71 pacientes com dor lombar	κ interexaminador = 0,21
Teste de flexão do joelho em posição prona[9] ◆		65 pacientes com dor lombar	κ interexaminador = 0,26

*Potter e Rothstein[17] também estudaram esse teste, contudo seus estudos foram excluídos porque apenas relataram a porcentagem de concordância.
†Confiabilidade intraexaminador relatada apenas para o examinador nº 1.

Outros Testes de Avaliação da Mobilidade

Teste e Qualidade do Estudo	Descrição e Achados Positivos	População	Confiabilidade
Teste "click-clack"[13] ◆	Com o paciente sentado e os polegares do examinador sobre a EIPS caudal, o paciente balança a pelve para frente e para trás. O teste é positivo se uma EIPS se mover mais lentamente na direção craniocaudal do que a outra	62 mulheres recrutadas da obstetrícia: 42 estavam gestantes e apresentavam dor na cintura pélvica, enquanto 20 eram assintomáticas e não gestantes	κ interexaminador = 0,03
Teste calcâneo-maca ◆	Com o paciente sentado e os polegares do examinador sobre a EIPS caudal, o paciente eleva uma perna por vez e posiciona o calcanhar na maca sem utilizar as mãos. O teste é considerado positivo se for necessário algum esforço		κ interexaminador = [Direito] 0,32 [Esquerdo] 0,16
Teste de abdução[13] ◆	Com o paciente em decúbito lateral, os quadris flexionados em 70 graus e os joelhos flexionados em 90 graus, solicita-se que o paciente eleve a perna de cima cerca de 20 cm. O teste é considerado positivo se for necessário algum esforço		κ interexaminador = [Direito] 0,61 [Esquerdo] 0,41

Classificação de Dor na Cintura Pélvica Relacionada à Gravidez[37]

Critérios de Inclusão	Subgrupo de Classificação
Todos os quatro seguintes critérios devem ser atendidos para que os indivíduos sejam avaliados para a classificação: • Grávida no momento ou recentemente (dentro de dois anos) • Dor diária no momento do exame (33ª semana de gestação ou mais adiante) • Capacidade de apontar a exata área de uma ou mais articulações da cintura pélvica como área dolorida • Dor durante um ou mais dentre os cinco testes clínicos selecionados: teste de elevação ativa da perna estendida, teste de compressão, teste de distração, teste de Gaenslen, teste *thrust da coxa*	**Síndrome da cintura pélvica**: Dor diária em todas as três articulações pélvicas confirmada por achados objetivos. **Sinfisiólise**: Dor diária na sínfise púbica confirmada por achados objetivos. **Síndrome sacroilíaca unilateral**: Dor diária em somente uma articulação sacroilíaca, confirmada por achados objetivos. **Síndrome sacroilíaca bilateral**: Dor diária em ambas as articulações sacroilíacas, confirmada por achados objetivos. **Outros**: Dor diária em uma ou mais articulações pélvicas, todavia com achados objetivos inconsistentes nas articulações pélvicas.

Confiabilidade da Classificação de Dor na Cintura Pélvica Relacionada à Gravidez

Teste e Qualidade do Estudo	Descrição e Achados Positivos	População	Confiabilidade
Classificação de dor na cintura pélvica relacionada à gravidez[37] ◆	Como descrito acima na classificação de dor na cintura pélvica relacionada à gravidez	13 mulheres com dor na cintura pélvica	κ interexaminador = 0,78 (0,64, 0,92)

Região Sacroilíaca 5

Dor na Articulação Sacroilíaca

Teste e Qualidade do Estudo	Descrição e Achados Positivos	População	Padrão de Referência	Sensibilidade	Especificidade	+RP	−RP
Teste de Mennell + Teste de Gaenslen + *Thrust da coxa*[20] ◆	Todos os procedimentos descritos previamente neste capítulo. Pelo menos dois dos três testes precisam ser positivos para indicar sacroileíte	40 pacientes com dor lombar crônica	Sacroileíte aparente à RM	Lado direito			
				0,55 (0,22, 0,84)	0,83 (0,65, 0,93)	3,44 (1,27, 9,29)	0,52 (0,25, 1,11)
				Lado esquerdo			
				0,45 (0,18, 0,75)	0,86 (0,67, 0,95)	3,29 (1,07, 10,0)	0,63 (0,36, 1,09)
Teste de distração + *Thrust da coxa* + Teste de Gaenslen + Sinal de Patrick + Teste de compressão[24] ◆	Todos os procedimentos descritos previamente neste capítulo. Pelo menos três dos cinco testes precisam ser positivos para indicar dor na articulação sacroilíaca	60 pacientes cm dor lombar crônica referidos para clínica de dor	50% de alívio da dor com injeção de anestésicos locais na articulação sacroilíaca	0,85 (0,72, 0,99)	0,79 (0,65, 0,93)	4,02 (2,04, 7,89)	0,19 (0,07, 0,47)
Teste de distração + *Thrust da coxa* + *Thrust* sacral + Teste de compressão[4] ◆	Todos os procedimentos descritos previamente neste capítulo. Pelo menos dois dos quatro testes precisam ser positivos para indicar dor na articulação sacroilíaca	48 pacientes com dor lombopélvica crônica encaminhados para injeção na articulação sacroilíaca	80% de alívio da dor com injeção de anestésicos locais na articulação sacroilíaca	0,88 (0,64, 0,97)	0,78 (0,61, 0,89)	4,0 (2,13, 8,08)	0,16 (0,04, 0,47)
Teste de distração + *Thrust da coxa* + Teste de Gaenslen + *Thrust* sacral + Teste de compressão[5] ◆	Todos os procedimentos descritos previamente neste capítulo. Pelo menos três dos cinco testes precisam ser positivos para indicar dor na articulação sacroilíaca	48 pacientes com dor lombopélvica crônica encaminhados para injeção espinhal diagnóstica	80% de alívio da dor com injeção de anestésicos locais na articulação sacroilíaca	0,91 (0,62, −0,98)	0,78 (0,61, 0,89)	4,16 (2,16, 8,39)	0,12 (0,02, 0,49)
Teste de distração + *Thrust da coxa* + Teste de Gaenslen + *Thrust* sacral + Teste de compressão[38] ●	Todos os procedimentos descritos previamente neste capítulo. Pelo menos três dos cinco testes precisam ser positivos para indicar dor na articulação sacroilíaca	81 pacientes com dor lombopélvica crônica referidos para injeção espinhal diagnóstica	80% de alívio da dor com injeção de anestésicos locais na articulação sacroilíaca	0,77 (0,56, 0,91)	0,70 (0,51, 0,85)	2,57	0,33
Estimativa agrupada de quatro estudos[4,5,24,38] **da Revisão Sistemática de 2009**[25] ◆	Igual acima	Agrupado dos quatro estudos[4,5,24,38] acima	Agrupado dos quatro estudos[4,5,24,38] acima	0,85 (0,75, 0,92)	0,76 (0,68, 0,84)	3,54	0,20

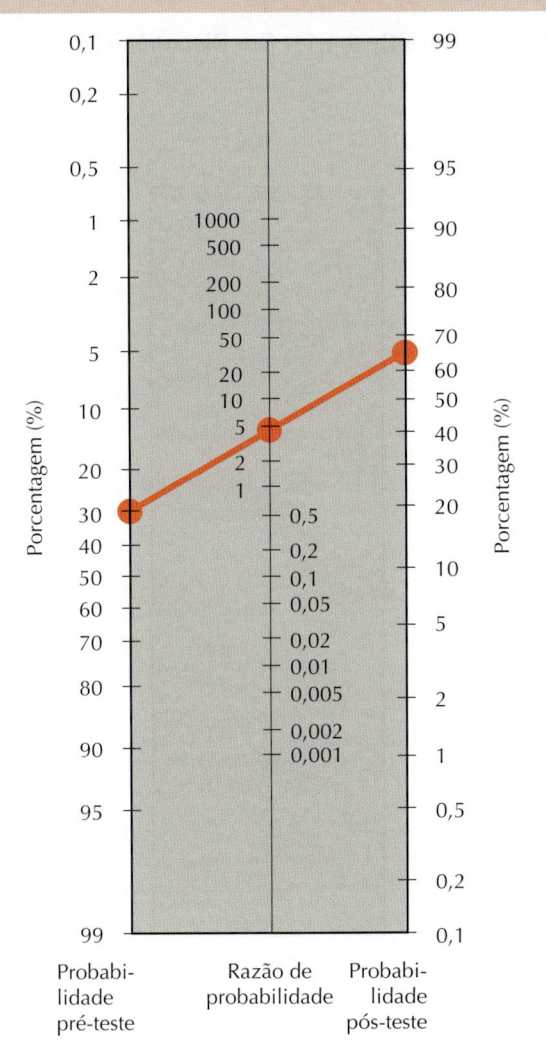

Figura 5-28

Nomograma representando as alterações de probabilidade pré-teste a pós-teste utilizando o conjunto de testes para detecção de disfunção sacroilíaca. Considerando uma probabilidade pré-teste de 33% e +RP de 4,16, a probabilidade pós-teste de que o paciente apresente disfunção sacroilíaca é de 67%. (Adaptada com permissão de Fagan TJ. Letter: Nomogram for Bayes theorem. *N Engl J Med.* 1975;293-257. Massachusetts Medial Society, 2005.)

Seguindo a Avaliação de McKenzie para Descartar Dor Discogênica

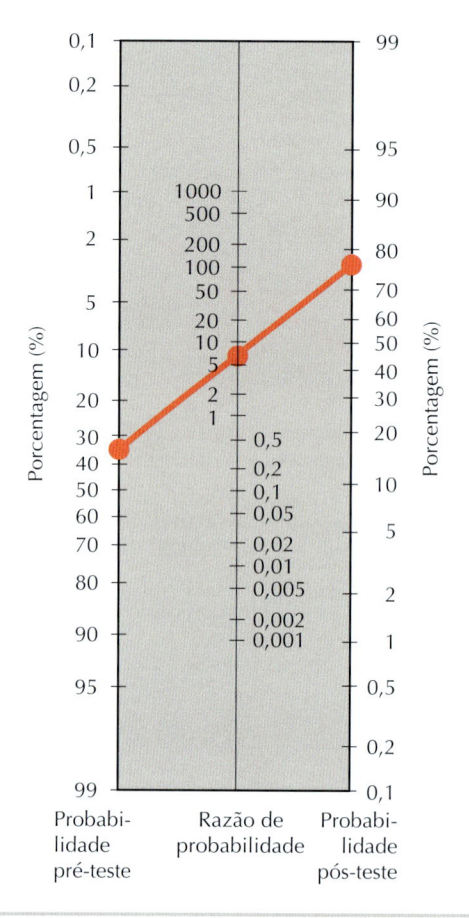

Figura 5-29
(Adaptada de Fagan TJ. Letter: Nomogram for Bayes theorem. *N Engl J Med.* 1975;293-257. Massachusetts Medial Society, 2005.)

Laslett et al.[5] avaliaram a utilidade diagnóstica do método de McKenzie para avaliação mecânica combinada com os seguintes testes sacroilíacos: *teste de distração, teste* thrust *da coxa, teste de Gaenslen, teste* thrust *sacral e teste de compressão*. A avaliação de McKenzie consistiu em flexão em pé, extensão em pé, deslizamento lateral direito e esquerdo, flexão em decúbito e extensão em decúbito. Os movimentos foram repetidos em séries de 10 e foram anotadas a centralização e periferalização. Se fosse determinado que movimentos repetidos resultassem em centralização, considerar-se-ia que o paciente apresentava dor de origem discogênica. Seguindo o emprego do método de McKenzie para descartar indivíduos com dor discogênica, em termos de utilidade diagnóstica, o conjunto desses testes apresentou sensibilidade de 0,91 (IC de 95% 0,62, 0,98), especificidade 0,87 (IC de 95% 0,68, 0,96), +RP de 6,97 (IC de 95% 2,16, 8,39), –RP 0,11 (IC de 95% 0,02, 0,44).

Identificando Pacientes Propensos a se Beneficiar da Manipulação Espinal

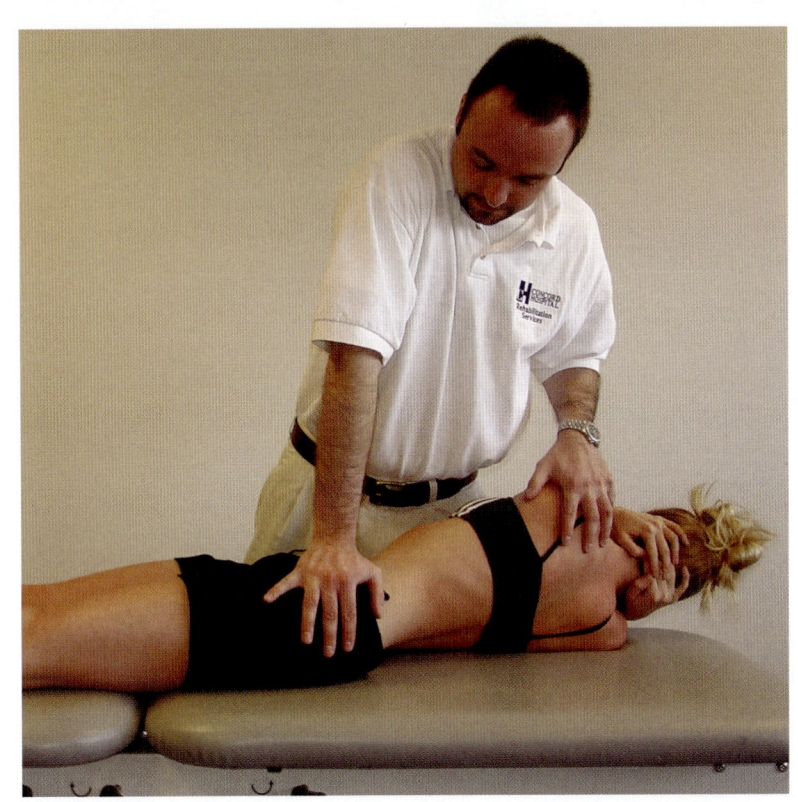

Figura 5-30

Técnica de manipulação espinal utilizada por Flynn et al. O paciente é virado passivamente para o lado a ser manipulado (distante do terapeuta). O terapeuta então rotaciona o paciente para longe do lado a ser manipulado (em direção ao terapeuta) e aplica um impulso rápido através da EIAS em direção posteroinferior. (De Flynn T, Fritz J, Whitman J, et al. A clinical prediction rule for classifying patients with low back pain who demonstrate short-term improvement with spinal manipulation. *Spine*. 2002;27:2835-2843.)

Flynn et al.[1] investigaram os efeitos da técnica de manipulação espinal em uma população heterogênea de pacientes com dor lombar. Os autores identificaram diversas variáveis que estavam associadas com resultado favorável após a manipulação. Uma equação de regressão logística foi empregada para identificar um conjunto de sinais e sintomas que levavam a uma regra de predição clínica que poderia melhorar significativamente a probabilidade de se identificar pacientes que atingiriam resultado favorável com manipulação espinal. Cinco variáveis formam a regra de predição clínica: (1) sintomas por menos de 16 dias, (2) ausência de sintomas distalmente ao joelho, (3) hipomobilidade na espinha lombar, (4) escore de subescala de trabalho FABQ menor que 19 e (5) pelo menos um quadril com mais que 35 graus de amplitude de movimento em rotação interna.

Childs et al.[39] testaram a validade da regra de predição clínica quando aplicada em uma população separada de pacientes e por uma variedade de clínicos com diversos níveis de experiência clínica praticando em diferentes cenários. Pacientes consecutivos com dor lombar eram randomizados para receber manipulação espinal ou um programa de estabilização lombar. Os resultados do estudo demonstraram que pacientes que satisfizeram a regra de predição clínica e que receberam manipulação espinal apresentaram resultados significativamente melhores em comparação com pacientes que não atendiam à regra de predição clínica, mas que ainda assim foram submetidos à manipulação espinal, e com que o grupo que satisfazia os critérios de predição clínica que receberam exercícios de estabilização lombar.

Para deixar o uso da regra de predição clínica mais prático em um ambiente de atendimento inicial, Fritz et al.[40] testaram uma versão abreviada consistindo apenas em fatores de acuidade e localização de sintomas. Noventa e dois por cento dos pacientes com dor lombar que atendiam a ambos os critérios apresentaram melhora significativa. Os resultados dos estudos de Childs et al.[39] e Fritz et al.[40] suportam os achados de Flynn et al.[1] e aumentam significativamente a confiança do clínico em empregar a regra de predição clínica na tomada de decisão acerca de pacientes individuais com dor lombar.

Identificando Pacientes Propensos a se Beneficiar da Manipulação Espinal (*continuação*)

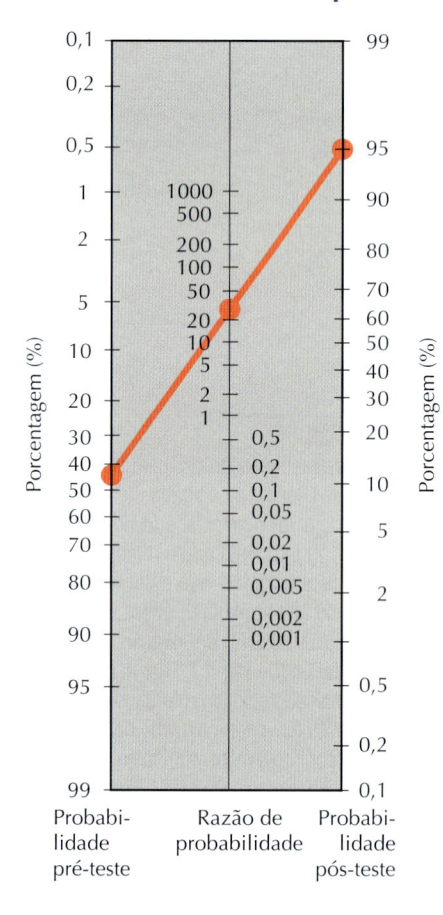

Probabi-
lidade
pré-teste

Razão de
probabilidade

Probabi-
lidade
pós-teste

Figura 5-31

Nomograma representando as mudanças de probabilidade pré-teste a pós-teste de que um paciente com dor lombar que atenda a quatro dos cinco critérios para a regra apresentaria resultado favorável após manipulação espinal.

A probabilidade pré-teste de que qualquer paciente com dor lombar responda favoravelmente à manipulação sacroilíaca foi determinada como sendo de 45%. Contudo, se o paciente apresentar quatro das cinco variáveis preditoras identificadas por Flynn et al.[1] (+RP 24), a probabilidade pós-teste de que esse paciente responda positivamente à manipulação espinal aumenta dramaticamente para 95%. (Adaptada de Fagan TJ. Letter: Nomogram for Bayes theorem. *N Engl J Med*. 1975;293-257. Massachusetts Medial Society, 2005.)

Teste e Qualidade do Estudo	Descrição e Achados Positivos	População	Padrão de Referência	Sensibi-lidade	Especi-ficidade	+RP
Sintomas por menos que 16 dias + Ausência de sintomas distalmente ao joelho + Hipomobilidade na espinha lombar + Escore da subescala de trabalho FABQ menor que 19 + Pelo menos um quadril com mais que 35 graus de amplitude de movimento em rotação interna[1] ◆	Pelo menos quatro dos cinco testes necessitam estar positivos	71 pacientes com dor lombar	Redução de 50% ou mais na disfunção relacionada à dor lombar dentro de uma semana conforme mensurada pelo questionário de Oswestry	0,63 (0,45 a 0,77)	0,97 (0,87 a 1,0)	24,38 (4,63 a 139,41)
Sintomas por menos que 16 dias + Ausência de sintomas distalmente ao joelho[40] ◆	Ambos os critérios devem ser atendidos	141 pacientes com dor lombar		0,56 (0,43, 0,67)	0,92 (0,84, 0,96)	7,2 (3,2, 16,1)

Medida de Resultado	Escore e Interpretação	Confiabilidade Teste-Reteste	DCIM
Índice de Disfunção de Oswestry (ODI)	Solicita-se que os usuários classifiquem a dificuldade em realizar 10 tarefas funcionais em uma escala de 0 a 5 com diferentes descritores para cada tarefa. Calcula-se um escore total de 100 por meio da soma de cada escore e do dobro do total. As respostas fornecem um escore entre 0 e 100, sendo os maiores valores representativos de maior disfunção	ICC = 0,91[41] ●	11[42]
Índice de Disfunção de Oswestry Modificado (ODI modificado)	Como acima, exceto pela substituição da questão sobre vida sexual por uma questão sobre trabalho/tarefas domésticas	ICC = 0,90[43] ●	6[43]
Questionário de Disfunção de Roland-Morris (RMDQ)	Solicita-se que os usuários respondam 23 ou 24 questões (dependendo da versão) sobre sua dor lombar e disfunção relacionada. O RMDQ é classificado por meio da adição dos números de itens assinalados pelos pacientes, sendo os maiores valores indicativos de maior disfunção	ICC = 0,91[44] ●	5[42]
Questionário de Crenças de Revogação por Receio (FABQ)	Solicita-se que os usuários classifiquem seu nível de concordância com sentenças acerca da crença sobre a relação entre atividade física, trabalho e sua dor lombar. O nível de concordância é respondido em uma escala tipo Likert variando de 0 (completa discordância) a 7 (completa concordância). O FABQ possui duas partes: uma subescala de trabalho de sete itens (FABQW) e uma subescala de atividade física de quatro itens (FABQPA). Cada escala é classificada separadamente, sendo os maiores escores representativos de maiores níveis de revogação por receio	FABQW: ICC = 0,82 FABQPA: ICC = 0,66[45] ●	Não disponível
Escala de Escore de Dor Numérico (NPRS)	Os usuários classificam seu nível de dor em uma escala de 11 pontos que varia de 0 a 10, sendo os maiores escores representativos de maior dor. Frequentemente se pergunta acerca da dor atual, dor mais leve, mais grave e média nas últimas 24 horas	ICCs = 0,72[46] ●	2[47,48]

DCIM, Diferença clinicamente importante mínima.

Estimativa de Qualidade dos Estudos de Confiabilidade para a Região Sacroilíaca Utilizando QAREL

	Flynn 200[21]	Dreyfuss 1996[2]	Maigne 1996[6]	Riddle 2002[9]	Toussaint 1999[10]	Van Kessel-Cobelens 2008[13]	O'Haire 2000[14]	Holmgren 2008[15]	Tong 2006[16]	Robinson 2007[18]
1. O teste foi avaliado em uma amostra de indivíduos que eram representativos daqueles nos quais os autores pretendiam que os resultados fossem aplicados?	S	S	S	S	S	S	S	S	S	S
2. O teste foi realizado por classificadores representativos daqueles nos quais os autores pretendiam que os resultados fossem aplicados?	S	S	S	S	S	S	S	S	S	S
3. Os classificadores estavam cegos aos achados de outros classificadores durante o estudo?	S	S	I	S	S	S	S	S	S	S
4. Os classificadores estavam cegos a seus próprios achados prévios do teste sendo avaliado?	N/A	N/A	N/A	N/A	N/A	N/A	S	N/A	N/A	N/A
5. Os classificadores estavam cegos aos resultados do padrão de referência para o problema (ou variável) sendo estudado?	N/A	N/A	I	N/A	N/A	N/A	N/A	N/A	N/A	N/A
6. Os classificadores estavam cegos à informação clínica que não se pretendesse fornecer como parte do procedimento de teste ou *design* do estudo?	I	I	I	I	I	S	I	I	I	S
7. Os classificadores estavam cegos a pistas adicionais que não fossem parte do teste?	I	I	I	I	I	S	I	S	I	I
8. A ordem dos exames foi variada?	I	N	I	S	I	S	S	S	I	S
9. O tempo de intervalo entre medidas repetidas foi compatível com a estabilidade (ou estabilidade teórica) da variável mensurada?	I	S	S	S	I	S	S	S	I	S
10. O teste foi aplicado corretamente e interpretado adequadamente?	S	S	S	S	S	S	S	S	S	S
11. Foram empregadas medidas estatísticas adequadas de concordância?	S	S	S	S	S	S	S	S	S	S
Resumo do Escore de Qualidade:	●	●	●	◆	●	◆	◆	◆	●	◆

S = sim, N = não, I = indefinido, N/A = não aplicável. ◆ Boa qualidade (S − N = 9 a 11) ● Qualidade razoável (S − N = 6 a 8) ■ Baixa qualidade (S − N ≤ 5).

Estimativa de Qualidade da Confiabilidade dos Estudos para a Região Sacroilíaca Utilizando QAREL

	Arab 2009[19]	Ozgocmen 2008[20]	Kokmeyer 2002[21]	Laslett 1994[23]	Carmichael 1987[30]	Meijne 1999[31]	Hungerford 2007[32]	Vincent-Smith 1999[35]	Toussaint 1999 (2)[36]	Lauridsen 2006[41]
1. O teste foi avaliado em uma amostra de indivíduos que eram representativos daqueles nos quais os autores pretendiam que os resultados fossem aplicados?	S	S	S	S	S	S	S	S	S	S
2. O teste foi realizado por classificadores representativos daqueles nos quais os autores pretendiam que os resultados fossem aplicados?	S	S	S	S	S	S	S	S	S	S
3. Os classificadores estavam cegos aos achados de outros classificadores durante o estudo?	S	S	S	S	S	S	I	S	S	N/A
4. Os classificadores estavam cegos a seus próprios achados prévios do teste sendo avaliado?	I	N/A	N/A	N/A	I	I	N/A	I	N/A	N
5. Os classificadores estavam cegos aos resultados do padrão de referência para o problema (ou variável) sendo estudado?	N/A	N/A	N/A	N/A	N/A	N/A	N/A	N/A	N/A	N/A
6. Os classificadores estavam cegos à informação clínica que não se pretendesse fornecer como parte do procedimento de teste ou *design* do estudo?	S	S	S	S	S	S	I	S	I	I
7. Os classificadores estavam cegos a pistas adicionais que não fossem parte do teste?	I	I	I	I	I	I	I	S	I	I
8. A ordem dos exames foi variada?	S	I	S	S	N	N	S	S	I	I
9. O tempo de intervalo entre medidas repetidas foi compatível com a estabilidade (ou estabilidade teórica) da variável mensurada?	S	S	S	S	S	S	S	S	I	S
10. O teste foi aplicado corretamente e interpretado adequadamente?	S	S	S	S	S	S	S	S	S	S
11. Foram empregadas medidas estatísticas adequadas de concordância?	S	S	S	S	S	S	S	S	S	S
Resumo do Escore de Qualidade:	◆	◆	◆	◆	●	●	●	◆	●	●

S = sim, N = não, I = indefinido, N/A = não aplicável. ◆ Boa qualidade (S − N = 9 a 11) ● Qualidade razoável (S − N = 6 a 8) ■ Baixa qualidade (S − N ≤ 5).

Região Sacroilíaca 5

Estimativa de Qualidade da Confiabilidade dos Estudos para a Região Sacroilíaca Utilizando QAREL

	Fritz 2001[43]	Brouwer 2004[44]	Grotle 2006[45]	Li 2007[46]	Cook 2007[37]					
1. O teste foi avaliado em uma amostra de indivíduos que eram representativos daqueles nos quais os autores pretendiam que os resultados fossem aplicados?	S	S	S	S	S					
2. O teste foi realizado por classificadores representativos daqueles nos quais os autores pretendiam que os resultados fossem aplicados?	S	S	S	S	S					
3. Os classificadores estavam cegos aos achados de outros classificadores durante o estudo?	N/A	N/A	N/A	S						
4. Os classificadores estavam cegos a seus próprios achados prévios do teste sendo avaliado?	N	N	N	N	N/A					
5. Os classificadores estavam cegos aos resultados do padrão de referência parao problema (ou variável) sendo estudado?	N/A	N/A	N/A	N/A	N/A					
6. Os classificadores estavam cegos à informação clínica que não se pretendesse fornecer como parte do procedimento de teste ou *design* do estudo?	I	I	I	I	S					
7. Os classificadores estavam cegos a pistas adicionais que não fossem parte do teste?	I	I	I	I	I					
8. A ordem dos exames foi variada?	I	I	I	I	I					
9. O tempo de intervalo entre medidas repetidas foi compatível com a estabilidade (ou estabilidade teórica) da variável mensurada?	S	S	S	S	S					
10. O teste foi aplicado corretamente e interpretado adequadamente?	S	S	S	S	S					
11. Foram empregadas medidas estatísticas adequadas de concordância?	S	S	S	S	S					
Resumo do Escore de Qualidade:	●	●	●	●	◆					

S = sim, N = não, I = indefinido, N/A = não aplicável. ◆ Boa qualidade (S – N = 9 a 11) ● Qualidade razoável (S – N = 6 a 8) ■ Baixa qualidade (S – N ≤ 5).

Avaliação da Qualidade dos Estudos Diagnósticos para a Região Sacroilíaca Utilizando QUADAS

	Russel 1981[27]	Blower 1984[28]	Dreyfuss 1996[2]	Broadhurst 1998[22]	Levangie 1999[34]	Laslett 2003[5]	Laslett 2005[4]	van der Wurff 2006[24]	Jung 2007[11]	Ozgocmen 2008[20]	Flynn 2002[1]	Fritz 2005[40]
1. O espectro de pacientes foi representativo dos pacientes que irão receber o teste na prática?	I	S	S	S	S	S	S	S	N	S	S	S
2. Os critérios de seleção foram claramente descritos?	N	N	N	S	S	S	S	S	S	S	S	S
3. O padrão de referência apresenta a possibilidade de classificar corretamente a condição almejada?	S	S	S	S	S	S	S	S	I	S	S	S
4. O período de tempo entre o padrão de referência e o teste inicial foi curto o suficiente para se ter certeza razoável de que a condição almejada não se alterou entre os dois testes?	I	I	I	S	I	S	S	S	I	S	S	S
5. A amostra inteira ou uma seleção aleatória da amostra recebeu verificação utilizando um padrão de referência de diagnóstico?	S	I	S	S	S	S	S	S	S	S	S	S
6. Os pacientes receberam o mesmo padrão de referência independentemente do resultado do teste inicial?	I	I	S	N	S	S	S	S	S	S	S	S
7. O padrão de referência foi independente do teste inicial (i.e., o teste inicial não fez parte do padrão de referência)?	S	S	S	S	S	S	S	S	S	S	S	S
8. A execução do teste inicial foi descrita com detalhes suficientes para permitir reprodução do teste?	S	N	S	S	S	S	S	S	N	S	S	S
9. A execução do padrão de referência foi descrita em detalhes suficientes para permitir sua reprodução?	N	I	S	S	S	S	S	S	S	S	S	S
10. Os resultados do teste inicial foram interpretados sem o conhecimento dos resultados do teste de referência?	I	N	S	S	N	S	S	S	I	S	S	S
11. Os resultados do padrão de referência foram interpretados sem conhecimento dos resultados do teste inicial?	I	I	I	N	S	S	S	S	I	I	S	I
12. Os mesmos dados clínicos estavam disponíveis quando os resultados do teste foram interpretados, como estiveram quando o teste foi utilizado na prática?	I	S	I	N	N	S	S	N	I	N	S	S
13. Os resultados não interpretados/intermediários do teste foram relatados?	N	I	S	S	S	S	S	S	N	S	S	S
14. As exclusões do estudo foram explicadas?	I	S	S	S	S	S	S	S	S	S	S	I
Resumo do Escore de Qualidade:	🟥	🟥	🟡	🟡	🟡	🔶	🔶	🔶	🟥	🔶	🔶	🔶

S = sim, N = não, I = indefinido, N/A = não aplicável. 🔶 Boa qualidade (S – N = 10 a 14) 🟡 Qualidade razoável (S – N = 5 a 9) 🟥 Baixa qualidade (S – N ≤ 4).

Avaliação da Qualidade de Estudos Diagnósticos para a Região Sacroilíaca Utilizando QUADAS

	Gutke 2009[26]	Young 2003[38]	Werner 2013[29]								
1. O espectro de pacientes foi representativo dos pacientes que irão receber o teste na prática?	S	S	S								
2. Os critérios de seleção foram claramente descritos?	S	N	S								
3. O padrão de referência apresenta a possibilidade de classificar corretamente a condição almejada?	I	S	S								
4. O período de tempo entre o padrão de referência e o teste inicial foi curto o suficiente para se ter certeza razoável de que a condição almejada não se alterou entre os dois testes?	S	I	I								
5. A amostra inteira ou uma seleção aleatória da amostra recebeu verificação utilizando um padrão de referência de diagnóstico?	N	N	N								
6. Os pacientes receberam o mesmo padrão de referência independentemente do resultado do teste inicial?	N	N	S								
7. O padrão de referência foi independente do teste inicial (i.e., o teste inicial não fez parte do padrão de referência)?	S	S	S								
8. A execução do teste inicial foi descrita com detalhes suficientes para permitir reprodução do teste?	S	S	S								
9. A execução do padrão de referência foi descrita em detalhes suficientes para permitir sua reprodução?	S	S	S								
10. Os resultados do teste inicial foram interpretados sem o conhecimento dos resultados do teste de referência?	I	S	S								
11. Os resultados do padrão de referência foram interpretados sem conhecimento dos resultados do teste inicial?	I	S	S								
12. Os mesmos dados clínicos estavam disponíveis quando os resultados do teste foram interpretados, como estiveram quando o teste foi utilizado na prática?	I	I	I								
13. Os resultados não interpretados/ intermediários do teste foram relatados?	S	N	N								
14. As exclusões do estudo foram explicadas?	S	I	S								
Resumo do Escore de Qualidade:	●	●	●								

S = sim, N = não, I = indefinido, N/A = não aplicável. ◆ Boa qualidade (S – N = 10 a 14) ● Qualidade razoável (S – N = 5 a 9) ■ Baixa qualidade (S – N ≤ 4).

1. Flynn T, Fritz J, Whitman J, et al. A clinical prediction rule for classifying patients with low back pain who demonstrate short-term improvement with spinal manipulation. *Spine*. 2002;27:2835-2843.

2. Dreyfuss P, Michaelsen M, Pauza K, et al. The value of medical history and physical examination in diagnosing sacroiliac joint pain. *Spine*. 1996;21: 2594-2602.

3. Laslett M. Pain provocation tests for diagnosis of sacroiliac joint pain. *Aust J Physiother*. 2006;52:229.

4. Laslett M, Aprill CN, McDonald B, Young SB. Diagnosis of sacroiliac joint pain: validity of individual provocation tests and composites of tests. *Man Ther*. 2005;10:207-218.

5. Laslett M, Young SB, Aprill CN, McDonald B. Diagnosing painful sacroiliac joints: a validity study of a McKenzie evaluation and sacroiliac provocation tests. *Aust J Physiother*. 2003;49:89-97.

6. Maigne JY, Aivaliklis A, Pfefer F. Results of sacroiliac joint double block and value of sacroiliac pain provocation tests in 54 patients with low back pain. *Spine*. 1996;21:1889-1892.

7. Schwarzer AC, Aprill CN, Bogduk N. The sacroiliac joint in chronic low back pain. *Spine*. 1995;20: 31-37.

8. Cibulka MT, Delitto A, Koldehoff RM. Changes in innominate tilt after manipulation of the sacroiliac joint in patients with low back pain. An experimental study. *Phys Ther*. 1988;68:1359-1363.

9. Riddle DL, Freburger JK. Evaluation of the presence of sacroiliac joint region dysfunction using a combination of tests: a multicenter intertester reliability study. *Phys Ther*. 2002;82:772-781.

10. Toussaint R, Gawlik CS, Rehder U, Ruther W. Sacroiliac dysfunction in construction workers. *J Manipulative Physiol Ther*. 1999;22:134-138.

11. Jung JH, Kim HI, Shin DA, et al. Usefulness of pain distribution pattern assessment in decision-making for the patients with lumbar zygapophyseal and sacroiliac joint arthropathy. *J Korean Med Sci*. 2007;22: 1048-1054.

12. van der Wurff P, Buijs EJ, Groen GJ. Intensity mapping of pain referral areas in sacroiliac joint pain patients. *J Manipulative Physiol Ther*. 2006;29: 190-195.

13. van Kessel-Cobelens AM, Verhagen AP, Mens JM, et al. Pregnancy-related pelvic girdle pain: intertester reliability of 3 tests to determine asymmetric mobility of the sacroiliac joints. *J Manipulative Physiol Ther*. 2008;31:130-136.

14. O'Haire C, Gibbons P. Interexaminer and intra-examiner agreement for assessing sacroiliac anatomical landmarks using palpation and observation: pilot study. *Man Ther*. 2000;5:13-20.

15. Holmgren U, Waling K. Inter-examiner reliability of four static palpation tests used for assessing pelvic dysfunction. *Man Ther*. 2008;13:50-56.

16. Tong HC, Heyman OG, Lado DA, Isser MM. Interexaminer reliability of three methods of combining test results to determine side of sacral restriction, sacral base position, and innominate bone position. *J Am Osteopath Assoc*. 2006;106:464-468.

17. Potter NA, Rothstein JM. Intertester reliability for selected clinical tests of the sacroiliac joint. *Phys Ther*. 1985;65:1671-1675.

18. Robinson HS, Brox JI, Robinson R, et al. The reliability of selected motion and pain provocation tests for the sacroiliac joint. *Man Ther*. 2007;12: 72-79.

19. Arab AM, Abdollahi I, Joghataei MT, et al. Inter- and intra-examiner reliability of single and composites of selected motion palpation and pain provocation tests for sacroiliac joint. *Man Ther*. 2009;14:213-221.

20. Ozgocmen S, Bozgeyik Z, Kalcik M, Yildirim A. The value of sacroiliac pain provocation tests in early active sacroiliitis. *Clin Rheumatol*. 2008;10: 1275-1282.

21. Kokmeyer DJ, van der Wurff P, Aufdemkampe G, Fickenscher TC. The reliability of multitest regimens with sacroiliac pain provocation tests. *J Manipulative Physiol Ther*. 2002;25:42-48.

22. Broadhurst NA, Bond MJ. Pain provocation tests for the assessment of sacroiliac joint dysfunction. *J Spinal Disord*. 1998;11:341-345.

23. Laslett M, Williams M. The reliability of selected pain provocation tests for sacroiliac joint pathology. *Spine*. 1994;19:1243-1249.

24. van der Wurff P, Buijs EJ, Groen GJ. A multitest regimen of pain provocation tests as an aid to reduce unnecessary minimally invasive sacroiliac joint procedures. *Arch Phys Med Rehabil*. 2006;87:10-14.

25. Szadek KM, van der Wurff P, van Tulder MW, et al. Diagnostic validity of criteria for sacroiliac joint pain: a systematic review. *J Pain*. 2009;10(4): 354-368.

26. Gutke A, Hansson ER, Zetherström G, Ostgaard HC. Posterior pelvic pain provocation test is negative in patients with lumbar herniated discs. *Eur Spine J*. 2009;18(7):1008-1012.

27. Russel AS, Maksymowych W, LeClercq S. Clinical examination of the sacroiliac joints: a prospective study. *Arthritis Rheum*. 1981;24:1575-1577.

28. Blower PW, Griffin AJ. Clinical sacroiliac tests in ankylosing spondylitis and other causes of low back pain—2 studies. *Ann Rheum Dis*. 1984;43:192-195.

29. Werner CML, Hoch A, Gautier L, et al. Distraction test of the posterior superior iliac spine (PSIS) in the diagnosis of sacroiliac joint arthropathy. *BMC Surg*. 2013;13:52.

30. Carmichael JP. Inter- and intra-examiner reliability of palpation for sacroiliac joint dysfunction. *J Manipulative Physiol Ther*. 1987;10:164-171.

31. Meijne W, van Neerbos K, Aufdemkampe G, van der Wurff P. Intraexaminer and interexaminer reliability of the Gillet test. *J Manipulative Physiol Ther*. 1999; 22:4-9.

32. Hungerford BA, Gilleard W, Moran M, Emmerson C. Evaluation of the ability of physical therapists to palpate intrapelvic motion with the Stork test on the support side. *Phys Ther*. 2007;87:879-887.

Região Sacroilíaca

5

33. Herzog W, Read LJ, Conway PJ, et al. Reliability of motion palpation procedures to detect sacroiliac joint fixations. *J Manipulative Physiol Ther*. 1989;12: 86-92.

34. Levangie PK. Four clinical tests of sacroiliac joint dysfunction: the association of test results with innominate torsion among patients with and without low back pain. *Phys Ther*. 1999;79: 1043-1057.

35. Vincent-Smith B, Gibbons P. Inter-examiner and intra-examiner reliability of the standing flexion test. *Man Ther*. 1999;4:87-93.

36. Toussaint R, Gawlik CS, Rehder U, Ruther W. Sacroiliac joint diagnostics in the Hamburg Construction Workers Study. *J Manipulative Physiol Ther*. 1999; 22:139-143.

37. Cook C, Massa L, Harm-Ernandes I, et al. Interrater reliability and diagnostic accuracy of pelvic girdle pain classification. *J Manipulative Physiol Ther*. 2007; 30(4):252-258.

38. Young S, Aprill C, Laslett M. Correlation of clinical examination characteristics with three sources of chronic low back pain. *Spine J*. 2003;3:460-465.

39. Childs JD, Fritz JM, Flynn TW, et al. A clinical prediction rule to identify patients with low back pain most likely to benefit from spinal manipulation: a validation study. *Ann Intern Med*. 2004;141: 920-928.

40. Fritz JM, Childs JD, Flynn TW. Pragmatic application of a clinical prediction rule in primary care to identify patients with low back pain with a good prognosis following a brief spinal manipulation intervention. *BMC Fam Pract*. 2005;6:29.

41. Lauridsen HH, Hartvigsen J, Manniche C, et al. Danish version of the Oswestry Disability Index for patients with low back pain. Part 1: Cross-cultural adaptation, reliability and validity in two different populations. *Eur Spine J*. 2006;15:1705-1716.

42. Lauridsen HH, Hartvigsen J, Manniche C, et al. Responsiveness and minimal clinically important difference for pain and disability instruments in low back pain patients. *BMC Musculoskelet Disord*. 2006; 7:82.

43. Fritz JM, Irrgang JJ. A comparison of a Modified Oswestry Disability Questionnaire and the Quebec Back Pain Disability Scale. *Phys Ther*. 2001;81: 776-788.

44. Brouwer S, Kuijer W, Dijkstra PU, et al. Reliability and stability of the Roland Morris Disability Questionnaire: intra class correlation and limits of agreement. *Disabil Rehabil*. 2004;26:162-165.

45. Grotle M, Brox JI, Vollestad NK. Reliability, validity and responsiveness of the fear-avoidance beliefs questionnaire: methodological aspects of the Norwegian version. *J Rehabil Med*. 2006;38:346-353.

46. Li L, Liu X, Herr K. Postoperative pain intensity assessment: a comparison of four scales in Chinese adults. *Pain Med*. 2007;8:223-234.

47. Farrar JT, Berlin JA, Strom BL. Clinically important changes in acute pain outcome measures: a validation study. *J Pain Symptom Manage*. 2003;25: 406-411.

48. Farrar JT, Portenoy RK, Berlin JA, et al. Defining the clinically important difference in pain outcome measures. *Pain*. 2000;88:287-294.

Quadril e Pelve 6

História do Paciente	
Queixas	• Diversas queixas parecem ser úteis na identificação de condições patológicas específicas do quadril. Uma queixa subjetiva de "estalo no quadril" é fortemente associada a rupturas labiais acetabulares. • Relatos de "dor constante na coluna inferior/nádegas" e "dor ipsolateral na virilha" são moderadamente úteis no diagnóstico de osteoartrite (OA) do quadril.
Exame Físico	
Medidas de Amplitude de Movimento	• A mensuração da amplitude de movimento do quadril tem sido consistentemente demonstrada como altamente confiável e, quando limitada a três planos, pode ser razoavelmente útil na identificação de OA do quadril (+RP [razão de probabilidade] = 4,5 a 4,7). • A avaliação da dor durante mensurações de amplitude de movimento pode ser útil em identificar tanto a OA quanto as condições patológicas de tendão lateral. A dor na lateral do quadril durante a abdução passiva é fortemente sugestiva de desordens patológicas de tendão lateral (+RP = 8,3), enquanto a dor na virilha durante abdução ou adução ativa do quadril é moderadamente sugestiva de OA (+RP = 5,7). • A abdução limitada do quadril em crianças também pode ser muito útil em identificar displasia ou instabilidade do quadril.
Avaliação da Força	• A avaliação da força muscular do quadril tem sido demonstrada como razoavelmente confiável, contudo parece ser menos útil na identificação de condições patológicas de tendão lateral do que relatos de dor durante testes resistidos, especialmente dos músculos glúteo mínimo e médio (+RP = 3,27). • De forma similar, um relato de dor posterior durante agachamento também é razoavelmente útil em identificar OA do quadril (+RP = 6,1). • Embora seja menos confiável que os testes de força, o teste de Trendelenburg também é moderadamente útil na identificação de condições patológicas de tendão lateral e de rupturas do glúteo médio (+RP = 3,2 a 3,6).
Testes Especiais	• Geralmente, testes especiais do quadril não têm sido demonstrados como especialmente úteis na identificação de condições patológicas específicas do quadril. O teste de Patrick (FABER), teste de flexão-rotação interna-adução (FADIR) e o teste de *scour* parecem apresentar pouca utilidade diagnóstica. • Uma exceção é o teste de percussão-púbica-patelar, que é muito bom em detectar e descartar fraturas de quadril (+RP = 6,7 a 21,6, −RP = 0,07 a 0,14).
Combinações de Achados	• Pacientes com pelo menos quatro de cinco sinais e sintomas (agachamento agrava sintomas, dor lateral com flexão ativa do quadril, teste de *scour* com adução causa dor lateral no quadril ou na virilha, dor com extensão ativa do quadril e rotação interna passiva de 25 graus ou menos) apresentam alta probabilidade de possuir OA do quadril.

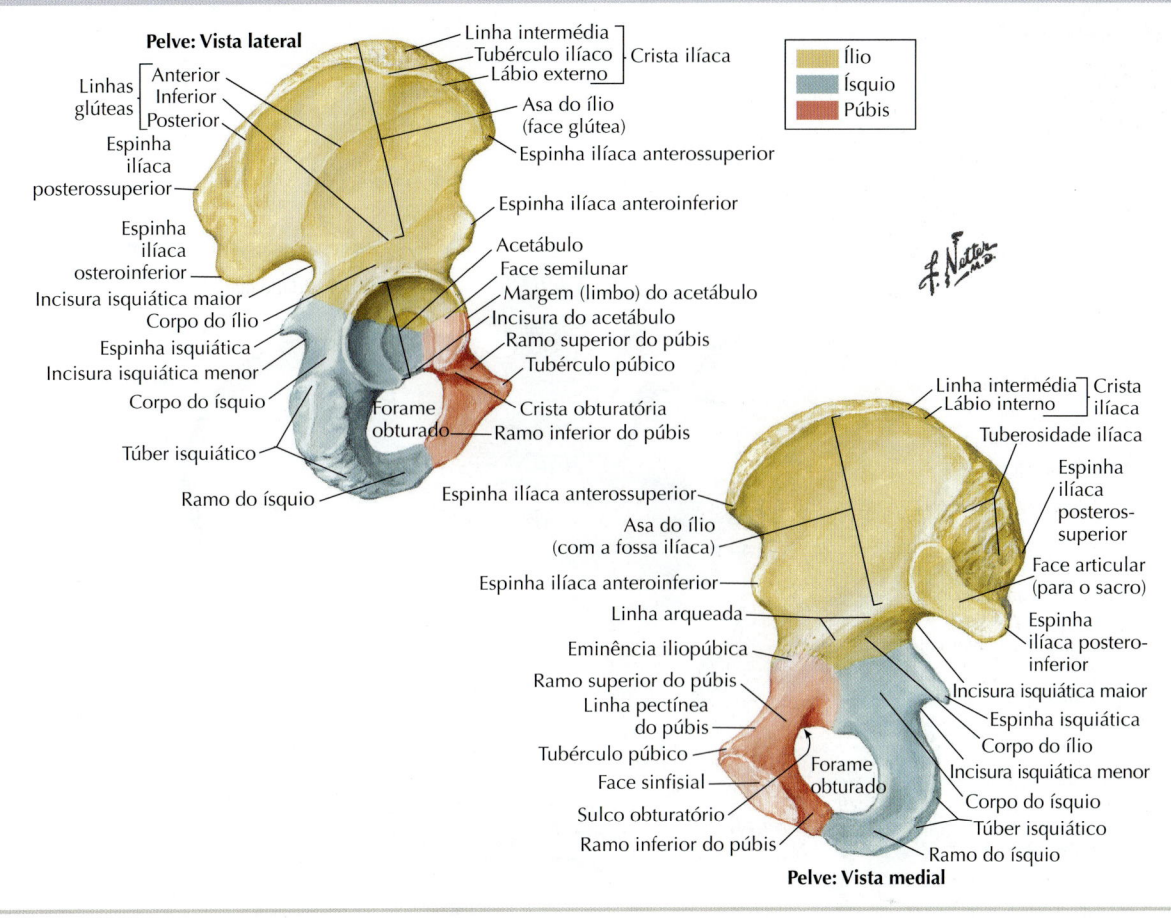

Figura 6-1
Osso do quadril (coxal).

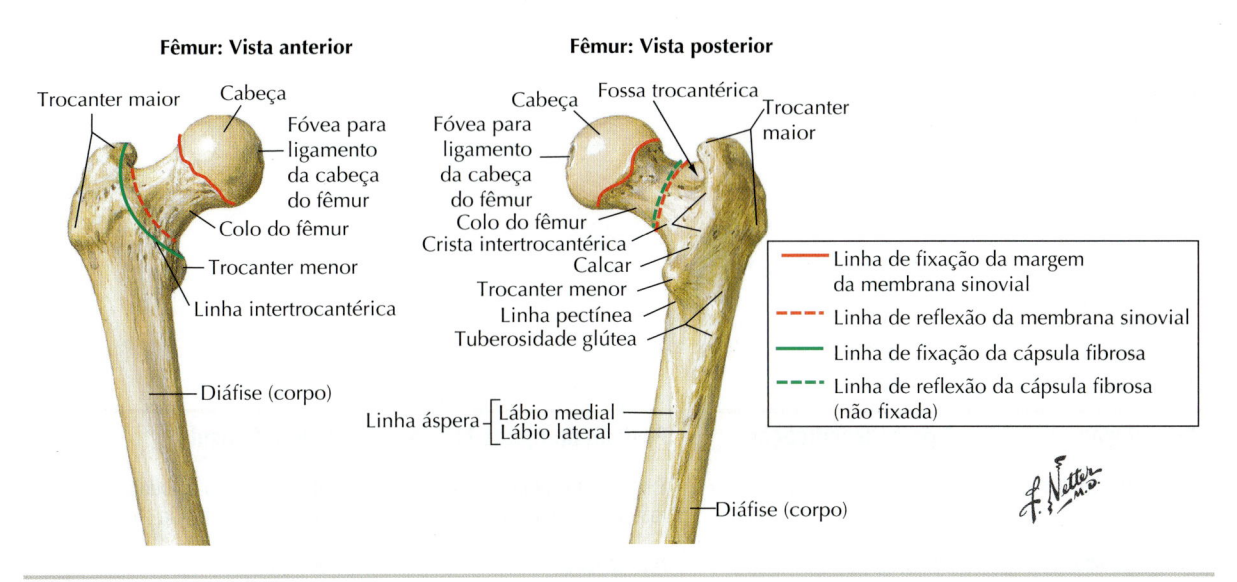

Figura 6-2
Fêmur.

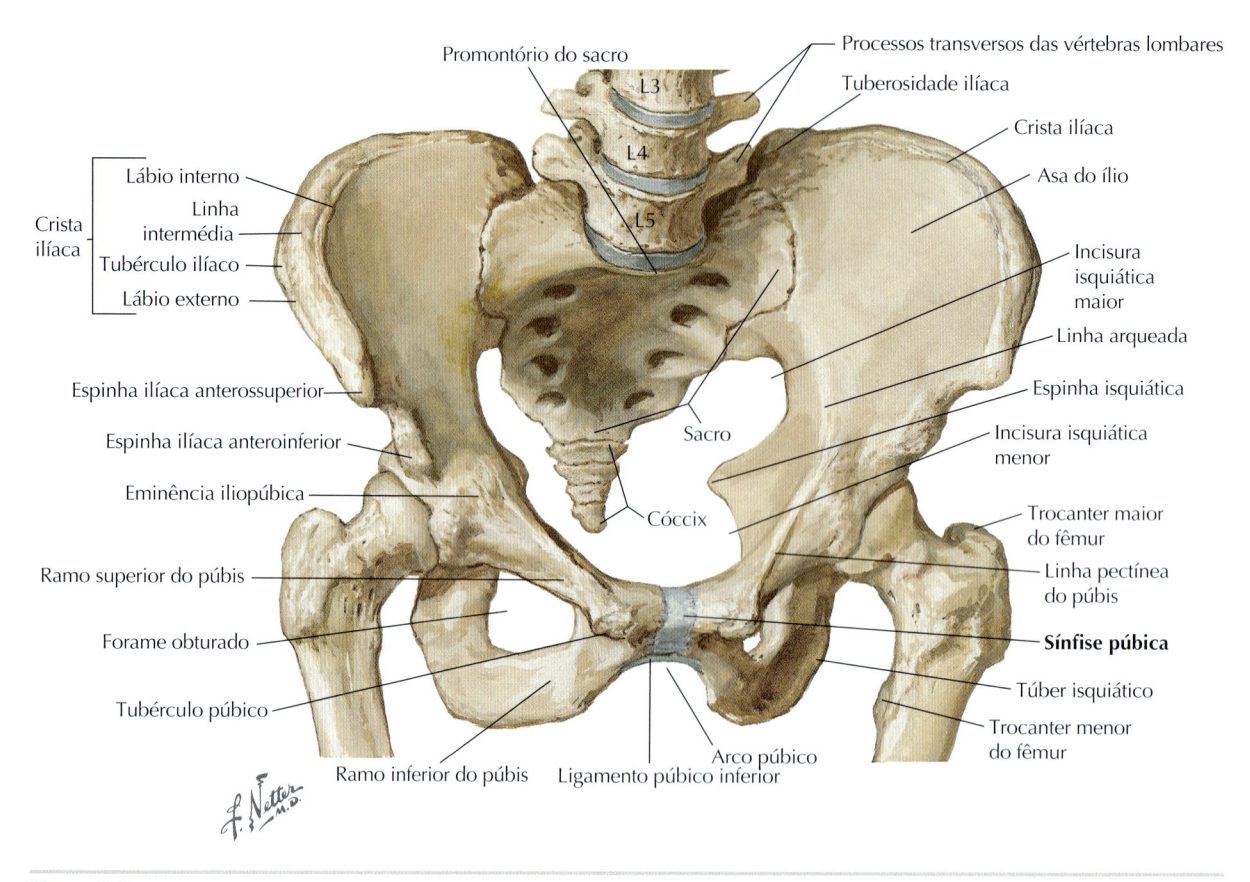

Figura 6-3
Articulações do quadril e da pelve.

Articulação	Tipo e Classificação	Posição de Ajuste Máximo	Padrão Capsular
Femoroacetabular	Sinovial: Esferoidal	Extensão máxima, alguma rotação interna e abdução	Rotação interna e abdução maiores que a flexão e extensão
Sínfise púbica	Anfiartrose	Não aplicável	Não aplicável
Sacroilíaca	Sinovial: Plana	Não documentada	Não documentada

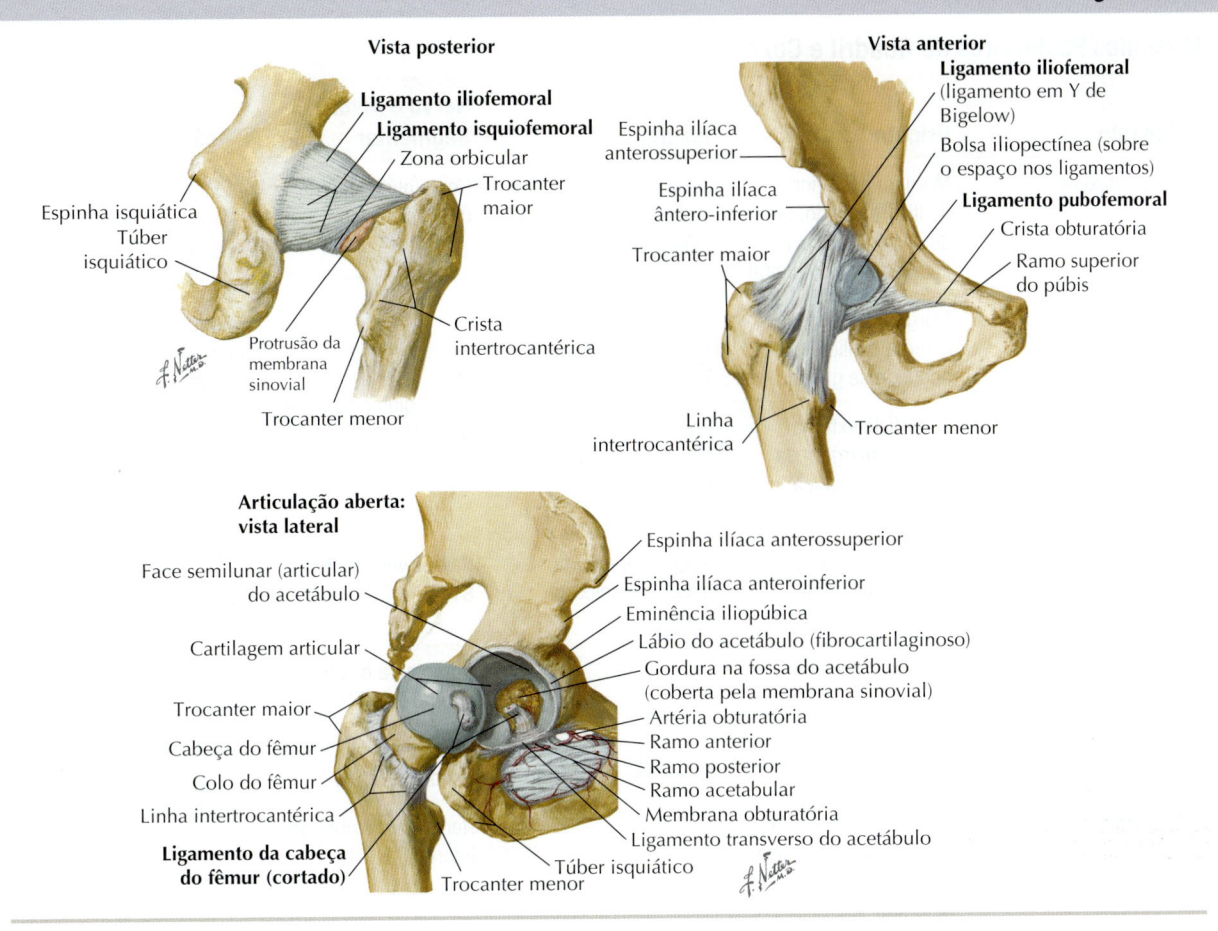

Figura 6-4
Ligamentos do quadril e pelve.

Ligamentos do Quadril	Inserções	Função
Iliofemoral	Espinha ilíaca anteroinferior até a linha intertrocantérica do fêmur	Limita a extensão do quadril
Isquiofemoral	Acetábulo posteroinferior até o ápice do trocanter maior	Limita a rotação interna, externa e extensão
Pubofemoral	Crista obturatória do osso púbis, fundindo-se com a cápsula do quadril e ligamento iliofemoral	Limita a hiperabdução do quadril
Ligamento da cabeça do fêmur	Margem da incisura acetabular e ligamento transverso do acetábulo até a cabeça do fêmur	Forneceaporte sanguíneo para a cabeça do fêmur
Ligamentos da Sínfise Púbica	**Inserções**	**Função**
Ligamento superior do púbis	Conecta as regiões superiores das cristas púbicas direita e esquerda	Reforça a região superior da articulação
Ligamento inferior do púbis	Conecta as regiões inferiores das cristas púbicas direita e esquerda	Reforça a região inferior da articulação
Ligamento posterior do púbis	Conecta as regiões posteriores das cristas púbicas direita e esquerda	Reforça a região inferior da articulação

Músculos Posteriores do Quadril e Coxa

Músculo	Origem	Inserção	Nervo e Nível Segmentar	Ação
Glúteo máximo	Margem posterior do ílio, região dorsal do sacro e cóccix e ligamento sacrotuberal	Trato iliotibial da fáscia lata e tuberosidade glútea do fêmur	Nervo glúteo inferior (L5, S1, S2)	Extensão, rotação externa e alguma abdução da articulação do quadril
Glúteo médio	Margem superior externa do ílio e aponeurose glútea	Região lateral do trocanter maior do fêmur	Nervo glúteo superior (L5, S1)	Abdução do quadril e rotação interna; mantém o nível da pelve durante postura sobre um pé
Glúteo mínimo	Superfície externa do ílio e margem da incisura isquiática maior	Região anterior do trocanter maior do fêmur		
Piriforme	Região anterior do sacro e ligamento sacrotuberal	Região superior do trocanter maior do fêmur	Ramos ventrais de S1, S2	Rotação externa do quadril estendido, abdução do quadril flexionado; firma a cabeça do fêmur no acetábulo
Gêmeo superior	Espinha isquiática	Fossa trocantérica do fêmur	Nervo para o obturador interno (L5, S1)	
Gêmeo inferior	Túber isquiático		Nervo para o quadrado femoral (L5, S1)	
Obturador interno	Superfície interna da membrana obturatória, margem do forame obturado		Nervo para o obturador interno (L5, S1)	
Quadrado femoral	Margem lateral do túber isquiático	Tubérculo do quadrado do fêmur	Nervo para o quadrado femoral (L5, S1)	Rotação lateral do quadril; firma a cabeça do fêmur no acetábulo
Semitendíneo (jarrete)	Túber isquiático	Região superomedial da tíbia	Divisão tibial do nervo isquiático (L5, S1, S2)	Extensão do quadril, flexão do joelho, rotação medial do joelho em flexão
Semimembranáceo (jarrete)		Região posterior do côndilo medial da tíbia		
Bíceps femoral (jarrete)	Cabeça longa: túber isquiático Cabeça curta: linha áspera e linha supracondilar lateral do fêmur	Região lateral da cabeça da fíbula, côndilo lateral da tíbia	Cabeça longa: divisão tibial do nervo isquiático (L5, S1, S2) Cabeça curta: divisão fibular comum do nervo isquiático (L5, S1, S2)	Flexão do joelho, extensão do quadril e rotação externa do joelho quando este se encontra flexionado

Músculos Posteriores do Quadril e Coxa (*continuação*)

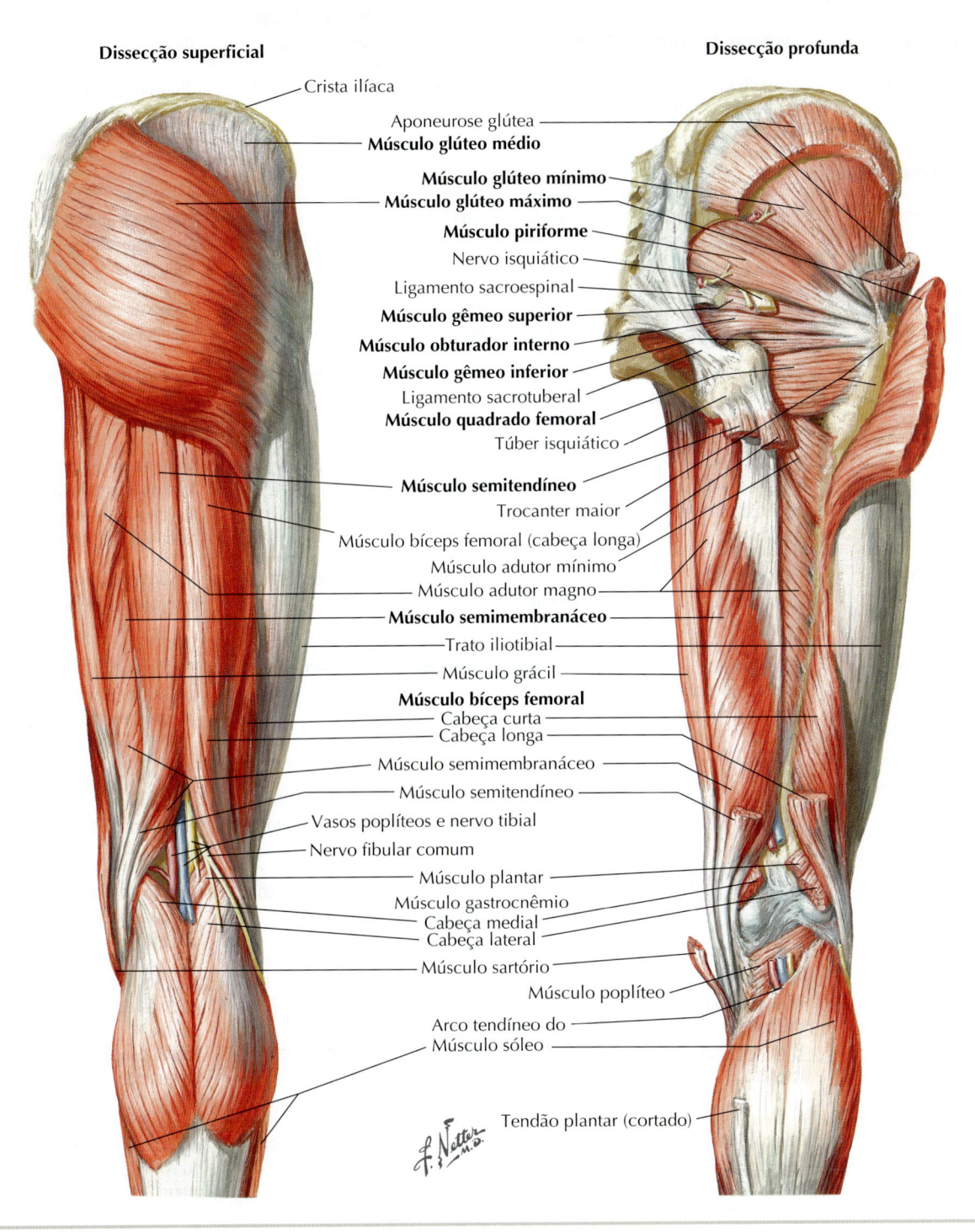

Dissecção superficial

Crista ilíaca

Aponeurose glútea

Músculo glúteo médio

Músculo glúteo mínimo

Músculo glúteo máximo

Músculo piriforme

Nervo isquiático

Ligamento sacroespinal

Músculo gêmeo superior

Músculo obturador interno

Músculo gêmeo inferior

Ligamento sacrotuberal

Músculo quadrado femoral

Túber isquiático

Músculo semitendíneo

Trocanter maior

Músculo bíceps femoral (cabeça longa)

Músculo adutor mínimo

Músculo adutor magno

Músculo semimembranáceo

Trato iliotibial

Músculo grácil

Músculo bíceps femoral

Cabeça curta

Cabeça longa

Músculo semimembranáceo

Músculo semitendíneo

Vasos poplíteos e nervo tibial

Nervo fibular comum

Músculo plantar

Músculo gastrocnêmio

Cabeça medial

Cabeça lateral

Músculo sartório

Músculo poplíteo

Arco tendíneo do

Músculo sóleo

Tendão plantar (cortado)

Dissecção profunda

Figura 6-5

Músculos do quadril e coxa: vistas posteriores.

6

Quadril e Pelve

Músculos Anteriores do Quadril e Coxa

Músculo	Inserção Proximal	Inserção Distal	Nervo e Nível Segmentar	Ação
Obturador externo	Margem do forame obturado e membrana obturatória	Fossa trocantérica do fêmur	Nervo obturatório (L3, L4)	Rotação externa do quadril; firma a cabeça do fêmur no acetábulo
Flexores do Quadril				
Psoas maior	Processos transversos das vértebras lombares	Trocanter menor do fêmur	L1-L4	Flexiona o quadril, auxilia a rotação externa e abdução
Psoas menor	Corpos laterais de T12-L1	Eminência iliopectínea e linha arqueada do ílio	L1-L2	Flexão da pelve na espinha lombar
Ilíaco	Fossa ilíaca superior, crista ilíaca e asa do sacro	Tendão lateral do músculo psoas maior e distal ao trocanter menor	Nervo femoral (L1-L4)	Flexiona o quadril, auxilia a rotação externa e abdução
Tensor da fáscia lata	Espinha ilíaca anterossuperior e região anterior da crista ilíaca	Trato iliotibial que se insere no côndilo lateral da tíbia	Nervo glúteo superior (L4, L5)	Abdução do quadril, rotação interna e flexão; auxilia a manutenção da extensão do joelho
Reto femoral	Espinha ilíaca anteroinferior	Base da patela e através do ligamento patelar até o a tuberosidade da tíbia	Nervo femoral (L2, L3, L4)	Flexão do quadril e extensão do joelho
Sartório	Espinha ilíaca anterossuperior e incisura imediatamente inferior	Região superomedial da tíbia	Nervo femoral (L2, L3)	Flexiona, abduz e rotaciona externamente o quadril; flexiona o joelho
Adutores				
Longo	Inferior à crista do púbis	Terço médio da linha áspera do fêmur	Nervo obturatório (L2, L3, L4)	Adução do quadril
Curto	Ramo inferior do púbis	Linha pectínea e linha áspera proximal do fêmur	Nervo obturatório (L2, L3, L4)	Adução do quadril e auxilia a extensão do quadril
Magno	Parte adutora: ramo inferior do púbis, ramo do ísquio Parte do jarrete: túber isquiático	Parte adutora: Tuberosidade glútea, linha áspera, linha supracondilar medial Parte do jarrete: tubérculo adutor do fêmur	Parte adutora: nervo obturatório (L2, L3, L4) Parte do jarrete: porção tibial do nervo isquiático (L4)	Adução do quadril Parte adutora: flexão do quadril Parte do jarrete: extensão do quadril
Grácil	Ramo inferior do púbis	Região superomedial da tíbia	Nervo obturatório (L2, L3)	Adução e flexão do quadril; auxilia a rotação interna do quadril
Pectíneo	Ramo superior do púbis	Linha pectínea do fêmur	Nervo femoral e nervo obturatório (L2, L3, L4)	Adução e flexão do quadril; auxilia a rotação interna do quadril

Músculos Anteriores do Quadril e Coxa (*continuação*)

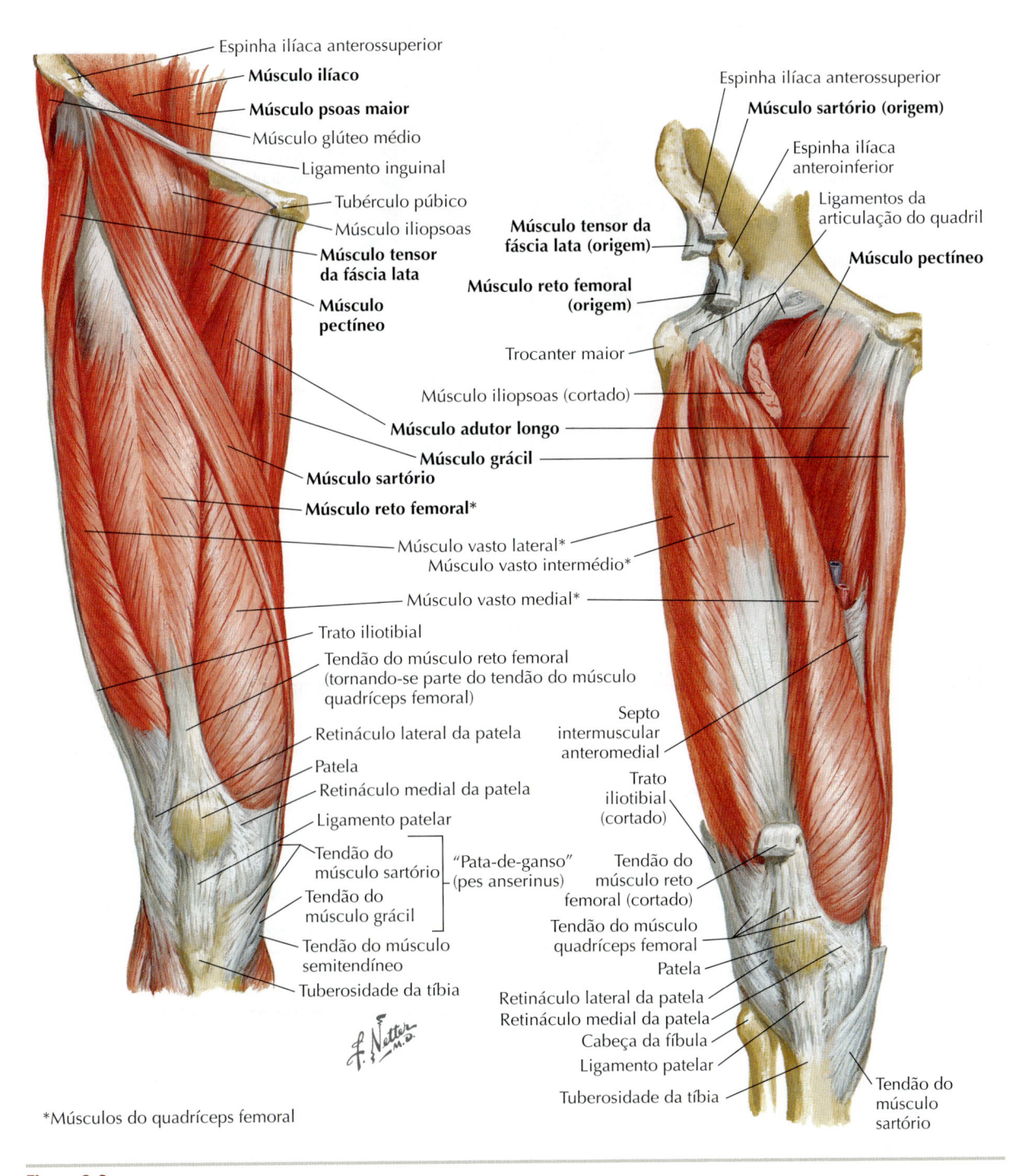

Espinha ilíaca anterossuperior
Músculo ilíaco
Músculo psoas maior
Músculo glúteo médio
Ligamento inguinal
Tubérculo púbico
Músculo iliopsoas
Músculo tensor da fáscia lata
Músculo pectíneo
Músculo adutor longo
Músculo grácil
Músculo sartório
Músculo reto femoral*
Músculo vasto lateral*
Músculo vasto intermédio*
Músculo vasto medial*
Trato iliotibial
Tendão do músculo reto femoral (tornando-se parte do tendão do músculo quadríceps femoral)
Retináculo lateral da patela
Patela
Retináculo medial da patela
Ligamento patelar
Tendão do músculo sartório
Tendão do músculo grácil
Tendão do músculo semitendíneo
Tuberosidade da tíbia
"Pata-de-ganso" (pes anserinus)

Espinha ilíaca anterossuperior
Músculo sartório (origem)
Espinha ilíaca anteroinferior
Ligamentos da articulação do quadril
Músculo tensor da fáscia lata (origem)
Músculo reto femoral (origem)
Músculo pectíneo
Trocanter maior
Músculo iliopsoas (cortado)
Septo intermuscular anteromedial
Trato iliotibial (cortado)
Tendão do músculo reto femoral (cortado)
Tendão do músculo quadríceps femoral
Patela
Retináculo lateral da patela
Retináculo medial da patela
Cabeça da fíbula
Ligamento patelar
Tuberosidade da tíbia
Tendão do músculo sartório

*Músculos do quadríceps femoral

Figura 6-6
Músculos da coxa: vista anterior.

Quadril e Pelve · 6

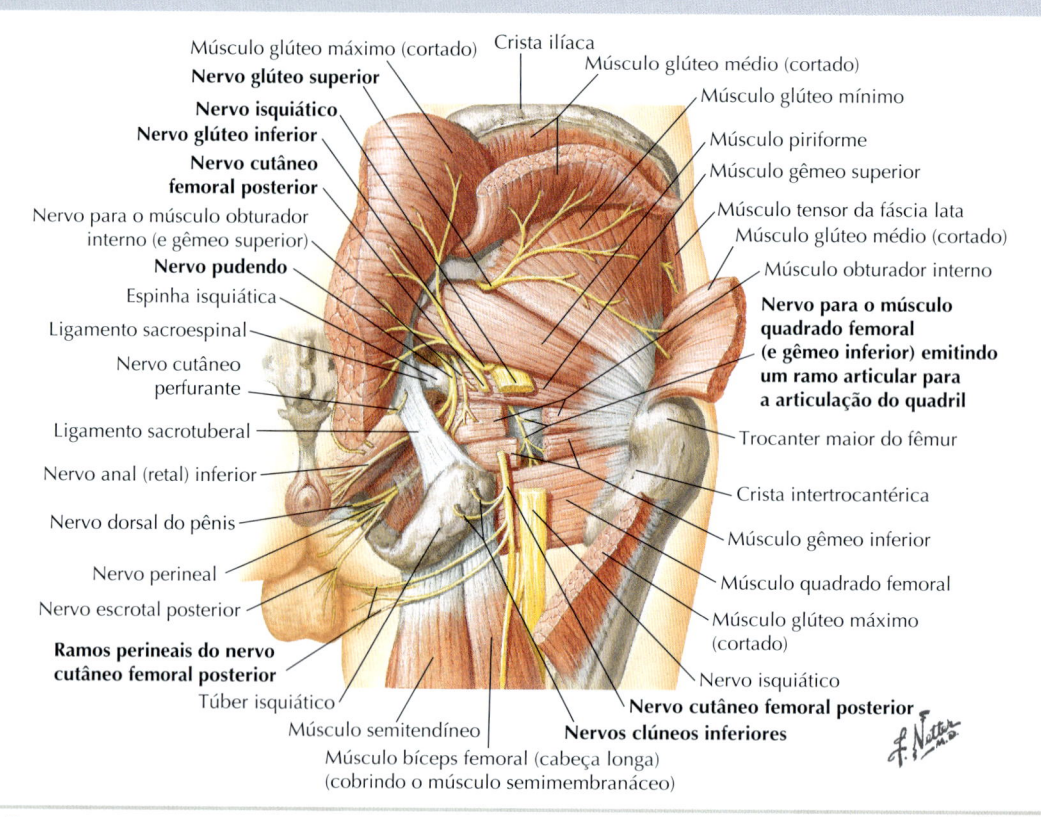

Figura 6-7
Nervos do quadril e glúteo.

Nervo	Nível Segmentar	Sensitivo	Motor
Obturatório	L2, L3, L4	Coxa medial	Adutor longo, adutor curto, adutor magno (parte adutora), grácil, obturador externo
Safeno	Nervo femoral	Perna medial e pé	Não motor
Femoral	L2, L3, L4	Coxa via nervos cutâneos	Ilíaco, sartório, quadríceps femoral, articular do joelho, pectíneo
Cutâneo femoral lateral	L2, L3	Coxa lateral	Não motor
Cutâneo femoral posterior	S2, S3	Coxa posterior	Não motor
Clúneo inferior	Ramos dorsais de L1, L2, L3	Região das nádegas	Não motor
Isquiático	L4, L5, S1, S2, S3	Articulação do quadril	Flexores do joelho e todos os músculos da perna e pé
Glúteo superior	L4, L5, S1	Não sensitivo	Glúteo médio, glúteo mínimo
Glúteo inferior	L5, S1, S2	Não sensitivo	Glúteo máximo, tensor da fáscia lata
Nervo para o m. quadrado femoral	L5, S1, S2	Não sensitivo	Quadrado femoral, gêmeo inferior
Pudendo	S2, S3, S4	Genitais	Músculos do períneo, esfíncter externo da uretra, esfíncter externo do ânus

Dissecção profunda

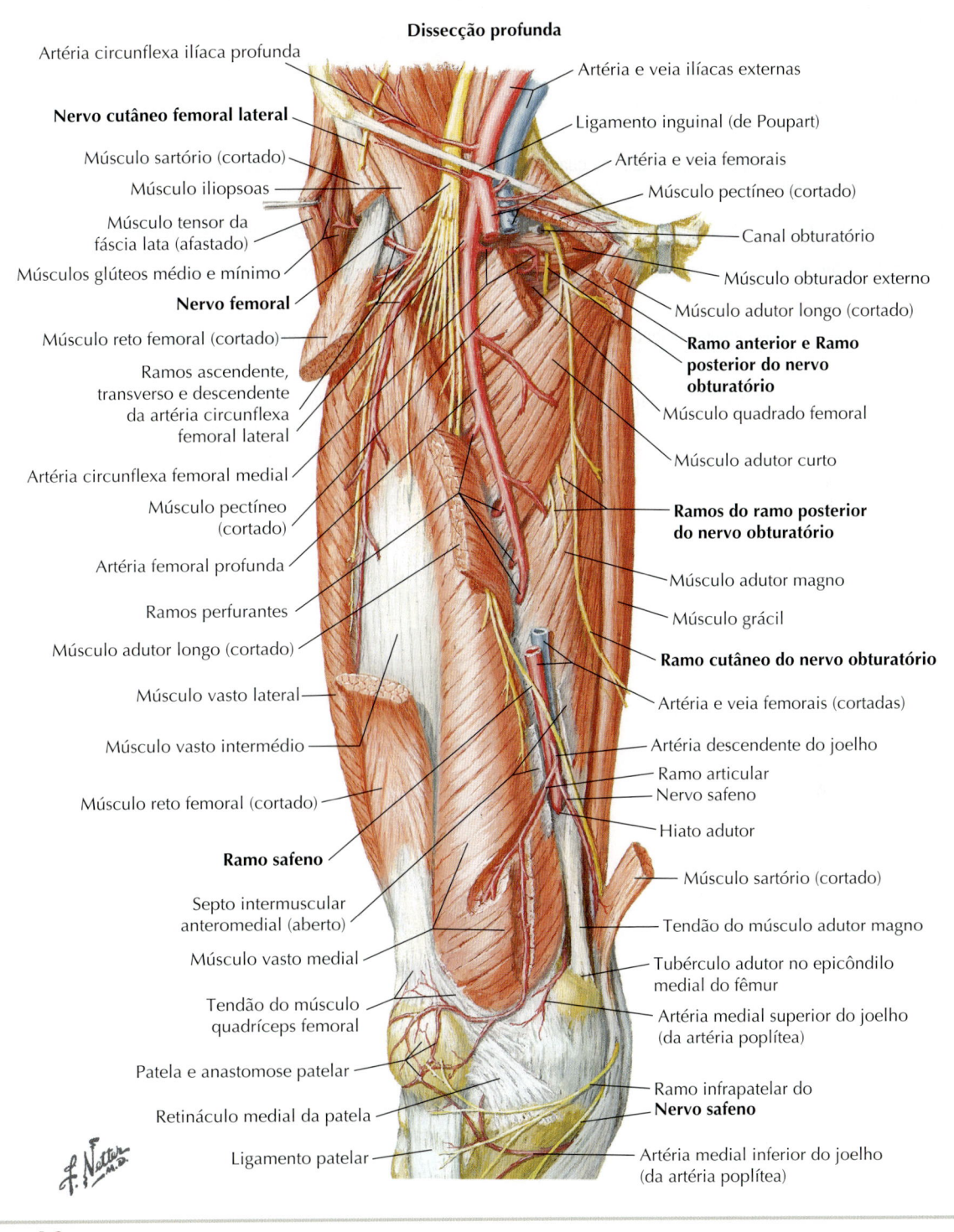

Artéria circunflexa ilíaca profunda

Nervo cutâneo femoral lateral

Músculo sartório (cortado)

Músculo iliopsoas

Músculo tensor da fáscia lata (afastado)

Músculos glúteos médio e mínimo

Nervo femoral

Músculo reto femoral (cortado)

Ramos ascendente, transverso e descendente da artéria circunflexa femoral lateral

Artéria circunflexa femoral medial

Músculo pectíneo (cortado)

Artéria femoral profunda

Ramos perfurantes

Músculo adutor longo (cortado)

Músculo vasto lateral

Músculo vasto intermédio

Músculo reto femoral (cortado)

Ramo safeno

Septo intermuscular anteromedial (aberto)

Músculo vasto medial

Tendão do músculo quadríceps femoral

Patela e anastomose patelar

Retináculo medial da patela

Ligamento patelar

Artéria e veia ilíacas externas

Ligamento inguinal (de Poupart)

Artéria e veia femorais

Músculo pectíneo (cortado)

Canal obturatório

Músculo obturador externo

Músculo adutor longo (cortado)

Ramo anterior e Ramo posterior do nervo obturatório

Músculo quadrado femoral

Músculo adutor curto

Ramos do ramo posterior do nervo obturatório

Músculo adutor magno

Músculo grácil

Ramo cutâneo do nervo obturatório

Artéria e veia femorais (cortadas)

Artéria descendente do joelho

Ramo articular

Nervo safeno

Hiato adutor

Músculo sartório (cortado)

Tendão do músculo adutor magno

Tubérculo adutor no epicôndilo medial do fêmur

Artéria medial superior do joelho (da artéria poplítea)

Ramo infrapatelar do **Nervo safeno**

Artéria medial inferior do joelho (da artéria poplítea)

Quadril e Pelve **6**

Figura 6-8
Nervos e artérias da coxa: vistas anteriores.

História	Hipótese Inicial
Relatos de dor na lateral da coxa. Dor exacerbada quando se transfere da posição sentada para de pé	Bursite do trocanter maior[1] Distensão muscular[2]
Idade acima de 60 anos. Relatos de dor e rigidez no quadril com possível irradiação na virilha	OA[3]
Relatos de estalo ou pinçamento na articulação do quadril. Dor exacerbada por flexão ou extensão máximas	Ruptura labial[4]
Relatos de lesão repetitiva ou de uso excessivo	Entorse/distensão muscular[2]
Dor latejante profunda no quadril ou virilha. Possível história de uso prolongado de corticosteroides	Necrose avascular[4]
Dor aguda na virilha. Frequentemente diagnosticada erroneamente por múltiplos examinadores	Impacto femoroacetabular (anterior)[5]
Dor na região glútea com irradiação para a região posterior da coxa e panturrilha	Síndrome do piriforme[6] Distensão do jarrete[2,4] Bursite isquiática[2]

Queixa do Paciente e Qualidade do Estudo	População	Padrão de Referência	Sensi-bilidade	Especi-ficidade	+RP	−RP
Dor na virilha[7] ◆	49 pacientes potencialmente cirúrgicos com dor no quadril	Dor intra-articular no quadril conforme definida por alívio maior que 50% com injeção intra-articular de anestésicos e corticosteroides	0,59 (0,41, 0,75)	0,14 (0,05, 0,33)	0,67 (0,48, 0,98)	3,0 (0,95, 9,4)
Pinçamento[7] ◆			0,14 (0,05, 0,33)	0,54 (0,35, 0,73)	1,39 (0,81, 2,4)	0,68 (0,36, 1,3)
Dor pungente ao se sentar[7] ◆			0,67 (0,48, 0,98)	0,54 (0,35, 0,73)	1,1 (0,58, 1,9)	0,95 (0,56, 1,6)
Ausência de dor na lateral da coxa[7] ◆			0,78 (0,59, 0,89)	0,36 (0,2, 0,57)	1,2 (0,84, 1,8)	0,61 (0,25, 1,5)
Dor constante na região lombar /nádegas[8] ◆	78 pacientes com dor unilateral na nádega, virilha ou coxa anterior	OA do quadril em radiografias utilizando a escala de Kellgren e Lawrence	0,52 (0,30, 0,74)	0,92 (0,80, 0,97)	6,4 (2,4, 17,4)	0,52 (0,33, 0,81)
Dor ipsolateral na virilha[8] ◆			0,29 (0,12, 0,52)	0,92 (0,80, 0,97)	3,6 (1,2, 11,0)	0,78 (0,59, 1,00)
O agachamento agrava os sintomas[8] ◆			0,76 (0,52, 0,91)	0,57 (0,42, 0,70)	1,8 (1,2, 2,6)	0,42 (0,19, 0,93)
Paciente se queixa de estalos no quadril[9] ●	18 pacientes com dor no quadril	Ruptura labial acetabular conforme determinada em artrografia por ressonância magnética	1,0 (0,48, 1,0)	0,85 (0,55, 0,98)	6,7	0,00

Quadril e Pelve — 6

Confiabilidade das Medidas de Amplitude de Movimento

Medidas e Qualidade do Estudo	Instrumentação	População	Confiabilidade Interexaminador
Rotação externa (sentado) Rotação interna (sentado) Rotação externa (supino) Rotação interna (supino) Flexão Abdução Adução Extensão[10] ◆	Goniômetro	6 pacientes com OA	Pré-padronização/pós-padronização: ICC = 0,55/0,80 ICC = 0,95/0,94 ICC = 0,87/0,80 ICC = 0,87/0,94 ICC = 0,91/0,91 ICC = 0,91/0,88 ICC = 0,72/0,56 ICC = N/A/0,66
Rotação interna Rotação externa Flexão Abdução Extensão (joelho flexionado) Extensão (joelho relaxado)[11] ●	Goniômetro (exceto a rotação com o inclinômetro)	22 pacientes com OA	ICC = 0,93 (0,83, 0,97) ICC = 0,96 (0,91, 0,99) ICC = 0,97 (0,93, 0,99) ICC = 0,94 (0,86, 0,98) ICC = 0,86 (0,67, 0,94) ICC = 0,89 (0,72, 0,95)
Flexão Abdução Adução Rotação externa Rotação interna Extensão[8] ●	Inclinômetro	78 pacientes com dor unilateral na nádega, virilha ou coxa anterior	ICC = 0,85 (0,64 a 0,93) ICC = 0,85 (0,68 a 0,93) ICC = 0,54 (−0,19 a 0,81) ICC = 0,77 (0,53 a 0,89) ICC = 0,88 (0,74 a 0,94) ICC = 0,68 (0,32 a 0,85)
Flexão passiva do quadril[12] ◆	Inclinômetro gravitacional	22 pacientes com OA do joelho e 17 indivíduos assintomáticos	ICC = 0,94 (0,89 a 0,97)
Flexão Extensão Abdução Adução Rotação externa Rotação interna Movimento máximo do quadril[13] ●	Goniômetro	25 indivíduos com OA do quadril verificada radiograficamente	ICC = 0,82 ICC = 0,94 ICC = 0,86 ICC = 0,50 ICC = 0,90 ICC = 0,90 ICC = 0,85
Flexão Rotação interna Rotação externa Abdução Extensão Adução[14] ●	Goniômetro	167 pacientes, 50 sem OA do quadril, 77 com OA unilateral do quadril, 40 com OA bilateral do quadril baseada em relatos radiológicos	ICC = 0,92 ICC = 0,90 ICC = 0,58 ICC = 0,78 ICC = 0,56 ICC = 0,62
Flexão do quadril, direito Flexão do quadril, esquerdo[15] ●	Goniômetro	106 pacientes com OA do quadril ou joelho confirmada por um reumatologista ou cirurgião ortopédico	ICC = 0,82 (0,26, 0,95) ICC = 0,83 (0,33, 0,96)
Rotação interna[16] ◆	Inclinômetro digital	25 indivíduos saudáveis	ICC = 0,93 (0,84, 0,97)
ICC, Coeficiente de correlação intraclasse; N/A, não aplicável.			

Confiabilidade das Medições da Amplitude de Movimento (*continuação*)

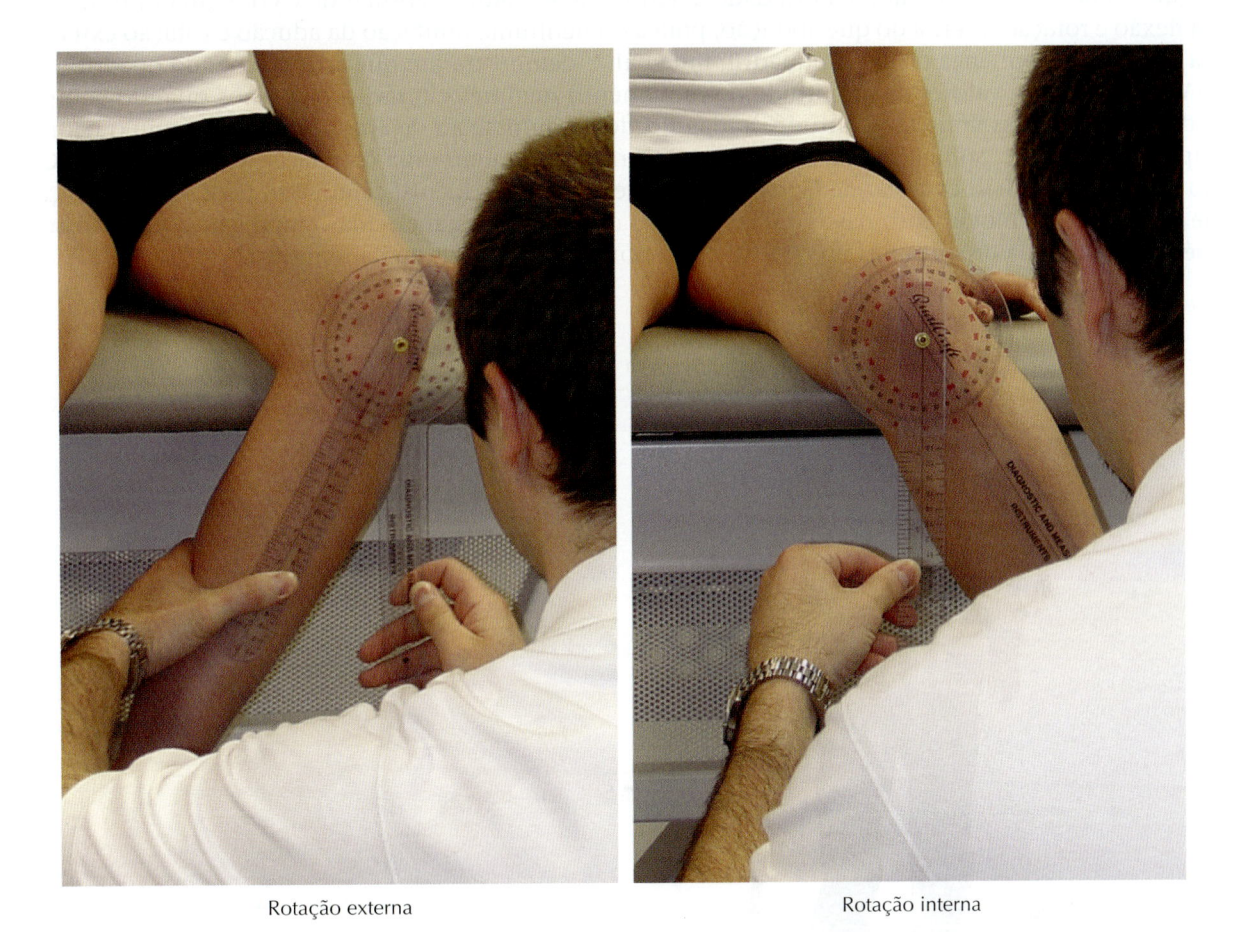

Rotação externa   Rotação interna

Figura 6-9
Mensuração de amplitude de movimento passivo.

Confiabilidade da Determinação do "end feel" Capsular e não Capsular

Medidas e Qualidade do Estudo	Descrição e Achado Positivo	População	Confiabilidade Intraexaminador
Teste de flexão[8] ●	A amplitude de movimento passivo máxima foi avaliada. O *end feel* foi dicotomizado em "capsular" (capsular inicial, espasmo, osso-sobre-osso) e "não capsular" (aproximação de tecido mole, bloqueio elástico e vazio, conforme determinado por Cyriax)	78 pacientes com dor unilateral na nádega, virilha ou coxa anterior	$\kappa = 0,21$ (−0,22, 0,64)
Teste de rotação interna[8] ●			$\kappa = 0,51$ (0,19, 0,83)
Teste de *scour*[8] ●			$\kappa = 0,52$ (0,08, 0,96)
Teste de Patrick (FABER)[8] ●			$\kappa = 0,47$ (0,12, 0,81)
Teste de flexão do quadril[8] ●			$\kappa = 0,52$ (0,09, 0,96)

Quadril e Pelve 6

Utilidade Diagnóstica do Padrão Capsular de Cyriax na Detecção da Osteoartrite

Alguns estudos[14,17] investigaram a utilidade diagnóstica do padrão capsular de Cyriax (maior limitação da flexão e rotação interna do que abdução, pouca ou nenhuma limitação da adução e rotação externa) na detecção da presença de OA no quadril. Bijl et al. [17] demonstraram que articulações do quadril com OA apresentavam valores de amplitude de movimento menores em todos os planos quando comparadas a articulações sem OA. Contudo, a magnitude das limitações de amplitude não seguiu o padrão capsular de Cyriax. Similarmente, Klässbo et al. [14] não detectaram uma correlação positiva entre a OA do quadril e o padrão capsular de Cyriax. De fato, esses autores identificaram 138 padrões de restrição de amplitude de movimento passivo dependendo das normas estabelecidas empregadas (quer fosse a média de ausência de sintomas no quadril ou as normas publicadas de Kaltenborn).

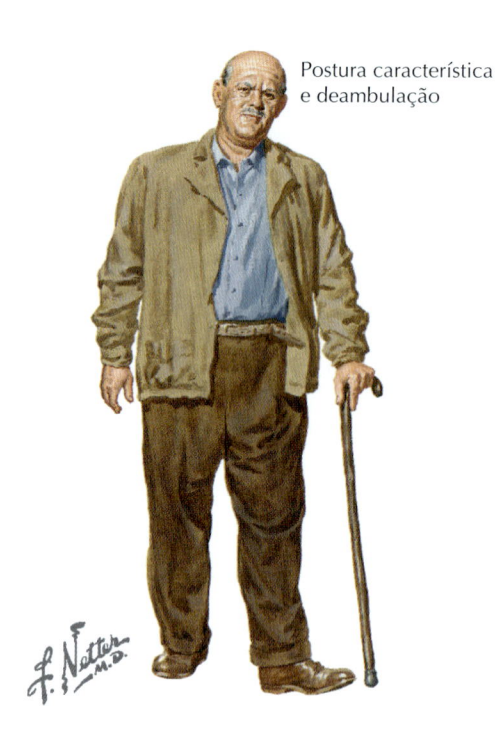

Postura característica e deambulação

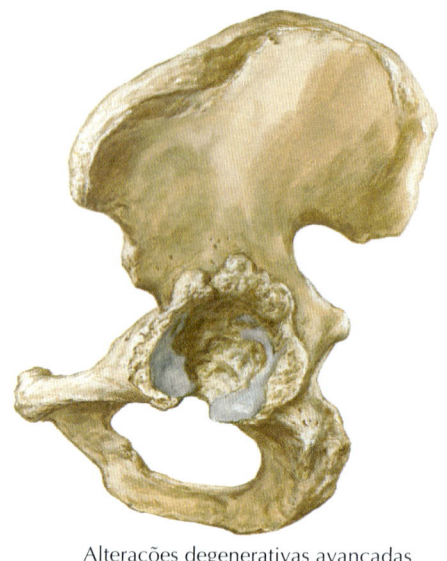

Alterações degenerativas avançadas no acetábulo

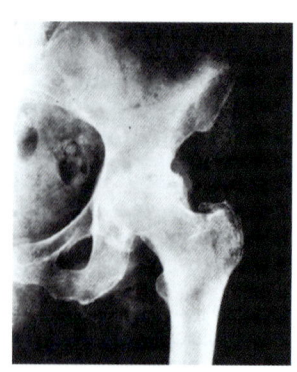

A radiografia do quadril demonstra degeneração típica da cartilagem e alterações ósseas secundárias com esporões nas margens do acetábulo

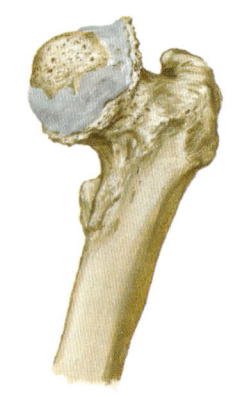

Erosão da cartilagem e deformidade da cabeça do fêmur

Figura 6-10

Envolvimento da articulação do quadril na osteoartrite.

Utilidade Diagnóstica da Dor e Limitação da Amplitude de Movimento

Teste e Qualidade do Estudo		População	Padrão de Referência	Sensibi-lidade	Especi-ficidade	+RP	−RP
Dor lateral com flexão ativa do quadril[8] ◆		78 pacientes com dor unilateral na nádega, virilha ou coxa anterior	OA do quadril em radiografias utilizando a escala de Kellgren e Lawrence	0,43 (0,23, 0,66)	0,88 (0,75, 0,95)	3,6 (1,5, 8,7)	0,65 (0,44, 0,94)
Rotação interna passiva de 25 graus ou menos[8] ◆				0,76 (0,52, 0,91)	0,61 (0,46, 0,74)	1,9 (1,3, 3,0)	0,39 (0,18, 0,86)
Dor com extensão ativa do quadril[8] ◆				0,52 (0,30, 0,74)	0,80 (0,66, 0,90)	2,7 (1,3, 5,3)	0,59 (0,37, 0,94)
Dor na virilha durante abdução ou adução ativa[8] ◆				0,33 (0,15, 0,57)	0,94 (0,83, 0,98)	5,7 (1,7, 18,6)	0,71 (0,52, 0,96)
Amplitude de movimento de rotação interna do quadril reduzida[18] ◆		40 pacientes com dor unilateral no quadril	Condição patológica do tendão lateral do quadril conforme observado em RM	0,43 (0,19, 0,70)	0,86 (0,42, 0,99)	3,00 (0,44, 20,31)	0,67 (0,40, 1,10)
Dor com rotação interna ativa do quadril[18] ◆				0,31 (0,10, 0,61)	0,86 (0,42, 0,99)	2,15 (0,29, 15,75)	0,81 (0,54, 1,22)
Dor com abdução passiva do quadril[18] ◆				0,59 (0,33, 0,82)	0,93 (0,49, 1,00)	8,31 (0,56, 123,88)	0,44 (0,24, 0,81)
Dor com rotação interna passiva do quadril[18] ◆				0,53 (0,27, 0,78)	0,86 (0,42, 0,99)	3,73 (0,57, 24,35)	0,54 (0,30, 0,98)
Número de planos com movimento restrito[19] ◆	0	195 pacientes apresentando episódios de dor no quadril pela primeira vez	Evidência radiográfica de OA leve a moderada	1,0	0,00	1,0	NA
	1			0,86	0,54	1,87	0,26
	2			0,57	0,77	2,48	0,56
	3			0,33	0,93	4,71	0,72
Número de planos com movimento restrito[19] ◆	0		Evidência radiográfica de OA severa	1,0	0,00	1,0	NA
	1			1,0	0,42	1,72	NA
	2			0,81	0,69	2,61	0,28
	3			0,54	0,88	4,5	0,52
Dor com amplitude de movimento passivo do quadril[20] ●		21 mulheres diagnosticadas com dor na cintura pélvica	Dor na cintura pélvica definida por: • Gravidez atual ou recente • Dor diária • Paciente aponta para a articulação da cintura pélvica como área dolorida • Dor durante um ou mais dos testes clínicos selecionados (elevação ativa da perna estendida, teste de Gaenslen, teste de compressão sacroilíaca, teste de distração sacroilíaca, teste do *thrust* da coxa)	0,55	1,0	Não definido	0,45

Quadril e Pelve

6

Utilidade Diagnóstica da Dor e Limitação da Amplitude de Movimento (*continuação*)

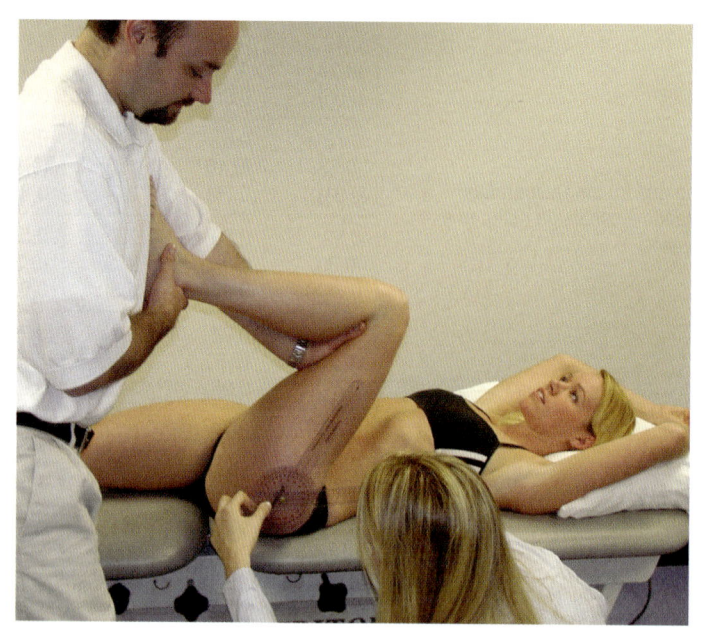

Flexão do quadril

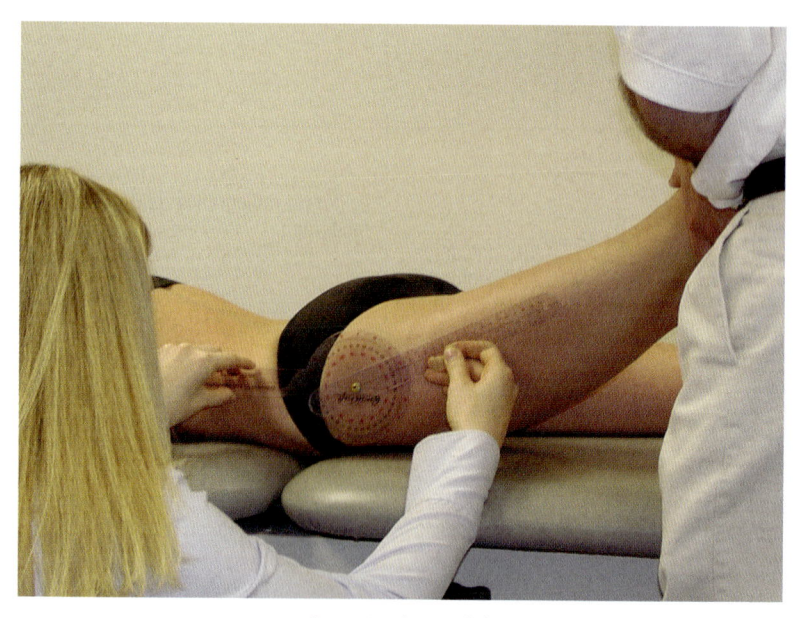

Extensão do quadril

Figura 6-11
Mensuração do amplitude de movimento passivo.

Utilidade Diagnóstica da Limitação da Amplitude de Movimento na Detecção de Necrose Avascular

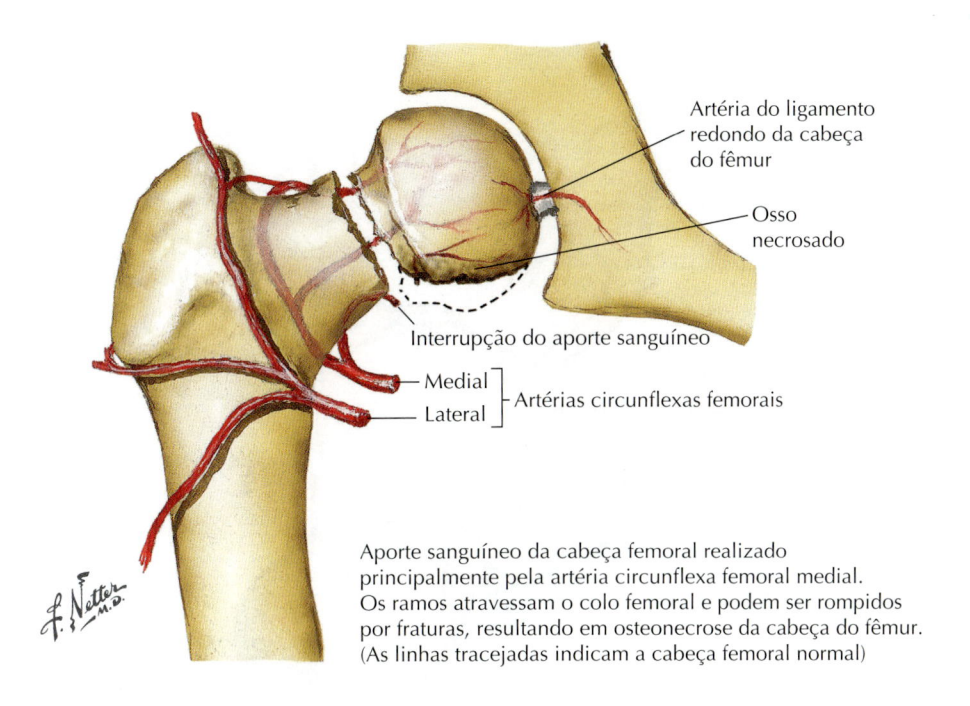

Artéria do ligamento redondo da cabeça do fêmur

Osso necrosado

Interrupção do aporte sanguíneo

Medial ⎤
Lateral ⎦ Artérias circunflexas femorais

Aporte sanguíneo da cabeça femoral realizado principalmente pela artéria circunflexa femoral medial. Os ramos atravessam o colo femoral e podem ser rompidos por fraturas, resultando em osteonecrose da cabeça do fêmur. (As linhas tracejadas indicam a cabeça femoral normal)

Figura 6-12
Osteonecrose.

Movimento e Achado e Qualidade do Estudo	População	Padrão de Referência	Sensibilidade	Especificidade	+RP	−RP
Amplitude de movimento de extensão passiva menor que 15 graus[21] ●	176 pacientes assintomáticos infectados pelo HIV	Confirmação da necrose avascular do quadril em exame de RM. Dez apresentavam necrose avascular	0,19 (0,00, 0,38)	0,92 (0,89, 0,95)	2,38	0,88
Amplitude de movimento de abdução passiva menor que 45 graus[21] ●			0,31 (0,09, 0,54)	0,85 (0,82, 0,89)	2,07	0,81
Amplitude de movimento de rotação interna passiva menor que 15 graus[21] ●			0,50 (0,26, 0,75)	0,67 (0,62, 0,72)	1,52	0,75
Amplitude de movimento de rotação externa passiva menor que 60 graus[21] ●			0,38 (0,14, 0,61)	0,73 (0,68, 0,77)	0,48	0,85
Dor durante rotação interna[21] ●			0,13 (0,00, 0,29)	0,86 (0,83, 0,89)	0,93	1,01

HIV, vírus da imunodeficiência humana; RM, ressonância magnética.

Utilidade Diagnóstica da Abdução Limitada do Quadril na Detecção de Displasia do Desenvolvimento em Bebês

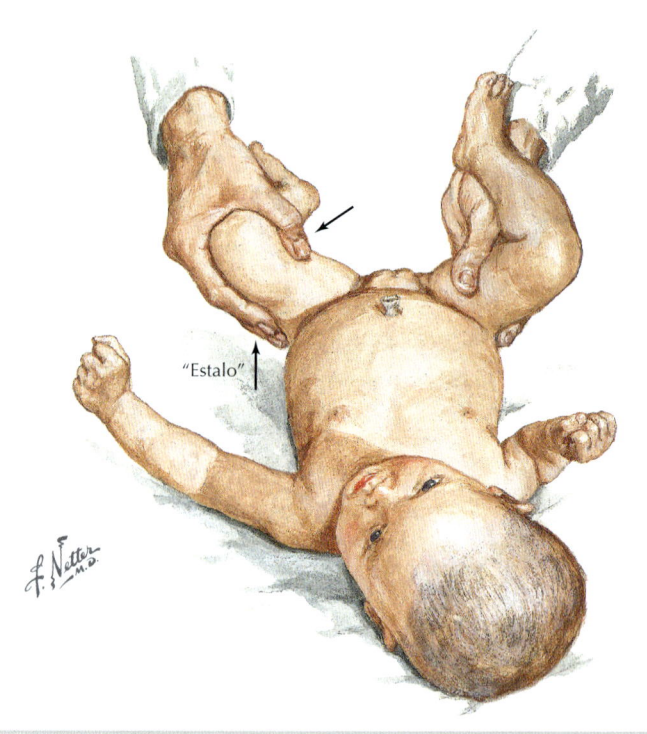

"Estalo"

Figura 6-13
Reconhecimento da luxação congênita do quadril.

Movimento e Achado e Qualidade do Estudo		Descrição e Achados Positivos	População	Padrão de Referência	Sensibi-lidade	Especi-ficidade	+RP	−RP
Teste de limitação da abdução do quadril ◆	Limitação unilateral	Abdução passiva do quadril realizada com ambos os quadris flexionados em 90 graus. O teste é considerado positivo se a abdução for maior do que 20 graus comparado com o lado contralateral	1107 bebês	Verificação de instabilidade clínica do quadril em exame ultrassonográfico	0,70 (0,60, 0,69)	0,90 (0,88, 0,92)	7,0	0,33
	Limitação bilateral				0,43 (0,50, 0,64)	0,90 (0,88, 0,92)	4,3	0,63
Abdução do quadril limitada[23] ●		Como acima, exceto que o teste é considerado positivo se (1) a abdução for menor que 60 graus ou (2) se houver assimetria na abdução de 20 graus em comparação com o lado contralateral	683 bebês	Displasia do quadril conforme detectada em ultrassonografia	0,69	0,54	1,5	0,57

Confiabilidade da Detecção de Dor ou Fraqueza durante Testes Resistidos

Teste e Qualidade do Estudo	Descrição e Achados Positivos	População	Confiabilidade	
			Intraexaminador	Interexaminador
Força de abdução[24] ●	Com o paciente em posição supina, o mesmo exerce força máxima de abdução isométrica do quadril em um dinamômetro portátil posicionado imediatamente proximal ao joelho	29 jogadores de futebol americano	ICC (direito/ esquerdo) = 0,81/0,84	ICC (direito/ esquerdo) = 0,73/0,58
Força de abdução[25] ●	Com o paciente sentado, o mesmo exerce força máxima de abdução isométrica do quadril em um dinamômetro portátil posicionado 5 cm acima do maléolo lateral	37 pacientes com OA do quadril	ICC (membro mais sintomático) = 0,85	Não testada
Força de adução[24] ●	Com o paciente em posição supina, o mesmo exerce força máxima de adução isométrica do quadril em um esfigmomanômetro posicionado entre os joelhos	29 jogadores de futebol americano	ICC = 0,81 a 0,94 (dependendo do ângulo do joelho)	ICC = 0,80 a 0,83 (dependendo do ângulo do joelho)
Força de adução[25] ●	Com o paciente sentado, o mesmo exerce força máxima de abdução isométrica do quadril em um dinamômetro portátil posicionado 5 cm acima do maléolo medial	37 pacientes com OA do quadril	ICC (membro mais sintomático) = 0,86	Não testada
Rotação interna[24] ●	Com o indivíduo em posição supina e o joelho testado flexionado em 90 graus, o paciente exerce força máxima de rotação isométrica em um dinamômetro portátil posicional imediatamente proximal ao maléolo lateral	29 jogadores de futebol americano	ICC (direito/ esquerdo) = 0,67/0,57	ICC (direito/ esquerdo) = 0,40/0,54
Rotação interna[25] ●	Com o paciente sentado, o mesmo exerce força máxima de abdução isométrica do quadril em um dinamômetro portátil posicionado 5 cm acima do maléolo lateral	37 pacientes com OA do quadril	ICC (membro mais sintomático) = 0,83	Não testada
Rotação externa[24] ●	Com o indivíduo em posição supina e o joelho testado flexionado em 90 graus, o paciente exerce força máxima de rotação isométrica em um dinamômetro portátil posicional imediatamente proximal ao maléolo medial	29 jogadores de futebol americano	ICC (direito/ esquerdo) = 0,55/0,64	ICC (direito/ esquerdo) = 0,60/0,63
Rotação externa[25] ●	Com o paciente sentado, o mesmo exerce força máxima de abdução isométrica do quadril em um dinamômetro portátil posicionado 5 cm acima do maléolo medial	37 pacientes com OA do quadril	ICC (membro mais sintomático) = 0,78	Não testada
Força de abdução[10] ◆	Com o paciente sentado, o mesmo abduz bilateralmente o quadril nas mãos do examinador. A força é graduada em uma escala de 0 a 2	6 pacientes com OA do quadril	Pré-padronização/pós-padronização interexaminador: $\kappa = 0,90/0,86$	
Força de adução[10] ◆	Como acima, exceto que o paciente aduz bilateralmente o quadril	6 pacientes com OA do quadril	Pré-padronização/pós-padronização interexaminador: $\kappa = 0,87/0,86$	

Confiabilidade da Detecção de Dor ou Fraqueza durante Testes Resistidos (*continuação*)

Teste e Qualidade do Estudo	Descrição e Achados Positivos	População	Confiabilidade	
			Intraexaminador	Interexaminador
Força de flexão (sentado)[10] ◆	Com o paciente sentado, o mesmo levanta um joelho contra a mão do examinador. A força é graduada em uma escala de 0 a 2	6 pacientes com OA do quadril	Pré-padronização/pós-padronização interexaminador: $\kappa = 0,83/0,95$	
Força de flexão (supino)[10] ◆	Como acima, exceto que o paciente está em posição supina com os joelhos dobrados em 90 graus	6 pacientes com OA do quadril	Pré-padronização/pós-padronização interexaminador: $\kappa = NA/0,90$	
Força de flexão (sentado)[25] ●	Com o paciente sentado, o mesmo exerce força máxima de abdução isométrica do quadril em um dinamômetro portátil posicionado 5 cm acima da patela	37 pacientes com OA do quadril	ICC (membro mais sintomático) = 0,85	
Força de extensão[10] ◆	Paciente em decúbito lateral com a perna testada para cima. Perna de baixo com o quadril flexionado em 45 graus e joelho flexionado em 90 graus. O paciente empurra a perna de cima posteriormente em direção ao examinador com o joelho estendido. A força é graduada em uma escala de 0 a 2	6 pacientes com OA do quadril	Pré-padronização/pós-padronização interexaminador: $\kappa = 0,85/0,86$	

Confiabilidade da Detecção de Dor ou Fraqueza durante Testes Resistidos (*continuação*)

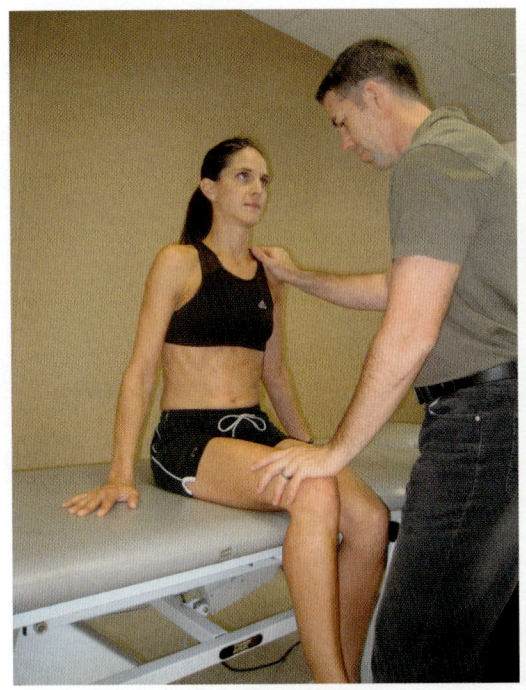

Avaliando a força de flexão do quadril

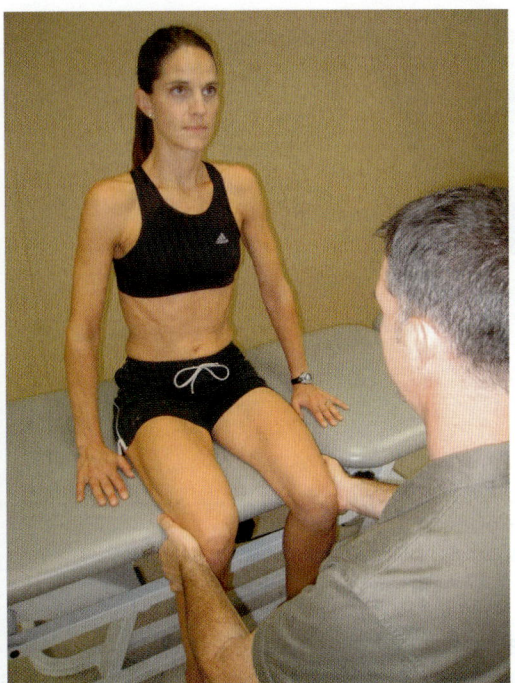

Avaliando a força de abdução do quadril

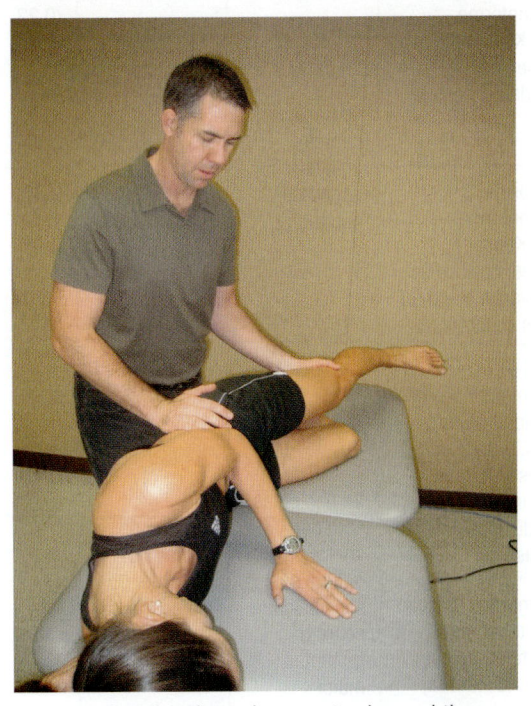

Avaliando a força de extensão do quadril

Quadril e Pelve 6

Figura 6-14
Avaliando a força do quadril.

Utilidade Diagnóstica da Dor ou Fraqueza na Identificação de Condições Patológicas do Tendão Lateral do Quadril

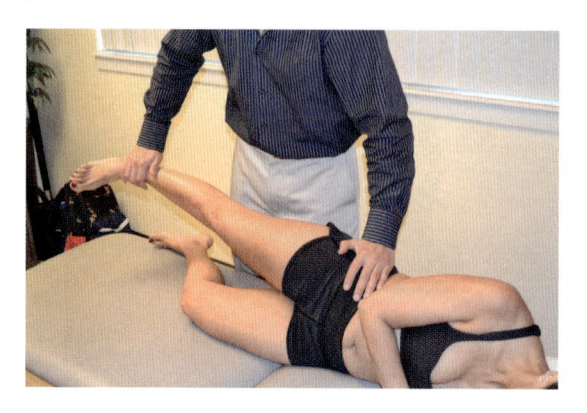
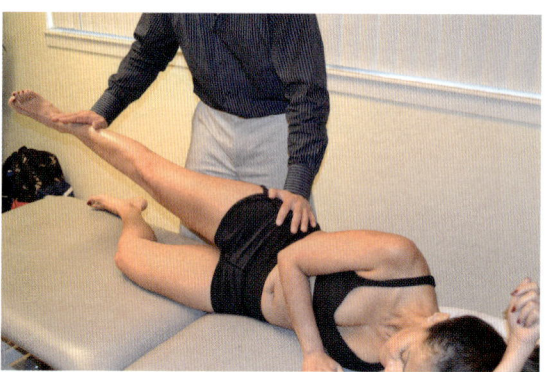

Figura 6-15
Teste muscular manual do glúteo mínimo e médio.

Teste e Qualidade do Estudo	Descrição e Achados Positivos	População	Padrão de Referência	Sensibi-lidade	Especi-ficidade	+RP	−RP
Dor com o músculo glúteo mínimo resistido[18] ◆	Testado de forma isométrica conforme descrito por Kendal et al. Positivo se houver reprodução da dor	40 pacientes com dor unilateral na lateral do quadril	Condição patológica unilateral do tendão do quadril conforme observada em RM	0,47 (0,22, 0,73)	0,86 (0,42, 0,99)	3,27 (0,49, 21,70)	0,62 (0,37, 1,05)
Dor com os músculos glúteo mínimo e médio resistidos[18] ◆				0,47 (0,22, 0,73)	0,86 (0,42, 0,99)	3,27 (0,49, 21,70)	0,62 (0,37, 1,05)
Fraqueza dos músculos glúteos mínimo e médio[18] ◆	Testado de forma isométrica conforme descrito por Kendal e colaboradores. Positivo se forem observados cinco ou menos sinais ou sintomas			0,80 (0,51, 0,95)	0,71 (0,30, 0,95)	2,80 (0,85, 9,28)	0,28 (0,09, 0,86)
Fraqueza do músculo glúteo mínimo[18] ◆				0,80 (0,51, 0,95)	0,57 (0,20, 0,88)	1,87 (0,76, 4,55)	0,35 (0,10, 1,19)
Dor com abdução resistida[26] ◆	Com o paciente em posição supina e quadril afetado em 45 graus, o teste é positivo se os sintomas sobre o trocanter maior forem reproduzidos durante abdução resistida	24 pacientes com dor lateral no quadril e sensibilidade sobre o trocanter maior	Ruptura do tendão do músculo glúteo médio ao exame de RM	0,73	0,46	1,35	0,59
Dor com rotação interna resistida[26] ◆	Com o paciente em posição supina e quadril afetado em 45 graus juntamente com rotação máxima externa, o teste é positivo se os sintomas sobre o trocanter maior forem reproduzidos durante rotação interna			0,55	0,69	1,77	0,65

Confiabilidade do Teste de Trendelenburg

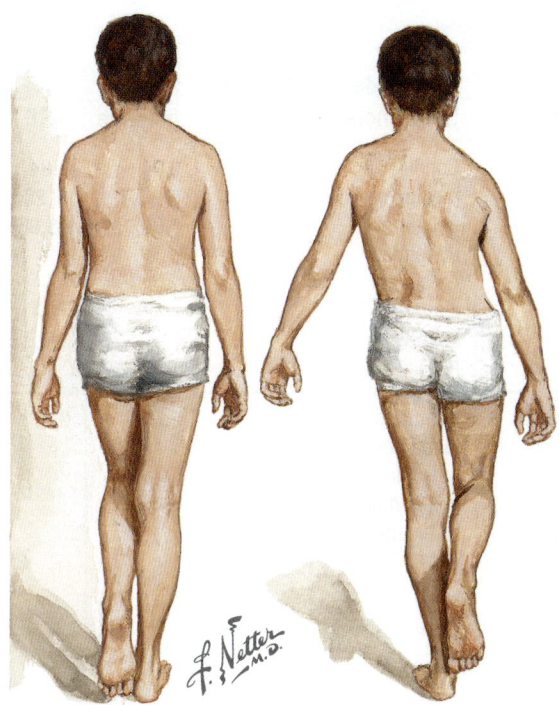

Esquerda: paciente demonstra teste de Trendelenburg negativo de quadril direito normal.
Direita: teste positivo do quadril esquerdo envolvido. Quando o peso é deslocado para o lado afetado, o quadril normal cai, indicando fraqueza do músculo glúteo médio esquerdo. O tronco desvia-se para a esquerda conforme o paciente tenta reduzir o estresse biomecânico através do quadril envolvido e, assim, manter o equilíbrio.

Figura 6-16
Teste de Trendelenburg.

Teste e Qualidade do Estudo	Descrição e Achados Positivos	População	Confiabilidade Intraexaminador
Teste de Trendelenburg positivo[10] ◆	O paciente, em pé, levanta um pé 10 cm do chão enquanto o examinador inspeciona alguma alteração no nível da pelve. O teste é positivo se a pelve cai para o lado sem sustentação ou se o tronco se desvia para o lado da estação	6 pacientes com OA do quadril	$\kappa = 0,36$ (pré-padronização) $\kappa = 0,06$ (pós-padronização)
Teste de Trendelenburg positivo[26] ●	Avaliado por dois métodos. A inclinação da pelve foi avaliada na estação sobre o pé do lado afetado. O movimento da pelve foi avaliado durante a deambulação. O teste positivo foi definido como inclinação anormal nítida da pelve durante tanto a estação quanto a deambulação	24 pacientes com dor na lateral do quadril e sensibilidade sobre o trocanter maior	$\kappa = 0,67$ (0,27, 1,08)

Quadril e Pelve

6

Utilidade Diagnóstica do Teste de Trendelenburg para Identificação de Patologia do Tendão Lateral do Quadril

Teste e Qualidade do Estudo	Descrição e Achados Positivos	População	Padrão de Referência	Sensibi-lidade	Especi-ficidade	+RP	−RP
Teste de Trendelenburg positivo[18] ◆	O paciente ergue um pé do chão por vez estando de pé. O teste é positivo se o paciente for incapaz de elevar sua pelve do lado sem apoio e sustentar a posição por pelo menos 30 segundos	40 pacientes com dor unilateral na lateral do quadril	Condição patológica unilateral do tendão do quadril conforme observada em RM	0,23 (0,05, 0,57)	0,94 (0,53, 1,00)	3,64 (0,20, 65,86)	0,82 (0,59, 1,15)
Teste de Trendelenburg positivo[26] ◆	Avaliado por dois métodos. A inclinação da pelve foi avaliada na estação sobre o pé do lado afetado. O movimento da pelve foi avaliado durante a deambulação. O teste positivo foi definido como inclinação anormal nítida da pelve durante tanto a estação quanto a deambulação	24 pacientes com dor na lateral do quadril ou sensibilidade sobre o trocanter maior	Ruptura do tendão do músculo glúteo médio ao exame de RM	0,73	0,77	3,17	0,35

Confiabilidade dos Testes para Comprimento da Banda Iliotibial

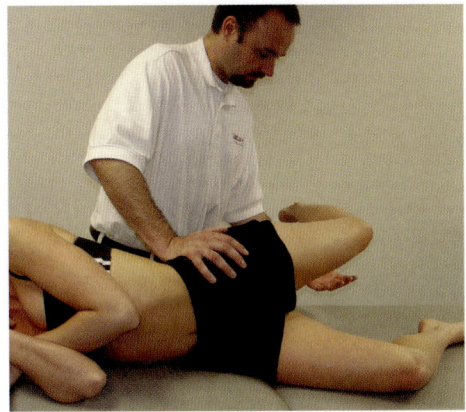

Teste de Ober

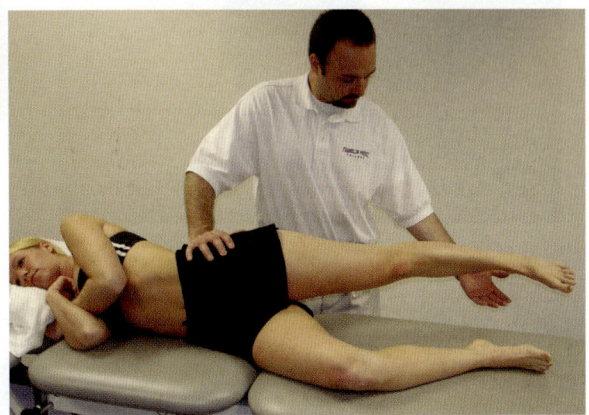

Teste de Ober modificado

Figura 6-17
Testes para comprimento da banda iliotibial.

Medidas e Qualidade do Estudo	Procedimento do Teste	População	Confiabilidade
Teste de Ober[10] ◆	Com o paciente em decúbito lateral e a perna examinada para cima, o examinador flexiona o joelho do paciente em 90 graus e abduz e estende o quadril até que este esteja alinhado com o tronco. O examinador permite que a gravidade aduza o quadril o máximo possível. O teste é positivo se não for possível a adução até a posição horizontal	6 pacientes com OA do quadril	$\kappa = 0{,}38$ (pré-padronização) $\kappa = 0{,}80$ (pós-padronização)
Teste de Ober[27] ●	Como acima, exceto que um inclinômetro é empregado na lateral distal da coxa para mensurar o ângulo de adução	30 pacientes com síndrome de dor patelofemoral	ICC interexaminador = 0,97 (0,93, 0,98)
Teste de Ober[28] ◆		61 indivíduos assintomáticos	ICC intraexaminador = 0,90
Teste de Ober modificado[29] ●	Como acima, mas com o joelho testado completamente estendido	10 pacientes com dor anterior no joelho	ICC interexaminador = 0,73 ICC intraexaminador = 0,94
Teste de Ober modificado[29] ●		61 indivíduos assintomáticos	ICC intraexaminador = 0,91

6 Quadril e Pelve

Confiabilidade do Teste de Thomas para Contratura do Flexor do Quadril

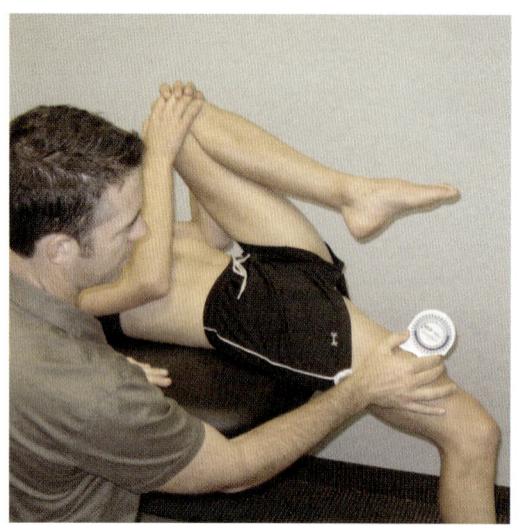

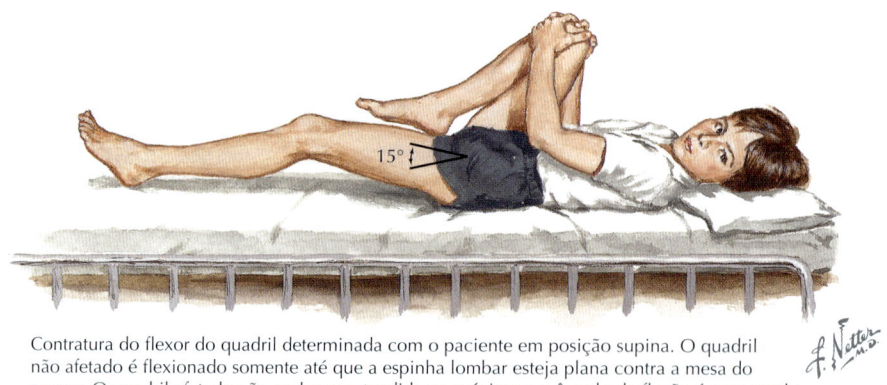

Contratura do flexor do quadril determinada com o paciente em posição supina. O quadril não afetado é flexionado somente até que a espinha lombar esteja plana contra a mesa do exame. O quadril afetado não pode ser estendido ao máximo e o ângulo de flexão é mensurado.

Figura 6-18
Teste de Thomas.

Medidas e Qualidade do Estudo	Procedimento do Teste	População	Confiabilidade
Teste de Thomas modificado[30] ◆	Com o paciente sentado o mais próximo possível da borda da mesa e segurando a coxa não testada, o mesmo se vira de volta para a posição supina e flexiona o quadril não testado até que a lordose lombar seja aplainada. O membro testado é deixado pendurado em extensão e é mensurado por meio de um goniômetro ou um inclinômetro	42 indivíduos assintomáticos	ICC = 0,92 (goniômetro) ICC = 0,89 (inclinômetro)
Teste de Thomas[10] ◆	Com o paciente em posição supina, ambos os quadris flexionados e mantendo um deles em flexão, o quadril testado é estendido. O teste é positivo se o paciente for incapaz de tocar a parte posterior da coxa na mesa do exame	6 pacientes com OA do quadril	κ = 0,60 (pré-padronização) κ = 0,88 (pós-padronização)

Confiabilidade da Avaliação do Comprimento Muscular

Teste e Qualidade do Estudo	Descrição e Achados Positivos	População	Confiabilidade	
			Intraexaminador	Interexaminador
Abaixamento do joelho dobrado (adutores)[24] ●	Com o paciente em posição supina e joelhos flexionados em 90 graus, o mesmo deixa os joelhos abaixarem enquanto mantém os pés juntos. A distância da cabeça da fíbula até a mesa é mensurada com uma fita métrica	29 jogadores de futebol americano	ICC (direito/ esquerdo) = 0,90/0,98	ICC (direito/ esquerdo) = 0,93/0,91
Rotadores externos do quadril[24] ●	Com o paciente em posição prona e joelhos flexionados em 90 graus, o mesmo deixa os pés abaixarem para fora enquanto mantém os joelhos juntos. O examinador flexiona passivamente os joelhos em 90 graus. A mensuração da rotação interna é realizada utilizando um inclinômetro		ICC (direito/ esquerdo) = 0,97/0,96	ICC (direito/ esquerdo) = 0,98/0,93
Rotadores internos do quadril[24] ●	Com o paciente em posição supina, o quadril não testado flexionado e a perna testada pensa sobre a extremidade da mesa, a rotação externa passiva é mensurada utilizando um inclinômetro		ICC (direito/ esquerdo) = 0,82/0,80	ICC (direito/ esquerdo) = 0,64/0,77
Extensores curtos do quadril[31] ●	Com o paciente em posição supina, o examinador traz o quadril passivamente até a flexão enquanto palpa a espinha ilíaca posterossuperior do lado ipsolateral. Assim que a espinha ilíaca posterossuperior se mover posteriormente, o movimento é cessado e a medida é anotada com o emprego de um inclinômetro	11 indivíduos assintomáticos	ICC intraexaminador = 0,87	
Flexores curtos do quadril[31] ●	Com o paciente em posição supina, membros inferiores sobre o plinto e ambos os quadris flexionados, o examinador abaixa lentamente o lado testado. Quando o membro parar de se mover, a medida é anotada com o emprego de um inclinômetro		ICC intraexaminador = 0,98	
Rotadores externos do quadril[31] ●	Com o paciente em posição prona, o examinador flexiona passivamente o joelho em 90 graus e palpa a espinha ilíaca posterossuperior contralateral, rotacionando internamente o membro de forma passiva. Quando ocorrer rotação da pelve, a medida é anotada com o emprego de um inclinômetro		ICC intraexaminador = 0,99	
Rotadores internos do quadril[31] ●	Como acima, exceto que o examinador conduz o quadril à rotação externa		ICC intraexaminador = 0,98	

6

Quadril e Pelve

Confiabilidade da Avaliação do Comprimento Muscular (*continuação*)

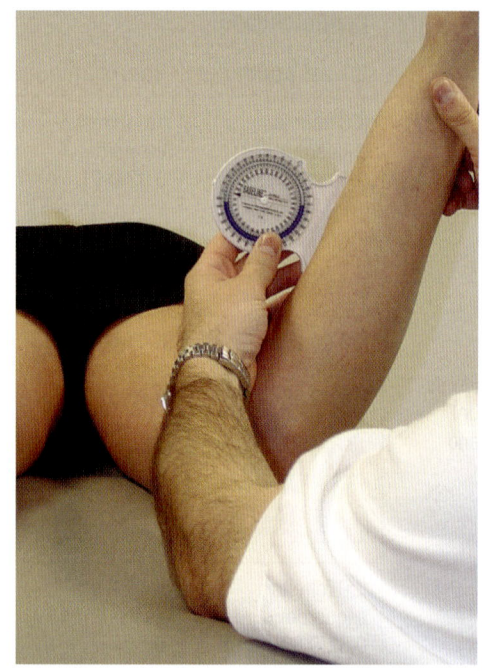

Mensuração do comprimento
dos rotadores externos do quadril

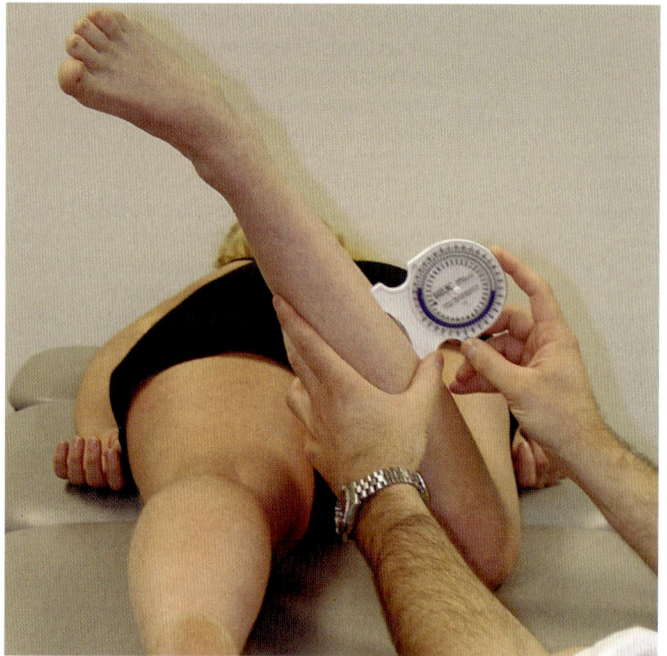

Mensuração do comprimento dos rotadores
internos do quadril

Figura 6-19

Mensuração do comprimento muscular utilizando um inclinômetro de bolha.

Teste *Step-down* Anterior

O teste *step-down* anterior[32] é uma tarefa funcional utilizada para avaliar a qualidade do movimento da extremidade inferior envolvendo estresse por suporte do peso, bem como controle muscular dinâmico. Os indivíduos com qualidade moderada de movimento têm força significativamente menor dos abdutores do quadril, menor amplitude de movimento de adução do quadril e menor amplitude de movimento de flexão dos joelhos em comparação com indivíduos que apresentam boa qualidade de movimento.

O indivíduo está de pé sobre um degrau de 20 cm, com o pé do membro testado próximo à beirada do degrau e o membro não testado posicionado em frente ao degrau, com o joelho estendido e o tornozelo em máxima flexão dorsal. Solicita-se que o indivíduo mantenha o tronco ereto e as mãos na cintura, e que dobre o joelho do lado testado até que o calcanhar do membro não testado toque o chão. O indivíduo não deve depositar nenhum peso no calcanhar do membro testado quando ele tocar o chão e deve estender novamente o joelho do membro testado imediatamente para retornar à posição inicial. O examinador classifica o desempenho do indivíduo após cinco repetições. O escore total de 0 ou 1 é classificado como boa qualidade de movimento, de 2 ou 3 como qualidade moderada de movimento e o escore de 4 ou mais é classificado como qualidade pobre de movimento.

Critérios	Descrição	Escore
Estratégia do braço	O paciente remove as mãos da cintura (interpretado como uma estratégia de recuperação do equilíbrio)	Atribui-se 1 ponto
Movimento do tronco	O paciente inclina o tronco para algum lado (interpretado como uma estratégia de recuperação do equilíbrio)	Atribui-se 1 ponto
Plano da pelve	Se um lado da pelve for rotacionado no plano transverso ou elevado no plano frontal em comparação com o outro lado	Atribui-se 1 ponto
Posição do joelho (dá-se apenas um escore nesta categoria)	Se o joelho do membro testado se mover medialmente no plano frontal e a tuberosidade da tíbia cruzar uma linha vertical imaginária posicionada diretamente sobre o segundo dedo do pé do lado testado, é atribuído 1 ponto	Atribui-se 1 ponto
	Se o joelho se mover medialmente e a tuberosidade da tíbia cruzar uma linha vertical imaginária posicionada diretamente sobre a margem medial do pé testado, são atribuídos 2 pontos	Atribuem-se 2 pontos
Manutenção de posição sobre apoio unilateral estável	O indivíduo tem que sustentar o peso do corpo sobre o membro não testado ou o pé do membro testado se moveu durante o teste	Atribui-se 1 ponto

Confiabilidade do Teste *Step-down* Anterior

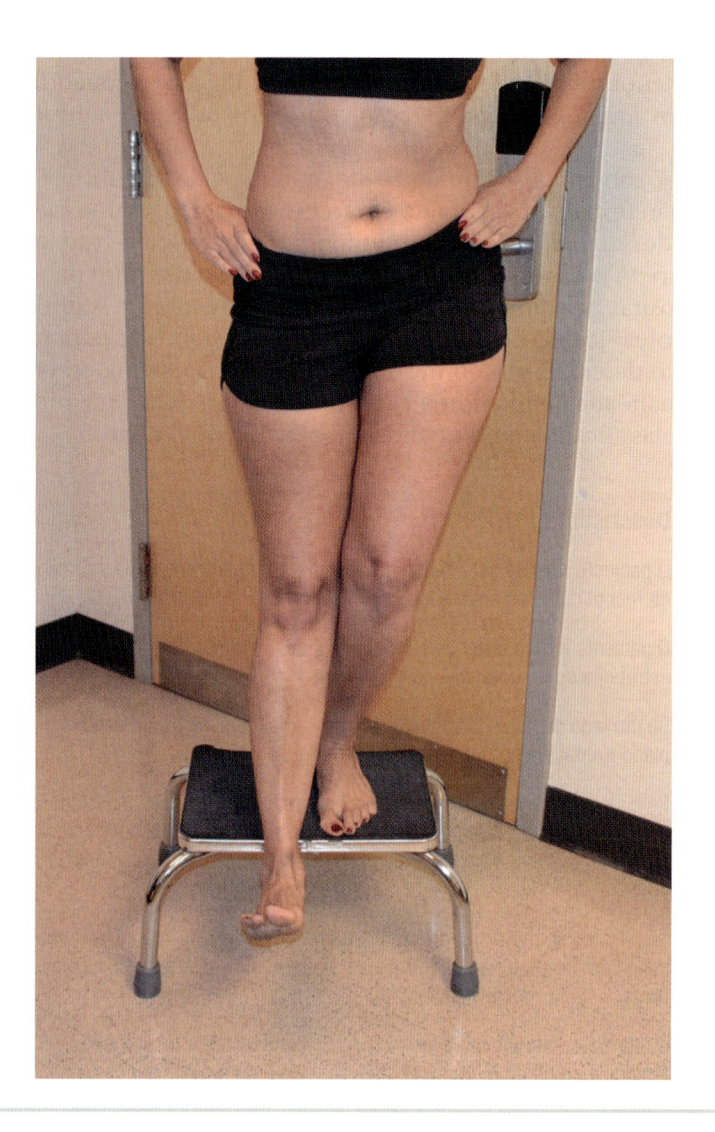

Figura 6-20
Teste *step-down* anterior.

Medidas e Qualidade do Estudo	Descrição e Achados Positivos	População	Confiabilidade
Teste *step-down* anterior[32] ◆	Como descrito na página anterior	26 indivíduos do sexo feminino assintomáticos	$\kappa = 0,80$ (0,57, 1,00)

Utilidade Diagnóstica da Dor com Avaliações Funcionais do Movimento

Teste e Qualidade do Estudo	Descrição e Achados Positivos	População	Padrão de Referência	Sensibilidade	Especificidade	+RP	−RP
Dor posterior com agachamento[8] ◆	Paciente se agacha o mais baixo quanto conseguir com os pés afastados 20 cm, tronco ereto e mãos nos quadris	78 pacientes com dor unilateral na nádega, virilha ou coxa anterior	OA do quadril em radiografias utilizando a escala de Kellgren e Lawrence	0,24 (0,09, 0,48)	0,96 (0,85, 0,99)	6,1 (1,5, 25,6)	0,79 (0,62, 1,00)
Teste de subida de degrau[20] ●	Nenhum detalhe fornecido	21 mulheres com dor na cintura pélvica	Dor na cintura pélvica definida por: • Gravidez atual ou recente	0,29	1,0	Não definido	0,71
Estação sobre uma perna[20] ●			• Dor diária	0,35	0,67	1,1	0,97
Lunge test[20] ●			• Paciente aponta para a cintura pélvica como área dolorida	0,44	0,83	2,6	0,68
Sentar-levantar[20] ●			• Dor durante um ou mais testes clínicos selecionados (teste de elevação ativa da perna estendida, teste de Gaenslen, teste de compressão sacroilíaca, teste de distração sacroilíaca, teste do *thrust* da coxa, palpação da sínfise púbica)	0,13	1,0	Não definido	0,88
Agachamento exagerado[20] ●				0,24	1,0	Não definido	0,88

6

Quadril e Pelve

Confiabilidade da Dor com Palpação

Teste e Qualidade do Estudo	Descrição e Achados Positivos	População	Confiabilidade Interexaminador
Sensibilidade trocantérica[10] ◆	Com o paciente em posição supina, aplica-se pressão firme sobre o trocanter maior. O teste é positivo se os sintomas do paciente forem reproduzidos	6 pacientes com OA do quadril	$\kappa = 0,40$ (pré-padronização) $\kappa = 0,68$ (pós-padronização)
Sensibilidade trocantérica[33] ◆		70 pacientes com dor no quadril	$\kappa = 0,66$ (0,48, 0,84)

Utilidade Diagnóstica da Dor com Palpação para Dor Intra-articular no Quadril

Queixa do Paciente e Qualidade do Estudo	Descrição e Achados Positivos	População	Padrão de Referência	Sensibilidade	Especificidade	+RP	−RP
Sensibilidade trocantérica[7] ◆	Com o paciente em posição supina, aplica-se pressão firme sobre o trocanter maior. O teste é positivo se os sintomas do paciente forem reproduzidos	49 pacientes potencialmente cirúrgicos com dor no quadril	Dor intra-articular no quadril conforme definida por alívio de mais que 50% com injeção intra-articular de anestésicos locais e corticosteroides	0,57 (0,39, 0,74)	0,45 (0,27, 0,65)	1,1 (0,36, 3,6)	0,93 (0,49, 1,8)

Confiabilidade do Teste de Patrick (FABER)

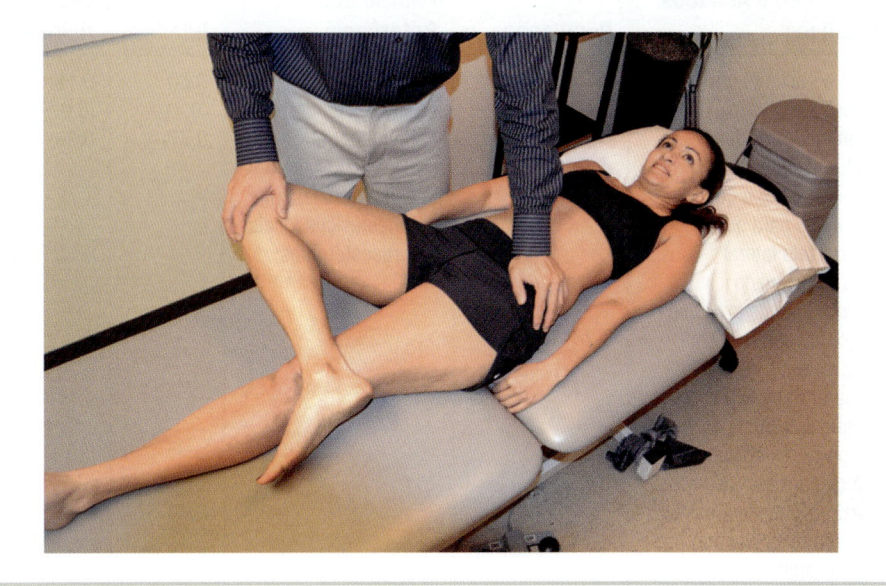

Figura 6-21
Teste de Patrick.

Teste e Qualidade do Estudo	Descrição e Achados Positivos	População	Confiabilidade
Teste de Patrick[33] ◆	Com o paciente em posição supina, o examinador flexiona, abduz e rotaciona externamente o quadril envolvido para que o tornozelo lateral seja posicionado imediatamente proximal ao joelho contralateral. Enquanto a espinha ilíaca anterossuperior é estabilizada, a perna envolvida é abaixada em direção à mesa até seu máximo. O teste é positivo se reproduzir os sintomas do paciente	70 pacientes com dor no quadril	κ intraexaminador = 0,63 (0,43, 0,83)
Teste de Patrick[10] ◆	Como acima, exceto que o teste é considerado positivo se o paciente apresentar dor inguinal	6 pacientes com OA do quadril	κ interexaminador = 0,78 (pré-padronização) κ = 0,75 (pós-padronização)
Teste de Patrick[8] ●	Como acima, exceto que um inclinômetro é utilizado 2,5 cm proximal ao joelho flexionado do paciente	78 pacientes com dor unilateral na nádega, virilha ou coxa anterior	ICC intraexaminador = 0,90 (0,78 a 0,96)

Utilidade Diagnóstica do Teste de Patrick (FABER)

Teste e Qualidade do Estudo	Descrição e Achados Positivos	População	Padrão de Referência	Sensibi-lidade	Especi-ficidade	+RP	−RP
Teste de Patrick[7] ◆	Com o paciente em posição supina, o examinador flexiona, abduz e rotaciona externamente o quadril envolvido para que o tornozelo lateral seja posicionado imediatamente proximal ao joelho contralateral. Enquanto a espinha ilíaca anterossuperior é estabilizada, a perna envolvida é abaixada em direção à mesa até seu máximo. O teste é positivo se reproduzir os sintomas do paciente	49 pacientes potencialmente cirúrgicos com dor no quadril	Dor intra-articular no quadril conforme definida por alívio de mais que 50% com injeção intra-articular de anestésicos locais e corticosteroides	0,60 (0,41, 0,77)	0,18 (0,07, 0,39)	0,73 (0,50, 1,1)	2,2 (0,80, 6,0)
Teste de Patrick em menos que 60 graus[8] ◆	Como acima, mas também utiliza o inclinômetro 2,5 cm proximal ao joelho flexionado do paciente	78 pacientes com dor unilateral na nádega, virilha ou coxa anterior	OA do quadril em radiografias utilizando a escala de Kellgren e Lawrence	0,57 (0,34, 0,77)	0,71 (0,56, 0,82)	1,9 (1,1, 3,4)	0,61 (0,36, 1,00)

Confiabilidade dos Testes Especiais para Detecção de Condições Patológicas Intra-articulares

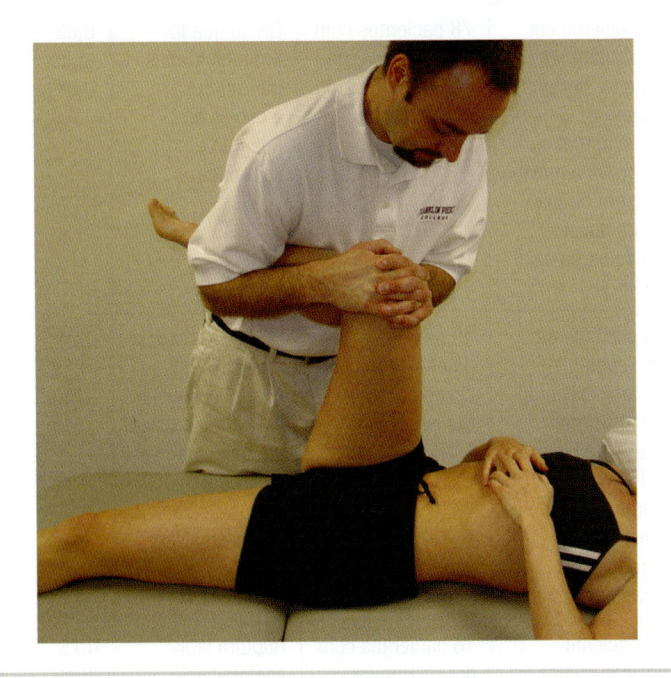

Figura 6-22
Manobra de rotação interna-flexão-compressão axial.

Teste e Qualidade do Estudo	Descrição e Achados Positivos	População	Confiabilidade Interexaminador
Teste de impacto de flexão-rotação interna--adução (FADIR)[33] ◆	Com o paciente em posição supina, o examinador flexiona, aduz e rotaciona internamente o quadril envolvido até o máximo alcance. O teste é positivo se reproduzir os sintomas do paciente		$\kappa = 0,58 \ (0,29, \ 0,87)$
Teste de *Log roll*[33] ◆	Com o paciente em posição supina com os trocanteres maiores em posição de máxima proeminência, o examinador posiciona ambas as mãos sobre o terço médio da coxa do paciente e rotaciona externamente cada quadril ao máximo de forma passiva. O teste é positivo se for denotada maior rotação externa do lado sintomático	70 pacientes com dor no quadril	$\kappa = 0,61 \ (0,41, \ 0,81)$

Utilidade Diagnóstica dos Testes Especiais para Detecção de Condições Patológicas Intra-articulares

Teste e Qualidade do Estudo	Descrição e Achados Positivos	População	Padrão de Referência	Sensibilidade	Especificidade	+RP	−RP
Teste de *scour* com adução causa dor lateral no quadril ou virilha[8] ◆	Com o paciente em posição supina, o examinador flexiona passivamente o quadril sintomático até 90 graus e move o joelho em direção ao ombro oposto, aplicando carga axial ao fêmur	78 pacientes com dor unilateral na nádega, virilha ou coxa anterior	OA do quadril em radiografias utilizando a escala de Kellgren e Lawrence	0,62 (0,39, 0,81)	0,75 (0,60, 0,85)	2,4 (1,4, 4,3)	0,51 (0,29, 0,89)
Teste de impacto FADIR[7] ◆	Com o paciente em posição supina, o examinador flexiona, aduz e rotaciona internamente o quadril envolvido até o máximo alcance. O teste é positivo se reproduzir os sintomas do paciente	49 pacientes potencialmente cirúrgicos com dor no quadril	Dor intra-articular no quadril conforme definida por alívio de mais que 50% com injeção intra-articular de anestésicos locais e corticosteroides	0,78 (0,59, 0,89)	0,10 (0,03, 0,29)	0,86 (0,67, 1,1)	2,3 (0,52, 10,4)
Manobra de rotação interna-flexão-compressão axial[9] ●	Com o paciente em posição supina, o examinador flexiona e rotaciona internamente o quadril, aplicando força de compressão axial ao longo do fêmur. A provocação de dor é considerada positiva	18 pacientes com dor no quadril	Ruptura labial acetabular conforme determinado em artrografia por ressonância magnética	0,75 (0,19, 0,99)	0,43 (0,18, 0,72)	1,32	0,58

Utilidade Diagnóstica do Teste de Percussão Patelar-Púbica na Detecção de Fraturas do Quadril

Teste de percussão

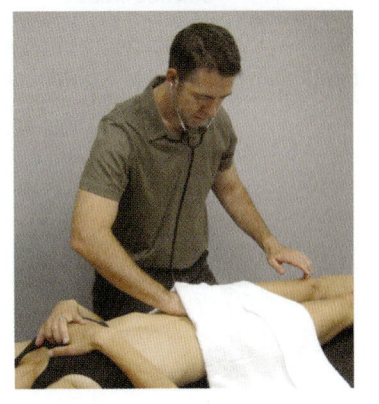

Fratura Intertrocantérica do Fêmur

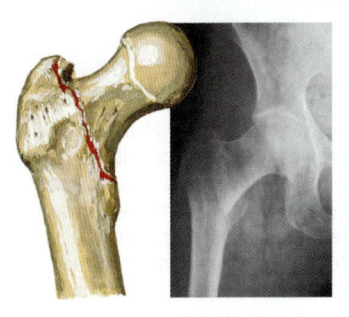

I. Fratura sem desvio

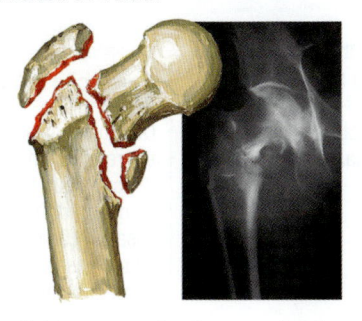

II. Fratura cominutiva com desvio

Fratura da Diáfise do Fêmur

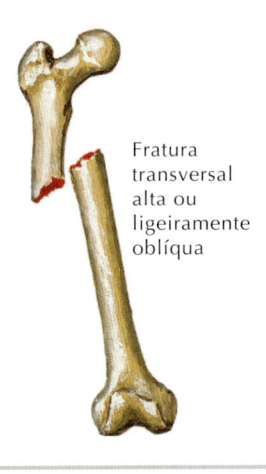

Fratura transversal alta ou ligeiramente oblíqua

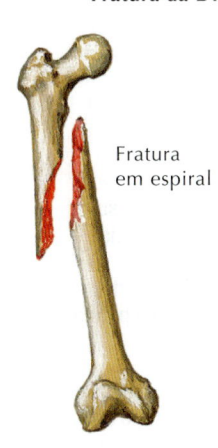

Fratura em espiral

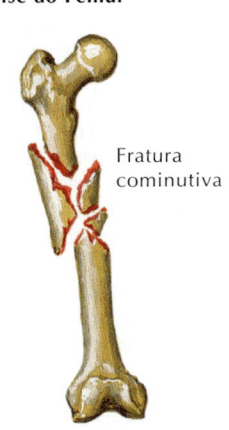

Fratura cominutiva

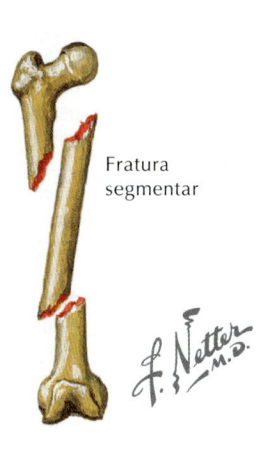

Fratura segmentar

Figura 6-23
Teste de percussão e fraturas do quadril.

Teste e Qualidade do Estudo	Descrição e Achados Positivos	População	Padrão de Referência	Sensibi-lidade	Especi-ficidade	+RP	−RP
Teste de percussão patelar-púbica[34] ●	Com o paciente em posição supina, o examinador percute uma patela por vez enquanto ausculta a sínfise púbica com um estetoscópio. O teste positivo é a diminuição do som de percussão do lado afetado	290 pacientes com suspeita de fraturas de quadril ocultas no exame radiográfico	Fratura do quadril observada em radiografias repetidas, cintilografia óssea, RM ou tomografia computadorizada (TC)	0,96 (0,87, 0,99)	0,86 (0,49, 0,98)	6,73	0,14
Teste de percussão patelar-púbica[35] ●		41 pacientes no departamento de emergência com queixa principal de trauma no quadril	Fratura do quadril observada em exame radiográfico	0,94	0,96	21,6	0,07

6

Quadril e Pelve

Confiabilidade dos Testes de Equilíbrio

Teste e Qualidade do Estudo	Descrição e Achados Positivos	População	Confiabilidade	
			Intraexaminador	Interexaminador
Teste dos quatro quadrados[36] ◆	Quatro bengalas são posicionadas no chão em ângulos retos em relação uma à outra com seus apoios voltados para fora de forma que formem quatro quadrados. O participante inicia no quadrado 1, de frente para o 2, e permanece voltado para essa direção durante a duração do teste. O participante então dá um passo à frente com ambos os pés o mais rápido que conseguir para o quadrado 2 e, depois, para o lado direito no quadrado 3, voltando para trás ao quadrado 4 e, finalmente, de lado ao quadrado 1 novamente. Por fim, o participante reverte a sequência de volta à posição inicial. O teste é medido em décimos de segundo.		ICC = 0,83 (0,57, 0,93)	ICC = 0,86 (0,72, 0,93)
Teste do degrau[36] ◆	Um degrau de 15 cm de altura é utilizado com uma placa de papelão de 5 cm de largura posicionada no chão ao longo da borda do degrau, de forma a proporcionar um ponto de partida padrão. Conforme o teste é realizado, o participante permanece em equilíbrio sobre uma perna durante todo o tempo enquanto move a outra perna para frente e para trás do degrau ao chão (i.e., o participante coloca o pé inteiro sobre o degrau e de volta ao chão) quantas vezes conseguir durante 15 segundos sem mover a perna do apoio de sua posição inicial. O número total de pisadas completas (no degrau e de volta ao chão) realizadas em 15 segundos é registrado para cada perna de apoio. Se o participante perder o equilíbrio, conclui-se o teste e o número de pisadas completas, bem como o tempo total, é registrado	30 pacientes com OA do quadril	ICC = 0,81 (0,42, 0,93)	ICC = 0,85 (0,71, 0,93)
Teste de sustentação em uma perna cronometrado[36] ◆	O participante inicia o teste com suas mãos nos quadris e permanece sobre uma perna o quanto conseguir até um máximo de 30 segundos. O quadril do lado não apoiado permanece em posição neutra com o joelho flexionado de forma que o pé fique posicionado atrás e não toque a perna do apoio. O participante é encorajado a olhar para um alvo imóvel 1 a 3 metros de distância. O teste é cessado se o participante mover suas mãos de seus quadris, se tocar o pé da perna não apoiada no chão ou se tocar a perna do apoio com a outra perna. Registra-se o maior tempo, até o máximo de 30 segundos		ICC = 0,23 (0,64, 0,91)	ICC = 0,89 (0,78, 0,95)
Teste de alcance para frente[36] ◆	O participante inicia o teste em postura normal relaxada com o braço dominante voltado de lado para uma parede, mas sem contato .Uma fita métrica é fixada à parede na altura do acrômio. O participante cerra o punho da mão dominante e eleva o braço até o nível do ombro. A posição da terceira articulação metacarpofalangiana ao longo da fita é registrada como ponto de partida. Mantendo-se o braço contralateral de lado e ambos os calcanhares no chão, o participante tenta alcançar o mais longe possível mantendo essa posição de alcance máximo durante 3 segundos sem perder o equilíbrio. A posição de alcance final da terceira articulação metacarpofalangiana na fita é registrada como ponto final. A média da diferença entre os dois pontos em três repetições é registrada em milímetros como escore do teste		ICC = 0,68 (0,42, 0,84)	ICC = 0,68 (0,29, 0,85)

Utilidade Diagnóstica da Combinação de Testes para Osteoartrite

Teste e Qualidade do Estudo	Descrição e Achados Positivos	População	Padrão de Referência	Sensibilidade	Especificidade	+RP	−RP
O agachamento agrava os sintomas + Dor lateral com flexão ativa do quadril + Teste de *scour* com adução causa dor lateral no quadril ou na virilha + Dor com extensão ativa do quadril + Rotação interna passiva de 25 graus ou menos[8] ◆	Cinco de cinco	78 pacientes com dor unilateral na nádega, virilha ou coxa anterior	OA do quadril em exame radiográfico utilizando a escala de Kellgren e Lawrence	0,14 (0,04, 0,37)	0,98 (0,88, 1,0)	7,3 (1,1, 49,1)	0,87 (0,73, 1,1)
	Quatro ou mais de cinco			0,48 (0,26, 0,70)	0,98 (0,88, 1,0)	24,3 (4,4, 142,1)	0,53 (0,35, 0,80)
	Três ou mais de cinco			0,71 (0,48, 0,88)	0,86 (0,73, 0,94)	5,2 (2,6, 10,9)	0,33 (0,17, 0,66)
	Dois ou mais de cinco			0,81 (0,57, 0,94)	0,61 (0,46, 0,74)	2,1 (1,4, 3,1)	0,31 (0,13, 0,78)
	Um ou mais de cinco			0,95 (0,74, 1,0)	0,18 (0,09, 0,31)	1,2 (0,99, 1,4)	0,27 (0,04, 2,0)

Intervenções

Regra da Predição Clínica para Identificação de Pacientes com Osteoartrite Primária do Quadril Passíveis de se Beneficiarem da Intervenção Fisioterapêutica

Wright et al. [37] desenvolveram uma regra de predição clínica para identificar pacientes com OA primária do quadril que seriam propensos a se beneficiarem de intervenções com fisioterapia. O resultado de seu estudo demonstrou que, quando dois ou mais dos cinco atributos (dor unilateral no quadril, idade igual ou abaixo de 58 anos, escore de 6/10 ou maior na escala numérica de dor, escore de 25,9 segundos ou menos no teste de andar 40 metros em ritmo individual e, por fim, duração dos sintomas de 1 ano ou menos) estiveram presentes, a +RP foi de 3,99 (IC de 95% 2,66, 4,48) e a probabilidade de se obter sucesso no resultado do tratamento melhorou de 22% a 65%.

6

Quadril e Pelve

Medidas de Resultado

Medida de Resultado	Escore e Interpretação	Confiabilidade Teste-Reteste e Qualidade do Estudo	DCIM
Escala Funcional das Extremidades Inferiores (LEFS)	Solicita-se que os usuários classifiquem a dificuldade em realizar 20 tarefas funcionais em uma escala tipo Likert de 0 (extremamente difícil ou incapaz de realizar atividade) a 4 (ausência de dificuldade). De um total de 80, calcula-se um escore por meio da soma de cada escore. As respostas fornecem um escore entre 0 e 80, sendo os menores valores representativos de maior disfunção	ICC = 0,92[38] ●	9[39]
Índice de Osteoartrite das Universidades de Western Ontario e McMaster (WOMAC)	O WOMAC consiste em três subescalas: dor (5 itens), rigidez (2 itens) e função física (17 itens). Os usuários respondem a 24 questões específicas da condição em uma escala numérica de escore que varia de 0 (ausência de sintomas) a 10 (sintomas extremos) ou, alternativamente, em uma escala tipo Likert de 0 a 4. Os escores de cada subescala são somados, sendo os maiores valores indicativos de maior dor, rigidez e disfunção	ICC = 0,90[38] ◐	6,7% para melhora e 12,9% para piora[40]
Escala de Escore de Dor Numérico (NPRS)	Os usuários classificam seu nível de dor em uma escala de 11 pontos que varia de 0 a 10, sendo os maiores escores representativos de maior dor. Frequentemente se pergunta acerca da "dor atual" e dor "leve", "grave" e "média" nas últimas 24 horas	ICC = 0,72[41] ◐	2[42,43]

DCIM, Diferença clinicamente importante mínima.

Estimativa de Qualidade da Confiabilidade dos Estudos para o Quadril e a Pelve Utilizando QAREL

	Martin 2008 (2)[33]	Sutlive 2008[8]	Cibere 2008[10]	Pua 2008[11]	Cliborne 2004[12]	Holm 2000[13]	Kiässbo 2003[14]	Lin 2001[15]	Malliaras 2009[24]	Bird 2001[26]
1. O teste foi avaliado em uma amostra de indivíduos que eram representativos daqueles nos quais os autores pretendiam que os resultados fossem aplicados?	S	S	S	S	S	S	S	S	S	S
2. O teste foi realizado por classificadores representativos daqueles nos quais os autores pretendiam que os resultados fossem aplicados?	S	S	S	S	S	S	S	S	S	I
3. Os classificadores estavam cegos aos achados de outros classificadores durante o estudo?	S	S	S	N/A	N/A	N/A	N/A	N/A	S	N/A
4. Os classificadores estavam cegos a seus próprios achados prévios do teste sendo avaliado?	N/A	N/A	N/A	I	S	I	I	I	I	S
5. Os classificadores estavam cegos aos resultados do padrão de referência para a alteração (ou variável) sendo estudada?	N/A	S	N/A	N/A	N/A	N/A	S	N/A	N/A	I
6. Os classificadores estavam cegos à informação clínica que não se pretendia fornecer como parte do procedimento de teste ou *design* do estudo?	S	I	I	I	I	I	I	I	I	S
7. Os classificadores estavam cegos a pistas adicionais que não fossem parte do teste?	I	I	I	I	I	I	I	I	I	I
8. A ordem dos exames foi variada?	N	I	S	I	S	S	I	I	S	I
9. O tempo de intervalo entre medidas repetidas foi compatível com a estabilidade (ou estabilidade teórica) da variável mensurada?	S	S	S	S	S	I	S	S	S	N
10. O teste foi aplicado corretamente e interpretado adequadamente?	S	S	S	S	S	S	S	S	S	S
11. Foram empregadas medidas estatísticas adequadas de concordância?	S	S	S	S	S	S	S	S	S	S
Resumo do Escore de Qualidade:	◆	●	◆	●	◆	●	●	●	●	●

S = sim, N = não, I = indefinido, N/A = não aplicável. ◆ Boa qualidade (S – N = 9 a 11) ● Qualidade razoável (S – N = 6 a 8) ■ Baixa qualidade (S – N ≤ 5).

6

Quadril e Pelve

Estimativa de Qualidade da Confiabilidade dos Estudos para o Quadril e a Pelve Utilizando QAREL

	Piva 2006[27]	Reese 2003[28]	Melchione 1993[29]	Clapis 2008[30]	Bullock-Saxton 1994[31]	Pua 2009[38]	Li 2007[41]	Bieler 2014[25]	Krause 2014[16]	Choi 2014[36]	Park 2013[32]
1. O teste foi avaliado em uma amostra de indivíduos que eram representativos daqueles nos quais os autores pretendiam que os resultados fossem aplicados?	S	S	S	S	S	S	S	S	S	S	S
2. O teste foi realizado por classificadores representativos daqueles nos quais os autores pretendiam que os resultados fossem aplicados?	S	S	S	S	S	S	S	S	S	S	S
3. Os classificadores estavam cegos aos achados de outros classificadores durante o estudo?	S	N/A	S	S	N/A	N/A	N/A	N/A	S	S	S
4. Os classificadores estavam cegos a seus próprios achados prévios do teste sendo avaliado?	N/A	S	S	N/A	I	S	N	S	S	S	N/A
5. Os classificadores estavam cegos aos resultados do padrão de referência para a alteração (ou variável) sendo estudada?	N/A	N/A	N/A	N/A	N/A	N/A	N/A	N/A	N/A	N/A	N/A
6. Os classificadores estavam cegos à informação clínica que não se pretendia fornecer como parte do procedimento de teste ou *design* do estudo?	I	I	I	I	I	I	I	I	I	I	I
7. Os classificadores estavam cegos a pistas adicionais que não fossem parte do teste?	I	I	I	I	I	I	I	I	I	I	I
8. A ordem dos exames foi variada?	N	S	I	S	N	I	I	N	S	S	N/A
9. O tempo de intervalo entre medidas repetidas foi compatível com a estabilidade (ou estabilidade teórica) da variável mensurada?	S	S	S	S	S	S	S	S	S	S	S
10. O teste foi aplicado corretamente e interpretado adequadamente?	S	S	S	S	S	S	S	S	S	S	S
11. Foram empregadas medidas estatísticas adequadas de concordância?	S	S	S	S	S	S	S	S	S	S	S
Resumo do Escore de Qualidade:	●	◆	●	◆	●	●	●	●	◆	◆	◆

S = sim, N = não, I = indefinido, N/A = não aplicável. ◆ Boa qualidade (S – N = 9 a 11) ● Qualidade razoável (S – N = 6 a 8) ■ Baixa qualidade (S – N ≤ 5).

Avaliação da Qualidade dos Estudos Diagnósticos para o Quadril e a Pelve Utilizando QUADAS

	Altman 1991[3]	Adams 1997[35]	Birrell 2001[19]	Bird 2001[26]	Castelein 2001[23]	Joe 2002[21]	Jari 2002[22]	Fishman 2002[6]	Tiru 2002[34]	Narvani 2003[9]	Cook 2007[20]	Martin 2008[7]	Sutlive 2008[8]	Woodley 2008[18]
1. O espectro de pacientes foi representativo dos pacientes que irão receber o teste na prática?	I	I	S	S	S	N	S	I	S	S	S	S	S	S
2. Os critérios de seleção foram claramente descritos?	N	N	S	S	S	N	S	I	S	I	S	S	S	S
3. O padrão de referência apresenta a possibilidade de classificar corretamente a condição almejada?	I	S	S	S	S	S	S	I	S	S	S	S	S	S
4. O período de tempo entre o padrão de referência e o teste inicial foi curto o suficiente para se ter certeza razoável de que a condição almejada não se alterou entre os dois testes?	I	I	S	I	I	I	I	S	I	N	I	I	S	S
5. A amostra inteira ou uma seleção aleatória da amostra recebeu verificação utilizando um padrão de referência de diagnóstico?	S	S	S	S	S	S	S	S	S	S	S	S	S	S
6. Os pacientes receberam o mesmo padrão de referência independentemente do resultado do teste inicial?	S	S	S	S	S	S	S	S	S	S	S	S	S	S
7. O padrão de referência foi independente do teste inicial (i.e., o teste inicial não fez parte do padrão de referência)?	I	S	S	S	S	S	S	I	S	S	N	S	S	S
8. A execução do teste inicial foi descrita com detalhes suficientes para permitir reprodução do teste?	N	S	S	S	N	I	S	S	S	I	N	S	S	N
9. A execução do padrão de referência foi descrita em detalhes suficientes para permitir sua reprodução?	N	I	S	S	S	S	S	S	I	S	S	S	S	S
10. Os resultados do teste inicial foram interpretados sem o conhecimento dos resultados do teste de referência?	I	S	S	S	I	S	I	I	I	I	I	I	S	S
11. Os resultados do padrão de referência foram interpretados sem conhecimento dos resultados do teste inicial?	S	I	I	S	I	I	I	I	I	I	I	I	I	I
12. Os mesmos dados clínicos estavam disponíveis quando os resultados do teste foram interpretados, como estiveram quando o teste foi utilizado na prática?	I	I	S	S	S	S	I	S	I	I	I	I	S	S
13. Os resultados não interpretados/ intermediários do teste foram relatados?	S	I	I	S	S	S	S	S	S	S	S	S	S	S
14. As exclusões do estudo foram explicadas?	S	I	I	S	S	S	S	I	S	S	S	S	S	S
Resumo do Escore de Qualidade:	●	●	◆	◆	●	●	◆	●	●	●	●	●	◆	◆

S = sim, N = não, I = indefinido, N/A = não aplicável. ◆ Boa qualidade (S – N = 10 a 14) ● Qualidade razoável (S – N = 5 a 9) ■ Baixa qualidade (S – N ≤ 4).

Quadril e Pelve 6

Referências

1. Hertling D, Kessler RM. *Management of Common Musculoskeletal Disorders: Physical Therapy Principles and Methods*. 3rd ed. Philadelphia: Lippincott; 1996.

2. Pecina MM, Bojanic I. *Overuse Injuries of the Musculoskeletal System*. Boca Raton, Florida: CRC Press; 1993.

3. Altman R, Alarcon G, Appelrouth D, et al. The American College of Rheumatology criteria for the classification and reporting of osteoarthritis of the hip. *Arthritis Rheum*. 1991;34:505-514.

4. Hartley A. *Practical Joint Assessment*. St Louis: Mosby; 1995.

5. Clohisy JC, Knaus ER, Hunt DM, et al. Clinical presentation of patients with symptomatic anterior hip impingement. *Clin Orthop Relat Res*. 2009;467:638-644.

6. Fishman LM, Dombi GW, Michaelsen C, et al. Piriformis syndrome: diagnosis, treatment, and outcome—a 10-year study. *Arch Phys Med Rehabil*. 2002;83:295-301.

7. Martin RL, Irrgang JJ, Sekiya JK. The diagnostic accuracy of a clinical examination in determining intraarticular hip pain for potential hip arthroscopy candidates. *Arthroscopy*. 2008;24:1013-1018.

8. Sutlive TG, Lopez HP, Schnitker DE, et al. Development of a clinical prediction rule for diagnosing hip osteoarthritis in individuals with unilateral hip pain. *J Orthop Sports Phys Ther*. 2008;38:542-550.

9. Narvani AA, Tsiridis E, Kendall S, et al. A preliminary report on prevalence of acetabular labrum tears in sports patients with groin pain. *Knee Surg Sports Traumatol Arthrosc*. 2003;11:403-408.

10. Cibere J, Thorne A, Bellamy N, et al. Reliability of the hip examination in osteoarthritis: effect of standardization. *Arthritis Rheum*. 2008;59:373-381.

11. Pua YH, Wrigley TV, Cowan SM, Bennell KL. Intrarater test-retest reliability of hip range of motion and hip muscle strength measurements in persons with hip osteoarthritis. *Arch Phys Med Rehabil*. 2008;89:1146-1154.

12. Cliborne AV, Wainner RS, Rhon DI, et al. Clinical hip tests and a functional squat test in patients with knee osteoarthritis: reliability, prevalence of positive test findings, and short-term response to hip mobilization. *J Orthop Sports Phys Ther*. 2004;34:676-685.

13. Holm I, Bolstad B, Lutken T, et al. Reliability of goniometric measurements and visual estimates of hip ROM in patients with osteoarthrosis. *Physiother Res Int*. 2000;5:241-248.

14. Klässbo M, Harms-Ringdahl K, Larsson G. Examination of passive ROM and capsular patterns in the hip. *Physiother Res Int*. 2003;8:1-12.

15. Lin YC, Davey RC, Cochrane T. Tests for physical function of the elderly with knee and hip osteoarthritis. *Scand J Med Sci Sports*. 2001;11:280-286.

16. Krause DA, Hollman JH, Krych AJ, et al. Reliability of hip internal rotation range of motion measurement using a digital inclinometer. *Knee Surg Sports Traumatol Arthrosc*. 2014;[Epub ahead of print].

17. Bijl D, Dekker J, van Baar ME, et al. Validity of Cyriax's concept capsular pattern for the diagnosis of osteoarthritis of hip and/or knee. *Scand J Rheumatol*. 1998;27:347-351.

18. Woodley SJ, Nicholson HD, Livingstone V, et al. Lateral hip pain: findings from magnetic resonance imaging and clinical examination. *J Orthop Sports Phys Ther*. 2008;38:313-328.

19. Birrell F, Croft P, Cooper C, et al. Predicting radiographic hip osteoarthritis from range of movement. *Rheumatology (Oxford)*. 2001;40:506-512.

20. Cook C, Massa L, Harm-Ernandes I, et al. Interrater reliability and diagnostic accuracy of pelvic girdle pain classification. *J Manipulative Physiol Ther*. 2007; 30:252-258.

21. Joe G, Kovacs J, Miller K, et al. Diagnosis of avascular necrosis of the hip in asymptomatic HIV-infected patients: clinical correlation of physical examination with magnetic resonance imaging. *J Back Musculoskeletal Rehabil*. 2002;16:135-139.

22. Jari S, Paton RW, Srinivasan MS. Unilateral limitation of abduction of the hip. A valuable clinical sign for DDH? *J Bone Joint Surg Br*. 2002;84:104-107.

23. Castelein RM, Korte J. Limited hip abduction in the infant. *J Pediatr Orthop*. 2001;21:668-670.

24. Malliaras P, Hogan A, Nawrocki A, et al. Hip flexibility and strength measures: reliability and association with athletic groin pain. *Br J Sports Med*. 2009;43(10):739-744.

25. Bieler T, Magnusson SP, Kjaer M, Beyer N. Intra-rater reliability and agreement of muscle strength, power and functional performance measures in patients with hip osteoarthritis. *J Rehabil Med*. 2014;46(10):997-1005.

26. Bird PA, Oakley SP, Shnier R, Kirkham BW. Prospective evaluation of magnetic resonance imaging and physical examination findings in patients with greater trochanteric pain syndrome. *Arthritis Rheum*. 2001;44:2138-2145.

27. Piva SR, Fitzgerald K, Irrgang JJ, et al. Reliability of measures of impairments associated with patellofemoral pain syndrome. *BMC Musculoskelet Disord*. 2006;7:33.

28. Reese NB, Bandy WD. Use of an inclinometer to measure flexibility of the iliotibial band using the Ober test and the modified Ober test: differences in magnitude and reliability of measurements. *J Orthop Sports Phys Ther*. 2003;33:326-330.

29. Melchione WE, Sullivan MS. Reliability of measurements obtained by use of an instrument designed to indirectly measure iliotibial band length. *J Orthop Sports Phys Ther*. 1993;18:511-515.

30. Clapis PA, Davis SM, Davis RO. Reliability of inclinometer and goniometric measurements of hip extension flexibility using the modified Thomas test. *Physiother Theory Pract*. 2008;24:135-141.

31. Bullock-Saxton JE, Bullock MI. Repeatability of muscle length measures around the hip. *Physiother Can*. 1994;46:105-109.

32. Park K-M, Cynn H-S, Choung S-D. Musculoskeletal predictors of movement quality for the forward step-down test in asymptomatic women. *J Orthop Sports Phys Ther*. 2013;43(7):504-510.

33. Martin RL, Sekiya JK. The interrater reliability of 4 clinical tests used to assess individuals with musculoskeletal hip pain. *J Orthop Sports Phys Ther*. 2008; 38(2):71-77.

34. Tiru M, Goh SH, Low BY. Use of percussion as a screening tool in the diagnosis of occult hip fractures. *Singapore Med J*. 2002;43:467-469.

35. Adams SL, Yarnold PR. Clinical use of the patellar-pubic percussion sign in hip trauma. *Am J Emerg Med*. 1997;15:173-175.

36. Choi YM, Dobson F, Martin J, et al. Interrater and intrarater reliability of common clinical standing balance tests for people with hip osteoarthritis. *Phys Ther*. 2014;94(5):696-704.

37. Wright AA, Cook CE, Flynn TW, et al. Predictors of response to physical therapy intervention in patients with primary hip osteoarthritis. *Phys Ther*. 2011;91(4): 510-524.

38. Pua YH, Cowan SM, Wrigley TV, Bennell KL. The Lower Extremity Functional Scale could be an alternative to the Western Ontario and McMaster Universities Osteoarthritis Index physical function scale. *J Clin Epidemiol*. 2009;62(10):1103-1111.

39. Binkley JM, Stratford PW, Lott SA, Riddle DL. The Lower Extremity Functional Scale (LEFS): scale development, measurement properties, and clinical application. North American Orthopaedic Rehabilitation Research Network. *Phys Ther*. 1999;79:371-383.

40. Angst F, Aeschlimann A, Stucki G. Smallest detectable and minimal clinically important differences of rehabilitation intervention with their implications for required sample sizes using WOMAC and SF-36 quality of life measurement instruments in patients with osteoarthritis of the lower extremities. *Arthritis Rheum*. 2001;45:384-391.

41. Li L, Liu X, Herr K. Postoperative pain intensity assessment: a comparison of four scales in Chinese adults. *Pain Med*. 2007;8:223-234.

42. Farrar JT, Berlin JA, Strom BL. Clinically important changes in acute pain outcome measures: a validation study. *J Pain Symptom Manage*. 2003;25:406-411.

43. Farrar JT, Portenoy RK, Berlin JA, et al. Defining the clinically important difference in pain outcome measures. *Pain*. 2000;88:287-294.

6

Quadril e Pelve

Joelho 7

Sumário Clínico e Recomendações

História do Paciente	
Queixas	• Pouco se sabe sobre a utilidade das queixas subjetivas de dor no joelho. A falta de autopercepção de inchaço parece moderadamente útil no descarte de derrame articular do joelho. Similarmente, a ausência de "sustentação do peso durante o trauma" pode ajudar a descartar um rompimento de menisco (ambos – RPs [razão de probabilidade] = 0,40).

Exame Físico	
Triagem	• A Regra de Ottawa para Radiografia do Joelho é altamente sensível para fraturas de joelho tanto em adultos quanto em crianças. Quando os pacientes têm menos de 55 anos de idade, podem sustentar o peso e flexionar o joelho em 90 graus, e não apresentam sensibilidade na patela ou na cabeça da fíbula, os médicos podem descartar com segurança uma fratura no joelho (–RP = 0,05 a 0,07).
Avaliação da Amplitude de Movimento e da Força	• A mensuração da amplitude de movimento do joelho mostrou de forma consistente ser altamente confiável, contudo é de utilidade diagnóstica desconhecida. Entretanto, a avaliação da "sensação final" (*end feel*) durante as mensurações da amplitude de movimento não é confiável, especialmente entre examinadores diferentes. • A avaliação da força com o teste muscular manual mostrou detectar de forma precisa *deficit* da força de extensão unilateral do joelho , pelo menos em pacientes em ambiente hospitalar de reabilitação aguda.
Testes Especiais	• Diversas revisões sistemáticas com metanálise examinaram testes especiais do joelho. • Tanto a "sensibilidade da linha articular" quanto o teste de McMurray mostraram de forma consistente moderada utilidade na detecção e descarte de rupturas do menisco. O teste de Thessaly mostrou ser excelente tanto em detectar quanto descartar as rupturas de menisco (+RP = 1,79 a 39,3; –RP = 0,08 a 0,73). • Embora o teste de gaveta anterior e o teste de "pivot shift" sejam bons na identificação de rupturas do ligamento cruzado anterior (LCA) (+RP = 1,5 a 36,5), o teste de Lachman é melhor para descarta-los (–RP = 0,10 a 0,24). • O teste varo e valgo, enquanto não particularmente confiável, é razoavelmente bom no descarte das rupturas do ligamento colateral medial (LCM) (–RP = 0,20 a 0,30). • O "teste de apreensão patelar em movimento" parece mostrar uma utilidade diagnóstica muito boa tanto na identificação quanto no descarte de instabilidade patelar (+RP = 8,3, –RP = 0,00).
Combinações de Achados	• De forma geral, o exame clínico e/ou as combinações de achados parecem ser muito bons na identificação e descarte de várias condições patológicas do joelho, incluindo rupturas de menisco, rupturas do LCA e plica sintomática. • A presença de sensibilidade na linha articular e um teste de McMurray positivo parecem demonstrar uma boa utilidade diagnóstica tanto na identificação quanto no descarte de rupturas de menisco (+RP = 10,1 a 75; –RP = 0,10 a 0,25). • A presença de sensibilidade na linha articular e um teste de Thessaly positivo também parecem demonstrar uma boa utilidade diagnóstica tanto na identificação quanto no descarte das rupturas de menisco (+RP = 11,6 a 78; –RP = 0,08 a 0,22).
Intervenções	• Em pacientes com síndrome da dor patelofemoral, uma combinação de fatores (idade acima de 25 anos, altura inferior a 1,65 m, escala analógica visual da pior dor inferior a 53 mm e uma diferença na largura do mediopé da sustentação do peso para a não sustentação do peso de mais de 11 mm) parece predizer uma resposta favorável às órteses de pé (+RP = 8,8 caso três dos quatro fatores estejam presentes). • De forma similar, diversos fatores foram identificados que predizem quais pacientes com osteoartrite (OA) do joelho podem se beneficiar das mobilizações do quadril.

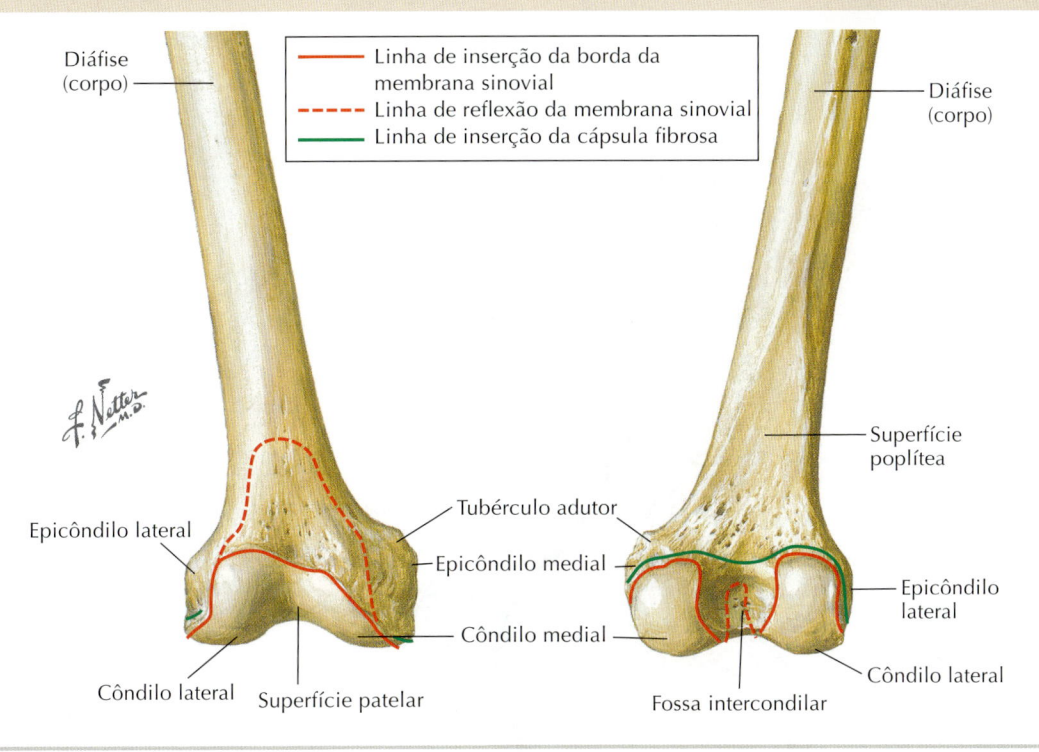

Diáfise (corpo)

Linha de inserção da borda da membrana sinovial
Linha de reflexão da membrana sinovial
Linha de inserção da cápsula fibrosa

Diáfise (corpo)

Superfície poplítea

Epicôndilo lateral
Tubérculo adutor
Epicôndilo medial
Epicôndilo lateral

Côndilo lateral
Superfície patelar
Côndilo medial
Côndilo lateral

Fossa intercondilar

Figura 7-1
Fêmur.

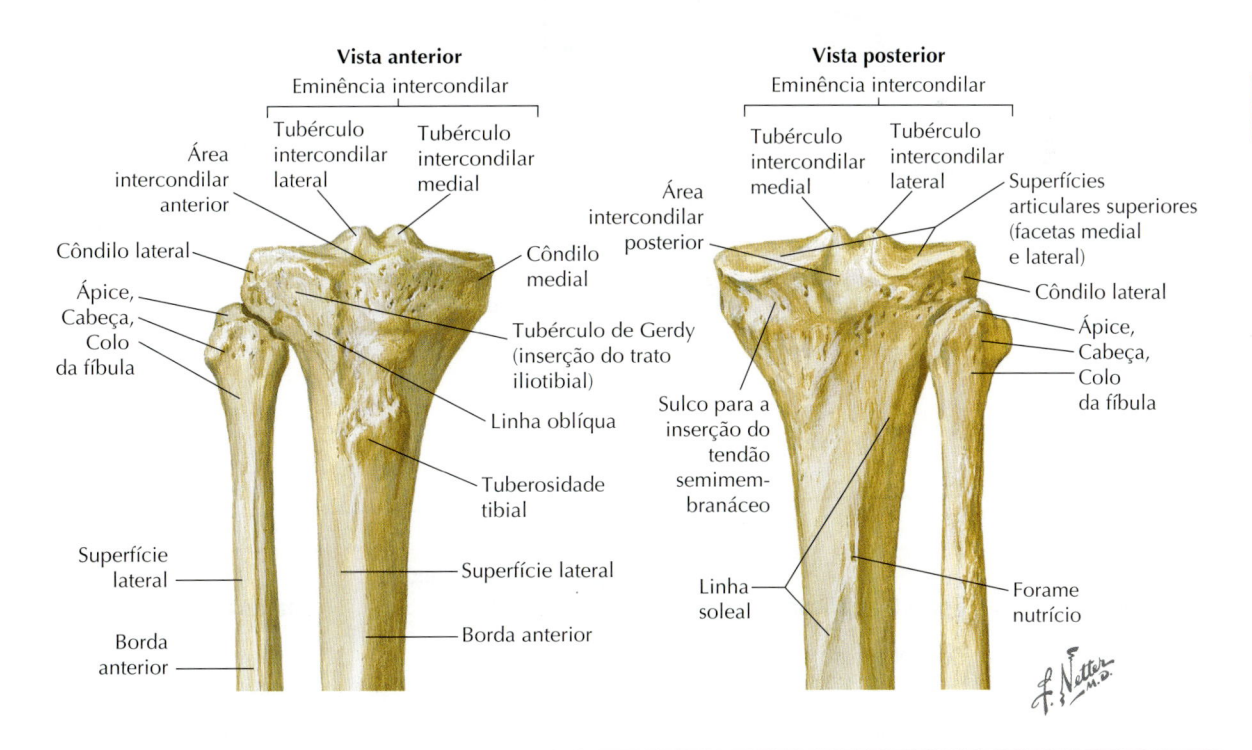

Vista anterior
Eminência intercondilar
Tubérculo intercondilar lateral
Tubérculo intercondilar medial

Área intercondilar anterior
Côndilo lateral
Ápice, Cabeça, Colo da fíbula
Côndilo medial
Tubérculo de Gerdy (inserção do trato iliotibial)
Linha oblíqua
Tuberosidade tibial

Superfície lateral
Superfície lateral
Borda anterior
Borda anterior

Vista posterior
Eminência intercondilar
Tubérculo intercondilar medial
Tubérculo intercondilar lateral

Área intercondilar posterior
Superfícies articulares superiores (facetas medial e lateral)
Côndilo lateral
Ápice, Cabeça, Colo da fíbula
Sulco para a inserção do tendão semimembranáceo
Linha soleal
Forame nutrício

Figura 7-2
Tíbia e fíbula.

7
Joelho

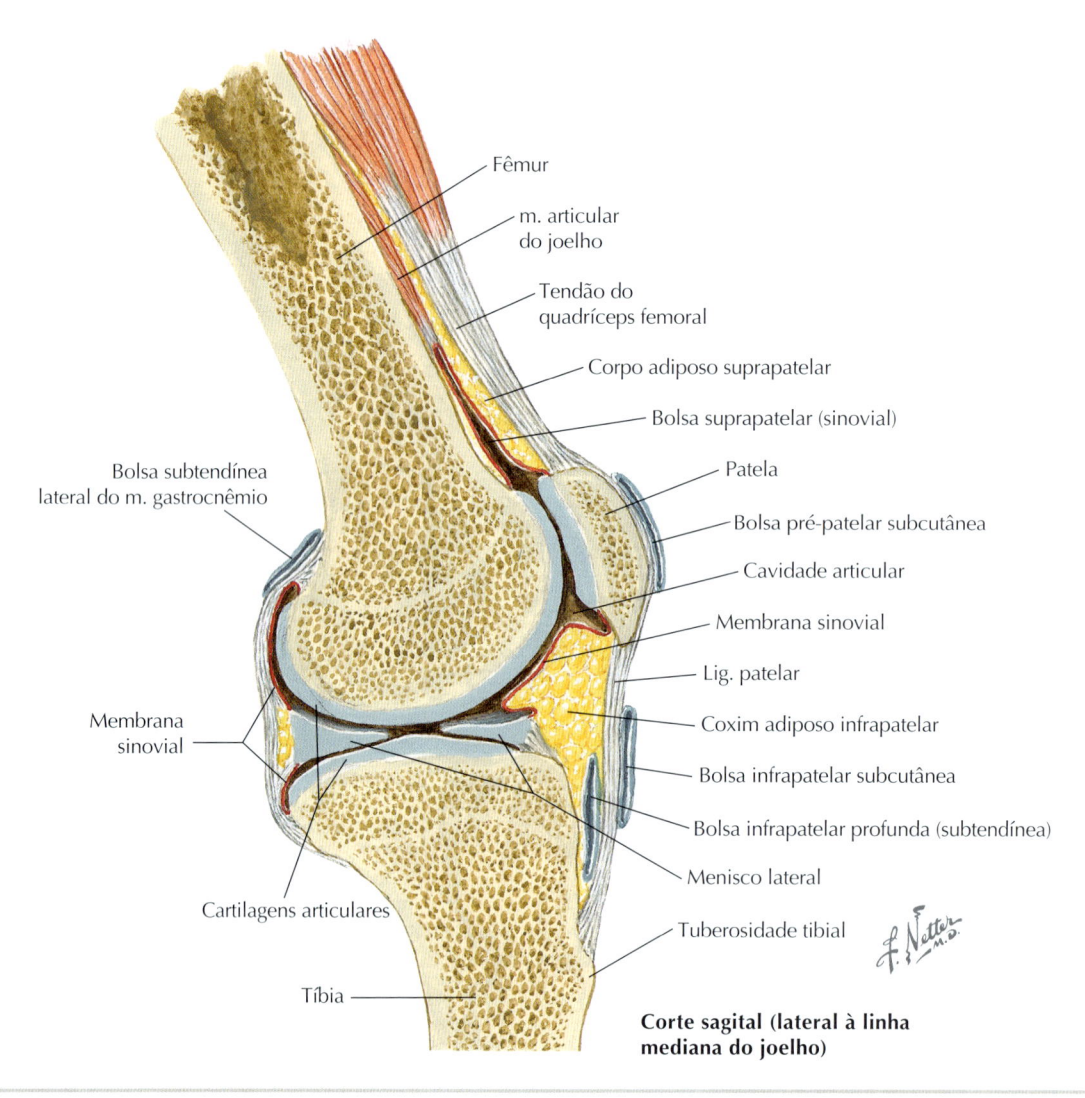

Fêmur

m. articular do joelho

Tendão do quadríceps femoral

Corpo adiposo suprapatelar

Bolsa suprapatelar (sinovial)

Patela

Bolsa pré-patelar subcutânea

Cavidade articular

Membrana sinovial

Lig. patelar

Coxim adiposo infrapatelar

Bolsa infrapatelar subcutânea

Bolsa infrapatelar profunda (subtendínea)

Menisco lateral

Tuberosidade tibial

Bolsa subtendínea lateral do m. gastrocnêmio

Membrana sinovial

Cartilagens articulares

Tíbia

Corte sagital (lateral à linha mediana do joelho)

Figura 7-3
Joelho sagital.

Articulações	Tipo e Classificação	Posição de Atrito Articular (*closed packed*)	Padrão Capsular
Tibiofemoral	Condiloide dupla	Extensão completa	Flexão restrita superior à extensão
Tibiofibular proximal	Sinovial: plana	Não relatada	Não relatado
Patelofemoral	Sinovial: plana	Flexão completa	Não relatado

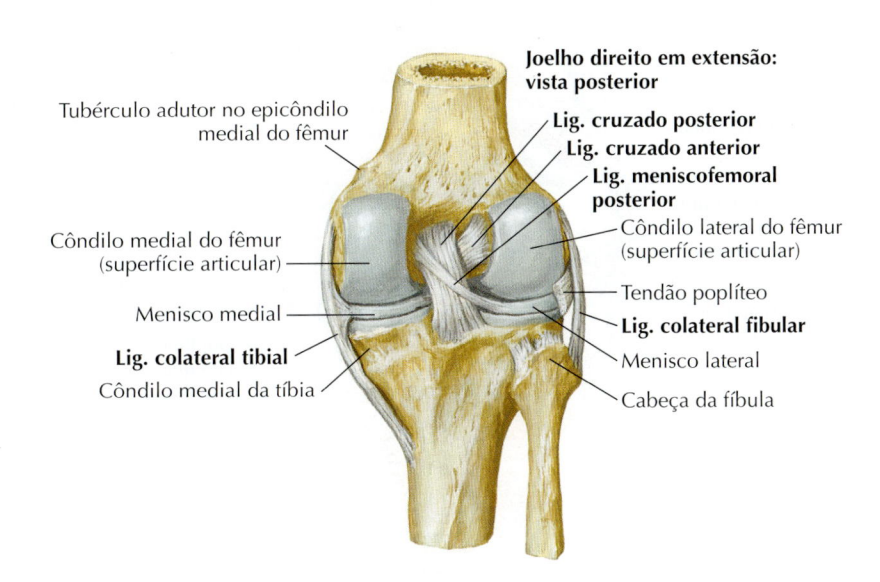

Joelho direito em extensão:
vista posterior

Tubérculo adutor no epicôndilo
medial do fêmur

Lig. cruzado posterior

Lig. cruzado anterior

Lig. meniscofemoral
posterior

Côndilo medial do fêmur
(superfície articular)

Côndilo lateral do fêmur
(superfície articular)

Tendão poplíteo

Menisco medial

Lig. colateral fibular

Lig. colateral tibial

Menisco lateral

Côndilo medial da tíbia

Cabeça da fíbula

Figura 7-4
Ligamentos posteriores do joelho.

Ligamentos	Inserções	Função
Meniscofemoral posterior	Menisco lateral ao ligamento cruzado posterior (LCP) e côndilo femoral medial	Reforça a inserção meniscal lateral posterior
Poplíteo oblíquo	Face posterior do côndilo tibial medial à face posterior da cápsula fibrosa	Fortalece a porção posterior da cápsula articular
Poplíteo arqueado	Cabeça fibular posterior acima do tendão do poplíteo à capsula posterior	Fortalece a porção posterior da cápsula articular
Ligamento posterior da cabeça fibular	Cabeça fibular posterior ao côndilo tibial lateral inferior	Reforça a capsula articular posterior
Cruzado anterior	Face intracondilar anterior do platô tibial ao lado posteromedial do côndilo femoral lateral	Previne a translação posterior do fêmur na tíbia e translação anterior da tíbia no fêmur
Cruzado posterior	Face intracondilar posterior do platô tibial ao lado anterolateral do côndilo femoral medial	Previne a translação anterior do fêmur na tíbia e a translação posterior da tíbia no fêmur
Colateral fibular	Epicôndilo lateral do fêmur à face lateral da cabeça fibular	Protege a articulação do estresse varo
Colateral tibial	Epicôndilo medial femoral ao côndilo medial da tíbia	Protege a articulação do estresse valgo
Ligamento transverso do joelho	Bordas anteriores dos meniscos	Permite que os meniscos se movam juntos durante o movimento do joelho

7

Joelho

Joelho direito: vista posterior

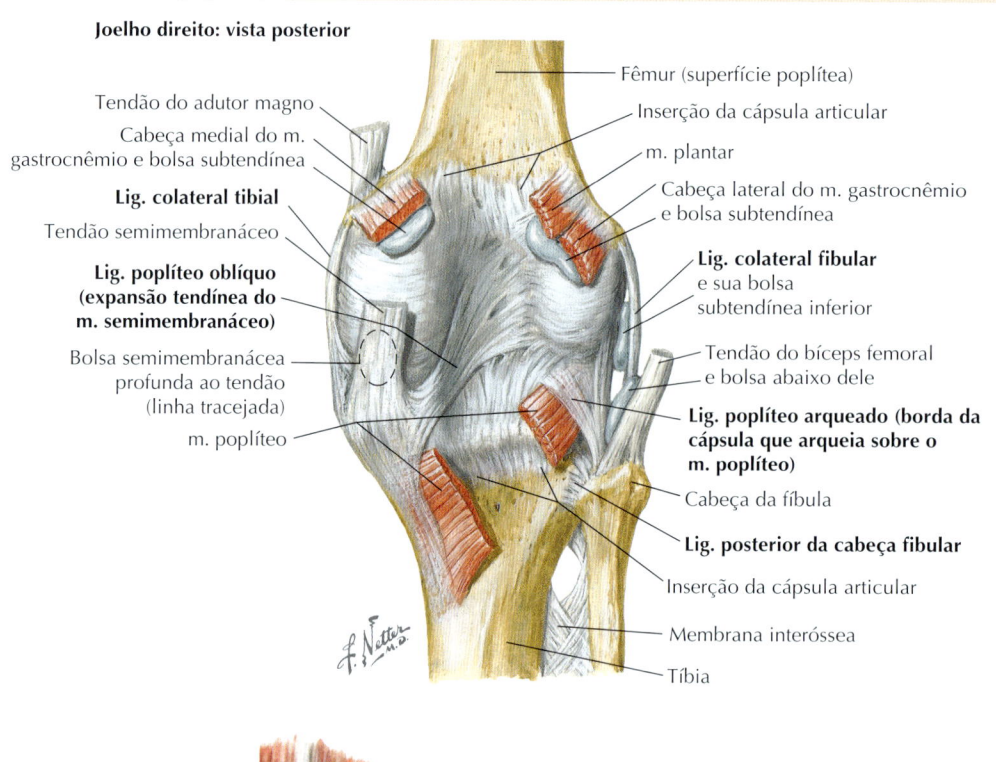

- Tendão do adutor magno
- Cabeça medial do m. gastrocnêmio e bolsa subtendínea
- **Lig. colateral tibial**
- Tendão semimembranáceo
- **Lig. poplíteo oblíquo (expansão tendínea do m. semimembranáceo)**
- Bolsa semimembranácea profunda ao tendão (linha tracejada)
- m. poplíteo

- Fêmur (superfície poplítea)
- Inserção da cápsula articular
- m. plantar
- Cabeça lateral do m. gastrocnêmio e bolsa subtendínea
- **Lig. colateral fibular** e sua bolsa subtendínea inferior
- Tendão do bíceps femoral e bolsa abaixo dele
- **Lig. poplíteo arqueado (borda da cápsula que arqueia sobre o m. poplíteo)**
- Cabeça da fíbula
- **Lig. posterior da cabeça fibular**
- Inserção da cápsula articular
- Membrana interóssea
- Tíbia

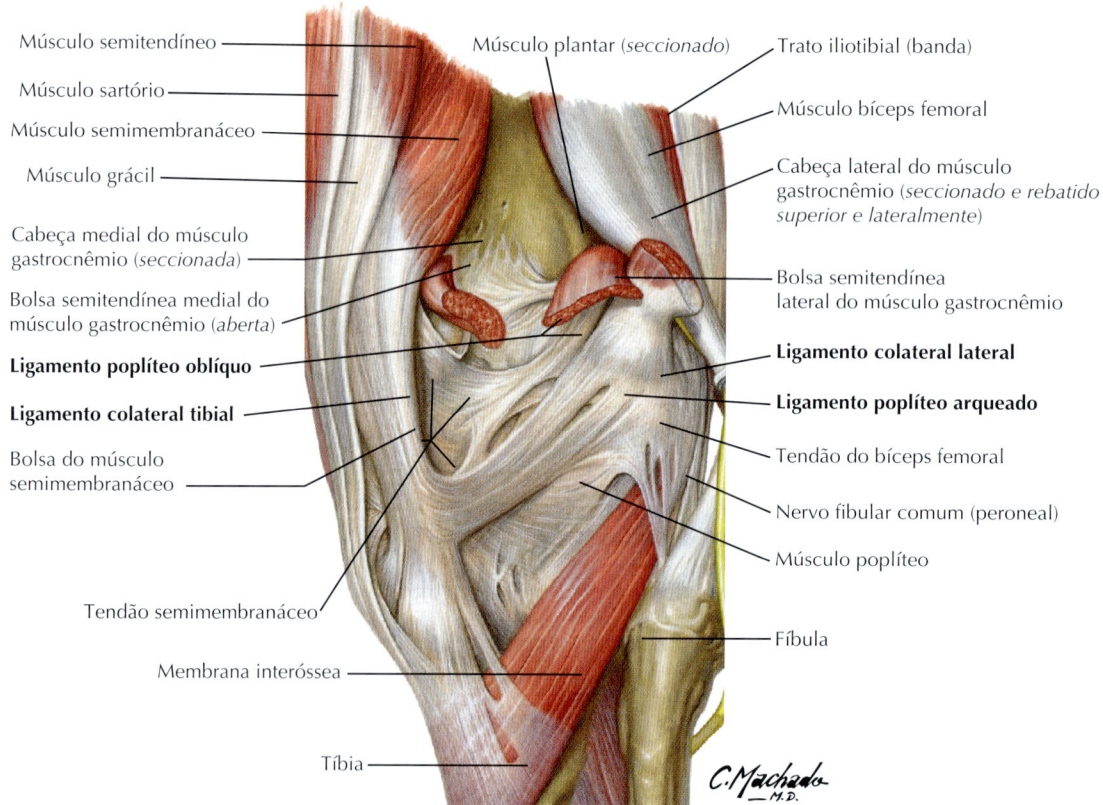

- Músculo semitendíneo
- Músculo sartório
- Músculo semimembranáceo
- Músculo grácil
- Cabeça medial do músculo gastrocnêmio (*seccionada*)
- Bolsa semitendínea medial do músculo gastrocnêmio (*aberta*)
- **Ligamento poplíteo oblíquo**
- **Ligamento colateral tibial**
- Bolsa do músculo semimembranáceo
- Tendão semimembranáceo
- Membrana interóssea
- Tíbia

- Músculo plantar (*seccionado*)
- Trato iliotibial (banda)
- Músculo bíceps femoral
- Cabeça lateral do músculo gastrocnêmio (*seccionado e rebatido superior e lateralmente*)
- Bolsa semitendínea lateral do músculo gastrocnêmio
- **Ligamento colateral lateral**
- **Ligamento poplíteo arqueado**
- Tendão do bíceps femoral
- Nervo fibular comum (peroneal)
- Músculo poplíteo
- Fíbula

Figura 7-5

Ligamentos posteriores do joelho (*continuação*).

Joelho direito em flexão: vista anterior

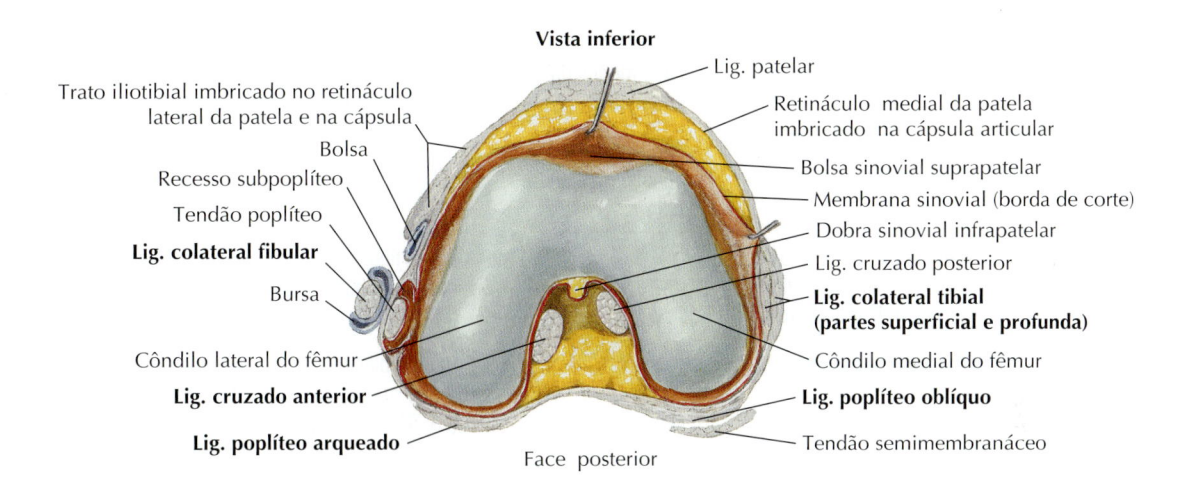

Lig. cruzado anterior

Côndilo lateral do fêmur (superfície articular)

Tendão poplíteo

Lig. colateral fibular

Menisco lateral

Lig. transverso do joelho

Cabeça da fíbula

Tubérculo de Gerdy

Lig. cruzado posterior

Côndilo medial do fêmur (superfície articular)

Menisco medial

Lig. colateral tibial

Côndilo medial da tíbia

Tuberosidade tibial

Vista inferior

Trato iliotibial imbricado no retináculo lateral da patela e na cápsula

Bolsa

Recesso subpoplíteo

Tendão poplíteo

Lig. colateral fibular

Bursa

Côndilo lateral do fêmur

Lig. cruzado anterior

Lig. poplíteo arqueado

Face posterior

Lig. patelar

Retináculo medial da patela imbricado na cápsula articular

Bolsa sinovial suprapatelar

Membrana sinovial (borda de corte)

Dobra sinovial infrapatelar

Lig. cruzado posterior

Lig. colateral tibial (partes superficial e profunda)

Côndilo medial do fêmur

Lig. poplíteo oblíquo

Tendão semimembranáceo

Vista Superior

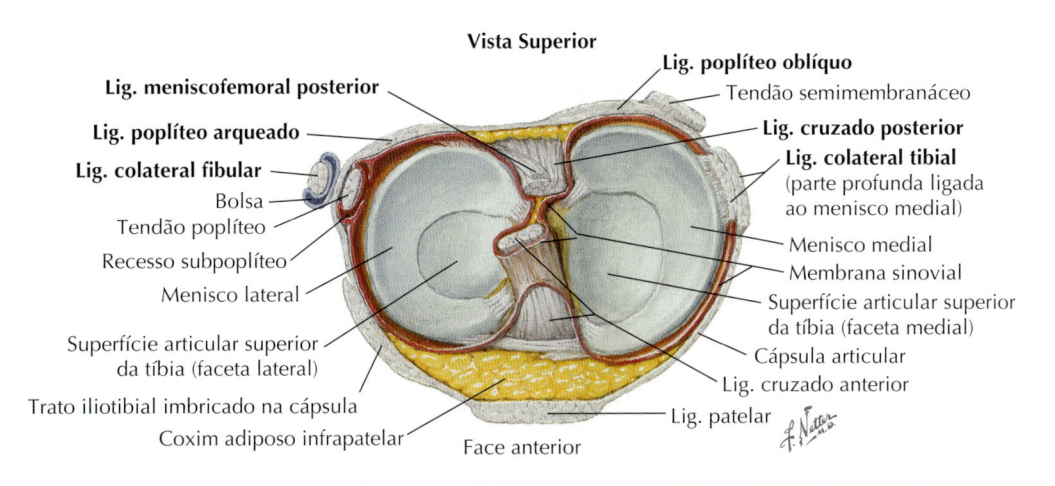

Lig. meniscofemoral posterior

Lig. poplíteo arqueado

Lig. colateral fibular

Bolsa

Tendão poplíteo

Recesso subpoplíteo

Menisco lateral

Superfície articular superior da tíbia (faceta lateral)

Trato iliotibial imbricado na cápsula

Coxim adiposo infrapatelar

Face anterior

Lig. poplíteo oblíquo

Tendão semimembranáceo

Lig. cruzado posterior

Lig. colateral tibial (parte profunda ligada ao menisco medial)

Menisco medial

Membrana sinovial

Superfície articular superior da tíbia (faceta medial)

Cápsula articular

Lig. cruzado anterior

Lig. patelar

Figura 7-6
Vistas inferior, anterior e superior dos ligamentos do joelho.

7

Joelho

Músculos	Inserções Proximais	Inserções Distais	Nervo e Nível Segmentar	Ação
Quadríceps *Reto femoral*	Espinha ilíaca inferoanterior e ílio bem superior ao acetábulo	Base da patela e pelo ligamento patelar à tuberosidade tibial	Nervo femoral (L2, L3, L4)	Extensão do joelho: reto femoral também flexiona o quadril e estabiliza a cabeça do fêmur no acetábulo
Vasto lateral	Trocanter maior e linha áspera do fêmur			
Vasto medial	Linha intertrocantérica e linha áspera			
Vasto intermédio	Face anterolateral da diáfise do fêmur			
Articular do joelho	Face anteroinferior do fêmur	Membrana sinovial da articulação do joelho	Nervo femoral (L3, L4)	Traciona a membrana sinovial superiormente durante a extensão do joelho para prevenir o pinçamento da membrana
Isquiotibiais *Semimembranáceo*	Tuberosidade isquial	Face medial da tíbia superior	Ramo tibial do nervo isquiático (L4, L5, S1, S2)	Flexiona e rotaciona medialmente o joelho, estende e rotaciona medialmente o quadril
Semitendíneo	Tuberosidade isquial	Aspecto posterior do côndilo medial da tíbia		
Bíceps femoral *Cabeça curta*	Linha áspera lateral e dois terços proximais da linha supracondilar do fêmur	Cabeça lateral da fíbula e côndilo tibial lateral	Ramo fibular do nervo isquiático (L5, S1, S2)	Flexiona e rotaciona lateralmente o joelho
Cabeça longa	Tuberosidade isquial		Ramo tibial do nervo isquiático (L5, S1-S3)	Flexiona e rotaciona lateralmente o joelho, estende e rotaciona lateralmente o quadril
Grácil	Corpo e ramo inferior do púbis	Face medial da tíbia superior	Nervo obturador (L2, L3)	Adução do quadril, flexiona e rotaciona medialmente o joelho
Sartório	Espinha ilíaca superior anterior e crista ilíaca anterior	Face superomedial da tíbia	Nervo femoral (L2, L3)	Flexão, abdução e rotação externa do quadril, flexiona o joelho
Gastrocnêmio *Cabeça lateral* *Cabeça medial*	Côndilo femoral lateral Face superior do côndilo femoral medial	Calcâneo posterior	Nervo tibial (S1, S2)	Flexão plantar do tornozelo e flexiona o joelho
Poplíteo	Côndilo femoral lateral e menisco lateral	Superior à linha soleal na tíbia posterior	Nervo tibial (L4, L5, S1)	Flexão fraca do joelho e destravamento da articulação do joelho
Plantar	Linha supracondilar lateral do fêmur e ligamento poplíteo oblíquo	Calcâneo posterior	Nervo tibial (S1, S2)	Fraca assistência na flexão do joelho e flexão plantar do tornozelo

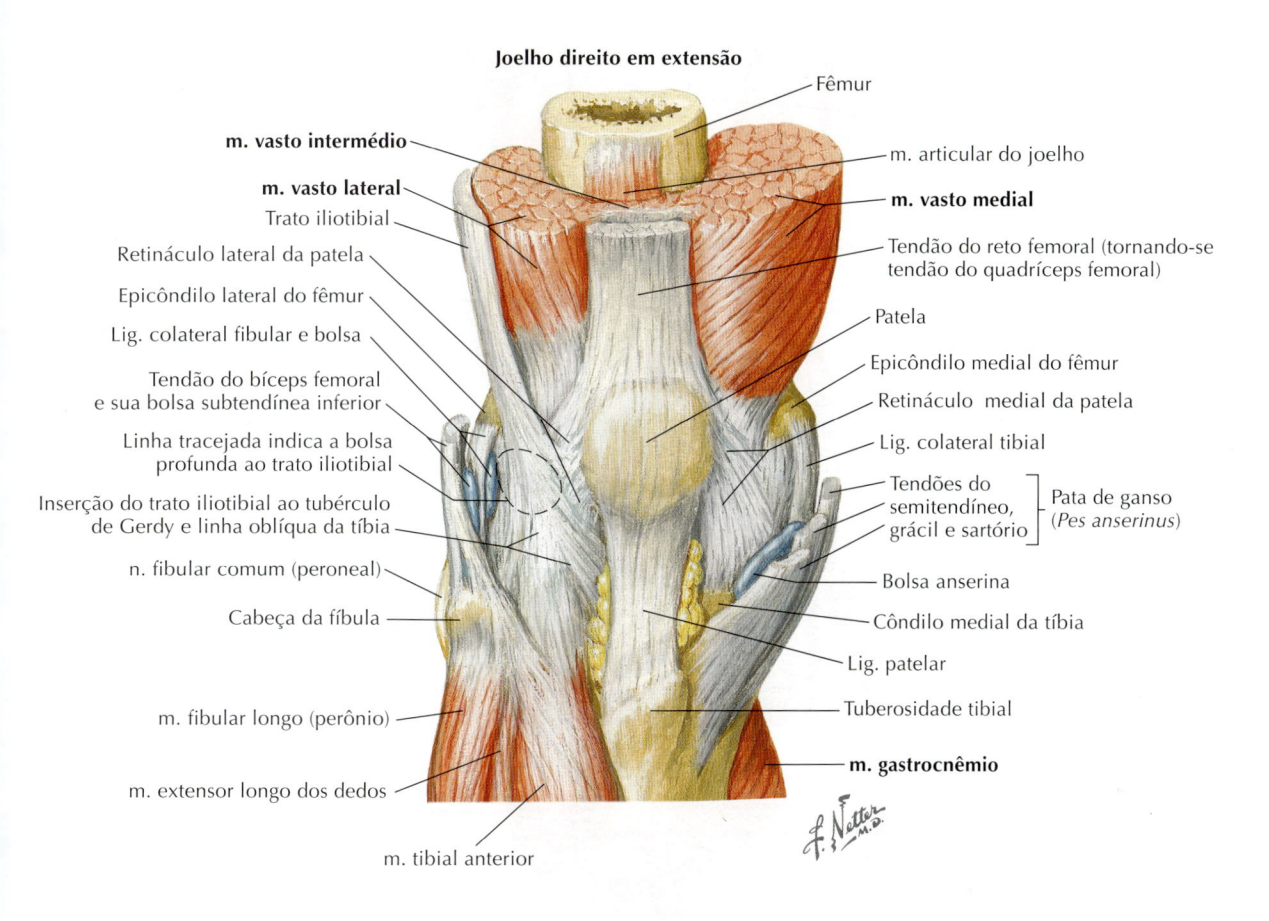

Joelho direito em extensão

Fêmur

m. vasto intermédio

m. articular do joelho

m. vasto lateral

m. vasto medial

Trato iliotibial

Retináculo lateral da patela

Tendão do reto femoral (tornando-se tendão do quadríceps femoral)

Epicôndilo lateral do fêmur

Patela

Lig. colateral fibular e bolsa

Epicôndilo medial do fêmur

Tendão do bíceps femoral e sua bolsa subtendínea inferior

Retináculo medial da patela

Linha tracejada indica a bolsa profunda ao trato iliotibial

Lig. colateral tibial

Inserção do trato iliotibial ao tubérculo de Gerdy e linha oblíqua da tíbia

Tendões do semitendíneo, grácil e sartório

Pata de ganso (*Pes anserinus*)

n. fibular comum (peroneal)

Bolsa anserina

Cabeça da fíbula

Côndilo medial da tíbia

Lig. patelar

m. fibular longo (perônio)

Tuberosidade tibial

m. gastrocnêmio

m. extensor longo dos dedos

m. tibial anterior

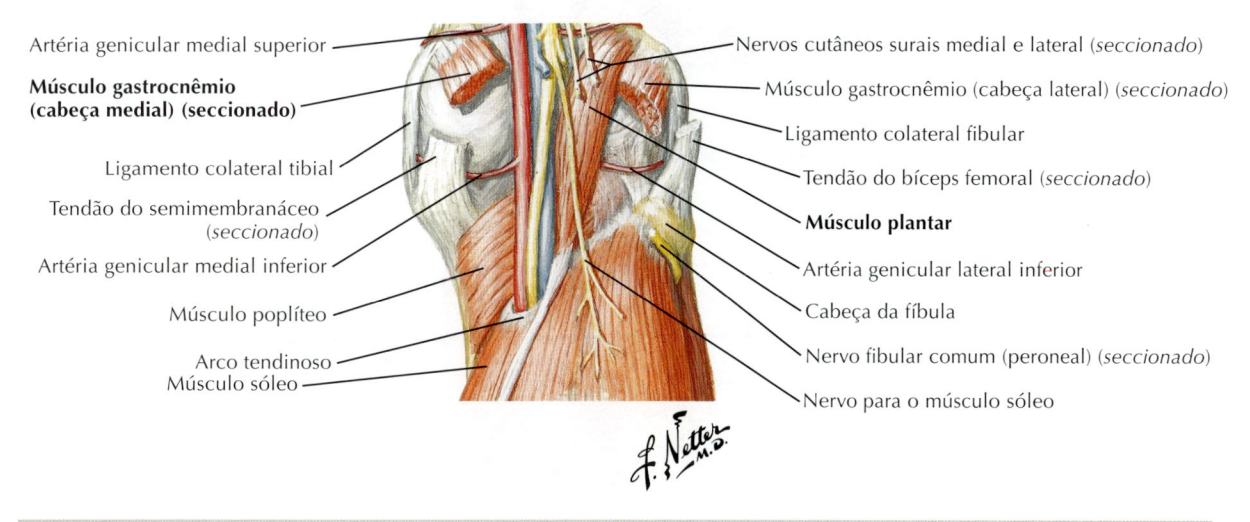

Perna direita

Artéria genicular medial superior

Nervos cutâneos surais medial e lateral (*seccionado*)

Músculo gastrocnêmio (cabeça medial) (seccionado)

Músculo gastrocnêmio (cabeça lateral) (*seccionado*)

Ligamento colateral fibular

Ligamento colateral tibial

Tendão do bíceps femoral (*seccionado*)

Tendão do semimembranáceo (*seccionado*)

Músculo plantar

Artéria genicular medial inferior

Artéria genicular lateral inferior

Músculo poplíteo

Cabeça da fíbula

Arco tendinoso
Músculo sóleo

Nervo fibular comum (peroneal) (*seccionado*)

Nervo para o músculo sóleo

Figura 7-7

Músculos anteriores e posteriores do joelho.

7

Joelho

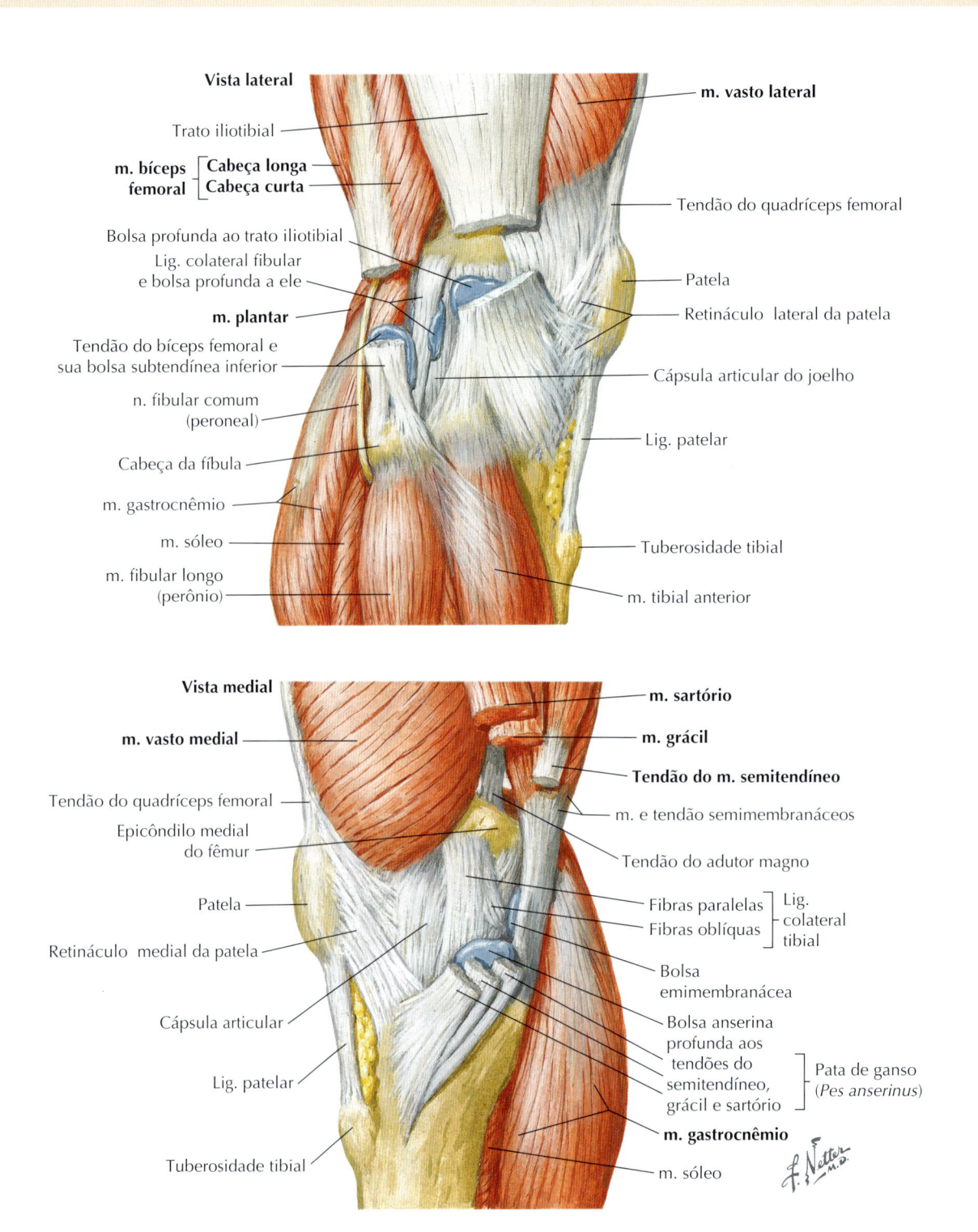

Vista lateral

- Trato iliotibial
- **m. vasto lateral**
- **m. bíceps femoral** [**Cabeça longa** / **Cabeça curta**]
- Tendão do quadríceps femoral
- Bolsa profunda ao trato iliotibial
- Lig. colateral fibular e bolsa profunda a ele
- Patela
- **m. plantar**
- Retináculo lateral da patela
- Tendão do bíceps femoral e sua bolsa subtendínea inferior
- Cápsula articular do joelho
- n. fibular comum (peroneal)
- Lig. patelar
- Cabeça da fíbula
- m. gastrocnêmio
- m. sóleo
- Tuberosidade tibial
- m. fibular longo (perônio)
- m. tibial anterior

Vista medial

- **m. sartório**
- **m. vasto medial**
- **m. grácil**
- **Tendão do m. semitendíneo**
- Tendão do quadríceps femoral
- m. e tendão semimembranáceos
- Epicôndilo medial do fêmur
- Tendão do adutor magno
- Patela
- Fibras paralelas / Fibras oblíquas] Lig. colateral tibial
- Retináculo medial da patela
- Bolsa emimembranácea
- Cápsula articular
- Bolsa anserina profunda aos tendões do semitendíneo, grácil e sartório] Pata de ganso (*Pes anserinus*)
- Lig. patelar
- Tuberosidade tibial
- **m. gastrocnêmio**
- m. sóleo

Figura 7-8
Músculos laterais e mediais do joelho.

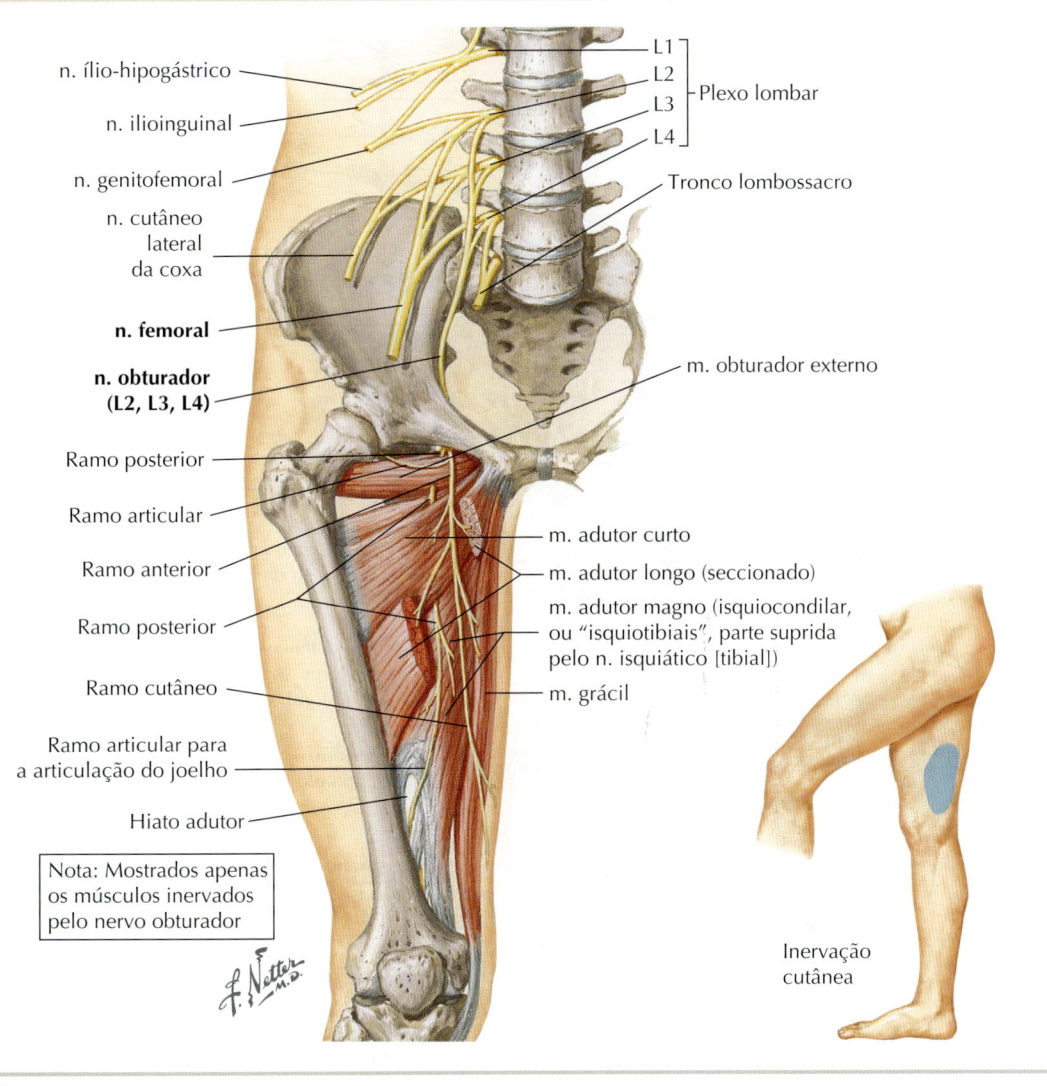

n. ílio-hipogástrico

n. ilioinguinal

n. genitofemoral

n. cutâneo lateral da coxa

n. femoral

n. obturador (L2, L3, L4)

Ramo posterior

Ramo articular

Ramo anterior

Ramo posterior

Ramo cutâneo

Ramo articular para a articulação do joelho

Hiato adutor

Nota: Mostrados apenas os músculos inervados pelo nervo obturador

L1
L2
L3
L4

Plexo lombar

Tronco lombossacro

m. obturador externo

m. adutor curto

m. adutor longo (seccionado)

m. adutor magno (isquiocondilar, ou "isquiotibiais", parte suprida pelo n. isquiático [tibial])

m. grácil

Inervação cutânea

Figura 7-9
Nervo obturador.

Nervos	Nível Segmentar	Sensitivo	Motor
Femoral	L2, L3, L4	Coxa via nervos subcutâneos	Ilíaco, sartório, quadríceps femoral, articular do joelho e pectíneo
Obturador	L2, L3, L4	Coxa medial	Adutor longo, adutor curto, adutor magno (parte do adutor), grácil, obturador externo
Safeno	L2, L3, L4	Perna e pé medial	Sem motor
Nervo tibial	L4, L5, S1, S2, S3	Calcanhar posterior e superfície plantar do pé	Semitendíneo, semimembranáceo, bíceps femoral, adutor magno, gastrocnêmio, sóleo, plantar, flexor longo do hálux, flexor longo dos dedos, tibial posterior
Nervo fibular comum	L4, L5, S1, S2	Perna posterior lateral	Bíceps femoral

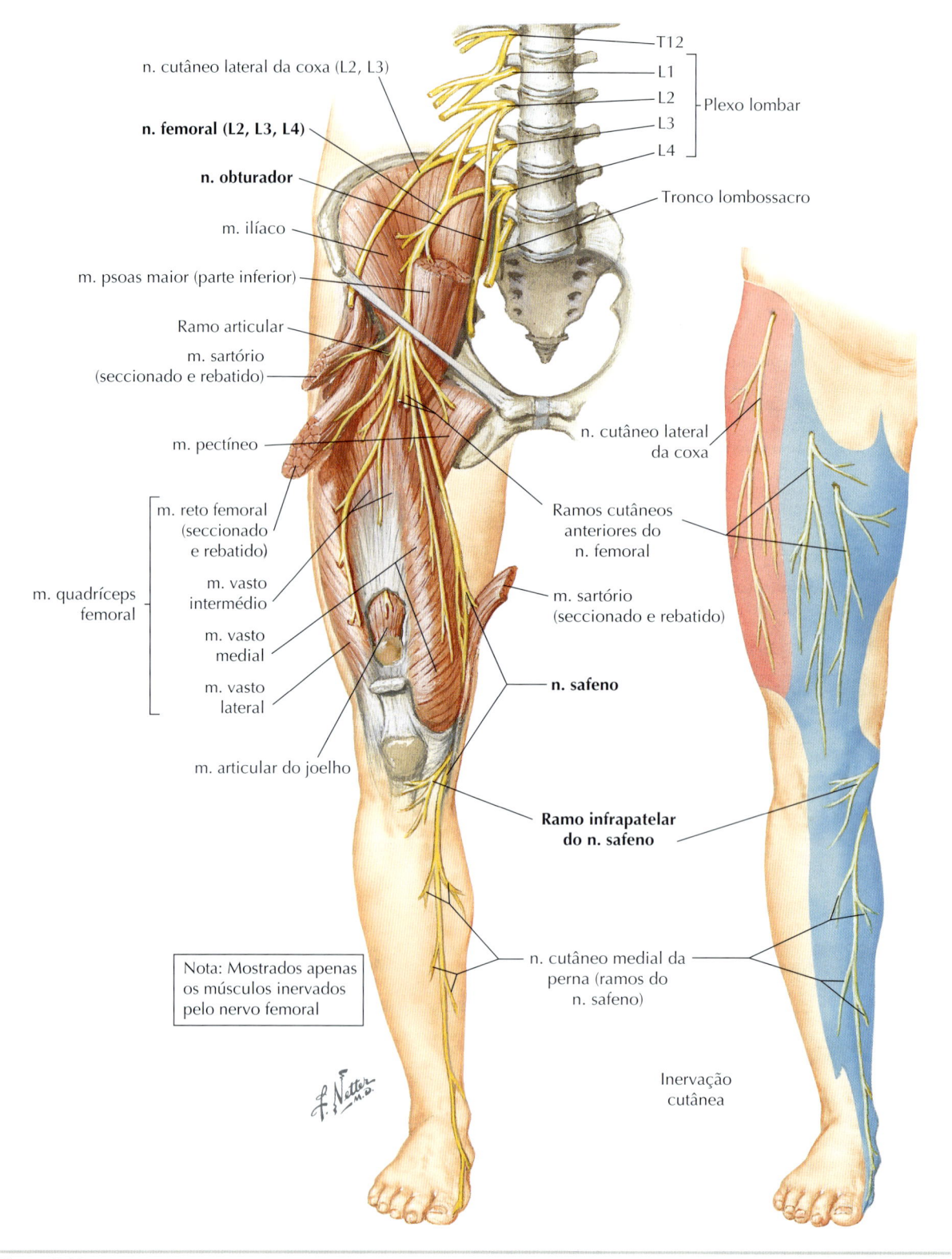

Figura 7-10

Nervo femoral e nervos cutâneos femorais laterais.

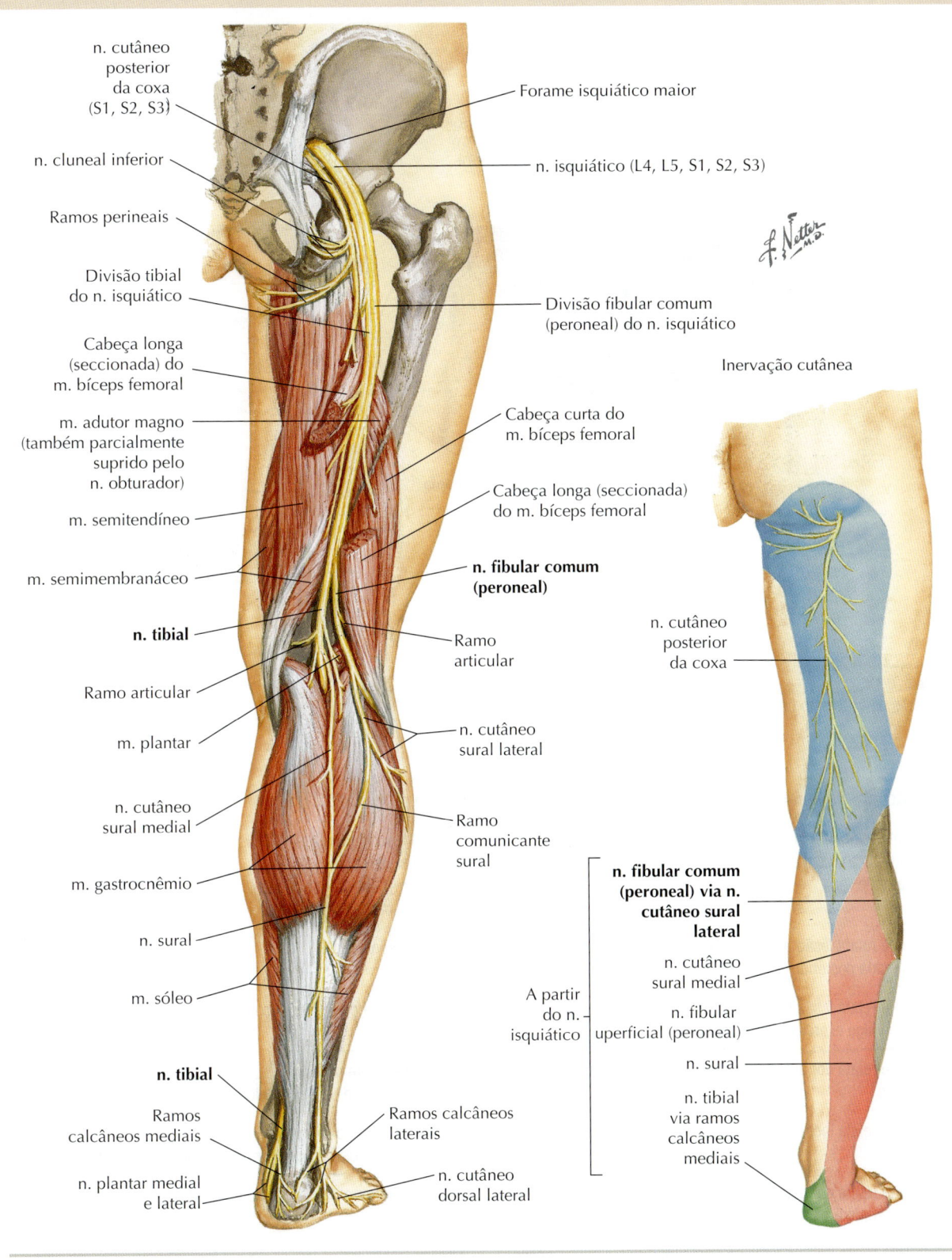

n. cutâneo posterior da coxa (S1, S2, S3)

n. cluneal inferior

Ramos perineais

Divisão tibial do n. isquiático

Cabeça longa (seccionada) do m. bíceps femoral

m. adutor magno (também parcialmente suprido pelo n. obturador)

m. semitendíneo

m. semimembranáceo

n. tibial

Ramo articular

m. plantar

n. cutâneo sural medial

m. gastrocnêmio

n. sural

m. sóleo

n. tibial

Ramos calcâneos mediais

n. plantar medial e lateral

Forame isquiático maior

n. isquiático (L4, L5, S1, S2, S3)

Divisão fibular comum (peroneal) do n. isquiático

Cabeça curta do m. bíceps femoral

Cabeça longa (seccionada) do m. bíceps femoral

n. fibular comum (peroneal)

Ramo articular

n. cutâneo sural lateral

Ramo comunicante sural

Ramos calcâneos laterais

n. cutâneo dorsal lateral

Inervação cutânea

n. cutâneo posterior da coxa

n. fibular comum (peroneal) via n. cutâneo sural lateral

n. cutâneo sural medial

n. fibular uperficial (peroneal)

n. sural

n. tibial via ramos calcâneos mediais

A partir do n. isquiático

Joelho 7

Figura 7-11
Nervo isquiático e nervo cutâneo femoral posterior.

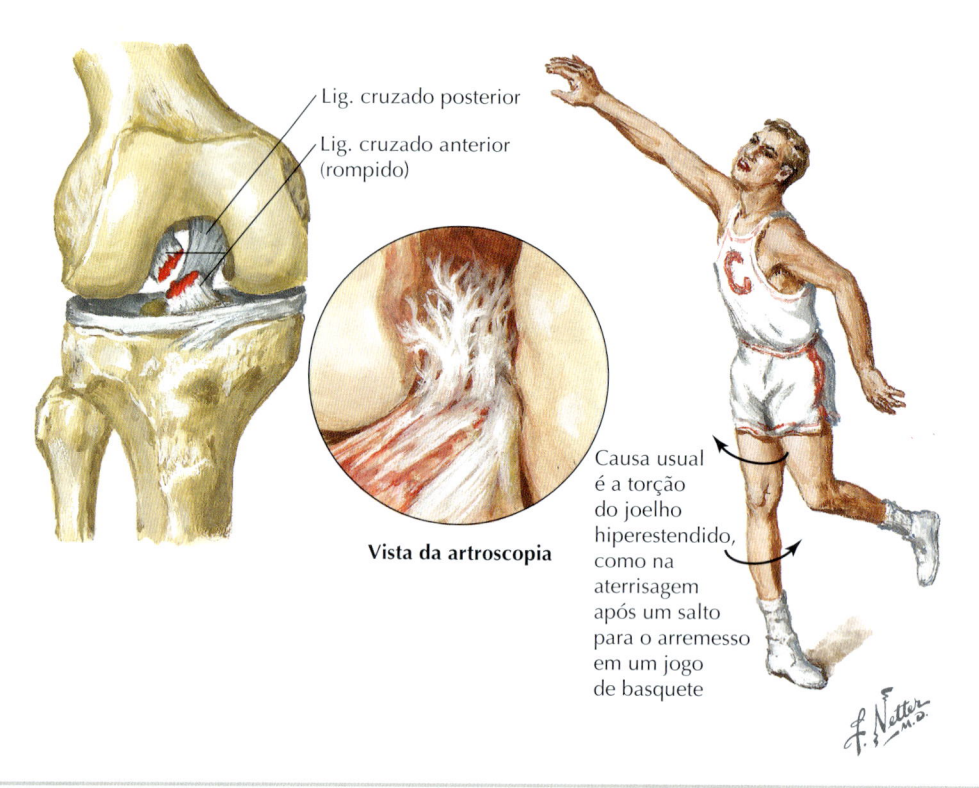

Lig. cruzado posterior

Lig. cruzado anterior (rompido)

Vista da artroscopia

Causa usual é a torção do joelho hiperestendido, como na aterrisagem após um salto para o arremesso em um jogo de basquete

Figura 7-12
Rupturas do ligamento cruzado anterior.

Relatos do Paciente	Hipótese Inicial
Paciente relata um início traumático de dor no joelho que ocorreu durante um salto, torção ou mudança de direção com o pé plantado	Possível lesão ligamentar (LCA)[1,2] Possível subluxação patelar[2] Possível ruptura do quadríceps Possível ruptura do menisco
Paciente relata lesão traumática que resultou em uma força direcionada posteriormente à tíbia com o joelho flexionado	Possível lesão no LCP[3]
Paciente relata lesão traumática que resultou em uma força varo ou valgo exercida sobre o joelho	Possível lesão no ligamento colateral (ligamento colateral lateral [LCL] ou LCM)[3]
Paciente relata dor anterior no joelho com o salto e flexão total do joelho	Possível tendinite patelar[2,4] Possível síndrome da dor patelofemoral[5,6]
Paciente relata inchaço no joelho com ocasional travamento e estalo	Possível ruptura do menisco[7] Possível corpo solto no interior da articulação do joelho
Paciente relata dor com flexão prolongada do joelho, durante agachamento e enquanto sobe e desce escadas	Possível síndrome da dor patelofemoral[5,6]
Paciente relata dor e rigidez matinal que diminui após poucas horas	Possível OA[8,9]

Estágios progressivos na patologia articular

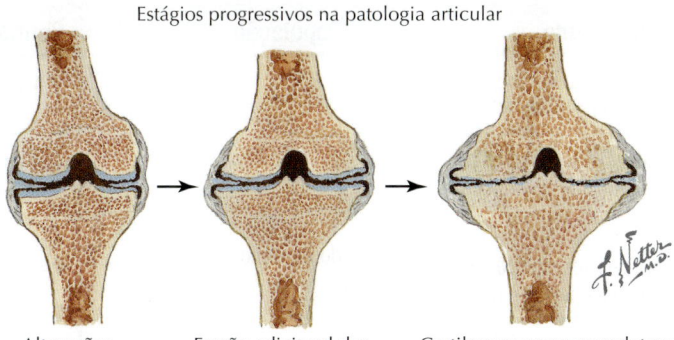

Alterações degenerativas iniciais com desgaste superficial das cartilagens articulares

Erosão adicional das cartilagens, corrosão e formação de fendas. Alterações hipertróficas do osso nas margens articulares

Cartilagens quase completamente destruídas e espaço articular estreitado. Osso subcondral irregular e com eburnação; formação de esporão nas margens. Fibrose da cápsula articular

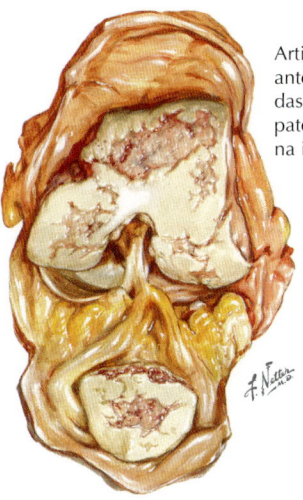

Articulação do joelho aberta anteriormente revela uma grande erosão das cartilagens articulares do fêmur e patela com excrescências cartilaginosas na incisura intercondilar

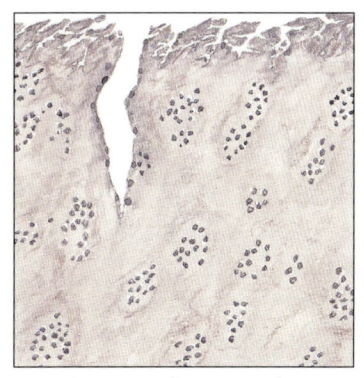

Corte de uma cartilagem articular mostra desgaste da superfície e fenda profunda. Cartilagem hialina anormal com aglutinação de condrócitos

Figura 7-13
Osteoartrite do joelho.

História e Qualidade do Estudo	População	Confiabilidade Interexaminador
Lesão aguda[10] ●		κ = 0,21 (0,03, 0,39)
Inchaço[10] ●		κ = 0,33 (0,17, 0,49)
Instabilidade (*Giving way*)[10] ●		κ = 0,12 (−0,04, 0,28)
Travamento[10] ●		κ = 0,44 (0,26, 0,62)
Dor, generalizada[10] ●	152 pacientes com OA no joelho	κ = −0,03 (0,15, 0,21)
Dor em repouso[10] ●		κ = 0,16 (0,00, 32)
Dor ao levantar da cadeira[10] ●		κ = 0,25 (0,05, 0,45)
Dor ao subir escadas[10] ●		κ = 0,21 (0,06, 0,48)

7

Joelho

História e Qualidade do Estudo	População	Confiabilidade Interexaminador
Estalo: "você sente uma sensação de estalo ou escuta o ruído do estalo quando move o joelho?"[11] ●		$\kappa = 0,80 \ (0,58, \ 1,0)$
Catching: "Você sente que às vezes algo está preso no seu joelho que momentaneamente impede o movimento?"[11] ●	30 pacientes com ruptura do menisco	$\kappa = 0,65 \ (0,37, \ 0,93)$
Instabilidade (*Giving way*): "Às vezes você sente que seu joelho vai ceder e não sustentar seu peso?"[11] ●		$\kappa = 0,80 \ (0,58, \ 1,0)$
Dor localizada: "A dor no seu joelho está centrada a um ponto no joelho que você poderia apontar com o dedo?"[11] ●		$\kappa = 0,84 \ (0,63, \ 1,0)$

Relato do Paciente e Qualidade do Estudo*	População	Padrão de Referência	Sensibilidade	Especificidade	+RP	−RP
Estalo: "Você sente uma sensação de estalo ou escuta o ruído do estalo quando move o joelho?"[11] ●	300 pacientes com dor no joelho	Impressão do médico, sustentada pelos achados na imagem por ressonância magnética (RM)	0,65 (0,56, 0,73)	0,50 (0,43, 0,58)	1,3	7,0
Catching: "Você sente que às vezes algo está preso no seu joelho que momentaneamente impede o movimento?"[11] ●			0,59 (0,50, 0,67)	0,75 (0,68, 0,80)	2,4	5,5
Instabilidade (*Giving way*): "Às vezes você sente que seu joelho vai ceder e não sustentar seu peso?"[11] ●			0,69 (0,60, 0,77)	0,53 (0,45, 0,60)	1,5	5,9
Dor localizada: "A dor no seu joelho está centrada a um ponto no joelho que você poderia apontar com o dedo?"[11] ●			0,74 (0,65, 0,81)	0,49 (0,31, 0,56)	1,5	5,3

* Entre os pacientes com nenhum desses sintomas, 16% (IC a 95%: 2% a 30%) tinham ruptura do menisco sintomática, enquanto entre aqueles com todos os quatro sintomas, 76% (IC a 95%: 63% a 88%) tinham ruptura do menisco sintomática.

Joelho 7

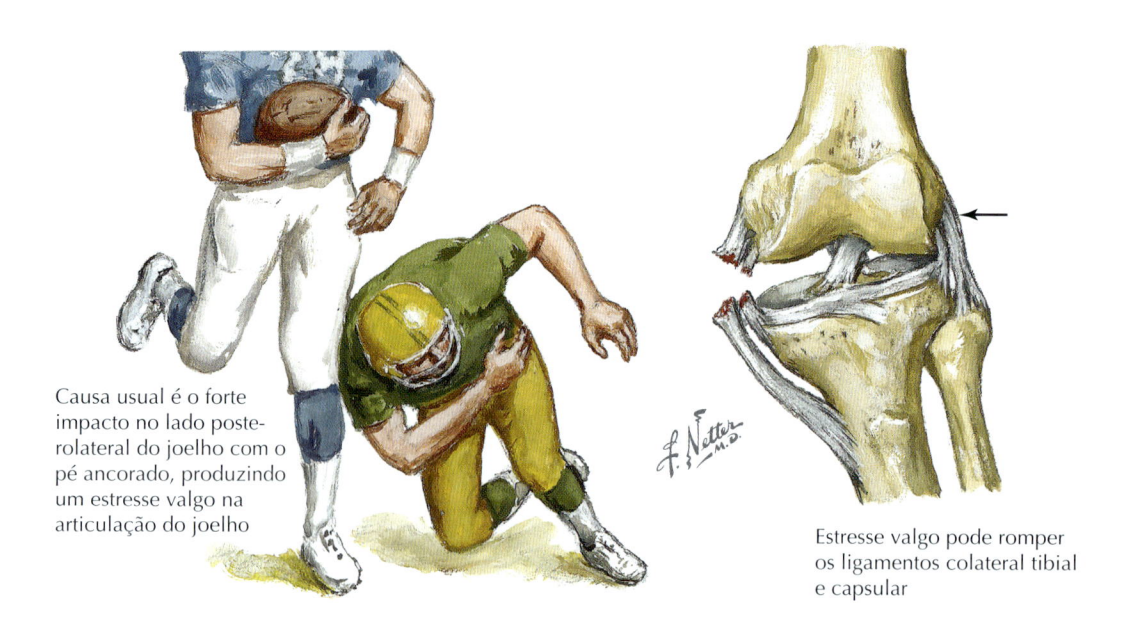

Causa usual é o forte impacto no lado postero-lateral do joelho com o pé ancorado, produzindo um estresse valgo na articulação do joelho

Estresse valgo pode romper os ligamentos colateral tibial e capsular

Figura 7-14
Ruptura do ligamento colateral medial.

Relato do Paciente e Qualidade do Estudo	População	Padrão de Referência	Sensibilidade	Especificidade	+RP	−RP
Autopercepçãodo inchaço[12] ◆	134 pacientes com queixas traumáticas do joelho	Derrame articular do joelho por RM	0,80 (0,68, 0,92)	0,45 (0,35, 0,39)	1,5 (1,1, 1,9)	0,40 (0,20, 0,90)
Trauma por força externa na perna[13] ◆		Ruptura do LCM por RM	0,21 (0,07, 0,35)	0,89 (0,83, 0,96)	2,0 (0,80, 4,8)	0,90 (0,70, 1,1)
Trauma rotacional[13] ◆			0,62 (0,41, 0,83)	0,63 (0,51, 0,74)	1,7 (1,1, 2,6)	0,60 (0,30, 1,1)
Idade acima de 40 anos[14] ◆		Ruptura do menisco por RM	0,70 (0,57, 0,83)	0,64 (0,54, 0,74)	2,0 (1,4, 2,8)	0,50 (0,30, 0,70)
Continuação da atividade impossível[I] ◆			0,64 (0,49, 0,78)	0,55 (0,45, 0,66)	1,4 (1,0, 2,0)	0,70 (0,40, 1,0)
Sustentação do peso durante o trauma[14] ◆			0,85 (0,75, 0,96)	0,35 (0,24, 0,46)	1,3 (1,1, 1,6)	0,40 (0,20, 0,90)

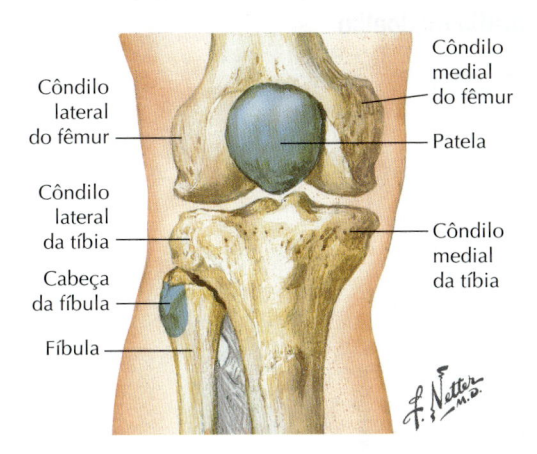

Cô ndilo
lateral
do fêmur

Côndilo
lateral
da tíbia

Cabeça
da fíbula

Fíbula

Côndilo
medial
do fêmur

Patela

Côndilo
medial
da tíbia

Stiel et al.[60,61] identificaram uma regra de predição clínica para determinar a necessidade de solicitar uma radiografia após um trauma no joelho. Caso uma das cinco variáveis identificadas estivesse presente, as radiografias eram necessárias. As cinco variáveis incluíram uma idade ≥55 anos, sensibilidade patelar isolada sem outra sensibilidade óssea, sensibilidade na cabeça da fíbula, incapacidade de flexionar o joelho a 90°, incapacidade de sustentar o peso imediatamente após a lesão e na sala de emergência (incapaz de transferir o peso para cada membro inferior, independentemente da claudicação). Essa regra foi validada em diversos estudos nas populações adulta[14,61-63] e pediátrica.[64,65] A concordância interexaminador entre os clínicos para identificação das variáveis preditivas apresentou um valor kappa de 0,77 com intervalo de confiança a 95% de 0,65 a 0,89.[61]

Tipos de fraturas distais do fêmur

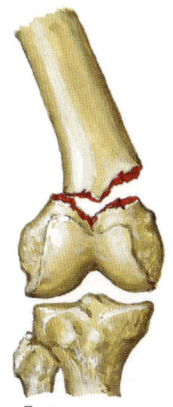 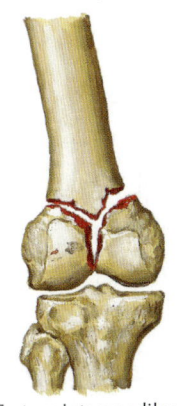 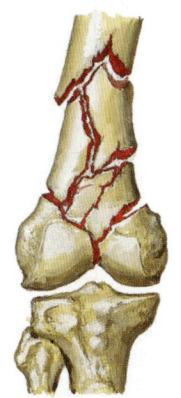 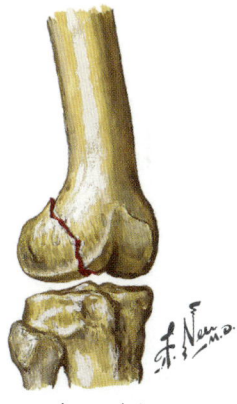

Fratura
supracondilar
transversa

Fratura intercondilar
(T ou Y)

Fratura cominutiva
se estendendo para
a diáfise

Fratura de um único
côndilo (pode ocorrer
no plano frontal ou oblíquo)

Figura 7-15
Identificação da necessidade de solicitar radiografias após um trauma agudo no joelho.

Confiabilidade da Regra de Ottawa para Radiografia do Joelho

Teste e Qualidade do Estudo	Descrição e Achados Positivos	População	Confiabilidade Interexaminador
Regra de Ottawa para Radiografia do Joelho em Adultos[15] ◆	Radiografias do joelho solicitadas quando os pacientes apresentaram os seguintes: (1) 55 anos de idade ou mais (2) Sensibilidade patelar isolada sem outra sensibilidade óssea (3) Sensibilidade na cabeça fibular (4) Incapacidade de flexionar o joelho 90 graus (5) Incapacidade de sustentar o peso imediatamente após a lesão e no setor de emergência	90 pacientes de 18 a 79 anos de idade atendidos no setor de emergência de um hospital geral com lesão no joelho que ocorreu dentro dos 7 dias anteriores	$\kappa = 0,51$ (0,32, 0,71)

7

Joelho

Utilidade Diagnóstica da Regra de Ottawa para Radiografia do Joelho

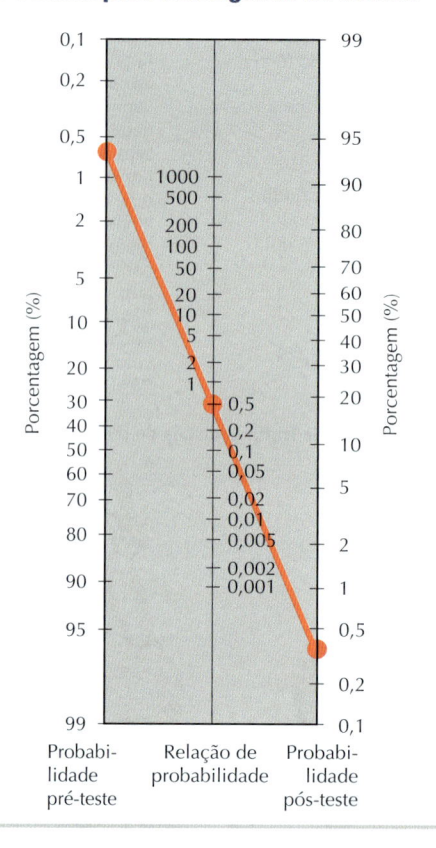

Figura 7-16

Normograma. Assumindo uma prevalência de fratura de 7% (estatisticamente agrupada a partir de Bachmann et al.), um adulto atendido no setor de emergência com uma lesão aguda cujo achado foi negativo na Regra de Ottawa do Joelho teria chance de 0,37% (IC a 95%: 0,15% a 1,48%) de ter uma fratura no joelho. (Adaptada de Fagan TJ. Letter: Nomogram for Bayes theorem. *N Engl J Med.* 1975;293:257. Copyright 2005, Massachusetts Medical Society. Ver também Bachmann LM, Haberzeth S, Steurer J, ter Riet G. The accuracy of the Ottawa Knee Rule to rule out knee fractures: a systematic review. *Ann Intern Med.* 2004;140:121-124.)

Teste e Qualidade do Estudo	Descrição e Achados Positivos	População	Padrão de Referência	Sensibilidade	Especificidade	+RP	−RP
Regra de Ottawa para Radiografia do Joelho em Adultos[16] ◆ **Metanálise de 2004**		Dados estatisticamente agrupados de seis estudos de alta qualidade envolvendo 4.249 adultos		0,99 (0,93, 1,0)	0,49 (0,43, 0,51)	1,9	0,05 (0,02, 0,23)
Regra de Ottawa para Radiografia do Joelho em Crianças[17] ◆ **Metanálise de 2009**	Como anteriormente	Dados estatisticamente agrupados de três estudos de alta qualidade envolvendo 1.130 crianças	Radiografias	0,99 (0,94, 1,0)	0,46 (0,43, 0,49)	1,9 (1,6, 2,4)	0,07 (0,02, 0,29)
Regra de Ottawa para Radiografia do Joelho em Adultos[15] ◆		90 pacientes de 18 a 79 anos de idade atendidos no setor de emergência de um hospital geral com lesão no joelho que ocorreu dentro dos 7 dias anteriores		0,86 (0,57, 0,96)	0,27 (0,21, 0,35)	1,18	0,52

Confiabilidade da Regra de Decisão de Pittsburgh para Radiografia

Teste e Qualidade do Estudo	Descrição e Achados Positivos	População	Confiabilidade Interexaminador
Regra de Pittsburgh para Radiografia[15] ◆	Radiografias do joelho solicitadas quando os pacientes apresentaram qualquer um dos seguintes: (1) Queda ou mecanismo de trauma contuso (2) Idade acima de 12 anos ou inferior a 50 anos ou (1) Queda ou mecanismo de trauma contuso (2) Idade entre 12 e 50 anos (3) incapacidade de andar quatro passos sustentando o peso no setor de emergência	90 pacientes de 18 a 79 anos de idade atendidos no setor de emergência de um hospital geral com lesão no joelho que ocorreu dentro dos 7 dias anteriores	$\kappa = 0{,}71\ (0{,}57,\ 0{,}86)$

Utilidade Diagnóstica da Regra de Decisão de Pittsburgh para Radiografia

Teste e Qualidade do Estudo	Descrição e Achados Positivos	População	Padrão de Referência	Sensibilidade	Especificidade	+RP	−RP
Regra de Pittsburgh para Radiografia[15] ◆	Como anteriormente	Como anteriormente	Radiografias	0,86 (0,57, 0,96)	0,51 (0,44, 0,59)	1,76	0,28

7

Joelho

Confiabilidade da Detecção de Inflamação

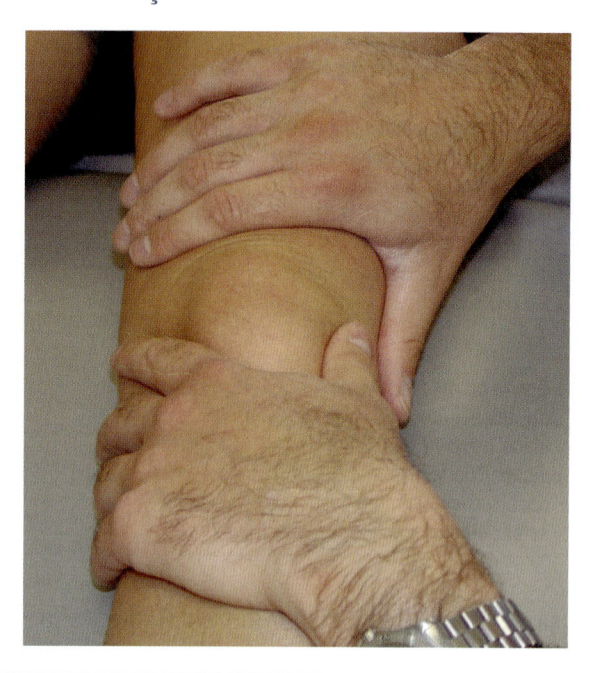

Figura 7-17
Teste de flutuação.

Teste e Qualidade do Estudo	Descrição e Achados Positivos	População	Confiabilidade Interexaminador
Observação de inchaço[18]	Não descrito	53 pacientes com dor no joelho	$\kappa = -0,02$ a $0,65$
Palpação em busca de calor[18]			$\kappa = -0,18$
Palpação em busca de inchaço[18]			$\kappa = -0,11$ a $0,11$
Teste de flutuação[19]	Com o paciente em posição supina, o examinador coloca o polegar e o dedo ao redor da patela enquanto empurra qualquer fluido da bolsa suprapatelar com a outra mão. Positivo caso o dedo e o polegar sejam empurrados para fora	152 pacientes com disfunção do joelho unilateral	$\kappa = 0,37$
Teste do golpe patelar[19]	Com o paciente em posição supina, o examinador pressiona a bolsa suprapatelar e então dá uma batida na patela. A patela permanece em contato com o fêmur caso não haja edema		$\kappa = 0,21$
Palpação em busca de calor[19]	Examinador palpa o aspecto anterior do joelho. Resultados comparados com o joelho não acometido		$\kappa = 0,66$
Inspeção visual em busca de rubor[19]	Visualmente, o examinador avalia o joelho acometido em busca de rubor e compara com o joelho não acometido		$\kappa = 0,21$

Confiabilidade do Teste de Deslizamento para Identificação de Derrame Articular no Joelho

Teste e Qualidade do Estudo	Descrição e Achados Positivos	População	Confiabilidade Interexaminador
Teste de Deslizamento[20] ●	Paciente na posição supina e com o joelho completamente estendido. Iniciando na linha de articulação tibiofemoral medial, o examinador desliza a mão para cima duas ou três vezes na direção da bolsa suprapatelar em uma tentativa de mover o edema no interior da cápsula articular para a bolsa suprapatelar. Então, o examinador desliza a mão para baixo sobre a coxa lateral distal, logo superior à bolsa suprapatelar, na direção da linha articular lateral. Positivo caso o fluido seja observado no lado medial do joelho e quantificado utilizando uma escala de 5 pontos	75 pacientes encaminhados para uma clínica de fisioterapia ambulatorial para o tratamento da disfunção do joelho para a qual o teste de derrame foi considerado apropriado pelo profissional que estava tratando	$\kappa = 0,64$ (0,54, 0,81)

Escala de Gradação do Teste de Deslizamento[20]

Grau	Resultado do Teste
Zero	Sem produção de onda no deslizamento para baixo
Traço	Pequena onda no lado medial com o deslizamento para baixo
1+	Grande protrusão no lado medial com o deslizamento para baixo
2+	Derrame retorna espontaneamente para o lado medial após o deslizamento para cima (deslizamento para baixo não necessário)
3+	Muito fluido, de forma que não é possível mover o derrame para fora do aspecto medial do joelho

Utilidade Diagnóstica do Teste de Balotamento para Identificação de Derrame Articular no Joelho

Teste e Qualidade do Estudo	Descrição e Achados Positivos	População	Padrão de Referência	Sensibi-lidade	Especi-ficidade	+RP	–RP
Teste de Balotamento[12] ◆	Examinador rapidamente empurra posteriormente a patela do paciente com dois ou três dedos. Positivo caso a patela ricocheteie da tróclea com um impacto distinto	134 pacientes com queixas traumáticas do joelho	Derrame articular no joelho por RM	0,83 (0,71, 0,94)	0,49 (0,39, 0,59)	1,6 (1,3, 2,1)	0,30 (0,20, 0,70)
Autopercepção de inchaço do joelho + Teste de balotamento[12] ◆	Combinação dos dois achados			0,67 (0,52, 0,81)	0,82 (0,73, 0,90)	3,6 (2,2, 5,9)	0,40 (0,30, 0,60)

7

Joelho

Confiabilidade das Medidas de Amplitude de Movimento

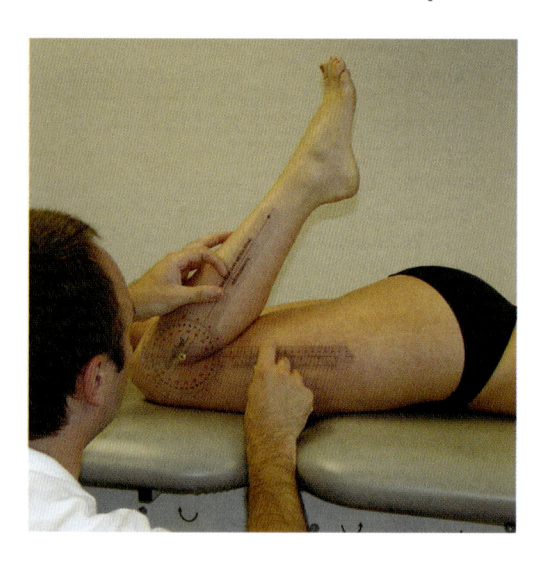

Figura 7-18
Medida da amplitude de movimento da flexão ativa do joelho.

Medidas e Qualidade do Estudo	Instrumentação	População	Confiabilidade
Flexão ativa sentado[21] ◆	Goniômetro-padrão	30 pacientes 3 dias após artroplastia total do joelho	ICC Interexaminador = 0,86 (0,64, 0,94)
Flexão passiva sentado[21] ◆			ICC Interexaminador = 0,88 (0,69, 0,95)
Flexão ativa supino[21] ◆			ICC Interexaminador = 0,89 (0,78, 0,95)
Flexão passiva em supino[21] ◆			ICC Interexaminador = 0,88 (0,77, 0,94)
Extensão ativa[21] ◆			ICC Interexaminador = 0,64 (0,38, 0,81)
Extensão passiva[21] ◆			ICC Interexaminador = 0,62 (0,28, 0,80)
Flexão passiva[18] ●	Goniômetro-padrão	53 pacientes com dor no joelho	ICC Intraexaminador = 0,82 ICC Interexaminador = 0,68
Flexão passiva Extensão passiva[22] ◆	Goniômetro-padrão	25 pacientes com OA no joelho	ICC Interexaminador = 0,87 (0,73, 0,94) ICC Interexaminador = 0,69 (0,41, 0,85)

Flexão e extensão passivas[23] ◆	Três goniômetros-padrão (metal, plástico grande e plástico pequeno)	24 pacientes encaminhados para fisioterapia	ICC Intraexaminador		
				Flexão	Extensão
			Metal	0,97	0,96
			Grande	0,99	0,91
			Pequeno	0,99	0,97

Flexão passiva[24] ●	Goniômetro-padrão	30 indivíduos assintomáticos	ICC Interexaminador = 0,99			

Flexão passiva Extensão passiva[25] ◆	Goniômetro-padrão	43 pacientes encaminhados para fisioterapia onde o exame normalmente incluiria medidas de amplitude de movimento passivo do joelho	ICC Intraexaminador		ICC Interexaminador	
			Flexão	0,99	Flexão	0,90
			Extensão	0,98	Extensão	0,86
Flexão passiva Extensão passiva[25] ◆	Estimativa visual		ICC Interexaminador = 0,83 ICC Interexaminador = 0,82			

Confiabilidade das Medidas de Amplitude de Movimento (*continuação*)

Medidas e Qualidade do Estudo	Instrumentação	População	Confiabilidade			
Flexão ativa Extensão ativa[26] ●	Goniômetro-padrão	20 indivíduos assintomáticos	ICC Intraexaminador = 0,95 ICC Intraexaminador = 0,85			
Flexão ativa[27] ●	Goniômetro universal	60 estudantes universitários saudáveis	ICC Intraexaminador = 0,86 a 0,97 ICC Interexaminador = 0,62 a 1,0			
Flexão passiva Extensão passiva[28] ●	Goniômetro universal	79 pacientes com OA no joelho	ICC Intraexaminador = 0,95 a 0,96 ICC Intraexaminador = 0,71 a 0,86			
Flexão passiva Extensão passiva[19] ●	Goniômetro-padrão	152 pacientes com disfunção do joelho unilateral	ICC Interexaminador			
			Joelho envolvido		Joelho não envolvido	
			Flexão	0,97	Flexão	0,80
			Extensão	0,94	Extensão	0,72

ICC, Coeficiente de correlação intraclasses.

Confiabilidade da Determinação da Sensação Final (*End Feel*) Capsular e não Capsular

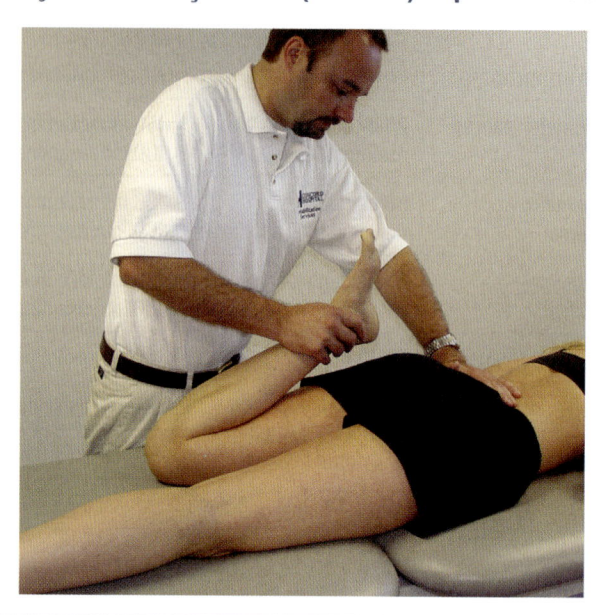

Figura 7-19
Avaliação da sensação final para a flexão do joelho.

Teste e Qualidade do Estudo	Descrição e Achados Positivos	População	Confiabilidade
Sensação final na flexão Sensação final na extensão[22] ◆	A sensação final é avaliada no final da amplitude de movimento passivo e categorizada como "normal", "vazia", "rígida" ou "frouxa"	25 pacientes com OA no joelho	ICC Interexaminador = 0,31 (−0,53, 1,15) ICC Interexaminador = 0,25 (−0,18, 0,68)
Sensação final na flexão Sensação final na extensão[28] ●	A sensação final é avaliada no final da amplitude de movimento passivo e categorizada como "capsular", "aproximação tecidual", "bloqueio elástico", "osso com osso", "espasmo", "vazio"	79 pacientes com OA no joelho	κ Intraexaminador = 0,48 κ Intraexaminador = 0,17
Sensação final na flexão Sensação final na extensão[29] ◆	A sensação final é avaliada no final da amplitude de movimento passivo e graduada em uma escala de 11 pontos com "capsular ao final da amplitude normal", "capsular no início da amplitude", "capsular", "aproximação tecidual", "bloqueio elástico", "osso com osso", "espasmo", "vazio"	40 pacientes com dor no joelho unilateral	κ Intraexaminador = 0,76 (0,55, 0,97) κ Interexaminador = −0,01 (−0,36, 0,35) κ Intraexaminador = 1,0 (1,0, 1,0) κ Interexaminador = 0,43 (−0,06, 0,92)
Avaliação da sensação final durante o teste de Lachman[30] ◆	Examinadores pediram para classificar a sensação final durante o teste de Lachman. Sensação final classificada como "dura" ou "macia"	35 pacientes encaminhados para clínicas de fisioterapia para reabilitação da articulação do joelho	κ Intraexaminador = 0,33
Sensação final do estresse de adução aplicado ao joelho[31] ◆	Examinador coloca o joelho em 0 grau e 30 graus de flexão e aplica uma força valgo no joelho. Sensação final classificada como "macia" ou "firme"	50 pacientes encaminhados para uma clínica ortopédica ambulatorial que normalmente seriam submetidos aos testes de estresse valgo direcionados ao joelho	κ Interexaminador 0 grau de flexão = 0,00 κ 30 graus de flexão = 0,33

Confiabilidade da Avaliação da Dor durante os Movimentos de Amplitude de Movimento

Teste e Qualidade do Estudo	Descrição e Achados Positivos	População	Confiabilidade
Sequência de resistência à dor: Flexão passiva Extensão passiva[28] ◖	A sequência de dor é avaliada durante a amplitude de movimento passivo do joelho. A dor é graduada em uma escala de 4 pontos como "sem dor", "dor após resistência ser sentida", "dor no mesmo momento em que a resistência é sentida" ou "dor antes de a resistência ser sentida"	79 pacientes com OA no joelho	κ Intraexaminador = 0,34 κ Intraexaminador = 0,36
Sequência de resistência à dor: Flexão passiva[29] ◆		40 pacientes com dor no joelho unilateral	κ Intraexaminador = 0,78 (0,68, 0,87) κ Interexaminador = 0,51
Sequência de resistência à dor: Extensão passiva[29] ◆			κ Intraexaminador = 0,85 (0,75, 0,95) κ Interexaminador = 0,42
Sequência de resistência à dor: Flexão passiva[19] ◖	O examinador passivamente flexiona o joelho. O indivíduo é orientado a relatar quando a dor está acima dos níveis iniciais. O examinador relata se a dor ocorre antes, durante ou após uma limitação da amplitude de movimento passivo tenha ocorrido	152 pacientes com disfunção do joelho unilateral	κ Interexaminador = 0,28
Avaliação da dor durante o estresse de adução aplicado ao joelho[31] ◆	O examinador coloca o joelho em 0 grau e 30 graus de flexão e aplica uma força valgo através do joelho. A resposta de dor é registrada.	50 pacientes encaminhados para clínica ortopédica ambulatorial que normalmente seriam submetidos aos testes de estresse valgo direcionados ao joelho	κ Interexaminador 0 grau de flexão = 0,40 κ 30 graus de flexão = 0,33

7

Joelho

Confiabilidade da Avaliação da Força

Medidas e Qualidade do Estudo	Instrumentação	População	Confiabilidade
Determinação de uma repetição máxima (1 RM) de extensão do joelho[32] ●	Com o paciente sentado na máquina de extensão de perna, ele realiza um lento movimento de extensão do joelho de 100 graus até 0 grau. A quantidade de peso é sistematicamente aumentada até o paciente não conseguir mais completar o levantamento. 1 RM definida como a resistência mais pesada que foi levantada de uma vez	27 adultos assintomáticos	ICC Interdia (mesmo examinador) = 0,90 ICC Interexaminador = 0,96
Força extensora isométrica[18] ●	Contra bracelete inflado do esfigmomanômetro	53 pacientes com dor no joelho	ICC Intraexaminador = 0,85 ICC Interexaminador = 0,83
Força flexora isométrica[18] ●			ICC Intraexaminador = 0,89 ICC Interexaminador = 0,70

Utilidade Diagnóstica do Teste Muscular Manual para Detecção de *Deficits* de Força

Teste e Qualidade do Estudo	Descrição e Achados Positivos	População	Padrão de Referência	Sensibilidade	Especificidade	+RP	−RP
Teste muscular manual da força de extensão do joelho[33] ◆	Paciente estende o joelho de forma mais vigorosa possível na mão do examinador. Força graduada em uma escala de 0 a 5	107 pacientes de um hospital de reabilitação aguda	Diferença lado a lado com um dinamômetro portátil de: 15%	0,63	0,89	5,7	0,42
			20%	0,68	0,88	5,7	0,36
			25%	0,72	0,83	4,2	0,34
			30%	0,72	0,77	3,1	0,36

Confiabilidade da Avaliação do Comprimento Muscular

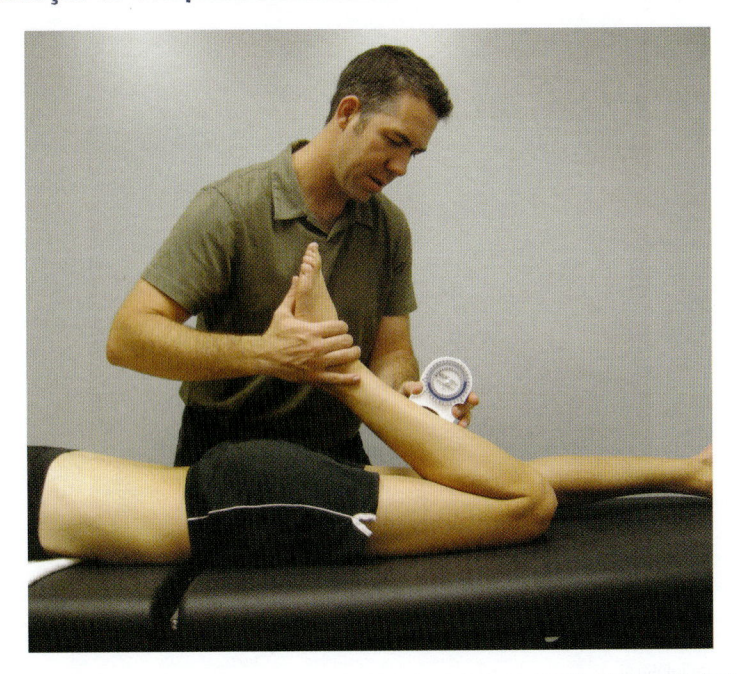

Figura 7-20
Comprimento do quadríceps.

Teste e Qualidade do Estudo	Descrição e Achados Positivos	População	Confiabilidade Interexaminador
Comprimento do quadríceps[22] ◆	Avaliado com o teste de Thomas	25 pacientes com OA no joelho	Resultado: $\kappa = 0,18$ ($-0,17$, $0,53$) Dor: $\kappa = 0,39$ ($0,14$, $0,64$)
Comprimento do quadríceps[34] ◆	Teste de flexão passiva do joelho com inclinômetro	14 participantes assintomáticos	ICC Intraexaminador = 0,73 a 0,90 ICC Interexaminador = 0,81 a 0,95
Comprimento isquiotibial[34] ◆	Teste de extensão passiva do joelho com inclinômetro	14 participantes assintomáticos	ICC Intraexaminador = 0,88 a 0,97 ICC Interexaminador = 0,88 a 0,97
Comprimento isquiotibial[35] ●	Teste de extensão ativa do joelho com goniômetro	16 participantes assintomáticos	ICC = 0,81 (0,41, 0,94)
Comprimento isquiotibial[36] ●	Teste de elevação da perna reta com inclinômetro	30 pacientes com síndrome da dor patelofemoral	ICC = 0,92 (0,82, 0,96)
Comprimento banda iliotibial/complexo tensor da fáscia lata[36] ●	Teste de Ober com inclinômetro		ICC = 0,97 (0,93, 0,98)
Comprimento do quadríceps[36] ●	Ângulo do músculo quadríceps femoral com inclinômetro		ICC = 0,91 (0,80, 0,96)
Comprimento do gastrocnêmio[36] ●	Dorsiflexão com joelho estendido e inclinômetro		ICC = 0,92 (0,83, 0,96)
Comprimento do sóleo[36] ●	Dorsoflexão com joelho flexionado 90 graus e inclinômetro		ICC = 0,86 (0,71, 0,94)

7

Joelho

Confiabilidade da Avaliação da Inclinação (*Tilt*) Patelar Mediolateral

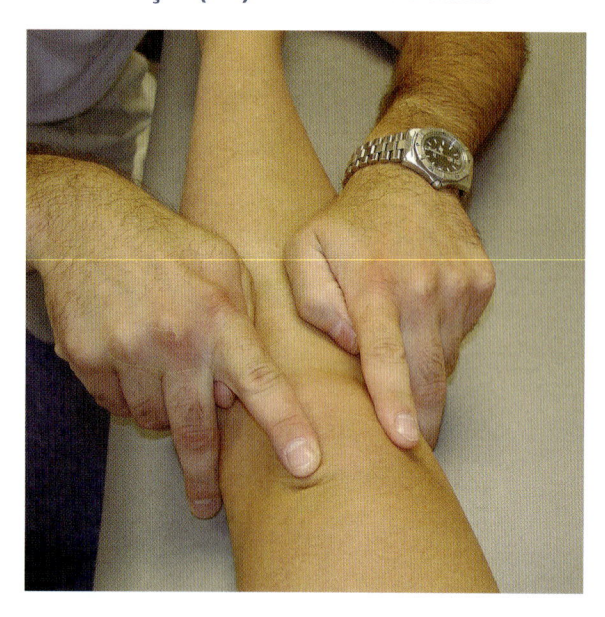

Figura 7-21
Exame da inclinação patelar mediolateral.

Teste e Qualidade da Medida	Procedimento	Determinação do Achado Positivo	População	Confiabilidade
Inclinação mediolateral[37] ◆	Examinador estima o alinhamento patelar enquanto palpa os aspectos medial e lateral da patela	Orientação patelar graduada utilizando uma escala ordinal que vai de –2 a +2, com –2 representando uma inclinação lateral, 0 sem inclinação apreciável e +2 uma inclinação medial	27 indivíduos assintomáticos	κ Intraexaminador = 0,57 κ Interexaminador = 0,18
Inclinação mediolateral[38] ●	Examinador palpa as bordas medial e lateral da patela com o polegar e dedo indicador	Caso o dedo palpando a borda medial esteja mais alto do que a borda lateral, a patela é então considerada com inclinação lateral. Caso o dedo palpando a borda lateral esteja mais alto do que a patela, a patela então está com inclinação medial	66 pacientes encaminhados para fisioterapia que normalmente seriam submetidos a uma avaliação do alinhamento patelofemoral	κ Interexaminador = 0,21
Inclinação mediolateral[39] ●	Examinador tenta palpar a superfície posterior das bordas patelares medial e lateral	Pontuado como 0, 1 ou 2. A pontuação é 0 caso o examinador palpe a borda posterior tanto no lado medial quanto lateral. É 1 caso mais do que 50% da borda lateral possa ser palpada, mas a superfície posterior, não. A pontuação é 2 caso menos do que 50% da borda lateral possa ser palpada	56 indivíduos, 25 dos quais tinham joelhos sintomáticos	κ Intraexaminador = 0,28 a 0,33 κ Interexaminador = 0,19
Teste da inclinação patelar[39] ●	Examinador levanta a borda lateral da patela a partir do epicôndilo femoral lateral	Classificado como tendo um ângulo positivo, neutro ou negativo em relação ao plano horizontal	99 joelhos, dos quais 26 eram sintomáticos	κ Intraexaminador = 0,44 a 0,50 κ Interexaminador = 0,20 a 0,35

Confiabilidade da Avaliação da Orientação Patelar

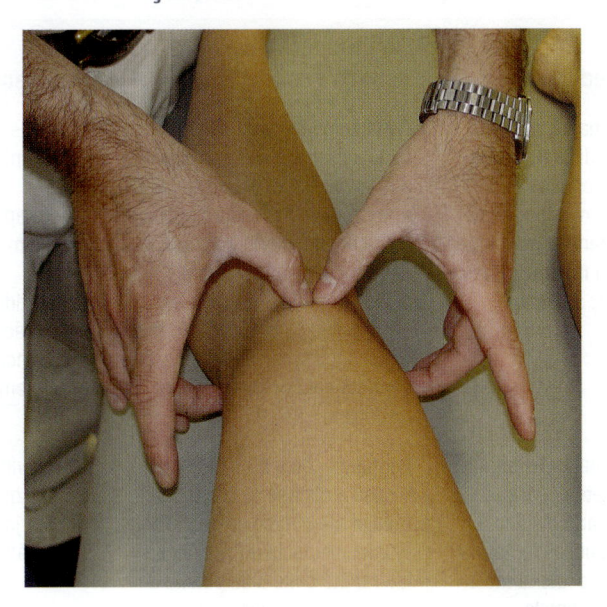

Figura 7-22
Exame da orientação patelar mediolateral.

Teste e Qualidade da Medida	Procedimento	Determinação do Achado Positivo	População	Confiabilidade
Posição mediolateral[37] ◆	Examinador visualmente estima o alinhamento patelar enquanto palpa os lados dos epicôndilos laterais com os dedos indicadores e a linha média da patela com os polegares	Orientação patelar graduada utilizando uma escala ordinal de −2 a +2, com −2 representando um deslocamento lateral e +2, um deslocamento medial	27 indivíduos assintomáticos	κ Intraexaminador = 0,40 κ Interexaminador =0,03
Orientação mediolateral[40] ●	Com o joelho do paciente sustentado em 20 graus de flexão, o examinador identifica o epicôndilo medial e lateral do fêmur e a linha média da patela. O examinador então marca o epicôndilo lateral e medial e a linha média da patela com fita	As distâncias entre a linha média da patela e côndilos medial e lateral são medidas	20 estudantes de fisioterapia saudáveis	Interexaminador Distância medial: ICC = 0,91 Distância lateral: ICC = 0,94
Orientação mediolateral[41] ●	Como descrito anteriormente	Como descrito anteriormente	15 indivíduos assintomáticos	ICC Interexaminador = 0,60 a 0,75

Continua

Confiabilidade da Avaliação da Orientação Patelar (*continuação*)

Teste e Qualidade da Medida	Procedimento	Determinação do Achado Positivo	População	Confiabilidade
Deslocamento mediolateral[38] ●	Examinador palpa os epicôndilos medial e lateral com os dedos indicadores enquanto simultaneamente palpa a linha média da patela com os polegares	A distância entre os dedos indicadores e polegares deve ser a mesma. Quando a distância entre o dedo indicador palpando o epicôndilo lateral é inferior, a patela está lateralmente deslocada. Quando a distância entre o dedo indicador palpando o epicôndilo medial é inferior, a patela está medialmente deslocada	66 pacientes encaminhados para fisioterapia que normalmente seriam submetidos à avaliação do alinhamento patelofemoral	κ Interexaminador = 0,10
Deslizamento mediolateral[39] ●	Examinador usa uma fita métrica para registrar a distância dos côndilos femorais medial e lateral até o meio da patela	Pontuado como 0 ou 1. O valor é 0 caso a distância do epicôndilo medial até o meio da patela seja igual a distância do epicôndilo lateral até o meio da patela. O valor é 1 caso a distância do epicôndilo medial até o meio da patela seja 0,5 cm maior do que do côndilo lateral até o meio da patela	56 indivíduos, 25 dos quais tinham joelhos sintomáticos	κ Intraexaminador = 0,11 a 0,35 κ Interexaminador = 0,02

Confiabilidade da Avaliação da Inclinação (*Tilt*) Patelar Superoinferior

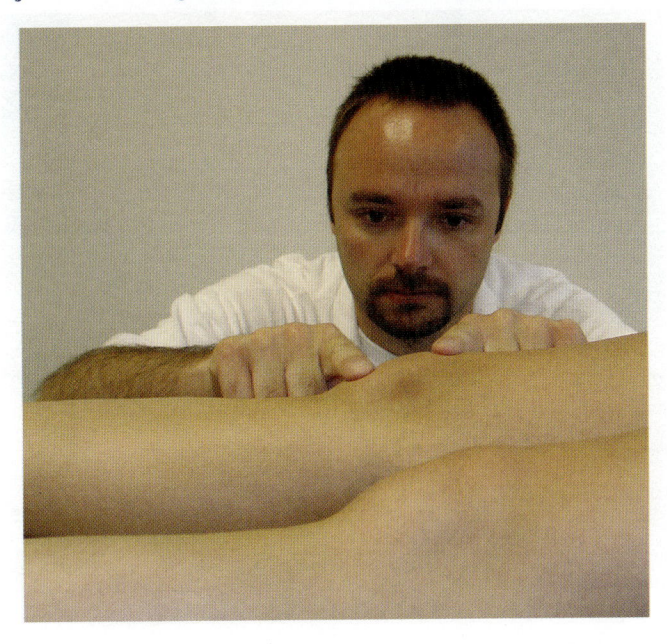

Figura 7-23
Exame da inclinação patelar anteroposterior.

Teste e Qualidade da Medida	Procedimento	Determinação do Achado Positivo	População	Confiabilidade
Inclinação superoinferior[37] ◆	Examinador visualmente estima o alinhamento patelar enquanto palpa os polos patelares superior e inferior	Orientação patelar graduada utilizando uma escala ordinal que vai de −2 a +2, com −2 representando polo patelar inferior abaixo do polo superior e +2 representando polo patelar inferior acima do polo superior	27 indivíduos assintomáticos	κ Intraexaminador = 0,50 κ Interexaminador = 0,30
Inclinação anterior[38] ●	Examinador palpa o polo patelar inferior	Caso o examinador facilmente palpe o polo inferior, não há inclinação anterior. Caso pressão descendente sobre o polo superior seja necessária para palpar o polo inferior, é considerada como tendo uma inclinação anterior	66 pacientes encaminhados para fisioterapia que normalmente seriam submetidos à avaliação do alinhamento patelofemoral	κ Interexaminador = 0,24
Componente da inclinação anteroposterior[39] ●	Examinador palpa os polos patelares inferior e superior	Pontuada como 0, 1 ou 2. Valor 0 caso o polo patelar inferior seja tão facilmente palpável quanto o polo superior. Valor 1 caso o polo patelar inferior não seja tão facilmente palpável quanto o polo superior. Valor 2 caso o polo inferior não seja claramente palpável quando comparado ao polo superior	56 indivíduos, 25 dos quais tinham joelhos sintomáticos	κ Intraexaminador = 0,03 a 0,23 κ Interexaminador = 0,04

7

Joelho

Confiabilidade da Avaliação da Rotação Patelar

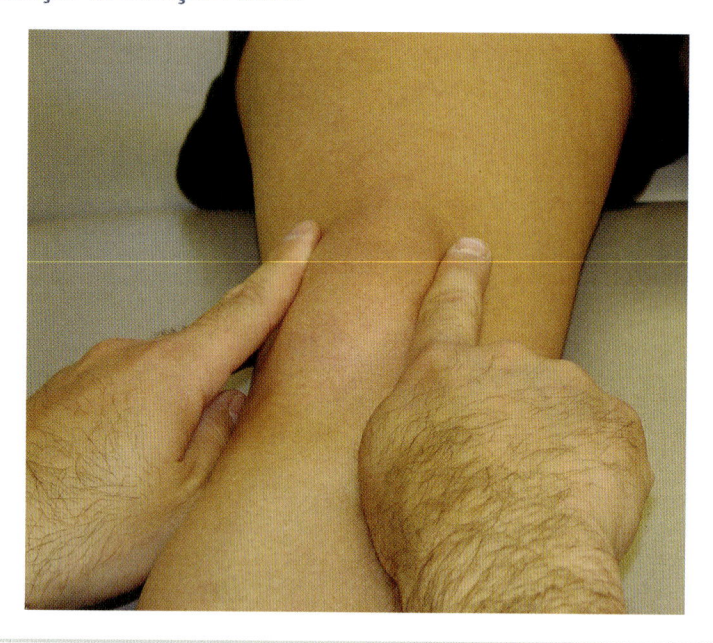

Figura 7-24
Exame da rotação patelar.

Teste e Qualidade da Medida	Procedimento	Determinação do Achado Positivo	População	Confiabilidade
Rotação[37] ◆	Examinador posiciona os dedos indicadores ao longo dos eixos longitudinais da patela e estima o ângulo agudo formado	Graduado utilizando uma escala ordinal que se estende de −2 a +2. −2 representa o eixo longitudinal da patela sendo mais lateral do que o eixo do fêmur. +2 representa a patela sendo mais medial do que o eixo do fêmur	27 indivíduos assintomáticos	κ Intraexaminador = 0,41 κ Interexaminador = −0,03
Rotação patelar[38] ●	Examinador determina a relação entre o eixo longitudinal da patela e o fêmur	Eixo longitudinal da patela deve estar em linha com a espinha ilíaca superoanterior. Caso a extremidade distal da patela esteja medial, ela é considerada como estando medialmente rotacionada. Caso a extremidade distal esteja lateral, ela é considerada como estando lateralmente rotacionada	66 pacientes encaminhados para fisioterapia que normalmente seriam submetidos à avaliação do alinhamento patelofemoral	κ Interexaminador = 0,36
Componente de rotação patelar[39] ●		Pontuada como −1, 0 ou +1. O valor é 0 quando o eixo longo patelar está paralelo ao eixo longo do fêmur. O valor é 1 quando o polo patelar inferior está lateral ao eixo do fêmur e classificado como rotação patelar lateral. O valor é −1 quando o polo inferior está medial ao eixo do fêmur e classificado como rotação patelar medial	56 indivíduos, 25 dos quais tinham joelhos sintomáticos	κ Intraexaminador = −0,06 a 0,00 κ Interexaminador = −0,03

Confiabilidade da Mobilidade Patelar em Pacientes com Síndrome da Dor Patelofemoral

Teste e Qualidade da Medida	Procedimento	Determinação do Achado Positivo	População	Confiabilidade
Mobilidade superoinferior[42] ●	Examinador translada a patela inferiormente	Mobilidade patelar classificada como diminuída ou não diminuída	82 pacientes com dor no joelho anterior com mais de 4 semanas de duração	κ Interexaminador = 0,55 (−0,37, 0,69)
Mobilidade medial-lateral[42] ●	Examinador translada a patela lateralmente			κ Interexaminador = 0,59 (0,42, 0,72)
Inclinação do polo inferior[42] ●	Examinador aplica uma força posterior com o dedo indicador no polo superior da patela e observa em busca de inclinação do polo inferior da patela			κ Interexaminador = 0,48 (−0,28, 0,61)
Mobilidade do tendão patelar[42] ●	Examinador estabiliza a patela com uma mão enquanto translada o tendão patelar medialmente com a outra mão			κ Interexaminador = 0,45 (−0,27, 0,56)

Utilidade Diagnóstica da Mobilidade Patelar na Identificação de Pacientes com Síndrome da Dor Patelofemoral

Teste e Qualidade do Estudo	Descrição e Achados Positivos	População	Padrão de Referência*	Sensibilidade	Especificidade	+RP	−RP
Mobilidade superoinferior[42] ●	Examinador translada a patela inferiormente. Mobilidade patelar classificada como diminuída ou não diminuída	82 pacientes com dor no joelho anterior com mais de 4 semanas de duração	Diagnóstico médico da síndrome da dor patelofemoral	0,63 (0,56, 0,69)	0,56 (0,39, 0,72)	1,4 (0,90, 2,5)	0,70 (0,40, 1,1)
Mobilidade medial-lateral[42] ●	Examinador translada a patela lateralmente. Mobilidade patelar classificada como diminuída ou não diminuída			0,54 (0,47, 0,59)	0,69 (0,52, 0,83)	1,8 (0,90, 3,6)	0,70 (0,50, 1,0)
Inclinação do polo inferior[42] ●	Examinador aplica uma força posterior com o dedo indicador no polo superior da patela e observa por inclinação do polo inferior da patela. Mobilidade patelar classificada como diminuída ou não diminuída			0,19 (0,13, 0,22)	0,83 (0,68, 0,93)	1,1 (0,40, 3,0)	0,90 (0,80, 1,3)
Mobilidade do tendão patelar[42] ●	Examinador estabiliza a patela com uma mão enquanto translada o tendão patelar medialmente com a outra mão. Mobilidade patelar classificada como diminuída ou não diminuída			0,49 (0,43, 0,53)	0,83 (0,66, 0,93)	2,8 (1,3, 7,3)	0,60 (0,50, 0,90)

* Nota: Atualmente, não há padrão de referência definitivo para síndrome da dor patelofemoral. A desordem é um diagnóstico clínico feito frequentemente por meio do descarte de outras potenciais desordens.

7

Joelho

Confiabilidade da Avaliação das Medidas do Ângulo do Quadríceps

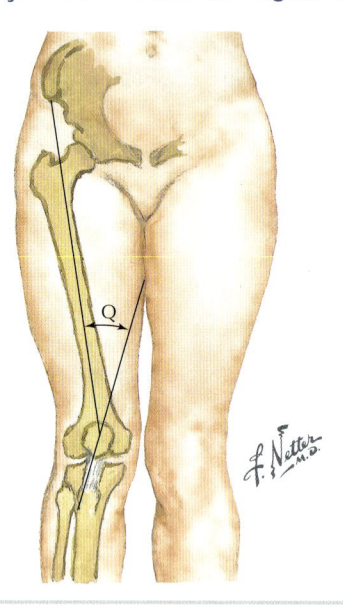

Ângulo Q formado pela interseção das linhas a partir da espinha ilíaca superoanterior e da tuberosidade tibial através do ponto médio da patela. Ângulo Q amplo predispõe à subluxação patelar

Figura 7-25
Ângulo do quadríceps.

Teste e Qualidade da Medida	Procedimento	População	Confiabilidade do ICC	
Ângulo Q[36] ●	O braço proximal do goniômetro é alinhado com a espinha ilíaca superior anterior, o braço distal é alinhado com o tubérculo tibial e o fulcro é posicionado sobre o ponto médio patelar	30 pacientes com síndrome da dor patelofemoral	ICC Interexaminador = 0,70 (0,46, 0,85)	
Ângulo Q[37] ◆		27 indivíduos assintomáticos	ICC Intraexaminador = 0,63 ICC Interexaminador = 0,23	
Ângulo Q[43] ●	Como anteriormente. Medida com o joelho completamente estendido e em 20 graus de flexão	50 joelhos assintomáticos	Interexaminador em extensão completa	
			ICC Direito = 0,14 a 0,21	ICC Esquerdo = 0,08 a 0,11
			Interexaminador em 20 graus de flexão do joelho	
			ICC Direito = 0,04 a 0,08	ICC Esquerdo = 0,13 a 0,16
Ângulo Q[44] ●	O braço proximal do goniômetro é alinhado com a espinha ilíaca superior anterior, o braço distal é alinhado com o tubérculo tibial e o fulcro é posicionado sobre o ponto médio patelar	52 indivíduos assintomáticos	ICC Intraexaminador = 0,88 (0,81, 0,92)	
Ângulo Q[45] ◆	Como anteriormente. Medida com o joelho em 10 graus de flexão	18 indivíduos assintomáticos	Goniômetro de braço curto	
			ICC Intraexaminador = 0,78 (0,67, 0,86)	ICC Interexaminador = 0,56 (0,28, 0,75)
			Goniômetro de braço longo	
			ICC Intraexaminador = 0,92 (0,88, 0,95)	ICC Interexaminador = 0,88 (0,77, 0,93)

Confiabilidade da Avaliação do Ângulo entre o Eixo Longitudinal da Patela e o Tendão Patelar (Ângulo A)

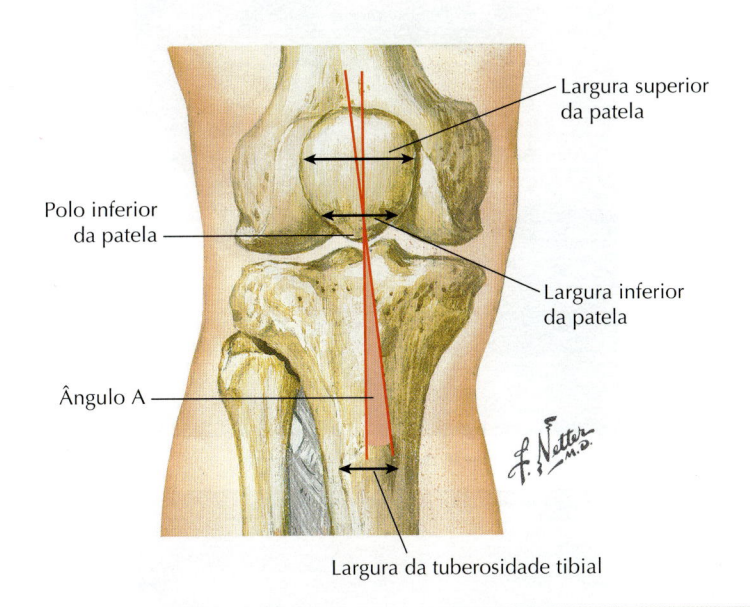

Largura superior da patela

Polo inferior da patela

Largura inferior da patela

Ângulo A

Largura da tuberosidade tibial

Figura 7-26
Ângulo A.

Teste e Qualidade da Medida	Procedimento	População	Confiabilidade
Ângulo A[37] ◆	Os braços proximal e distal do goniômetro são alinhados com o meio do polo patelar superior e o tubérculo tibial. O fulcro é posicionado sobre o ponto médio do polo patelar inferior. O ângulo é registrado em graus	27 indivíduos assintomáticos	ICC Intraexaminador = 0,61 ICC Interexaminador = 0,49
Ângulo A[46] ●	Polo patelar superior, largura patelar superior, largura patelar inferior, polo patelar inferior e tuberosidade tibial são identificados. O ângulo A é então medido com um goniômetro. Ângulo registrado em graus	36 indivíduos assintomáticos	ICC Intraexaminador = 0,20 a 0,32 ICC Interexaminador = −0,01

Confiabilidade do Teste de Tração Lateral para Avaliar o Alinhamento Patelar

Teste e Qualidade do Estudo	Descrição e Achados Positivos	População	Confiabilidade
Teste de tração lateral[47] ●	Com o paciente em posição supina e joelho estendido, o examinador pede para o paciente realizar uma contração isométrica do quadríceps. O examinador observa o caminho da patela durante a contração. Positivo caso a patela se desloque mais lateralmente do que superiormente. Negativo caso o deslocamento superior seja igual ao deslocamento lateral	99 joelhos, dos quais 26 eram sintomáticos	κ Intraexaminador = 0,39 a 0,47 κ Interexaminador = 0,31

7

Joelho

Confiabilidade da Dor durante a Palpação

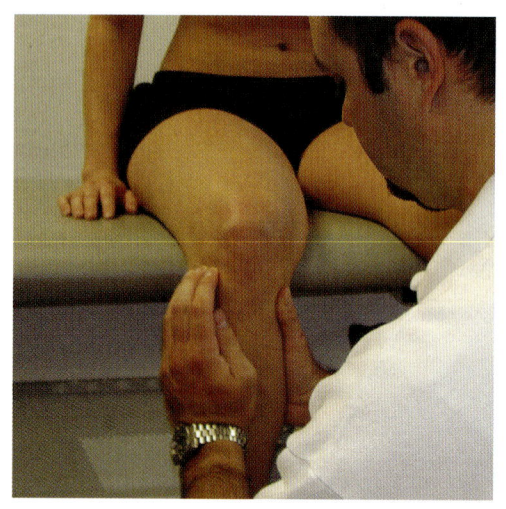

Palpação da linha articular lateral

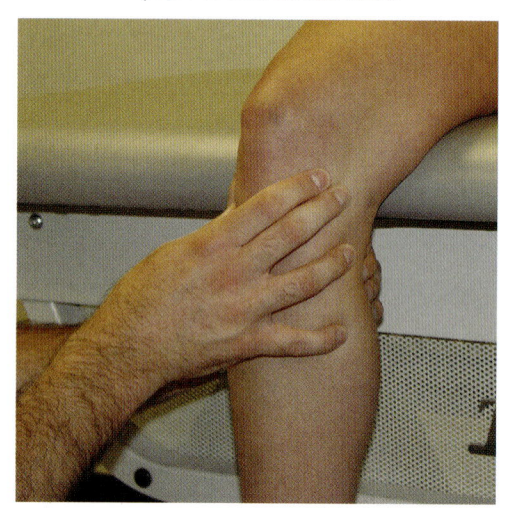

Palpação da linha articular medial

Figura 7-27
Palpação das linhas articulares.

Achado Físico e Qualidade do Estudo	População	Confiabilidade
Palpação para sensibilidade[18] ●	53 pacientes com dor no joelho	κ Interexaminador = 0,10 a 0,30
Sensibilidade da linha articular posterior[48] ◆	71 pacientes com dor no joelho	κ Interexaminador = 0,48
Sensibilidade na linha articular medial[10] ●	152 pacientes com OA no joelho	κ Interexaminador = 0,21 (0,01, 0,41)
Sensibilidade na linha articular lateral[10] ●		κ Interexaminador = 0,25 (0,07, 0,43)

Utilidade Diagnóstica da Sensibilidade da Linha Articular

Teste e Qualidade do Estudo	Descrição e Achados Positivos	População	Padrão de Referência	Sensibilidade	Especificidade	+RP	−RP
Sensibilidade da linha articular[49] ◆ Metanálise de 2010	Dependendo do estudo, mas em geral: Examinador palpa a linha articular com o joelho do paciente flexionado em 90 graus. Positivo caso o teste cause dor	Estimativas agrupadas de 13 estudos*	Rupturas do menisco via artroscopia, artrotomia ou RM	0,64 (0,62, 0,66)	0,61 (0,59, 0,63)	1,6 (1,5, 1,8)	0,59 (0,54, 0,65)
Sensibilidade da linha articular[50] ◆ Metanálise de 2008		Estimativas agrupadas, ajustadas pela qualidade a partir de oito estudos*	Rupturas do menisco via artroscopia ou artrotomia	0,76 (0,73, 0,80)	0,77 (0,64, 0,87)	3,3	0,31
Sensibilidade da linha articular[51] ◆ Metanálise de 2007		Estimativas agrupadas de 14 estudos*	Rupturas do menisco via artroscopia, artrotomia ou RM	0,63 (0,61, 0,66)	0,77 (0,76, 0,79)	2,7	0,48
Sensibilidade da linha articular[52] ◆	Como anteriormente	109 pacientes com história ou sintomas sugestivos de ruptura de menisco	Rupturas do menisco via artroscopia	Menisco medial			
				0,83 (0,71, 0,90)	0,76 (0,55, 0,89)	3,50	0,22
				Menisco lateral			
				0,68 (0,46, 0,85)	0,97 (0,89, 0,99)	22,7	0,33

* Alguns dos estudos incluídos não atenderiam nossos critérios de qualidade QUADAS para inclusão.

Utilidade Diagnóstica da Plenitude da Linha Articular

Teste e Qualidade do Estudo	Descrição e Achados Positivos	População	Referência Padrão	Sensibilidade	Especificidade	+RP	−RP
Plenitude da linha articular[53] ◆	Com o paciente em posição supina, o examinador palpa ao longo da linha articular para identificar plenitude palpável em comparação com o joelho normal. O compartimento lateral do joelho foi examinado em 30 a 45 graus de flexão para relaxar a banda iliotibial e o compartimento medial, em 70 a 90 graus de flexão para relaxar o ligamento colateral medial. Qualquer plenitude da linha articular causando uma perda da compressão articular normal foi um resultado positivo	100 pacientes submetidos à artroscopia de joelho de rotina (18 para condição patológica do compartimento lateral, 70 para condição patológica do compartimento medial e 12 por desconhecida condição patológica intra-articular do joelho)	Rupturas do menisco via artroscopia	0,70	0,82	3,89	0,37

7

Joelho

Confiabilidade do Teste de Lachman

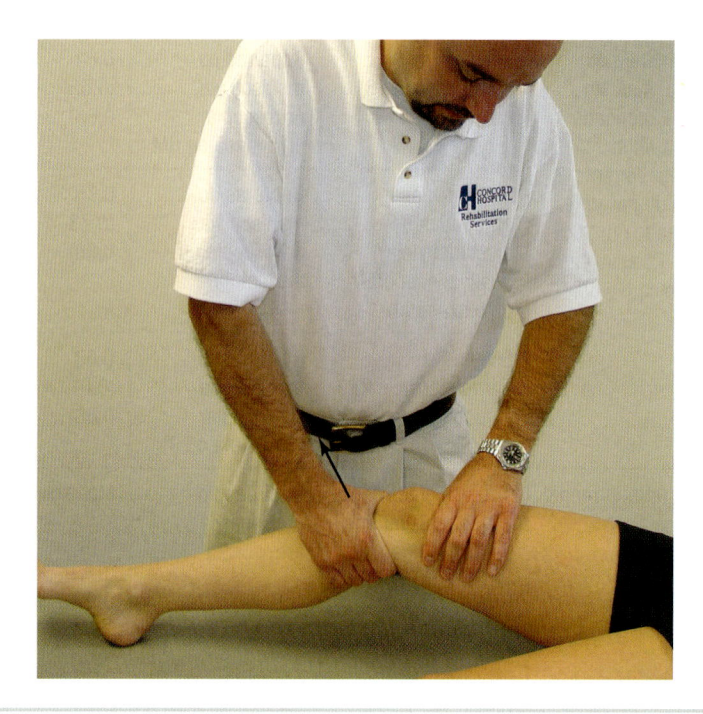

Figura 7-28
Teste de Lachman (ver Fig. 7-29 para teste de Lachman de bruços).

Teste e Qualidade da Medida	Procedimento	Determinação do Achado Positivo	População	Confiabilidade
Teste de Lachman[30] ◆	Examinador realiza o teste de Lachman como realizaria na prática	Resultados são classificados como "positivo" ou "negativo". Os examinadores também graduam a quantidade de translação tibial anterior como 0, 1+, 2+ ou 3+. Valor 0 representa nenhuma diferença na translação tibial entre os joelhos acometidos e não acometidos	35 pacientes encaminhados para clínicas de fisioterapia para reabilitação da articulação do joelho	**Para achados positivos ou negativos** κ Intraexaminador = 0,51 κ Interexaminador = 0,19 **Para gradação da translação tibial** κ Intraexaminador = 0,44 a 0,60 κ Interexaminador = 0,02 a 0,61

Confiabilidade do Teste de Lachman (*continuação*)

Teste e Qualidade da Medida	Procedimento	Determinação do Achado Positivo	População	Confiabilidade
Teste de Lachman[10] ●	Não especificado	Não especificado	152 pacientes com OA no joelho	κ Interexaminador = −0,08 (−0,12, 0,04)
Teste de Lachman de bruços[54] ◆	Paciente de bruços com membro inferior completamente relaxado e uma pequena toalha enrolada e colocada embaixo da extremidade distal da coxa acometida. O examinador coloca a mão distal na tíbia proximal anterior, com o dedo indicador e o dedo longo posicionados em cada lado do tendão patelar, apoiando na linha articular anterior. A coxa do examinador é colocada embaixo da canela do paciente para apoiar o seu joelho em 10 a 30 graus de flexão. A palma da mão proximal do examinador é colocada por cima do aspecto posterolateral da tíbia proximal, com os dedos levemente repousando sobre o gastrocnêmio medial, e é utilizada para direcionar uma força anterior sobre a tíbia posterior, enquanto os dedos da mão distal aplicam uma leve pressão direcionada posterior e simultaneamente palpam a quantidade de translação tibial anterior em relação ao fêmur	O teste é positivo caso haja ausência de sensação final ou uma percepção de mais de 3 mm de translação anterior no lado lesionado quando comparado com o lado não envolvido	52 pacientes encaminhados de uma sala de emergência de um hospital para cirurgia ortopédica para avaliação definitiva de um joelho dolorido	κ Interexaminador = 0,60

7

Joelho

Utilidade Diagnóstica do Teste de Lachman na Identificação das Rupturas do Ligamento Cruzado Anterior

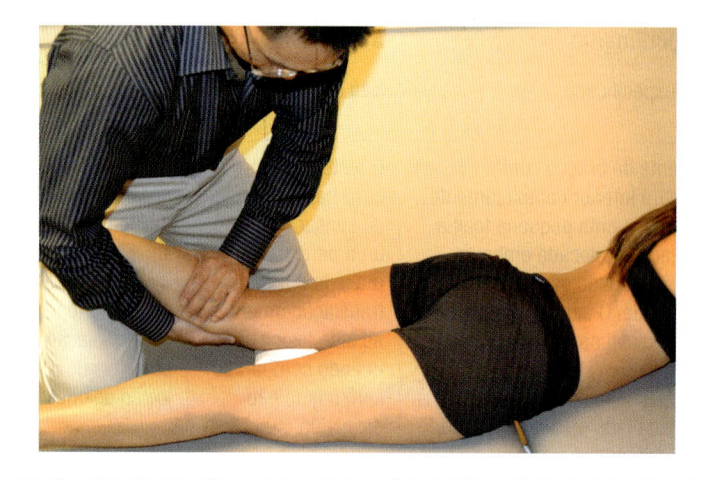

Figura 7-29
Teste de Lachman de bruços.

Teste e Qualidade do Estudo	Descrição e Achados Positivos	População	Padrão de Referência	Sensibi-lidade	Especi-ficidade	+RP	−RP
Teste de Lachman (sem anestesia)[55] ◆ **Metanálise de 2013**	Dependendo do estudo, contudo em geral: Com o paciente em posição supina e a articulação do joelho flexionada entre 10 e 20 graus, o examinador estabiliza o fêmur com uma mão. Com a outra mão, o examinador translada a tíbia anteriormente. Positivo caso ausência de ponto final para a translação tibial ou subluxação seja positiva	Estimativas agrupadas de 1.579 pacientes de 17 estudos*	Rupturas do LCA via artroscopia, artrotomia ou RM	0,81	0,81	4,26	0,24
Teste de Lachman (com anestesia)[55] ◆ **Metanálise de 2013**		Estimativas agrupadas de 1.189 pacientes de 12 estudos*		0,91	0,78	4,14	0,12
Teste de Lachman (sem anestesia)[56] ◆ **Metanálise de 2006**		Estimativas agrupadas de 2.276 pacientes de 21 estudos*		0,85 (0,83, 0,87)	0,94 (0,92, 0,95)	1,2 (4,6, 22,7)	0,20 (0,10, 0,30)
Teste de Lachman (com anestesia)[56] ◆ **Metanálise de 2006**		Estimativas agrupadas de 1.174 pacientes de 15 estudos*		0,97 (0,96, 0,98)	0,93 (0,89, 0,96)	12,9 (1,5, 108,5)	0,10 (0,00, 0,30)
Teste de Lachman de bruços[54] ◆	Como descrito anteriormente para o teste de Lachman de bruços	52 pacientes encaminhados de uma sala de emergência de um hospital para cirurgia ortopédica para avaliação definitiva de um joelho dolorido	Rupturas do LCA via artroscopia ou RM	0,70 (0,40, 0,89)	0,80 (0,38, 0,96)	3,5 (5,8, 21,2)	0,57 (0,32, 0,69)

* Alguns dos estudos incluídos não atenderiam nossos critérios de qualidade QUADAS para inclusão.

Confiabilidade do Teste de Gaveta Anterior

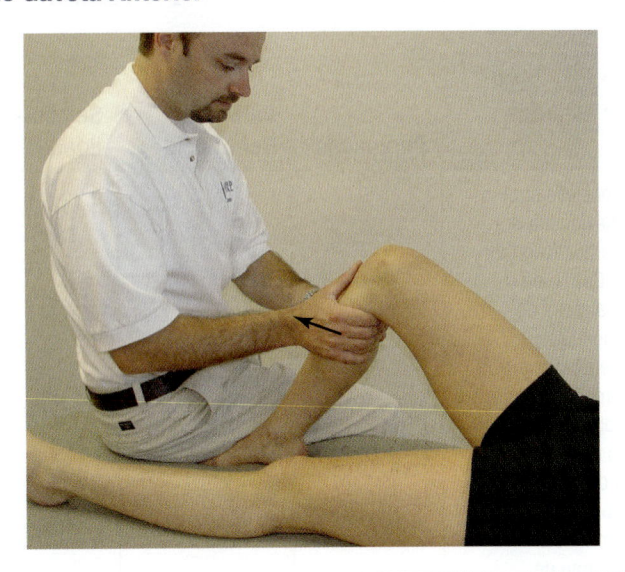

Figura 7-30
Teste de gaveta anterior.

Teste e Qualidade do Estudo	Descrição e Achado Positivo	População	Confiabilidade Interexaminador
Teste de gaveta anterior[18] ◉	Não especificado	53 pacientes com dor no joelho	κ = 0,34

Utilidade Diagnóstica do Teste de Gaveta Anterior na Identificação das Rupturas do Ligamento Cruzado Anterior

Teste e Qualidade do Estudo	Descrição e Achados Positivos	População	Padrão de Referência	Sensibi-lidade	Especi-ficidade	+RP	−RP
Teste de gaveta anterior (sem anestesia)[55] ◆ **Metanálise de 2013**	Dependendo do estudo, contudo em geral: Com o joelho do paciente flexionado entre 60 e 90 graus com o pé sobre a mesa de exame, o examinador puxa a tíbia anteriormente. Positivo caso haja uma subluxação anterior de mais de 5 mm	Estimativas agrupadas de 934 pacientes de 13 estudos*	Rupturas do LCA via artroscopia, artrotomia ou RM	0,38	0,81	2	0,77
Teste de gaveta anterior (sem anestesia)[55] ◆ **Metanálise de 2013**		Estimativas agrupadas de 826 pacientes de 10 estudos*		0,63	0,91	7	0,41
Teste de gaveta anterior (sem anestesia)[56] ◆ **Metanálise de 2006**		Estimativas agrupadas de 1.809 pacientes de 20 estudos*		0,55 (0,52, 0,58)	0,92 (0,90, 0,94)	7,3 (3,5, 15,2)	0,50 (0,40, 0,60)
Teste de gaveta anterior (com anestesia)[56] ◆ **Metanálise de 2006**		Estimativas agrupadas de 1.306 pacientes de 15 estudos*		0,77 (0,82, 0,91)	0,87 (0,82, 0,91)	5,9 (0,90, 38,2)	0,40 (0,20, 0,80)

Continua

7 — Joelho

Utilidade Diagnóstica do Teste de Gaveta Anterior na Identificação das Rupturas do Ligamento Cruzado Anterior (*continuação*)

Teste e Qualidade do Estudo	Descrição e Achados Positivos	População	Padrão de Referência	Sensibi-lidade	Especi-ficidade	+RP	−RP
Teste de gaveta anterior (sem anestesia)[57] ◆	Paciente em posição supina com quadril flexionado em 45 graus e joelho flexionado em 90 graus. Com o pé estabilizado na mesa de exame e os músculos isquiotibiais relaxados, frequentes forças manuais suaves anteroposteriores são aplicadas na tíbia proximal, e o deslocamento anteroposterior da tíbia no joelho flexionado é mensurado. O grau de deslocamento é comparado com o lado normal. Positivo caso o deslocamento seja superior a 6 mm comparando com o lado oposto com um ponto final macio	428 pacientes com suspeita de ruptura de LCA	Rupturas do LCA via artroscopia	0,94	Não testado	Não testado	Não testado
Teste de gaveta anterior (com anestesia)[57] ◆				0,96	Não testado	Não testado	Não testado

* Alguns dos estudos incluídos não atenderiam nossos critérios de qualidade QUADAS para inclusão.

Utilidade Diagnóstica do Teste de *Pivot Shift* na Identificação de Rupturas do Ligamento Cruzado Anterior

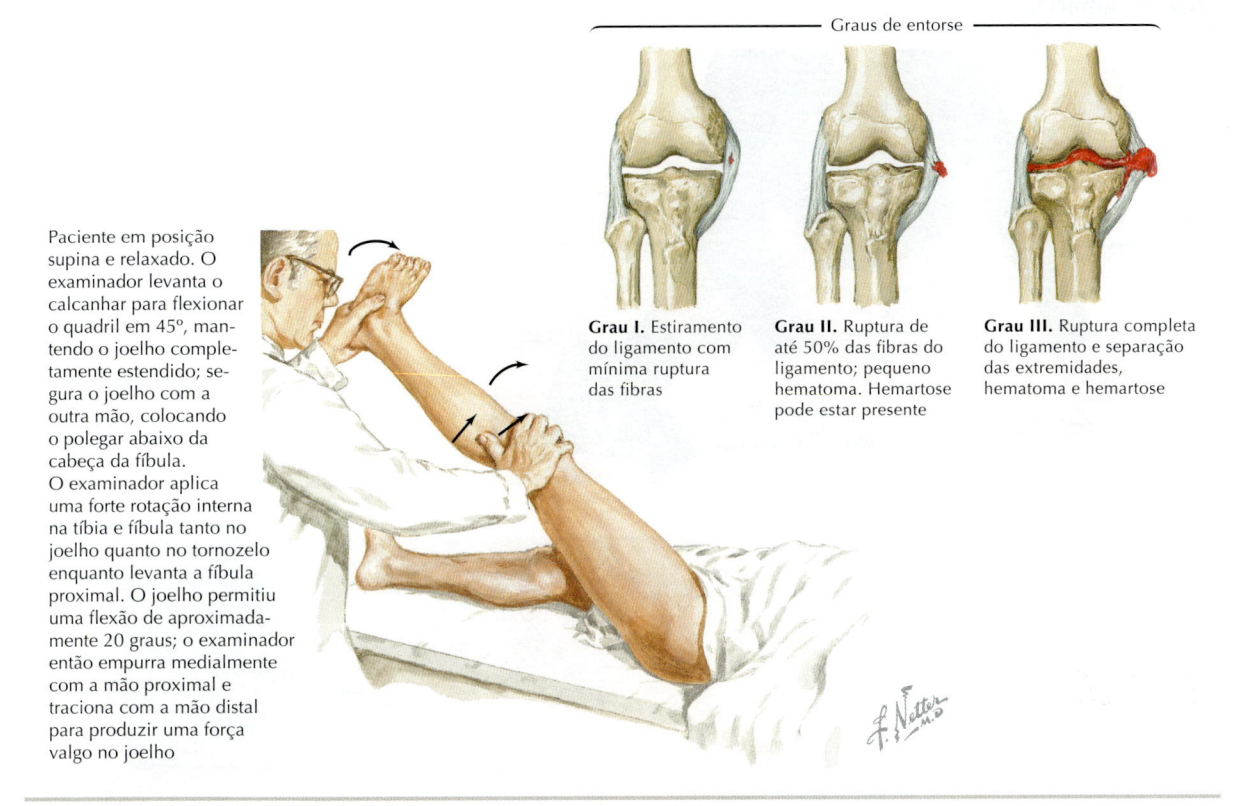

Graus de entorse

Paciente em posição supina e relaxado. O examinador levanta o calcanhar para flexionar o quadril em 45°, mantendo o joelho completamente estendido; segura o joelho com a outra mão, colocando o polegar abaixo da cabeça da fíbula. O examinador aplica uma forte rotação interna na tíbia e fíbula tanto no joelho quanto no tornozelo enquanto levanta a fíbula proximal. O joelho permitiu uma flexão de aproximadamente 20 graus; o examinador então empurra medialmente com a mão proximal e traciona com a mão distal para produzir uma força valgo no joelho

Grau I. Estiramento do ligamento com mínima ruptura das fibras

Grau II. Ruptura de até 50% das fibras do ligamento; pequeno hematoma. Hemartose pode estar presente

Grau III. Ruptura completa do ligamento e separação das extremidades, hematoma e hemartose

Figura 7-31

Teste de *pivot shift*.

Teste e Qualidade do Estudo	Descrição e Achados Positivos	População	Padrão de Referência	Sensibilidade	Especificidade	+RP	−RP
Teste de *pivot shift* (sem anestesia)[55] ◆ **Metanálise de 2013**	Dependendo do estudo, contudo em geral: O joelho do paciente é colocado em 10 a 20 graus de flexão, e a tíbia é rotacionada internamente enquanto o examinador aplica uma força valgo. Positivo caso o platô tibial lateral apresente uma subluxação anteriormente	Estimativas agrupadas de 1.192 pacientes de 12 estudos*	Rupturas de LCA via artroscopia, artrotomia ou RM	0,28	0,81	1,47	0,89
Teste de pivot shift (com anestesia)[55] ◆ **Metanálise de 2013**		Estimativas agrupadas de 1.094 pacientes de 10 estudos*		0,73	0,98	36,5	0,28
Teste de pivot shift (sem anestesia)[56] ◆ **Metanálise de 2006**		Estimativas agrupadas de 1.431 pacientes de 15 estudos*		0,24 (0,21, 0,27)	0,98 (0,96, 0,99)	8,5 (4,7, 15,5)	0,90 (0,80, 1,0)
Teste de *pivot shift* (com anestesia)[56] ◆ **Metanálise de 2006**		Estimativas agrupadas de 1.077 pacientes de 13 estudos*		0,74 (0,71, 0,77)	0,99 (0,96, 1,0)	2,9 (2,8, 156,2)	0,30 (0,10, 0,70)

* Alguns dos estudos incluídos não atenderiam nossos critérios de qualidade QUADAS para inclusão.

7

Joelho

Utilidade Diagnóstica do Teste de Perda da Extensão na Identificação das Rupturas do Ligamento Cruzado Anterior

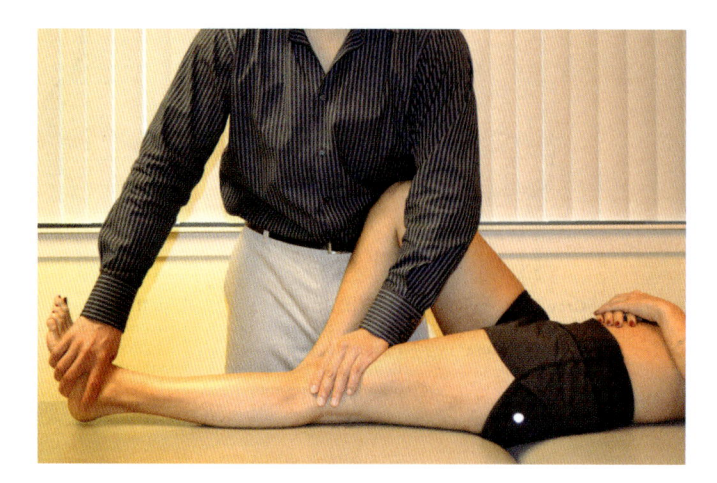

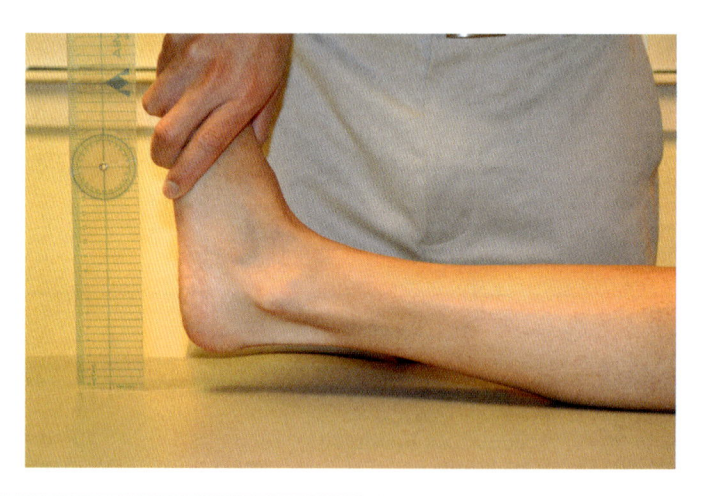

Figura 7-32
Teste de perda de extensão.

Teste e Qualidade do Estudo	Descrição e Achados Positivos	População	Padrão de Referência	Sensibi-lidade	Especi-ficidade	+RP	−RP
Teste de perda da extensão[58] ◆	O examinador estabiliza a coxa do joelho acometido com uma mão, com a patela voltada para frente, enquanto a outra mão coloca o joelho na extensão passiva máxima. Um segundo examinador mede a distância entre o calcanhar do paciente e o leito. O teste é positivo quando o joelho acometido se estende menos do que o joelho saudável	196 pacientes com achados patológicos unilaterais no joelho	Rupturas do LCA via RM ou achados cirúrgicos	0,78	0,95	15,6	0,23

Confiabilidade dos Testes de Estresse Varo e Valgo

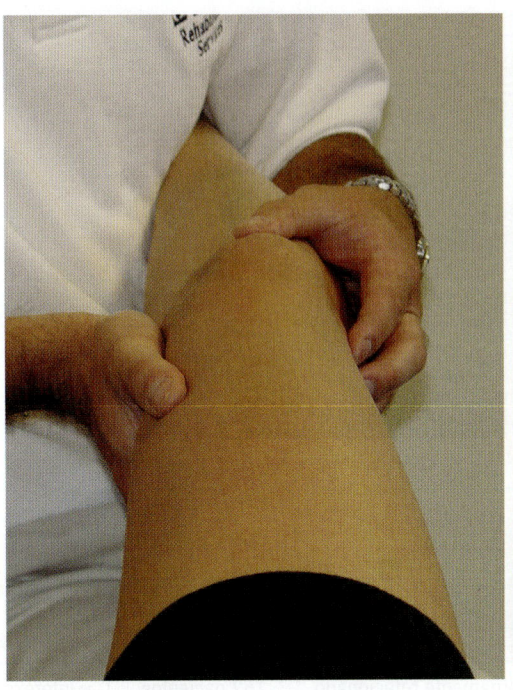

Teste de estresse varo

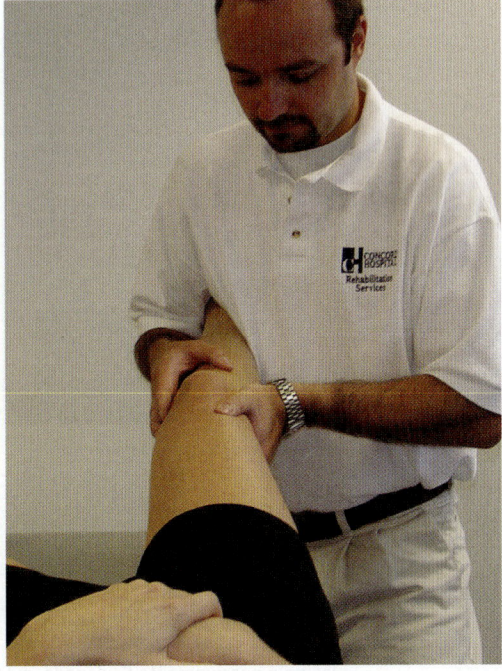

Teste de estresse valgo

Figura 7-33
Testes de estresse varo e valgo.

Teste e Qualidade do Estudo	Descrição e Achado Positivo	População	Confiabilidade Interexaminador
Teste varo[18] ●		53 pacientes com dor no joelho	(laxidão) $\kappa = 0{,}24$ (Dor) $\kappa = 0{,}18$
Teste valgo[18] ●	Não especificado		(laxidão) $\kappa = 0{,}48$ (Dor) $\kappa = 0{,}37$
Teste varo[10] ●		152 pacientes com OA no joelho	$\kappa = 0$ (−0,18, 0,18)
Teste valgo[10] ●			$\kappa = 0{,}05$ (−0,13, 2,3)

Utilidade Diagnóstica do Estresse Valgo na Identificação das Rupturas do Ligamento Colateral Medial

Teste e Qualidade do Estudo	Descrição e Achados Positivos	População	Padrão de Referência	Sensibilidade	Especificidade	+RP	−RP
Dor com estresse valgo com 30 graus de flexão do joelho[13] ◆	Não descrito especificamente	134 pacientes com queixa traumática no joelho	Rupturas do LCM avaliadas por RM	0,78 (0,64, 0,92)	0,67 (0,57, 0,76)	2,3 (1,7, 3,3)	0,30 (0,20, 0,60)
Laxidão com estresse valgo com 30 graus de flexão do joelho[13] ◆				0,91 (0,81, 1,0)	0,49 (0,39, 0,59)	1,8 (1,4, 2,2)	0,20 (0,10, 0,60)

Joelho 7

Confiabilidade do Teste de McMurray

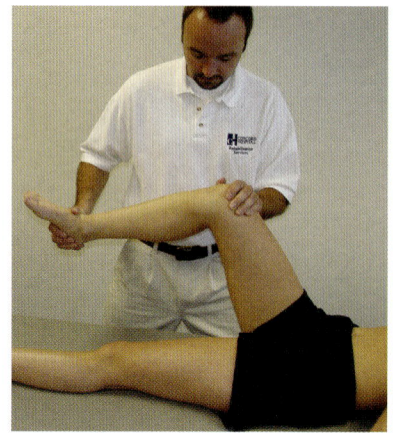 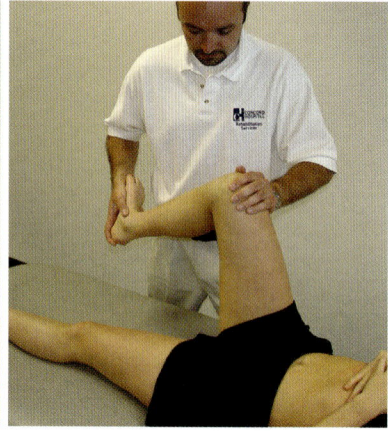

Com rotação interna da tíbia   Com rotação externa da tíbia

Figura 7-34
Teste de McMurray.

Teste e Qualidade do Estudo	Descrição e Achado Positivo	População	Confiabilidade
Teste de McMurray[10] ●	Joelho é passivamente flexionado, externamente rotacionado e axialmente carregado enquanto sofre extensão. O teste é repetido em rotação interna. Positivo caso um palpável ou audível estalo ou dor ocorra durante a rotação	152 pacientes com osteoartrite no joelho	κ Interexaminador = 0,16 (−0,01, 0,33)

Utilidade Diagnóstica do Teste de McMurray

Teste e Qualidade do Estudo	Descrição e Achados Positivos	População	Padrão de Referência	Sensibilidade	Especificidade	+RP	−RP
Teste de McMurray[49] ◆ **Metanálise de 2010**	Dependendo do estudo, contudo de forma geral o mesmo como anteriormente	Estimativas agrupadas de 13 estudos*	Artroscopia, artrotomia ou RM	0,51 (0,48, 0,53)	0,78 (0,77, 0,80)	2,3 (2,1, 2,6)	0,63 (0,59, 0,68)
Teste de McMurray[50] ◆ **Metanálise de 2008**		Estimativas agrupadas e ajustadas pela qualidade de oito estudos*	Artroscopia ou artrotomia	0,55 (0,50, 0,60)	0,77 (0,62, 0,87)	2,4	0,58
Teste de McMurray[51] ◆ **Metanálise de 2007**		Estimativas agrupadas de 14 estudos*	Artroscopia, artrotomia ou RM	0,71 (0,67, 0,73)	0,71 (0,69, 0,73)	2,5	0,41
Teste de McMurray[52] ◆	Da mesma forma que anteriormente	109 pacientes com história ou sintomas sugestivos de ruptura do menisco	Rupturas meniscais via artroscopia	Menisco medial			
				0,50 (0,38, 0,62)	0,77 (0,57, 0,90)	2,17	0,65
				Menisco lateral			
				0,21 (0,09, 0,43)	0,94 (0,85, 0,98)	3,5	0,84

* Alguns dos estudos incluídos não atenderiam nossos critérios de qualidade QUADAS para inclusão.

Utilidade Diagnóstica do Teste Apley

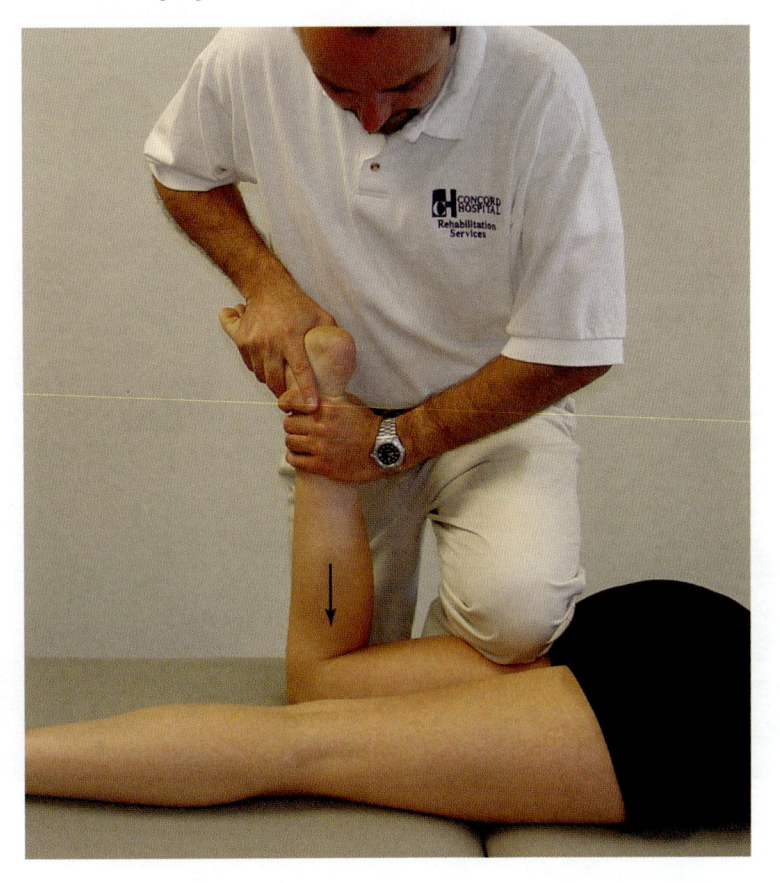

Figura 7-35
Teste de Apley.

Teste e Qualidade do Estudo	Descrição e Achados Positivos	População	Padrão de Referência	Sensibilidade	Especificidade	+RP	−RP
Teste de Apley[49] ◆ Metanálise de 2010	Dependendo do estudo, mas em geral: O paciente é colocado de bruços com o joelho flexionado em 90 graus. O examinador coloca uma pressão descendente sobre o pé, comprimindo o joelho, enquanto rotaciona interna e externamente a tíbia	Estimativas agrupadas de sete estudos*	Artroscopia	0,38 (0,36, 0,41)	0,84 (0,82, 0,86)	2,4 (2,0, 3,0)	0,73 (0,68, 0,78)
Teste de Apley[50] ◆ Metanálise de 2008		Estimativas agrupadas e ajustadas pela qualidade de três estudos*	Artroscopia ou artrotomia	0,22 (0,17, 0,28)	0,88 (0,72, 0,96)	1,8	0,89
Teste de Apley[51] ◆ Metanálise de 2007		Estimativas agrupadas de sete estudos*	Artroscopia, artrotomia ou RM	0,61 (0,56, 0,66)	0,70 (0,68, 0,72)	2,0	0,56

* Alguns dos estudos incluídos não atenderiam nossos critérios de qualidade QUADAS para inclusão.

Utilidade Diagnóstica de Outros Testes para Identificação de Rupturas do Menisco

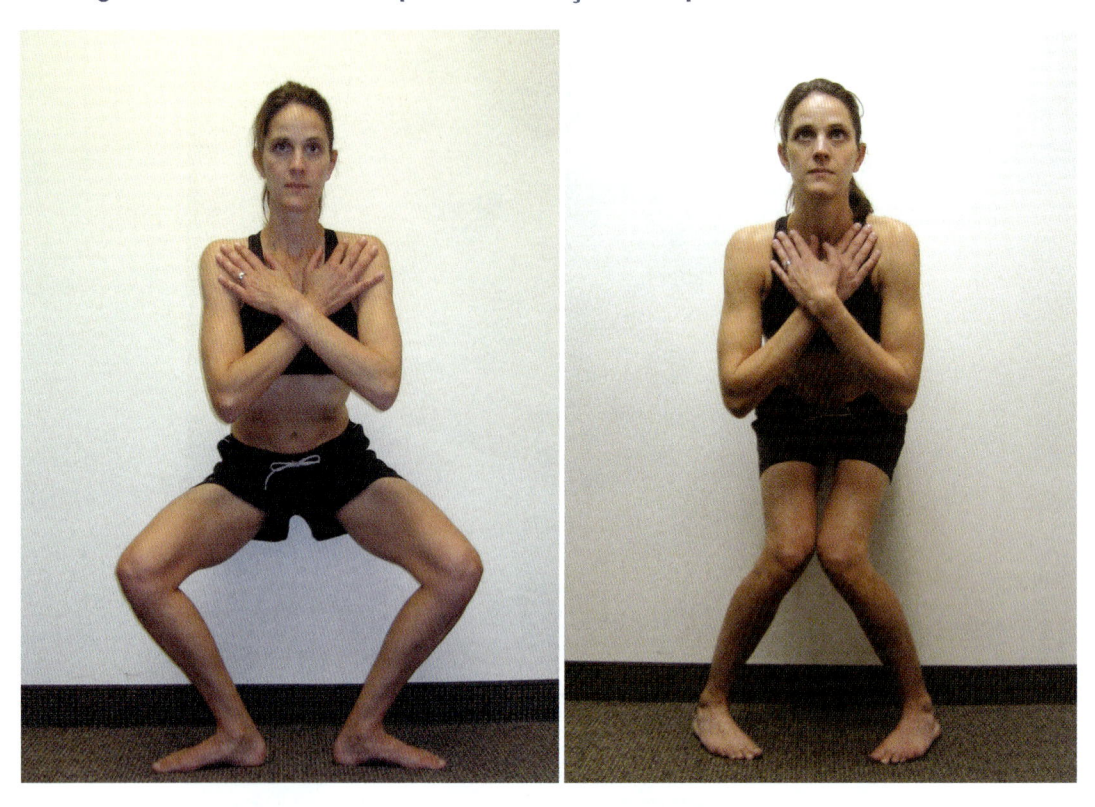

Figura 7-36
Teste de Ege.

Teste e Qualidade do Estudo	Descrição e Achados Positivos	População	Padrão de Referência	Sensibilidade	Especificidade	+RP	−RP
Dor com flexão passiva do joelho[14] ◆	Não descrito	134 pacientes com queixa traumática do joelho	Ruptura do menisco avaliada por RM	0,77 (0,64, 0,89)	0,41 (0,31, 0,52)	1,3 (1,0, 1,7)	0,60 (0,30, 1,0)
Teste de Ege[59] ●	Paciente permanece com os pés 30 a 40 cm separados. Para detectar rupturas do menisco medial, o paciente realiza um agachamento completo com as pernas em máxima rotação externa. Para detectar as rupturas do menisco lateral, o paciente realiza um agachamento completo com as pernas em máxima rotação interna. Positivo quando o paciente sente dor e/ou um estalo na linha articular	150 pacientes consecutivos com sintomas no joelho relacionados com as condições patológicas intra-articulares no joelho	Artroscopia do joelho	Medial			
				0,67	0,81	3,5	0,41
				Lateral			
				0,64	0,90	6,4	0,40

Utilidade Diagnóstica do Teste de Thessaly para Identificação de Rupturas do Menisco

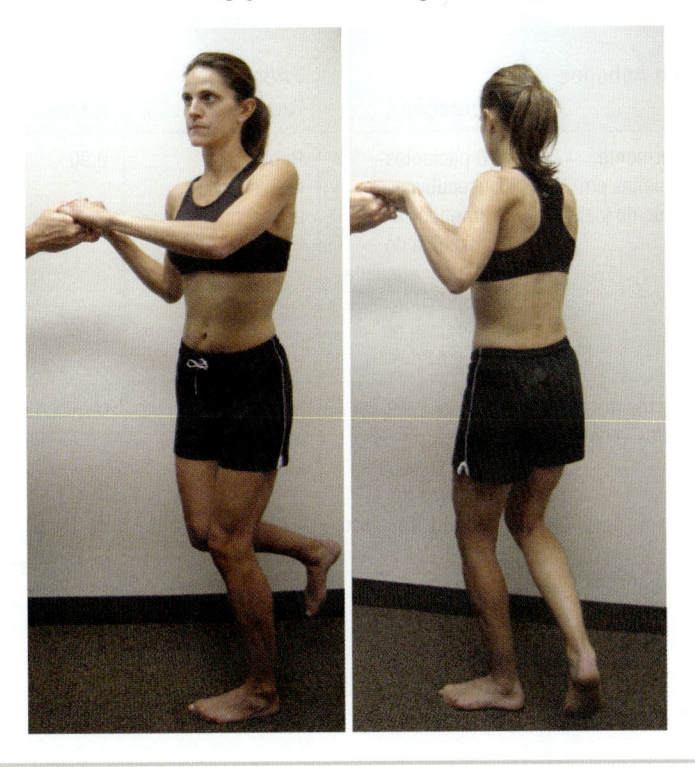

Figura 7-37
Teste de Thessaly.

Teste e Qualidade do Estudo	Descrição e Achados Positivos	População	Padrão de Referência	Sensibi-lidade	Especi-ficidade	+RP	−RP
Teste de Thessaly[60] ◆	Paciente fica em pé sobre a perna sintomática enquanto segura as mãos do examinador. O paciente então rotaciona o corpo e a perna interna e externamente com o joelho dobrado em 5 graus e então em 20 graus. Positivo quando o paciente sente dor e/ou um estalo na linha articular	213 pacientes com lesão no joelho e 197 voluntários assintomáticos	Ruptura do menisco por RM	Com joelho em 5 graus de flexão			
				RMM 0,66	RMM 0,96	RMM 16,5	RMM 0,35
				RML 0,81	RML 0,91	RML 9,0	RML 0,21
				Com joelho em 20 graus de flexão			
				RMM 0,89	RMM 0,97	RMM 29,7	RMM 0,11
				RML 0,92	RML 0,96	RML 23,0	RML 0,08

Continua

Utilidade Diagnóstica do Teste de Thessaly para Identificação de Rupturas do Menisco (continuação)

Teste e Qualidade do Estudo	Descrição e Achados Positivos	População	Padrão de Referência	Sensibi-lidade	Especi-ficidade	+RP	−RP
Teste de Thessaly[61] ◕	Como anteriormente, exceto que apenas em 20 graus de flexão do joelho	116 pacientes consecutivos submetidos à artroscopia do joelho por suspeita de condições patológicas no menisco	Ruptura do menisco via artroscopia	0,90	0,98	39,3	0,09
Teste de Thessaly[52] ◆	Como anteriormente, com 20 graus de flexão do joelho	109 pacientes com história ou sintomas sugestivos de ruptura do menisco	Rupturas do menisco via artroscopia	Menisco medial			
				0,59 (0,47, 0,71)	0,67 (0,45, 0,83)	1,79	0,61
				Menisco lateral			
				0,31 (0,15, 0,54)	0,95 (0,87, 0,98)	6,2	0,73

RML, ruptura meniscal lateral; RMM, ruptura meniscal medial.

Utilidade Diagnóstica do Teste de Apreensão Patelar em Movimento para Identificação de Instabilidade Patelar

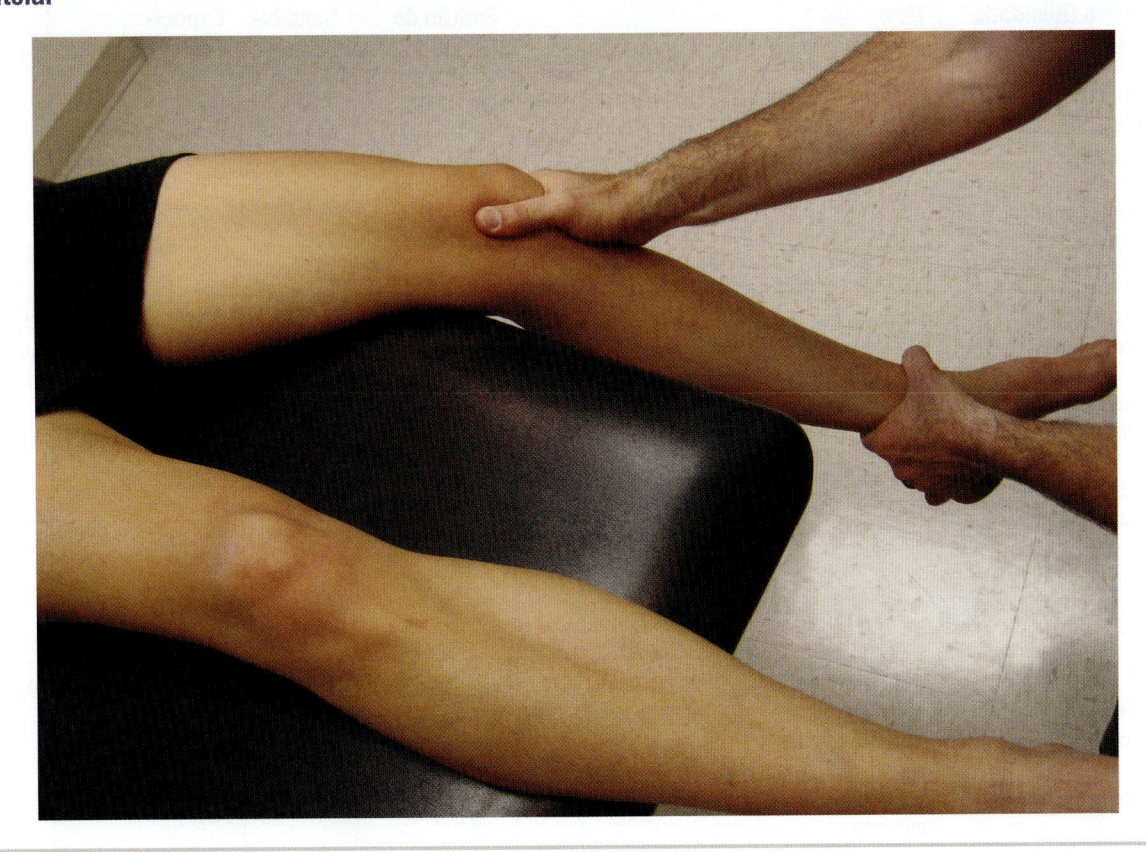

Figura 7-38
Teste de apreensão patelar em movimento.

Teste e Qualidade do Estudo	Descrição e Achados Positivos	População	Padrão de Referência	Sensibilidade	Especificidade	+RP	−RP
Teste de apreensão patelar em movimento[62]	Com o paciente em posição supina com o tornozelo para fora da mesa de avaliação e joelho completamente estendido, o examinador flexiona o joelho em 90 graus e volta para extensão enquanto segura a patela em translação lateral. O procedimento é então repetido com translação medial. Positivo caso o paciente apresente apreensão e/ou contração do quadríceps durante o deslizamento lateral e sem apreensão durante o deslizamento medial	51 pacientes com cirurgia no joelho e em quem havia suspeita de instabilidade patelar	Capacidade de deslocar a patela quando examinada sob anestesia	1,0	0,88	8,3	0,00

Utilidade Diagnóstica das Combinações dos Testes para o Diagnóstico das Rupturas do Menisco

Teste e Qualidade do Estudo	Descrição e Achados Positivos	População	Padrão de Referência	Sensibilidade	Especificidade	+RP	−RP
Dor e laxidão com estresse valgo em 30 graus + Trauma por força externa à perna ou trauma rotacional[13] ◆	Autorrelato de trauma e exame físico de estresse valgo	134 pacientes com queixa traumática no joelho	RM	0,56 (0,33, 0,79)	0,91 (0,85, 0,98)	6,4 (2,7, 15,2)	0,50 (0,30, 0,80)
Idade acima de 40 anos + Continuação de atividade impossível + Suporte do peso durante o trauma + Dor com flexão passiva do joelho[14] ◆	Todos os quatro fatores positivos	134 pacientes com queixa traumática no joelho	RM	0,15 (0,05, 0,25)	0,97 (0,94, 1,0)	5,8 (1,3, 26,8)	0,90 (0,80, 1,0)
Sensibilidade à palpação da linha articular + Teste de Bohler + Teste de Steinmann + Teste de Apley + Teste de Payr + Teste de McMurray[7] ◆	Caso dois testes sejam positivos, o paciente então é considerado como tendo lesão no menisco	36 pacientes agendados para cirurgia artroscópica	Visualização por artroscopia	0,97	0,87	7,5	0,03

Utilidade Diagnóstica das Combinações dos Testes para o Diagnóstico das Rupturas do Menisco (*continuação*)

Teste e Qualidade do Estudo	Descrição e Achados Positivos	População	Padrão de Referência	Sensibilidade	Especificidade	+RP	−RP
História e exame físico combinados[63] ●	Exame físico inclui a avaliação do derrame articular e sensibilidade da linha articular, teste de McMurray, teste de hiperflexão e teste de agachamento. Exatos procedimentos de cada teste não definidos	100 pacientes consecutivos submetidos à cirurgia artroscópica do joelho	Visualização artroscópica	0,86	0,83	5,06	0,17
História do paciente + Sensibilidade da linha articular + Teste de McMurray + Teste Steinmann + Teste de Apley modificado[64] ●	Conclusão do examinador	50 pacientes com diagnóstico clínico de rupturas do menisco e/ou ruptura do LCA	Artroscopia do joelho	Medial			
				0,87	0,68	2,7	0,19
				Lateral			
				0,75	0,95	15,0	0,26
Sensibilidade da linha articular + Teste de McMurray[52] ◆	Os dois testes positivos	109 pacientes com história ou sintomas sugestivos de ruptura do menisco	Rupturas do menisco via artroscopia	Menisco medial			
				0,91	0,91	10,1	0,10
				Menisco lateral			
				0,75	0,99	75	0,25
Sensibilidade da linha articular + Teste Thessaly (20 graus de flexão do joelho)[52] ◆				Menisco medial			
				0,93	0,92	11,6	0,08
				Menisco lateral			
				0,78	0,99	78	0,22

7

Joelho

Utilidade Diagnóstica das Combinações dos Testes para o Diagnóstico de Rupturas do Menisco (*continuação*)

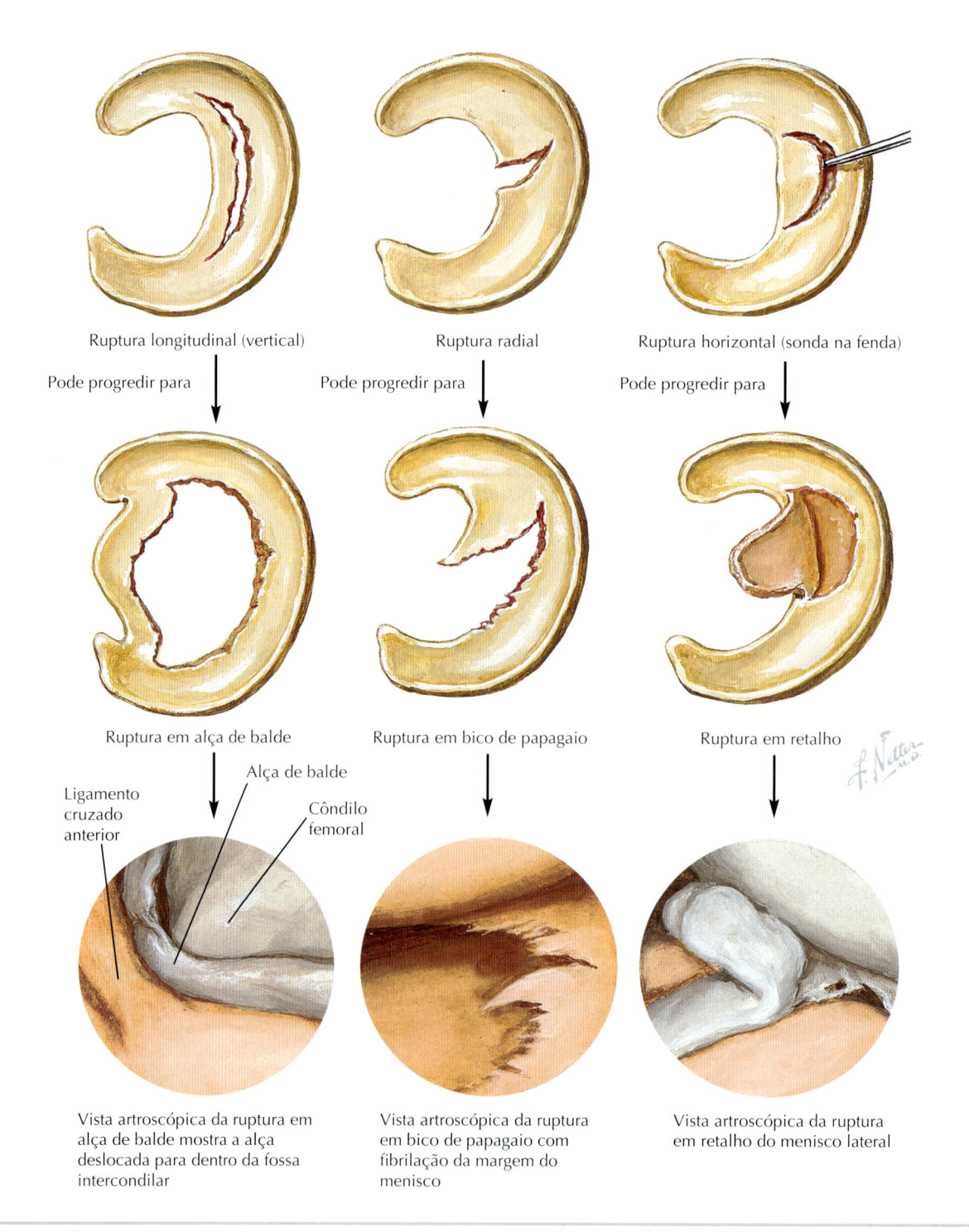

Ruptura longitudinal (vertical)

Ruptura radial

Ruptura horizontal (sonda na fenda)

Pode progredir para

Pode progredir para

Pode progredir para

Ruptura em alça de balde

Ruptura em bico de papagaio

Ruptura em retalho

Ligamento cruzado anterior

Alça de balde

Côndilo femoral

Vista artroscópica da ruptura em alça de balde mostra a alça deslocada para dentro da fossa intercondilar

Vista artroscópica da ruptura em bico de papagaio com fibrilação da margem do menisco

Vista artroscópica da ruptura em retalho do menisco lateral

Figura 7-39
Tipos de rupturas do menisco.

Utilidade Diagnóstica das Combinações dos Testes para o Diagnóstico de Condições Patológicas do Joelho Diferentes de Rupturas do Menisco

Teste e Qualidade do Estudo	Descrição e Achados Positivos	População	Padrão de Referência	Sensibilidade	Especificidade	+RP	−RP
Exame clínico[65] ●	Revisão retrospectiva do exame clínico e diagnóstico clínico	698 pacientes submetidos à artroscopia do joelho	Ruptura meniscal medial via artroscopia	0,92	0,79	4,4	0,10
			OA via artroscopia	0,75	0,97	25,0	0,26
			Ruptura do LCA via artroscopia	0,86	0,98	43,0	0,14
			Ruptura meniscal lateral via artroscopia	0,54	0,96	13,5	0,48
			Corpo frouxo via artroscopia	0,94	0,98	47,0	0,06
			Retináculo lateral da coxa via artroscopia	1,0	1,0	IND	0,00
			Sinovite via artroscopia	0,57	1,0	IND	0,43
			Cisto meniscal lateral via artroscopia	1,0	0,99	100,0	0,00
História do paciente + Teste de gaveta anterior + Teste de Lachman + Teste de *pivot shift*[64] ●	Conclusão do examinador	50 pacientes com diagnóstico clínico de rupturas do menisco e/ou ruptura do LCA	Ruptura do LCA via artroscopia	1,0	1,0	IND	0,00
História de dor anteromedial no joelho + Dor primariamente sobre o côndilo femoral medial + Plica visível ou palpável + Exclusão de outras causas de dor anteromedial no joelho[66] ●	Atende todos os quatro critérios	48 pacientes com dor anteromedial no joelho que foi clinicamente suspeitada como sendo causada pela plica medial patológica	Plica medial patológica via artroscopia	1,0 (0,92, 1,0)	0,00	1,0	IND

IND, Indefinido

7

Joelho

Utilidade Diagnóstica da História e dos Achados no Exame Físico para a Predição de Resposta Favorável à Órtese de Pé e Modificação de Atividade

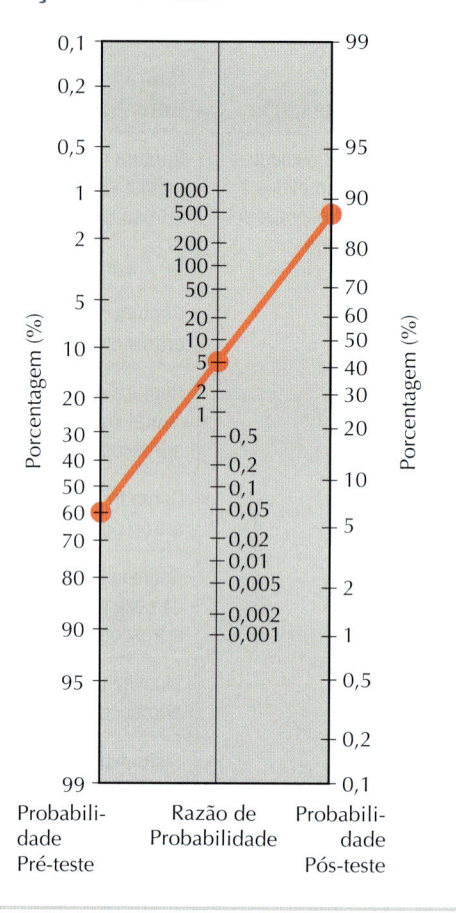

Figura 7-40

Normograma. Considerando uma probabilidade de sucesso do pré-teste de 60% (como determinado no estudo de Sutlive et al.), 2 graus ou mais de valgo antepé ou 78 graus ou menos de extensão do dedão do pé resultam em uma probabilidade pós-teste de 85%. Isto significa que caso um paciente se apresente com uma ou duas das variáveis anteriormente mencionadas, a probabilidade de alcançar um desfecho bem-sucedido com órteses prontas para uso e modificação de atividade seria de 85%. (Adaptada de Fagan TJ. Letter: Nomogram for Bayes theorem. *N Engl J Med.* 1975;293:257. Copyright 2005, Massachusetts Medical Society. Ver também Sutlive TG, Mitchell SD, Maxfield SN, et al. Identification of individuals with patellofemoral pain whose symptoms improved after a combined program of foot orthosis use and modified activity: a preliminary investigation. *Phys Ther. 2004;84:49-61.*)

Sutlive et al.[67] desenvolveram uma regra de predição clínica que identifica indivíduos com dor patelofemoral que são prováveis de melhorar com uma órtese de pé pronta para uso e atividade modificada. O estudo identificou inúmeras variáveis de predição.

Teste e Qualidade do Estudo	População	Padrão de Referência	Sensibilidade	Especificidade	+RP	−RP
2 graus ou mais de valgo antepé[67] ◆	50 pacientes com síndrome da dor patelofemoral	Diminuição da dor em mais de 50% após 3 semanas de uso da órtese de pé pronta para uso e modificação da atividade	0,13 (0,04, 0,24)	0,97 (0,90, 1,0)	4,0 (0,70, 21,9)	0,90
78 graus ou menos de extensão do dedão do pé[67] ◆			0,13 (0,04, 0,24)	0,97 (0,90, 1,0)	4,0 (0,70, 21,9)	0,90
3 mm ou menos de queda navicular[67] ◆			0,47 (0,32, 0,61)	0,80 (0,67, 0,93)	2,4 (1,3, 4,3)	0,66
5 graus ou menos de valgo ou qualquer varo da posição relaxada do calcâneo[67] ◆			0,36 (0,17, 0,55)	0,81 (0,71, 0,92)	1,9 (1,0, 3,6)	0,79
Músculos isquiotibiais da coxa mensurados pelo teste de elevação da perna reta 90/90[67] ◆			0,68 (0,55, 0,80)	0,56 (0,37, 0,75)	1,5 (1,0, 2,3)	0,57
Relatos de dificuldade de deambulação[67] ◆			0,71 (0,55, 0,86)	0,48 (0,33, 0,62)	1,4 (1,0, 1,8)	0,60

7

Joelho

Utilidade Diagnóstica da História e dos Achados do Exame Físico para Predição de Resposta de Curto Prazo Favorável às Mobilizações do Quadril

Teste e Qualidade do Estudo	População	Padrão de Referência	Sensibilidade	Especificidade	+RP	−RP
Dor anterior ipsolateral na coxa[22] ◆			0,27 (0,13, 0,40)	0,95 (0,85, 1,05)	5,1 (0,71, 36,7)	0,77 (0,62, 0,96)
Dor intermitente no quadril ou virilha[22] ◆			0,15 (0,05, 0,26)	0,98 (0,91, 1,04)	6,2 (0,40, 104,7)	0,87 (0,75, 1,00)
Exercícios de alongamento agravam dor no joelho[22] ◆			0,20 (0,04, 0,37)	0,96 (0,85, 1,07)	4,9 (0,30, 83,7)	0,83 (0,65, 1,06)
Localização bilateral da dor no quadril ou virilha[22] ◆			0,18 (0,06, 0,29)	0,98 (0,91, 1,04)	7,1 (0,40, 119,0)	0,84 (0,72, 0,99)
Diferença lado a lado na amplitude de movimento de rotação interna do quadril[22] ◆			0,98 (0,93, 1,02)	0,11 (−0,03, 0,24)	1,1 (0,90, 1,3)	0,23 (0,02, 2,40)
Sensação final vazia na amplitude de movimento da flexão do quadril ipsolateral[22] ◆	60 pacientes com OA no joelho	Diminuição da dor em mais de 30% ou escala da Avaliação Global de Mudança classificada como "moderadamente melhor" 2 dias após as mobilizações do quadril	0,13 (0,03, 0,23)	0,98 (0,91, 1,04)	5,2 (0,30, 9,2)	0,89 (0,78, 1,02)
Dor com distração ipsolateral do quadril[22] ◆			0,13 (0,03, 0,23)	0,98 (0,91, 1,04)	5,2 (0,30, 9,2)	0,89 (0,78, 1,02)
Dor no joelho na amplitude de movimento de extensão do quadril ipsolateral[22] ◆			0,11 (0,01, 0,20)	0,98 (0,91, 1,04)	4,3 (0,20, 75,8)	0,92 (0,81, 1,04)
Amplitude de movimento da flexão passiva do joelho ipsolateral inferior a 122 graus[22] ◆			0,32 (0,17, 0,46)	0,95 (0,85, 1,05)	6,0 (0,90, 42,8)	0,72 (0,57, 0,91)
Amplitude de movimento da rotação passiva interna do quadril ipsolateral inferior a 17 graus[22] ◆			0,32 (0,17, 0,45)	0,95 (0,85, 1,05)	6,0 (0,90, 42,8)	0,72 (0,57, 0,91)
Dor ou parestesia no quadril ou virilha ipsolateral[22] ◆			0,20 (0,08, 0,32)	0,98 (0,91, 1,04)	8,1 (0,50, 133,4)	0,82 (0,69, 0,97)

Utilidade Diagnóstica da História e dos Achados do Exame Físico para Predição de Resposta de Curto Prazo Favorável às Mobilizações do Quadril (*continuação*)

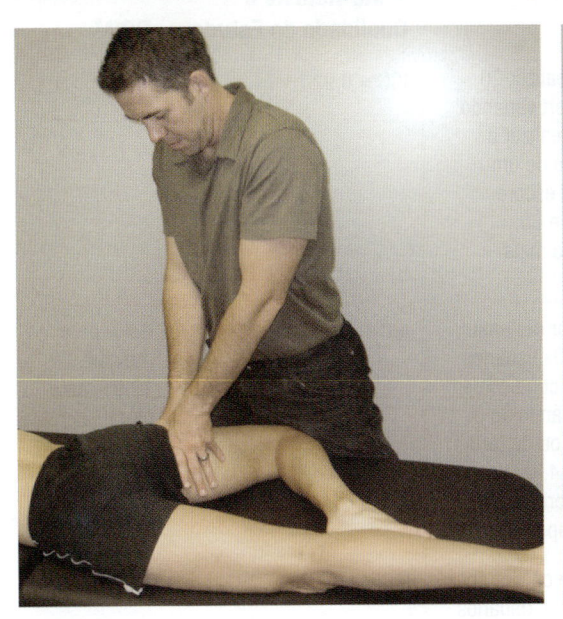 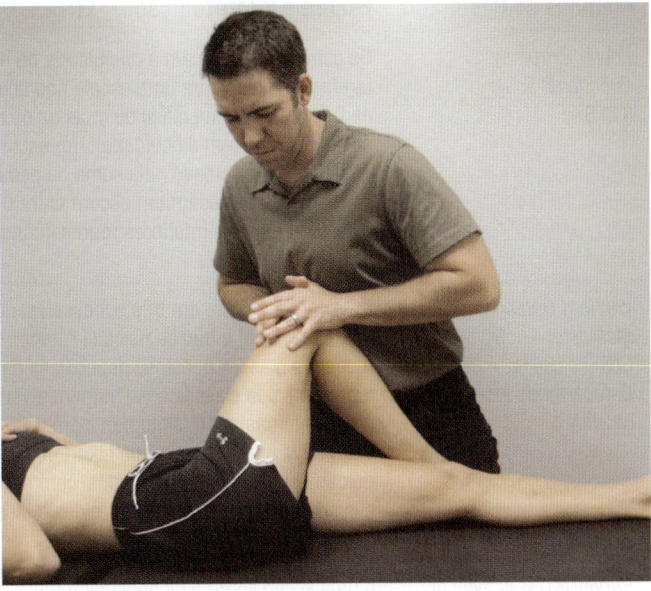

Figura 7-41
Técnica de mobilização do quadril utilizada no manejo de pacientes com OA no joelho. Pacientes foram tratados com uma sessão de quatro diferentes mobilizações do quadril, incluindo (1) deslizamento posteroanterior com flexão, abdução e rotação lateral (retratado à esquerda), (2) deslizamento caudal, (3) deslizamento anteroposterior (retratado à direita) e (4) deslizamento posteroanterior.

Regra da Predição Clínica para Identificar Pacientes com Dor Patelofemoral com Provável Benefício a partir da Órtese de Pé

Vicenzino et al.[68] desenvolveram uma regra de predição clínica para a identificação de pacientes com dor patelofemoral que são prováveis de se beneficiarem das órteses de pé. Os resultados de seus estudos demonstraram que caso três ou mais dos quatro atributos (idade acima de 25 anos, altura inferior a 1,65 m, escala análoga visual da pior dor inferior a 53 mm e uma diferença na largura do médiopé do não suporte de peso até o suporte do peso inferior a 11 mm) estivessem presentes, a +RP era de 8,8 (IC de 95%: 1,2 a 66,9) e a probabilidade de apresentar um desfecho bem-sucedido melhorado, de 40% a 86%.

Joelho **7**

Medidas de Resultado

Medidas de Resultado	Escore e Interpretação	Confiabilidade Teste-Reteste e Qualidade do Estudo	DCIM
Lower Extremity Functional Scale (LEFS)	Os usuários classificam a dificuldade de realizar 20 tarefas funcionais em uma escala tipo Likert variando de 0 (extremamente difícil ou incapaz de realizar a atividade) a 4 (sem dificuldade). Um escore de um total de 80 é calculado pela soma de cada escore. As respostas fornecem um escore entre 0 e 80, com escores mais inferiores representando mais incapacidade	ICC = 0,92[69] ●	9[70]
Western Ontario and McMaster Universities Osteoarthritis Index (WOMAC)	O WOMAC consiste em três subescalas: dor (5 itens), rigidez (2 itens) e função física (17 itens). Os usuários respondem as 24 questões específicas da condição em uma escala de classificação numérica variando de 0 (sem sintomas) a 10 (sintomas extremos), ou de forma alternativa a uma escala tipo Likert de 0 a 4. Os escores de cada subescala são somados, com escores mais elevados indicando mais dor, rigidez e incapacidade	ICC = 0,90[69] ●	6,7% para melhora 12,9% para piora[71]
Knee Outcome Survey (KOS) *Activity of Daily Living Scale* (ADLS)	O KOS ADLS consiste em uma seção sobre os sintomas e uma seção sobre a incapacidade funcional. Usuários classificam os itens de oito sintomas em uma escala tipo Likert de 5 (nunca tive) a 0 (impede-me de todas as atividades cotidianas) e os oitos itens funcionais de 5 (nenhuma dificuldade) a 0 (incapaz de realizar). Os escores são somados e divididos por 80 para chegar a uma porcentagem. Escores mais elevados representam menos sintomas e maior função	ICC = 0,93[72] ●	7,1%[73]
Numeric Pain Rating Scale (NPRS)	Usuários classificam seu nível de dor em uma escala de 11 pontos, variando de 0 a 10, com os escores mais altos representando mais dor. Geralmente questionado como "dor atual" e dor "mínima", "pior" e dor 'média' nas últimas 24 horas	ICC = 0,72[74] ●	2[75,76]

DCIM, Diferença clinicamente importante mínima.

Avaliação da Qualidade dos Estudos de Confiabilidade para o Joelho Utilizando QAREL

	Dervin 2001[10]	Jones 1992[9]	Wood 2006[18]	Fritz 1998[19]	Lenssen 2007[21]	Currier 2007[22]	Rothstein 1983[23]	Gogia 1987[24]	Watkins 1991[25]	Clapper 1988[26]
1. O teste foi avaliado em uma amostra de indivíduos que era representativa daqueles a quem os autores pretendiam que os resultados fossem aplicados?	S	S	S	S	S	S	S	S	S	S
2. O teste foi realizado por classificadores que eram representativos daqueles a quem os autores pretendiam que os resultados fossem aplicados?	S	S	S	S	S	S	S	S	S	S
3. Os classificadores desconheciam os achados dos outros classificadores durante o estudo?	I	I	S	S	S	S	S	S	S	N/A
4. Os classificadores desconheciam seus próprios achados anteriores do teste sob avaliação?	N/A	I	I	N/A	N/A	N/A	S	N/A	S	N
5. Os avaliadores desconheciam os resultados da referência-padrão para a desordem-alvo (ou variável) sendo avaliada?	I	N/A	N/A	N/A	N/A	N/A	N/A	I	N/A	N/A
6. Os classificadores desconheciam a informação clínica que não pretendia ser fornecida como parte do procedimento de teste ou delineamento do estudo?	I	I	S	I	I	I	I	I	I	I
7. Os classificadores desconheciam os indícios adicionais que não eram parte do teste?	I	I	I	I	I	I	I	I	I	I
8. A ordem de exame variou?	I	I	S	I	S	S	S	I	S	S
9. O intervalo de tempo entre as medições repetidas foi compatível com a estabilidade (ou estabilidade teórica) da variável sendo mensurada?	S	S	S	S	S	S	S	S	S	S
10. O teste foi aplicado corretamente e interpretado adequadamente?	S	I	I	S	S	S	S	S	S	S
11. Medidas estatísticas de concordância adequadas foram utilizadas?	S	S	S	S	S	S	S	S	S	S
Resumo do Escore de Qualidade:	●	■	●	●	◆	◆	◆	●	◆	●

S = sim, N = não, I = indefinido, N/A = não aplicável. ◆ Boa qualidade (S – N = 9 a 11) ● Qualidade razoável (S – N = 6 a 8) ■ Baixa qualidade (S – N ≤ 5).

Avaliação da Qualidade dos Estudos de Confiabilidade para o Joelho Utilizando QAREL

	Brosseau 1997[27]	Hayes 1994[28]	Hayes 2001[29]	Cooperman 1990[30]	McClure 1989[31]	Tagesson 2007[32]	Piva 2006[36]	Tomsich 1996[37]	Fritzgerald 1995[38]	Watson 1999[39]
1. O teste foi avaliado em uma amostra de indivíduos que era representativa daqueles a quem os autores pretendiam que os resultados fossem aplicados?	S	S	S	S	S	S	S	S	S	S
2. O teste foi realizado por classificadores que eram representativos daqueles a quem os autores pretendiam que os resultados fossem aplicados?	S	S	S	S	S	S	S	S	S	S
3. Os classificadores desconheciam os achados dos outros classificadores durante o estudo?	S	N/A	S	S	S	S	S	S	S	S
4. Os classificadores desconheciam seus próprios achados anteriores do teste sob avaliação?	S	I	I	S	N/A	I	N/A	S	N/A	I
5. Os avaliadores desconheciam os resultados da referência-padrão para a desordem-alvo (ou variável) sendo avaliada?	I	N/A	N/A	N/A	N/A	N/A	N/A	N/A	N/A	N/A
6. Os classificadores desconheciam a informação clínica que não pretendia ser fornecida como parte do procedimento de teste ou delineamento do estudo?	I	I	S	S	S	I	I	S	I	I
7. Os classificadores desconheciam as dicas adicionais que não eram parte do teste?	I	I	I	S	I	I	I	S	I	I
8. A ordem de exame variou?	N	N	S	S	S	S	N	S	N	N
9. O intervalo de tempo entre as medições repetidas foi compatível com a estabilidade (ou estabilidade teórica) da variável sendo mensurada?	S	N	S	S	S	S	S	S	S	I
10. O teste foi aplicado corretamente e interpretado adequadamente?	S	S	S	S	S	S	S	S	S	S
11. Medidas estatísticas de concordância adequadas foram utilizadas?	S	S	S	S	S	S	S	S	S	S
Resumo do Escore de Qualidade:	◕	◕	◆	◆	◆	◕	◕	◆	◕	◕

S = sim, N = não, I = indefinido, N/A = não aplicável. ◆ Boa qualidade (S – N = 9 a 11) ◕ Qualidade razoável (S – N = 6 a 8) ■ Baixa qualidade (S – N ≤ 5).

Avaliação da Qualidade dos Estudos de Confiabilidade para o Joelho Utilizando QAREL

	Herrington 2002[40]	Greene 2001[43]	Ehrat 1994[46]	Watson 2001[47]	Wadey 2007[48]	Pua 2009[69]	Marx 2001[72]	Li 2007[74]	Mulligan 2011[54]	Sturgill 2009[20]
1. O teste foi avaliado em uma amostra de indivíduos que era representativa daqueles a quem os autores pretendiam que os resultados fossem aplicados?	I	S	S	S	S	S	S	S	S	S
2. O teste foi realizado por classificadores que eram representativos daqueles a quem os autores pretendiam que os resultados fossem aplicados?	S	S	S	S	S	S	S	S	S	S
3. Os classificadores desconheciam os achados dos outros classificadores durante o estudo?	S	S	S	S	S	N/A	N/A	N/A	S	S
4. Os classificadores desconheciam seus próprios achados anteriores do teste sob avaliação?	N/A	N/A	S	I	N/A	S	N	N	N/A	N/A
5. Os avaliadores desconheciam os resultados da referência-padrão para a desordem-alvo (ou variável) sendo avaliada?	I	N/A	N/A	N/A	N/A	N/A	N/A	N/A	S	N/A
6. Os classificadores desconheciam a informação clínica que não pretendia ser fornecida como parte do procedimento de teste ou delineamento do estudo?	I	I	I	I	S	I	I	I	S	I
7. Os classificadores desconheciam os indícios adicionais que não eram parte do teste?	I	I	I	I	I	I	I	I	I	I
8. A ordem de exame variou?	I	N	I	S	I	I	I	I	S	N
9. O intervalo de tempo entre as medições repetidas foi compatível com a estabilidade (ou estabilidade teórica) da variável sendo mensurada?	S	S	S	S	S	S	S	S	S	S
10. O teste foi aplicado corretamente e interpretado adequadamente?	S	S	S	S	S	S	S	S	S	I
11. Medidas estatísticas de concordância adequadas foram utilizadas?	S	S	S	S	S	S	S	S	S	S
Resumo do Escore de Qualidade:	●	●	●	●	◆	●	●	●	◆	●

S = sim, N = não, I = indefinido, N/A = não aplicável. ◆ Boa qualidade (S – N = 9 a 11) ● Qualidade razoável (S – N = 6 a 8) ■ Baixa qualidade (S – N ≤ 5).

Avaliação da Qualidade dos Estudos de Confiabilidade para o Joelho Utilizando QAREL

	Sacco 2010[41]	Hamid 2013[35]	Weiss 2013[44]	Draper 2011[45]	Gnat 2010[34]	Sweitzer 2010[42]	Cheung 2013[15]	Niu 2011[11]		
1. O teste foi avaliado em uma amostra de indivíduos que era representativa daqueles a quem os autores pretendiam que os resultados fossem aplicados?	S	S	S	S	S	S	S	S		
2. O teste foi realizado por classificadores que eram representativos daqueles a quem os autores pretendiam que os resultados fossem aplicados?	S	S	I	S	S	S	S	I		
3. Os classificadores desconheciam os achados dos outros classificadores durante o estudo?	S	S	N/A	S	S	S	S	S		
4. Os classificadores desconheciam seus próprios achados anteriores do teste sob avaliação?	S	I	N	N	Y	N/A	N/A	N/A		
5. Os avaliadores desconheciam os resultados da referência-padrão para a desordem-alvo (ou variável) sendo avaliada?	N/A	N/A	N/A	I	N/A	N/A	S	S		
6. Os classificadores desconheciam a informação clínica que não pretendia ser fornecida como parte do procedimento de teste ou delineamento do estudo?	I	I	I	S	I	I	I	I		
7. Os classificadores desconheciam as dicas adicionais que não eram parte do teste?	I	I	I	S	I	I	I	I		
8. A ordem de exame variou?	I	N	I	S	S	I	S	S		
9. O intervalo de tempo entre as medições repetidas foi compatível com a estabilidade (ou estabilidade teórica) da variável sendo mensurada?	I	S	S	S	S	S	S	S		
10. O teste foi aplicado corretamente e interpretado adequadamente?	S	S	S	S	S	S	S	S		
11. Medidas estatísticas de concordância adequadas foram utilizadas?	S	S	S	S	S	S	S	S		
Resumo do Escore de Qualidade:	●	●	●	◆	◆	●	◆	●		

S = sim, N = não, I = indefnido, N/A = não aplicável. ◆ Boa qualidade (S − N = 9 a 11) ● Qualidade razoável (S − N = 6 a 8) ■ Baixa qualidade (S − N ≤ 5).

Avaliação da Qualidade dos Estudos Diagnósticos para o Joelho Utilizando QUADAS

	Braunstein 1982[82]	Katz 1986[83]	Bonamo 1988[63]	Lee 1988[84]	Cooperman 1990[30]	Boeree 1991[85]	Evans 1993[86]	Rubinstein 1994[87]	Shelbourne 1995[88]	Stiell 1995[77]	Stiell 1997[78]	Muellner 199[77]	Khine 2001[81]	Emparanza 2001[79]	Ketelslegers 2002[80]
1. O espectro de pacientes foi representativo dos pacientes que irão receber o teste na prática?	N	I	I	N	S	S	N	S	S	S	S	S	S	S	S
2. Os critérios de seleção foram claramente descritos?	N	N	N	N	N	N	N	N	N	S	S	S	S	S	S
3. O padrão de referência apresenta corretamente a possibilidade de classificar a condição-alvo?	S	S	S	S	S	S	S	S	S	S	S	S	S	S	S
4. O período de tempo entre a referência-padrão e o teste-índice é curto o suficiente para ser razoavelmente verdadeiro que a condição-alvo não se alterou entre os dois testes?	I	I	I	S	I	I	I	I	I	I	S	S	I	S	S
5. Toda a amostra ou uma seleção aleatória da amostra recebeu verificação utilizando uma referência-padrão do diagnóstico?	S	S	S	S	N	S	N	N	S	N	S	S	S	S	S
6. Os pacientes receberam a mesma referência-padrão independentemente do resultado do teste-índice?	S	I	I	S	N	I	S	N	S	N	N	S	S	S	N
7. O padrão de referência foi independente do teste inicial (i.e., o – teste inicial não formou parte do padrão de referência)?	S	S	S	S	S	S	S	S	S	S	S	S	S	S	S
8. A execução do teste inicial foi descrita em detalhes suficientes para permitir a replicação do teste?	S	S	I	S	S	N	N	S	S	S	S	S	S	S	S
9. A execução do padrão de padrão foi descrita em detalhes suficientes para permitir sua replicação?	N	S	S	S	N	S	S	S	N	S	S	S	S	S	S
10. Os resultados do teste inicial foram interpretados sem conhecimento dos resultados do teste de referência?	I	I	I	S	I	I	I	I	S	S	S	S	S	S	S
11. Os resultados do padrão de referência foram interpretados sem o conhecimento dos resultados do teste inicial?	I	I	I	I	I	I	I	I	I	I	S	N	S	S	I
12. Os mesmos dados clínicos estavam disponíveis quando os resultados do teste foram interpretados como estariam disponíveis quando o teste fosse utilizado na prática?	I	I	S	I	I	I	I	I	N	I	S	I	I	S	I
13. Os resultados do teste não interpretáveis/intermediários foram relatados?	S	I	S	S	I	I	S	S	S	S	S	I	S	S	S
14. As exclusões dos estudos foram explicadas?	I	S	S	I	S	S	S	S	S	S	S	I	S	S	S
Resumo da classificação de qualidade	●	●	●	●	●	●	●	●	◆	◆	●	◆	◆	◆	◆

S = sim, N = não, I = indefinido ◆ Boa qualidade (S – N = 9 a 11) ● Qualidade razoável (S – N = 6 a 8) ■ Baixa qualidade (S – N ≤ 5).

Avaliação da Qualidade dos Estudos Diagnósticos para o Joelho Utilizando QUADAS

	Bulloch 2003[90]	Eren 2003[89]	Sutlive 2004[67]	Akseki 2004[59]	Kocabey 2004[64]	Bohannon 2005[33]	Karachalios 2005[60]	Haim 2006[91]	Shetty 2007[66]	Currier 2007[22]	Doberstein 2008[92]	Wagemakers 2008[14]	Kastelein 2008[13]	Kastelein 2009[12]	Ahmad 2009[62]	Nickinson 2010[65]	Harrison 2009[61]
1. O espectro de pacientes foi representativo dos pacientes que irão receber o teste na prática?	S	S	S	I	I	S	S	I	S	S	N	S	S	S	S	S	I
2. Os critérios de seleção foram claramente descritos?	S	S	S	N	N	S	S	S	I	S	N	S	S	S	I	N	N
3. O padrão de referência apresenta a possibilidade de classificar corretamente a condição-alvo?	S	S	S	S	S	S	I	N	S	S	S	I	S	S	S	S	S
4. O período de tempo entre o padrão de referência e o teste inicial é curto o suficiente para ser razoavelmente verdadeiro que a condição-alvo não se alterou entre os dois testes?	S	I	S	I	I	I	I	I	I	S	I	S	S	S	I	I	I
5. Toda a amostra ou uma seleção aleatória da amostra recebeu verificação utilizando im padrão de referência do diagnóstico?	S	S	S	S	S	S	S	I	S	S	S	S	S	S	S	S	S
6. Os pacientes receberam o mesmo padrão de referência independentemente do resultado do teste inicial?	N	S	S	S	S	S	S	S	S	S	S	S	S	S	S	I	S
7. O padrão de referência foi independente do teste inicial (i.e., o teste inicial não formou parte do padrão de referência)?	S	S	S	S	S	S	S	S	S	S	S	S	S	S	S	S	S
8. A execução do teste inicial foi descrita em detalhes suficientes para permitir a replicação do teste?	S	S	S	S	I	S	S	S	N	S	S	S	S	S	S	N	S
9. A execução do padrão de referência foi descrita em detalhes suficientes para permitir sua replicação?	S	I	S	I	I	S	S	I	S	S	N	S	S	S	N	N	I
10. Os resultados do teste inicial foram interpretados sem conhecimento dos resultados do teste de referência?	S	S	S	S	S	I	S	N	I	S	I	S	S	S	I	S	S

Avaliação da Qualidade dos Estudos Diagnósticos para o Joelho Utilizando QUADAS

	Bulloch 2003[90]	Eren 2003[89]	Sutlive 2004[67]	Akseki 2004[59]	Kocabey 2004[64]	Bohannon 2005[33]	Karachalios 2005[60]	Haim 2006[91]	Shetty 2007[66]	Currier 2007[22]	Doberstein 2008[92]	Wagemakers 2008[14]	Kastelein 2008[13]	Kastelein 2009[12]	Ahmad 2009[62]	Nickinson 2010[65]	Harrison 2009[61]
11. Os resultados do padrão de referência foram interpretados sem o conhecimento dos resultados do teste de índice?	S	I	S	I	I	I	S	N	I	S	I	S	S	S	I	I	I
12. Os mesmos dados clínicos estavam disponíveis quando os resultados do teste foram interpretados como estariam disponíveis quando o teste fosse utilizado na prática?	S	S	S	S	S	I	S	S	S	S	I	S	S	S	S	S	I
13. Os resultados do teste não interpretáveis/intermediários foram relatados?	S	S	S	I	S	S	S	S	S	S	S	S	S	S	S	I	I
14. As exclusões dos estudos foram explicadas?	S	S	S	I	I	S	S	S	S	S	S	S	S	S	S	S	I
Resumo do Escore de Qualidade	◆	◆	◆	●	●	◆	◆	●	●	◆	◆	◆	◆	◆	●	●	●

S = sim, N = não, I = indefinido. Boa qualidade (S – N = 10 a 14). ◆ Qualidade rrazoável (S – N = 5 a 9). ● Baixa qualidade (S – N ≤ 4) ■.

Avaliação da Qualidade dos Estudos Diagnósticos para o Joelho Utilizando QUADAS (*continuação*)

	Mulligan 2011[54]	Sweitzer 2010[42]	Salvi 2013[58]	Cheung 2013[15]	Niu 2011[11]	Couture 2012[53]	Konan 2009[52]	Makhmalbaf 2013[57]
1. O espectro de pacientes foi representativo dos pacientes que irão receber o teste na prática?	S	S	S	S	S	S	S	S
2. Os critérios de seleção foram claramente descritos?	S	S	S	S	S	S	S	S
3. O padrão de referência apresenta a possibilidade de classificar corretamente a condição-alvo?	S	I	S	S	I	S	S	S
4. O período de tempo entre o padrão de referência e o teste inicial é curto o suficiente para ser razoavelmente verdadeiro que a condição-alvo não se alterou entre os dois testes?	S	S	I	S	I	S	S	S
5. Toda a amostra ou uma seleção aleatória da amostra recebeu verificação utilizando um padrão de referência do diagnóstico?	S	S	S	S	N	S	S	S
6. Os pacientes receberam o mesmo padrão de referência independentemente do resultado do teste inicial?	N	S	S	S	N	S	S	S
7. O padrão de referência foi independente do teste inicial (i.e., o teste inicial não formou parte do padrão de referência)?	I	I	S	S	S	S	S	I
8. A execução do teste inicial foi descrita em detalhes suficientes para permitir a replicação do teste?	S	N	S	S	S	S	N	S
9. A execução do padrão de referência foi descrita em detalhes suficientes para permitir sua replicação?	N	I	N	S	N	S	S	S
10. Os resultados do teste inicial foram interpretados sem conhecimento dos resultados do teste de referência?	S	I	S	S	S	S	S	S
11. Os resultados do padrão de referência foram interpretados sem o conhecimento dos resultados do teste inicial?	S	I	I	I	S	I	I	S
12. Os mesmos dados clínicos estavam disponíveis quando os resultados do teste foram interpretados como estariam disponíveis quando o teste fosse utilizado na prática?	I	S	S	S	I	I	I	I
13. Os resultados do teste não interpretáveis/intermediários foram relatados?	S	N	N	S	S	S	I	N
14. As exclusões dos estudos foram explicadas?	S	N	S	S	S	S	S	S
Resumo do Escore de Qualidade:	◆	●	◆	◆	●	◆	◆	◆

S = sim, N = não, I = indefinido. Boa qualidade (S – N = 10 a 14). ◆ Qualidade razoável (S – N = 5 a 9). ● Baixa qualidade (S – N ≤ 4). ■.

1. Greenfield B, Tovin BJ. Knee. In: *Current Concepts of Orthopedic Physical Therapy (11.2.11)*. La Crosse, Wisconsin: Orthopaedic Section, American Physical Therapy Association; 2001.

2. Hartley A. *Practical Joint Assessment*. St Louis: Mosby; 1995.

3. DeHaven KE. Diagnosis of acute knee injuries with hemarthrosis. *Am J Sports Med*. 1980;8:9-14.

4. Cook JL, Khan KM, Kiss ZS, et al. Reproducibility and clinical utility of tendon palpation to detect patellar tendinopathy in young basketball players. Victorian Institute of Sport tendon study group. *Br J Sports Med*. 2001;35:65-69.

5. Cleland JA, McRae M. Patellofemoral pain syndrome: a critical analysis of current concepts. *Phys Ther Rev*. 2002;7:153-161.

6. Grelsamer RP, McConnell J. *The Patella: A Team Approach*. Gaithersburg, Maryland: Aspen Publishers; 1998.

7. Muellner T, Weinstabl R, Schabus R, et al. The diagnosis of meniscal tears in athletes. A comparison of clinical and magnetic resonance imaging investigations. *Am J Sports Med*. 1997;25:7-12.

8. Cibere J, Bellamy N, Thorne A, et al. Reliability of the knee examination in osteoarthritis: effect of standardization. *Arthritis Rheum*. 2004;50:458-468.

9. Jones A, Hopkinson N, Pattrick M, et al. Evaluation of a method for clinically assessing osteoarthritis of the knee. *Ann Rheum Dis*. 1992;51:243-245.

10. Dervin GF, Stiell IG, Wells GA, et al. Physicians' accuracy and interrator reliability for the diagnosis of unstable meniscal tears in patients having osteoarthritis of the knee. *Can J Surg*. 2001;44:267-274.

11. Niu NN, Losina E, Martin SD, et al. Development and preliminary validation of a meniscal symptom index. *Arthritis Care Res (Hoboken)*. 2011;63(2): 208-215.

12. Kastelein M, Luijsterburg PA, Wagemakers HP, et al. Diagnostic value of history taking and physical examination to assess effusion of the knee in traumatic knee patients in general practice. *Arch Phys Med Rehabil*. 2009;90:82-86.

13. Kastelein M, Wagemakers HP, Luijsterburg PA, et al. Assessing medial collateral ligament knee lesions in general practice. *Am J Med*. 2008;121:982-988.

14. Wagemakers HP, Heintjes EM, Boks SS, et al. Diagnostic value of history-taking and physical examination for assessing meniscal tears of the knee in general practice. *Clin J Sport Med*. 2008;18:24-30.

15. Cheung TC, Tank Y, Breederveld RS, et al. Diagnostic accuracy and reproducibility of the Ottawa Knee Rule vs the Pittsburgh Decision Rule. *Am J Emerg Med*. 2013;31(4):641-645.

16. Bachmann LM, Haberzeth S, Steurer J, ter Riet G. The accuracy of the Ottawa Knee Rule to rule out knee fractures: a systematic review. *Ann Intern Med*. 2004;140:121-124.

17. Vijayasankar D, Boyle AA, Atkinson P. Can the Ottawa Knee Rule be applied to children? A systematic review and meta-analysis of observational studies. *Emerg Med J*. 2009;26:250-253.

18. Wood L, Peat G, Wilkie R, et al. A study of the noninstrumented physical examination of the knee found high observer variability. *J Clin Epidemiol*. 2006;59:512-520.

19. Fritz JM, Delitto A, Erhard RE, Roman M. An examination of the selective tissue tension scheme, with evidence for the concept of a capsular pattern of the knee. *Phys Ther*. 1998;78:1046-1056, discussion 1057-1061.

20. Sturgill LP, Snyder-Mackler L, Manal TJ, Axe MJ. Interrater reliability of a clinical scale to assess knee joint effusion. *J Orthop Sports Phys Ther*. 2009;39(12): 845-849.

21. Lenssen AF, van Dam EM, Crijns YH, et al. Reproducibility of goniometric measurement of the knee in the in-hospital phase following total knee arthroplasty. *BMC Musculoskelet Disord*. 2007;8:83.

22. Currier LL, Froehlich PJ, Carow SD, et al. Development of a clinical prediction rule to identify patients with knee pain and clinical evidence of knee osteoarthritis who demonstrate a favorable short-term response to hip mobilization. *Phys Ther*. 2007;87: 1106-1119.

23. Rothstein JM, Miller PJ, Roettger RF. Goniometric reliability in a clinical setting. Elbow and knee measurements. *Phys Ther*. 1983;63:1611-1615.

24. Gogia PP, Braatz JH, Rose SJ, Norton BJ. Reliability and validity of goniometric measurements at the knee. *Phys Ther*. 1987;67:192-195.

25. Watkins MA, Riddle DL, Lamb RL, Personius WJ. Reliability of goniometric measurements and visual estimates of knee range of motion obtained in a clinical setting. *Phys Ther*. 1991;71:90-97.

26. Clapper MP, Wolf SL. Comparison of the reliability of the Orthoranger and the standard goniometer for assessing active lower extremity range of motion. *Phys Ther*. 1988;68:214-218.

27. Brosseau L, Tousignant M, Budd J, et al. Intratester and intertester reliability and criterion validity of the parallelogram and universal goniometers for active knee flexion in healthy subjects. *Physiother Res Int*. 1997;2:150-166.

28. Hayes KW, Petersen C, Falconer J. An examination of Cyriax's passive motion tests with patients having osteoarthritis of the knee. *Phys Ther*. 1994;74: 697-709.

29. Hayes KW, Petersen CM. Reliability of assessing endfeel and pain and resistance sequence in subjects with painful shoulders and knees. *J Orthop Sports Phys Ther*. 2001;31:432-445.

30. Cooperman JM, Riddle DL, Rothstein JM. Reliability and validity of judgments of the integrity of the anterior cruciate ligament of the knee using the Lachman's test. *Phys Ther*. 1990;70:225-233.

7

Joelho

Referências

31. McClure PW, Rothstein JM, Riddle DL. Intertester reliability of clinical judgments of medial knee ligament integrity. *Phys Ther.* 1989;69:268-275.

32. Tagesson SK, Kvist J. Intra- and interrater reliability of the establishment of one repetition maximum on squat and seated knee extension. *J Strength Cond Res.* 2007;21:801-807.

33. Bohannon RW. Manual muscle testing: does it meet the standards of an adequate screening test? *Clin Rehabil.* 2005;19:662-667.

34. Gnat R, Kuszewski M, Koczar R, Dziewońska A. Reliability of the passive knee flexion and extension tests in healthy subjects. *J Manipulative Physiol Ther.* 2010;33(9):659-665.

35. Hamid MS, Ali MR, Yusof A. Interrater and intrarater reliability of the active knee extension (AKE) test among healthy adults. *J Phys Ther Sci.* 2013;25: 957-961.

36. Piva SR, Fitzgerald K, Irrgang JJ, et al. Reliability of measures of impairments associated with patellofemoral pain syndrome. *BMC Musculoskelet Disord.* 2006;7:33.

37. Tomsich DA, Nitz AJ, Threlkeld AJ, Shapiro R. Patellofemoral alignment: reliability. *J Orthop Sports Phys Ther.* 1996;23:200-208.

38. Fitzgerald GK, McClure PW. Reliability of measurements obtained with four tests for patellofemoral alignment. *Phys Ther.* 1995;75:84-92.

39. Watson CJ, Propps M, Galt W, et al. Reliability of McConnell's classification of patellar orientation in symptomatic and asymptomatic subjects. *J Orthop Sports Phys Ther.* 1999;29:378-393.

40. Herrington LC. The inter-tester reliability of a clinical measurement used to determine the medial-lateral orientation of the patella. *Man Ther.* 2002;7:163-167.

41. Sacco ICN, Onodera AN, Butugan MK, et al. Inter- and intra-tester reliability of clinical measurement to determine medio-lateral patellar position using a pachymeter or visual assessment. *Knee.* 2010;17(1): 92-95.

42. Sweitzer BA, Cook C, Steadman JR, et al. The inter-rater reliability and diagnostic accuracy of patellar mobility tests in patients with anterior knee pain. *Phys Sportsmed.* 2010;38(3):90-96.

43. Greene CC, Edwards TB, Wade MR, Carson EW. Reliability of the quadriceps angle measurement. *Am J Knee Surg.* 2001;14:97-103.

44. Weiss L, DeForest B, Hammond K, et al. Reliability of goniometry-based Q-angle. *PM R.* 2013;5(9): 763-768.

45. Draper CE, Chew KTL, Wang R, et al. Comparison of quadriceps angle measurements using short-arm and long-arm goniometers: correlation with MRI. *PM R.* 2011;3(2):111-116.

46. Ehrat M, Edwards J, Hastings D, Worrell T. Reliability of assessing patellar alignment: the A angle. *J Orthop Sports Phys Ther.* 1994;19:22-27.

47. Watson CJ, Leddy HM, Dynjan TD, Parham JL. Reliability of the lateral pull test and tilt test to assess patellar alignment in subjects with symptomatic knees: student raters. *J Orthop Sports Phys Ther.* 2001;31:368-374.

48. Wadey VM, Mohtadi NG, Bray RC, Frank CB. Positive predictive value of maximal posterior joint-line tenderness in diagnosing meniscal pathology: a pilot study. *Can J Surg.* 2007;50:96-100.

49. Ockert B, Haasters F, Polzer H, et al. [Value of the clinical examination in suspected meniscal injuries. A meta-analysis]. *Unfallchirurg.* 2010;113(4): 293-299.

50. Meserve BB, Cleland JA, Boucher TR. A meta-analysis examining clinical test utilities for assessing meniscal injury. *Clin Rehabil.* 2008;22:143-161.

51. Hegedus EJ, Cook C, Hasselblad V, et al. Physical examination tests for assessing a torn meniscus in the knee: a systematic review with meta-analysis. *J Orthop Sports Phys Ther.* 2007;37:541-550.

52. Konan S, Rayan F, Haddad FS. Do physical diagnostic tests accurately detect meniscal tears? *Knee Surg Sports Traumatol Arthrosc.* 2009;17(7):806-811.

53. Couture J-F, Al-Juhani W, Forsythe ME, et al. Joint line fullness and meniscal pathology. *Sports Health.* 2012;4(1):47-50.

54. Mulligan EP, Harwell JL, Robertson WJ. Reliability and diagnostic accuracy of the Lachman test performed in a prone position. *J Orthop Sports Phys Ther.* 2011;41(10):749-757.

55. Van Eck CF, van den Bekerom MPJ, Fu FH, et al. Methods to diagnose acute anterior cruciate ligament rupture: a meta-analysis of physical examinations with and without anaesthesia. *Knee Surg Sports Traumatol Arthrosc.* 2013;21(8):1895-1903.

56. Benjaminse A, Gokeler A, van der Schans CP. Clinical diagnosis of an anterior cruciate ligament rupture: a meta-analysis. *J Orthop Sports Phys Ther.* 2006;36:267-288.

57. Makhmalbaf H, Moradi A, Ganji S, Omidi-Kashani F. Accuracy of Lachman and anterior drawer tests for anterior cruciate ligament injuries. *Arch Bone Jt Surg.* 2013;1(2):94-97.

58. Salvi M, Caputo F, Piu G, et al. The loss of extension test (LOE test): a new clinical sign for the anterior cruciate ligament insufficient knee. *J Orthop Traumatol.* 2013;14(3):185-191.

59. Akseki D, Ozcan O, Boya H, Pinar H. A new weightbearing meniscal test and a comparison with McMurray's test and joint line tenderness. *Arthroscopy.* 2004;20:951-958.

60. Karachalios T, Hantes M, Zibis AH, et al. Diagnostic accuracy of a new clinical test (the Thessaly test) for early detection of meniscal tears. *J Bone Joint Surg Am.* 2005;87:955-962.

61. Harrison BK, Abell BE, Gibson TW. The Thessaly test for detection of meniscal tears: validation of a new physical examination technique for primary care medicine. *Clin J Sport Med.* 2009;19:9-12.

62. Ahmad CS, McCarthy M, Gomez JA, et al. The moving patellar apprehension test for lateral patellar instability. *Am J Sports Med*. 2009;37:791-796.

63. Bonamo JJ, Shulman G. Double contrast arthrography of the knee. A comparison to clinical diagnosis and arthroscopic findings. *Orthopedics*. 1988;11:1041-1046.

64. Kocabey Y, Tetik O, Isbell WM, et al. The value of clinical examination versus magnetic resonance imaging in the diagnosis of meniscal tears and anterior cruciate ligament rupture. *Arthroscopy*. 2004;20:696-700.

65. Nickinson R, Darrah C, Donell S. Accuracy of clinical diagnosis in patients undergoing knee arthroscopy. *Int Orthop*. 2010;34(1):39-44.

66. Shetty VD, Vowler SL, Krishnamurthy S, Halliday AE. Clinical diagnosis of medial plica syndrome of the knee: a prospective study. *J Knee Surg*. 2007;20:277-280.

67. Sutlive TG, Mitchell SD, Maxfield SN, et al. Identification of individuals with patellofemoral pain whose symptoms improved after a combined program of foot orthosis use and modified activity: a preliminary investigation. *Phys Ther*. 2004; 84:49-61.

68. Vicenzino B, Collins N, Cleland J, McPoil T. A clinical prediction rule for identifying patients with patellofemoral pain who are likely to benefit from foot orthoses: a preliminary determination. *Br J Sports Med*. 2010;44(12):862-866.

69. Pua YH, Cowan SM, Wrigley TV, Bennell KL. The Lower Extremity Functional Scale could be an alternative to the Western Ontario and McMaster Universities Osteoarthritis Index physical function scale. *J Clin Epidemiol*. 2009;62(10):1103-1111.

70. Binkley JM, Stratford PW, Lott SA, Riddle DL. The Lower Extremity Functional Scale (LEFS): scale development, measurement properties, and clinical application. North American Orthopaedic Rehabilitation Research Network. *Phys Ther*. 1999;79: 371-383.

71. Angst F, Aeschlimann A, Stucki G. Smallest detectable and minimal clinically important differences of rehabilitation intervention with their implications for required sample sizes using WOMAC and SF-36 quality of life measurement instruments in patients with osteoarthritis of the lower extremities. *Arthritis Rheum*. 2001;45:384-391.

72. Marx RG, Jones EC, Allen AA, et al. Reliability, validity, and responsiveness of four knee outcome scales for athletic patients. *J Bone Joint Surg Am*. 2001; 83A:1459-1469.

73. Piva SR, Gil AB, Moore CG, Fitzgerald GK. Responsiveness of the activities of daily living scale of the knee outcome survey and numeric pain rating scale in patients with patellofemoral pain. *J Rehabil Med*. 2009;41:129-135.

74. Li L, Liu X, Herr K. Postoperative pain intensity assessment: a comparison of four scales in Chinese adults. *Pain Med*. 2007;8:223-234.

75. Farrar JT, Berlin JA, Strom BL. Clinically important changes in acute pain outcome measures: a validation study. *J Pain Symptom Manage*. 2003;25: 406-411.

76. Farrar JT, Portenoy RK, Berlin JA, et al. Defining the clinically important difference in pain outcome measures. *Pain*. 2000;88:287-294.

77. Stiell IG, Greenberg GH, Wells GA, et al. Derivation of a decision rule for the use of radiography in acute knee injuries. *Ann Emerg Med*. 1995;26:405-413.

78. Stiell IG, Wells GA, Hoag RH, et al. Implementation of the Ottawa Knee Rule for the use of radiography in acute knee injuries. *JAMA*. 1997;278:2075-2079.

79. Emparanza JI, Aginaga JR. Validation of the Ottawa Knee Rules. *Ann Emerg Med*. 2001;38:364-368.

80. Ketelslegers E, Collard X, Vande Berg B, et al. Validation of the Ottawa Knee Rules in an emergency teaching centre. *Eur Radiol*. 2002;12:1218-1220.

81. Khine H, Dorfman DH, Avner JR. Applicability of Ottawa Knee Rule for knee injury in children. *Pediatr Emerg Care*. 2001;17:401-404.

82. Braunstein EM. Anterior cruciate ligament injuries: a comparison of arthrographic and physical diagnosis. *AJR Am J Roentgenol*. 1982;138:423-425.

83. Katz JW, Fingeroth RJ. The diagnostic accuracy of ruptures of the anterior cruciate ligament comparing the Lachman test, the anterior drawer sign, and the pivot shift test in acute and chronic knee injuries. *Am J Sports Med*. 1986;14:88-91.

84. Lee JK, Yao L, Phelps CT, et al. Anterior cruciate ligament tears: MR imaging compared with arthroscopy and clinical tests. *Radiology*. 1988;166:861-864.

85. Boeree NR, Ackroyd CE. Assessment of the menisci and cruciate ligaments: an audit of clinical practice. *Injury*. 1991;22:291-294.

86. Evans PJ, Bell GD, Frank C. Prospective evaluation of the McMurray test. *Am J Sports Med*. 1993;21: 604-608.

87. Rubinstein RAJ, Shelbourne KD, McCarroll JR, et al. The accuracy of the clinical examination in the setting of posterior cruciate ligament injuries. *Am J Sports Med*. 1994;22:550-557.

88. Shelbourne KD, Martini DJ, McCarroll JR, VanMeter CD. Correlation of joint line tenderness and meniscal lesions in patients with acute anterior cruciate ligament tears. *Am J Sports Med*. 1995;23: 166-169.

89. Eren OT. The accuracy of joint line tenderness by physical examination in the diagnosis of meniscal tears. *Arthroscopy*. 2003;19:850-854.

90. Bulloch B, Neto G, Plint A, et al. Validation of the Ottawa Knee Rule in children: a multicenter study. *Ann Emerg Med*. 2003;42:48-55.

91. Haim A, Yaniv M, Dekel S, Amir II. Patellofemoral pain syndrome: validity of clinical and radiological features. *Clin Orthop Relat Res*. 2006;451:223-228.

92. Doberstein ST, Romeyn RL, Reineke DM. The diagnostic value of the Clarke sign in assessing chondromalacia patella. *J Athl Train*. 2008;43:190-196.

7

Joelho

Pé e Tornozelo 8

Sumário Clínico e Recomendações

História do Paciente	
Queixas	• Nenhum estudo de qualidade aceitável avaliou a confiabilidade ou a utilidade diagnóstica de itens da história subjetiva em pacientes com problemas no pé e tornozelo.
Exame Físico	
Triagem	• A Regra de Tornozelo de Ottawa para Radiografia é altamente sensível para fraturas do tornozelo e do mediopé tanto em adultos quanto em crianças. Quando os pacientes conseguem suportar peso e não apresentam sensibilidade nos maléolos, osso navicular ou epífise proximal do quinto metatarso, os provedores de cuidados de saúde podem seguramente descartar fraturas do pé e do tornozelo (–RP [razão de probabilidade]=0,10). A adição de um diapasão aumenta a especificidade das regras, especialmente quando for colocado na fíbula distal.
Amplitude de Movimento e Avaliação de Força	• A medição da amplitude de movimento do tornozelo tem demonstrado de modo coerente ser altamente confiável quando uma pessoa faz essa medição, mas muito menos confiável quando medida por várias pessoas. • A força da panturrilha pode ser confiavelmente avaliada usando-se elevações repetidas da panturrilha. O teste de aderência de papel é um método simples, mas preciso, para medir a força de flexão plantar do hálux.
Outras Avaliações	• Avaliações de alinhamento estático do pé, sensação, inchaço, propriocepção e desempenho dinâmico demonstraram ser adequadamente confiáveis, mas sua utilidade diagnóstica é desconhecida. Avaliações dinâmicas de movimento do retropé durante a marcha são, provavelmente, muito pouco confiáveis para terem alguma utilidade clínica.
Testes Especiais	• O teste de Thompson parece mostrar utilidade diagnóstica muito boa tanto na identificação quanto no descarte de lacerações subcutâneas do tendão do calcâneo (de Aquiles) (+RP = 13,47, –RP = 0,04). • O sinal de impacto parece mostrar utilidade diagnóstica muito boa tanto na identificação quanto no descarte de impacto anterolateral do tornozelo (+RP = 7,9, –RP = 0,06). • O teste de compressão tripla parece mostrar boa utilidade diagnóstica em descartar a síndrome do túnel do tarso (–RP = 0,14). • O teste de guincho (windlass test) parece ser altamente confiável, mas sua utilidade diagnóstica na identificação de fasciite plantar é desconhecida.

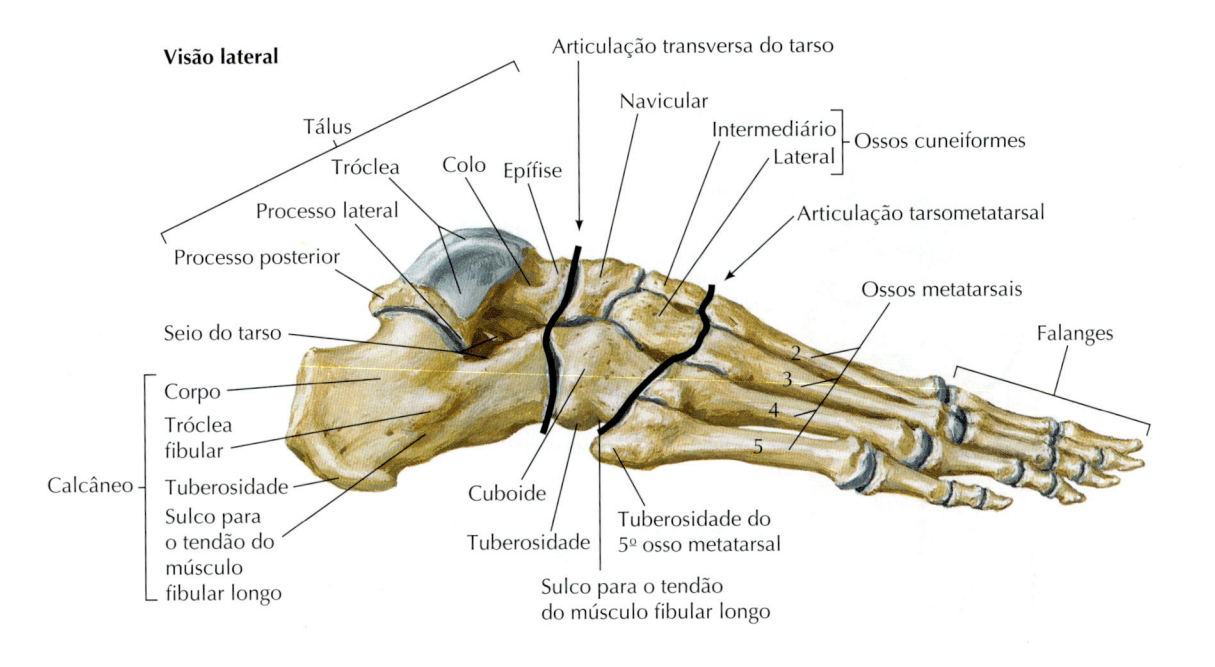

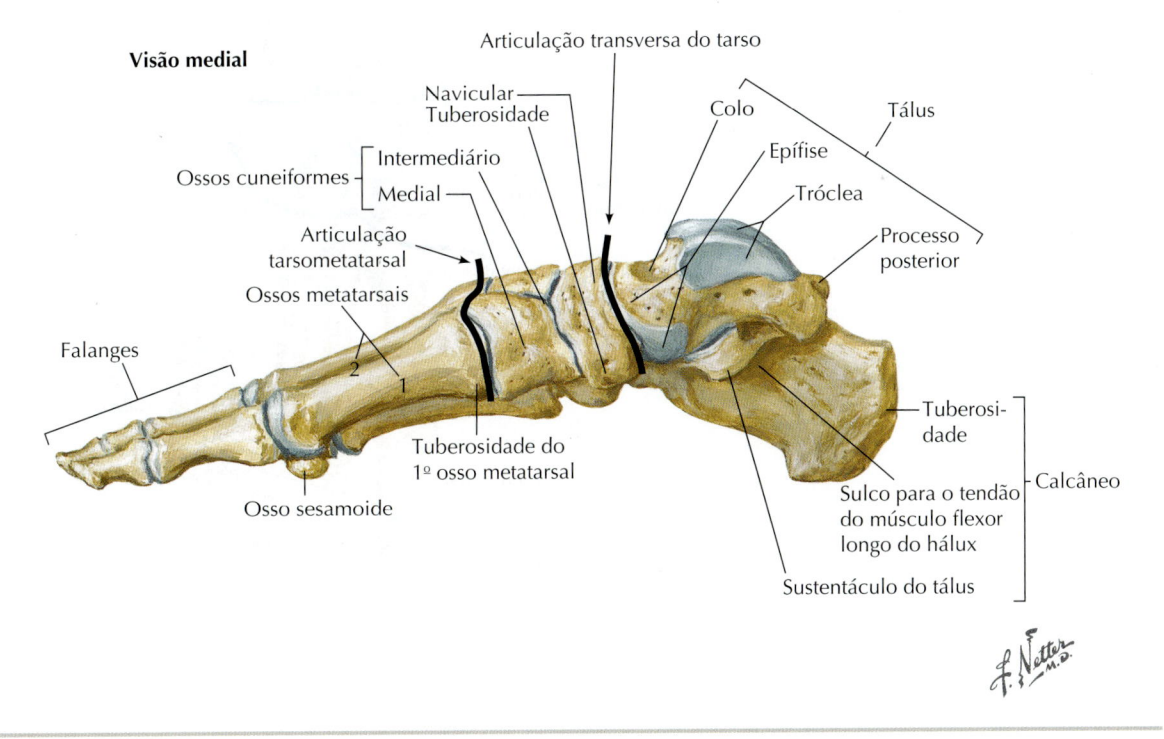

Figura 8-1
Ossos do pé.

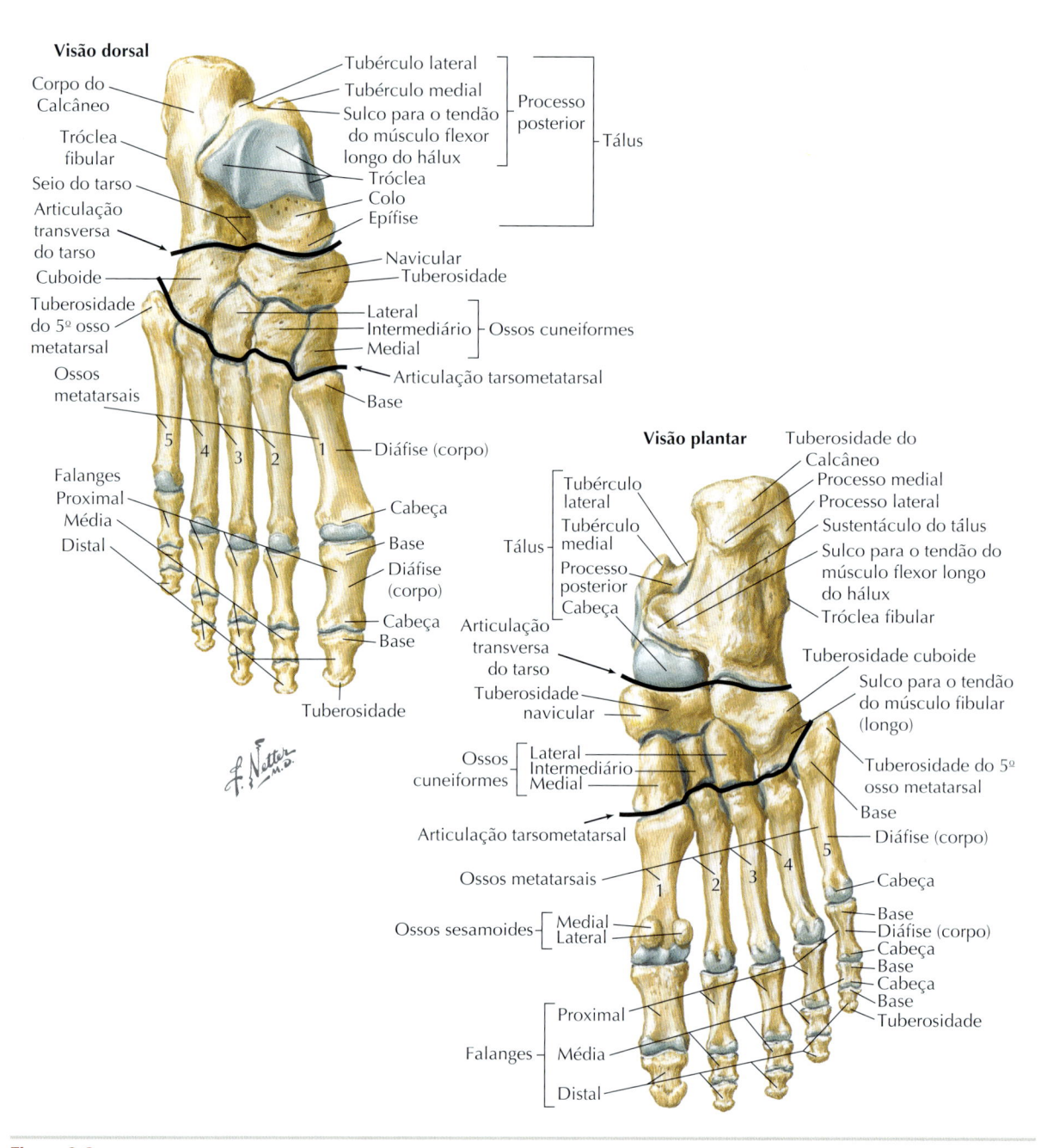

Figura 8-2
Ossos do pé.

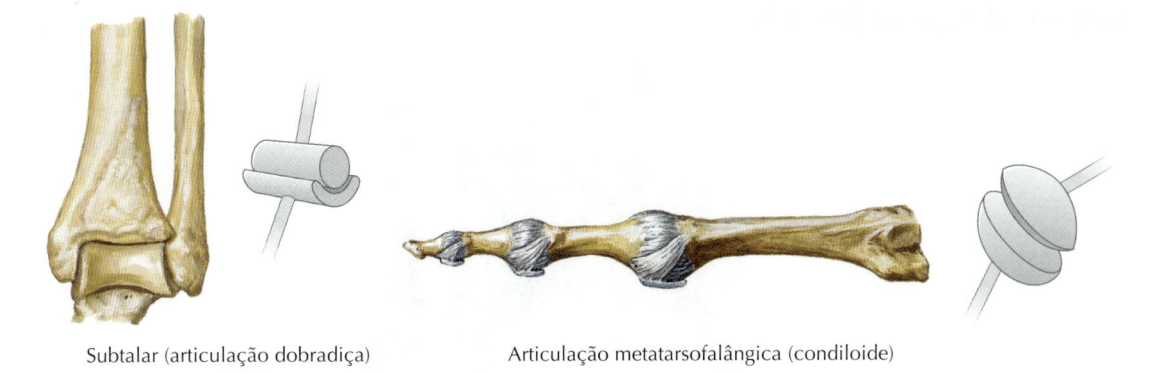

Subtalar (articulação dobradiça)

Articulação metatarsofalângica (condiloide)

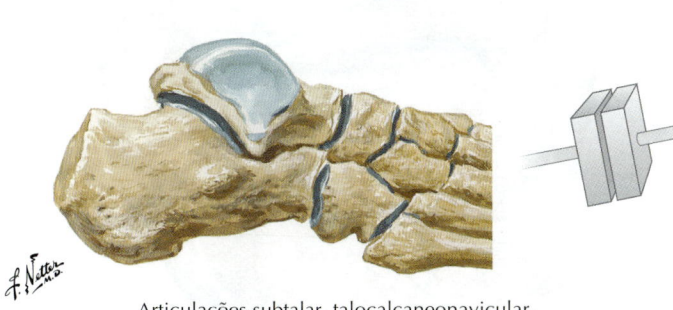

Articulações subtalar, talocalcaneonavicular,
calcaneocuboide, transversa do tarso e
tarsometatarsal (plana)

Figura 8-3
Articulação talocrural (dobradiça).

Articulação	Tipo e Classificação	Posição Fechada	Padrão Capsular
Talocrural	Sinovial: dobradiça	Dorsiflexão	Flexão plantar levemente mais limitada que a dorsiflexão
Tibiofibular distal	Sindesmose	Não disponível	Não disponível
Subtalar	Sinovial: plana	Supinação	Inversão altamente restrita; eversão não restrita
Talocalcaneonavicular	Sinovial: plana	Supinação	Supinação mais limitada que pronação
Calcaneocuboide	Sinovial: plana	Supinação	Supinação mais limitada que pronação
Tarsal transversa	Sinovial: plana	Supinação	Supinação mais limitada que pronação
Tarsometatarsal	Sinovial: plana	Supinação	Não disponível
Metatarsofalângica (MTP)	Sinovial: condiloide	Extensão	Hálux: extensão mais limitada que flexão Articulações MTP 2 a 5: variável
Interfalângica (IP)	Sinovial: dobradiça	Extensão	Extensão mais limitada que flexão

Ligamentos Posteriores do Tornozelo

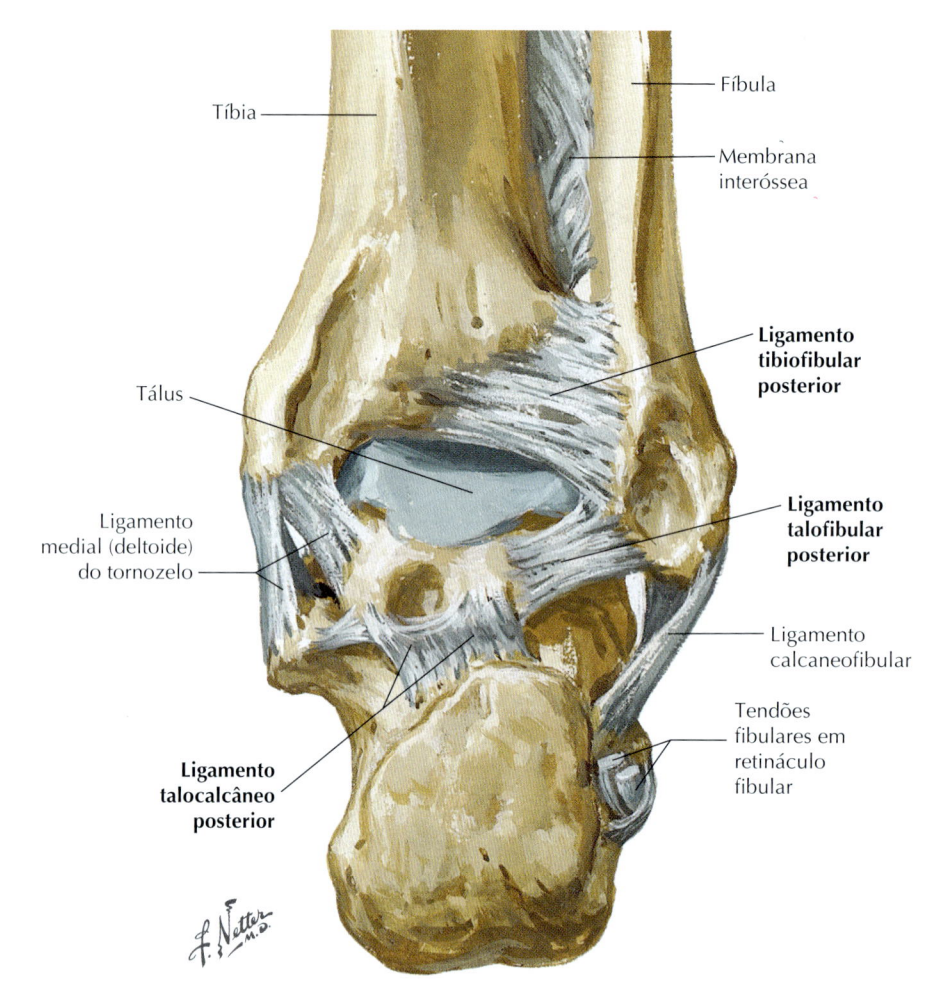

Tíbia

Fíbula

Membrana interóssea

Tálus

Ligamento tibiofibular posterior

Ligamento medial (deltoide) do tornozelo

Ligamento talofibular posterior

Ligamento calcaneofibular

Tendões fibulares em retináculo fibular

Ligamento talocalcâneo posterior

Figura 8-4

Calcâneo: visão posterior com ligamentos.

Ligamentos	Anexos	Função
Talocalcâneo posterior	Corpo superior do calcâneo até processo posterior do tálus	Limitar a separação posterior do tálus do calcâneo
Tibiofibular posterior	Tíbia posterior distal até fíbula posterior distal	Manter a articulação tibiofibular distal
Talofibular posterior	Tálus posterior até maléolo lateral posterior	Limitar a separação da fíbula do tálus
Membrana interóssea	Conexão contínua entre tíbia e fíbula	Reforçar aproximação entre tíbia e fíbula

Ligamentos Laterais do Tornozelo

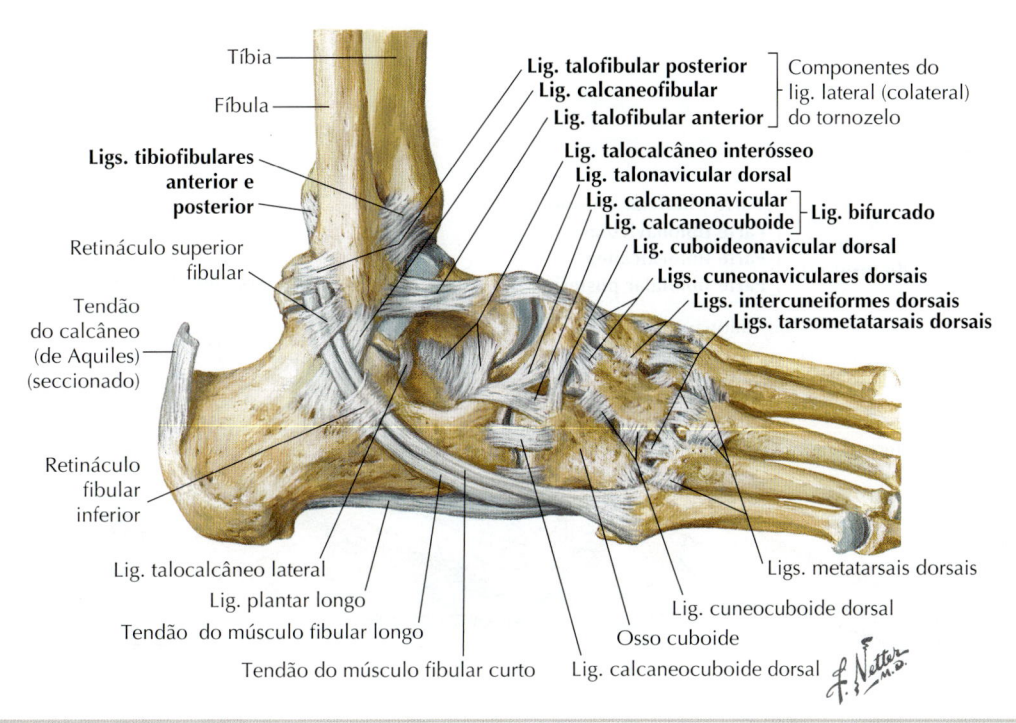

Figura 8-5
Ligamentos do tornozelo: visão lateral do pé direito.

Ligamentos	Anexos	Função
Tibiofibular anterior	Aspecto anterior do maléolo lateral até a borda inferior e medial da tíbia.	Reforçar a articulação tibiofibular anterior
Colateral lateral *Talofibular posterior* *Calcaneofibular* *Talofibular anterior*	Maléolo lateral até o tálus lateral Maléolo lateral até o calcâneo lateral Maléolo lateral até o tálus	Limitar a inversão do tornozelo
Talocalcâneo interósseo	Aspecto inferior do tálus até o aspecto superior do calcâneo	Limitar a separação do tálus do calcâneo
Talonavicular dorsal	Aspecto dorsal do tálus até o aspecto dorsal do navicular	Limitar a separação do navicular do tálus
Bifurcado *Calcaneonavicular* *Calcaneocuboide*	Calcâneo distal até o navicular proximal Calcâneo distal até o cuboide proximal	Limitar a separação do navicular e do cuboide do calcâneo
Cubonavicular dorsal	Aspecto lateral do cuboide até o aspecto dorsal do navicular	Limitar a separação do navicular do cuboide
Cuneonavicular dorsal	Navicular até os três cuneiformes	Limitar separação de cuneiformes do navicular
Intercuneiforme dorsal	União dos três cuneiformes	Limitar a separação dos cuneiformes
Tarsometatarsal dorsal	Ossos do tarso dorsal até os ossos metatarsais correspondentes	Reforçar as articulações tarsometatarsais

8

Pé e Tornozelo

Ligamentos Mediais do Tornozelo

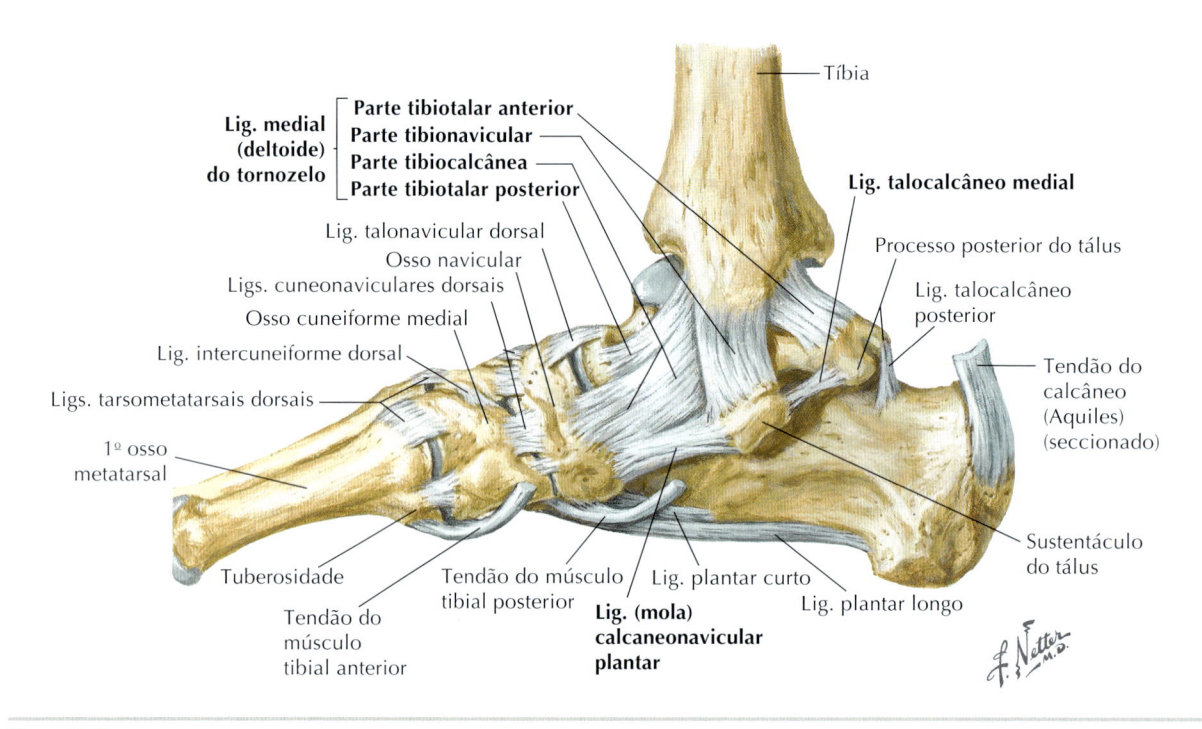

Figura 8-6
Ligamentos do tornozelo: visão medial do pé direito.

Ligamentos	Anexos	Função
Medial (deltoide)		
Tibiotalar posterior	Maléolo medial até o tálus medial	Limitar a eversão do tornozelo
Tibiocalcâneo	Maléolo medial distal anterior até o sustentáculo do tálus	
Tibionavicular	Maléolo medial até o aspecto proximal do navicular	
Tibiotalar anterior	Maléolo medial até o tálus	
Talocalcâneo medial	Sustentáculo do tálus até o tálus	Limitar a separação posterior do tálus no calcâneo
Calcaneonavicular plantar (mola)	Sustentáculo do tálus até o navicular posteroinferior	Manter o arco longitudinal do pé

Ligamentos Plantares do Pé

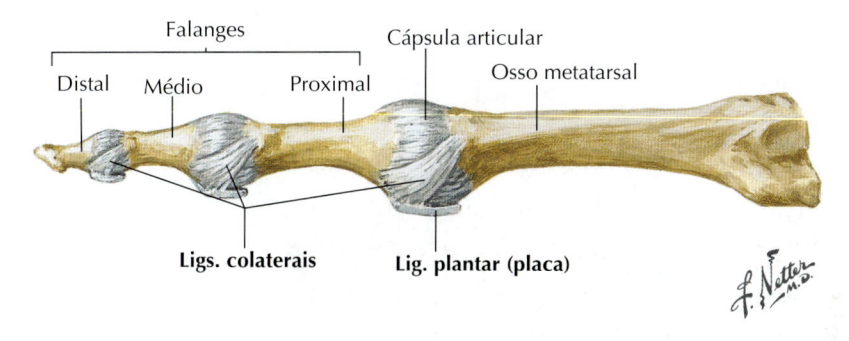

Falanges — Distal, Médio, Proximal

Cápsula articular

Osso metatarsal

Ligs. colaterais

Lig. plantar (placa)

Figura 8-7
Cápsulas e ligamentos das articulações metatarsofalângicas e interfalângicas: visão lateral.

Ligamentos	Anexos	Função
Plantar longo	Plantar do calcâneo até o cuboide	Manter os arcos do pé
Calcaneocuboide plantar (plantar curto)	Aspecto anteroinferior do calcâneo até aspecto inferior do cuboide	Manter os arcos do pé
Calcaneonavicular plantar (mola)	Sustentáculo do tálus até aspecto posteroinferior do tálus	Manter o arco longitudinal do pé
Cubonavicular plantar	Navicular inferior até cuboide inferomedial	Limitar a separação do cuboide do navicular e suportar o arco
Tarsometatarsal plantar	Liga os metatarsos 1 a 5 ao tarso correspondente no aspecto plantar	Limitar a separação dos metatarsos dos ossos correspondentes do tarso.
Colateral	Aspecto distal da falange proximal até o aspecto proximal da falange distal	Reforçar a cápsula das articulações interfalângicas (IP)
Placa plantar	Espessamento do aspecto plantar da cápsula articular	Reforçar o aspecto plantar da articulação IP
Metatarsal transverso profundo	Articulações MTP no aspecto plantar	Limitar a separação das articulações MTP

8

Pé e Tornozelo

Ligamentos Plantares do Pé (*continuação*)

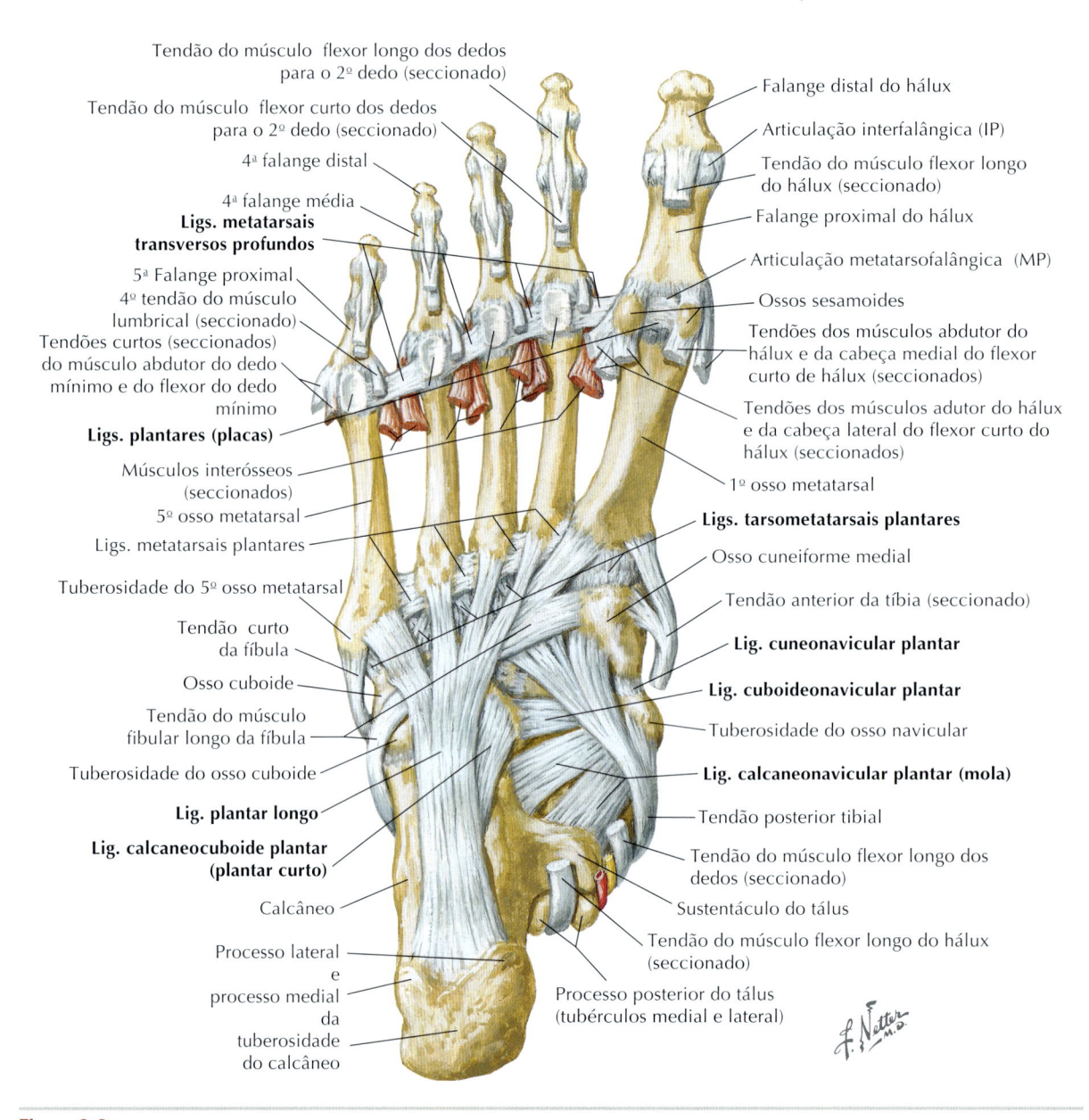

Figura 8-8
Ligamentos e tendões do pé: visão plantar.

Músculos da Perna

Músculos	Anexos Proximais	Anexos Distais	Nervo e Nível de Segmento	Ação
Gastrocnêmio	Cabeça lateral: côndilo femoral lateral. Cabeça medial: superfície poplítea do fêmur	Aspecto posterior do calcâneo	Nervo tibial (S1, S2)	Flexão plantar do tornozelo e flexão do joelho
Sóleo	Aspecto posterior da cabeça da fíbula, linha fibular do sóleo e aspecto medial da tíbia	Aspecto posterior do calcâneo	Nervo tibial (S1, S2)	Flexão plantar do tornozelo
Fibular longo	Superfície superolateral da fíbula	Base do primeiro metatarso e cuneiforme medial	Nervo fibular superficial (L5, S1, S2)	Eversão do pé e ajudar na flexão plantar
Fibular curto	Aspecto distal da fíbula	Tuberosidade da base do quinto metatarso	Nervo fibular superficial (L5, S1, S2)	Eversão do pé e ajudar na flexão plantar
Fibular terceiro	Aspecto anterior da fíbula e membrana interóssea	Base do quinto metatarso	Nervo fibular profundo (L5, S1)	Dorsiflexão do tornozelo e eversão do pé
Extensor longo dos dedos	Côndilo lateral da tíbia, superfície medial da fíbula	Falanges média e distal dos dedos 2 a 5	Nervo fibular profundo (L5, S1)	Extensão dos dedos 2 a 5 e ajudar na dorsiflexão do tornozelo
Extensor longo do hálux	Fíbula anterior e membrana interóssea	Base dorsal da falange distal do hálux	Nervo fibular profundo (L5, S1)	Extensão do hálux e ajudar na dorsiflexão do tornozelo
Extensor curto dos dedos	Aspecto superolateral do calcâneo, retináculo extensor	Base dorsal da falange média dos dedos 2 a 5	Nervo fibular profundo (L5, S1)	Extensão dos dedos 2 a 4 nas articulações MTF
Tibial anterior	Côndilo lateral e superfície anterior da tíbia	Aspecto inferomedial do cuneiforme medial e base do primeiro metatarso	Nervo fibular profundo (L4, L5)	Dorsiflexão do tornozelo e inversão do pé

8

Pé e Tornozelo

Músculos Laterais da Perna

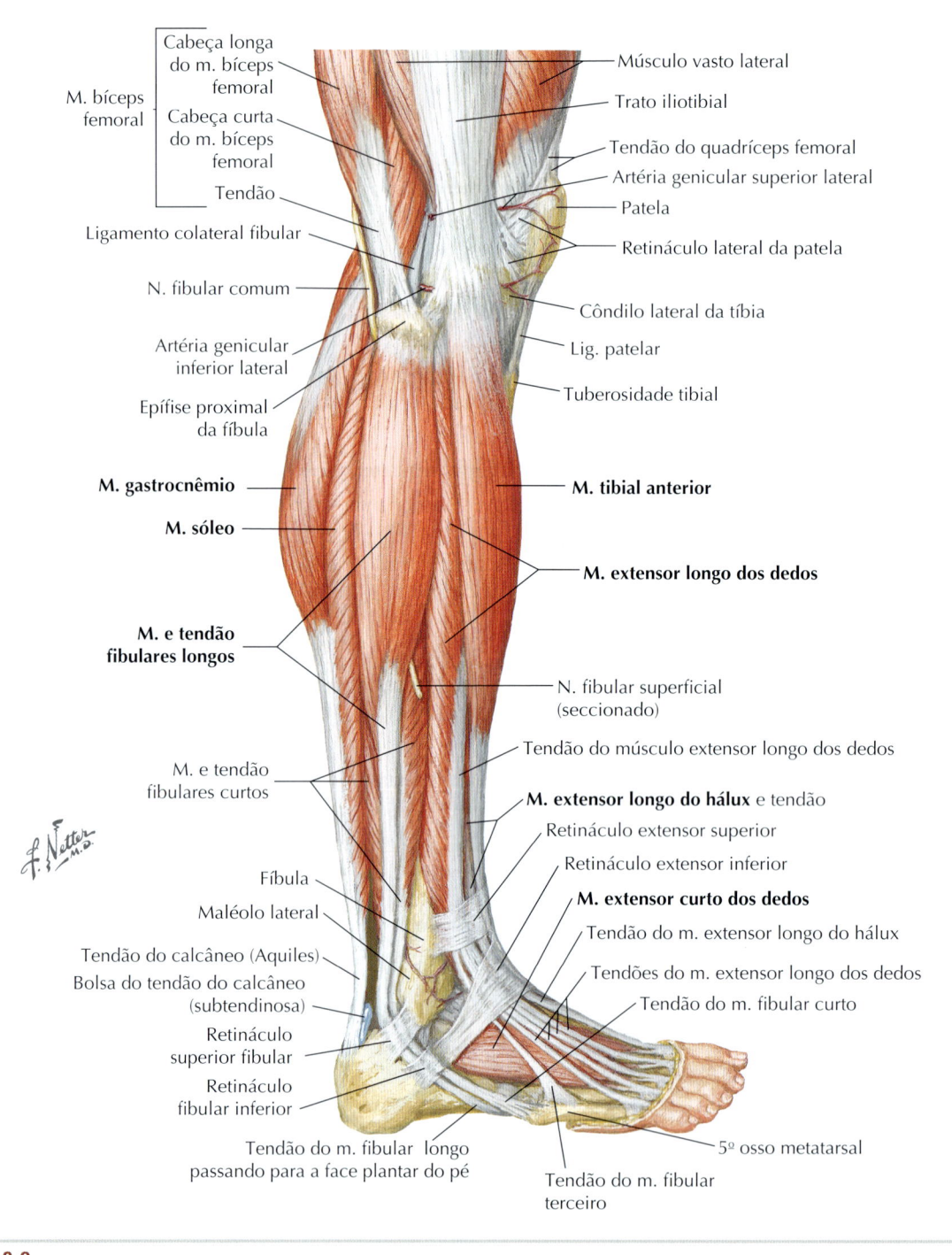

Cabeça longa do m. bíceps femoral
M. bíceps femoral
Cabeça curta do m. bíceps femoral
Tendão
Ligamento colateral fibular
N. fibular comum
Artéria genicular inferior lateral
Epífise proximal da fíbula
M. gastrocnêmio
M. sóleo
M. e tendão fibulares longos
M. e tendão fibulares curtos
Fíbula
Maléolo lateral
Tendão do calcâneo (Aquiles)
Bolsa do tendão do calcâneo (subtendinosa)
Retináculo superior fibular
Retináculo fibular inferior
Tendão do m. fibular longo passando para a face plantar do pé

Músculo vasto lateral
Trato iliotibial
Tendão do quadríceps femoral
Artéria genicular superior lateral
Patela
Retináculo lateral da patela
Côndilo lateral da tíbia
Lig. patelar
Tuberosidade tibial
M. tibial anterior
M. extensor longo dos dedos
N. fibular superficial (seccionado)
Tendão do músculo extensor longo dos dedos
M. extensor longo do hálux e tendão
Retináculo extensor superior
Retináculo extensor inferior
M. extensor curto dos dedos
Tendão do m. extensor longo do hálux
Tendões do m. extensor longo dos dedos
Tendão do m. fibular curto
5º osso metatarsal
Tendão do m. fibular terceiro

Figura 8-9
Músculos do pé e do tornozelo: visão lateral.

Músculos Posteriores da Perna

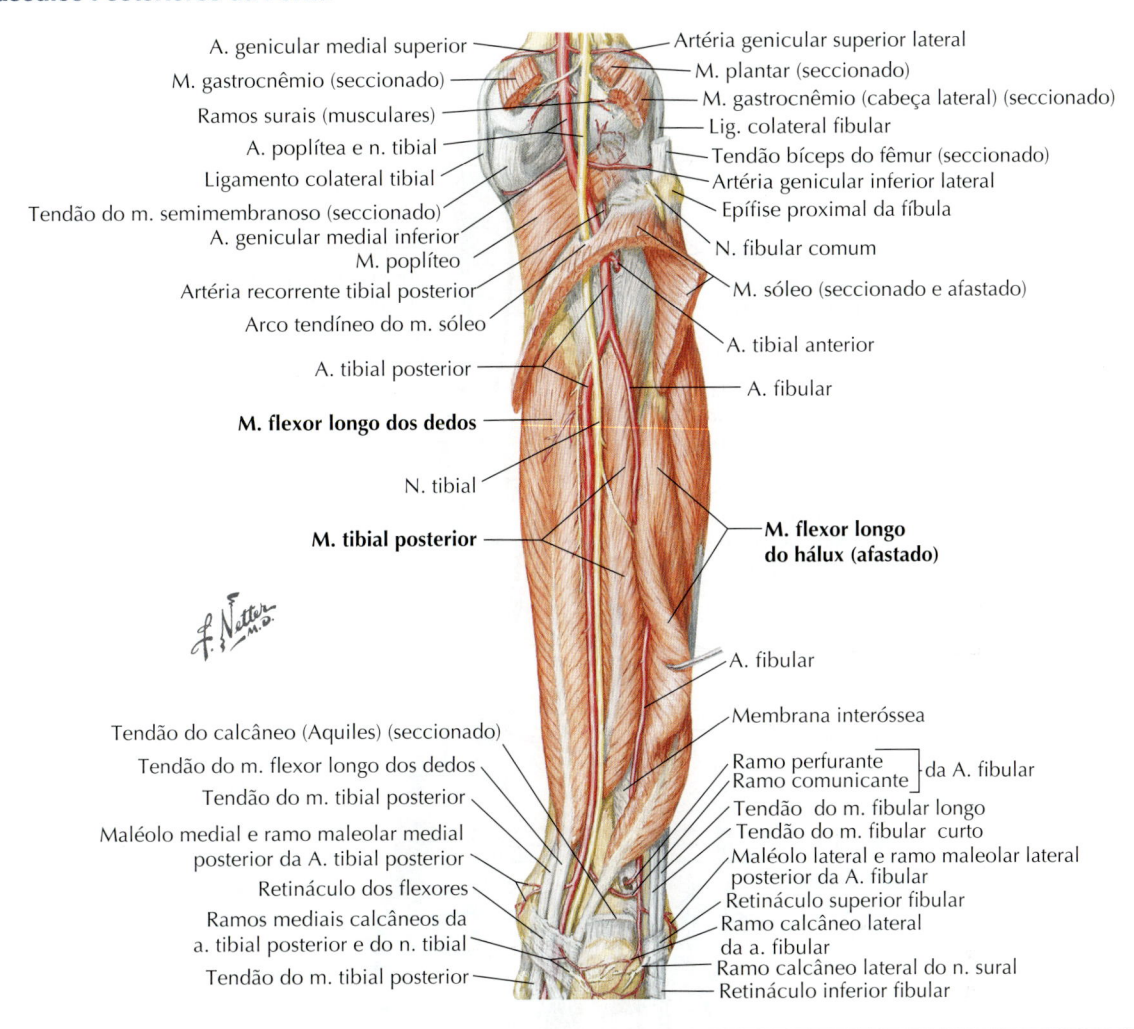

A. genicular medial superior
M. gastrocnêmio (seccionado)
Ramos surais (musculares)
A. poplítea e n. tibial
Ligamento colateral tibial
Tendão do m. semimembranoso (seccionado)
A. genicular medial inferior
M. poplíteo
Artéria recorrente tibial posterior
Arco tendíneo do m. sóleo
A. tibial posterior
M. flexor longo dos dedos
N. tibial
M. tibial posterior

Artéria genicular superior lateral
M. plantar (seccionado)
M. gastrocnêmio (cabeça lateral) (seccionado)
Lig. colateral fibular
Tendão bíceps do fêmur (seccionado)
Artéria genicular inferior lateral
Epífise proximal da fíbula
N. fibular comum
M. sóleo (seccionado e afastado)
A. tibial anterior
A. fibular
M. flexor longo do hálux (afastado)
A. fibular
Membrana interóssea
Ramo perfurante
Ramo comunicante ⎤ da A. fibular

Tendão do calcâneo (Aquiles) (seccionado)
Tendão do m. flexor longo dos dedos
Tendão do m. tibial posterior
Maléolo medial e ramo maleolar medial posterior da A. tibial posterior
Retináculo dos flexores
Ramos mediais calcâneos da a. tibial posterior e do n. tibial
Tendão do m. tibial posterior

Tendão do m. fibular longo
Tendão do m. fibular curto
Maléolo lateral e ramo maleolar lateral posterior da A. fibular
Retináculo superior fibular
Ramo calcâneo lateral da a. fibular
Ramo calcâneo lateral do n. sural
Retináculo inferior fibular

Figura 8-10
Músculos da perna: visão posterior.

Músculos	Anexos Proximais	Anexos Distais	Nervo e Nível Segmentar	Ação
Tibial posterior	Membrana interóssea, aspecto posteroinferior da tíbia e fíbula posterior	Tuberosidade navicular, cuneiforme, cuboide e bases dos metatarsos 2 a 4	Nervo tibial (L4, L5)	Flexão plantar do tornozelo e inversão do pé
Flexor longo do hálux	Fíbula posteroinferior e membrana interóssea	Base da falange distal do hálux	Nervo tibial (S2, S3)	Flexão do hálux e ajuda na flexão plantar do tornozelo
Flexor longo dos dedos	Tíbia posteroinferior	Base das falanges distais 2 a 5	Nervo tibial (S2, S3)	Flexão lateral dos quatro dedos, flexão plantar do tornozelo e suporte longitudinal do arco do pé

Pé e Tornozelo **8**

Músculos do Dorso do Pé

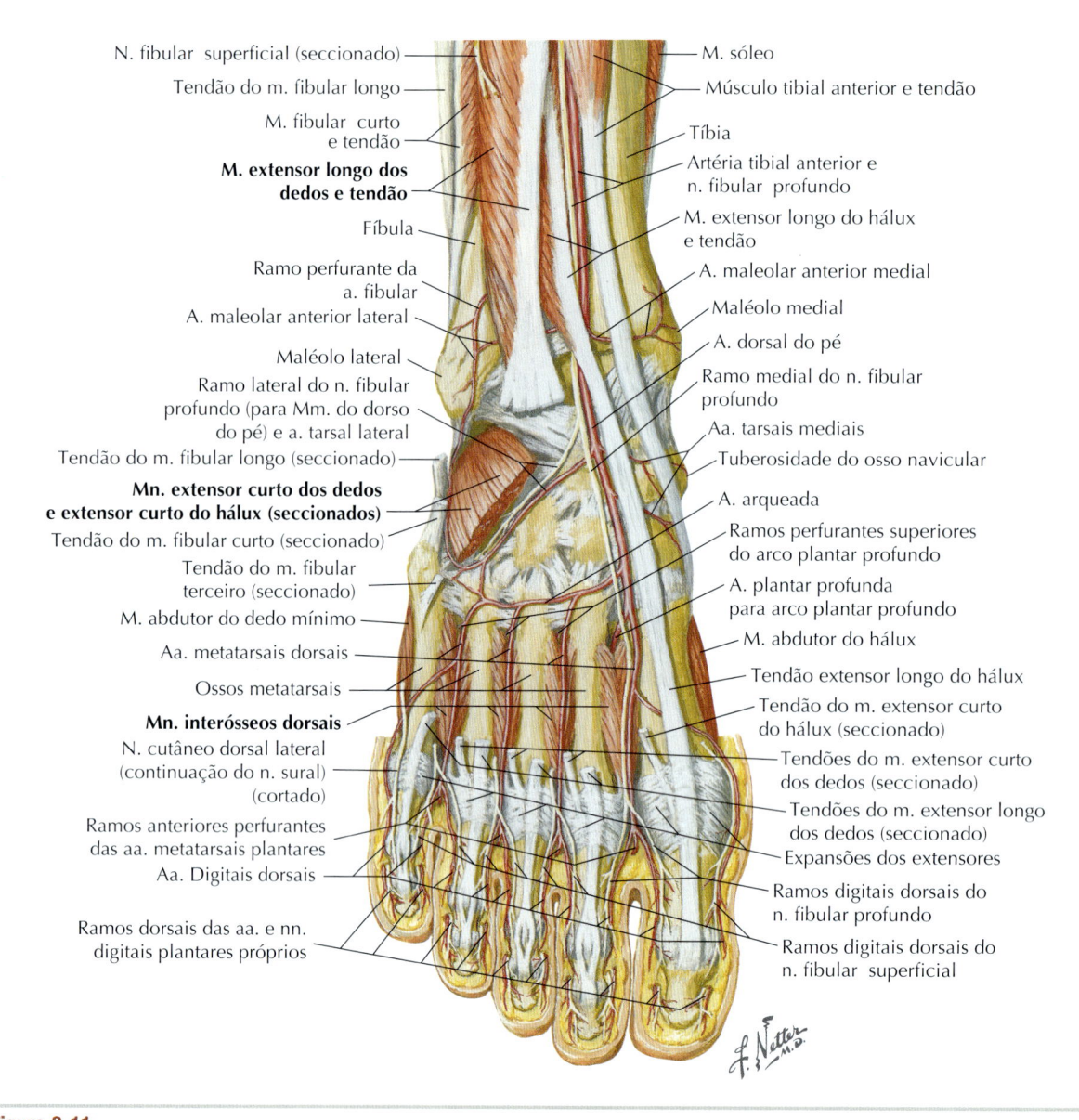

N. fibular superficial (seccionado)

Tendão do m. fibular longo

M. fibular curto e tendão

M. extensor longo dos dedos e tendão

Fíbula

Ramo perfurante da a. fibular

A. maleolar anterior lateral

Maléolo lateral

Ramo lateral do n. fibular profundo (para Mm. do dorso do pé) e a. tarsal lateral

Tendão do m. fibular longo (seccionado)

Mn. extensor curto dos dedos e extensor curto do hálux (seccionados)

Tendão do m. fibular curto (seccionado)

Tendão do m. fibular terceiro (seccionado)

M. abdutor do dedo mínimo

Aa. metatarsais dorsais

Ossos metatarsais

Mn. interósseos dorsais

N. cutâneo dorsal lateral (continuação do n. sural) (cortado)

Ramos anteriores perfurantes das aa. metatarsais plantares

Aa. Digitais dorsais

Ramos dorsais das aa. e nn. digitais plantares próprios

M. sóleo

Músculo tibial anterior e tendão

Tíbia

Artéria tibial anterior e n. fibular profundo

M. extensor longo do hálux e tendão

A. maleolar anterior medial

Maléolo medial

A. dorsal do pé

Ramo medial do n. fibular profundo

Aa. tarsais mediais

Tuberosidade do osso navicular

A. arqueada

Ramos perfurantes superiores do arco plantar profundo

A. plantar profunda para arco plantar profundo

M. abdutor do hálux

Tendão extensor longo do hálux

Tendão do m. extensor curto do hálux (seccionado)

Tendões do m. extensor curto dos dedos (seccionado)

Tendões do m. extensor longo dos dedos (seccionado)

Expansões dos extensores

Ramos digitais dorsais do n. fibular profundo

Ramos digitais dorsais do n. fibular superficial

Figura 8-11

Músculos, artérias e nervos do aspecto frontal do tornozelo e dorso do pé: dissecção profunda.

Músculos do Dorso do Pé (*continuação*)

Músculos	Anexos Proximais	Anexos Distais	Nervo e Nível Segmentar	Ação
Extensor curto dos dedos	Aspecto superolateral do calcâneo e retináculo extensor	Base dorsal da falange média dos dedos 2 a 5	Nervo fibular profundo (L5, S1)	Estender os dedos 2 a 4 nas articulações MTF
Extensor curto do hálux	Aspecto superolateral do calcâneo e retináculo extensor	Base dorsal da falange proximal do hálux	Nervo fibular profundo (L5, S1)	Estender o hálux nas articulações MTF
Interósseos dorsais	Laterais dos metatarsos 1 a 5	Primeiro: aspecto medial da falange proximal do segundo dígito. Segundo ao quarto: aspecto lateral dos dedos 2 a 4	Nervo plantar lateral (S2, S3)	Abduzir os dedos 2 a 4 e flexionar as articulações MTF

Primeira Camada de Músculos: Planta do Pé

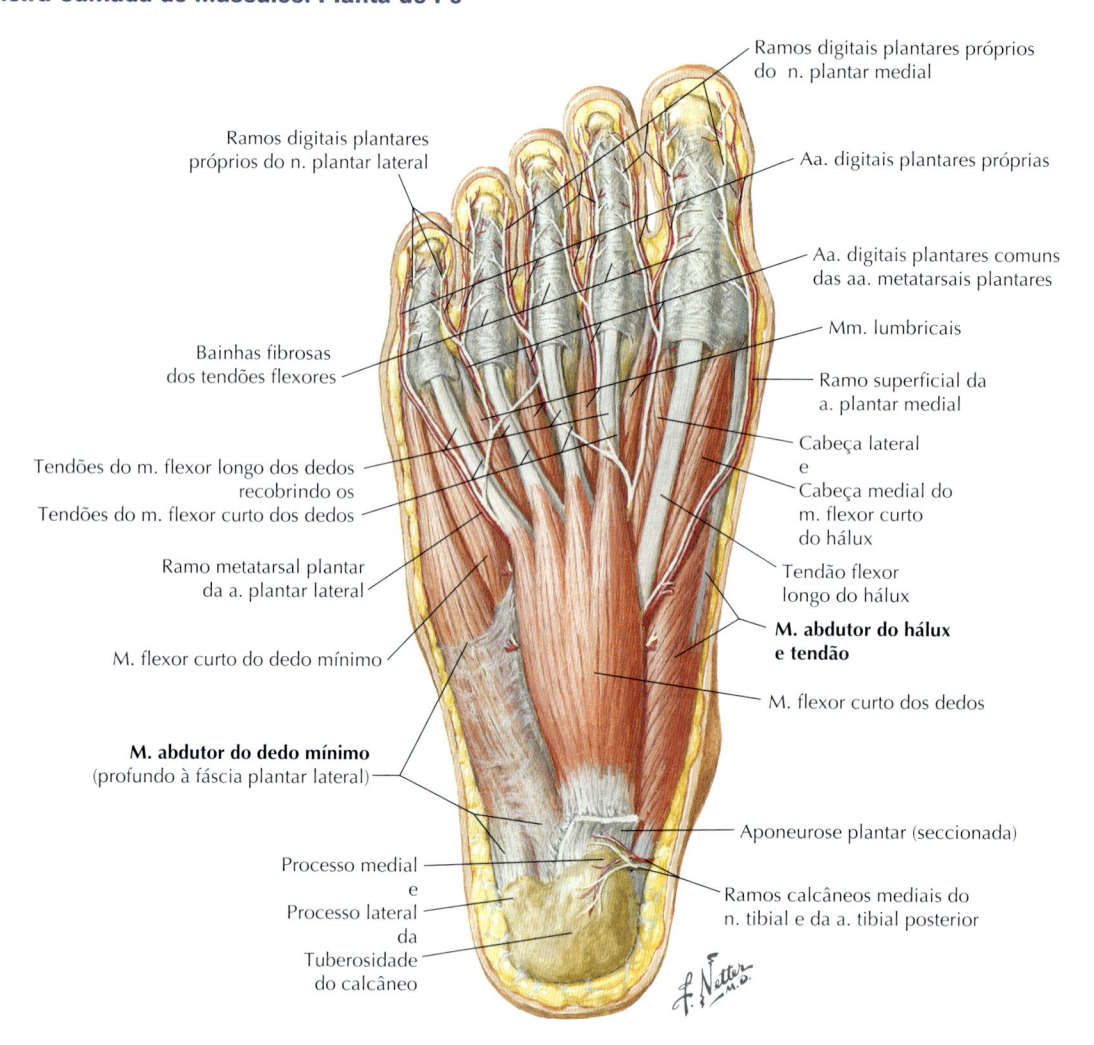

Ramos digitais plantares próprios do n. plantar medial

Aa. digitais plantares próprias

Aa. digitais plantares comuns das aa. metatarsais plantares

Mm. lumbricais

Ramo superficial da a. plantar medial

Cabeça lateral e Cabeça medial do m. flexor curto do hálux

Tendão flexor longo do hálux

M. abdutor do hálux e tendão

M. flexor curto dos dedos

Aponeurose plantar (seccionada)

Ramos calcâneos mediais do n. tibial e da a. tibial posterior

Ramos digitais plantares próprios do n. plantar lateral

Bainhas fibrosas dos tendões flexores

Tendões do m. flexor longo dos dedos recobrindo os Tendões do m. flexor curto dos dedos

Ramo metatarsal plantar da a. plantar lateral

M. flexor curto do dedo mínimo

M. abdutor do dedo mínimo (profundo à fáscia plantar lateral)

Processo medial e Processo lateral da Tuberosidade do calcâneo

Figura 8-12
Músculos plantares: primeira camada.

Músculos	Anexos Proximais	Anexos Distais	Nervo e Nível Segmentar	Ação
Abdutor longo do hálux	Tuberosidade medial do calcâneo, retináculo flexor e aponeurose plantar	Base da falange proximal do primeiro dedo	Nervo plantar medial S2, S3)	Abduzir e flexionar o hálux
Flexor curto dos dedos	Tuberosidade medial do calcâneo e aponeurose plantar	Laterais das falanges mediais dos dedos 2 a 5	Nervo plantar medial (S2, S3)	Flexionar os dedos 2 a 5
Abdutor do dedo mínimo	Tuberosidades medial e lateral do calcâneo	Aspecto lateral da base da falange proximal do quinto metatarso	Nervo plantar lateral (S2, S3)	Abduzir e flexionar o quinto dedo

Segunda Camada de Músculos: Sola do Pé

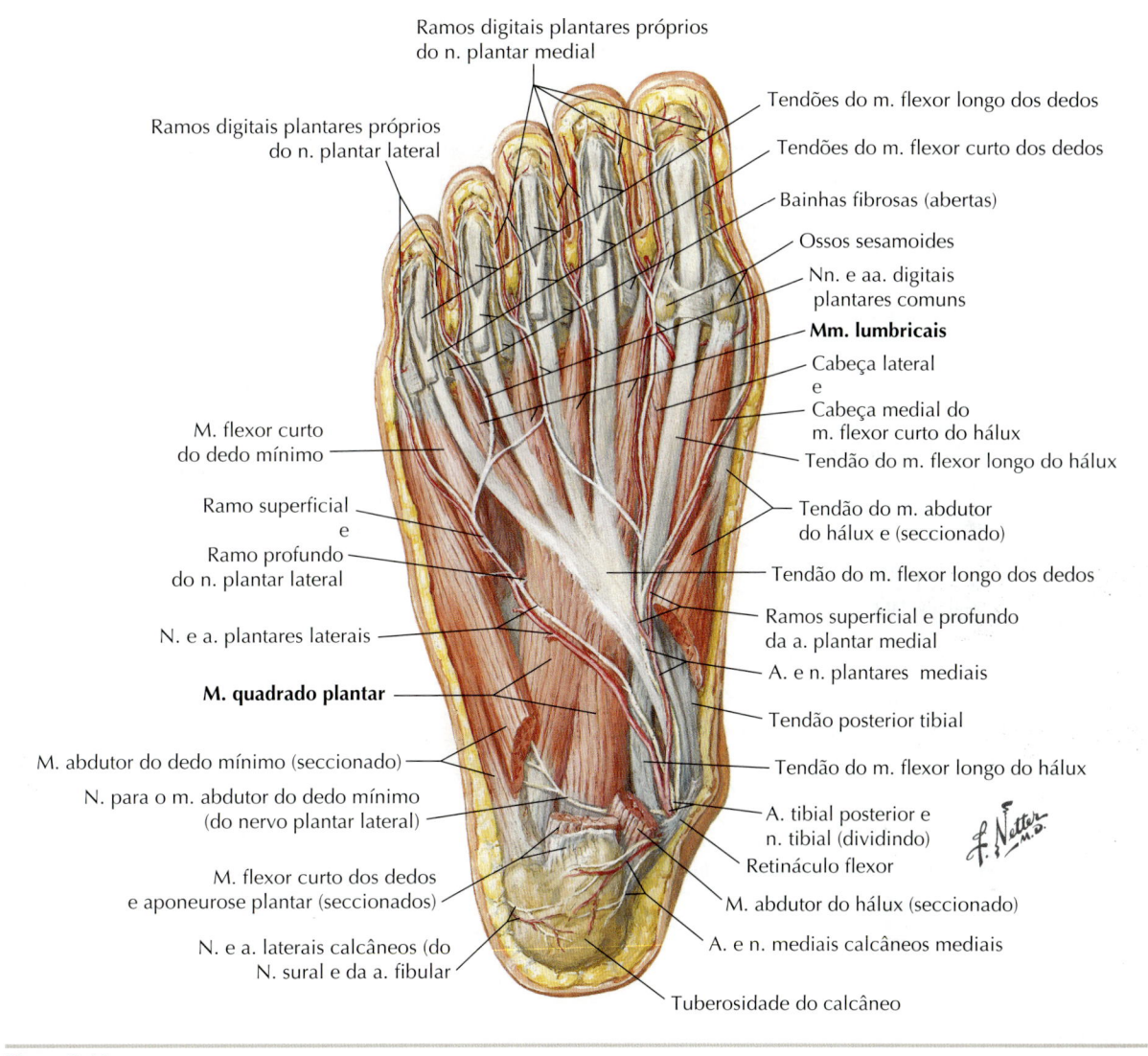

Ramos digitais plantares próprios do n. plantar medial

Ramos digitais plantares próprios do n. plantar lateral

Tendões do m. flexor longo dos dedos

Tendões do m. flexor curto dos dedos

Bainhas fibrosas (abertas)

Ossos sesamoides

Nn. e aa. digitais plantares comuns

Mm. lumbricais

Cabeça lateral e

Cabeça medial do m. flexor curto do hálux

Tendão do m. flexor longo do hálux

M. flexor curto do dedo mínimo

Tendão do m. abdutor do hálux e (seccionado)

Ramo superficial e

Ramo profundo do n. plantar lateral

Tendão do m. flexor longo dos dedos

Ramos superficial e profundo da a. plantar medial

N. e a. plantares laterais

A. e n. plantares mediais

M. quadrado plantar

Tendão posterior tibial

M. abdutor do dedo mínimo (seccionado)

Tendão do m. flexor longo do hálux

N. para o m. abdutor do dedo mínimo (do nervo plantar lateral)

A. tibial posterior e n. tibial (dividindo)

Retináculo flexor

M. flexor curto dos dedos e aponeurose plantar (seccionados)

M. abdutor do hálux (seccionado)

N. e a. laterais calcâneos (do N. sural e da a. fibular)

A. e n. mediais calcâneos mediais

Tuberosidade do calcâneo

Figura 8-13
Músculosplantares: segunda camada.

Músculos	Anexos Proximais	Anexos Distais	Nervo e Nível Segmentar	Ação
Lumbricais	Tendões do flexor longo dos dedos	Aspecto medial da expansão sobre quatro dígitos laterais	Lateral três: nervo plantar lateral (S2, S3) Medial um: nervo plantar medial (S2, S3)	Flexão das falanges proximais e extensão das falanges média e distais dos dedos 2 a 5
Músculo quadrado plantar	Aspectos medial e plantar do calcâneo	Aspecto posterolateral do tendão do m. flexor longo dos dedos	Nervo plantar lateral (S2, S3)	Ajudar na flexão dos dedos 2 a 5

Terceira Camada de Músculos: Planta do pé

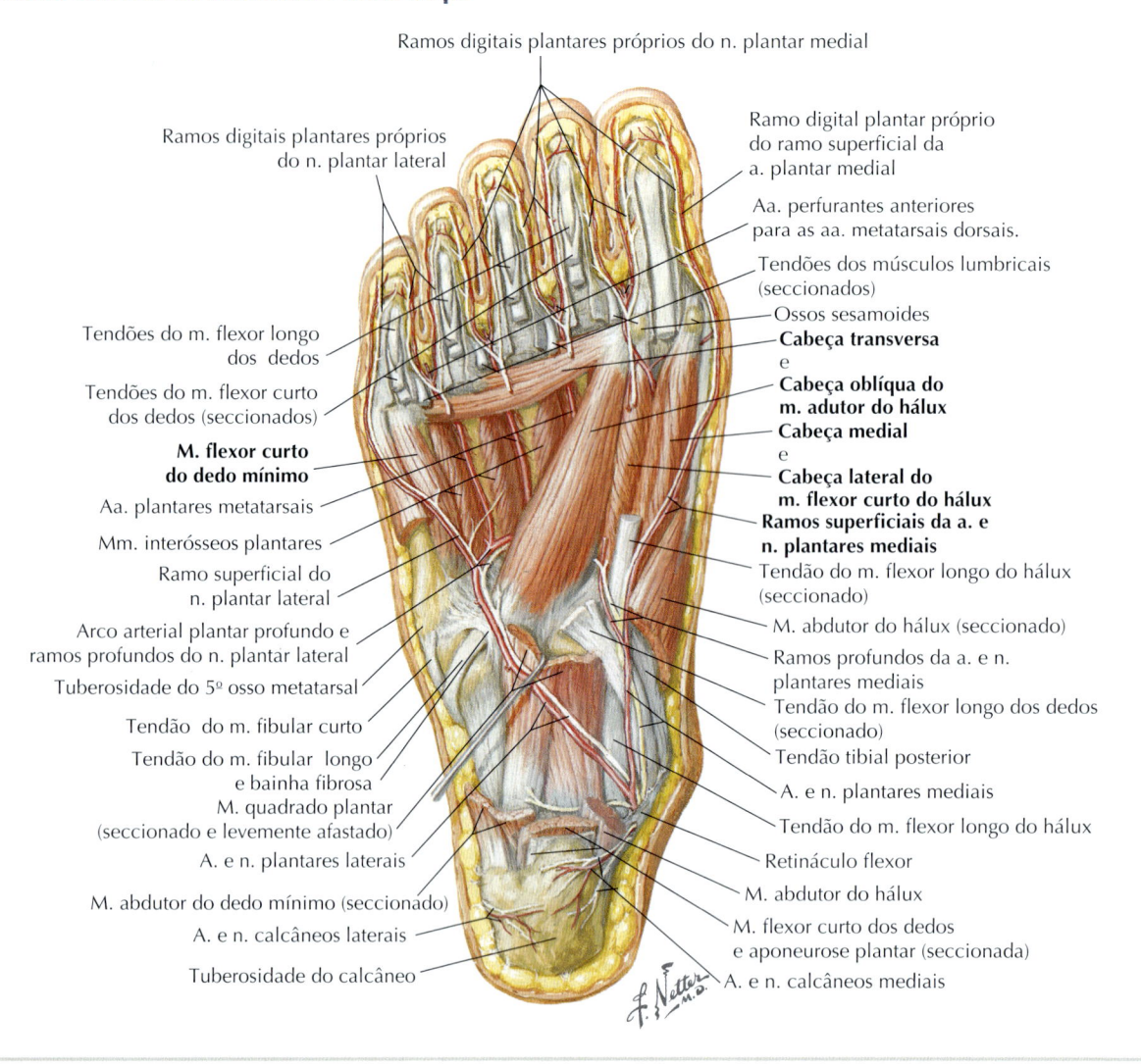

Ramos digitais plantares próprios do n. plantar medial

Ramos digitais plantares próprios do n. plantar lateral

Ramo digital plantar próprio do ramo superficial da a. plantar medial

Aa. perfurantes anteriores para as aa. metatarsais dorsais.

Tendões dos músculos lumbricais (seccionados)

Ossos sesamoides

Cabeça transversa e **Cabeça oblíqua do m. adutor do hálux**

Cabeça medial e **Cabeça lateral do m. flexor curto do hálux**

Ramos superficiais da a. e n. plantares mediais

Tendões do m. flexor longo dos dedos

Tendões do m. flexor curto dos dedos (seccionados)

M. flexor curto do dedo mínimo

Aa. plantares metatarsais

Mm. interósseos plantares

Ramo superficial do n. plantar lateral

Arco arterial plantar profundo e ramos profundos do n. plantar lateral

Tuberosidade do 5º osso metatarsal

Tendão do m. fibular curto

Tendão do m. fibular longo e bainha fibrosa

M. quadrado plantar (seccionado e levemente afastado)

A. e n. plantares laterais

M. abdutor do dedo mínimo (seccionado)

A. e n. calcâneos laterais

Tuberosidade do calcâneo

Tendão do m. flexor longo do hálux (seccionado)

M. abdutor do hálux (seccionado)

Ramos profundos da a. e n. plantares mediais

Tendão do m. flexor longo dos dedos (seccionado)

Tendão tibial posterior

A. e n. plantares mediais

Tendão do m. flexor longo do hálux

Retináculo flexor

M. abdutor do hálux

M. flexor curto dos dedos e aponeurose plantar (seccionada)

A. e n. calcâneos mediais

Figura 8-14
Músculos plantares: terceira camada.

Músculos	Anexos Proximais	Anexos Distais	Nervo e Nível Segmentar	Ação
Flexor curto do dedo mínimo	Base do quinto metatarso	Base da falange proximal do quinto metatarso	Ramo superficial do nervo plantar lateral	Flexão da falange proximal do quinto dedo
Adutor do hálux (cabeça transversa)	Ligamentos plantares das articulações MTP	Base lateral da falange proximal do hálux	Ramo profundo do nervo plantar lateral (S2, S3)	Adução do hálux
Adutor do hálux (cabeça oblíqua)	Bases dos metatarsos 2 a 4			
Flexor curto do hálux	Plantar cubóide e cuneiformes laterais	Lados da falange proximal do hálux	Nervo plantar medial (S2, S3)	Flexão da falange proximal do hálux

Músculos Interósseos Profundos: Planta do Pé

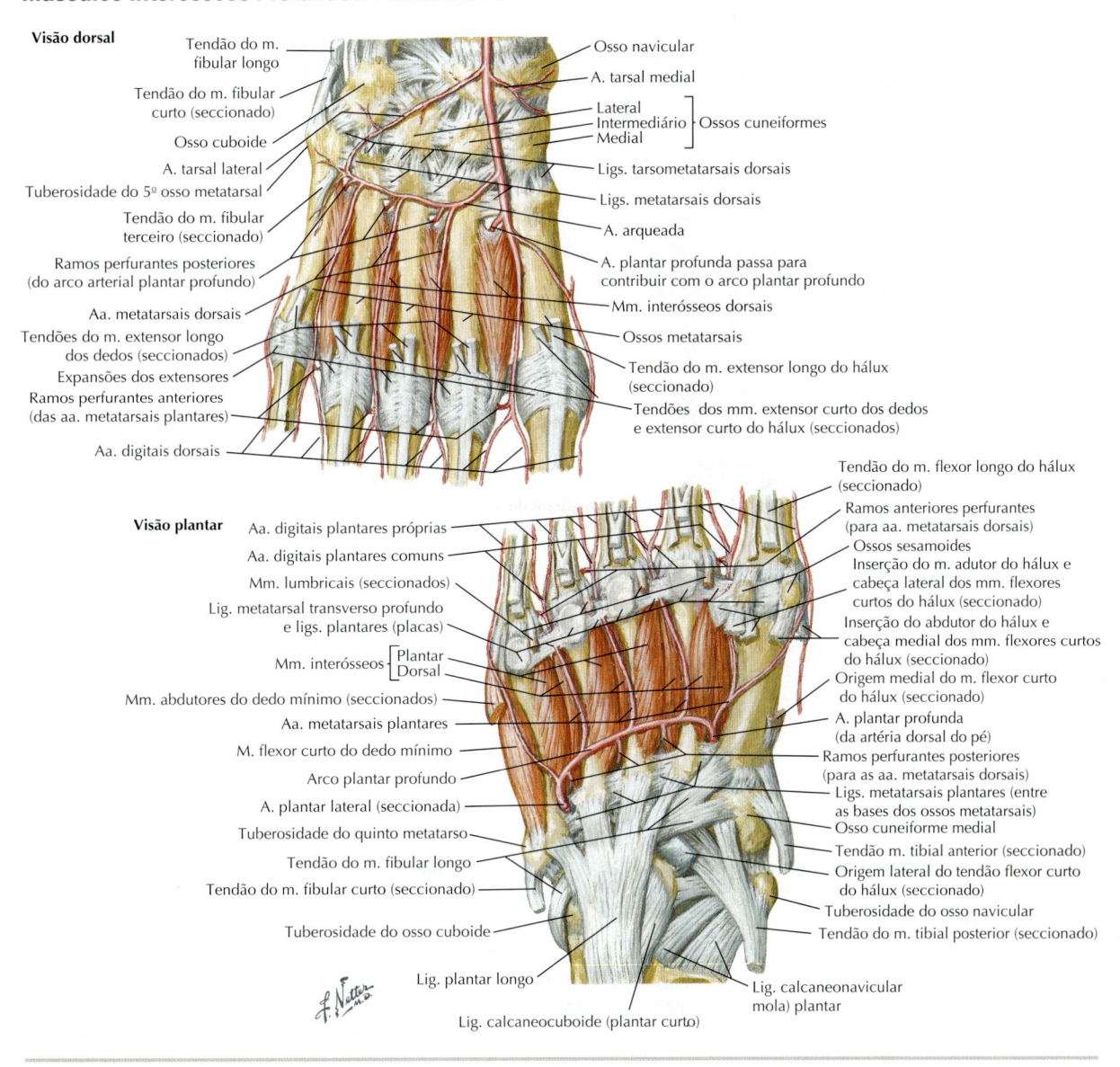

Visão dorsal

- Tendão do m. fibular longo
- Tendão do m. fibular curto (seccionado)
- Osso cuboide
- A. tarsal lateral
- Tuberosidade do 5º osso metatarsal
- Tendão do m. fibular terceiro (seccionado)
- Ramos perfurantes posteriores (do arco arterial plantar profundo)
- Aa. metatarsais dorsais
- Tendões do m. extensor longo dos dedos (seccionados)
- Expansões dos extensores
- Ramos perfurantes anteriores (das aa. metatarsais plantares)
- Aa. digitais dorsais

- Osso navicular
- A. tarsal medial
- Lateral / Intermediário / Medial } Ossos cuneiformes
- Ligs. tarsometatarsais dorsais
- Ligs. metatarsais dorsais
- A. arqueada
- A. plantar profunda passa para contribuir com o arco plantar profundo
- Mm. interósseos dorsais
- Ossos metatarsais
- Tendão do m. extensor longo do hálux (seccionado)
- Tendões dos mm. extensor curto dos dedos e extensor curto do hálux (seccionados)

Visão plantar

- Aa. digitais plantares próprias
- Aa. digitais plantares comuns
- Mm. lumbricais (seccionados)
- Lig. metatarsal transverso profundo e ligs. plantares (placas)
- Mm. interósseos [Plantar / Dorsal
- Mm. abdutores do dedo mínimo (seccionados)
- Aa. metatarsais plantares
- M. flexor curto do dedo mínimo
- Arco plantar profundo
- A. plantar lateral (seccionada)
- Tuberosidade do quinto metatarso
- Tendão do m. fibular longo
- Tendão do m. fibular curto (seccionado)
- Tuberosidade do osso cuboide

- Tendão do m. flexor longo do hálux (seccionado)
- Ramos anteriores perfurantes (para aa. metatarsais dorsais)
- Ossos sesamoides
- Inserção do m. adutor do hálux e cabeça lateral dos mm. flexores curtos do hálux (seccionado)
- Inserção do abdutor do hálux e cabeça medial dos mm. flexores curtos do hálux (seccionado)
- Origem medial do m. flexor curto do hálux (seccionado)
- A. plantar profunda (da artéria dorsal do pé)
- Ramos perfurantes posteriores (para as aa. metatarsais dorsais)
- Ligs. metatarsais plantares (entre as bases dos ossos metatarsais)
- Osso cuneiforme medial
- Tendão m. tibial anterior (seccionado)
- Origem lateral do tendão flexor curto do hálux (seccionado)
- Tuberosidade do osso navicular
- Tendão do m. tibial posterior (seccionado)
- Lig. calcaneonavicular mola) plantar
- Lig. calcaneocuboide (plantar curto)
- Lig. plantar longo

F. Netter M.D.

Figura 8-15

Músculos interósseos e arco arterial plantar.

Músculos	Anexos Proximais	Anexos Distais	Nervo e Nível Segmentar	Ação
Interósseo plantar	Bases dos metatarsos 3 a 5	Bases mediais das falanges proximais 3 a 5	Nervo plantar lateral (S2, S3)	Aduzir os dedos 2 a 4 e flexionar as articulações MTP
Interósseo dorsal	Lados dos metatarsos 1 a 5	Primeiro: aspecto medial da falange proximal do segundo dedo. Segundo ao quarto: aspecto lateral dos dedos 2 a 4	Nervo plantar lateral (S2, S3)	Abduzir os dedos 2 a 4 e flexionar as articulações MTP

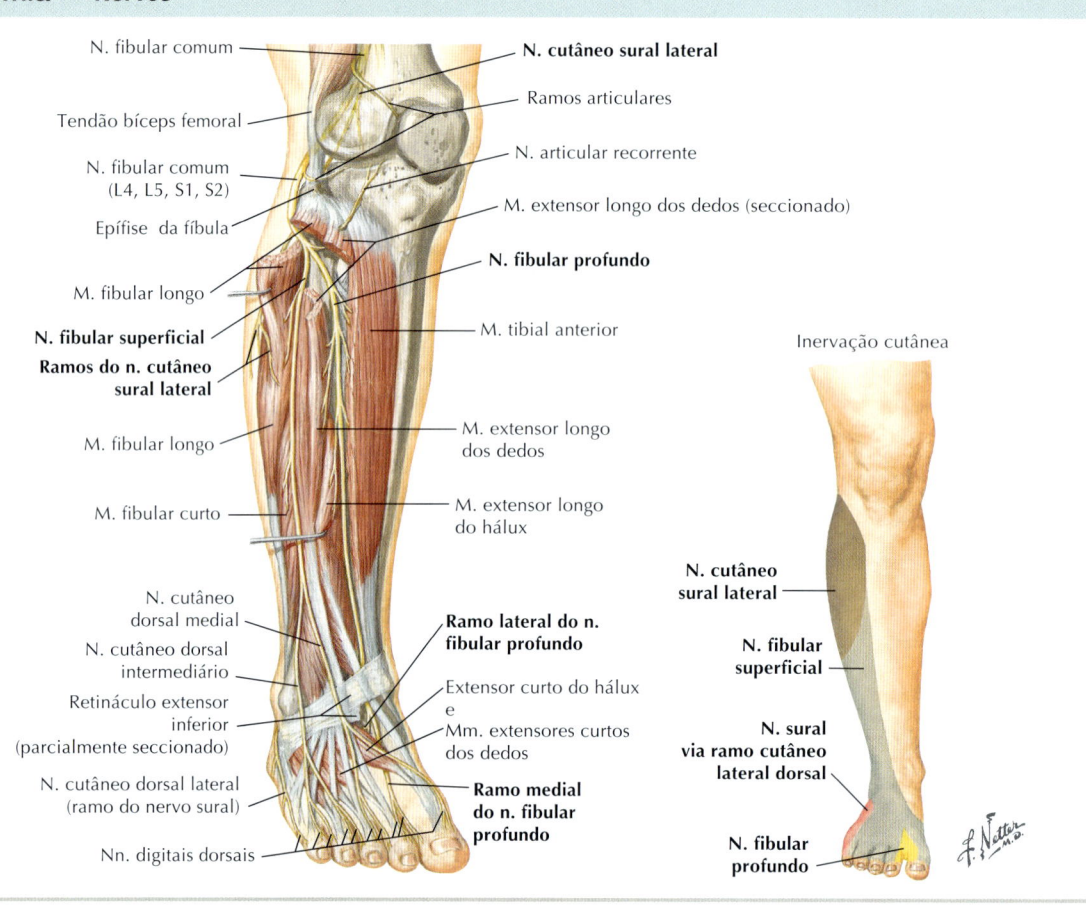

Figura 8-16
Nervos da tíbia e da fíbula: visão anterior.

Nervos	Níveis Segmentares	Sensorial	Motor
Sural	S1, S2	Perna posterior e lateral e pé lateral	Sem nervo motor
Tibial	L4, L5, S1, S2, S3	Calcanhar posterior e superfície plantar do pé	Semitendinoso, semimembranoso, bíceps femoral, adutor magno, gastrocnêmio, sóleo, plantar, flexor longo do hálux, flexor longo dos dedos, tibial posterior
Plantar medial	S2, S3	3 ½ dedos mediais	Flexor curto do hálux, abdutor do hálux, flexor curto dos dedos, lumbricais
Plantar lateral	S2, S3	1 ½ dedos laterais	Adutor do hálux, abdutor do dedo mínimo, quadrado da planta, lumbricais, flexor curto do dedo mínimo, interósseo
Safeno	L2, L3, L4	Parte medial da perna e pé	Sem nervo motor
Fibular profundo	L4, L5, S1	Primeira fenda interdigital	Tibial anterior, extensor longo dos dedos, extensor longo do hálux, fibular terceiro, extensor curto dos dedos, extensor curto do hálux
Fibular superficial	L5, S1, S2	Porção anterior distal da perna e dorso do pé	Fibular longo, fibular curto

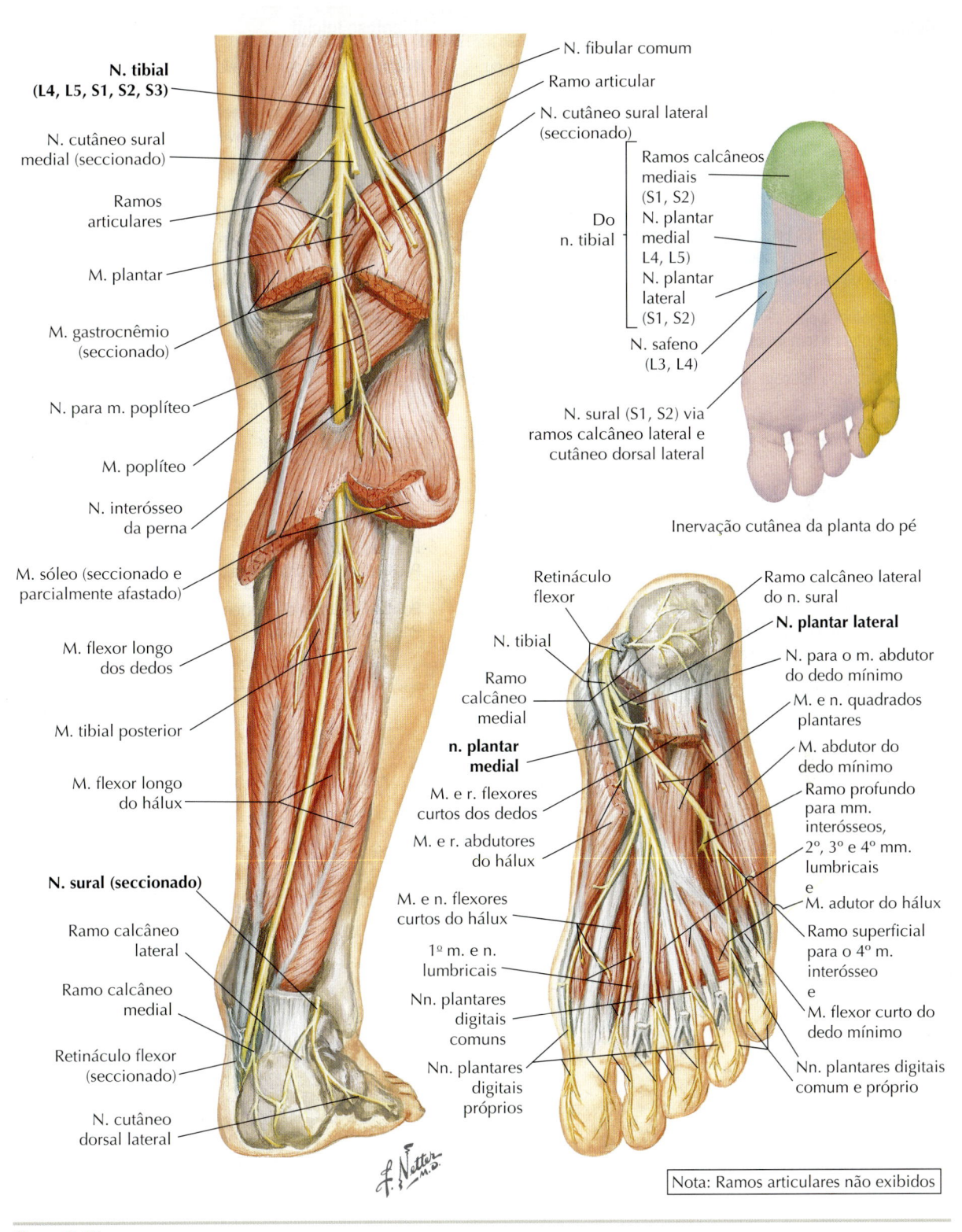

N. tibial
(L4, L5, S1, S2, S3)

N. cutâneo sural medial (seccionado)

Ramos articulares

M. plantar

M. gastrocnêmio (seccionado)

N. para m. poplíteo

M. poplíteo

N. interósseo da perna

M. sóleo (seccionado e parcialmente afastado)

M. flexor longo dos dedos

M. tibial posterior

M. flexor longo do hálux

N. sural (seccionado)

Ramo calcâneo lateral

Ramo calcâneo medial

Retináculo flexor (seccionado)

N. cutâneo dorsal lateral

N. fibular comum

Ramo articular

N. cutâneo sural lateral (seccionado)

Do n. tibial

Ramos calcâneos mediais (S1, S2)

N. plantar medial L4, L5)

N. plantar lateral (S1, S2)

N. safeno (L3, L4)

N. sural (S1, S2) via ramos calcâneo lateral e cutâneo dorsal lateral

Inervação cutânea da planta do pé

Retináculo flexor

N. tibial

Ramo calcâneo medial

n. plantar medial

M. e r. flexores curtos dos dedos

M. e r. abdutores do hálux

M. e n. flexores curtos do hálux

1º m. e n. lumbricais

Nn. plantares digitais comuns

Nn. plantares digitais próprios

Ramo calcâneo lateral do n. sural

N. plantar lateral

N. para o m. abdutor do dedo mínimo

M. e n. quadrados plantares

M. abdutor do dedo mínimo

Ramo profundo para mm. interósseos, 2º, 3º e 4º mm. lumbricais e

M. adutor do hálux

Ramo superficial para o 4º m. interósseo e

M. flexor curto do dedo mínimo

Nn. plantares digitais comum e próprio

Nota: Ramos articulares não exibidos

Pé e Tornozelo 8

Figura 8-17
Nervos da tíbia e da fíbula: visão posterior.

Relatórios de Pacientes	Hipótese Inicial
Paciente informa incidente traumático resultando em inversão ou eversão forçadas	Possível entorse do tornozelo[1,2] Possível fratura Possível envolvimento do nervo peroneiro (se o mecanismo da lesão for inversão)
O paciente informa trauma ao tornozelo que incluiu rotação da tíbia sobre o pé plantado	Possível entorse sindesmótica[1]
Paciente nota sensibilidade da canela anterior e pode exibir pronação excessiva. Os sintomas podem ser exacerbados por atividades repetitivas de carregar peso	Possível estresse da tíbia medial[6]
Paciente informa episódio traumático resultando em incapacidade de flexão plantar do tornozelo	Possível ruptura do tendão do calcâneo (Aquiles)
Paciente informa dor com estiramento dos músculos da panturrilha e durante a marcha	Possível tendinite do calcâneo[7] Possível doença de Sever[1]
Paciente informa dor no calcanhar com os primeiros poucos passos fora da cama após períodos prolongados de marcha	Possível fasciite plantar
Paciente informa dor ou parestesias na superfície plantar do pé	Possível síndrome do túnel do tarso Possível ciática Possível radiculopatia lombar
Paciente informa dor na superfície plantar do pé entre o 3º e 4º metatarsos. Ele pode também informar que a dor piora quando anda com sapatos, em comparação com pés descalços	Possível neuroma de Morton Possível metatarsalgia

Avaliação após Trauma Agudo do Tornozelo

Teste e Qualidade do Estudo	Descrição e Achados Positivos	População	Confiabilidade Interexaminadores
Capacidade de suportar peso[8]			$\kappa = 0,83$
Sensibilidade óssea na base do quinto metatarso[8]			$\kappa = 0,78$
Sensibilidade óssea na borda posterior do maléolo lateral[8]			$\kappa = 0,75$
Sensibilidade óssea na ponta do maléolo medial[8]			$\kappa = 0,66$
Sensibilidade óssea na fíbula proximal[8]	Sensibilidade calculada como sensível ou não. Sudorese e limitações de amplitude de movimento dicotomizadas como "não mínima" ou "moderada-acentuada"	100 pacientes com trauma agudo sustentado do tornozelo	$\kappa = -0,01$
Combinações de sensibilidade óssea[8]			$\kappa = 0,76$
Sensibilidade de partes moles[8]			$\kappa = 0,41$
Grau de transpiração em área do ligamento talofibular anterior[8]			$\kappa = 0,18$
Equimose[8]			$\kappa = 0,39$
Restrições de amplitude de movimento presentes[8]			$\kappa = 0,33$
Teste de palpação[1]	O examinador apalpa o ligamento talofibular anterior. Positivo se reproduzir a dor		$\kappa = 0,36$
Teste de rotação externa[1]	Paciente sentado na borda do pedestal. Estresse de rotação externa passiva é aplicado ao pé e tornozelo. Positivo se reproduzir dor nos ligamentos sindesmóticos	53 pacientes se apresentando para tratamento de lesão do tornozelo	$\kappa = 0,75$
Teste de Squeeze[1]	Paciente sentado na borda do pedestal. O examinador comprime manualmente a fíbula e a tíbia no ponto médio da panturrilha. Positivo se reproduzir dor nos ligamentos sindesmóticos		$\kappa = 0,50$
Teste de dorsiflexão-compressão	O paciente fica em pé e faz a dorsiflexão ativa do tornozelo sustentando peso. O examinador aplica compressão manual ao redor dos maléolos enquanto na posição de dorsiflexão. Positivo se houver aumento significativo na dorsiflexão ou redução da dor com a compressão		$\kappa = 0,36$

8

Pé e Tornozelo

Utilidade Diagnóstica da Regra de Tornozelo de Ottawa para Radiografia

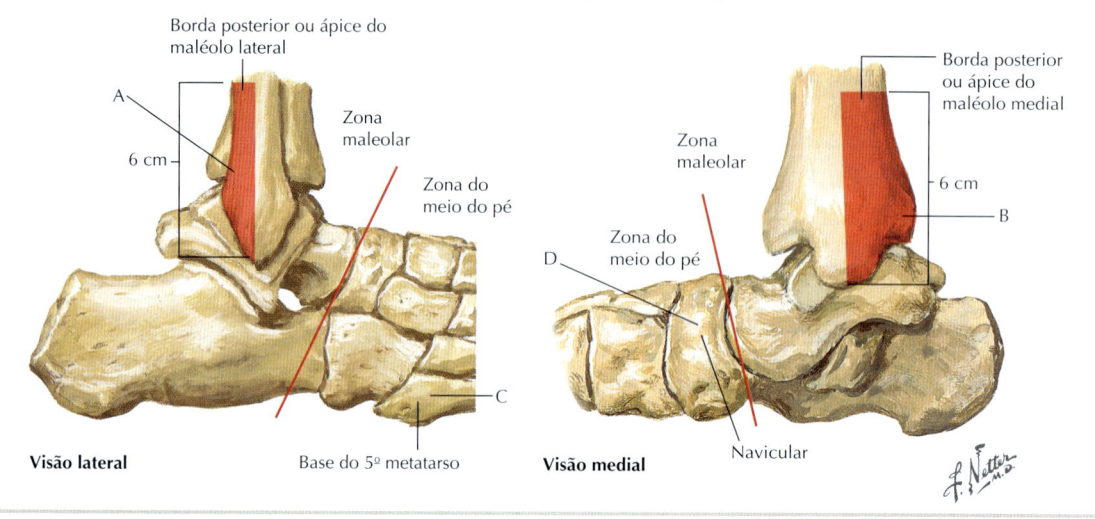

Figura 8-18
Regras de tornozelo de Ottawa.

Teste e Qualidade do Estudo	Descrição e Achados Positivos	População	Padrão de Referência	Sensibilidade	Especificidade	+ RP	− RP
Regra de Tornozelo de Ottawa para Radiografia[3] **Metanálise 2003** ◆	Série de radiografias do tornozelo solicitadas quando um paciente exibe sensibilidade óssea (exibida em *A, B, C ou D* na Fig. 8-18) ou se o paciente não puder suportar peso imediatamente após a lesão ou durante o exame (quatro passos independentemente de mancar)	Dados agrupados Estatisticamente de 27 estudos de alta qualidade envolvendo 15,581 adultos e crianças		0,98 (0,97, 0,99)	0,20	1,23	0,10 (0,6, 0,16)
Regras do Tornozelo de Bemese[9] ◆	Série de radiografias do tornozelo solicitadas quando os pacientes manifestarem dor com qualquer das situações a seguir: (1) Estresse fibular indireto aplicado por compressão da tíbia e da fíbula proximais aos maléolos (2) Estresse maleolar medial direto com o polegar do examinador (3) Estresse de compressão do meio do pé e do retropé aplicado simultaneamente	354 pacientes se apresentando ao PS após lesão do tornozelo ou do pé do tipo de supinação de baixa energia	Fratura do tornozelo demonstrada em radiografias	1,0	0,91	11,11	0,00
Adição de diapasão à Regra do Tornozelo de Ottawa para Radiografia ●	Base de um diapasão de vibração colocado na ponta do maléolo lateral. Positivo se provocar desconforto ou dor	49 pacientes se apresentando ao PS após lesão de inversão do tornozelo		1,0	0,61	2,59	0,00
	Idem item anterior, mas colocado na diáfise fibular distal			1,0	0,95	22,00	0,00

Utilidade Diagnóstica da Regra de Tornozelo de Ottawa para Radiografia (*continuação*)

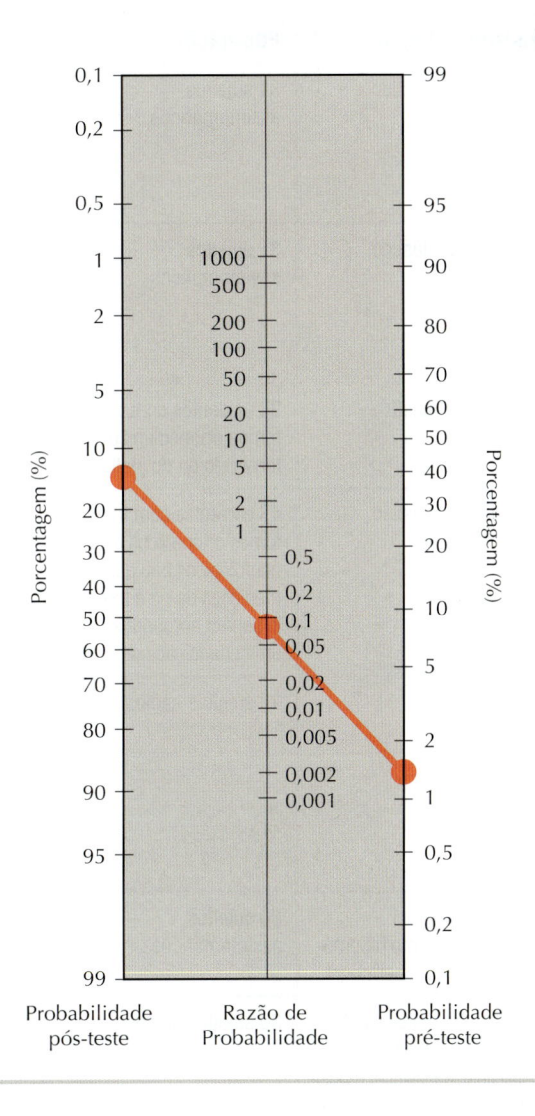

Figura 8-19

Nomograma. Assumindo-se uma prevalência de fratura de 15% (agrupada estatisticamente de Bachmann et al.[10]), um adulto examinado no PS com lesão aguda cujos achados foram negativos na Regra de Tornozelo de Ottawa teria uma chance de 1,4% (IC 95%: 0,15% a 1,48%) de ter fratura do tornozelo e/ou do mediopé (De Fagan TJ, Nomogram for Bayes theorem. *N Engl J Med.* 1975;293-257. Copyright 2005, Massachusetts Medical Society. Consulte também Bachmann LM, Kolb E, Koller MT, *et al.* Accuracy of Ottawa ankle rules to exclude fractures of the ankle and mid-foot: systematic review. *BMJ* 2003;326:417).

Confiabilidade das Medições de Amplitude de Movimento

Medições e Qualidade do Estudo	Instrumentação	População	Confiabilidade	
			Intraexaminadores	Interexaminadores
Amplitude de movimento ativa (sentado) Inversão da articulação subtalar Eversão da articulação subtalar[11] ◆	Goniômetro plástico	31 sujeitos assintomáticos	ICC = 0,91 a 0,96 ICC = 0,82 a 0,93	ICC = 0,73 (0,61, 0,82) ICC = 0,62 (0,49, 0,74)
Amplitude de movimento ativa (prono) Inversão da articulação subtalar Eversão da articulação subtalar[11] ◆	Goniômetro plástico	31 sujeitos assintomáticos	ICC = 0,94 (0,91 a 0,96) ICC = 0,83 a 0,94	ICC = 0,54 (0,33, 0,70) ICC = 0,41 (0,25, 0,56)
Amplitude de movimento ativa Dorsiflexão do tornozelo Flexão plantar do tornozelo[12] ◆	Goniômetro plástico	38 pacientes com transtornos ortopédicos do tornozelo ou do joelho	ICC = 0,89 ICC = 0,91	ICC = 0,28 ICC = 0,25
Amplitude de movimento passiva Articulação subtalar neutra Inversão da articulação subtalar Eversão da articulação subtalar Flexão plantar Dorsiflexão[13] ◆	Goniômetro plástico	43 pacientes com transtornos ortopédicos ou neurológicos nos quais as medições de pé e tornozelo seriam apropriadas em um cenário clínico	ICC = 0,62 ICC = 0,59 ICC = 0,86 ICC = 0,90	ICC = 0,25 ICC = 0,15 ICC = 0,12 ICC = 0,72 ICC = 0,50
Amplitude de movimento passiva Pronação Supinação Dorxiflexão do tornozelo Flexão plantar do primeiro raio Dorsiflexão plantar do primeiro raio[14] ●	Inclinômetro	30 sujeitos sadios	ICC = 0,89 a 0,97 ICC = 0,90 a 0,95 ICC = 0,86 a 0,97 ICC = 0,72 a 0,97 ICC = 0,90 a 0,98	ICC = 0,46 a 0,49 ICC = 0,28 a 0,40 ICC = 0,26 a 0,31 ICC = 0,21 a 0,91 ICC = 0,14 a 0,16
Mobilidade do primeiro raio[7] ●	Avaliação manual. Classificado como hipomóvel, normal ou hipermóvel	30 sujeitos assintomáticos	Não testado	κ = 0,08 a 0,20
Dorsiflexão com panturrilha em posição esticada ◆	Inclinômetro digital usado para medir ângulo da tíbia entre posição vertical e posição de esticar a panturrilha com o joelho estendido	30 sujeitos sadios	ICC = 0,77 a 0,91	ICC = 0,92 a 0,95
Dorsiflexão em teste de estocada modificado[16] ●	Durante a estocada, usase um inclinômetro para tomar medições do ângulo formado pela cabeça da fíbula e maléolo lateral	31 sujeitos de 76 a 87 anos recrutados da população geral	ICC = 0,87 (0,74, 0,94)	Não testada
Cadeia cinética aberta: Articulação subtalar em repouso Articulação subtalar neutra[17] ●	Inclinômetro	30 sujeitos assintomáticos	ICC = 0,85 ICC = 0,85	ICC = 0,68 ICC = 0,79
Dorsiflexão passiva[18] ●	Goniômetro padrão	63 oficiais da reserva naval sadios	ICC = 0,74	ICC = 0,65

Confiabilidade das Medições de Amplitude de Movimento

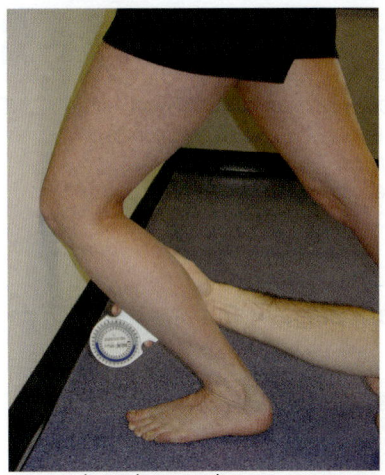

Medição de estocada com suporte
de peso da dorsiflexão do tornozelo

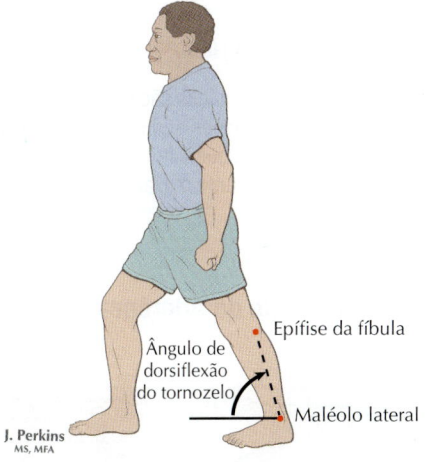

Épífise da fíbula

Ângulo de
dorsiflexão
do tornozelo

Maléolo lateral

J. Perkins
MS, MFA

Medição de dorsiflexão
com teste de estocada modificado

Figura 8-20
Medições de estocada.

Confiabilidade das Medições de Amplitude de Movimento da Posição Calcânea

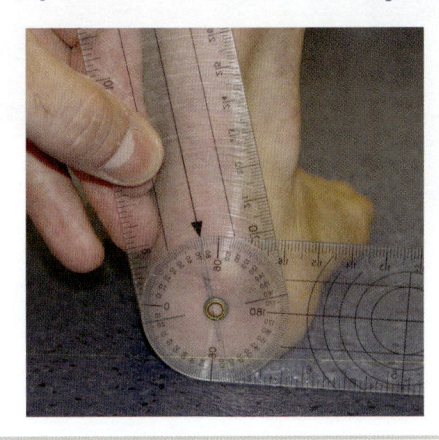

Figura 8-21
Medição de postura relaxada do calcâneo.

Medições e Qualidade do Estudo	Instrumentação	População	Confiabilidade	
			Intraexa-minadores	**Interexa-minadores**
Posição da postura relaxada do calcâneo[19] ●	Goniômetro padrão	212 sujeitos sadios: 88 adultos e 124 crianças	ICC = 0,61 a 0,90	Não testado
Postura relaxada do calcâneo Postura neutra do calcâneo[14] ●	Goniômetro de gravidade	30 sujeitos sadios	ICC = 0,95 a 0,97 ICC = 0,87 a 0,93	ICC = 0,61 a 0,63 ICC = 0,21 a 0,31
Ângulo do retropé[18] ●	Goniômetro padrão	63 oficiais sadios da reserva naval	ICC = 0,88	ICC = 0,86

Pé e Tornozelo

8

Confiabilidade da Avaliação de Força

Teste ou Medição e Qualidade do Estudo	Descrição	População	Confiabilidade Interxaminadores
Força e resistência da flexão plantar do tornozelo[20] ●	As crianças são solicitadas para executar quantas elevações puderem do calcanhar de uma perna, na frequência de uma a cada 2 segundos enquanto o examinador conta as repetições	95 crianças entre 7 e 9 anos de idade	ICC = 0,99

Utilidade Diagnóstica do Teste de Aderência de Papel para Detectar Deficits de Força da Flexão Plantar dos Dedos

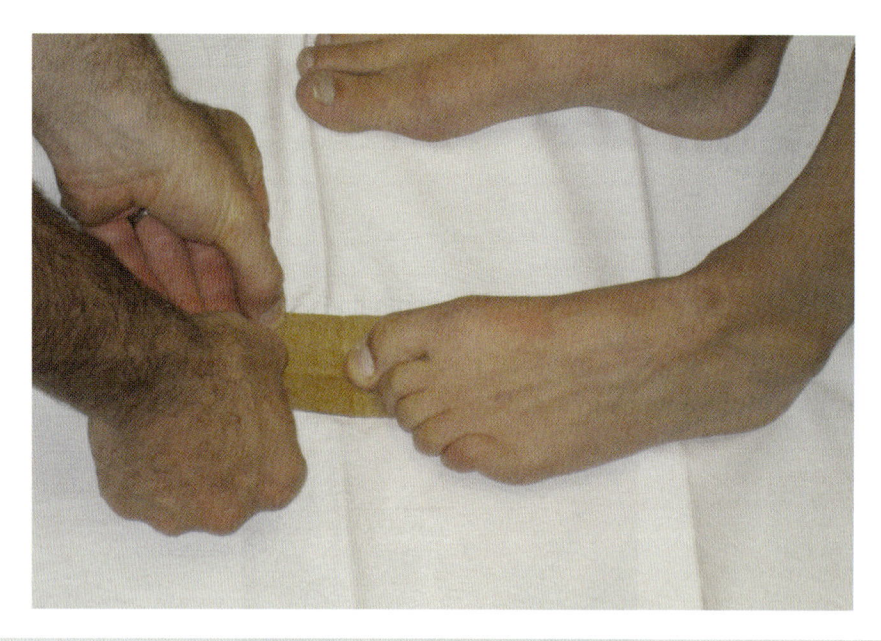

Figura 8-22
Teste de aderência de papel.

Teste e Qualidade do Estudo	Descrição e Achados Positivos	População	Padrão de Referência	Sensibilidade	Especificidade	+ RP	− RP
Teste de aderência de papel	Paciente sentado com os quadris, joelhos e tornozelos em 90 graus e dedos sobre um pedaço de papelão. Enquanto estabiliza os pés, o examinador tenta deslizar o papelão para longe dos dedos do paciente. Positivo se o paciente não puder manter o papelão sob os dedos	80 adultos assintomáticos	Força da flexão plantar dos dedos medida por um sistema de placa de força	0,89	0,79	3,8	0,25

Medição da Altura Navicular

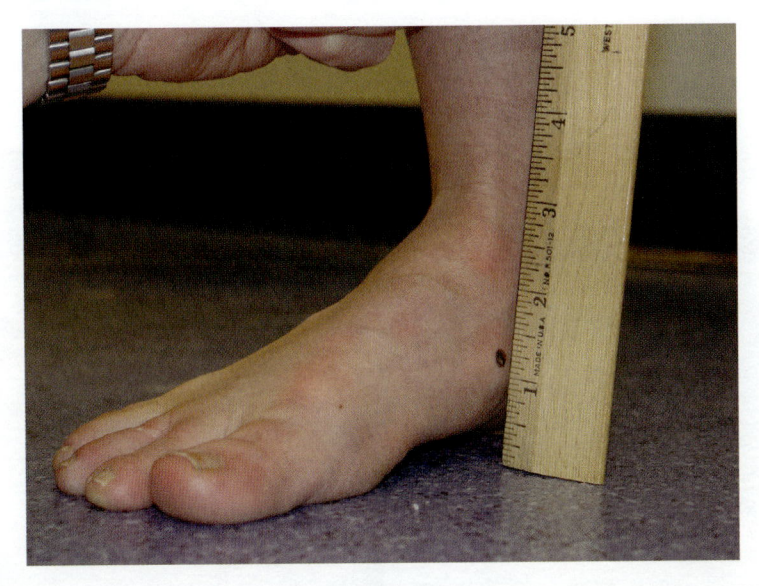

Figura 8-23
Medição da altura navicular.

Teste ou Medição e Qualidade do Estudo	Descrição	População	Confiabilidade	
			Intraexa-minadores	Interexa-minadores
Altura navicular[16] ●	A tuberosidade navicular é marcada enquanto o paciente está em posição de suportar peso. Mede-se a distância do solo até a tuberosidade navicular	31 sujeitos entre 76 e 87 anos de idade recrutados da população geral	ICC = 0,64 (0,38, 0,81)	Não testado
Teste de queda do navicular[22] ●	Marca-se a tuberosidade navicular. O examinador pede a altura dessa tuberosidade:	30 pacientes com síndrome de dor patelofemoral	Não testada	ICC = 0,93 (0,84 a 0,97)
Técnica de altura do navicular[17] ●	(1) quando o pé do paciente repousa no chão, o suporte de peso ocorre mais na extremidade inferior contralateral e o examinador mantém a articulação subtalar em posição neutra e (2) quando o pé do paciente está em postura bilateral relaxada com suporte de peso total As duas medições são registradas	30 sujeitos assintomáticos	ICC = 0,83	ICC = 0,73
Altura do navicular[23] ●	A altura da tuberosidade do navicular é calculada com calibre digital	100 pacientes consecutivos que se apresentaram em uma clínica para pé e tornozelo	ICC = 0,90	ICC = 0,74

8

Pé e Tornozelo

Avaliação de Altura do Arco Medial

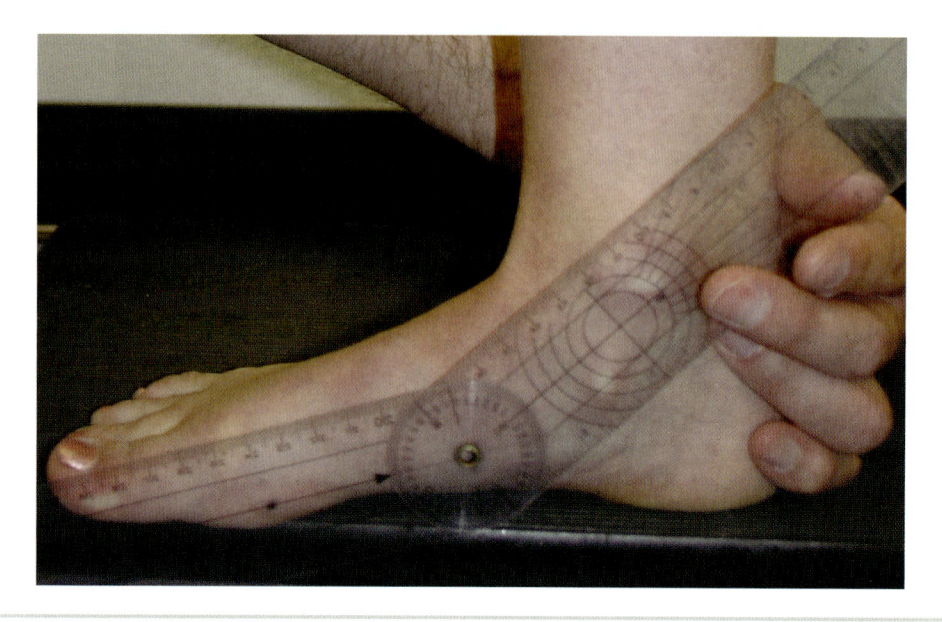

Figura 8-24
Medição do ângulo do arco.

Teste ou Medição e Qualidade do Estudo	Descrição	População	Confiabilidade	
			Intraexa-minadores	Interexa-minadores
Ângulo do arco[18] ●	Paciente em posição de suporte de peso. O examinador mede o ângulo formado pela linha de ligação do maléolo medial e da tuberosidade navicular e o ângulo da tuberosidade até o aspecto medial da cabeça do primeiro metatarso com um goniômetro padrão	63 oficiais sadios da reserva naval	ICC = 0,90	ICC = 0,81
Teste de altura do arco[23] ●	O ponto mais alto da margem das partes moles ao longo do arco longitudinal medial é registrado com um calibre digital	100 pacientes consecutivos se apresentando a uma clínica ortopédica para pé e tornozelo	ICC = 0,91	ICC = 0,76

Medição da Posição do Antepé

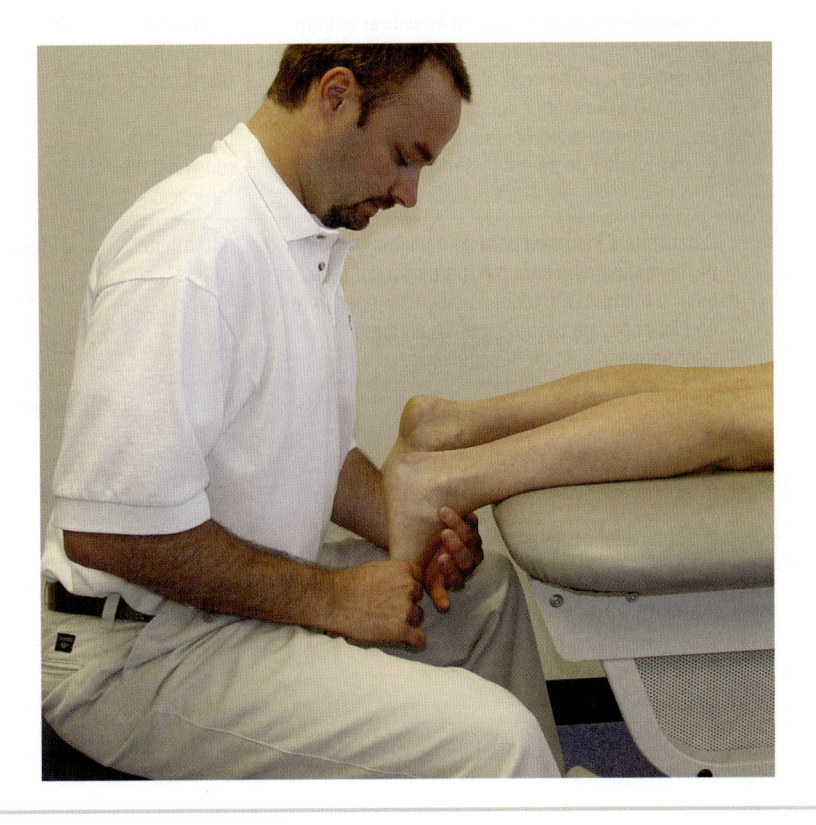

Figura 8-25
Determinação de antepé varo/valgo.

Teste ou Medição e Qualidade do Estudo	Descrição	População	Confiabilidade	
			Intraexa-minadores	Interexa-minadores
Antepé varo[14] ●	Paciente em posição prona sobre a borda da mesa. O examinador palpa a cabeça medial e lateral do tálus e então agarra os metatarsos do quarto e quinto dedos e eleva a folga nas articulações médias do tarso. Subtalar neutra é a posição na qual a cabeça medial e lateral do tálus é palpada igualmente[24]	30 sujeitos sadios	ICC = 0,95 a 0,99	ICC = 0,61

Confiabilidade da Avaliação do Equilíbrio e da Propriocepção

Teste e Qualidade do Estudo	Descrição	População	Confiabilidade
Teste de apoio unipodal[25] ●	O paciente é instruído para se equilibrar em um pé, sobre um colchão de espuma com os olhos fechados e a perna contralateral dobrada por 1 minuto. O examinador conta o número de erros (p. ex., contato da superfície com o pé contralateral ou movimento do pé em teste)	24 atletas masculinos de recreação com instabilidade funcional do tornozelo	Teste-reteste ICC = 0,94
Teste de apoio unipodal[26] ◆	O paciente é instruído para se equilibrar em um pé, sem sapatos e com a outra perna dobrada sem tocar o membro em teste. Positivo se o paciente não for capaz de permanecer equilibrado ou se informar sensação de desequilíbrio	240 atletas sadios	κ interexaminadores = 0,90
Limiar de percepção de movimento passivo[27] ●			Teste-reteste ICC = 0,95
Reprodução ativa-a-ativa de posição articular[27] ●	O examinador colhe as medições com um potenciômetro	24 sujeitos adultos sadios	Teste-reteste ICC = 0,83
Reprodução de velocidade de movimento[27] ●			Teste-reteste ICC = 0,79
Reprodução de torque[27] ●			Teste-reteste ICC = (dorsiflexão) 0,86 (flexão plantar) 0,72

Confiabilidade da Avaliação do Desempenho Dinâmico

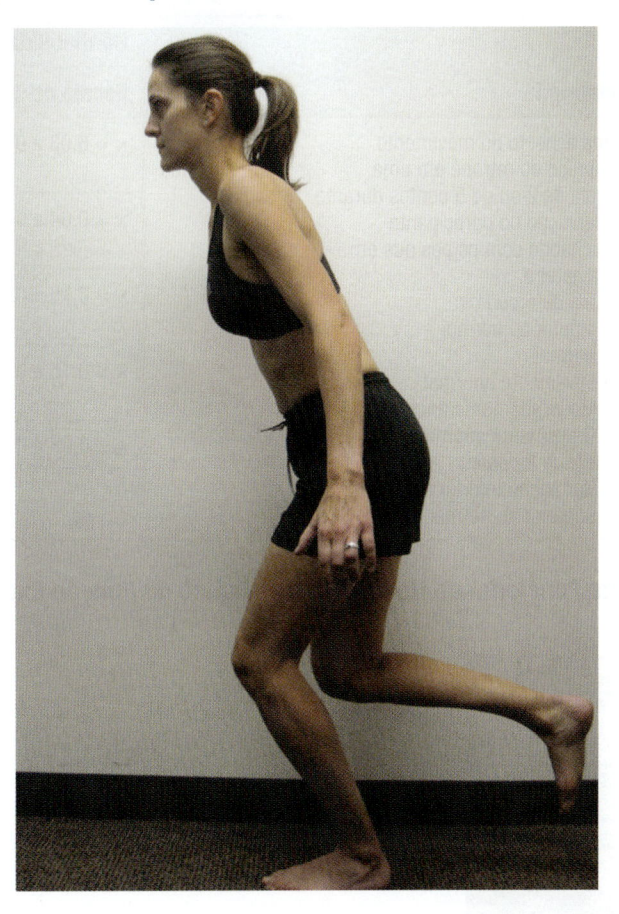

Figura 8-26
Teste de salto unipodal.

Teste ou Medição e Qualidade do Estudo	Descrição	População	Confiabilidade
Curso de salto unipodal[25] ●	O curso consiste em oito quadrados, alguns inclinados, declinados ou com inclinação lateral. O paciente é instruído a pular em cada quadrado, em uma perna só, o mais rápido possível. O número de segundos usados determina o desempenho	24 atletas masculinos de recreação com instabilidade funcional do tornozelo	Teste-reteste ICC = 0,97
Salto unipodal para distância[25] ●	O paciente é instruído para pular uma ou três vezes o mais longe possível com uma perna só. A distância percorrida indica o desempenho		Teste-reteste ICC = 0,97
Salto triplo para distância[25] ●			Teste-reteste ICC = 0,98
Salto de 6 m para tempo[25] ●	O paciente é instruído para saltar, em linha reta ou cruzada sobre uma linha, por 6 m em uma perna, o mais rápido possível. O número de segundos usados determina o desempenho		Teste-reteste ICC = 0,95
Salto cruzado de 6 m para tempo[25] ●			Teste-reteste ICC = 0,94

Pé e Tornozelo **8**

Confiabilidade da Avaliação do Movimento do Retropé durante a Marcha

Teste ou Medição e Qualidade do Estudo	Descrição	População	Confiabilidade Interexaminadores	
			Escala de 5 pontos	Escala de 2 pontos
Duração do movimento do retropé[28] ⬤	Cada aspecto do movimento dinâmico do retropé em uma escala de 2 ou de 5 pontos durante observação do participante marchando com os pés nus em uma esteira. *Escala de 5 pontos:* (1) Inferior ao normal (2) Normal (3) Levemente anormal (4) Moderadamente anormal (5) Gravemente anormal *Escala de 2 pontos:* (1) Normal ou inferior ao normal (2) Superior ao normal	24 participantes sadios	$\kappa = 0,03$ a $0,01$	$\kappa = 0,14$ a $0,24$
Velocidade do movimento do retropé[28] ⬤			$\kappa = 0,04$ a $0,01$	$\kappa = 0,02$ a $0,20$
Ritmo do movimento do retropé[28] ⬤			$\kappa = 0,15$ a $0,20$	$\kappa = 0,19$ a $0,20$
Grau máximo de movimento do retropé[28] ⬤			$\kappa = 0,13$ a $0,18$	$\kappa = 0,27$ a $0,48$
Amplitude do movimento do retropé[28] ⬤			$\kappa = 0,06$ a $0,19$	$\kappa = 0,15$ a $0,28$

Precisão do Teste de Limite Funcional do Hálux no Prognóstico de Função Excessiva Anormal do Tarso Medial durante a Marcha

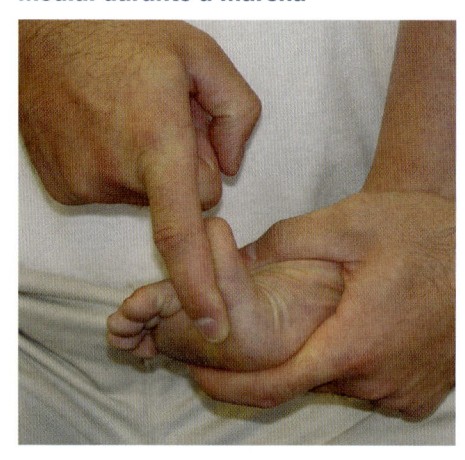

Figura 8-27
Teste de Limite Funcional do Hálux.

Teste e Qualidade do Estudo	Descrição e Achados Positivos	População	Padrão de Referência	Sensibilidade	Especificidade	+ RP	– RP
Teste de limite funcional do hálux[29] ⬤	Com o paciente em posição sem suportar peso, o examinador usa uma das mãos para manter a articulação subtalar em posição neutra enquanto mantém o primeiro raio em dorsiflexão. A outra mão é usada para executar a dorsiflexão da falange proximal do hálux. O teste será considerado positivo se o examinador notar a flexão plantar imediata do primeiro metatarso mediante dorsiflexão da falange proximal	46 estudantes sem deformidades ortopédicas ou estruturais significativas dos pés	Movimento anormal do tarso médio por observar se o navicular se moveu em direção plantar ou foi aduzido quando o calcanhar começou a se elevar do solo	0,72	0,66	2,1	0,42

Confiabilidade da Medição do Inchaço da Articulação do Tornozelo

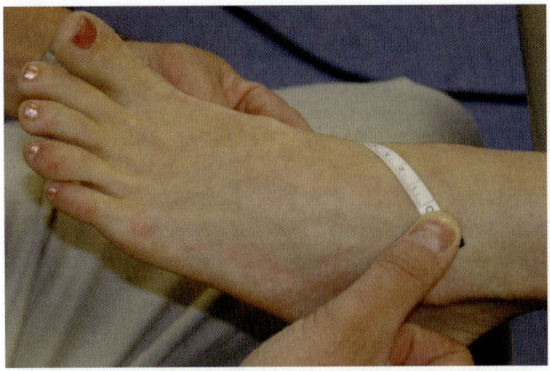

Início da medição em figura de oito

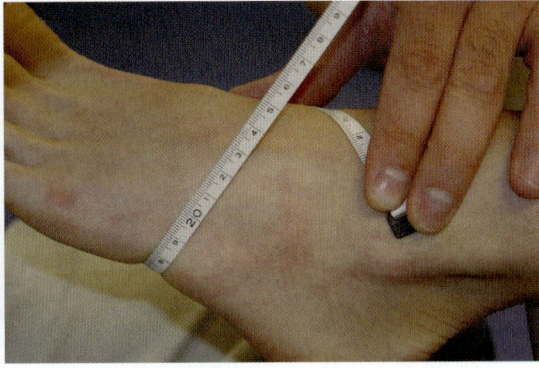

Continuação da medição em figura de oito

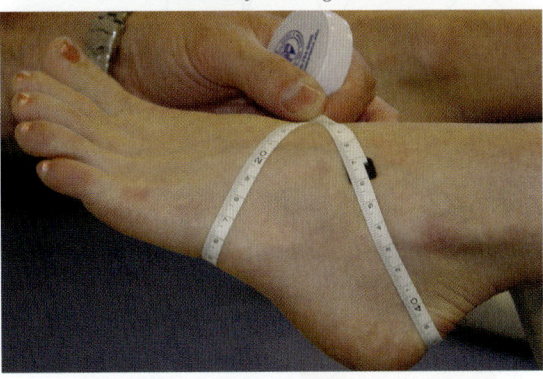

Medição completa em figura de oito

Figura 8-28
Medição em figura de oito.

Teste ou Medição e Qualidade do Estudo	Descrição	População	Confiabilidade	
			Intraexaminadores	Interexaminadores
Método em figura de oito[30] ●	Em cadeia cinética aberta, o examinador coloca a medida em fita a meio caminho entre o tendão tibial anterior e o maléolo lateral. A fita é então deslocada em sentido medial e colocada distal à tuberosidade navicular. Ela é puxada pelo tendão tibial anterior e ao redor da articulação, distal ao maléolo medial. Finalmente, a fita é empurrada pelo tendão do calcâneo e colocada distal ao maléolo lateral e pelo início da fita	30 pacientes com edema pós-operatório no tornozelo	ICC = 0,99 a 1,0	ICC = 0,99 a 1,0
Método em figura de oito[32] ●		50 sujeitos sadios	ICC = 0,99	ICC = 0,99
Método em figura de oito[32] ●		29 indivíduos com inchaço do tornozelo	ICC = 0,98	ICC = 0,98
Volumetria da água[32] ●	O deslocamento da água é medido com o pé do paciente em um volúmetro com as pontas dos dedos tocando a parede frontal		ICC = 0,99	ICC = 0,99

Pé e Tornozelo 8

Confiabilidade da Avaliação de Sensação Protetora

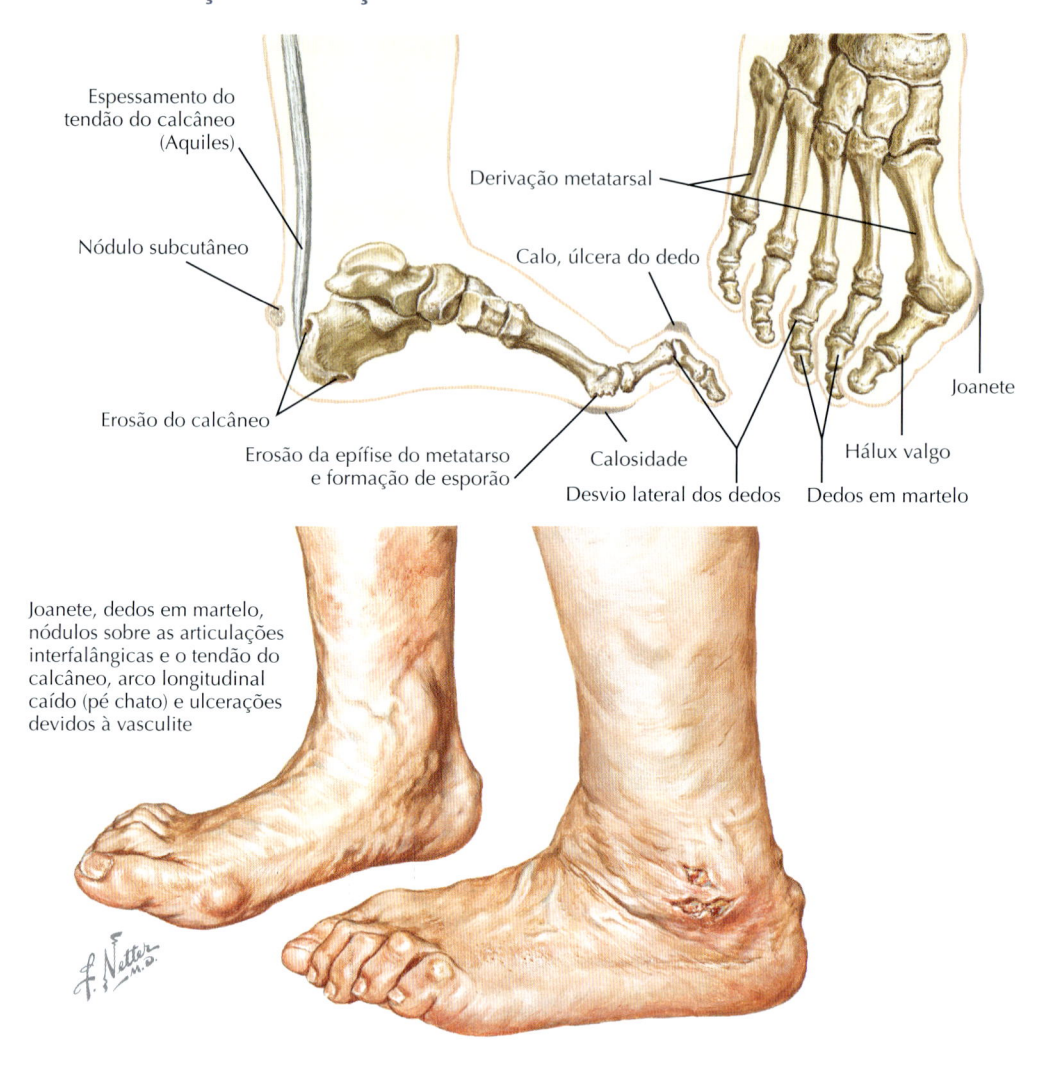

Espessamento do tendão do calcâneo (Aquiles)

Derivação metatarsal

Nódulo subcutâneo

Calo, úlcera do dedo

Erosão do calcâneo

Joanete

Erosão da epífise do metatarso e formação de esporão

Calosidade

Hálux valgo

Desvio lateral dos dedos

Dedos em martelo

Joanete, dedos em martelo, nódulos sobre as articulações interfalângicas e o tendão do calcâneo, arco longitudinal caído (pé chato) e ulcerações devidos à vasculite

Figura 8-29

Envolvimento do pé na artrite reumatoide.

Teste e Qualidade do Estudo	Descrição	População	Confiabilidade
Verificação de sensação[33] ■	Monofilamentos de Semmes-Weinstein de 3 e de 10 gramas foram usados para avaliar a sensação de proteção. Os monofilamentos foram aplicados perpendiculares à pele por cerca de 1,5 segundo em seis sítios (do hálux plantar e da primeira à quinta articulações MTP). Os participantes tiveram os olhos vendados e foram instruídos a responder se perceberam a pressão	51 pacientes com artrite reumatoide e 20 controles	(monofilamento de 3 gramas) Teste-reteste κ = 0,73 (0,64, 0,83) (monofilamento de 10 gramas) Teste-reteste κ = 0,75 (0,65, 0,85)

Detecção de Lacerações Subcutâneas do Tendão do Calcâneo

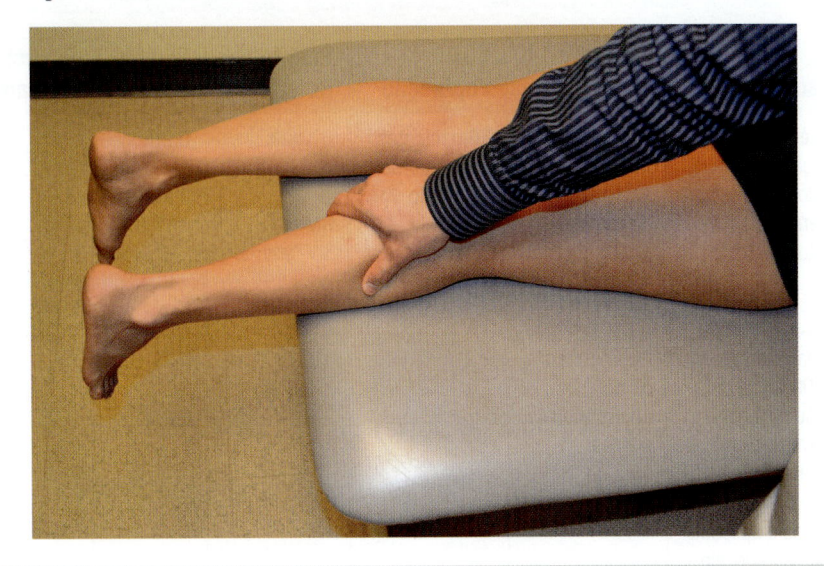

Figura 8-30
Teste de Thompson.

Teste e Qualidade do Estudo	Descrição	Achados Positivos	População	Padrão de Referência	Sensibilidade	Especificidade	+RP	−RP
Teste de Thompson[34] ◆	Paciente em posição prona enquanto o examinador aperta suavemente os músculos da panturrilha do paciente com a palma da mão	Se o tendão do calcâneo estiver intacto, ocorrerá flexão plantar no tornozelo. Se o tendão estiver danificado, o tornozelo permanecerá ou inerte ou apenas em flexão plantar mínima	174 pacientes com suspeita de ruptura do tendão do calcâneo encaminhados a uma clínica de ortopedia	Confirmação cirúrgica para sujeitos com o diagnóstico; investigação por ressonância magnética (RM) e ultrassom para sujeitos sem o diagnóstico	0,96 (0,91, 0,99)	0,93 (0,75, 0,99)	13,47 (3,54, 51,25)	0,4 (0,02 , 0,10)
Palpação do tendão do calcâneo (Aquiles)[34] ◆	Paciente em posição prona enquanto o examinador palpa suavemente o curso do tendão	A falha é classificada como presente ou ausente			0,73 (0,64, 0,80)	0,89 (0,71, 0,97)	6,81 (2,32, 19,93)	0,30 (0,23, 0,40)

Pé e Tornozelo   8

Detecção de Lesão Sindesmótica

Teste e Qualidade do Estudo	Descrição	Achados Positivos	População	Padrão de Referência	Sensibilidade	Especificidade	+RP	−RP
Teste de rotação externa[35] ◆	O médico aplica rotação externa do pé do paciente com a perna estabilizada e o tornozelo neutro	Dor no aspecto anterolateral do tornozelo	56 pacientes com entorse lateral do tornozelo encaminhados a clínica ortopédica	RM	0,20 (0,04, 0,56)	0,85 (0,71, 0,93)	1,31 (0,32, 5,41)	0,94 (0,69, 1,30)
Teste de dorsiflexão-rotação externa da perna[36] ◆	Perna estabilizada em 90 graus de flexão do joelho e tornozelo em dorsiflexão máxima; força de rotação externa é aplicada ao pé e tornozelo lesionados	Reprodução de dor anterolateral sobre a área de sindesmose	87 pacientes com lesão aguda do tornozelo	RM	0,71 (0,55, 0,83)	0,63 (0,49, 0,75)	1,93 (1,28, 2,94)	0,46 (0,27, 0,79)
Salto de dorsiflexão com teste de compressão[36] ◆	O paciente salta para frente sobre a perna lesionada, o mais longe possível. O salto é repetido com compressão manual do examinador pela sindesmose do tornozelo	Aumento na amplitude de movimento do tornozelo ou redução da dor mediante compressão			0,69 (0,53, 0,82)	0,41 (0,28, 0,56)	1,18 (0,86, 1,64)	0,74 (0,41, 1,35)
Teste de aperto de sindesmose[35] ◆	O médico aplica compressão lateromedial na transição entre o terço médio e o distal da perna do paciente	Dor na sindesmose distal	56 pacientes com entorse lateral do tornozelo encaminhados à clínica ortopédica	RM	0,30 (0,08, 0,65)	0,93 (0,81, 0,98)	4,60 (1,08, 19,55)	0,75 (0,50, 1,13)
Teste de aperto de sindesmose[36] ◆	Paciente sentado na lateral do leito. Compressão da fíbula contra a tíbia no ponto médio da panturrilha com uma ou as duas mãos	Replicação da dor na área da sindesmose do tornozelo	87 pacientes com lesão aguda do tornozelo	RM	0,26 (0,15, 0,42)	0,88 (0,76, 0,94)	2,15 (0,86, 5,39)	0,84 (0,68, 1,04)
Palpação do ligamento da sindesmose[36] ◆	Palpação do ligamento tibiofibular inferior anterior e posterior. Palpação entre tíbia e fíbula	Informação de dor após pressionar o ligamento ou a membrana		RM	0,92 (0,79, 0,97)	0,29 (0,18, 0,42)	1,29 (1,06, 1,58)	0,28 (0,09, 0,89)

Detecção de Lesão Sindesmótica (*continuação*)

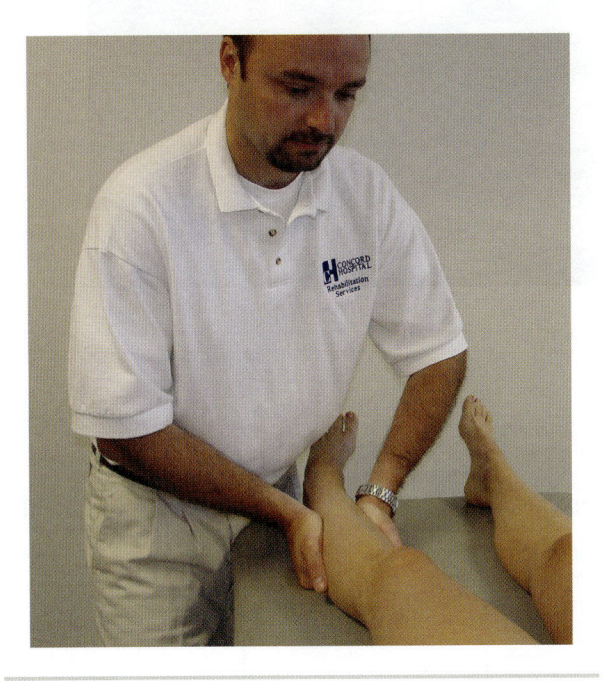

Figura 8-31
Teste de Squeeze.

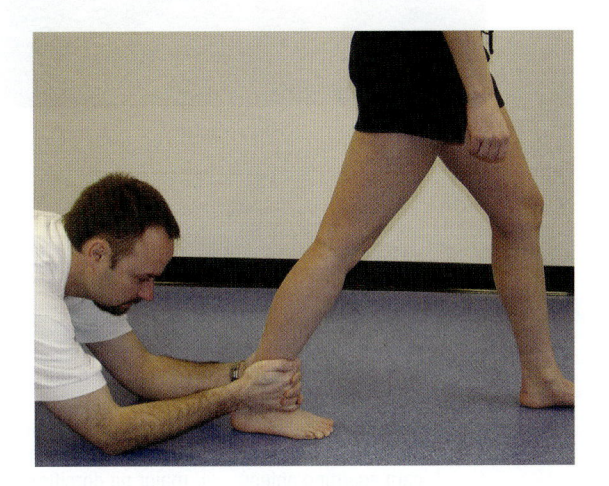

Figura 8-32
Teste de dorsiflexão-compressão.

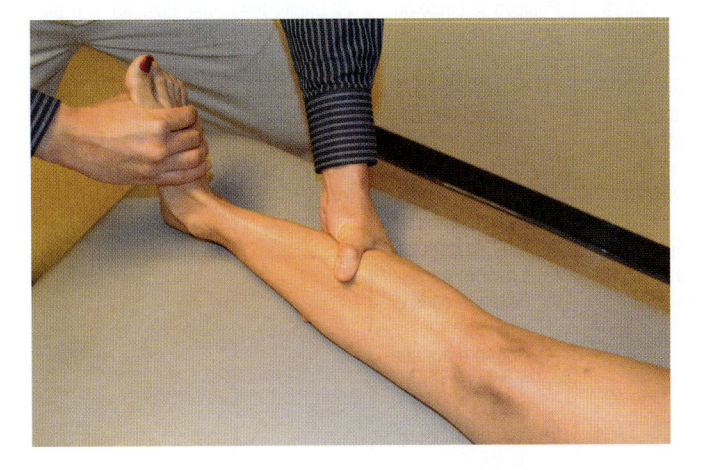

Figura 8-33
Teste de rotação externa.

Pé e Tornozelo

8

Detecção de Impacto Anterolateral do Tornozelo

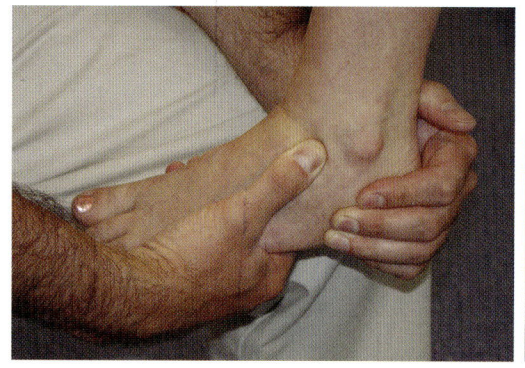
Flexão plantar

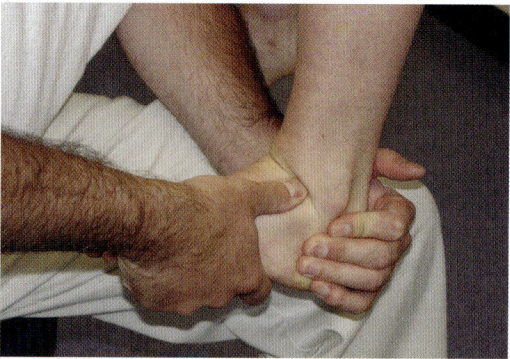
Dorsiflexão

Figura 8-34
Sinal de impacto.

Teste e Qualidade do Estudo	Descrição	Achados Positivos	População	Padrão de Referência	Sensi-bilidade	Especi-ficidade	+RP	−RP
Sinal de impacto[37]	Com o paciente sentado, o examinador agarra o calcâneo com uma das mãos e usa a outra mão para agarrar o antepé e trazê-lo para a flexão plantar. O examinador usa o polegar para fazer pressão sobre o tornozelo anterolateral. O pé é então trazido da flexão plantar para a dorsiflexão enquanto a pressão do polegar é mantida	Positivo se a dor provocada com a pressão do polegar do examinador for maior na dorsiflexão que na flexão plantar	73 pacientes com dor no tornozelo	Visualização artroscópica	0,95	0,98	7,91	0,06
História e exame clínico[38]	O examinador registra fatores agravantes e informa perda de movimento. O exame inclui observação de inchaço, dorsiflexão forçada passiva do tornozelo e eversão, amplitude de movimento ativa e agachamento de uma e duas pernas	Positivo se cinco ou mais achados forem positivos: (1) Sensibilidade na articulação anterolateral do tornozelo (2) Inchaço na articulação anterolateral do tornozelo (3) Dor com dorsiflexão forçada e eversão (4) Dor com agachamento de uma perna (5) Dor com atividades (6) Instabilidade do tornozelo	22 pacientes submetidos a cirurgia artroscópica por queixas de dor crônica no tornozelo	Visualização artroscópica	0,94	0,75	3,76	0,08

Detecção de Instabilidade Articular após Entorse Lateral do Tornozelo

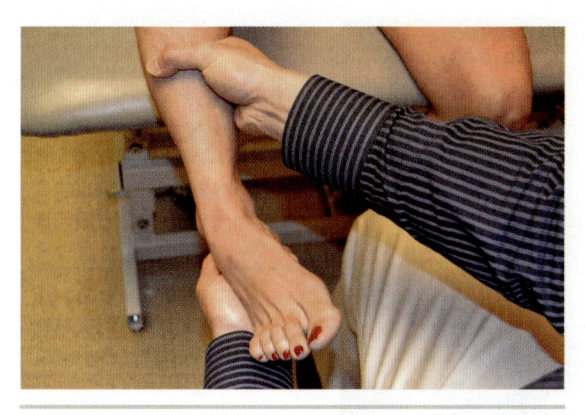

Figura 8-35
Teste de esforço de inclinação medial do tálus.

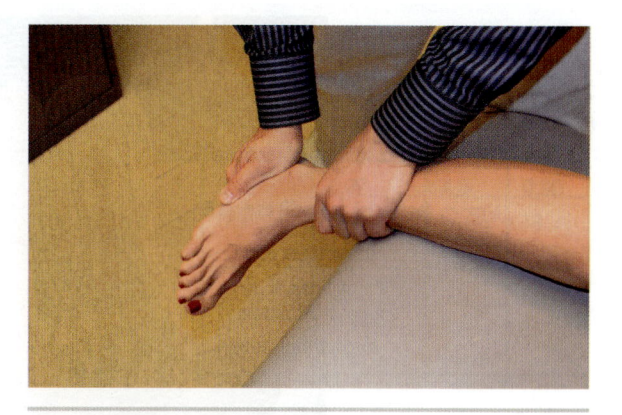

Figura 8-36
Teste de deslize subtalar medial.

Teste e Qualidade do Estudo	Descrição	Achados Positivos	População	Padrão de Referência	Sensibilidade	Especificidade	+RP	–RP
Teste da gaveta anterior[12] ◆	O médico estabiliza a perna distal do paciente e agarra o calcâneo para transmitir força direcionada anteriormente na tentativa de mover o tálus; o paciente está sentado com tornozelo em flexão plantar de 10 a 20 graus	Graus avaliados pelo médico em 3 e acima em uma escala de frouxidão de 4 pontos	66 pacientes com história de entorse lateral do tornozelo e 20 controles sadios	Ultrassom	0,33 (0,18, 0,53)	0,73 (0,59, 0,85)	1,27 (0,59, 2,72)	0,90 (0,64, 1,26)
Teste da gaveta anterior[39] ◑	Exame manual para deslocamento anterior do tálus no encaixe	Deslocamento anterior do tálus no encaixe classificado em escala de frouxidão de 4 pontos	12 sujeitos com história de entorse lateral do tornozelo e 8 controles sadios	Fluoroscopia de esforço	0,59 (0,29, 0,84)	1,00 (0,60, 1,00)	Indefinido	0,42 (0,21, 0,81)
Teste de estresse de inclinação medial do tálus[39] ●	Exame manual para inversão excessiva do tálus no encaixe	Inversão do tálus no encaixe classificado em escala de frouxidão de 4 pontos			0,50 (0,22, 0,78)	0,88 (0,47, 0,990)	4,00 (0,59, 27,25)	0,57 (0,31, 1,04)
Teste de deslize subtalar medial[39] ●	O examinador mantém o tálus em posição subtalar neutra com uma das mãos e desliza o calcâneo em sentido medial sobre o tálus fixo com a outra mão	O examinador avalia a sensação final do deslizamento classificado em escala de frouxidão de 4 pontos			0,58 (0,29, 0,84)	0,88 (0,47, 0,99)	4,67 (0,70, 31,04)	0,48 (0,24, 0,96)

8

Pé e Tornozelo

Detecção de Instabilidade Articular após Entorse Lateral do Tornozelo (*continuação*)

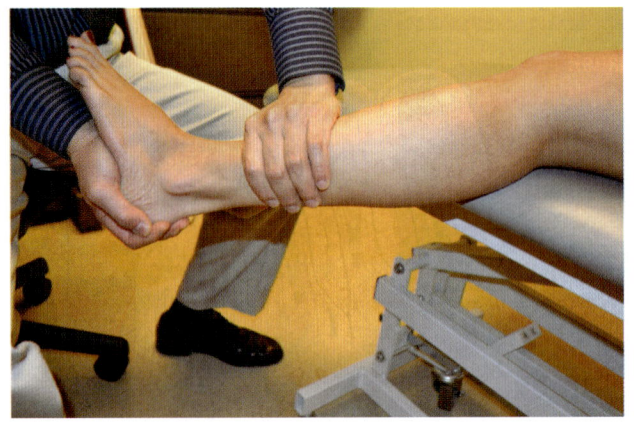

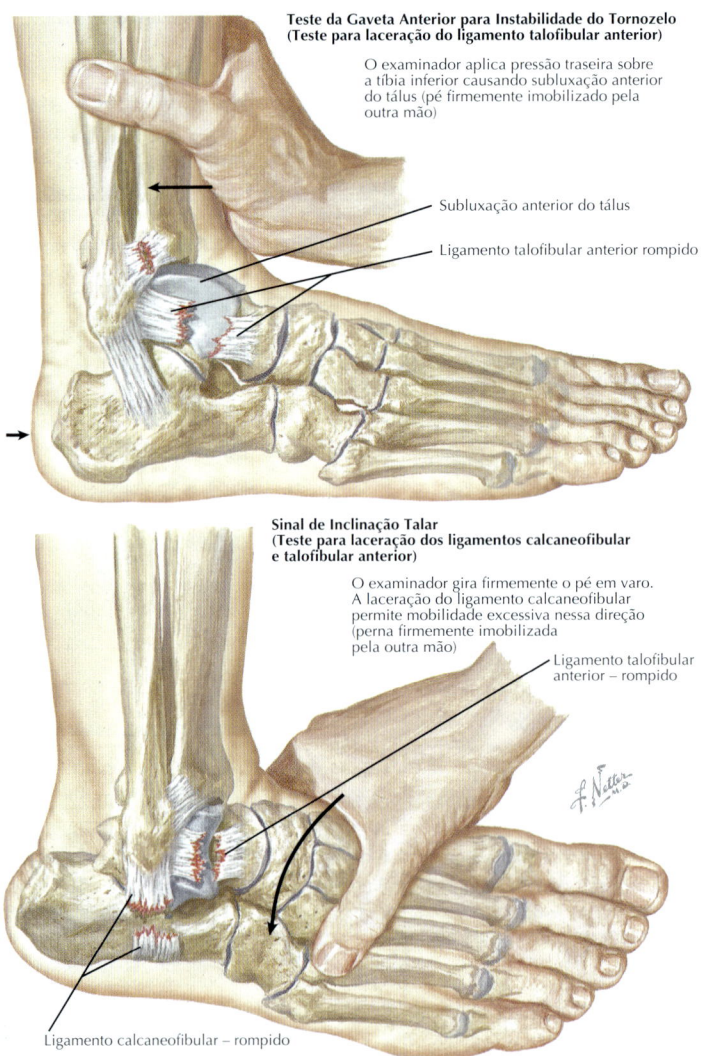

Teste da Gaveta Anterior para Instabilidade do Tornozelo
(Teste para laceração do ligamento talofibular anterior)

O examinador aplica pressão traseira sobre a tíbia inferior causando subluxação anterior do tálus (pé firmemente imobilizado pela outra mão)

Subluxação anterior do tálus

Ligamento talofibular anterior rompido

Sinal de Inclinação Talar
(Teste para laceração dos ligamentos calcaneofibular e talofibular anterior)

O examinador gira firmemente o pé em varo. A laceração do ligamento calcaneofibular permite mobilidade excessiva nessa direção (perna firmemente imobilizada pela outra mão)

Ligamento talofibular anterior – rompido

Ligamento calcaneofibular – rompido

Figura 8-37
Teste da gaveta anterior.

Detecção da Síndrome do Túnel do Tarso

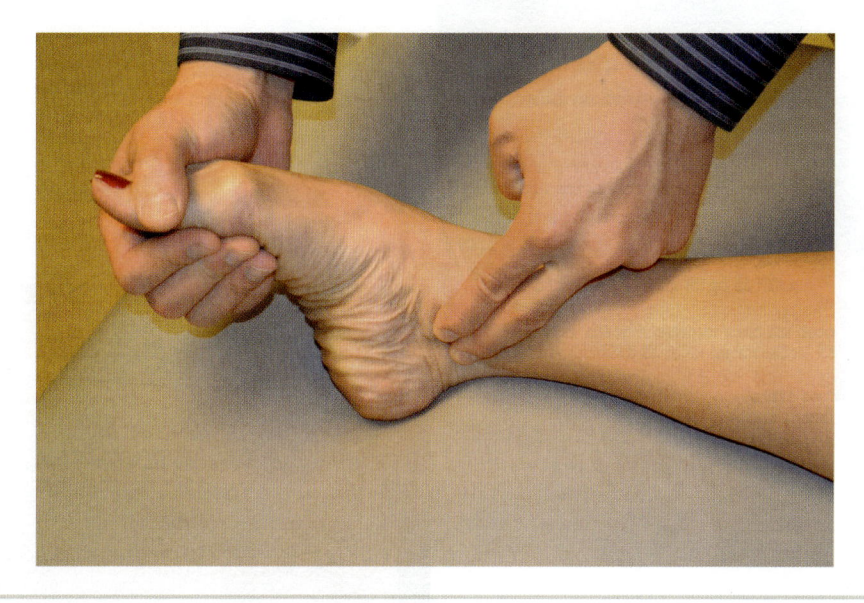

Figura 8-38
Teste de compressão tripla.

Teste e Qualidade do Estudo	Descrição	Achados Positivos	População	Padrão de Referência	Sensibi-lidade	Especifi-cidade	+RP	−RP
Teste de estresse de compressão tripla[40] ◆	O médico posiciona o tornozelo do paciente em flexão plantar total e inversão enquanto aplica simultaneamente pressão digital direta por 30 segundos no nervo tibial posterior, atrás do maléolo medial	Reprodução ou sintomas e sinais clínicos intensificados de síndrome do túnel do tarso	50 sujeitos com sintomas sugestivos de síndrome do túnel do tarso e 40 controles sadios	Condução neural motora básica para nervo tibial	0,86 (0,76, 0,92)	1,00 (0,93, 1,00)	Indefi-nido	0,14 (0,08, 0,24)

Pé e Tornozelo

8

Confiabilidade do Teste de Gancho

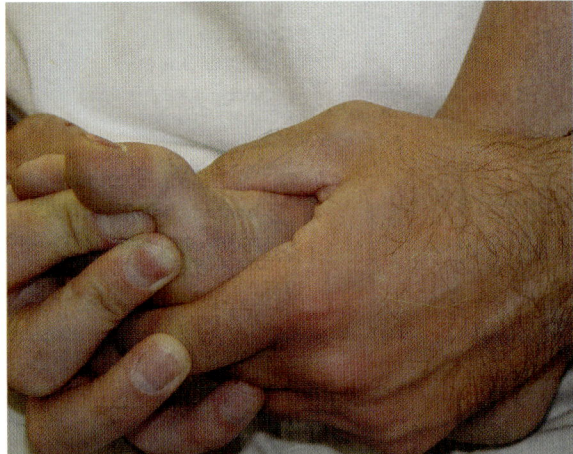

Sem suporte de peso

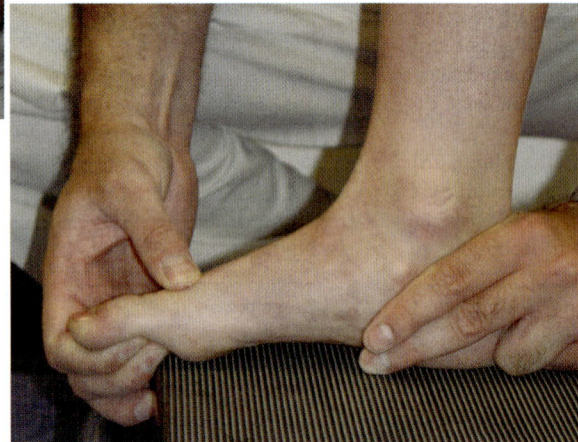

Com suporte de peso

Figura 8-39
Teste de gancho.

Teste e Qualidade do Estudo	Descrição	População	Confiabilidade	
			Intraexa-minador	Interexa-minadores
Teste de gancho[41] ■	Foram usados dois métodos para execução do teste de gancho. Na primeira versão, o joelho do paciente foi flexionado em 90 graus em posição sem suporte de peso. O examinador estabilizou o tornozelo e estendeu a articulação MTP enquanto permitia flexão da articulação IP, evitando assim limitações de movimento devidas a um músculo longo do hálux encurtado. No segundo método, o paciente ficava em pé em um banquinho com os dedos sobre a borda de aço. Novamente, a articulação MTP foi estendida enquanto a articulação IP era flexionada	22 pacientes com fasciite plantar, 23 pacientes com outros tipos de dor no pé, e 30 controles	ICC = 0,99	ICC = 0,96

Medida de Resultado		Classificação e Interpretação	Confiabilidade do Teste-Reteste e Qualidade do Estudo	DCIM
Escala Funcional de Extremidade Inferior (LEFS)		Os usuários são instruídos para classificar a dificuldade de executar 20 tarefas funcionais em uma escala tipo Likert variando de 0 (extremamente difícil ou incapaz de executar a atividade) a 4 (sem dificuldade). Um escore total de 80 é calculado somando-se cada escore. As respostas fornecem um escore entre 0 e 80, com os menores representando mais incapacidade	ICC = 0,92[26]	9[8]
Índice de Função do Pé (FFI)		Um questionário autoadministrado consistindo em 23 itens divididos em subescalas de dor, incapacidade e restrição de atividade. Um escore de 0 a 100 surge dividindo-se a escala análoga visual em 10 segmentos. Os escores mais altos indicam maior impedimento	ICC = 0, 85[4]	Desconhecido
Escalas da American Orthopaedic Foot and Ankle Society (AOFAS)	Tornozelo-Retropé	Cada escala é administrada por um médico e tem critérios subjetivos e objetivos, incluindo amplitude de movimento, anormalidades da marcha, estabilidade, alinhamento e avaliação de calos. As respostas fornecem uma classificação entre 0 e 100, com os escores mais baixos representando maior incapacidade	Desconhecido	9[43]
	Mediopé		Desconhecido	12[43]
	Hálux		ICC = 0,95[4]	25[43]
	Articulações MTP-IP		ICC = 0,80[4]	11[43]
Escala Numérica de Classificação de Dor (NPRS)		Os usuários classificam seu grau de dor em uma escala de 11 pontos variando de 0 a 10, com os escores mais altos representando mais dor. Geralmente se pergunta sobre "dor atual" e "última", "pior" ou "dor moderada" nas últimas 24 horas	ICC = 0,72[44]	2[45, 46]

ICC: Coeficiente de Correlação Intraclasses;DCIM: diferença clinicamente importante mínima.

Avaliação de Qualidade de Estudos de Confiabilidade para Pé e Tornozelo Usando QAREL

	Elveru 1988[13]	Stiell 1992[8]	Youdas 1993[47]	Sell 1994[17]	Saltzman 1995[23]	Tatro-Adams 1995[31]	Jonson 1997[18]	Alonso 1998[1]	Sobel 1999[19]	Petersen 1999[32]
1. O teste foi avaliado em uma amostra de sujeitos que eram representativos daqueles aos quais os autores pretendiam aplicar os resultados?	S	S	S	S	S	S	S	S	S	S
2. O teste executado por classificadores que eram representativos daqueles aos quais os autores pretendiam aplicar os resultados?	S	S	S	S	I	S	S	S	I	S
3. Os classificadores desconheciam os achados de outros classificadores durante o estudo?	S	S	S	I	S	S	I	S	S	S
4. Os classificadores desconheciam seus próprios achados anteriores do teste sendo avaliado?	N/A	N/A	S	I	I	I	I	N/A	S	N
5. Os classificadores desconheciam os resultados do padrão de referência para o transtorno-alvo (ou variável) sendo avaliado(a)?	N/A	S	N/A	N/A	I	N/A	N/A	N/A	N/A	N/A
6. Os classificadores desconheciam as informações clínicas que não havia intenção de fornecer como parte do procedimento de verificação ou do *design* do estudo?	I	I	I	I	S	I	I	I	I	I
7. Os classificadores desconheciam as dicas adicionais que não faziam parte do teste?	I	I	I	S	S	I	I	I	I	I
8. Houve variação na ordem do exame?	S	I	S	S	I	S	I	N	S	S
9. O intervalo de tempo entre medições repetidas foi compatível com a estabilidade (ou estabilidade teórica) da variável sendo medida?	S	S	S	S	S	S	S	S	S	S
10. O teste foi aplicado corretamente e interpretado apropriadamente?	S	S	S	S	S	S	S	S	S	S
11. Foram usadas medidas de concordância estatística apropriadas?	S	S	S	S	S	S	S	S	S	S
Resumo do Escore de Qualidade:	◆	●	◆	●	●	●	●	●	●	●

S = sim, N = não, I = indefinido, N/A = não aplicável. ◆ = Boa qualidade (S – N = 9 a 11) ● = Qualidade razoável (S – N = 6 a 8) ■ = Baixa qualidade (S – N ≤ 5).

Avaliação de Qualidade de Estudos de Confiabilidade para Pé e Tornozelo Usando QAREL

	Van Gheluwe 2102[14]	De Garceau 2003[41]	Deshpande 2003[27]	Menz 2003[16]	Cornwall 200[47]	Piva 2006[22]	Wilson 2006[33]	Menadue 2006[11]	Trojian 2006[26]
1. O teste foi avaliado em uma amostra de sujeitos que eram representativos daqueles aos quais os autores pretendiam aplicar os resultados?	S	S	S	S	S	S	S	S	S
2. O teste executado por classificadores que eram representativos daqueles aos quais os autores pretendiam aplicar os resultados?	S	I	S	N	S	S	S	S	S
3. Os classificadores desconheciam os achados de outros classificadores durante o estudo?	I	I	I	I	S	S	N/A	S	S
4. Os classificadores desconheciam seus próprios achados anteriores do teste sendo avaliado?	N	I	N/A	I	N/A	N/A	N/A	S	N/A
5. Os classificadores desconheciam os resultados do padrão de referência para o transtorno-alvo (ou variável) sendo avaliado(a)?	N/A	I	N/A	N/A	N/A	N/A	N/A	S	N/A
6. Os classificadores desconheciam as informações clínicas que não havia intenção de fornecer como parte do procedimento de verificação ou do *design* do estudo?	I	I	I	S	I	I	I	I	S
7. Os classificadores desconheciam as dicas adicionais que não faziam parte do teste?	I	I	I	I	I	I	I	I	S
8. Houve variação na ordem do exame?	I	I	I	I	I	N	N/A	S	I
9. O intervalo de tempo entre medições repetidas foi compatível com a estabilidade (ou estabilidade teórica) da variável sendo medida?	S	I	S	S	S	S	S	S	S
10. O teste foi aplicado corretamente e interpretado apropriadamente?	S	S	S	S	S	S	S	S	S
11. Foram usadas medidas de concordância estatística apropriadas?	S	S	S	S	S	S	S	S	S
Resumo do Escore de Qualidade:	●	■	●	●	●	●	◆	◆	◆

S = sim, N = não, I =indefinido, N/A = não aplicável. ◆ = Boa qualidade (S – N = 10 a 14) ● = Qualidade razoável (S – N = 5 a 9) ■ = Baixa qualidade (S – N ≤ 4)

Apêndice

Avaliação de Qualidade de Estudos de Confiabilidade para Pé e Tornozelo Usando QAREL

	Baumhauer 2006[4]	Li 2007[44]	Rohner-Spengler 2007[30]	Keenan 2006[28]	Maurer 2007[20]	Sekir 2008[25]	Munteanu 2009[15]	Pua 2009[42]
1. O teste foi avaliado em uma amostra de sujeitos que eram representativos daqueles aos quais os autores pretendiam aplicar os resultados?	S	S	S	S	S	S	S	S
2. O teste executado por classificadores que eram representativos daqueles aos quais os autores pretendiam aplicar os resultados?	I	S	S	S	I	S	S	S
3. Os classificadores desconheciam os achados de outros classificadores durante o estudo?	N/A	N/A	S	S	I	N/A	S	I
4. Os classificadores desconheciam seus próprios achados anteriores do teste sendo avaliado?	I	N	I	I	N/A	I	S	I
5. Os classificadores desconheciam os resultados do padrão de referência para o transtorn-alvo (ou variável) sendo avaliado(a)?	N/A	N/A	N/A	N/A	N/A	N/A	N/A	N/A
6. Os classificadores desconheciam as informações clínicas que não havia intenção de fornecer como parte do procedimento de verificação ou do *design* do estudo?	I	I	I	I	I	I	I	I
7. Os classificadores desconheciam as dicas adicionais que não faziam parte do teste?	I	I	I	I	S	I	I	I
8. Houve variação na ordem do exame?	I	I	S	S	N/A	I	S	S
9. O intervalo de tempo entre medições repetidas foi compatível com a estabilidade (ou estabilidade teórica) da variável sendo medida?	S	S	S	S	S	S	S	S
10. O teste foi aplicado corretamente e interpretado apropriadamente?	S	S	S	S	S	S	S	S
11. Foram usadas medidas de concordância estatística apropriadas?	S	S	S	S	S	S	S	S
Resumo do Escore de Qualidade:	◍	◍	◆	◍	◍	◍	◆	◍

S = sim, N = não, I =indefindo, N/A = não aplicável. ◆ = Boa qualidade (S – N = 10 a 14) ◍ = Qualidade razoável (S – N = 5 a 9) ■ = Baixa qualidade (S – N ≤ 4)

Avaliação de Qualidade de Estudos de Precisão Diagnóstica para Pé e Tornozelo Usando QUADAS

	Liu 1997[38]	Maffulli 1998[34]	Hertel 1999[39]	Payne 2002[29]	De Garceau 2003[41]	Molloy 2003[37]	Eggli 2005[9]	Dissmann 2006[10]
1. O espectro de pacientes era representativo dos pacientes que receberão o teste na prática?	S	S	N	N	I	S	S	S
2. Os critérios de seleção foram claramente descritos?	N	S	S	S	N	N	S	S
3. O padrão de referência tem probabilidade de classificar corretamente o quadro alvo?	S	S	I	I	I	S	S	S
4. O período de tempo entre o padrão de referência e o teste índice é suficientemente curto para garantir razoavelmente que o quadro-alvo não se alterou entre os dois testes?	I	S	I	I	I	I	S	I
5. A amostra total ou uma seleção aleatória da amostra receberam verificação usando-se um padrão de referência de diagnóstico?	S	S	I	S	S	S	S	S
6. Os pacientes receberam o mesmo padrão de referência independentemente do resultado do teste índice?	S	N	S	S	I	S	S	S
7. O padrão de referência era independente do teste índice (i.e., o teste índice não fazia parte do padrão de referência)?	S	S	S	S	I	S	S	S
8. A execução do teste índice foi descrita com detalhes suficientes para permitir a replicação do teste?	S	S	N	S	S	S	I	S
9. A execução do padrão de referência foi descrita com detalhes suficientes para permitir sua replicação?	S	S	S	N	N	S	S	I
10. Os resultados do teste índice foram interpretados sem conhecimento dos resultados do teste de referência?	S	I	S	S	I	S	S	I
11. Os resultados do padrão de referência foram interpretados sem conhecimento dos resultados do teste índice?	I	I	S	I	I	I	I	I
12. Os dados clínicos disponíveis eram os mesmos quando os resultados foram interpretados como estariam disponíveis quando o teste fosse usado na prática?	S	I	S	I	I	I	I	I
13. Foram informados resultados de teste sem interpretação/ intermediários?	I	S	N	I	I	I	I	I
14. As retiradas do estudo foram explicadas?	I	S	N	S	I	I	S	I
Resumo do Escore de Qualidade:	●	◆	●	●	■	●	◆	●

S = sim, N = não, I = indefinido, ◆ = Boa qualidade (S – N = 10-14) ● = Qualidade razoável (S – N = 5 a 9). ■ = Baixa qualidade (S – N ≤ 4).

8

Pé e Tornozelo

Avaliação de Qualidade de Estudos de Precisão Diagnóstica para Pé e Tornozelo Usando QUADAS

	Menz 2006[21]	Wilson 2006[33]	De César 2011[35]	Abouelela 2012[40]	Croy 2013[12]	Sman 2015[36]
1. O espectro de pacientes era representativo dos pacientes que receberão o teste na prática?	S	S	S	S	I	I
2. Os critérios de seleção foram claramente descritos?	S	I	S	S	S	S
3. O padrão de referência tem probabilidade de classificar corretamente o quadro alvo?	S	I	S	I	I	S
4. O período de tempo entre o padrão de referência e o teste índice é suficientemente curto para garantir razoavelmente que o quadro alvo não se alterou entre os dois testes?	S	I	S	S	S	S
5. A amostra total ou uma seleção aleatória da amostra recebeu verificação usando-se um padrão de referência de diagnóstico?	S	S	S	S	S	S
6. Os pacientes receberam o mesmo padrão de referência independentemente do resultado do teste índice?	S	S	S	S	S	N
7. O padrão de referência era independente do teste índice (i.e., o teste índice não fazia parte do padrão de referência)?	S	I	S	S	S	S
8. A execução do teste índice foi descrita com detalhes suficientes para permitir a replicação do teste?	S	S	S	S	S	S
9. A execução do padrão de referência foi descrita com detalhes suficientes para permitir sua replicação?	S	N	S	S	S	S
10. Os resultados do teste índice foram interpretados sem conhecimento dos resultados do teste de referência?	I	I	S	I	S	S
11. Os resultados do padrão de referência foram interpretados sem conhecimento dos resultados do teste índice?	I	I	S	I	N	S
12. Os dados clínicos disponíveis eram os mesmos quando os resultados foram interpretados como estariam disponíveis quando o teste fosse usado na prática?	I	S	I	S	S	S
13. Foram informados resultados de teste sem interpretação/intermediários?	I	I	S	S	S	I
14. As retiradas do estudo foram explicadas?	S	I	S	S	S	S
Resumo do Escore de Qualidade:	◆	■	◆	◆	◆	◆

S = sim, N = não, I =indefinido, ◆ = Boa qualidade (S – N = 10-14) ● = Qualidade razoável (S – N = 5 a 9). ■ = Baixa qualidade (S – N ≤ 4).

1. Alonso A, Khoury L, Adams R. Clinical tests for ankle syndesmosis injury: reliability and prediction of return to function. *J Orthop Sports Phys Ther.* 1998;27:276-284.

2. Reischl SF, Noceti-DeWit LM. Foot and Ankle. In: *Current Concepts of Orthopedic Physical Therapy.* La Crosse, Wisconsin: Orthopaedic Section, American Physical Therapy Association; 2001.

3. Bachmann LM, Kolb E, Koller MT, et al. Accuracy of Ottawa ankle rules to exclude fractures of the ankle and mid-foot: systematic review. *BMJ.* 2003;326:417.

4. Baumhauer JF, Nawoczenski DA, DiGiovanni BF, Wilding GE. Reliability and validity of the American Orthopaedic Foot and Ankle Society Clinical Rating Scale: a pilot study for the hallux and lesser toes. *Foot Ankle Int.* 2006;27:1014-1019.

5. Bennett JE, Reinking MF, Pluemer B, et al. Factors contributing to the development of medial tibial stress syndrome in high school runners. *J Orthop Sports Phys Ther.* 2001;31:504-510.

6. Binkley JM, Stratford PW, Lott SA, Riddle DL. The Lower Extremity Functional Scale (LEFS): scale development, measurement properties, and clinical application. North American Orthopaedic Rehabilitation Research Network. *Phys Ther.* 1999;79: 371-383.

7. Cornwall MW, Fishco WD, McPoil TG, et al. Reliability and validity of clinically assessing first-ray mobility of the foot. *J Am Podiatr Med Assoc.* 2004; 94:470-476.

8. Stiell IG, McKnight RD, Greenberg GH, et al. Interobserver agreement in the examination of acute ankle injury patients. *Am J Emerg Med.* 1992; 10:14-17.

9. Eggli S, Sclabas GM, Eggli S, et al. The Bernese ankle rules: a fast, reliable test after low-energy, supination-type malleolar and midfoot trauma. *J Trauma.* 2005; 59:1268-1271.

10. Dissmann PD, Han KH. The tuning fork test–a useful tool for improving specificity in "Ottawa positive" patients after ankle inversion injury. *Emerg Med J.* 2006;23:788-790.

11. Menadue C, Raymond J, Kilbreath SL, et al. Reliability of two goniometric methods of measuring active inversion and eversion range of motion at the ankle. *BMC Musculoskelet Disord.* 2006;7:60.

12. Croy T, Koppenhaver S, Saliba S, Hertel J. Anterior talocrural joint laxity: diagnostic accuracy of the anterior drawer test of the ankle. *J Orthop Sports Phys Ther.* 2013;43(12):911-919.

13. Elveru RA, Rothstein JM, Lamb RL. Goniometric reliability in a clinical setting. Subtalar and ankle joint measurements. *Phys Ther.* 1988;68:672-677.

14. Van Gheluwe B, Kirby KA, Roosen P, Phillips RD. Reliability and accuracy of biomechanical measurements of the lower extremities. *J Am Podiatr Med Assoc.* 2002;92:317-326.

15. Munteanu SE, Strawhorn AB, Landorf KB, et al. A weightbearing technique for the measurement of ankle joint dorsiflexion with the knee extended is reliable. *J Sci Med Sport.* 2009;12:54-59.

16. Menz HB, Tiedemann A, Kwan MM, et al. Reliability of clinical tests of foot and ankle characteristics in older people. *J Am Podiatr Med Assoc.* 2003;93: 380-387.

17. Sell KE, Verity TM, Worrell TW, et al. Two measurement techniques for assessing subtalar joint position: a reliability study. *J Orthop Sports Phys Ther.* 1994;19:162-167.

18. Jonson SR, Gross MT. Intraexaminer reliability, interexaminer reliability, and mean values for nine lower extremity skeletal measures in healthy naval midshipmen. *J Orthop Sports Phys Ther.* 1997;25: 253-263.

19. Sobel E, Levitz SJ, Caselli MA, et al. Reevaluation of the relaxed calcaneal stance position. Reliability and normal values in children and adults. *J Am Podiatr Med Assoc.* 1999;89:258-264.

20. Maurer C, Finley A, Martel J, et al. Ankle plantarflexor strength and endurance in 7-9 year old children as measured by the standing single leg heel-rise test. *Phys Occup Ther Pediatr.* 2007;27: 37-54.

21. Menz HB, Zammit GV, Munteanu SE, Scott G. Plantarflexion strength of the toes: age and gender differences and evaluation of a clinical screening test. *Foot Ankle Int.* 2006;27:1103-1108.

22. Piva SR, Fitzgerald K, Irrgang JJ, et al. Reliability of measures of impairments associated with patellofemoral pain syndrome. *BMC Musculoskelet Disord.* 2006;7:33.

23. Saltzman CL, Nawoczenski DA, Talbot KD. Measurement of the medial longitudinal arch. *Arch Phys Med Rehabil.* 1995;76:45-49.

24. Root ML, Orien WP, Weed JH. *Biomechanical examination of the foot.* Los Angeles: Clinical Biomechanics Corp; 1971.

25. Sekir U, Yildiz Y, Hazneci B, et al. Reliability of a functional test battery evaluating functionality, proprioception, and strength in recreational athletes with functional ankle instability. *Eur J Phys Rehabil Med.* 2008;44:407-415.

26. Trojian TH, McKeag DB. Single leg balance test to identify risk of ankle sprains. *Br J Sports Med.* 2006; 40:610-613, discussion 613.

27. Deshpande N, Connelly DM, Culham EG, Costigan PA. Reliability and validity of ankle proprioceptive measures. *Arch Phys Med Rehabil.* 2003;84:883-889.

28. Keenan AM, Bach TM. Clinicians' assessment of the hindfoot: a study of reliability. *Foot Ankle Int.* 2006; 27:451-460.

29. Payne C, Chuter V, Miller K. Sensitivity and specificity of the functional hallux limitus test to predict foot function. *J Am Podiatr Med Assoc.* 2002;92: 269-271.

30. Rohner-Spengler M, Mannion AF, Babst R. Reliability and minimal detectable change for the figure-of--eight-20 method of, measurement of ankle edema. *J Orthop Sports Phys Ther.* 2007;37:199-205.

8

Pé e Tornozelo

31. Tatro-Adams D, McGann SF, Carbone W. Reliability of the figure-of-eight method of ankle measurement. *J Orthop Sports Phys Ther*. 1995;22:161-163.

32. Petersen EJ, Irish SM, Lyons CL, et al. Reliability of water volumetry and the figure of eight method on subjects with ankle joint swelling. *J Orthop Sports Phys Ther*. 1999;29:609-615.

33. Wilson O, Kirwan JR. Measuring sensation in the feet of patients with rheumatoid arthritis. *Musculoskeletal Care*. 2006;4:12-23.

34. Maffulli N. The clinical diagnosis of subcutaneous tear of the Achilles tendon. A prospective study in 174 patients. *Am J Sports Med*. 1998;26(2):266-270.

35. De César PC, Avila EM, de Abreu MR. Comparison of magnetic resonance imaging to physical examination for syndesmotic injury after lateral ankle sprain. *Foot Ankle Int*. 2011;32(12):1110-1114.

36. Sman AD, Hiller CE, Rae K, et al. Diagnostic accuracy of clinical tests for ankle syndesmosis injury. *Br J Sports Med*. 2015;49(5):323-329.

37. Molloy S, Solan MC, Bendall SP. Synovial impingement in the ankle: a new physical sign. *J Bone Joint Surg B*. 2003;85:330-333.

38. Liu SH, Nuccion SL, Finerman G. Diagnosis of anterolateral ankle impingement. Comparison between magnetic resonance imaging and clinical examination. *Am J Sports Med*. 1997;25:389-393.

39. Hertel J, Denegar CR, Monroe MM, Stokes WL. Talocrural and subtalar joint instability after lateral ankle sprain. *Med Sci Sports Exerc*. 1999;31(11): 1501-1508.

40. Abouelela AA, Zohiery AK. The triple compression stress test for diagnosis of tarsal tunnel syndrome. *Foot (Edinb)*. 2012;22(3):146-149.

41. De Garceau D, Dean D, Requejo SM, Thordarson DB. The association between diagnosis of plantar fasciitis and Windlass test results. *Foot Ankle Int*. 2003; 24:251-255.

42. Pua YH, Cowan SM, Wrigley TV, Bennell KL. The Lower Extremity Functional Scale could be an alternative to the Western Ontario and McMaster Universities Osteoarthritis Index physical function scale. *J Clin Epidemiol*. 2009;62(10):1103-1111.

43. Dawson J, Doll H, Coffey J, Jenkinson C. Responsiveness and minimally important change for the Manchester-Oxford foot questionnaire (MOXFQ) compared with AOFAS and SF-36 assessments following surgery for hallux valgus. *Osteoarthritis Cartilage*. 2007;15:918-931.

44. Li L, Liu X, Herr K. Postoperative pain intensity assessment: a comparison of four scales in Chinese adults. *Pain Med*. 2007;8:223-234.

45. Farrar JT, Berlin JA, Strom BL. Clinically important changes in acute pain outcome measures: a validation study. *J Pain Symptom Manage*. 2003;25: 406-411.

46. Farrar JT, Portenoy RK, Berlin JA, et al. Defining the clinically important difference in pain outcome measures. *Pain*. 2000;88:287-294.

47. Youdas JW, Bogard CL, Suman VJ. Reliability of goniometric measurements and visual estimates of ankle joint active range of motion obtained in a clinical setting. *Arch Phys Med Rehabil*. 1993;74: 1113-1118.

Sumário Clínico e Recomendações

História do Paciente

Queixas

- Pouco se sabe sobre a utilidade das queixas subjetivas de dores no ombro. Embora um relato de trauma não pareça clinicamente útil, uma história de ruídos, estalos ou travamento pode ser minimamente útil no diagnóstico de uma ruptura labral (+RPs [razão de probabilidade] = 2,0).

Exame Físico

Amplitude de Movimentos, Força e Avaliação do Comprimento do Músculo

- Demonstra-se que a medição da amplitude de movimentos do ombro é altamente confiável, mas é de desconhecida utilidade diagnóstica. Avaliações visuais e testes funcionais de amplitude de movimentos são mais variáveis e podem ser adequadamente confiáveis em alguns casos.
- A avaliação da força com teste muscular manual parece ser confiável. Uma fraca abdução e/ou rotação externa podem ser bastante úteis na identificação de pinçamento subacromial e/ou rupturas de espessura total do manguito rotador. Uma fraca rotação interna parece ser muito útil na identificação de rupturas subescapulares (+RP = 7,5 a 20,0).
- Avaliações de contraturas dos músculos do ombro são moderadamente confiáveis. Entretanto, o único estudo[1] feito usando teste diagnóstico associado encontrou contratura nos músculos peitorais menores em todos os 90 participantes, independentemente de eles terem ou não problemas no ombro (sensibilidade de 100% e 0% de especificidade).

Testes Especiais

- O teste de apreensão aparentemente é o teste mais útil para identificar instabilidade do ombro, principalmente ao definir um teste positivo por uma "resposta de apreensão" (+RP = 7,1 a 20,2, −RP = 0,00 a 0,29), em oposição a "dor" (+RP = 1,1 a 3,1, −RP = 0,69 a 0,90). Em menor escala, ele também pode ser útil no diagnóstico de rupturas labrais.
- Os resultados dos estudos que examinam a utilidade diagnóstica dos testes para identificar rupturas labrais são altamente variáveis. Mesmo que os testes mais simples não pareçam muito úteis, um estudo verificou que o teste de Kim e o teste do abalo são muito bons para a identificação de rupturas labrais (+RPs de 13,3 e 36,5, respectivamente). O mesmo autor também verificou que os testes de carga I e II do bíceps são muito eficazes na identificação de lesões do lábio superior anterior e posterior (SLAP) (+RP = 30 para ambas).
- Uma metanálise de 2012 verificou que o teste de retirada (de Gerber) é muito eficaz para a identificação de pinçamento subacromial (+RP = 14).
- A mesma metanálise de 2012 considerou os testes de Hawkins-Kennedy e de Neer minimamente úteis para diagnosticar ou descartar pinçamento subacromial. Também foi verificado que a presença de um "arco dolorido" durante a elevação tinha um valor mínimo para a identificação desse quadro (+RP = 2,3, −RP = 0,62).
- Além da fraqueza do músculo manguito rotador (acima), os sinais da cancela na rotação externa e interna parecem ser muito úteis na identificação de rupturas dos tendões infraespinal e subescapular, respectivamente. Vários outros testes (abraço do urso, prensa abdominal e teste de Napoleão) aparentemente são muito úteis no diagnóstico de rupturas do tendão subescapular.
- Enquanto vários sinais e sintomas são úteis para a identificação de avulsões da raiz nervosa do plexo braquial, o teste de protração do ombro parece ser o mais útil (+RP = 4,8, −RP = 0,05).
- Um estudo[2] mostrou que o teste da dor coracoide foi moderadamente útil na identificação de capsulite adesiva (+RP = 7,4).

Combinações de Achados

- Mesmo que as combinações de testes geralmente sejam melhores do que testes únicos, elas são apenas moderadamente úteis para a identificação de rupturas labrais. O par mais eficiente parece ser constituído pelos testes de apreensão anterior e o teste de recolocação de Jobe (+RP = 5,4).
- Um estudo[3] mostrou que uma história combinada de ruídos, estalos ou travamento associado a um teste de deslizamento anterior positivo foi moderadamente útil para a identificação de lesão SLAP tipo II a IV (+RP = 6,0).
- Outro estudo[4] demonstrou uma utilidade diagnóstica ainda melhor quando foram usadas combinações específicas dos três testes. Ao selecionar dois testes altamente sensíveis (teste de compressão-rotação, teste de apreensão anterior e teste de O'Brien) e um teste altamente específico (teste de Yergason, teste de carga de bíceps II ou teste de Speed), os usuários podem ter confiança para descartar ou diagnosticar lesões SLAP.

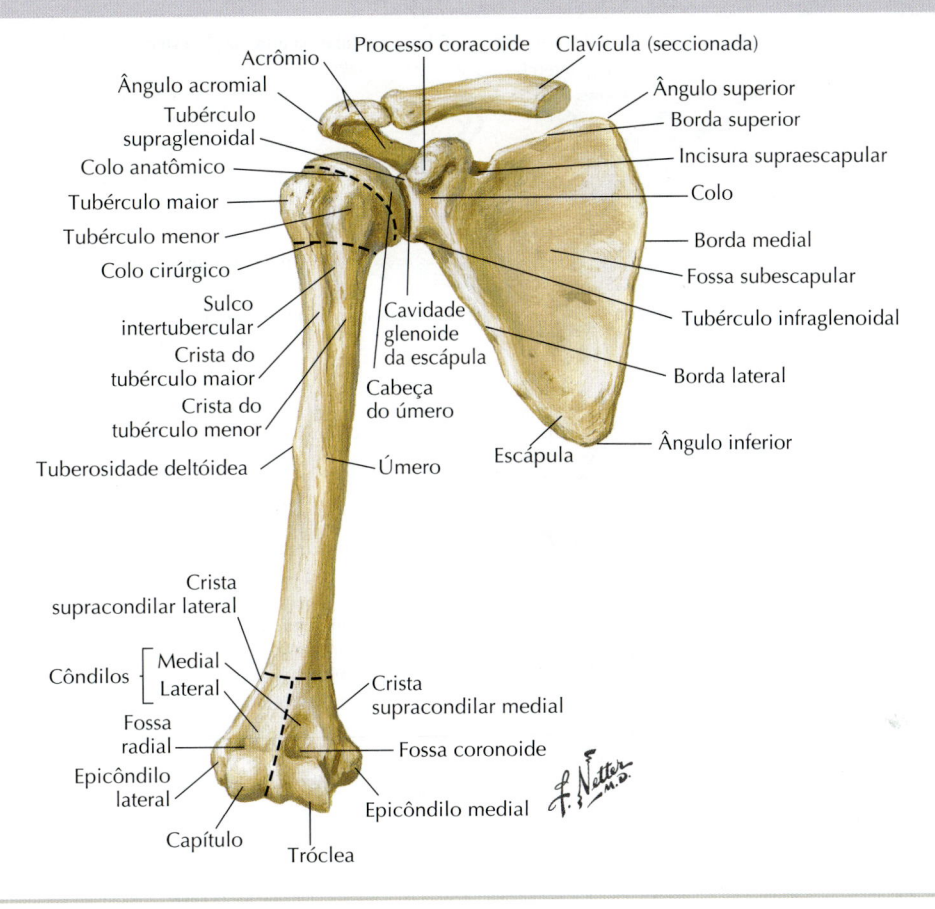

Figura 9-1
Úmero anterior e escápula.

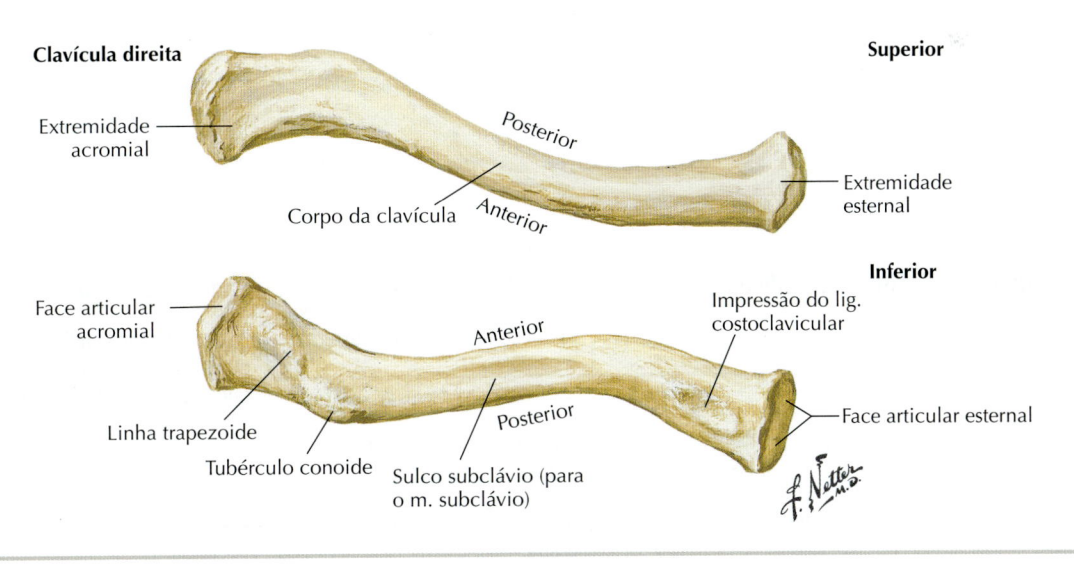

Figura 9-2
Superfícies superior e inferior da clavícula.

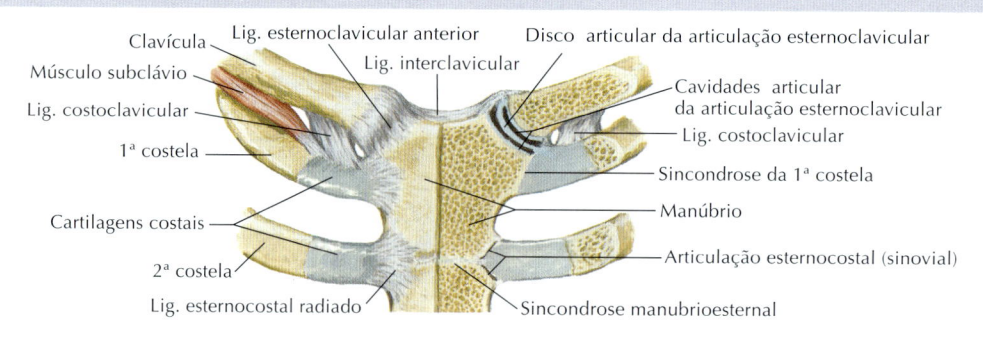

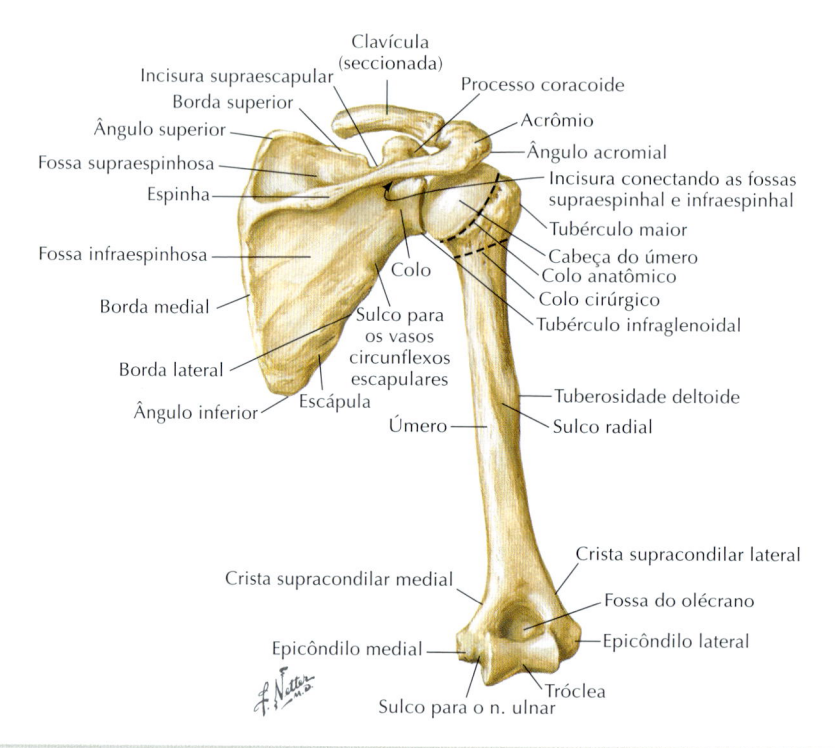

Figura 9-3
Articulação esternoclavicular.

Articulação	Tipo e Classificação	Posição Permitida	Padrão Capsular
Glenoumeral	Esferoidal	Abdução total e rotação externa	Rotação externa limitada mais do que a abdução, mais limitada do que a rotação e flexão interna
Esternoclavicular	Selar	Braço com abdução até 90 graus	Não informado
Acromioclavicular	Sinovial plana	Braço com abdução até 90 graus	Não informado
Escapulotorácica	Não é uma articulação verdadeira	Indisponível	Indisponível

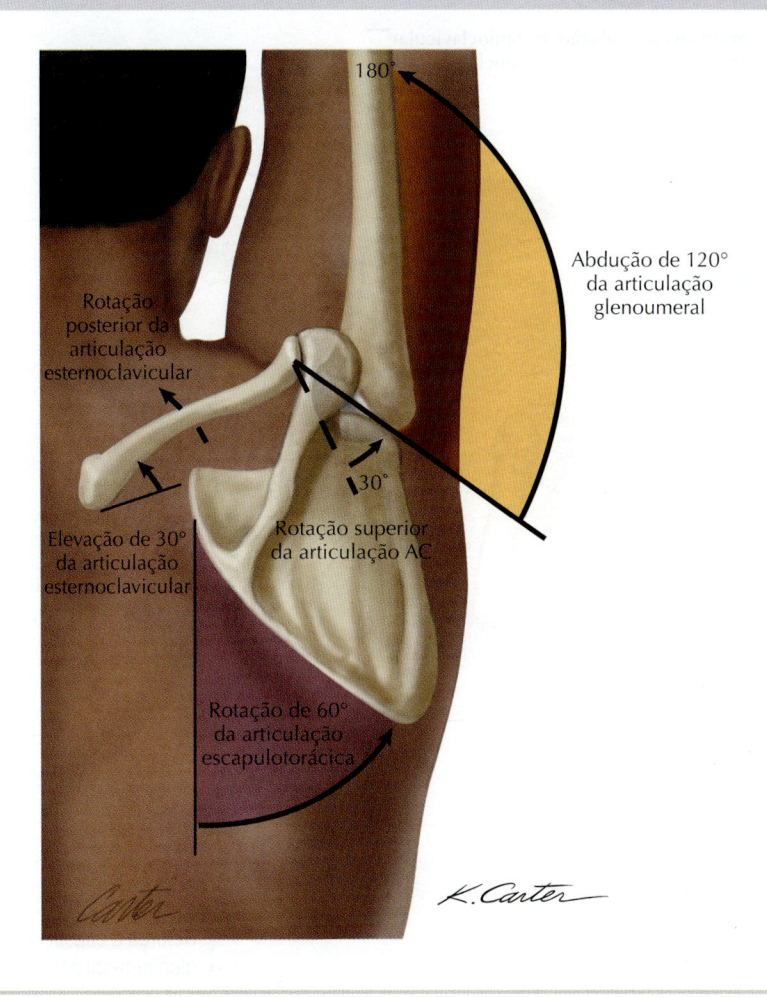

Figura 9-4
Ritmo escapuloumeral.

O ritmo escapuloumeral consiste em movimentos integrados das articulações glenoumeral, escapulotorácica, acromioclavicular e esternoclavicular que ocorrem de maneira sequencial para permitir o movimento funcional completo do complexo do ombro. O ritmo escapuloumeral tem três finalidades: permite uma maior amplitude global de movimentos do ombro; mantém o contato ideal entre a cabeça do úmero e a cavidade glenoide; e ajuda a manter uma relação comprimento-tensão ideal dos músculos glenoumerais.[5] Para completar 180 graus de abdução, a relação global entre o movimento glenoumeral, escapulotorácico, acromioclavicular e esternoclavicular é de 2:1.

Inman et al. [6] foram os primeiros a explicar o ritmo escapuloumeral e o descreveram como duas fases que o complexo do ombro completa para realizar o movimento de abdução total. Durante a primeira fase (0 grau a 90 graus), a escápula permanece contra o tórax para proporcionar estabilidade inicial na abdução do úmero a 30 graus.[5,6] De 30 graus a 90 graus de abdução, a articulação glenoumeral contribui com outros 30 graus de amplitude de movimento enquanto a escápula sofre rotação superior de 30 graus. A rotação superior é resultante da elevação da clavícula por meio das articulações esternoclavicular e acromioclavicular. A segunda fase (90 graus a –180 graus) envolve 60 graus de abdução glenoumeral e 30 graus de rotação superior da escápula. A rotação da escápula está associada a 5 graus de elevação na articulação esternoclavicular e 25 graus de rotação na articulação acromioclavicular.[6,7]

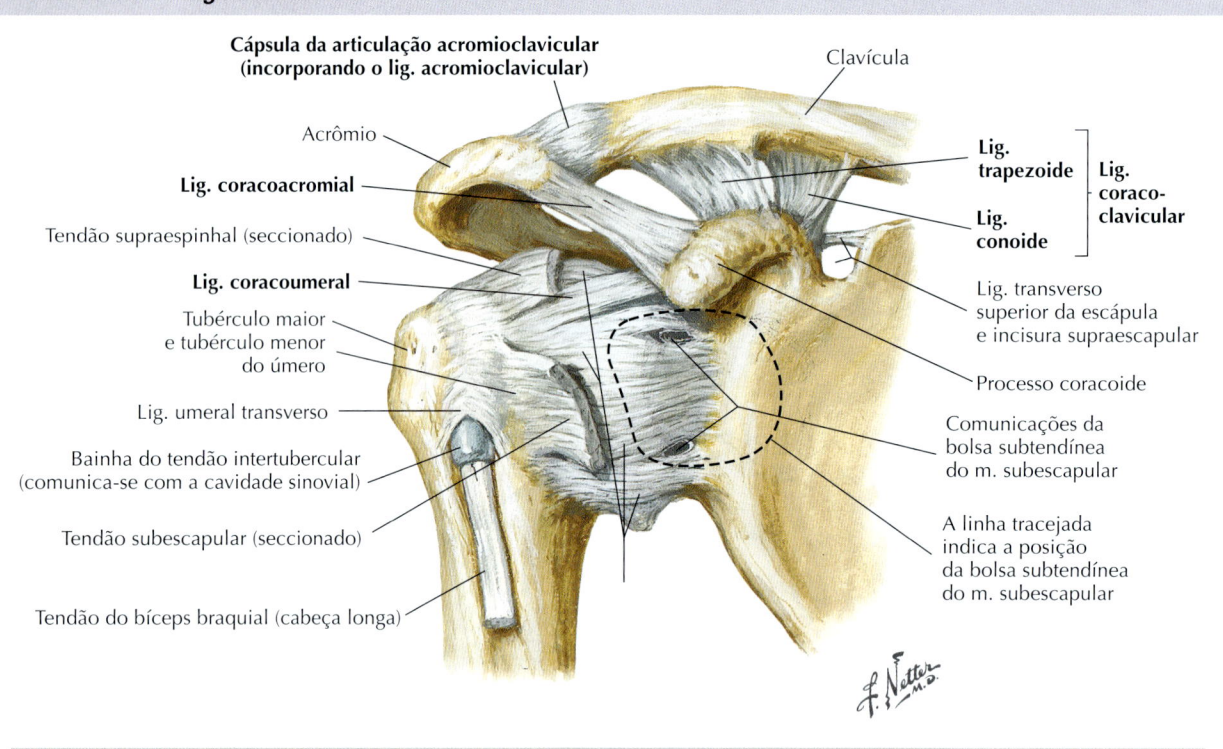

Ligamentos do ombro: vista anterior, mostrando: Cápsula da articulação acromioclavicular (incorporando o lig. acromioclavicular), Clavícula, Acrômio, Lig. trapezoide, Lig. coracoacromial, Lig. coracoclavicular, Lig. conoide, Tendão supraespinhal (seccionado), Lig. coracoumeral, Lig. transverso superior da escápula e incisura supraescapular, Tubérculo maior e tubérculo menor do úmero, Processo coracoide, Lig. umeral transverso, Comunicações da bolsa subtendínea do m. subescapular, Bainha do tendão intertubercular (comunica-se com a cavidade sinovial), A linha tracejada indica a posição da bolsa subtendínea do m. subescapular, Tendão subescapular (seccionado), Tendão do bíceps braquial (cabeça longa).

Figura 9-5
Ligamentos do ombro: vista anterior.

Ligamentos	Conexões	Função
Glenoumeral	Lábio glenoidal ao colo do úmero	Reforça a cápsula da articulação glenoumeral anterior
Coracoumeral	Processo coracoide ao tubérculo maior do úmero	Fortalece a cápsula da articulação glenoumeral superior
Coracoclavicular (*trapezoide*)	Face superior do processo coracoide à face inferior da clavícula	Fixa a clavícula ao processo coracoide
Coracoclavicular (*conoide*)	Processo coracoide ao tubérculo conoide na face inferior da clavícula	
Acromioclavicular	Acrômio à clavícula	Fortalece a articulação acromioclavicular superiormente
Coracoacromial	Processo coracoide ao acrômio	Evita o deslocamento superior da cabeça do úmero
Esternoclavicular	Incisura clavicular do manúbrio para a base medial da clavícula anterior e posteriormente	Reforça a articulação esternoclavicular anterior e posteriormente
Interclavicular	Extremidade medial de uma clavícula à extremidade medial da outra clavícula	Fortalece a cápsula da articulação esternoclavicular superior
Costoclavicular	Face superior da cartilagem costal da primeira costela para a borda inferior da clavícula medial	Fixa a extremidade medial da clavícula à primeira costela

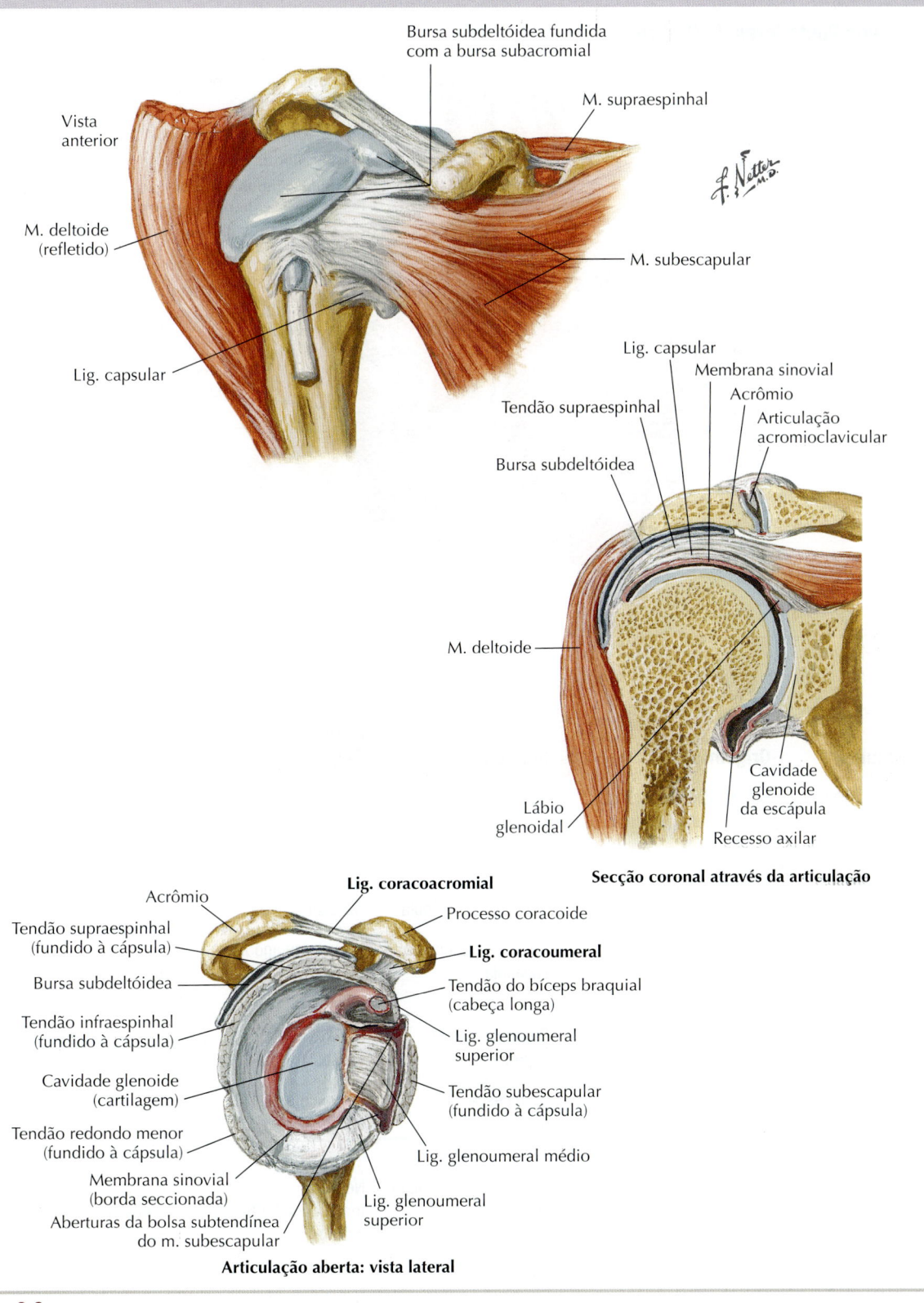

Bursa subdeltóidea fundida
com a bursa subacromial

M. supraespinhal

Vista
anterior

M. deltoide
(refletido)

M. subescapular

Lig. capsular

Lig. capsular

Membrana sinovial

Acrômio

Tendão supraespinhal

Articulação
acromioclavicular

Bursa subdeltóidea

M. deltoide

Cavidade
glenoide
da escápula

Lábio
glenoidal

Recesso axilar

Secção coronal através da articulação

Acrômio

Lig. coracoacromial

Processo coracoide

Tendão supraespinhal
(fundido à cápsula)

Lig. coracoumeral

Bursa subdeltóidea

Tendão do bíceps braquial
(cabeça longa)

Tendão infraespinhal
(fundido à cápsula)

Lig. glenoumeral
superior

Cavidade glenoide
(cartilagem)

Tendão subescapular
(fundido à cápsula)

Tendão redondo menor
(fundido à cápsula)

Lig. glenoumeral médio

Membrana sinovial
(borda seccionada)

Lig. glenoumeral
superior

Aberturas da bolsa subtendínea
do m. subescapular

Articulação aberta: vista lateral

Figura 9-6
Articulação do ombro (glenoumeral).

9

Ombro

Músculos Posteriores do Ombro

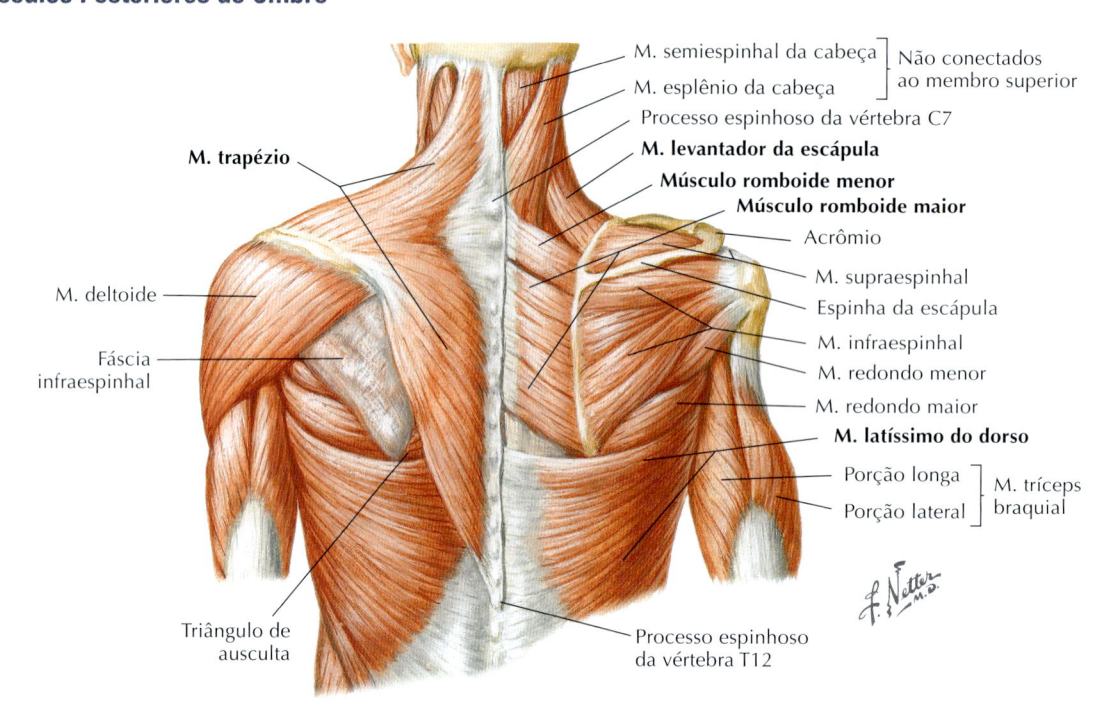

Figura 9-7
Músculos do ombro: vista posterior.

Músculos	Origem	Inserção	Nervo e Nível Segmentar	Ação
Trapézio superior	Protuberância occipital, linha nucal, ligamento nucal	Lateral da clavícula e acrômio	Nervo craniano XI; C2 a C4	Rotação superior da fossa glenoide, elevação da escápula
Trapézio médio	Processos espinhosos de T1 a T5	Acrômio e espinha da escápula	Nervo craniano XI; C2 a C4	Retração da escápula
Trapézio inferior	Processos espinhosos de T6 a T12	Ápice da espinha da escápula	Nervo craniano XI; C2 a C4	Rotação superior da fossa glenoide, depressão escapular
Levantador da escápula	Processos transversos de C1 a C4	Escápula medial superior	Nervo dorsal da escápula; C3 a C5	Elevação e adução da escápula
Romboides	Ligamento da nuca e processos espinhosos de T1 a T5	Borda escapular medial	Nervo dorsal da escápula; C4 a C5	Retração da escápula
Latíssimo do dorso	Vértebras torácicas inferiores, fáscia toracolombar, crista ilíaca e 3ª e 4ª costelas inferiores	Sulco intertubercular do úmero	Nervo toracodorsal; C6 a C8	Rotação interna, adução e extensão do úmero
Serrátil anterior	1ª à 8ª costela	Escápula medial anterior	Nervo torácico longo; C5 a C8	Protração e rotação superior da escápula

Músculos Anteriores do Ombro

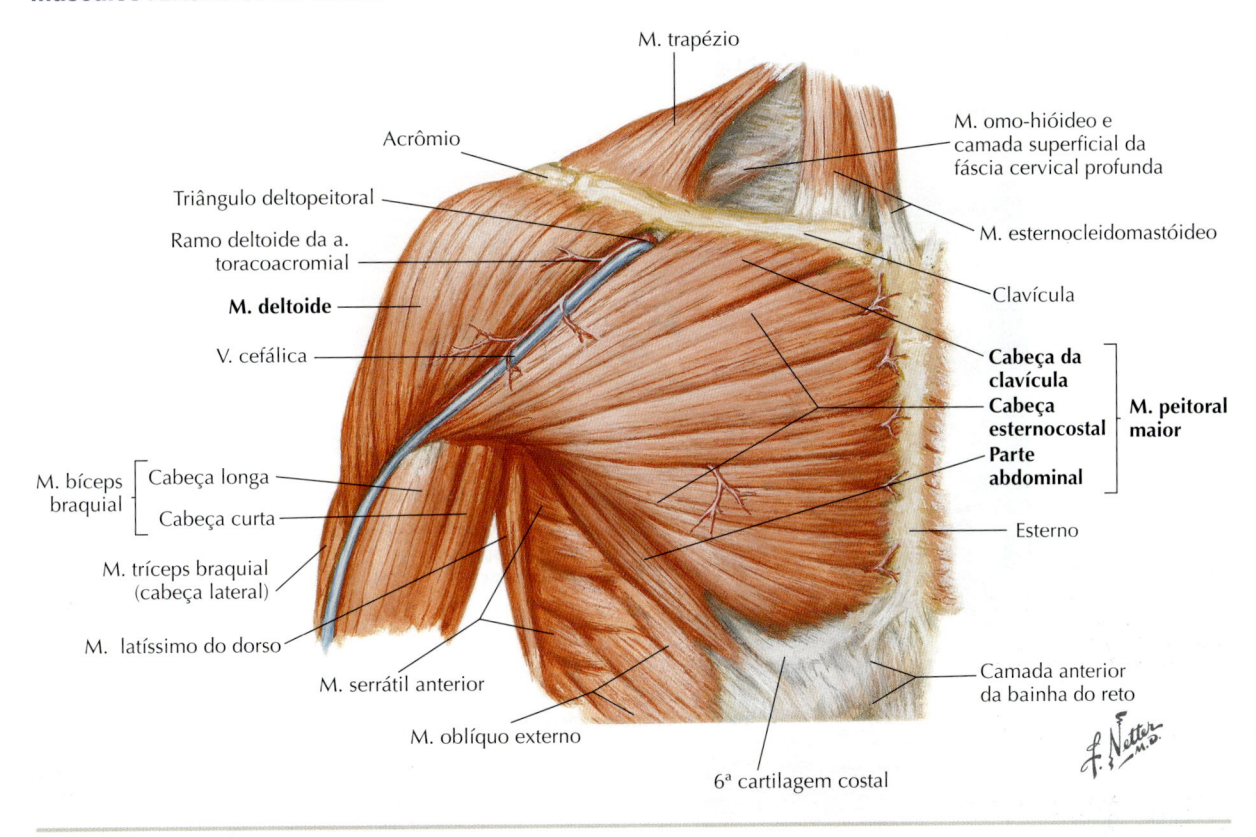

Figura 9-8
Músculos do ombro: vista anterior.

Músculos	Origem	Inserção	Nervo e Nível Segmentar	Ação
Deltoide	Clavícula, acrômio, espinha da escápula	Tuberosidade deltoide do úmero	Nervo axilar; C5 a C6	Abdução do braço
Peitoral maior *(cabeça da clavícula)*	Clavícula medial anterior	Sulco intertubercular do úmero	Nervos peitorais lateral e medial C5, C6, C7, C8, T1	Adução e rotação interna do úmero
Peitoral maior *(cabeça esternocostal)*	Borda lateral do esterno, seis cartilagens costais superiores e fáscia do músculo oblíquo externo			
Peitoral menor	Parte lateral à cartilagem costal da 3ª à 5ª costela	Processo coracoide	Nervo peitoral médio; C8, T1	Estabilização da escápula

9

Ombro

Músculos do Manguito Rotador

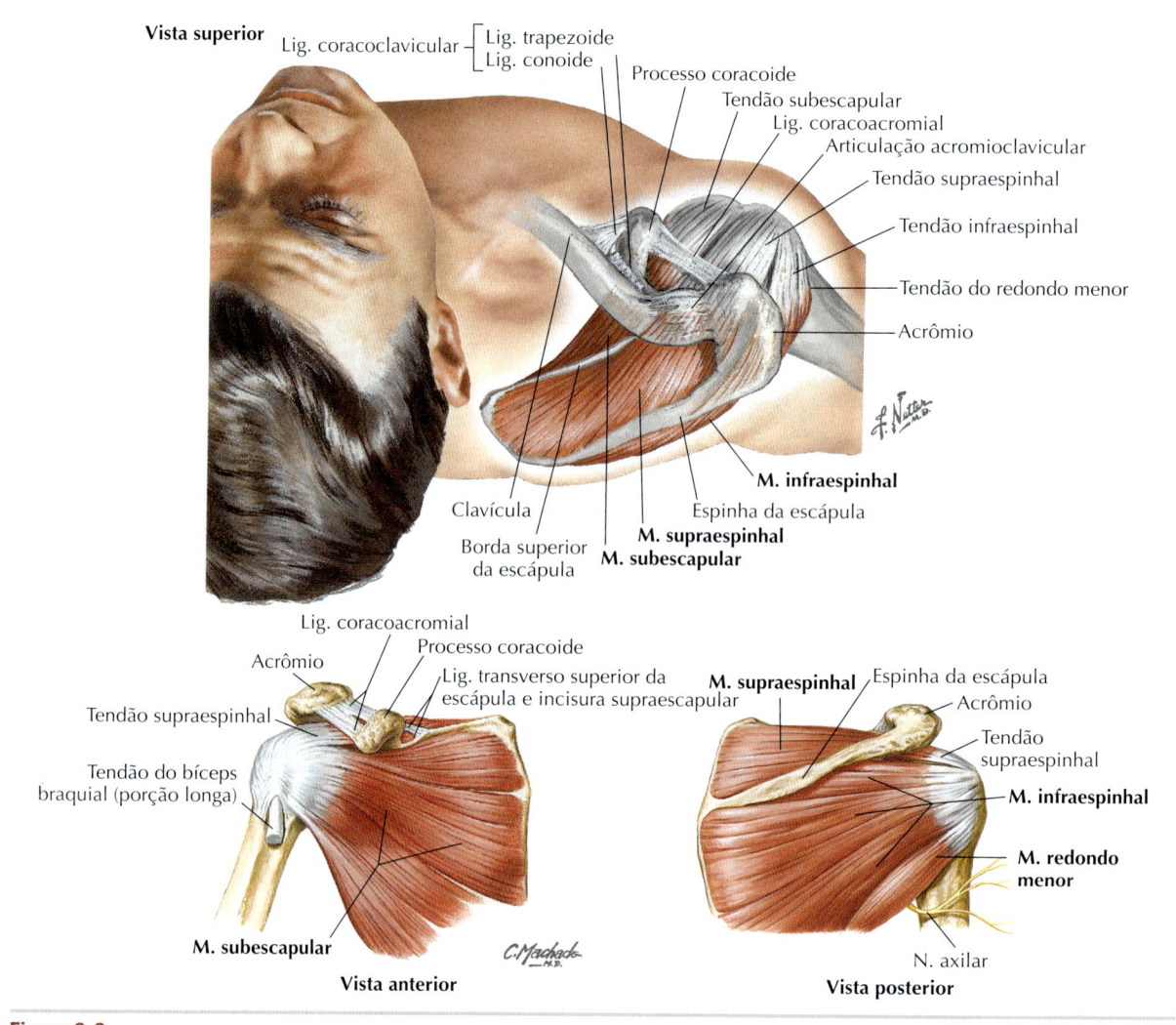

Figura 9-9
Músculos do ombro: manguito rotador.

Músculos	Origem	Inserção	Nervo e Nível Segmentar	Ação
Supraespinhal	Fossa supraespinhosa da escápula	Tubérculo maior do úmero	Nervo supraescapular; C4 a C6	Ajuda o deltoide na abdução do úmero
Infraespinhal	Fossa supraespinhosa da escápula	Tubérculo maior do úmero	Nervo supraescapular; C5 a C6	Rotação externa do úmero
Redondo menor	Borda lateral da escápula	Tubérculo maior do úmero	Nervo axilar; C5 a C6	Rotação externa do úmero
Subescapular	Fossa subescapular da escápula	Tubérculo menor do úmero	Nervos subescapulares superior e inferior; C5 a C6	Rotação interna do úmero
Redondo maior	Ângulo inferior da escápula	Sulco intertubercular do úmero	Nervo subescapular inferior; C5 a C6	Rotação interna e adução do úmero

Nervos	Níveis Segmentares	Sensorial	Motor
Radial	C5, C6, C7, C8, T1	Face posterior do antebraço	Tríceps braquial, ancôneo, braquiorradial, músculos extensores do antebraço
Ulnar	C7, C8, T1	Porção medial da mão, incluindo a metade medial do 4º dedo	Flexor ulnar do carpo, metade medial do flexor digital profundo, maioria dos pequenos músculos da mão
Musculocutâneo	C5, C6, C7	Torna-se o nervo cutâneo antebraquial lateral	Coracobraquial, bíceps braquial, braquial
Axilar	C5, C6	Lateral do ombro	Redondo menor, deltoide
Supraescapular	C4, C5, C6	Sem função sensorial	Supraespinhal, infraespinhal
Dorsal da escapula	Ramos ventrais de C4, C5	Sem função sensorial	Romboides, levantador da escápula
Peitoral lateral	C5, C6, C7	Sem função sensorial	Peitoral maior, peitoral menor
Peitoral medial	C8, T1	Sem função sensorial	Peitoral menor
Torácico longo	Ramos ventrais de C5, C6, C7	Sem função sensorial	Serrátil anterior
Subescapular superior	C5, C6	Sem função sensorial	Subescapular
Subescapular inferior	C5, C6	Sem função sensorial	Redondo maior, subescapular
Cutâneo medial do braço	C8, T1	Porção medial do braço	Sem função motora

Ombro **9**

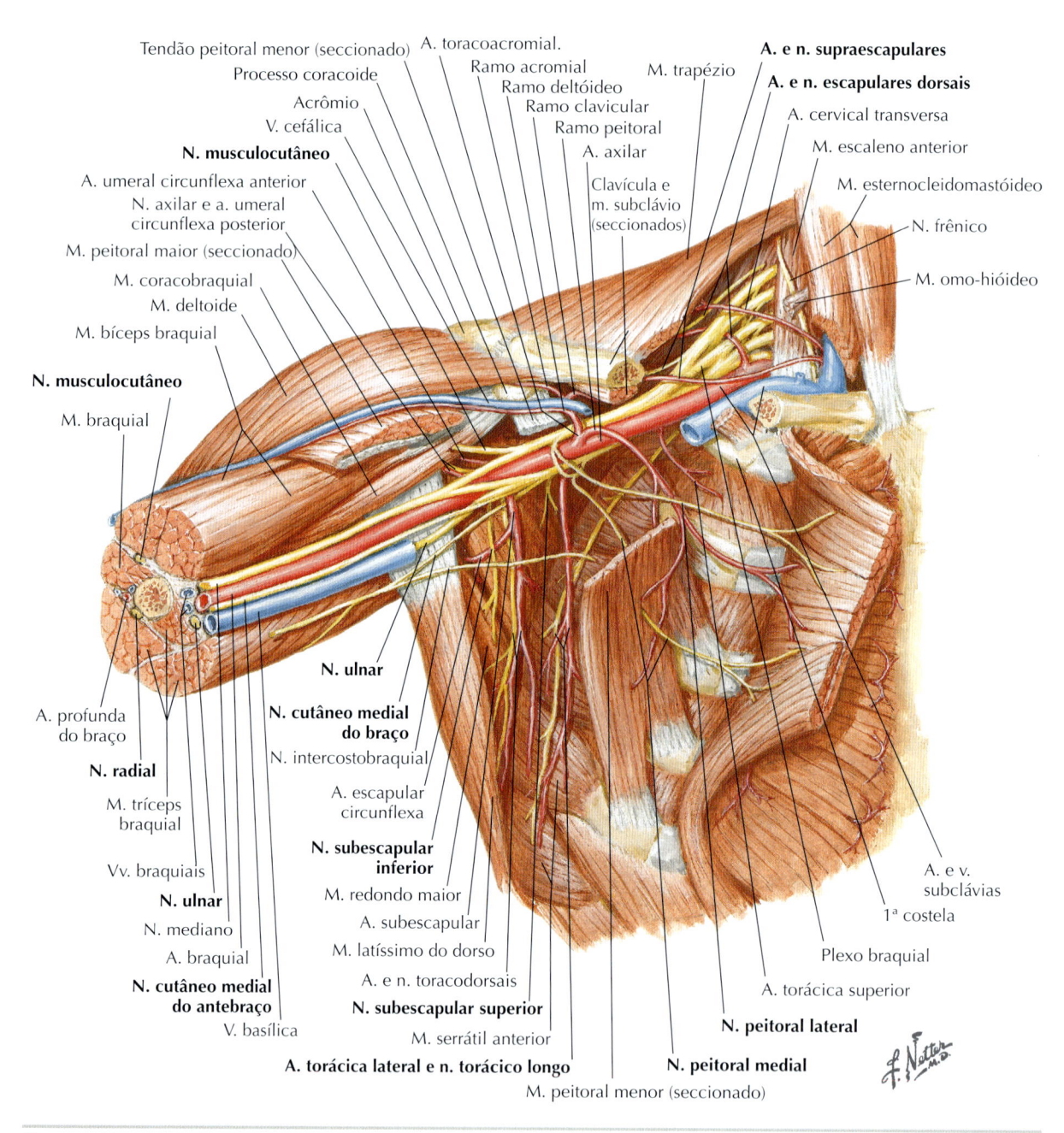

Tendão peitoral menor (seccionado)
A. toracoacromial.
A. e n. supraescapulares
Processo coracoide
Ramo acromial
M. trapézio
A. e n. escapulares dorsais
Acrômio
Ramo deltóideo
A. cervical transversa
Ramo clavicular
V. cefálica
Ramo peitoral
M. escaleno anterior
N. musculocutâneo
A. axilar
M. esternocleidomastóideo
A. umeral circunflexa anterior
Clavícula e
N. axilar e a. umeral
m. subclávio
N. frênico
circunflexa posterior
(seccionados)
M. peitoral maior (seccionado)
M. omo-hióideo
M. coracobraquial
M. deltoide
M. bíceps braquial
N. musculocutâneo
M. braquial

A. profunda
do braço
N. ulnar
N. radial
**N. cutâneo medial
do braço**
M. tríceps
braquial
N. intercostobraquial
A. escapular
circunflexa
A. e v.
subclávias
Vv. braquiais
**N. subescapular
inferior**
1ª costela
N. ulnar
M. redondo maior
N. mediano
A. subescapular
Plexo braquial
A. braquial
M. latíssimo do dorso
**N. cutâneo medial
do antebraço**
A. e n. toracodorsais
A. torácica superior
V. basílica
N. subescapular superior
N. peitoral lateral
M. serrátil anterior
A. torácica lateral e n. torácico longo
N. peitoral medial
M. peitoral menor (seccionado)

Figura 9-10
Axila anterior.

História	Hipótese Inicial
Paciente relata dor lateral/anterior no ombro com atividades acima da cabeça ou apresenta um arco doloroso	Possível pinçamento subacromial[8,9] Possível tendinite[10] Possível bursite[10]
O paciente relata instabilidade, apreensão e dor com atividades, na maioria das vezes na abdução e rotação externa do ombro	Instabilidade do ombro[8] Se houver estalos, possibilidade de ruptura labral[11,12]
Amplitude de movimento reduzida e dor com resistência	Possível tendinite do manguito rotador ou da porção longa do bíceps[13]
O paciente relata dor e fraqueza com carga muscular, dor noturna. Idade acima de 60 anos	Possível ruptura do manguito rotador[13]
O paciente relata dor mal localizada no ombro com irradiação ocasional para o cotovelo. A dor geralmente é agravada pelo movimento e aliviada pelo repouso. Idade acima de 45 anos. As mulheres são mais frequentemente afetadas do que os homens	Possível capsulite adesiva[14]
O paciente relata queda sobre o ombro seguida por dor na articulação acromioclavicular	Possível entorse acromioclavicular[8]
O paciente relata peso ou dormência no membro superior com posturas prolongadas e ao se deitar sobre o lado afetado	Possível síndrome da saída torácica[15,16] Possível radiculopatia cervical[17]

9

Ombro

Utilidade Diagnóstica da História do Paciente para a Identificação de Rupturas do Lábio e do Manguito Rotador

Relato do Paciente e Qualidade do Estudo	População	Padrão de Referência	Sensibilidade	Especificidade	+RP	−RP
História de trauma[18] ◆	55 pacientes com dor no ombro encaminhados para artroscopia	Observada ruptura do lábio glenoidal durante artroscopia	0,50 (0,35, 0,65)	0,36 (0,08, 0,65)	0,79 (0,46, 1,34)	1,38 (0,60, 3,17)
História de ruídos, estalos ou travamento[18] ◆			0,55 (0,40, 0,69)	0,73 (0,46, 0,99)	2,0 (0,73, 5,45)	0,63 (0,38, 1,02)
História de trauma[13] ◆	448 pacientes com dor no ombro encaminhados para artroscopia	Observada ruptura do manguito rotador durante artroscopia	0,36	0,73	1,33	0,88
Relatos de dor noturna[13] ◆			0,88	0,20	1,10	0,60

Confiabilidade das Medições da Amplitude de Movimento

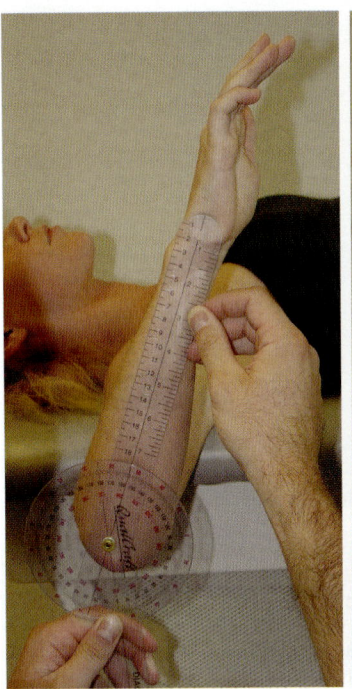

Medição da rotação interna
em 90° de abdução

Medição da rotação externa
em 90° de abdução

Figura 9-11
Medições da amplitude de
movimento.

Procedimento do Teste e Qualidade do Estudo	Instrumentação	População	Confiabilidade
Flexão passiva[19] ◆	Goniômetro universal	100 pacientes encaminhados para fisioterapia para tratamento de comprometimento do ombro	Intraexaminador: ICC = 0,98 Interexaminador: ICC = 0,89
Extensão passiva[19] ◆			Intraexaminador: ICC = 0,94 Interexaminador: ICC = 0,27
Abdução passiva[19] ◆			Intraexaminador: ICC = 0,98 Interexaminador: ICC = 0,87
Elevação ativa[20] ◆	Estimativa visual da amplitude de movimento	201 pacientes com dor no ombro	Lado afetado: ICC = 0,88 (0,84, 0,91) * Lado não afetado: ICC = 0,76 (0,67, 0,82) *
Elevação passiva[20] ◆			Lado afetado: ICC = 0,87 (0,83, 0,90) * Lado não afetado: ICC = 0,73 (0,66, 0,79) *
Rotação externa passiva[20] ◆			Lado afetado: ICC = 0,73 (0,22, 0,88) * Lado não afetado: ICC = 0,34 (0,00, 0,65) *
Adução horizontal passiva[20] ◆			Lado afetado: ICC = 0,36 (0,22, 0,48) * Lado não afetado: ICC = 0,18 (0,04, 0,32) *
Ombro ativoelevação do ombro no plano escapular)[21] ●	Goniômetro	30 indivíduos assintomáticos	Intraexaminador: ICC = 0,87 (0,74, 0,94) Interexaminador: ICC = 0,92 (0,83, 0,96)
	Inclinômetro digital		Intraexaminador: ICC = 0,88 (0,75, 0,94) Interexaminador: ICC = 0,89 (0,77, 0,95)

* Somente interexaminador.
ICC, Coeficiente de correlação intraclasses.

9

Ombro

Confiabilidade dos Testes Funcionais da Amplitude de Movimento

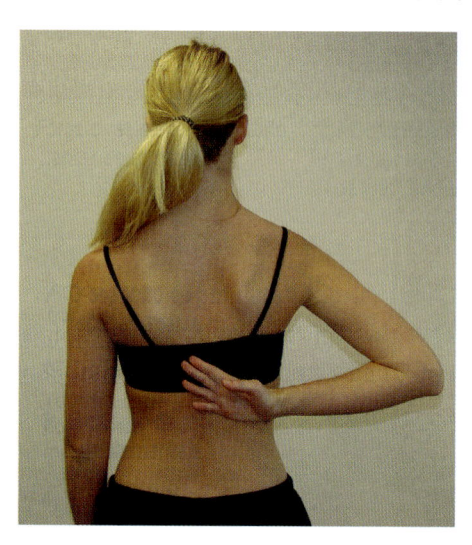

Figura 9-12
Mão atrás das costas (teste da rotação interna funcional do ombro).

Procedimento do Teste e Qualidade do Estudo	Instrumentação	População	Confiabilidade
Mão até o pescoço[22] ◉	Estimativa visual da amplitude de movimento graduada em uma escala de 0 a 3 ou 4	46 pacientes com dor no ombro	Intraexaminador: ICC = 0,80 (0,63, 0,95) Interexaminador: ICC = 0,90 (0,69, 0,96)
Mão até a escápula[22] ◉			Intraexaminador: ICC = 0,90 (0,72, 0,92) Interexaminador: ICC = 0,90 (0,69, 0,94)
Mão até a escápula oposta[22] ◉			Intraexaminador: ICC = 0,86 (0,65, 0,90) Interexaminador: ICC = 0,83 (0,75, 0,96)
Abdução ativa[23] ◆	Amplitude de movimento avaliada visualmente até os próximos 5 graus. Dor avaliada como "sem dor", "pouca dor", "muita dor" ou "dor extrema"	91 pacientes com dor no ombro	Amplitude de movimento (ADM): ICC = 0,96 Dor: κ = 0,65
Abdução passiva[23] ◆			ADM: ICC = 0,96 Dor: κ = 0,69
Arco doloroso com abdução ativa[23] ◆			Presença de: κ = 0,46 ADM inicial: ICC = 0,72 ADM final: ICC = 0,57
Arco doloroso com abdução passiva[23] ◆			Presença de: κ = 0,52 ADM inicial: ICC = 0,54 ADM final: ICC = 0,72
Rotação externa passiva[23] ◆			ADM: ICC = 0,70 Dor: κ = 0,50
Mão atrás das costas[23] ◆	Conforme indicado anteriormente, exceto amplitude de movimento graduada em uma escala de 0 a 7		ADM: κ = 0,73 Dor: κ = 0,35
Mão até o pescoço[23] ◆			ADM: κ = 0,52 Dor: κ = 0,52
Teste da mola para a primeira costela[23] ◆	O examinador exerce força com a segunda articulação metacarpofalângica na primeira costela do paciente, avaliando a amplitude de movimento (normal ou restrita), dor (presente ou ausente) e rigidez articular (presente ou ausente)		ADM: κ = 0,26 Rigidez: κ = 0,09 Dor: κ = 0,66

Confiabilidade da Avaliação da Força

Teste e Medição e Qualidade do Estudo	Descrição	População	Confiabilidade Teste-Reteste	
			No Mesmo Dia	Em Dias Diferentes
Serrátil anterior – força[24] ●	Com o indivíduo em posição supina com o braço a 90 graus de flexão do ombro e a 105 graus de adução horizontal do ombro, o indivíduo exerce pressão na direção do teto enquanto segura um peso	30 estudantes assintomáticos	Interexaminador: ICC = 0,90 a 0,93	ICC = 0,83 a 0,89
Serrátil anterior – endurance – resistência[24] ●	Conforme indicado anteriormente, com o paciente segurando um peso igual a 15% do peso corporal		Interexaminador: ICC = 0,71 a 0,76	ICC = 0,44 a 0,62
Trapézio inferior – força[25] ●	Com o paciente em posição prona e usando um dinamômetro portátil na espinha da escápula, aplica-se resistência à adução e depressão da escápula	40 pacientes com dor no ombro	ICC = 0,93 (0,89, 0,96)	ICC = 0,89 (0,68, 0,95)
Serrátil anterior – força[25] ●	Com o paciente em posição supina, com ombro e cotovelo a 90 graus e usando um dinamômetro portátil no cotovelo, aplica-se resistência à protração escapular		ICC = 0,93 (0,88, 0,96)	ICC = 0,94 (0,88, 0,97)
Trapézio médio – força[25] ●	Paciente em posição prona e usando um dinamômetro portátil na espinha da escápula, aplica-se resistência à retração escapular		ICC = 0,94 (0,90, 0,97)	ICC = 0,94 (0,82, 0,97)
Trapézio superior – força[25] ●	Com o paciente sentado e usando um dinamômetro portátil na parte superior da escápula, aplica-se resistência à elevação da escápula		ICC = 0,95 (0,92, 0,97)	ICC = 0,96 (0,91, 0,98)

Confiabilidade da Avaliação da Propriocepção

Qualidade do Teste e da Medição e Qualidade do Estudo	Descrição	População	Confiabilidade Teste-Reteste
Sentido da posição articular ●	Com o paciente de pé, o examinador mede a rotação externa e a rotação interna completas do ombro com o inclinômetro. Os ângulos-alvo são determinados como 90% da rotação interna e 90% da rotação externa. Com o paciente com os olhos vendados, o examinador guia o braço do paciente para a posição do ângulo-alvo e o segura por 3 segundos. O braço do paciente retorna à posição neutra. O paciente é instruído a retornar o braço para o ângulo-alvo. O examinador realiza a medição com o inclinômetro	31 pacientes assintomáticos	Rotação interna: ICC = 0,98 Rotação externa: ICC = 0,98

9

Ombro

Confiabilidade da Determinação do Comprimento do Músculo Peitoral Menor

Teste e Medição e Qualidade do Estudo		Descrição	População	Confiabilidade Teste-Reteste
Músculos posteriores do ombro – contratura[27] ●	Adução horizontal deitado	O úmero é levado passivamente para adução horizontal. O limite de flexibilidade posterior do ombro é considerado o início do movimento da escápula ou rotação do úmero para fora da posição neutra. Um assistente usando um esquadro mede a distância da parte superior da mesa até o epicôndilo medial	37 pacientes com síndrome de pinçamento do ombro e 22 indivíduos de controle (medições realizadas com intervalo de 8 a 12 semanas)	Pacientes: ICC = 0,40 (0,09, 0,64) Controles: ICC = 0,63 (0,29, 0,83)
	Adução horizontal em posição supina	O grau de rotação é registrado no início palpável do movimento de afastamento da escápula da mesa		Pacientes: ICC = 0,79 (0,63, 0,89) Controles: ICC = 0,74 (0,47, 0,88)
	Rotação interna em posição supina	Com um assistente impedindo o movimento da escápula, os graus de rotação são registrados no final do movimento passivo		Pacientes: ICC = 0,67 (0,45, 0,82) Controles: ICC = 0,79 (0,55, 0,91)
Músculo peitoral menor – comprimento[1] ●		Com o participante em posição supina com as mãos repousando no abdome, o examinador mede a distância linea entre a mesa de tratamento e a face posterior do acrômio usando um esquadro de plástico	45 pacientes com dor no ombro e 45 indivíduos assintomáticos	Medição única: ICC = 0,90 a 0,93 Média de 3 medições: ICC = 0,92 a 0,97
Músculo peitoral menor – comprimento[28] ◆		Paciente em posição supina com os cotovelos estendidos ao longo do corpo e as palmas das mãos sobre a mesa. A distância entre a face inferomedial do processo coracoide e a borda caudal da quarta costela no esterno é medida com um paquímetro durante a expiração do paciente	25 pacientes com sintomas de pinçamento do ombro e 25 controles	Pacientes: Intraexaminador: ICC = 0,87 a 0,93 Interexaminador: ICC = 0,65 a 0,72 Controles: Intraexaminador: ICC = 0,76 a 0,87 Interexaminador: ICC = 0,64 a 0,67
Músculo latíssimo do dorso – comprimento[25] ●		Com o indivíduo em posição supina, quadris e joelhos flexionados e pés apoiados na mesa de tratamento em inclinação pélvica posterior, o examinador passivamente flexiona o ombro do indivíduo até perceber flexão e sensação firmes ou até que o úmero comece a girar medialmente. Um dos braços do goniômetro é alinhado com o úmero, o outro braço é alinhado em paralelo com a mesa e o eixo do goniômetro é alinhado com o centro da articulação glenoumeral	30 indivíduos assintomáticos	Intraexaminador: ICC = 0,19

Utilidade Diagnóstica do Músculo Peitoral Menor Contraído na Identificação de Dor no Ombro

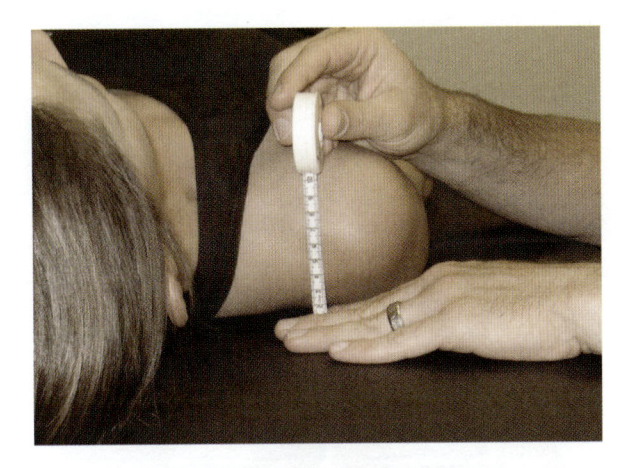

Figura 9-13
Medição do comprimento do músculo peitoral menor.

Teste e Qualidade do Estudo	Descrição e Achados Positivos	População	Padrão de Referência	Sensi-bilidade	Especi-ficidade	+ RP	−RP
Contração do peitoral menor[1] ●	Conforme indicado anteriormente, com o teste positivo correspondendo a uma medição inferior a 2,6 cm	45 pacientes com dor no ombro e 45 indivíduos assintomáticos	Autorrelato de dor no ombro e/ou restrição de movimento do ombro	1,0*	0,00*	1,0	Inde-finido

*Esses resultados se devem ao fato de que todos os 90 participantes sintomáticos e assintomáticos foram classificados como "com contração" usando essa definição.

Ombro

9

Confiabilidade da Palpação do Espaço Subacromial

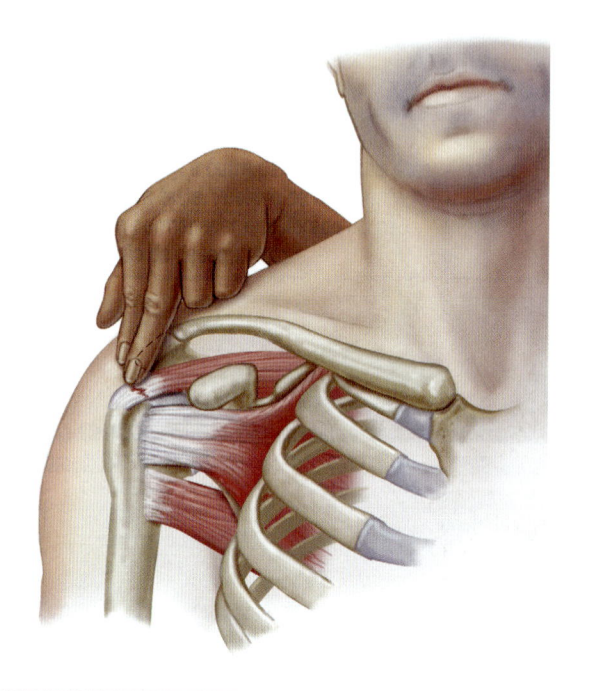

Figura 9-14
Palpação do espaço subacromial.

Qualidade do Teste e da Medição e Qualidade do Estudo	Descrição	População	Confiabilidade
Palpação do espaço subacromial[30] ●	O examinador palpa o espaço subacromial e estima a distância como ¼, ½, ¾ ou toda a extensão do dedo	36 pacientes com subluxação do ombro	Intraexaminador: ICC = 0,90 a 0,94 Interexaminador: ICC = 0,77 a 0,89

Utilidade Diagnóstica da Palpação na Identificação do Pinçamento Subacromial

Teste e Qualidade do Estudo	Descrição e Achados Positivos	População	Padrão de Referência	Sensi-bilidade	Especi-ficidade	+RP	−RP
Supraespinhal – teste de palpação[31] ◆	O examinador executa uma profunda palpação do tendão na articulação do ombro. Positivo se houver sensibilidade na palpação	69 pacientes com dor no ombro	Evidência de pinçamento subacromial por exame de ultrassonografia	0,92 (0,78, 0,95)	0,41 (0,18, 0,64)	1,6	0,20
Infraespinhal – teste de palpação[31] ◆				0,33 (0,06, 0,79)	0,66 (0,54, 0,76)	0,97	1,0
Subescapular – teste de palpação[31] ◆				0,60 (0,23, 0,88)	0 (0, 0,13)	0,60	Inde-finido
Bíceps – teste de palpação[31] ◆				0,85 (0,67, 0,94)	0,48 (0,33, 0,62)	1,63	0,31

Utilidade Diagnóstica da Palpação na Identificação de Rupturas Labrais

Teste e Qualidade do Estudo	Descrição e Achados Positivos	População	Padrão de Referência	Sensi-bilidade	Especi-ficidade	+RP	−RP
Sulco bicipital – sensibilidade[4] ◆	O examinador cuidadosamente pressiona a goteira bicipital com o ombro do paciente em adução de 10 graus. Positivo se ocorrer dor	68 pacientes com lesões SLAP tipo II e 78 controles emparelhados por idade que foram submetidos aartroscopia do ombro	Lesão SLAP tipo II visualizada durante artroscopia	0,27	0,66	0,80	1,11
Bíceps – palpação[32] ◆	Sensibilidade local do tendão do bíceps na goteira bicipital 3 a 6 cm abaixo do acrômio anterior	847 pacientes que foram submetidos a artroscopia diagnóstica do ombro	Ruptura parcial do tendão do bíceps visualizada durante artroscopia	0,53	0,54	1,2	0,87
Sulco bicipital – sensibilidade[33] ●	Não informado	62 ombros encaminhados para artroscopia	Lesão SLAP visualizada durante artroscopia	0,44	0,40	0,73	1,40
Sulco bicipital – sensibilidade[33] ●	Não informado	54 atletas de arremesso com dor no ombro		0,25	0,80	1,3	0,94

9

Ombro

Confiabilidade da Avaliação da Assimetria Escapular durante Atividade Estática e Dinâmica

Teste e Medição e Qualidade do Estudo		Descrição e Achados Positivos	População	Confiabilidade	
				Intraexaminador	Intraexaminador
Escápula – teste de deslizamento lateral[35] ◆	Posição 1	Com o paciente de pé, o examinador registra a média entre o ângulo inferior da escápula e o processo espinhoso da vértebra torácica no mesmo nível horizontal em três posições.	29 pacientes com disfunção no ombro	Não informado	ICC = 0,82 (esquerdo) ICC = 0,96 (direito)
	Posição 2			Não informado	ICC = 0,85 (esquerdo) ICC = 0,96 (direito)
	Posição 3			Não informado	ICC = 0,70 (esquerdo) ICC = 0,85 (direito)
Escápula – teste de deslizamento lateral[36] ◆	Posição 1	*Posição 1:* Com a articulação glenoumeral em posição neutra *Posição 2:* A 45 graus de abdução do ombro e rotação interna *Posição 3:* Com o membro superior a 90 graus de abdução e rotação interna completa Uma diferença entre os lados superior a 1 cm é considerada assimetria escapular	46 indivíduos com disfunção no ombro e 26 indivíduos saudáveis sem disfunção do ombro	Com disfunção: ICC = 0,52 (0,10, 0,74) Sem disfunção: ICC = 0,75 (0,56, 0,85)	Sem disfunção: ICC = 0,79 (0,46, 0,91) Sem disfunção: ICC = 0,67 (0,25, 0,85)
	Posição 2			Com disfunção: ICC = 0,66 (0,66, 0,82) Sem disfunção: ICC = 0,58 (0,60, 0,86)	Sem disfunção: ICC = 0,45 (− 0,38, 0,78) Sem disfunção: ICC = 0,43 (− 0,29, 0,75)
	Posição 3			Com disfunção: ICC = 0,62 (0,27, 0,79) Sem disfunção: ICC = 0,80 (0,65, 0,88)	Sem disfunção: ICC = 0,57 (− 0,23, 0,85) Sem disfunção: ICC = 0,74 (0,41, 0,88)
Posição da porção posterior do acrômio[32] ◆		Medição feita a partir da borda posterior do acrômio e a superfície da mesa com o paciente em posição supina	29 pacientes com dor no ombro	Não informado	ICC = 0,88 a 0,94
Posição da borda medial da escápula[35] ◆		Medição feita a partir da borda medial da escápula até o processo espinhoso de T4		Não informado	ICC = 0,50 a 0,80
Avaliação do movimento durante abdução[37] ●		O examinador classifica o movimento da escápula durante a abdução do ombro nas categorias 1 a 4: *Categoria 1:* O ângulo inferior é inclinado dorsalmente em comparação com o lado contralateral *Categoria 2:* A borda medial se inclina dorsalmente em comparação com o lado contralateral *Categoria 3:* O movimento é iniciado com contração dos ombros *Categoria 4:* As escápulas se movem simetricamente	20 indivíduos com lesões no ombro e 6 indivíduos assintomáticos	$\kappa = 0,42$	Não informado

Confiabilidade da Avaliação da Assimetria Escapular durante Atividade Estática e Dinâmica (*continuação*)

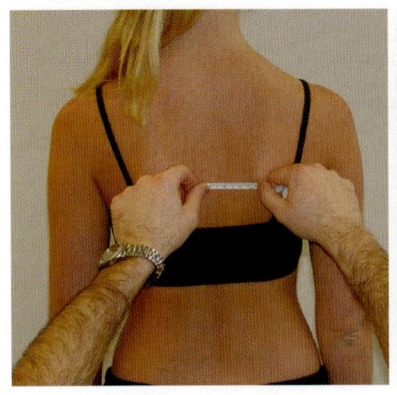
Posição 1 do teste de deslizamento lateral

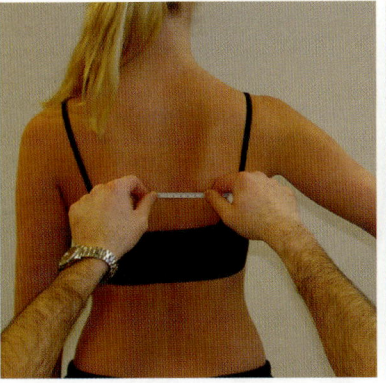
Posição 2 do teste de deslizamento lateral

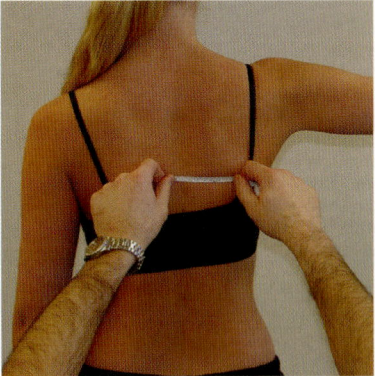
Posição 3 do teste de deslizamento lateral

Figura 9-15
Detecção de assimetria escapular.

Confiabilidade da Avaliação do Ângulo de Inclinação da Clavícula

Teste e Medição e Qualidade do Estudo	Descrição	População	Confiabilidade	
Ângulo de inclinação da clavícula[38] ◆	Com o paciente de pé, o braço estacionário do goniômetro é alinhado verticalmente entre a incisura jugular e o processo xifoide; o braço móvel do goniômetro é alinhado em paralelo ao eixo longitudinal da clavícula e o eixo do goniômetro é posicionado na interseção da linha vertical e o eixo longitudinal da clavícula	18 indivíduos saudáveis	Interexaminador: ICC = 0,85 (0,72, 0,92)	Intraexaminador: ICC = 0,80 (0,64, 0,89)

Confiabilidade da Avaliação da Cifose Torácica

Teste e Medição e Qualidade do Estudo	Descrição	População	Confiabilidade	
Cifose torácica[39] ●	Com o paciente de pé, o primeiro inclinômetro é posicionado acima do nível espinhal de T1 a T2 e o segundo inclinômetro é colocado acima do nível T12 a L1. Calcula-se o ângulo da cifose torácica pela soma dos ângulos registrados pelos dois inclinômetros	45 indivíduos com sintomas no ombro e 45 controles	Pacientes: Intraexaminador: ICC = 0,92 a 0,97	Controles: Intraexaminador: ICC = 0,94 a 0,97

9
Ombro

Confiabilidade da Classificação de Distúrbios do Ombro

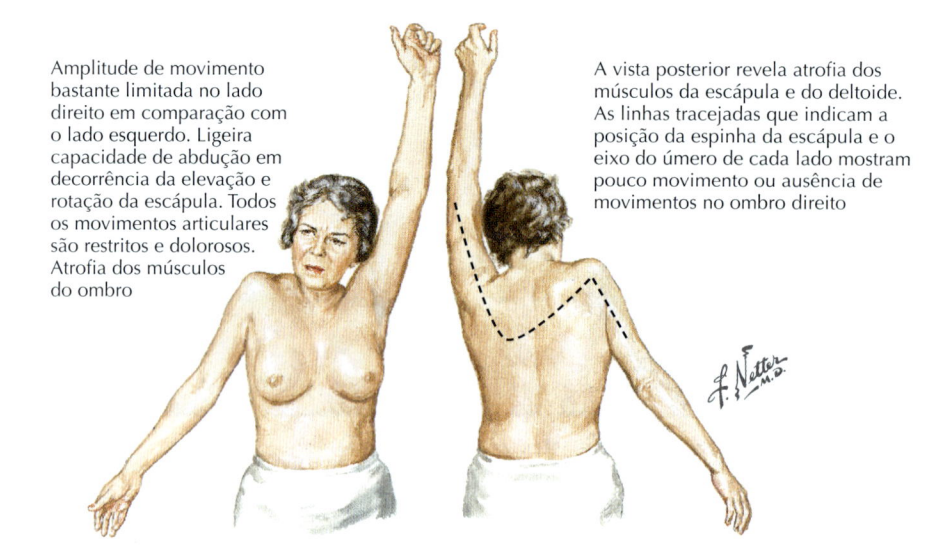

Amplitude de movimento bastante limitada no lado direito em comparação com o lado esquerdo. Ligeira capacidade de abdução em decorrência da elevação e rotação da escápula. Todos os movimentos articulares são restritos e dolorosos. Atrofia dos músculos do ombro

A vista posterior revela atrofia dos músculos da escápula e do deltoide. As linhas tracejadas que indicam a posição da espinha da escápula e o eixo do úmero de cada lado mostram pouco movimento ou ausência de movimentos no ombro direito

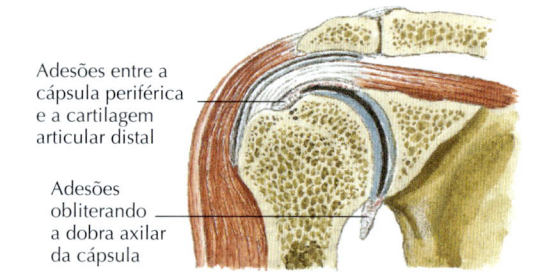

Adesões entre a cápsula periférica e a cartilagem articular distal

Adesões obliterando a dobra axilar da cápsula

O corte coronal do ombro mostra adesões entre a cápsula e a periferia da cabeça do úmero

Figura 9-16
Capsulite adesiva do ombro.

Classificação e Qualidade do Estudo	Descrição	População	Confiabilidade Interexaminador
Bursite[40] ◆	O examinador usa a história do paciente combinada com o exame de "tensionamento seletivo do tecido" durante movimentos ativos e passivos e avaliações da força isométrica	56 ombros com dor	κ = 0,35 a 0,58
Capsulite[40] ◆			κ = 0,63 a 0,82
Lesão do manguito rotador[40] ◆			κ = 0,71 a 0,79
Outro diagnóstico[40] ◆			κ = 0,69 a 0,78
Síndrome capsular[41] ◆	O examinador obtém a história do paciente. O exame físico consiste em movimentos ativos, passivos e resistivos. São identificados a amplitude de movimento, a presença de arco doloroso ou padrão capsular e um grau de fraqueza muscular	201 pacientes com dor no ombro	κ = 0,63 (0,50, 0,76)
Bursite aguda [41] ◆			κ = 0,50 (− 0,10, 1,0)
Síndrome acromioclavicular[41] ◆			κ = 0,24 (− 0,06, 0,53)
Síndrome subacromial[41] ◆			κ = 0,56 (0,45, 0,68)
Grupo de repouso (não corresponde a qualquer das categorias anteriores)[41] ◆			κ = 0,39 (0,24, 0,54)
Grupo misto (o paciente apresenta duas ou mais das classificações anteriores)[41] ◆			κ = 0,14 (− 0,03, 0,30)

Confiabilidade dos Testes para Identificar Instabilidade do Ombro

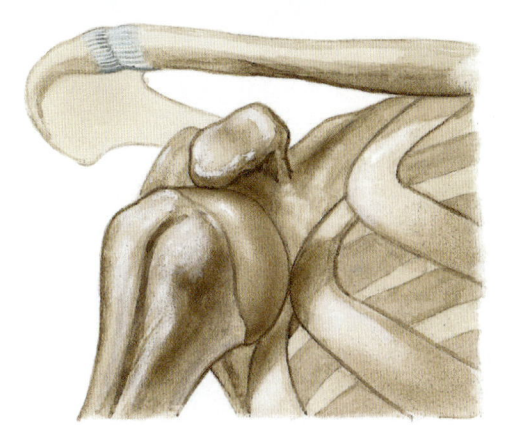

Luxação subcoracoide (mais comum)

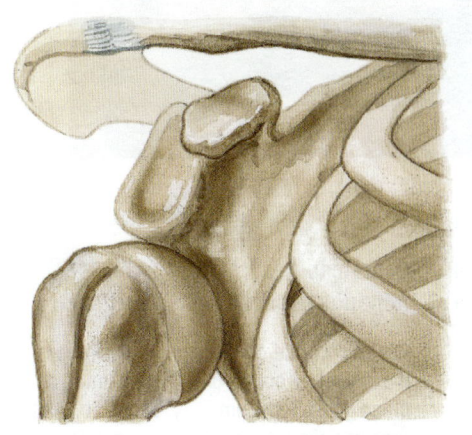

Luxação subcoracoide (mais comum)

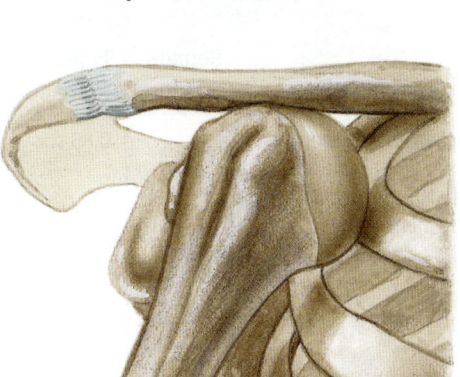

Luxação subclavicular (incomum). Muito raramente, a cabeça do úmero penetra entre as costelas, produzindo luxação intratorácica

Figura 9-17
Instabilidade do ombro.

Qualidade do Teste e da Medição e Qualidade do Estudo	Descrição e Achados Positivos	População	Confiabilidade	
Sinal do sulco[42] ●	Com o paciente em posição supina, o examinador aplica distração inferior ao ombro. O nível de frouxidão é graduado em uma escala de 0 a 3+. 0 representa ausência de frouxidão; 3+ representa frouxidão máxima	43 atletas universitários saudáveis	Interexaminador: $\kappa = 0{,}03$ a $0{,}06$	Intraexaminador: $\kappa = 0{,}01$ a $0{,}20$

Ombro 9

Utilidade Diagnóstica do Teste de Apreensão na Identificação de Instabilidade do Ombro

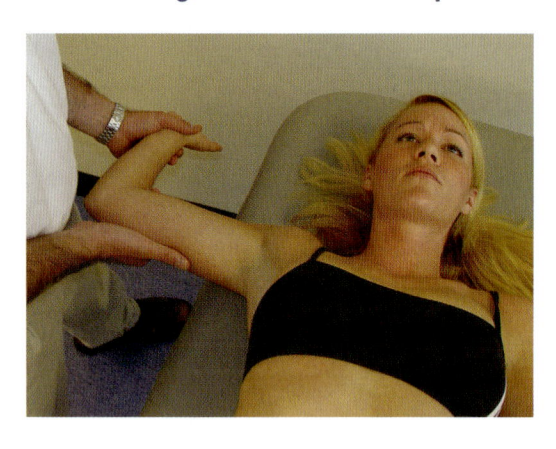

Figura 9-18
Teste de apreensão.

Teste e Qualidade do Estudo	Descrição e Achados Positivos	População	Padrão de Referência	Sensibi-lidade	Especi-ficidade	+RP	−RP
Teste de apreensão óssea[43] ◆	Com o paciente de pé, o examinador coloca o braço do paciente em uma posição a 45 graus ou menos de abdução e 45 graus ou menos de rotação externa. Positivo se o paciente se mostrar apreensivo	29 pacientes com sintomas de instabilidade submetidos a cirurgia do ombro	Evidência artroscópica de lesão óssea significativa causando instabilidade do ombro	1,0	0,86	7,1	0,00
Teste de apreensão anterior[4] ◆	Com o paciente em posição supina, o examinador passivamente executa abdução e rotação externa do úmero. Positivo se o paciente se queixar de dor ou instabilidade	68 pacientes com lesões SLAP tipo II e 78 controles emparelhados por idade que foram submetidos a artroscopia do ombro	Lesão SLAP tipo II visualizada durante artroscopia	0,62	0,42	1,1	0,90
Teste de apreensão anterior[33] ●	Conforme acima. Positivo se ocorrer dor com rotação externa	62 ombros encaminhados para artroscopia	Ruptura labral visualizada artroscopicamente	0,40	0,87	3,08	0,69
Teste de apreensão (dor)[44] ●	Com o paciente de pé, o examinador posiciona ambos os braços do paciente a 90 graus de abdução e 90 graus de rotação externa. Positivo se o paciente parecer apreensivo e/ou relatar dor	363 pacientes submetidos a cirurgia do ombro	Documentação radio-gráfica de uma luxação anterior do ombro após trauma ou demonstração de uma lesão de Hill--Sachs, lesão de Bankart ou avulsão umeral do ligamento glenoumeral na ocasião da artroscopia	50	0,56	1,1	90
Teste de apreensão (apreensão)[44] ●				72	0,96	20,2	29

Utilidade Diagnóstica dos Testes de Apreensão e Recolocação na Identificação de Instabilidade do Ombro

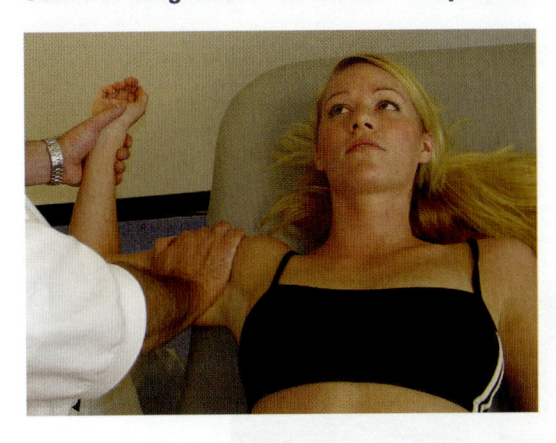

Figura 9-19
Teste de recolocação.

Teste e Qualidade do Estudo	Descrição e Achados Positivos	População	Padrão de Referência	Sensibilidade	Especificidade	+RP	−RP
Teste de recolocação[4] ◆	Com o paciente em posição supina com a articulação glenoumeral na borda da mesa, o examinador posiciona o braço a 90 graus de abdução, rotação externa completa e 90 graus de flexão do cotovelo. Em seguida, o examinador aplica uma força posterior na cabeça do úmero. Positivo se a dor ou apreensão do paciente diminuir com a força aplicada	68 pacientes com lesão SLAP tipo II e 78 controles emparelhados por idade que foram submetidos a artroscopia do ombro	Lesão SLAP tipo II visualizada durante artroscopia	0,44	0,54	1,0	1,04
Teste de recolocação (dor)[44] ●		363 pacientes submetidos a cirurgia do ombro	Documentação radiográfica de uma luxação anterior do ombro após trauma ou demonstração de uma lesão de Hill-Sachs, lesão de Bankart ou avulsão umeral do ligamento glenoumeral na ocasião da artroscopia	0,30	0,90	3,0	77
Teste de recolocação (apreensão)[44] ●				0,81	0,92	10,4	0,20
Teste de recolocação de Jobe (dor)[33] ●		62 ombros encaminhados para artroscopia	Visualização artroscópica	0,44	0,87	3,38	0,64
Teste de recolocação (dor)[45] ●		100 pacientes submetidos a cirurgia do ombro	Observação cirúrgica	0,30	0,58	0,71	1,21
Teste de recolocação (apreensão)[45] ●				0,57	1,0	Indefinido	0,43
Teste de recolocação anterior (dor)[45] ●				0,54	0,44	0,96	1,05
Teste de recolocação anterior (apreensão)[45] ●				0,68	1,0	Indefinido	0,32

9

Ombro

Utilidade Diagnóstica do Teste da Gaveta Anterior na Identificação de Instabilidade do Ombro

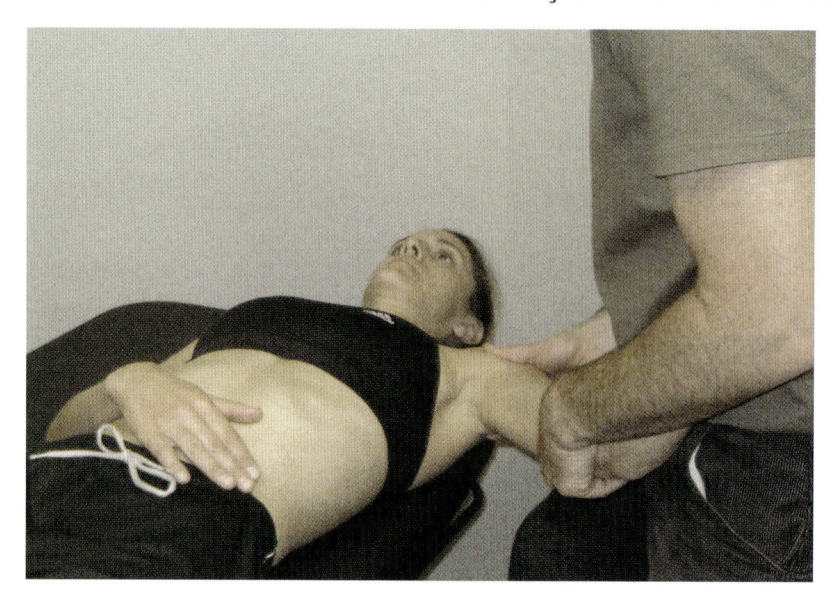

Figura 9-20
Teste da gaveta anterior.

Teste e Qualidade do Estudo	Descrição e Achados Positivos	População	Padrão de Referência	Sensibilidade	Especificidade	+RP	−RP
Teste da gaveta anterior (dor)[44] ●	Com o paciente em posição supina, com a articulação glenoumeral na borda da mesa, o examinador posiciona o braço entre 60 e 80 graus de abdução e rotação neutra e, a seguir, movimenta a cabeça do úmero anteriormente. Positivo se o paciente relatar dor ou reprodução de sintomas de instabilidade	363 pacientes encaminhados para cirurgia do ombro	Documentação radiográfica de uma luxação anterior do ombro após trauma ou demonstração de uma lesão de Hill-Sachs, lesão de Bankart ou avulsão umeral do ligamento glenoumeral na ocasião da artroscopia	0,28	0,71	1,0	1,01
Teste da gaveta anterior (sintomas de instabilidade[44] ●				0,53	0,85	3,6	0,56

Confiabilidade do Teste da Manivela

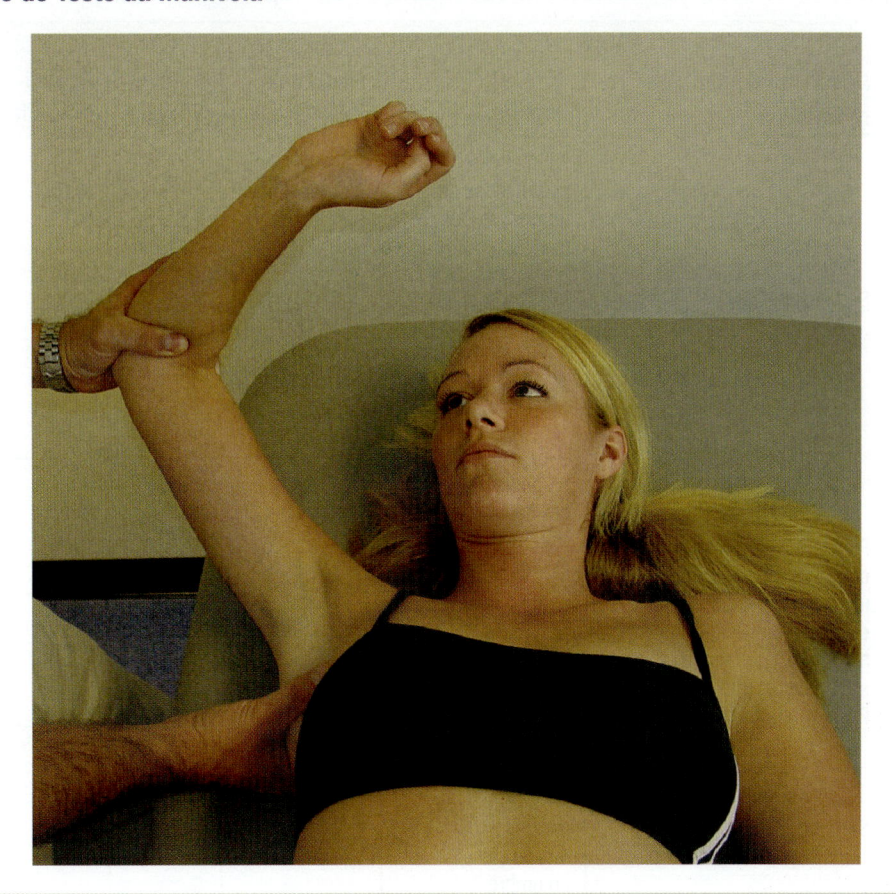

Figura 9-21
Teste da manivela.

Teste e Qualidade do Estudo	Descrição e Achados Positivos	População	Confiabilidade Interexaminador
Teste da manivela[46] ◆	Paciente em posição supina com ombro a 160 graus de abdução e cotovelo a 90 graus de flexão. O examinador aplica uma força compressiva ao úmero enquanto, repetidamente, executa rotação interna e externa. Positivo se forem produzidos estalos durante o teste	40 indivíduos com dor no ombro	$\kappa = 0,36\ (-0,07,\ 0,59)$
Teste da manivela[18] ◆	Conforme acima	55 pacientes com dor no ombro encaminhados para cirurgia artroscópica	$\kappa = 0,20\ (-0,05,\ 0,46)$

Ombro 9

Utilidade Diagnóstica do Teste da Manivela na Identificação de Rupturas Labrais

Teste e Qualidade do Estudo	Descrição e Achados Positivos	População	Padrão de Referência	Sensibilidade	Especificidade	+RP	−RP
Teste da manivela[47] ◆ Metanálise de 2012		Estimativas acumuladas de quatro estudos (n = 282)	Ruptura labral diagnosticada por artroscopia	0,34 (0,19, 0,53)	0,75 (0,65, 0,83)	1,4 (0,84, 2,2)	0,88 (0,69, 1,1)
Teste da manivela[18] ◆	Sem descrição	847 pacientes que foram submetidos a artroscopia diagnóstica do ombro	Ruptura parcial do tendão do bíceps visualizada durante artroscopia	0,34	0,77	1,5	0,86
Teste da manivela[18] ◆	Paciente em posição supina enquanto o examinador eleva o úmero a 160 graus no plano da escápula. É aplicada carga axial ao úmero, enquanto o ombro sofre rotação interna e externa. Positivo na presença de dor	55 pacientes com dor no ombro encaminhados para cirurgia artroscópica		0,61 (0,47, 0,76)	0,55 (0,25, 0,84)	1,35 (0,68, 2,69)	0,71 (0,37, 1,36)
Teste da manivela[48] ◆		132 pacientes encaminhados para artroscopia do ombro		0,13	0,83	0,80	1,05
Teste da manivela[49] ◆		40 atletas com dor no ombro		0,35	0,70	1,2	0,93
Teste da manivela[34] ◉	Sem descrição	54 atletas de arremesso com dor no ombro		0,58	0,72	2,1	0,58
Teste da manivela[50] ◉	Paciente em posição supina enquanto o examinador eleva o úmero a 160 graus no plano da escápula. É aplicada carga axial ao úmero, enquanto o ombro sofre rotação interna e externa. Positivo na presença de dor	65 pacientes com sintomas de dor no ombro	Ruptura do lábio glenoidal observada durante a artroscopia	0,46	0,56	1,1	0,96
Teste da manivela[12] ◉	Paciente em posição supina enquanto o examinador eleva o úmero a 160 graus no plano da escápula. É aplicada carga axial ao úmero, enquanto o ombro sofre rotação interna e externa. Positivo na presença de dor.	62 pacientes encaminhados para cirurgia artroscópica do ombro		0,91	0,93	13,0	0,10
Teste da manivela[33] ◉	Paciente em posição supina. O examinador aplica abdução completa ao úmero e rotação interna e externa ao braço, enquanto aplica força axial através da articulação glenoumeral. Positivo na presença de dor ou estalo	62 ombros submetidos a artroscopia		0,40	0,73	1,5	0,82

Utilidade Diagnóstica do Teste de Compressão-Rotação na Identificação de Rupturas Labrais

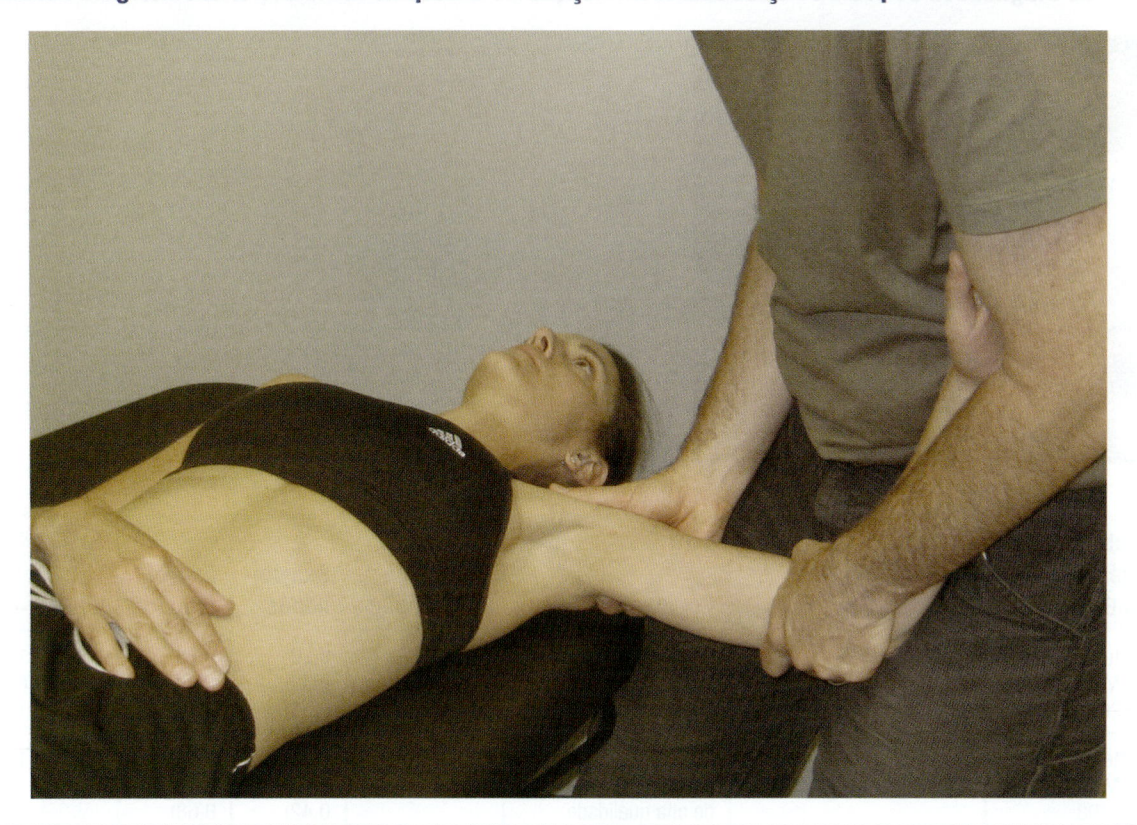

Figura 9-22
Teste de compressão-rotação.

Teste e Qualidade do Estudo	Descrição e Achados Positivos	População	Padrão de Referência	Sensibilidade	Especificidade	+RP	−RP
Teste de compressão-rotação[4] ◆	Com o paciente em posição supina, com o braço abduzido a 90 graus e o cotovelo flexionado a 90 graus, o examinador aplica força axial ao úmero. O úmero é submetido a circundução e rotação. Positivo na presença de dor ou estalo	68 pacientes com lesão SLAP tipo II e 78 controles emparelhados por idade que foram submetidos a artroscopia do ombro	Lesão SLAP tipo II visualizada durante a artroscopia	0,61	0,54	1,3	0,72
Teste de compressão-rotação[51] ◆		426 pacientes que haviam sido submetidos a artroscopia do ombro	Ruptura labral visualizada durante a artroscopia	0,24	0,76	1,0	1,0
Teste de compressão-rotação[34] ●	Sem descrição	54 atletas de arremesso com dor no ombro		0,25	1,0	Indefinido	0,75

9

Ombro

Utilidade Diagnóstica do Teste de Speed na Identificação de Lesões do Lábio Superior Anterior e Posterior

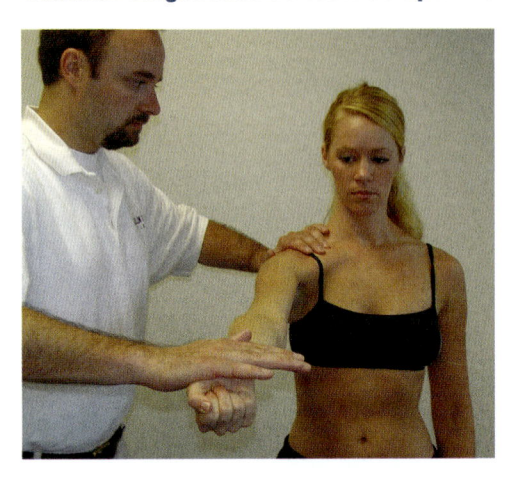

Figura 9-23
Teste de Speed.

Teste e Qualidade do Estudo	Descrição e Achados Positivos	População	Padrão de Referência	Sensibilidade	Especificidade	+RP	−RP
Teste de Speed[47] ◆ Metanálise de 2012	Sem descrição	Estimativas acumuladas de quatro estudos (n = 327)	Lesão SLAP diagnosticada por artroscopia	0,20 (0,05, 0,53)	0,78 (0,58, 0,90)	0,90 (0,43, 1,9)	1,0 (0,86, 1,2)
Teste de Speed[52] ◆ Metanálise de 2008		Estimativas acumuladas de quatro estudos de alta qualidade		0,32 (0,24, 0,42)	0,61 (0,54, 0,68)	0,80	1,11
Teste de Speed[53] ◆	O paciente eleva o úmero a 90 graus com o cotovelo estendido e o antebraço em supinação. O paciente mantém essa posição enquanto o examinador aplica resistência contra a elevação. Positivo na presença de dor na região da goteira bicipital	133 pacientes que foram submetidos a artroscopia diagnóstica do ombro	Lesão SLAP visualizada durante artroscopia	0,60	0,38	1,0	1,05
Teste de Speed[4] ◆		68 pacientes com lesões SLAP tipo II e 78 controles emparelhados por idade submetidos a artroscopia do ombro		0,32	0,66	0,90	1,03
Teste de Speed[32] ◆		847 pacientes submetidos a artroscopia diagnóstica do ombro	Ruptura parcial do tendão do bíceps visualizada durante artroscopia	0,50	0,67	1,5	0,75
Teste de Speed[54] ◆	Com o paciente sentado, cotovelo estendido e antebraço em supinação completa, o examinador aplica resistência à flexão para frente de 0 a 60 graus. Positivo com aumento da dor no ombro e se o paciente acusar dor na goteira bicipital	87 indivíduos com quadros patológicos variáveis no ombro	Lesão SLAP diagnosticada por artroscopia	0,50 (0,21, 0,79)	0,54 (0,49, 0,58)	1,1 (0,41, 1,8)	0,93 (0,40, 1,6)

Confiabilidade do Teste de Compressão Ativa/Teste de O'Brien

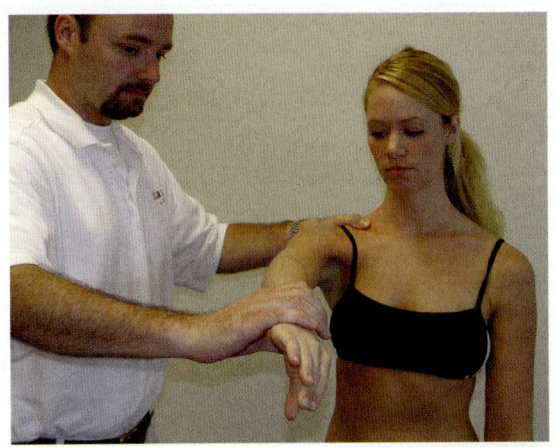

Compressão ativa com rotação interna

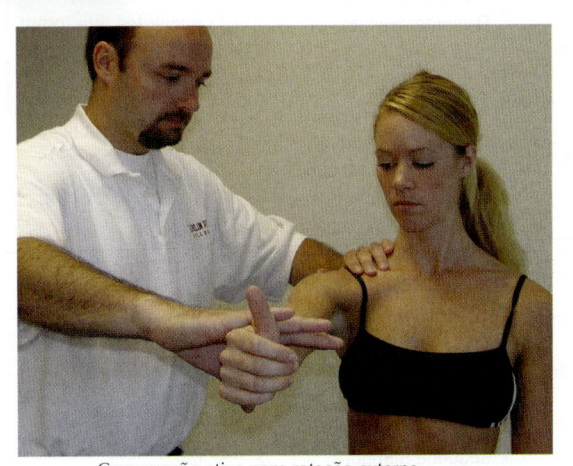

Compressão ativa com rotação externa

Figura 9-24
Teste de compressão ativa.

Teste e Qualidade do Estudo	Descrição e Achados Positivos	População	Confiabilidade Interexaminador
Teste de compressão ativa[46] ◆	Paciente de pé com o ombro afetado flexionado a 90 graus, com abdução horizontal de 10 graus e em rotação interna máxima e com o cotovelo em extensão completa. O paciente resiste a uma força para baixo aplicada ao punho do membro afetado. O mesmo procedimento é repetido com o ombro em rotação externa máxima. Positivo com dor no ombro agravada na posição de rotação interna e aliviada na posição de rotação externa	40 indivíduos com dor no ombro	Articulação acromioclavicular: $\kappa = 0,22$ ($-0,24$, $0,68$) Quadro patológico labral: $\kappa = 0,38$ ($0,10$, $0,65$)
Teste de compressão ativa[18] ◆	Consulte a próxima tabela	55 pacientes com dor no ombro encaminhados para cirurgia artroscópica	$\kappa = 0,24$ ($-0,02$, $0,50$)

Ombro 9

Utilidade Diagnóstica do Teste de Compressão Ativa/Teste de O'Brien

Teste e Qualidade do Estudo	Descrição e Achados Positivos	População	Padrão de Referência	Sensibilidade	Especificidade	+RP	−RP
Teste de compressão ativa[47] ◆ **Metanálise de 2012**	Sem descrição	Estimativas acumuladas de seis estudos (n = 782)	Ruptura labral diagnosticada por artroscopia	0,67 (0,51, 0,80)	(0,37 (0,22, 0,54)	1,1 (0,90, 1,3)	0,89 (0,67, 1,2)
Teste de compressão ativa[18] ◆	Paciente de pé flexiona o braço a 90 graus com cotovelo em extensão completa. Paciente executa adução do braço a 10 graus internamente e aplica rotação ao úmero. O examinador aplica força para baixo no braço contra a resistência do paciente. Em seguida, o paciente aplica supinação total ao braço e repete o procedimento. Positivo na ocorrência de dor com a primeira manobra e reduzida com a segunda manobra	55 pacientes com dor no ombro encaminhados para cirurgia artroscópica	Observada ruptura do lábio glenoidal durante a artroscopia	0,55 (0,40, 0,69)	0,18 (− 0,05, 0,41)	0,67 (0,45, 0,98)	2,5 (0,68, 9,13)
Teste de O'Brien[53] ◆		133 pacientes que foram submetidos a artroscopia diagnóstica do ombro	Lesão SLAP visualizada durante a artroscopia	0,94	0,28	1,3	0,21
Teste de O'Brien[4] ◆		68 pacientes com lesão SLAP e 78 controles emparelhados por idade		0,63	0,53	1,3	0,70
Teste de compressão ativa[48] ◆		132 pacientes encaminhados para artroscopia do ombro		0,63	0,50	1,3	0,74
Teste de compressão ativa[49] ◆		40 atletas com dor no ombro		0,78	0,11	0,10	2,0
Teste de compressão ativa[51] ◆		426 pacientes submetidos a artroscopia do ombro		0,47	0,55	1,0	0,96
Teste de compressão ativa (palma para baixo)[32] ◆	Conforme acima, exceto positivo se ocorrer dor na posição testada	847 pacientes que foram submetidos a artroscopia diagnóstica do ombro	Ruptura parcial do tendão do bíceps visualizada durante a artroscopia	0,68	0,46	1,3	0,70
Teste de compressão ativa (palma para cima)[32] ◆				0,40	0,57	0,90	1,1
Teste de O'Brien[50] ◉	Conforme acima, exceto que o paciente está sentado	65 pacientes com sintomas de dor no ombro		0,54	0,31	0,78	1,48
Teste de O'Brien[33] ◉		62 ombros submetidos a artroscopia		0,63	0,73	2,3	0,51
Teste de O'Brien[34] ◉	Sem descrição	54 atletas de arremesso com dor no ombro		0,54	0,60	1,4	0,77

Utilidade Diagnóstica do Teste de Compressão Ativa/Teste de O'Brien (*continuação*)

Teste e Qualidade do Estudo	Descrição e Achados Positivos	População	Padrão de Referência	Sensibilidade	Especificidade	+RP	−RP
Teste de compressão ativa[54] ◆	Paciente de pé com o ombro afetado em 90 graus de flexão, 10 graus de adução horizontal e em rotação interna máxima, com o cotovelo em extensão completa. O examinador aplica a uma força para baixo no punho do braço afetado. O paciente opõe resistência à força para baixo e relata dor "na parte superior do ombro" (articulação acromioclavicular) ou "dentro do ombro" (lesão SLAP). O ombro do paciente, a seguir, é movimentado para uma posição de rotação externa e a força para baixo é repetida. Um teste positivo é indicado por dor ou estalo doloroso na rotação interna do ombro e menos dor ou ausência de dor na rotação externa	87 indivíduos com quadros patológicos variáveis no ombro	Lesão SLAP diagnosticada por artroscopia	0,85 (0,61, 0,97)	0,10 (0,05, 0,12)	0,94 (0,65, 1,1)	1,5 (0,22, 6,8)

Ombro 9

Utilidade Diagnóstica do Teste de Yergason na Identificação de Rupturas Labrais

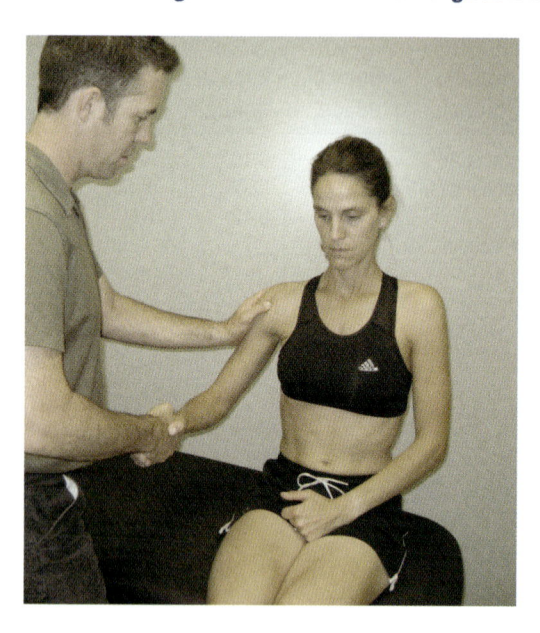

Figura 9-25
Teste de Yergason.

Teste e Qualidade do Estudo	Descrição e Achados Positivos	População	Padrão de Referência	Sensibilidade	Especificidade	+RP	−RP
Teste de Yergason[47] ◆ **Metanálise de 2012**	Sem descrição	Estimativas acumuladas de quatro estudos (n = 246)	Ruptura labral diagnosticada por artroscopia	0,12	0,95	2,5	0,91
Teste de Yergason[47] ◆	Com o paciente de pé ou sentado com o cotovelo a 90 graus de flexão, o paciente supina o antebraço contra a resistência do examinador. Durante o procedimento, o examinador palpa a porção longa do tendão do bíceps. Positivo na presença de dor no tendão do bíceps	68 pacientes com lesões SLAP tipo II e 78 controles emparelhados por idade que foram submetidos a artroscopia	Lesão SLAP visualizada durante a artroscopia	0,12	0,87	0,87	1,01
Teste de Yergason[48] ◆		132 pacientes encaminhados para artroscopia do ombro		0,13	0,94	2,2	0,93
Teste de Yergason[33] ●		62 ombros encaminhados para artroscopia		0,09	0,93	1,29	0,98
Teste de Yergason[34] ●		54 atletas de arremesso com dor no ombro		0,13	1,0	Indefinida	0,87
Teste de Yergason[55] ●		152 indivíduos com dor no ombro encaminhados para cirurgia	Tendão do bíceps e/ou ruptura labral visualizada durante a artroscopia	0,43	0,79	2,05	0,72

Confiabilidade do Teste de Deslizamento Anterior/Teste de Kibler

Teste e Qualidade do Estudo	Descrição	População	Confiabilidade Interexaminador
Teste de deslizamento anterior[18] ◆	Consulte a próxima tabela	55 pacientes com dor no ombro encaminhados para cirurgia artroscópica	κ = 0,21 (− 0,05, 0,46)

Utilidade Diagnóstica do Teste de Deslizamento Anterior/Teste de Kibler na Identificação de Rupturas Labrais

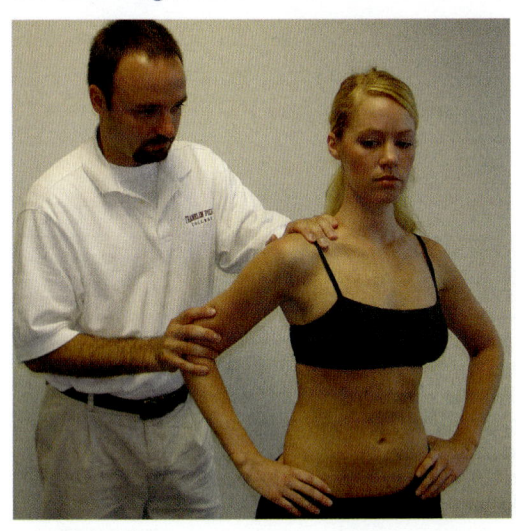

Figura 9-26
Teste de deslizamento anterior/teste de Kibler.

Teste e Qualidade do Estudo	Descrição e Achados Positivos	População	Padrão de Referência	Sensibilidade	Especificidade	+RP	−RP
Teste de deslizamento anterior[47] ◆ **Metanálise de 2012**	Sem descrição	Estimativas acumuladas de quatro estudos (n = 831)	Ruptura labral diagnosticada por artroscopia	0,17 (0,03, 0,55)	0,86 (0,81, 0,89)	1,2 (0,22, 6,5)	0,97 (0,96, 1,4)
Teste de deslizamento anterior[18] ◆	Com o paciente de pé ou sentado com as mãos nos quadris e polegares virados posteriormente, o examinador estabiliza a escápula com uma das mãos e, com a outra mão no cotovelo, aplica força direcionada anterior e superiormente através do úmero. O paciente empurra no sentido oposto da força. Positivo se ocorrer dor ou estalo na parte anterior do ombro	55 pacientes com dor no ombro encaminhados para cirurgia artroscópica	Ruptura do lábio glenoidal observada durante a artroscopia	0,43 (0,29, 0,58)	0,82 (0,59, 1,05)	2,38 (0,65, 8,7)	0,69 (0,48, 1,01)
Teste de deslizamento anterior (Metanálise de 2012) Teste de Kibler[4] ◆		68 pacientes com lesões SLAP tipo II e 78 controles emparelhados por idade que foram submetidos a artroscopia	Lesão SLAP tipo II visualizada durante a artroscopia	0,21	0,70	0,70	1,13
Teste de deslizamento anterior (Teste de Kibler)[32] ◆		847 pacientes que foram submetidos a artroscopia diagnóstica do ombro	Ruptura parcial do tendão do bíceps visualizada durante artroscopia	0,23	0,84	1,4	0,92
Teste de deslizamento anterior[51] ◆		426 pacientes que tinham sido submetidos a artroscopia do ombro	Lesão SLAP visualizada durante artroscopia	0,08	0,84	0,56	1,1

9 Ombro

Confiabilidade de Vários Testes na Identificação de Rupturas Labrais

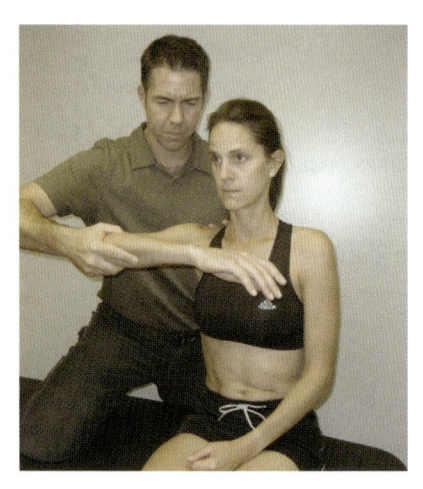

Figura 9-27
Teste do abalo.

Teste e Qualidade do Estudo	Descrição e Achados Positivos	População	Confiabilidade
Teste de compressão passiva[56] ◆	Paciente deitado de lado, com o ombro afetado virado para cima e o examinador de pé atrás do paciente. O examinador estabiliza o ombro afetado do paciente segurando a articulação acromioclavicular com uma das mãos e o cotovelo do paciente com a outra mão. O examinador gira o externamente o ombro do paciente com 30 graus de abdução e, a seguir, empurra o braço proximalmente, ao mesmo tempo em que estende o braço. O teste será positivo se ocorrer dor ou um estalo doloroso na articulação glenoumeral.	61 pacientes submetidos a artroscopia para dor no ombro	Interexaminador $\kappa = 0,77$
Teste de Kim[57] ◆	Com o paciente sentado com o braço em abdução de 90 graus, o examinador segura o cotovelo e a face lateral da parte proximal do braço e aplica uma forte carga axial. Em seguida, o examinador eleva o braço a 135 graus e aplica uma força posteroinferior. Positivo se ocorrer o início súbito de dor na parte posterior do ombro	172 ombros com dor	Interexaminador $\kappa = 0,91$
Teste de Kim[46] ◆	Paciente sentado com as costas apoiadas. O examinador segura o cotovelo do paciente e a parte média do úmero com o braço em abdução de 90 graus. Em seguida, ele eleva o braço a 135 graus, enquanto simultaneamente aplica um deslizamento posteroinferior e uma força axial ao úmero. Positivo com a ocorrência de dor na parte posterior do ombro	40 indivíduos com dor no ombro	$\kappa = -0,04$ ($-0,12$, $0,03$)

Utilidade Diagnóstica do Teste de Kim na Identificação de Rupturas Labrais

Teste e Qualidade do Estudo	Descrição e Achados Positivos	População	Padrão de Referência	Sensibilidade	Especificidade	+RP	−RP
Teste de Kim[57] ◆	Com o paciente sentado com abdução de 90 graus do braço, o examinador segura o cotovelo e a face lateral da porção proximal do braço e aplica uma força axial intensa. Em seguida, o examinador eleva o braço a 135 graus e aplica uma força posteroinferior. Positivo se ocorrer o início súbito de dor na parte posterior do ombro	172 ombros com dor	Ruptura labral visualizada durante a artroscopia	0,80	0,94	13,3	0,21

Utilidade Diagnóstica do Teste de Carga do Bíceps na Identificação de Rupturas Labrais

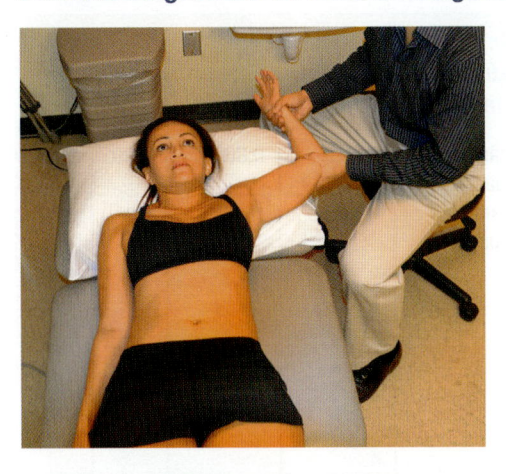

Figura 9-28
Teste de carga II do bíceps.

Teste e Qualidade do Estudo	Descrição e Achados Positivos	População	Padrão de Referência	Sensibilidade	Especificidade	+RP	−RP
Teste de carga II do bíceps[4] ◆	Com o paciente em posição supina, o examinador segura firmemente o punho e o cotovelo do paciente. O braço sofre elevação de 120 graus e é totalmente girado, com o cotovelo mantido em flexão de 90 graus e o antebraço supinado. Em seguida, o examinador opõe resistência à flexão do cotovelo pelo paciente. Positivo se a resistência ao cotovelo flexionado causar dor	68 pacientes com lesões SLAP tipo II e 78 controles emparelhados por idade submetidos a artroscopia do ombro	Lesão SLAP tipo II visualizada durante a artroscopia	0,30	0,78	1,4	0,90
Teste de carga II do bíceps[58] ●		127 pacientes apresentando dor no ombro encaminhados para artroscopia		0,90	0,97	30	0,10
Teste de carga II do bíceps[54] ◆	Com o paciente em posição supina, o examinador posiciona o ombro do paciente em 120 graus de abdução, o cotovelo em 90 graus de flexão e o antebraço em supinação. O examinador movimenta o ombro do paciente em rotação externa até o final da amplitude e pede ao paciente para flexionar o cotovelo enquanto é oposta resistência a esse movimento. Um teste positivo é indicado como ocorrência de dor durante a flexão resistida do cotovelo	87 indivíduos com quadros patológicos variáveis do ombro	Lesão SLAP diagnosticada por artroscopia	0,55 (0,46, 0,64)	0,53 (0,38, 0,68)	1,2 (0,73, 2,0)	0,85 (0,53, 1,4)
Teste de carga II do bíceps[59] ●	Com o paciente em posição supina, o examinador segura firmemente o pulso e o cotovelo. O braço sofre abdução de 90 graus, com flexão de 90 graus do cotovelo e supinação do antebraço. O examinador gira o braço externamente até que o paciente se torne apreensivo, quando a rotação externa é interrompida. O paciente flexiona o cotovelo contra a resistência do examinador. Positivo se a apreensão do paciente persistir ou se ocorrer dor	75 pacientes com luxações unilaterais recorrentes da parte anterior do ombro	Lesão SLAP diagnosticada por artroscopia	0,90	0,97	30	0,10

9

Ombro

Utilidade Diagnóstica de Vários Testes na Identificação de Rupturas Labrais

Teste e Qualidade do Estudo	Descrição e Achados Positivos	População	Padrão de Referência	Sensibilidade	Especificidade	+RP	−RP
Teste de compressão passiva[56] ◆	Com o paciente deitado de lado com a parte afetada para cima, o examinador coloca uma das mãos sobre a articulação acromioclavicular para estabilizar o ombro e põe a outra mão no cotovelo. Em seguida, o examinador gira externamente o ombro em 30 graus de abdução e aplica compressão axial, enquanto estende o braço. Positivo se ocorrer dor	61 pacientes submetidos a artroscopia para dor no ombro	Lesão SLAP visualizada durante a artroscopia	0,82	0,86	5,90	0,21
Teste do abalo[57] ◆	Com o paciente sentado, o examinador segura a escápula com uma das mãos e executa rotação interna e abdução do braço do paciente a 90 graus com a outra mão. O examinador, em seguida, executa adução do braço enquanto aplica uma força de carga axial. Dor aguda indica teste positivo	172 ombros com dor	Ruptura labral visualizada durante a artroscopia	0,73	0,98	36,5	0,28
Teste de resistência à flexão em posição supina[53] ◆	Com o paciente em posição supina e com o braço repousando em flexão total e a palma da mão para cima, o examinador segura o braço do paciente em posição distal com relação ao cotovelo e pede ao paciente para elevar o braço como se estivesse efetuando um arremesso. Positivo na presença de dor profunda na articulação do ombro	133 pacientes que foram submetidos a artroscopia diagnóstica do ombro	Lesão SLAP visualizada durante a artroscopia	0,80	0,69	2,6	0,29
Teste de rotação externa com supinação resistida[49] ◆	Com o paciente em posição supina e com o braço em abdução de 90 graus e o cotovelo com flexão de 90 graus, o examinador sustenta o braço pelo cotovelo. O examinador resiste à supinação e executa cuidadosamente uma rotação máxima externa do ombro. Positivo em caso de dor no ombro, estalos ou travamento	40 atletas com dor no ombro		0,83	0,82	4,6	0,21

Utilidade Diagnóstica de Vários Testes na Identificação de Rupturas Labrais (*continuação*)

Teste e Qualidade do Estudo	Descrição e Achados Positivos	População	Padrão de Referência	Sensibilidade	Especificidade	+RP	−RP
Teste de Whipple[4] ◆	O braço é submetido a flexão de 90 graus e aduzido até que a mão esteja em oposição ao outro ombro. O paciente opõe resistência enquanto o examinador aplica força no braço para baixo. Positivo se ocorrer dor	68 pacientes com lesões SLAP tipo II e 78 controles emparelhados por idade submetidos a artroscopia do ombro	Lesão SLAP tipo II visualizada durante a artroscopia	0,65	0,42	1,1	0,83
Teste do abalo posterior[34] ●	Sem descrição	54 atletas de arremesso com dor no ombro		0,25	0,80	1,3	0,72
Teste dinâmico de ruptura labral (teste de O'Driscoll[54] ◆	Paciente sentado com o braço ao lado e cotovelo flexionado em 90 graus. O examinador aplica rotação externa de 90 graus no braço do paciente e leva o braço para 90 graus de abdução. Com o cotovelo flexionado, o braço sofre abdução de 90 a 120 graus. O teste é positivo se ocorrer dor na faixa de abdução de 90 a 120 graus	87 indivíduos com quadros patológicos variáveis do ombro	Lesão SLAP diagnosticada por artroscopia	0,89 (0,81, 0,95)	0,30 (0,17, 0,41)	1,3 (0,98, 1,6)	0,40 (0,10, 1,1)
Teste de tensão labral[54] ◆	Paciente em posição supina com o braço colocado a 120 graus de abdução e rotação neutra do antebraço. Em seguida, o ombro é submetido a rotação até o final da amplitude. Nesse ponto, o examinador segura a mão do paciente e pede para ele executar supinação do antebraço, contra resistência, a partir da posição neutra. Positivo se o paciente relatar aumento da dor com supinação resistida			0,28 (0,20, 0,36)	0,76 (0,61, 0,88)	1,2 (0,50, 2,9)	0,94 (0,73, 1,3)

9

Ombro

Confiabilidade do Teste de Hawkins-Kennedy

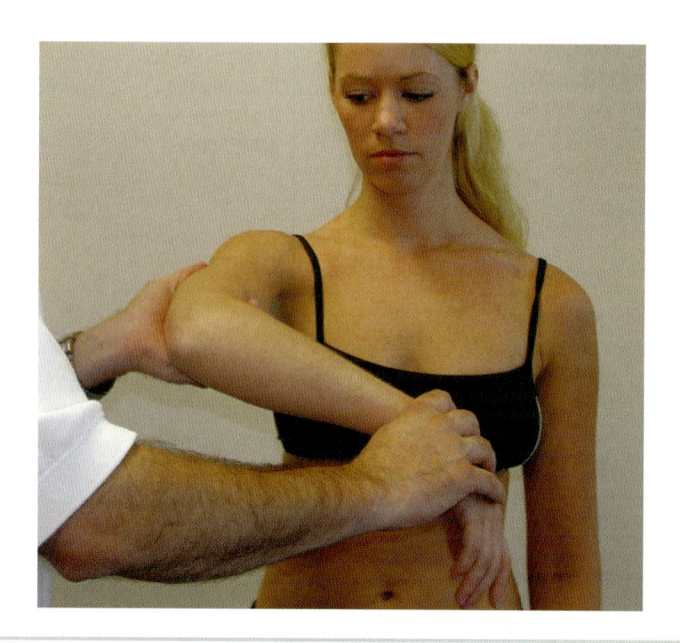

Figura 9-29
Teste de Hawkins-Kennedy.

Teste e Qualidade do Estudo	Descrição e Achados Positivos	População	Confiabilidade
Teste de Hawkins-Kennedy[60] ●	O examinador flexiona o úmero e o cotovelo a 90 graus e executa rotação interna máxima no ombro, aplicando sobrepressão. Positivo com ocorrência de dor na parte superior do ombro	55 pacientes com dor no ombro	κ interexaminador = 0,39 (0,12, 0,65)
Teste de Hawkins-Kennedy[46] ◆		40 indivíduos com dor no ombro	κ = 0,38 (0,10, 0,63)
Teste de Hawkins-Kennedy[61] ◆		33 pacientes com dor no ombro	κ teste-reteste = 1,0 κ interexaminador = 0,91

Utilidade Diagnóstica do Teste de Hawkins-Kennedy na Identificação de Pinçamento Subacromial

Teste e Qualidade do Estudo	Descrição e Achados Positivos	População	Padrão de Referência	Sensibilidade	Especificidade	+RP	−RP
Teste de Hawkins-Kennedy[6] ◆ **Metanálise de 2012**	O examinador posiciona o braço do paciente em 90 graus de flexão para frente e, a seguir, cuidadosamente aplica rotação interna. O ponto final para a rotação interna é determinado quando o paciente sente dor ou quando a rotação da escápula é sentida ou observada pelo examinador. O teste é positivo quando o paciente acusa dor durante a manobra	Estimativas acumuladas de seis estudos (n = 1.029)	Síndrome do pinçamento diagnosticada por artroscopia	0,74 (0,57, 0,85)	0,57 (0,46, 0,67)	1,7	0,46
Teste de Hawkins-Kennedy[47] ◆ **Metanálise de 2012**	Sem descrição	Estimativas acumuladas de sete estudos (n = 944)	Síndrome do pinçamento diagnosticada por artroscopia, ressonância magnética (RM) ou ultrassonografia	0,80 (0,72, 0,86)	0,56 (0,45, 0,67)	1,8 (1,5, 2,3)	0,35 (0,27, 0,46)
Teste de Hawkins-Kennedy[6] ◆ **Metanálise de 2008**		Estimativas acumuladas de quatro estudos de alta qualidade	Síndrome do pinçamento diagnosticada por injeção subacromial ou cirurgia	0,79 (0,75, 0,82)	0,59 (0,53, 0,64)	1,9	0,36
Teste de Hawkins-Kennedy[63] ◆	Paciente de pé. O braço afetado é flexionado para frente em 90 graus e submetido a rotação medial forçada. Positivo se o paciente se queixar de dor	30 pacientes com dor inicial no ombro	Pinçamento subacromial confirmado por RM	0,74	0,40	1,2 (0,70, 2,3)	0,65
Teste de Hawkins-Kennedy[63] ◆			Bursite subacromial confirmada por RM	0,80	0,43	1,4 (0,80, 2,4)	0,47
Teste de Hawkins-Kennedy[32] ◆		847 pacientes submetidos a artroscopia diagnóstica do ombro	Ruptura parcial do tendão do bíceps visualizada durante artroscopia	0,55	0,38	0,90	1,18
Teste de Hawkins-Kennedy[60] ◆	O examinador flexiona o úmero e o cotovelo a 90 graus e executa rotação interna máxima do ombro e aplica sobrepressão. Positivo com a ocorrência de dor da parte superior do ombro	55 pacientes com dor no ombro	Pinçamento diagnosticado por artroscopia	0,63 (0,39, 0,86)	0,62 (0,46, 0,77)	1,6 (0,94, 2,8)	0,61 (0,31, 1,2)
Teste de Hawkins-Kennedy[31] ◆	O braço do paciente é submetido a flexão de até 90 graus e forçado para rotação interna. O teste é considerado positivo se ocorrer dor	69 pacientes com dor no ombro	Evidência de pinçamento subacromial detectado por exame de ultrassonografia	0,67 (0,53, 0,78)	0,47 (0,26, 0,69)	1,3	0,70

9

Ombro

Confiabilidade do Teste de Neer

Teste e Qualidade do Estudo	Descrição e Achados Positivos	População	Confiabilidade
Teste de Neer[60] ●	O examinador estabiliza a escápula com uma força para baixo enquanto flexiona o úmero acima da cabeça e aplica sobrepressão. Positivo com ocorrência de dor na parte superior do ombro	55 pacientes com dor no ombro	κ interexaminador = 0,40 (0,13, 0,67)
Teste de Neer[61] ◆	O examinador estabiliza a escápula com uma força para baixo enquanto flexiona o úmero acima da cabeça e aplica sobrepressão. Positivo com ocorrência de dor na parte superior do ombro	33 pacientes com dor no ombro	κ teste-reteste = 1,0 κ interexaminador = 1,0

Utilidade Diagnóstica do Teste de Neer na Identificação de Pinçamento Subacromial

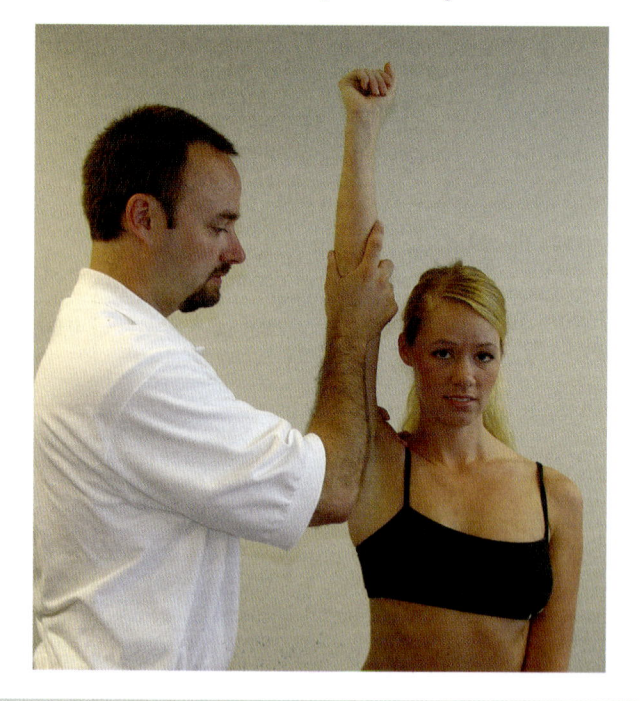

Figura 9-30
Teste de Neer.

Utilidade Diagnóstica do Teste de Neer na Identificação de Pinçamento Subacromial (*continuação*)

Teste e Qualidade do Estudo	Descrição e Achados Positivos	População	Padrão de Referência	Sensibilidade	Especificidade	+RP	−RP
Teste de Neer[62] ◆ Metanálise de 2012	O examinador estabiliza a escápula e pede ao paciente para flexionar o braço para frente até que ocorra dor ou até que seja atingida elevação total. Positivo na presença de dor	Estimativas acumuladas de cinco estudos (n = 1.127)	Síndrome do pinçamento diagnosticada por artroscopia	0,78 (0,68, 0,87)	0,58 (0,47, 0,68)	1,9	0,38
Teste de Neer[47] ◆ Metanálise de 2012	Sem descrição	Estimativas acumuladas de sete estudos (n = 946)	Síndrome do pinçamento diagnosticada por artroscopia, RM ou ultrassonografia	0,72 (0,60, 0,81)	0,60 (0,40, 0,77)	1,8 (1,2, 2,6)	0,47 (0,39, 0,56)
Teste de Neer[52] ◆ Metanálise de 2008		Estimativas acumuladas de quatro estudos de alta qualidade	Síndrome do pinçamento diagnosticada por injeção subacromial ou cirurgia	0,79 (0,75, 0,82)	0,53 (0,48, 0,58)	1,7	0,40
Teste de Neer[63] ◆	O examinador força o braço do paciente, submetido a rotação interna, à elevação máxima. Positivo na presença de dor	30 pacientes com dor inicial no ombro	Pinçamento subacromial confirmado por RM	0,68	0,30	1,0 (0,60, 1,6)	1,07
			Bursite subacromial confirmada por RM	0,80	0,43	1,4 (0,80, 2,4)	0,47
Teste de Neer[32] ◆		847 pacientes submetidos a artroscopia diagnóstica do ombro	Ruptura parcial do tendão do bíceps visualizada durante artroscopia	0,64	0,41	1,1	0,88
Teste de Neer[60] ◆	O examinador estabiliza a escápula com uma força para baixo, enquanto flexiona o úmero acima da cabeça e aplica sobrepressão. Positivo com ocorrência de dor na parte superior do ombro	55 pacientes com dor no ombro	Pinçamento diagnosticado por artroscopia	0,81 (0,62, 1,0)	0,54 (0,38, 0,69)	1,8 (1,2, 2,7)	0,35 (0,12, 0,97)
Teste de Neer[31] ◆	O examinador executa abdução passiva máxima do braço do paciente no plano da escápula, com rotação interna, enquanto estabiliza a escápula. O teste é considerado positivo se ocorrer dor	69 pacientes com dor no ombro	Evidência de pinçamento subacromial detectada por exame de ultrassonografia	0,80 (0,67, 0,89)	0,52 (0,30, 0,73)	1,7	0,39

9

Ombro

Confiabilidade do Teste do Arco Doloroso na Identificação de Pinçamento Subacromial

Teste e Qualidade do Estudo	Descrição e Achados Positivos	População	Confiabilidade
Teste do arco doloroso[60] ●	O paciente é solicitado para executar abdução ativa do ombro e relatar qualquer dor durante o movimento. Se for observada dor na parte superior do ombro entre 60 e 120 graus de abdução, o teste é considerado positivo	55 pacientes com dor no ombro	κ interexaminador = 0,45 (0,18, 0,72)

Utilidade Diagnóstica do Teste do Arco Doloroso na Identificação de Pinçamento Subacromial

Teste e Qualidade do Estudo	Descrição e Achados Positivos	População	Padrão de Referência	Sensibilidade	Especificidade	+RP	−RP
Teste do arco doloroso[47] ◆ **Metanálise de 2012**	Sem descrição	Estimativas acumuladas de quatro estudos (n = 756)	Síndrome do pinçamento diagnosticada por artroscopia e ultrassonografia	0,53 (0,31, 0,74)	0,76 (0,68, 0,84)	2,3 (1,2, 4,1)	0,62 (0,37, 1,0)
Sinal do arco doloroso[64] ◆	O paciente eleva o braço ativamente no plano escapular em elevação total. Positivo se o paciente acusar dor entre 60 e 120 graus	552 pacientes com dor no ombro	Visualização artroscópica				
			• Pinçamento total	0,74	0,81	3,9	0,32
			• Bursite	0,71	0,47	1,3	0,62
			• Ruptura de espessura parcial do manguito rotador	0,67	0,47	1,3	0,70
			• Ruptura de espessura total do manguito rotador	0,76	0,72	2,7	0,33
Teste do arco doloroso[65] ●	O paciente é instruído a executar abdução plana direta em toda a amplitude de movimento. Positivo se ocorrer dor entre 60 e 100 graus de abdução	125 ombros com dor	Pinçamento subacromial diagnosticado por injeção subacromial	0,33	0,81	1,74	0,83
Teste do arco doloroso[60] ◆	O paciente é solicitado para executar abdução ativa do ombro e relatar qualquer dor durante o movimento. Se for observada dor na parte superior do ombro entre 60 e 120 graus de abdução, o teste é considerado positivo	55 pacientes com dor no ombro	Pinçamento diagnosticado por artroscopia	0,75 (0,54, 0,96)	0,67 (0,52, 0,81)	2,3 (1,3, 3,8)	0,38 (0,16, 0,90)

Confiabilidade do Teste da Queda do Braço na Identificação de Pinçamento Subacromial

Teste e Qualidade do Estudo	Descrição e Achados Positivos	População	Confiabilidade
Teste da queda do braço[46] ◆	O examinador executa abdução passiva do braço do paciente em 90 graus. O examinador solta o braço do paciente, instruindo-o a manter o braço na mesma posição. Positivo com a incapacidade da manutenção do braço com 90 graus de abdução ou com a súbita queda do braço	40 indivíduos com dor no ombro	κ = 0,57 (− 0,14, 0,57)

Utilidade Diagnóstica do Teste da Queda do Braço na Identificação de Pinçamento Subacromial

Teste e Qualidade do Estudo	Descrição e Achados Positivos	População	Padrão de Referência	Sensibilidade	Especificidade	+RP	−RP
Teste da queda do braço[62] ◆ Metanálise de 2012	O paciente executa elevação total do braço e lentamente reverte o movimento no mesmo arco. Se o braço cair subitamente ou se o paciente apresentar dor intensa, o teste é considerado positivo	Estimativas acumuladas de cinco estudos (n = 1.213)	Síndrome do do pinçamento diagnosticada por artroscopia	0,21 (0,14, 0,30)	0,92 (0,86, 0,96)	2,6	0,86
Teste da queda do braço[65] ●	O paciente é instruído a executar abdução do ombro a 90 graus e, a seguir, baixá-lo lentamente para a posição neutra. Positivo se o paciente apresentar dor que impossibilite o movimento	125 ombros com dor	Pinçamento subacromial diagnosticado por injeção subacromial	0,08	0,97	2,67	0,95

Confiabilidade do Teste da Lata Vazia na Identificação de Pinçamento Subacromial

Teste e Qualidade do Estudo	Descrição e Achados Positivos	População	Confiabilidade
Teste da lata vazia (teste de Jobe)[60] ●	O examinador eleva o braço do paciente a 90 graus no plano da escápula e, em seguida, executa rotação interna do ombro solicitando que o paciente gire o ombro de modo que seu polegar aponte para o chão. Em seguida, o examinador aplica uma força para baixo no punho, enquanto o paciente tenta resistir. O teste é considerado positivo se for detectada fraqueza do ombro envolvido comparado bilateralmente	55 pacientes com dor no ombro	κ interexaminador = 0,47 0,22, 0,72)

9

Ombro

Utilidade Diagnóstica do Teste da Lata Vazia na Identificação de Pinçamento Subacromial

Teste e Qualidade do Estudo	Descrição e Achados Positivos	População	Padrão de Referência	Sensibi-lidade	Especi-ficidade	+RP	−RP
Teste da lata vazia[62] ◆ **Metanálise de 2012**	O examinador pede que o paciente eleve o braço e gire-o internamente com o polegar apontando para baixo no plano da escápula. O cotovelo deve estar totalmente estendido. Nessa posição, o examinador aplica pressão para baixo na superfície superior do braço. O teste é positivo com ocorrência de fraqueza	Estimativas acumuladas de seis estudos (n = 695)	Síndrome do do pinçamento diagnosticada por artroscopia	0,69 (0,54, 0,81)	0,62 (0,38, 0,81)	1,8	0,50
Teste da lata vazia (teste de Jobe)[60] ◆	O examinador eleva o ombro do paciente a 90 graus no plano da escápula e, em seguida, executa rotação interna do ombro solicitando ao paciente que gire o ombro de modo que o polegar aponte para o chão. Em seguida, o examinador aplica uma força para baixo no punho, enquanto o paciente tenta resistir. O teste é considerado positivo se for detectada fraqueza do ombro envolvido comparada bilateralmente	55 pacientes com dor no ombro	Pinçamento diagnosticado por artroscopia	0,50 (0,26, 0,75)	0,87 (0,77, 0,98)	3,9 (1,5, 10,1)	0,57 (0,35, 0,95)

Utilidade Diagnóstica do Teste de Retirada na Identificação de Pinçamento Subacromial

Teste e Qualidade do Estudo	Descrição e Achados Positivos	População	Padrão de Referência	Sensibilidade	Especificidade	+RP	−RP
Teste de retirada[62] ◆ **Metanálise de 2012**	O paciente gira o ombro internamente, colocando a mão na nádega ipsolateral. O paciente é solicitado a afastar a mão da nádega contra resistência. O teste é positivo com ocorrência de fraqueza nessa ação	Estimativas acumuladas de quatro estudos (n = 267)	Síndrome do do pinçamento diagnosticada por artroscopia	0,42 (0,19, 0,69)	0,97 (0,79, 1,0)	14	0,60
Teste de retirada (teste de Gerber)[63] ◆	O paciente tenta afastar o braço afetado das costas. Positivo se não conseguir afastar o braço das costas	30 pacientes com dor inicial no ombro	Pinçamento subacromial confirmado por RM	0,68	0,50	1,4 (0,70, 2,7)	0,64
			Bursite subacromial confirmada por RM	0,93	0,71	3,3 (1,4, 7,6)	0,10
Teste de retirada (teste de Gerber)[32] ◆		847 pacientes submetidos a artroscopia diagnóstica do ombro	Ruptura parcial do tendão do bíceps visualizada durante artroscopia	0,28	0,89	2,5	0,81

Confiabilidade de Vários Testes na Identificação de Pinçamento Subacromial

Teste e Qualidade do Estudo	Descrição e Achados Positivos	População	Confiabilidade
Teste de rotação externa com resistência[60] ●	Com o braço do paciente do lado e o cotovelo flexionado em 90 graus, é exercida uma força direcionada medialmente sobre a porção distal do antebraço para resistir à rotação externa do ombro. O teste é considerado positivo se for detectada fraqueza do ombro envolvido comparada bilateralmente	55 pacientes com dor no ombro	κ interexaminador = 0,67 (0,40, 0,94)

9

Ombro

Utilidade Diagnóstica de Vários Testes na Identificação de Pinçamento Subacromial

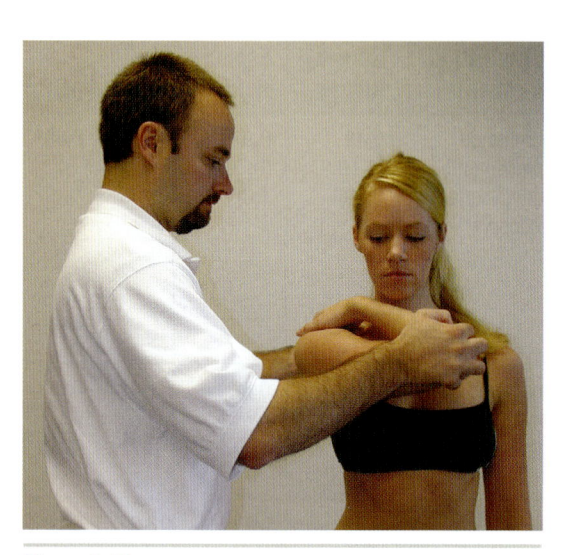

Figura 9-31
Teste de adução horizontal.

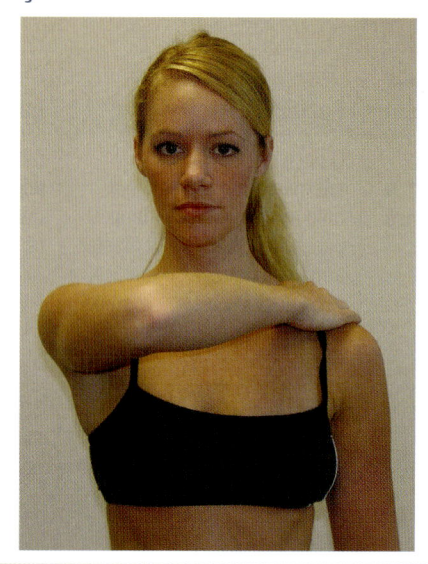

Figura 9-32
Teste de Yocum.

Teste e Qualidade do Estudo	Descrição e Achados Positivos	População	Padrão de Referência	Sensibilidade	Especificidade	+RP	−RP
Teste de adução cruzada[64] ◆	Com o braço do paciente em 90 graus de flexão, o examinador executa a adução cruzada do braço. Positivo na presença de dor no ombro	552 pacientes com dor no ombro	Visualização artroscópica • Pinçamento total • Bursite • Ruptura de espessura parcial do manguito rotador • Ruptura de espessura total do manguito rotador	0,23 0,25 0,17 0,23	0,82 0,80 0,79 0,81	1,3 1,3 0,80 1,2	0,94 0,94 1,05 0,95
Teste de Yocum[63] ◆	Com o paciente sentado ou de pé, ele coloca a mão do ombro afetado no ombro contralateral e eleva o cotovelo. Positivo na presença de dor	30 pacientes com dor inicial no ombro	Pinçamento subacromial confirmado por RM	0,79	0,40	1,3 (0,80, 2,3)	0,53
			Bursite subacromial confirmada por RM	0,80	0,36	1,2 (0,08, 2,0)	0,56
Teste de adução horizontal[65] ◉	O examinador força o braço do paciente em adução horizontal, enquanto o cotovelo é flexionado. Positivo na presença de dor	125 ombros com dor	Pinçamento subacromial detectado por injeção subacromial	0,82	0,28	1,14	0,64
Tese de rotação externa com resistência[60] ◆	Com o braço do paciente do lado e o cotovelo flexionado em 90 graus, é exercida uma força direcionada medialmente sobre a porção distal do antebraço para resistir à rotação externa do ombro. O teste é considerado positivo se for detectada fraqueza do ombro envolvido comparada bilateralmente	55 pacientes com dor no ombro	Pinçamento diagnosticado por artroscopia	0,56 (0,32, 0,81)	0,87 (0,77, 0,98)	4,4 (1,7, 11,1)	0,50 (0,28, 0,89)

Utilidade Diagnóstica do Teste de Rotação Interna com Resistência na Diferenciação de Pinçamento Subacromial em Decorrência de Quadros Patológicos Intra-articulares

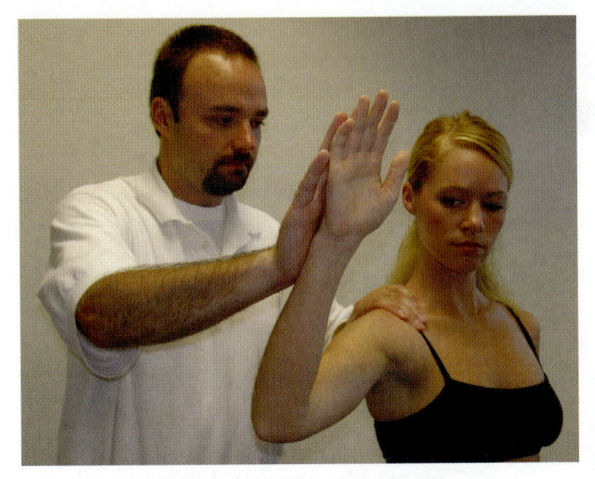

Resistência contra rotação externa

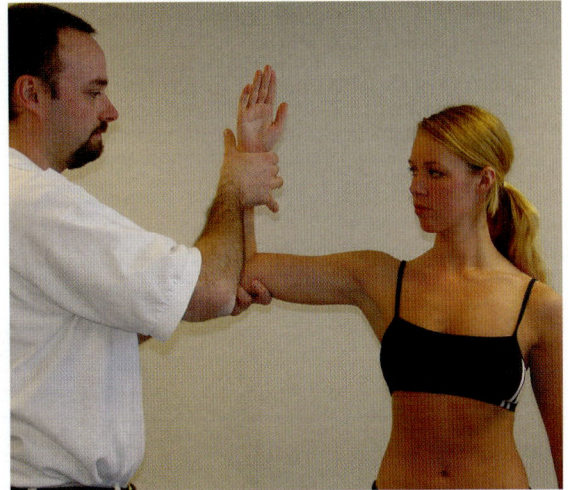

Resistência contra rotação interna

Figura 9-33
Teste de rotação interna com resistência.

Zaslav[66] investigou a utilidade do teste de rotação interna com resistência na diferenciação entre quadros patológicos intra-articulares e síndrome do pinçamento em um grupo de 115 pacientes que foram submetidos a cirurgia de artroscopia do ombro. O teste é realizado com o paciente de pé. O examinador coloca o braço do paciente em uma posição a 90 graus de abdução e 80 graus de rotação externa. O examinador aplica resistência contra a rotação externa e, a seguir, rotação interna com o braço nessa posição. O teste é considerado positivo para um quadro patológico intra-articular se o paciente apresentar mais fraqueza na rotação interna do que na rotação externa. Se o paciente apresentar maior fraqueza na rotação externa, o teste será considerado positivo para síndrome do pinçamento. O teste de rotação interna com resistência mostrou sensibilidade de 0,88, especificidade de 0,96, +RP de 22,0 e –RP de 0,13.

Confiabilidade dos Testes Especiais para a Identificação de Rupturas do Supraespinhal e/ou do Infraespinhal

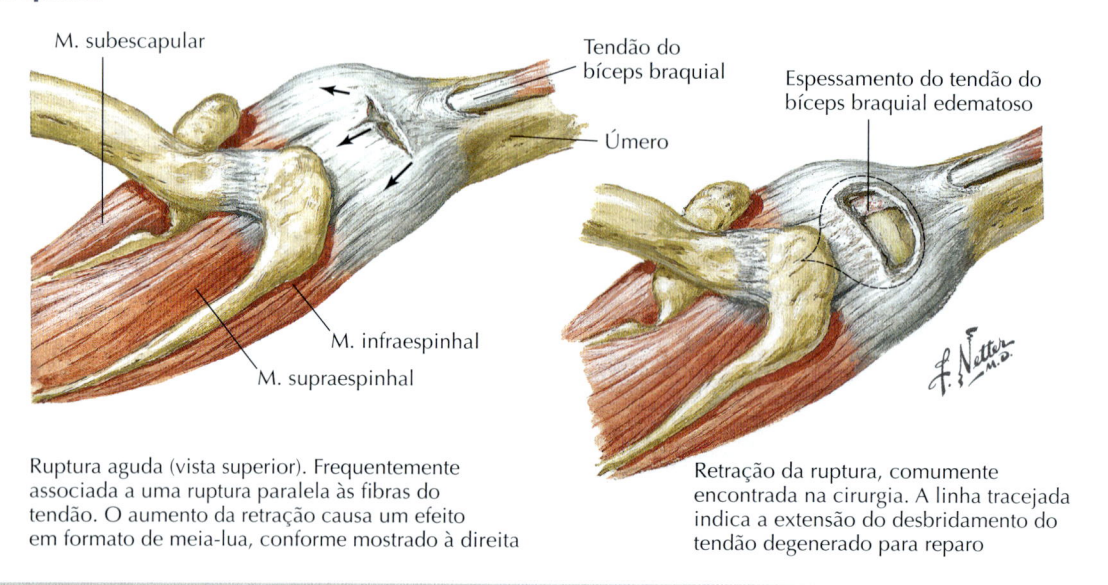

Ruptura aguda (vista superior). Frequentemente associada a uma ruptura paralela às fibras do tendão. O aumento da retração causa um efeito em formato de meia-lua, conforme mostrado à direita

Retração da ruptura, comumente encontrada na cirurgia. A linha tracejada indica a extensão do desbridamento do tendão degenerado para reparo

Figura 9-34
Ruptura superior do manguito rotador.

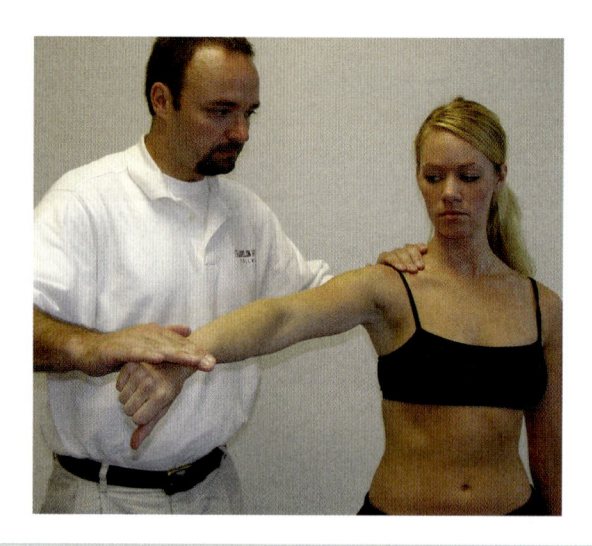

Figura 9-35
Teste do músculo supraespinhal (teste da lata vazia).

Teste e Qualidade do Estudo	Descrição e Achados Positivos	População	Confiabilidade
Teste do músculo supraespinhal (teste da lata vazia)[61] ◆	Ombro e cotovelo a 90 graus com rotação interna do braço. O examinador opõe resistência à força de rotação interna. Positivo se o paciente não resistir	33 pacientes com dor no ombro	κ teste-reteste = 1,0 κ interexaminador = 0,94
Manobra de Patte[61] ◆			κ teste-reteste = 1,0 κ interexaminador = 1,0

Utilidade Diagnóstica de Testes Especiais para a Identificação de Rupturas do Supraespinhal e/ou do Infraespinhal

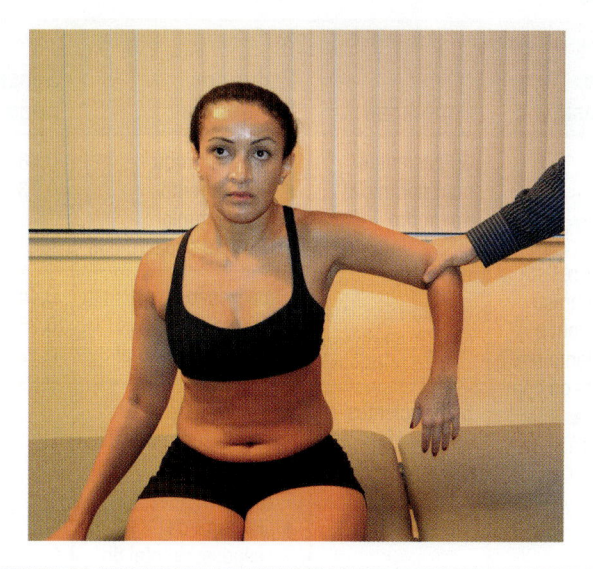

Figura 9-36
Teste de Jobe lateral.

Teste e Qualidade do Estudo	Descrição e Achados Positivos	População	Padrão de Referência	Sensibilidade	Especificidade	+ RP	−RP
Teste de Jobe lateral[67] ◆	O ombro do paciente sofre abdução de 90 graus no plano coronal e sofre rotação interna de modo a flexionar o cotovelo em 90 graus, os dedos apontem para baixo e o polegar, medialmente. O teste é positivo com dor ou fraqueza ao resistir a uma força inferiormente aplicada à porção distal do braço ou à incapacidade de executar o teste	175 pacientes submetidos a artrografia	Confirmação por artrografia de ruptura total ou parcial do manguito rotador	0,81	0,89	7,36	0,21
Fraqueza na elevação (teste da lata vazia)[13] ◆	Com o paciente de pé com os braços elevados ao nível do ombro no plano da escápula e polegares apontando para baixo, o examinador aplica pressão para baixo e o paciente resiste. Positivo na presença de fraqueza	448 pacientes submetidos a artrografia		0,64	0,65	1,83	0,55
Fraqueza na elevação (teste da lata vazia)[63] ◆		30 pacientes com dor no ombro	A RM confirmou • Pinçamento subacromial • Bursite subacromial	0,74 0,73	0,30 0,29	1,1 1,0	0,87 0,93

9

Ombro

Utilidade Diagnóstica de Testes Especiais para a Identificação de Rupturas do Supraespinhal e/ou do Infraespinhal (*continuação*)

Teste e Qualidade do Estudo	Descrição e Achados Positivos	População	Padrão de Referência	Sensibilidade	Especificidade	+ RP	−RP
Teste do músculo supraespinhal[63] ◆		30 pacientes com dor inicial no ombro	A RM confirmou • Pinçamento subacromial • Bursite subacromial	0,58 0,73	0,20 0,43	0,70 1,3	2,10 0,63
Teste do músculo supraespinhal[64] ◆	O examinador resiste à abdução do braço em 90 graus com o braço do paciente em posição neutra ou com rotação interna. Positivo se o paciente não resistir	552 pacientes com dor no ombro	Visualização artroscópica de • Pinçamento total • Bursite • Ruptura de espessura parcial do manguito rotador • Ruptura de espessura total do manguito rotador	0,44 0,25 0,32 0,53	0,90 0,67 0,68 0,82	4,4 0,80 1,0 2,9	0,62 1,12 1,00 0,57
Teste da queda do braço[64] ◆	O paciente eleva por completo e depois baixa o braço. Positivo se o braço cair subitamente ou se o paciente apresentar dor intensa	552 pacientes com dor no ombro	Visualização artroscópica de • Pinçamento total • Bursite • Ruptura de espessura parcial do manguito rotador • Ruptura de espessura total do manguito rotador	0,27 0,14 0,14 0,35	0,88 0,77 0,78 0,88	2,3 0,60 0,60 2,9	0,83 1,12 1,10 0,74
Teste do músculo infraespinhal (teste de Patte)[63] ◆	Cotovelo a 90 graus com rotação neutra do braço e adução para o tronco. O examinador opõe resistência à força de rotação interna. Positivo se o paciente não resistir	30 pacientes com dor inicial no ombro	A RM confirmou • Pinçamento subacromial • Bursite subacromial	0,58 0,73	0,60 0,71	1,5 2,5	0,70 0,38
Teste do músculo infraespinhal[64] ◆		552 pacientes com dor no ombro	Visualização artroscópica de • Pinçamento total • Bursite • Ruptura de espessura parcial do manguito rotador • Ruptura de espessura total do manguito rotador	0,42 0,25 0,19 0,51	0,90 0,69 0,69 0,84	4,2 0,80 0,60 3,2	0,64 1,09 1,17 0,58

Utilidade Diagnóstica de Testes Especiais para a Identificação de Rupturas do Supraespinhal e/ou do Infraespinhal (*continuação*)

Teste e Qualidade do Estudo		Descrição e Achados Positivos	População	Padrão de Referência	Sensibi-lidade	Especi-ficidade	+RP	−RP
Sinal da cancela na rotação externa[68] ◆		Com o paciente sentado, o examinador segura o braço do paciente em elevação de 20 graus do ombro (no plano da escápula), 5 graus de rotação externa e 90 graus de extensão do cotovelo. O paciente mantém a posição quando o examinador solta o braço. Positivo se o paciente não mantiver a posição	37 pacientes com dor no ombro	Ruptura do supraespi-nhal ou do infraespi-nhal diag-nosticada por ultrasso-nografia	0,46	0,94	7,2 (1,7, 31,0)	0,60 (0,40, 0,90)
Sinal da queda[68] ◆		Com o paciente sentado, o examinador segura o braço em 90 graus de abdução e rotação externa total. O paciente é solicitado a manter a posição quando o examinador soltar o braço. Positivo se o paciente não mantiver a posição			0,73	0,77	3,2 (1,5, 6,7)	0,30 (0,20, 0,80)
Teste do supra espinhal[6] ●	Tendinite ou ruptura de es-pessura parcial *	Com o paciente de pé e ombros com abdução até 90 graus no plano da escápula e rotação interna do úmero, o examinador aplica resistência isométrica. A força do lado afetado é comparada com a do lado não afetado. Positivo se ocorrer dor ou fraqueza	50 pacientes com dor no ombro enca-minhados para cirurgia	Ruptura do supra-espinhal diagnos-ticada por visualização artroscópica	0,62 (0,49, 0,75)	0,54 (0,40, 0,68)	1,35	0,70
	Ruptura de es-pessura total†				0,41 (0,27, 0,55)	0,70 (0,57, 0,83)	1,37	0,84
	Ruptura maciça ou grande de espessura total†				0,88 (0,79, 0,97)	0,70 (0,58, 0,82)	2,93	0,17

*Tendinite é definida como inflamação ou esgarçamento do tendão supraespinhal. *Espessura parcial* é definida como ruptura parcial do tendão supraespinhal.
†Rupturas de espessura total são categorizadas como pequenas, moderadas, grandes ou maciças. Rupturas *pequenas* têm menos de 1 cm; rupturas *moderadas* têm de 1 a 3 cm e incluem o músculo supraespinhal; rupturas *grandes* têm 3 a 5 cm e incluem os músculos infraespinhal e redondo menor; e as rupturas *maciças* têm mais de 5 cm e incluem os músculos infraespinhal, redondo menor e subescapular.

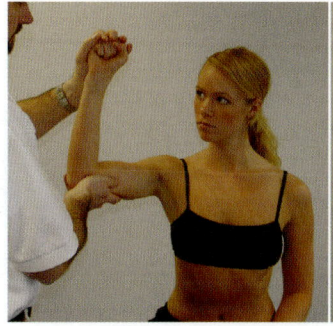 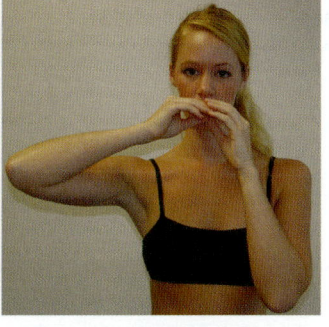

Pacientes com sinal do corneteiro positivo muitas vezes têm dificuldade em levar a mão à oca sem abduzir o ombro

Figura 9-37
Sinal do corneteiro.

9

Ombro

Utilidade Diagnóstica de Testes Especiais para a Identificação de Rupturas do Supraespinhal e/ou do Infraespinhal (*continuação*)

Teste e Qualidade do Estudo	Descrição e Achados Positivos	População	Padrão de Referência	Sensibilidade	Especificidade	+RP	−RP
Teste de elevação passiva de menos de 170 graus[13] ◆	Com o paciente em posição supina, o examinador eleva ao máximo o ombro	448 pacientes submetidos a artrografia	Confirmação por artrografia de ruptura total ou parcial do manguito rotador	0,30	0,78	1,36	0,90
Rotação externa passiva de menos de 70 graus[13] ◆	Com o paciente em posição supina, com o braço do lado, o examinador executa rotação externa do braço			0,19	0,84	1,19	0,96
Sinal do arco doloroso[13] ◆	Com o paciente de pé, o examinador passivamente aplica abdução no braço em 170 graus. O paciente, a seguir, baixa o braço para o lado. Positivo se o paciente relatar dor entre 120 e 70 graus de abdução			0,98	0,10	1,09	0,20
Atrofia do músculo supraespinhal[13] ◆	O examinador detecta atrofia na inspeção visual			0,56	0,73	2,07	0,60
Atrofia do músculo infraespinhal[13] ◆				0,56	0,73	2,07	0,60
Sinal do corneteiro (músculo redondo menor)[70] ●	Com o paciente sentado, o examinador coloca o braço do paciente em 90 graus de *scaption* e o paciente tenta girar externamente o braço contra resistência. Positivo se o paciente não conseguir executar rotação externa do ombro	54 pacientes submetidos a cirurgia do ombro para reparo do manguito rotador	Estágio de degeneração gordurosa do músculo infraespinhal detectada por tomografia computadorizada (TC)	1,0	0,93	14,29	0,00
Sinal da queda (músculo infraespinhal)[70] ●	Com o paciente sentado, o examinador coloca o ombro do paciente em 0 grau de abdução e 45 graus de rotação externa, com o cotovelo flexionado a 90 graus. O paciente mantém a posição quando o examinador solta o antebraço. Positivo se o paciente não conseguir manter a posição e o braço retornar a 0 grau de rotação externa			1,0	1,0	Indefinido	0,00

Confiabilidade de Testes Especiais para a Identificação de Rupturas Subescapulares

Teste e Qualidade do Estudo	Descrição e Achados Positivos	População	Confiabilidade
Teste da pressão abdominal[46] ◆	Com o cotovelo a 90 graus e a mão no abdome, o paciente faz pressão em um tensiômetro no abdome. Positivo se houver fraqueza em comparação com o outro lado ou se o paciente usar extensão do cotovelo ou ombro para empurrar. Positivo com fraqueza de 30% ou mais em comparação com o ombro oposto medida com um dinamômetro manual	40 indivíduos com dor no ombro	$\kappa = 0,65$ (0,33, 0,96)

Utilidade Diagnóstica de Testes Especiais para a Identificação de Rupturas Subescapulares

Teste e Qualidade do Estudo	Descrição e Achados Positivos	População	Padrão de Referência	Sensibilidade	Especificidade	+RP	−RP
Sinal da cancela na rotação interna[68] ◆	Com o paciente sentado, o examinador segura a mão do paciente atrás da região lombar em rotação interna total. O paciente mantém a posição quando o examinador solta o braço. Positivo se o paciente não conseguir manter a posição	37 pacientes com dor no ombro	Ruptura subescapular diagnosticada por ultrassonografia	1,0	0,84	6,2 (1,9, 12,0)	0,00 (0,00, 2,50)
Sinal da cancela na rotação interna[71] ◆	O examinador coloca a mão do braço afetado do paciente nas costas, no meio da região lombar; ela é mantida pelo examinador até quase ser atingida a rotação interna máxima. As costas da mão são elevadas passivamente do corpo até quase ser atingida rotação interna completa. O paciente é solicitado a manter ativamente essa posição. O teste é considerado positivo se o paciente não conseguir manter essa posição e se a mão tiver caído de volta para a região lombar	55 pacientes sofrendo de síndrome do pinçamento subacromial e/ou glenoumeral encaminhados para procedimento artroscópico	Ruptura subescapular diagnosticada por visualização artroscópica	0,71	0,60	1,8	0,48
Sinal da cancela na rotação interna[72] ◆	O braço afetado do paciente é colocado nas costas, no meio da região lombar. O dorso da mão é passivamente afastado do corpo até quase ser atingida rotação interna completa e o paciente é solicitado para manter ativamente essa posição. O sinal é considerado positivo se ocorrer o sinal da cancela	312 pacientes encaminhados para cirurgia de artroscopia do ombro	Ruptura subescapular diagnosticada por visualização artroscópica	0,20	0,97	6,7	0,83

9

Ombro

Utilidade Diagnóstica de Testes Especiais para a Identificação de Rupturas Subescapulares (*continuação*)

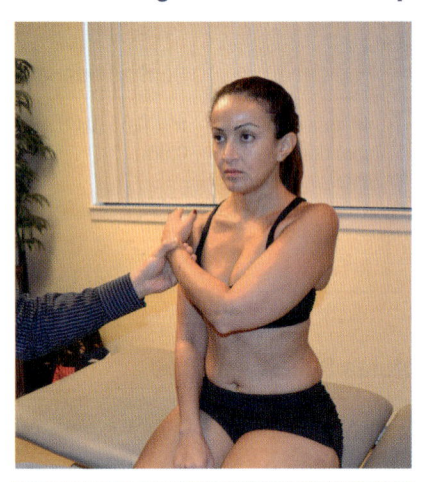

Figura 9-38
Teste do abraço do urso.

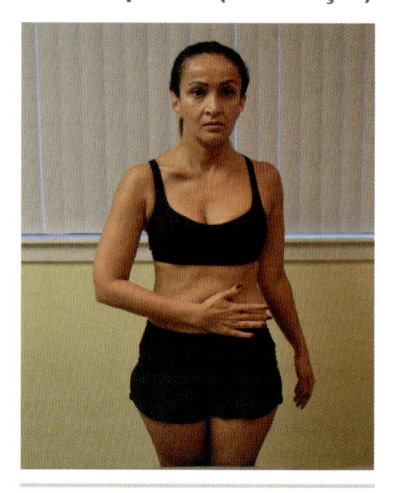

Figura 9-39
Teste da pressão abdominal.

Teste e Qualidade do Estudo	Descrição e Achados Positivos	População	Padrão de Referência	Sensibilidade	Especificidade	+RP	−RP
Teste do abraço do urso[72] ◆	A palma da mão do lado afetado do paciente é colocada no ombro oposto com os dedos estendidos e o cotovelo é posicionado anteriormente ao corpo. O paciente é solicitado a manter essa posição enquanto o examinador tenta puxar a mão do paciente do ombro com uma força de rotação externa aplicada perpendicularmente ao antebraço. O teste é considerado positivo se o paciente não conseguir resistir à força da rotação externa do examinador e se o braço afetado apresentar fraqueza em comparação com o lado contralateral	165 pacientes encaminhados para cirurgia de artroscopia do ombro	Ruptura subescapular diagnosticada por visualização artroscópica	0,19	0,99	19	0,82
Teste do abraço do urso[73] ●	O paciente põe a palma da mão do lado afetado no ombro oposto e os dedos são estendidos. O examinador tenta puxar a mão do ombro em uma rotação interna enquanto o paciente resiste. Positivo se o paciente for incapaz de manter a mão no ombro ou se ocorrer fraqueza em mais de 20 graus em comparação com o outro lado	68 ombros encaminhados para cirurgia de artroscopia do ombro	Ruptura subescapular diagnosticada por visualização artroscópica	0,60	0,92	7,5	0,43
Teste da pressão abdominal[73] ●	Com o cotovelo a 90 graus e a mão no abdome, o paciente faz pressão em um tensiômetro no abdome. Positivo se ocorrer fraqueza em comparação com o outro lado ou se usar a extensão do cotovelo ou do ombro para empurrar			0,40	0,98	20,0	0,61

Utilidade Diagnóstica de Testes Especiais para a Identificação de Rupturas Subescapulares (*continuação*)

Teste e Qualidade do Estudo	Descrição e Achados Positivos	População	Padrão de Referência	Sensibi-lidade	Especi-ficidade	+RP	–RP
Teste da pressão abdominal[72] ◆	O braço do paciente está ao lado e o cotovelo está flexionado. O paciente é solicitado a pressionar a palma da mão sobre o abdome aplicando rotação interna do ombro. O teste é considerado positivo se o paciente empurrar a mão contra o abdome por flexão do pulso, apesar de receber instruções em contrário	312 pacientes encaminhados para cirurgia de artroscopia do ombro	Ruptura subescapular diagnosticada por visualização artroscópica	0,28	0,99	28	0,73
Teste da pressão abdominal modificado[71] ◆	Com a mão espalmada sobre o abdome e o cotovelo próximo ao corpo, o paciente é solicitado para trazer o cotovelo para frente e ficar com o pulso reto. A posição final da flexão do pulso ou o ângulo de pressão abdominal do pulso são medidos por um goniômetro. O teste é considerado positivo se o ângulo da pressão abdominal medido no pulso mostrar uma diferença entre os lados de, ao menos, 10 graus	55 pacientes sofrendo de síndrome do pinçamento subacromial e/ou glenoumeral encaminhados para procedimento artroscópico	Ruptura subescapular diagnosticada por visualização artroscópica	0,80	0,88	6,7	0,23
Sinal da retirada[71] ◆	O braço do paciente é passivamente trazido em flexão e rotação interna máxima com o cotovelo flexionado a 90 graus. O cotovelo é sustentado por uma das mãos do examinador enquanto a outra mão traz o braço para rotação interna máxima, colocando a palma da mão do paciente no abdome. O paciente é solicitado a manter o pulso reto e ativamente sustentar a posição de rotação interna à medida que o examinador solta o pulso. O teste é positivo se o paciente não puder sustentar essa posição, se flexionar o pulso ou se ocorrer o sinal da cancela e se a mão for afastada do abdome			0,86	0,91	9,6	0,15
Teste da retirada[71] ◆	O examinador coloca a mão do braço afetado do paciente no meio da região lombar e pede para o paciente girar o braço internamente e afastar a mão posteriormente das costas. O teste é considerado positivo se o paciente não conseguir executar o movimento			0,40	0,79	1,9	0,76

9

Ombro

Utilidade Diagnóstica de Testes Especiais para a Identificação de Rupturas Subescapulares (*continuação*)

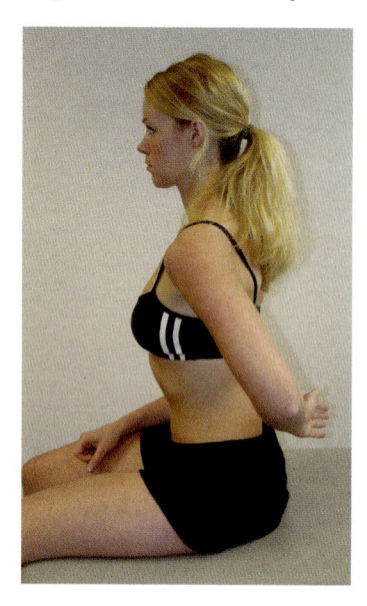

Teste negativo

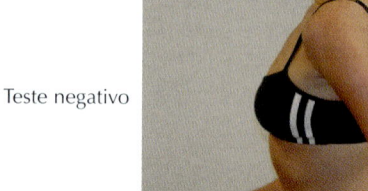

Teste positivo

Figura 9-40
Teste da retirada.

Teste e Qualidade do Estudo	Descrição e Achados Positivos	População	Padrão de Referência	Sensibilidade	Especificidade	+RP	−RP
Teste da retirada[72] ◆	A mão do ombro afetado é colocada nas costas e o paciente é solicitado a girar o braço de maneira a afastar a mão das costas. O teste é considerado positivo se o paciente não conseguir afastar a mão das costas ou se realizar a manobra de afastamento estendendo o cotovelo ou o ombro	312 pacientes encaminhados para cirurgia de artroscopia do ombro	Ruptura subescapular diagnosticada por visualização artroscópica	0,12	1,0	Indefinido	0,88
Teste da retirada[73] ●	O paciente coloca a mão do braço afetado nas costas (na posição do meio da coluna lombar) e tenta a girar o braço internamente para afastar a mão posteriormente das costas. O teste é positivo se o paciente não conseguir afastar o braço das costas ou se realizar a manobra de afastamento estendendo o cotovelo ou o ombro	68 ombros encaminhados para cirurgia do ombro	Ruptura subescapular diagnosticada por visualização artroscópica	0,18	1,0	Indefinido	0,82
Teste de Napoleão[73] ●	Igual ao teste da pressão abdominal, mas sem usar um tensiômetro. Positivo se o paciente usar flexão do pulso superior a 30 graus para pressionar o abdome			0,25	0,98	12,5	0,77

Utilidade Diagnóstica de Testes Especiais para a Identificação de Avulsão da Raiz Nervosa em Pessoas com Paralisia do Plexo Braquial

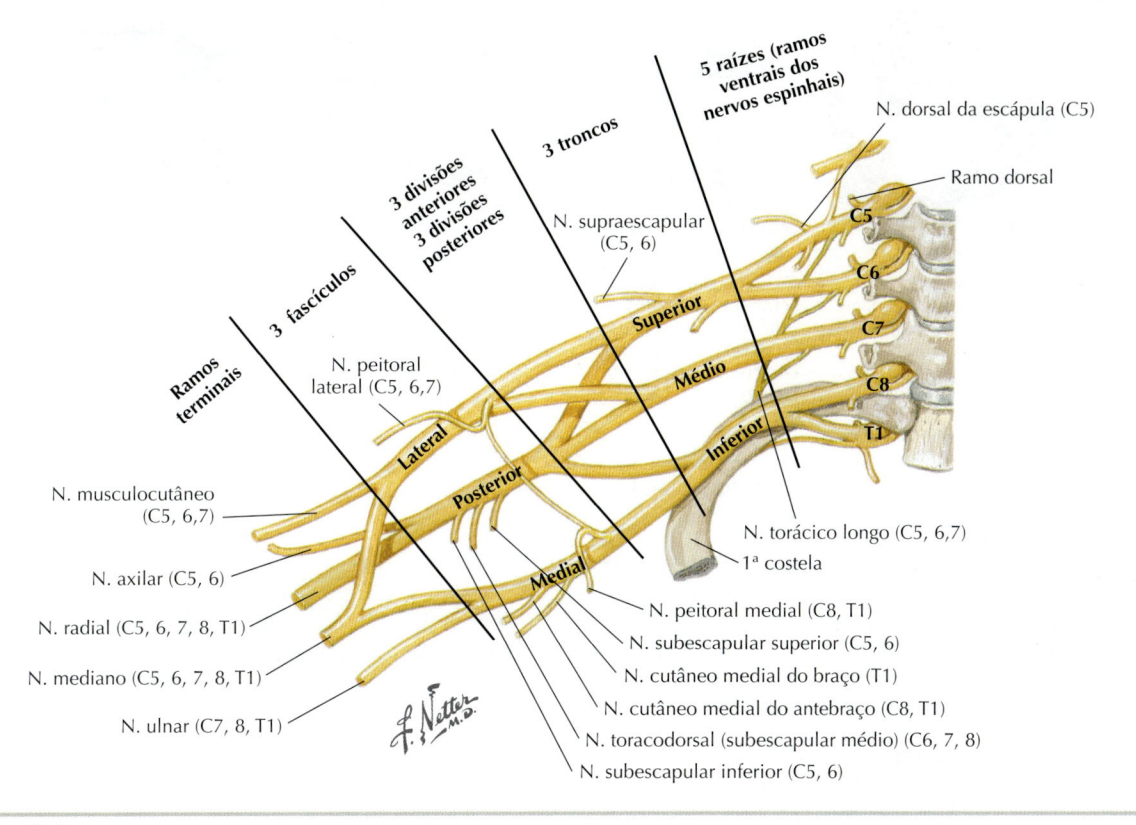

Figura 9-41
Plexo braquial: esquema.

Teste e Qualidade do Estudo	Descrição e Achados Positivos	População	Padrão de Referência	Sensibilidade	Especificidade	+RP	−RP
Sinal de Tinel C5[74] ●	Leve percussão na região supraclavicular. Positivo se parestesias dolorosas irradiarem para o antebraço			0,85	0,67	2,6	0,22
Sinal de Tinel C6[74] ●	Conforme acima, exceto com a ocorrência de parestesias dolorosas irradiando para a mão	32 pacientes com paralisia total do plexo braquial	Mielografia de acordo com achados cirúrgicos	0,50	0,81	2,6	0,62
Teste de protração do ombro[74] ●	Em posição supina, o paciente executa protração do ombro contra resistência da mão do examinador colocada na parte anterior do seu ombro. O teste é positivo se o ombro apresentar mais fraqueza do que o ombro oposto			0,96	0,80	4,8	0,05
Dor na mão[74] ●	Positivo se for relatada sensação intensa de queimação ou esmagamento			0,86	0,75	3,4	0,19

Utilidade Diagnóstica de Testes Especiais para a Identificação de Lesões Acromioclaviculares

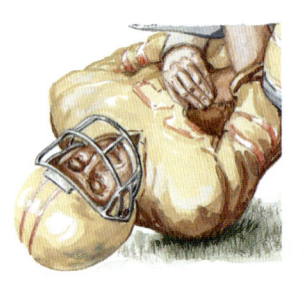 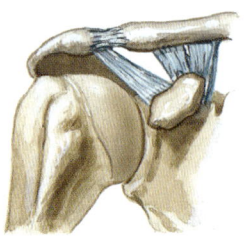 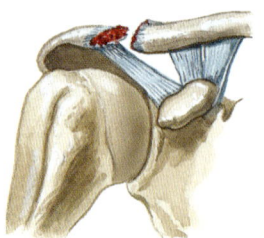 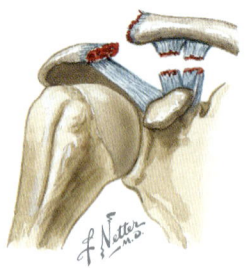

Lesão na articulação acromioclavicular. Geralmente causada por queda sobre a extremidade do ombro, pressionando o acrômio (separação do ombro)

Grau I. Ligamentos acromioclaviculares distendidos, mas não rompidos; ligamentos coracoclaviculares intactos

Grau II. Ligamentos acromioclaviculares rompidos e articulação separada; ligamentos coracoclaviculares intactos

Grau III. Ruptura dos ligamentos coracoclaviculares e acromioclaviculares com ampla separação da articulação

Figura 9-42
Mecanismo comum de lesão em rupturas acromioclaviculares.

Teste e Qualidade do Estudo	Descrição e Achados Positivos	População	Padrão de Referência	Sensibilidade	Especificidade	+RP	−RP
Sinal de O'Brien[75] ◆	Paciente de pé. O examinador pede ao paciente para flexionar o braço a 90 graus com o cotovelo em extensão total. O paciente executa adução de 10 graus do braço e internamente aplica rotação ao úmero. O examinador aplica força no braço para baixo contra a resistência do paciente. O paciente executa supinação total do braço e repete o procedimento. Positivo na presença de dor localizada na articulação acromioclavicular	1.013 pacientes com dor entre a parte média da clavícula e o deltoide	Teste de infiltração da articulação acromioclavicular: é injetada lidocaína na articulação. Os pacientes que apresentaram uma redução nos sintomas de pelo menos 50% em até 10 minutos foram considerados portadores de um quadro patológico acromioclavicular	0,16	0,90	1,6	0,93
Sinal de Paxinos[75] ◆	Paciente sentado com o braço ao lado. Com uma das mãos, o examinador coloca o polegar na face posterolateral do acrômio e o indicador sobre a porção média da clavícula. O examinador aplica força de compressão. Positivo na presença de dor na área da articulação acromioclavicular			0,79	0,50	1,58	0,42
Palpação da articulação acromioclavicular[75] ◆	Não informado			0,96	0,10	1,07	0,40

Utilidade Diagnóstica de Testes Especiais para a Identificação de Capsulite Adesiva

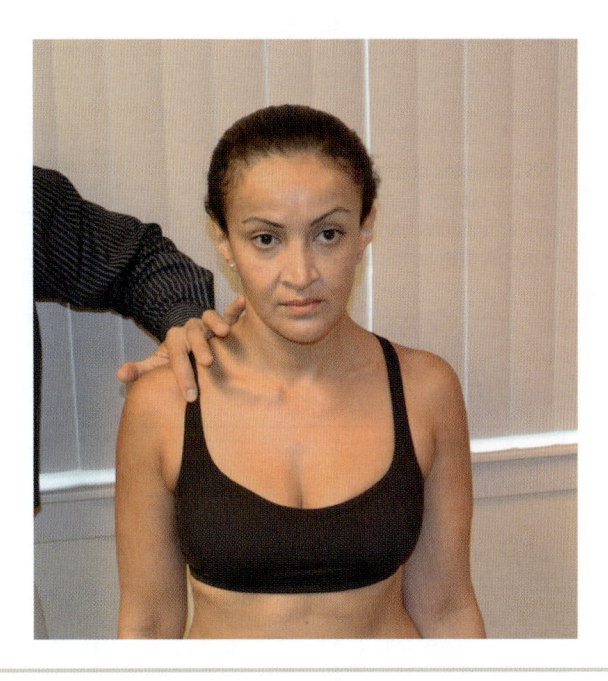

Figura 9-43
Teste da dor coracoide.

Teste e Qualidade do Estudo	Descrição e Achados Positivos	População	Padrão de Referência	Sensibi-lidade	Especi-ficidade	+RP	−RP
Teste da dor coracoide[2] ●	Aplica-se pressão digital sobre a região do processo coracoide, da articulação acromioclavicular e da região subacromial anterolateral. O teste é positivo se a intensidade da dor na região coracoide for 3 pontos ou mais na escala visual analógica (EVA) e a dor na região coracoide for mais intensa do que nas outras duas regiões	830 pacientes (85 com capsulite adesiva, 595 com outras dores no ombro, 150 assintomáticos)	Critérios de Codman, rigidez do ombro, RM e radiografia	0,96 (0,90, 0,99)	0,87 (0,76, 0,96)	7,4	0,05

Utilidade Diagnóstica de Combinações de Testes para a Identificação de Rupturas do Lábio Glenoidal

Teste e Qualidade do Estudo	População de Pacientes	Padrão de Referência	Sensibilidade	Especificidade	+RP	−RP
Teste de ruídos + Teste da manivela[18] ◆	55 pacientes com dor no ombro encaminhados para cirurgia artroscópica	Ruptura do lábio glenoidal observada durante a artroscopia	0,27 (0,14, 0,40)	0,91 (0,74, 1,08)	3,0 (0,44, 20,67)	0,80 (0,62, 1,04)
Teste de ruídos + Teste de deslizamento anterior[18] ◆			0,16 (0,05, 0,27)	1,0 (1,0, 1,0)	Indefinido	0,84 (0,74, 0,96)
Teste de compressão ativa + Teste de deslizamento anterior[18] ◆			0,25 (0,12, 0,38)	0,91 (0,74, 1,08)	2,75 (0,40, 19,09)	0,83 (0,64, 1,06)
Teste de deslizamento anterior + Teste da manivela[18] ◆			0,34 (0,20, 0,48)	0,91 (0,74, 1,08)	3,75 (0,55, 25,41)	0,73 (0,55, 0,96)
Teste da manivela + Teste de apreensão + Teste de recolocação + Teste de carga e deslocamento + Sinal do sulco inferior[12] ●	54 pacientes com dor no ombro	Visualização artroscópica	0,90	0,85	6,0	0,12
Teste de recolocação de Jobe + Teste de O'Brien[33] ●	62 ombros encaminhados para artroscopia	Conforme acima	0,41	0,91	4,56	0,65
Teste de recolocação de Jobe + Teste de apreensão anterior[33] ●			0,38	0,93	5,43	0,67
Teste de O'Brien + Teste de apreensão anterior[33] ●			0,38	0,82	2,11	0,76
Teste de Jobe + Teste de O'Brien + Teste de apreensão[33] ●			0,34	0,91	3,78	0,73

Utilidade Diagnóstica de Combinações de Testes para a Identificação de Lesões SLAP

Oh et al.[4] estudaram a utilidade de combinações de dois e três testes na identificação de lesões SLAP tipo II. Embora a combinação de dois testes não tenha sido útil para aumentar substancialmente a utilidade diagnóstica geral, o contrário ocorreu com várias combinações de três testes. Quando foram escolhidos dois testes do grupo com sensibilidades relativamente altas e um do grupo com especificidades relativamente altas, as sensibilidades das três "ou" combinações foram de aproximadamente 75% e as especificidades das três "e" combinações foram de aproximadamente 90%.

Alta Sensibilidade (escolher 2)	Alta Especificidade (escolher 1)
Teste de compressão-rotação + Teste de apreensão anterior + Teste de O'Brien	Teste de Yergason + Teste de carga II do bíceps + Teste de Speed

Utilidade Diagnóstica de Combinações de Testes para a Identificação de Lesões SLAP Tipo II a IV

Teste e Qualidade do Estudo	Combinação de Testes	População	Padrão de Referência	Sensibili-dade	Especifi-cidade	+RP	−RP
História de repitação estalos ou infecção + Teste de deslizamento anterior ◆	História e teste positivo	55 pacientes com dor no ombro	Visualização artroscópica	0,40 (0,10, 0,70)	0,93 (0,86, 1,0)	6,0 (1,6, 22,7)	0,64 (0,39, 1,1)

Ombro 9

Utilidade Diagnóstica de Combinações de Testes para a Identificação de Pinçamento Subacromial

Teste e Qualidade do Estudo	Combinação de Testes	População	Padrão de Referência	Sensibi-lidade	Especi-ficidade	+RP	−RP
Teste de pinçamento de Hawkins-Kennedy + Sinal do arco doloroso + Teste do músculo infraespinal[64] ◆	Todos os três testes positivos	552 pacientes com dor no ombro	Visualização artroscópica de • Qualquer pinçamento • Ruptura de espessura total do manguito rotador	0,26 0,33	0,98 0,98	10,6 15,9	0,75 0,69
	Dois de três testes positivos		Visualização artroscópica de • Qualquer pinçamento • Ruptura de espessura total do manguito rotador	0,26 0,35	0,98 0,90	10,6 3,6	0,75 0,72
Teste de Neer + Teste de Hawkins + Teste de adução horizontal + Teste do arco doloroso + Teste da queda do braço + Teste de Yergason + Teste de Speed[65] ◕	Todos os sete testes positivos	125 ombros com dor	Pinçamento diagnosticado pelo teste de injeção subacromial	0,04	0,97	1,33	0,99
	Pelo menos seis testes positivos			0,30	0,89	2,73	0,79
	Pelo menos cinco testes positivos			0,38	0,86	2,71	0,72
	Pelo menos quatro testes positivos			0,70	0,67	2,12	0,45
	Pelo menos três testes positivos			0,84	0,44	1,95	0,28
Teste de Hawkins + Teste de Jobe + Teste de Patte + Teste de Gerber + Teste de Speed[76] ◆	Uma escala de ocorrência de dor variando de 0 a 2 (0 = sem dor, 1 = moderada, 2 = intensa) é usada para classificar cada teste clínico. Positivo se a pontuação total for superior a 4	203 pacientes com dor no ombro	Pinçamento diagnosticado por avaliação ultrassonográfica	0,37 (0,29, 0,44)	0,98 (0,87, 1,0)	11	0,70

* Consulte as descrições dos testes nos testes simples.

Medidas de Resultado

Medida de Resultado	Pontuação e Interpretação	Confiabilidade Teste-Reteste	DCIM
Índice Funcional dos Membros Superiores	Os usuários são solicitados a classificar a dificuldade em realizar 20 tarefas funcionais em uma escala Likert variando de 0 (extremamente difícil ou incapaz de realizar a atividade) a 4 (sem dificuldade). Uma pontuação (valor máximo 80) é calculada pela soma de cada pontuação. As respostas fornecem uma pontuação entre 0 e 80, com as pontuações mais baixas representando maior incapacidade	ICC = 0,95[77] ●	Desconhecido (MMD = 9,1)[77]
Incapacidades do Braço, Ombro e Mão (DASH)	Os usuários são solicitados a classificar a dificuldade em realizar 30 tarefas funcionais em uma escala Likert. Vinte e um itens se relacionam à função física, 5 itens a sintomas de dor e 4 itens ao funcionamento emocional e social. É calculada uma pontuação (valor máximo 100), com as pontuações mais altas representando maior incapacidade	ICC = 0,90[78] ◆	10,2[78]
Versão Resumida do Questionário de Incapacidade do Braço, Ombro e Mão (QuickDASH)	Os usuários são solicitados a classificar as perguntas em um questionário de 11 itens que aborda sintomas e a função física. Uma pontuação (valor máximo 100) é calculada, com as pontuações mais altas representando maior incapacidade	ICC = 0,90[79] ●	8,0[79]
Índice de Dor e Incapacidade do Ombro (SPADI)	Os usuários são solicitados a classificar a dor e a incapacidade do ombro em 13 itens, cada um em uma EVA de 0 (sem dor ou dificuldade) a 100 (a pior dor imaginável/tão difícil que é necessária ajuda). Oito itens se relacionam à função física e 5 itens a sintomas de dor. Uma pontuação (valor máximo 100) é calculada, com as pontuações mais altas representando maior incapacidade	ICC = 0,89[78] ◆	13,1[78]
Escore do Ombro de Penn (PSS)	Os usuários são solicitados a classificar seu nível de dor, satisfação e função em três subescalas. A subescala de dor é baseada em uma escala de classificação numérica de 10 pontos, com os pontos extremos "sem dor" e "pior dor possível". A subescala de satisfação também se baseia em uma escala de classificação numérica de 10 pontos, com pontos extremos "insatisfeito" e "muito satisfeito". A subescala de função é baseada em uma escala Likert de 4 pontos com as opções de resposta "não consigo fazer", "muita dificuldade", "com alguma dificuldade" e "sem dificuldade". Uma pontuação máxima de 100 indica pouca dor, alta satisfação e alta função	ICC = 0,94[80] ●	11,4[80]
Escore da American Shoulder and Elbow Surgeons (ASES)	Os usuários são solicitados a classificar a dor no ombro em uma escala de 1 item e EVA e capacidade funcional em 10 itens em uma escala Likert variando de 0 a 4. Dor e função têm o mesmo peso para a criação de uma pontuação com valor máximo 100. Pontuações mais baixas representam mais dor e incapacidade	ICC = 0,91[78] ◆	6,4[78]
Escala de Pontuação Numérica da Dor (NPRS)	Os usuários classificam seu nível de dor em uma escala de 11 pontos variando de 0 a 10, com as pontuações mais altas representando mais dor. Muitas vezes são perguntadas como "dor atual" e dor "mínima", "pior" e "média" nas últimas 24 horas	ICC = 0,72[81] ●	2[82,83]

ICC, Coeficiente de correlação intraclasses; DCIM, diferença clinicamente importante mínima; MMD, mínima mudança detectável.

Apêndice

Avaliação de Qualidade de Estudos de Confiabilidade para o Ombro Usando QAREL

	Riddle 1987[19]	Terwee 2005[20]	Yang 2006[22]	Nomden 2009[23]	Wang 2006[24]	Michener 2005[25]	Dover 2003[26]	Borstad 2007[27]	Lewis 2007[1]	Boyd 1992[30]
1. O teste foi avaliado em uma amostra de indivíduos representativa dos indivíduos aos quais os autores indicaram que os resultados fossem aplicados?	S	S	S	S	S	S	S	S	S	S
2. O teste foi realizado por indivíduos representativos dos indivíduos aos quais os autores indicaram que os resultados fossem aplicados?	S	S	S	S	I	S	I	S	S	S
3. Os avaliadores desconheciam os achados dos outros avaliadores durante o estudo?	S	S	S	S	I	N/A	I	N/A	N/A	S
4. Os avaliadores desconheciam seus próprios achados anteriores do teste em avaliação?	S	N/A	I	N/A	N/A	N	I	I	N	I
5. Os avaliadores desconheciam os resultados do padrão de referência para a doença (ou variável) sob avaliação?	N/A	N/A	N/A	N/A	N/A	N/A	N/A	N/A	N/A	N/A
6. Os avaliadores desconheciam informações clínicas que não deveriam ser fornecidas como parte do procedimento do teste ou desenho do estudo?	S	S	I	S	I	I	I	I	I	I
7. Os avaliadores desconheciam dicas adicionais que não faziam parte do teste?	I	I	I	I	I	I	I	I	I	I
8. A ordem dos exames variou?	S	S	S	S	S	N	S	I	S	I
9. O intervalo de tempo entre medições repetidas foi compatível com a estabilidade (ou estabilidade teórica) da variável que estava sendo medida?	S	S	S	S	S	S	S	I	S	S
10. O teste foi aplicado corretamente e interpretado adequadamente?	S	S	S	S	S	S	S	S	S	S
11. Foram usadas medidas estatísticas de concordância adequadas?	S	S	S	S	S	S	S	S	S	S
Resumo do Escore de Qualidade:	◆	◆	●	◆	●	●	●	●	●	●

S = sim, N = não, I =indefinido, N/A = não aplicável. ◆ Boa qualidade (S − N = 9 a 11) ● Qualidade razoável (S − N = 6 a 8) ■ Baixa qualidade (S − N ≤ 5).

Avaliação de Qualidade dos Estudos de Confiabilidade para o Ombro Usando QAREL

	Nijs 2005[35]	Odom 2001[36]	Kibler 2002[37]	Hanchard 2005[40]	De Winter 1999[41]	Levy 1999[42]	Walsworth 2008[18]	Kim 2007[56]	Kim 2005[57]	Johansson 2009[61]
1. O teste foi avaliado em uma amostra de indivíduos representativa dos indivíduos aos quais os autores indicaram que os resultados fossem aplicados?	S	S	S	S	S	S	S	S	S	S
2. O teste foi realizado por indivíduos representativos dos indivíduos aos quais os autores indicaram que os resultados fossem aplicados?	S	S	S	S	S	S	S	S	S	S
3. Os avaliadores desconheciam os achados dos outros avaliadores durante o estudo?	S	S	S	S	S	S	S	S	S	S
4. Os avaliadores desconheciam seus próprios achados anteriores do teste em avaliação?	N/A	S	N	N/A	N/A	I	N/A	N/A	N/A	I
5. Os avaliadores desconheciam os resultados do padrão de referência para a doença (ou variável) sob avaliação?	N/A	N/A	N/A	N/A	N/A	N/A	S	S	S	N/A
6. Os avaliadores desconheciam informações clínicas que não deveriam ser fornecidas como parte do procedimento do teste ou desenho do estudo?	S	I	S	S	S	I	S	S	S	S
7. Os avaliadores desconheciam dicas adicionais que não faziam parte do teste?	S	S	I	I	I	I	I	I	I	I
8. A ordem dos exames variou?	N	N	I	S	S	I	I	I	I	S
9. O intervalo de tempo entre medições repetidas foi compatível com a estabilidade (ou estabilidade teórica) da variável que estava sendo medida?	S	S	S	S	S	I	S	S	S	S
10. O teste foi aplicado corretamente e interpretado adequadamente?	S	S	S	S	S	S	S	S	S	S
11. Foram usadas medidas estatísticas de concordância adequadas?	S	S	S	S	S	S	S	S	S	S
Resumo do Escore de Qualidade:	◆	◆	●	◆	◆	●	◆	◆	◆	◆

S = sim, N = não, I =indefinido, N/A = não aplicável. ◆ Boa qualidade (S – N = 9 a 11) ● Qualidade razoável (S – N = 6 a 8) ■ Baixa qualidade (S – N ≤ 5).

9

Ombro

Avaliação de Qualidade de Estudos de Confiabilidade para o Ombro Usando QAREL

	Stratford 2001[77]	Mintken 2009[79]	Li 2007[81]	Ha 2013[38]	Kolber 2012[21]	Borstad 2010[29]	Michener 2009[60]	Struyf 2014[28]	Lewis 2010[39]	Cadogan 2011[46]
1. O teste foi avaliado em uma amostra de indivíduos representativa dos indivíduos aos quais os autores indicaram que os resultados fossem aplicados?	S	S	S	S	S	S	S	S	S	S
2. O teste foi realizado por indivíduos representativos dos indivíduos aos quais os autores indicaram que os resultados fossem aplicados?	I	S	S	S	S	S	S	S	S	S
3. Os avaliadores desconheciam os achados dos outros avaliadores durante o estudo?	N/A	N/A	N/A	S	S	N/A	S	S	N/A	S
4. Os avaliadores desconheciam seus próprios achados anteriores do teste em avaliação?	N/A	N/A	N	I	S	S	N/A	S	N/A	N/A
5. Os avaliadores desconheciam os resultados do padrão de referência para a doença (ou variável) sob avaliação?	N/A	N/A	N/A	S	N/A	N/A	S	N/A	N/A	N/A
6. Os avaliadores desconheciam informações clínicas que não deveriam ser fornecidas como parte do procedimento do teste ou desenho do estudo?	I	I	I	S	I	I	I	S	I	I
7. Os avaliadores desconheciam dicas adicionais que não faziam parte do teste?	I	I	I	I	I	I	I	I	I	I
8. A ordem dos exames variou?	I	I	I	S	I	N	I	S	I	S
9. O intervalo de tempo entre medições repetidas foi compatível com a estabilidade (ou estabilidade teórica) da variável que estava sendo medida?	S	S	S	S	S	I	I	S	S	S
10. O teste foi aplicado corretamente e interpretado adequadamente?	S	S	S	S	S	S	S	S	S	S
11. Foram usadas medidas estatísticas de concordância adequadas?	S	S	S	S	S	S	S	S	S	S
Resumo do Escore de Qualidade:	●	●	●	◆	●	●	●	◆	●	◆

S = sim, N = não, I =indefinido , N/A = não aplicável. ◆ Boa qualidade (S – N = 9 a 11) ● Qualidade razoável (S – N = 6 a 8) ■ Baixa qualidade (S – N ≤ 5).

Avaliação de Qualidade de Estudos Diagnósticos para o Ombro Usando QUADAS

	Speer 1994[45]	Liu 1996[12]	Walch 1998[70]	Kim 1999[59]	Calis 2000[65]	Litaker 2000[13]	Kim 2001[58]
1. O espectro de pacientes foi representativo dos pacientes que receberão o teste na prática?	I	S	I	I	S	S	I
2. Os critérios de seleção foram claramente descritos?	N	N	S	N	S	S	I
3. É provável que o padrão de referência classifique corretamente a doença de interesse?	S	S	I	S	S	S	S
4. O período entre o padrão de referência e o teste índice é curto o suficiente para garantir racionalmente que a doença de interesse não sofreu alteração entre os dois testes?	S	I	I	I	I	I	I
5. Toda a amostra ou uma seleção aleatória da amostra recebeu a verificação usando um padrão de referência de diagnóstico?	S	S	S	S	S	S	S
6. Os pacientes receberam o mesmo padrão de referência independentemente do resultado do teste índice?	S	S	S	S	I	S	S
7. O padrão de referência foi independente do teste índice (i.e., o teste índice não fez parte do padrão de referência)?	S	S	S	S	S	S	S
8. A execução do teste índice foi descrita com detalhes suficientes para permitir sua replicação?	S	S	S	S	S	S	S
9. A execução do padrão de referência foi descrita com detalhes suficientes para permitir sua replicação?	I	N	I	N	S	I	N
10. Os resultados do teste índice foram interpretados sem o conhecimento dos resultados do teste de referência?	I	I	I	S	I	S	S
11. Os resultados do padrão de referência foram interpretados sem o conhecimento dos resultados do teste índice?	I	I	I	S	I	I	S
12. Os mesmos dados clínicos estavam disponíveis quando os resultados dos testes foram interpretados da maneira que estariam disponíveis quando o teste fosse usado na prática?	I	S	I	I	I	S	N
13. Os resultados de testes não interpretáveis/intermediários foram informados?	I	I	I	I	I	S	I
14. As desistências do estudo foram explicadas?	I	I	I	I	I	S	I
Resumo do Escore de Qualidade:	●	●	●	●	●	◆	●

S = sim, N = não, I =indefinido, ◆ Boa qualidade (S – N = 9 a 11) ● Qualidade razoável (S – N = 6 a 8) ■ Baixa qualidade (S – N ≤ 5).

9

Ombro

Avaliação de Qualidade de Estudos Diagnósticos para o Ombro Usando QUADAS

	Zaslav 2001[66]	McFarland 2002[51]	Stetson 2002[50]	Guanche 2003[33]	Holtby 2004[55]	Holtby 2004[69]	Walton 2004[75]	Kim 2005[57]	Park 2005[64]	Myers 2005[49]	Nakagawa 2005[34]
1. O espectro de pacientes foi representativo dos pacientes que receberão o teste na prática?	I	I	I	I	S	S	S	S	S	S	S
2. Os critérios de seleção foram claramente descritos?	N	I	N	I	S	S	S	S	S	I	S
3. É provável que o padrão de referência classifique corretamente a doença de interesse?	S	S	S	S	S	S	S	S	S	S	S
4. O período entre o padrão de referência e o teste índice é curto o suficiente para garantir racionalmente que a doença de interesse não sofreu alteração entre os dois testes?	I	S	I	S	I	I	I	I	S	I	O
5. Toda a amostra ou uma seleção aleatória da amostra recebeu a verificação usando um padrão de referência de diagnóstico?	S	S	S	S	I	S	S	S	S	S	S
6. Os pacientes receberam o mesmo padrão de referência independentemente do resultado do teste índice?	S	S	S	S	I	S	S	S	S	S	S
7. O padrão de referência foi independente do teste índice (i.e., o teste índice não fez parte do padrão de referência)?	S	S	S	S	I	S	S	S	S	S	S
8. A execução do teste índice foi descrita com detalhes suficientes para permitir sua replicação?	S	S	S	N	N	N	S	S	S	S	N
9. A execução do padrão de referência foi descrita com detalhes suficientes para permitir sua replicação?	S	S	S	S	S	S	S	S	S	S	N
10. Os resultados do teste índice foram interpretados sem o conhecimento dos resultados do teste de referência?	S	S	S	I	S	S	S	S	S	S	S
11. Os resultados do padrão de referência foram interpretados sem o conhecimento dos resultados do teste índice?	I	I	I	I	I	S	S	S	I	S	S
12. Os mesmos dados clínicos estavam disponíveis quando os resultados dos testes foram interpretados da maneira que estariam disponíveis quando o teste fosse usado na prática?	S	S	S	S	S	I	S	I	S	S	I
13. Os resultados de testes não interpretáveis/intermediários foram informados?	I	I	I	I	I	I	I	I	S	I	I
14. As desistências do estudo foram explicadas?	I	S	I	S	I	I	S	I	S	S	I
Resumo do Escore de Qualidade:	●	◆	●	●	●	●	◆	◆	◆	◆	●

S = sim, N = não, I =indefinido, ◆ Boa qualidade (S – N = 9 a 11) ● Qualidade razoável (S – N = 6 a 8) ■ Baixa qualidade (S – N ≤ 5).

Avaliação de Qualidade de Estudos Diagnósticos para o Ombro Usando QUADAS

	Barth 2006[73]	Bertelli 2006[74]	Parentis 2006[48]	Farber 2006[44]	Gill 2007[32]	Kim 2007[56]	Miller 2008[68]	Bushnell 2008[43]	Oh 2008[4]	Silva 2008[63]	Ebinger 2008[53]	Walsworth 2008[18]
1. O espectro de pacientes foi representativo dos pacientes que receberão o teste na prática?	S	I	S	S	I	S	S	S	S	S	S	S
2. Os critérios de seleção foram claramente descritos?	I	I	S	N	S	S	S	S	S	S	I	I
3. É provável que o padrão de referência classifique corretamente a doença de interesse?	S	S	S	S	S	S	S	S	S	I	S	S
4. O período entre o padrão de referência e o teste índice é curto o suficiente para garantir racionalmente que a doença de interesse não sofreu alteração entre os dois testes?	I	I	I	I	I	I	S	I	S	S	S	I
5. Toda a amostra ou uma seleção aleatória da amostra recebeu a verificação usando um padrão de referência de diagnóstico?	S	S	S	S	S	S	S	S	S	S	S	S
6. Os pacientes receberam o mesmo padrão de referência independentemente do resultado do teste índice?	S	S	S	S	S	S	S	S	S	S	S	S
7. O padrão de referência foi independente do teste índice (i.e., o teste índice não fez parte do padrão de referência)?	S	S	S	S	S	S	S	S	S	S	S	S
8. A execução do teste índice foi descrita com detalhes suficientes para permitir sua replicação?	S	S	S	S	S	S	S	S	S	S	S	S
9. A execução do padrão de referência foi descrita com detalhes suficientes para permitir sua replicação?	S	S	I	S	S	S	S	S	S	S	S	S
10. Os resultados do teste índice foram interpretados sem o conhecimento dos resultados do teste de referência?	S	S	S	S	S	S	S	S	S	S	S	S
11. Os resultados do padrão de referência foram interpretados sem o conhecimento dos resultados do teste índice?	I	I	I	I	I	I	S	I	I	S	S	I
12. Os mesmos dados clínicos estavam disponíveis quando os resultados dos testes foram interpretados da maneira que estariam disponíveis quando o teste fosse usado na prática?	I	I	S	S	S	N	S	S	S	S	S	S
13. Os resultados de testes não interpretáveis/intermediários foram informados?	I	I	S	I	S	S	I	I	I	I	I	S
14. As desistências do estudo foram explicadas?	I	I	I	I	S	S	S	I	S	S	S	S
Resumo do Escore de Qualidade:	●	●	◆	●	◆	◆	◆	◆	◆	◆	◆	◆

S = sim, N = não, I =indefinido, ◆ Boa qualidade (S – N = 9 a 11) ● Qualidade razoável (S – N = 6 a 8) ■ Baixa qualidade (S – N ≤ 5).

9

Ombro

Avaliação de Qualidade de Estudos Diagnósticos para o Ombro Usando QUADAS

	Michener 2009[60]	Carbone 2010[2]	Gillooly 2010[67]	Cook 2012[54]	Michener 2011[3]	Toprak 2013[31]	Salaffi 2010[76]	Bartsch 2010[71]	Yoon 2013[72]
1. O espectro de pacientes foi representativo dos pacientes que receberão o teste na prática?	S	S	S	S	S	S	S	S	S
2. Os critérios de seleção foram claramente descritos?	S	S	S	S	S	S	S	S	S
3. É provável que o padrão de referência classifique corretamente a doença de interesse?	S	S	S	S	S	I	S	S	S
4. O período entre o padrão de referência e o teste índice é curto o suficiente para garantir racionalmente que a doença de interesse não sofreu alteração entre os dois testes?	I	I	S	S	S	S	I	S	S
5. Toda a amostra ou uma seleção aleatória da amostra recebeu a verificação usando um padrão de referência de diagnóstico?	S	S	S	S	S	S	S	S	S
6. Os pacientes receberam o mesmo padrão de referência independentemente do resultado do teste índice?	S	N	S	I	S	S	S	S	S
7. O padrão de referência foi independente do teste índice (i.e., o teste índice não fez parte do padrão de referência)?	S	I	S	S	S	S	S	S	I
8. A execução do teste índice foi descrita com detalhes suficientes para permitir sua replicação?	S	S	S	S	S	S	S	S	S
9. A execução do padrão de referência foi descrita com detalhes suficientes para permitir sua replicação?	S	S	S	S	S	S	S	S	S
10. Os resultados do teste índice foram interpretados sem o conhecimento dos resultados do teste de referência?	S	I	S	S	S	S	S	S	S
11. Os resultados do padrão de referência foram interpretados sem o conhecimento dos resultados do teste índice?	S	I	I	N	S	S	S	I	I
12. Os mesmos dados clínicos estavam disponíveis quando os resultados dos testes foram interpretados da maneira que estariam disponíveis quando o teste fosse usado na prática?	I	S	S	S	S	S	S	I	S
13. Os resultados de testes não interpretáveis/intermediários foram informados?	S	S	S	S	S	S	N	S	S
14. As desistências do estudo foram explicadas?	S	S	S	S	S	S	N	S	S
Resumo do Escore de Qualidade:	◆	●	◆	◆	◆	◆	◆	◆	◆

S = sim, N = não, I =indefinido, ◆ Boa qualidade (S – N = 9 a 11) ● Qualidade razoável (S – N = 6 a 8) ■ Baixa qualidade (S – N ≤ 5).

1. Lewis JS, Valentine RE. The pectoralis minor length test: a study of the intra-rater reliability and diagnostic accuracy in subjects with and without shoulder symptoms. *BMC Musculoskelet Disord.* 2007;8:64.

2. Carbone S, Gumina S, Vestri AR, Postacchini R. Coracoid pain test: a new clinical sign of shoulder adhesive capsulitis. *Int Orthop.* 2010;34(3):385-388.

3. Michener LA, Doukas WC, Murphy KP, Walsworth MK. Diagnostic accuracy of history and physical examination of superior labrum anterior-posterior lesions. *J Athl Train.* 2011;46(4):343-348.

4. Oh JH, Kim JY, Kim WS, et al. The evaluation of various physical examinations for the diagnosis of type II superior labrum anterior and posterior lesion. *Am J Sports Med.* 2008;36:353-359.

5. Norkin CC, Levangie PK. The shoulder complex. In: Joint Structure and Function: A Comprehensive Analysis. 2nd ed. Philadelphia: FA Davis; 1992: 240-261.

6. Inman VT, Saunders SJB, Abbott LC. Observations on the function of the shoulder joint. 1944. *Clin Orthop.* 1996;330:3-12.

7. Neumann DA. Shoulder complex. In: Kinesiology of Musculoskeletal System: Foundations for Physical Rehabilitation. St. Louis: Mosby; 2002:189-248.

8. Brody LT. Shoulder. In: Current Concepts of Orthopaedic Physical Therapy (11.2.6). La Crosse, Wisconsin: Orthopaedic Section, American Physical Therapy Association; 2001.

9. Michener LA, Walsworth MK, Burnet EN. Effectiveness of rehabilitation for patients with subacromial impingement syndrome: a systematic review. *J Hand Ther.* 2004;17:152-164.

10. Hartley A. Practical Joint Assessment. St Louis: Mosby; 1995.

11. Berg EE, Ciullo JV. A clinical test for superior glenoid labral or "SLAP" lesions. *Clin J Sport Med.* 1998;8: 121-123.

12. Liu SH, Henry MH, Nuccion SL. A prospective evaluation of a new physical examination in predicting glenoid labral tears. *Am J Sports Med.* 1996;24: 721-725.

13. Litaker D, Pioro M, El Bilbeisi H, et al. Returning to the bedside: using the history and physical examination to identify rotator cuff tears. *J Am Geriatr Soc.* 2000;48:1633-1637.

14. Cleland J, Durall CJ. Physical therapy for adhesive capsulitis. *Physiotherapy.* 2002;88:450-457.

15. Rayan GM, Jensen C. Thoracic outlet syndrome: provocative examination maneuvers in a typical population. *J Shoulder Elbow Surg.* 1995;4:113-117.

16. Winsor T, Brow R. Costoclavicular syndrome: its diagnosis and treatment. *JAMA.* 2004;196:109-111.

17. Wainner RS, Gill H. Diagnosis and nonoperative management of cervical radiculopathy. *J Orthop Sports Phys Ther.* 2000;30:728-744.

18. Walsworth MK, Doukas WC, Murphy KP, et al. Reliability and diagnostic accuracy of history and physical examination for diagnosing glenoid labral tears. *Am J Sports Med.* 2008;36:162-168.

19. Riddle DL, Rothstein JM, Lamb RL. Goniometric reliability in a clinical setting. Shoulder measurements. *Phys Ther.* 1987;67:668-673.

20. Terwee CB, de Winter AF, Scholten RJ, et al. Interobserver reproducibility of the visual estimation of range of motion of the shoulder. *Arch Phys Med Rehabil.* 2005;86:1356-1361.

21. Kolber MJ, Fuller C, Marshall J, et al. The reliability and concurrent validity of scapular plane shoulder elevation measurements using a digital inclinometer and goniometer. *Physiother Theory Pract.* 2012;28(2): 161-168.

22. Yang JL, Lin JJ. Reliability of function-related tests in patients with shoulder pathologies. *J Orthop Sports Phys Ther.* 2006;36:572-576.

23. Nomden JG, Slagers AJ, Bergman GJ, et al. Interobserver reliability of physical examination of shoulder girdle. *Man Ther.* 2009;14:152-159.

24. Wang SS, Normile SO, Lawshe BT. Reliability and smallest detectable change determination for serratus anterior muscle strength and endurance tests. *Physiother Theory Pract.* 2006;22:33-42.

25. Michener LA, Boardman ND, Pidcoe PE, Frith AM. Scapular muscle tests in subjects with shoulder pain and functional loss: reliability and construct validity. *Phys Ther.* 2005;85:1128-1138.

26. Dover G, Powers ME. Reliability of joint position sense and force-reproduction measures during internal and external rotation of the shoulder. *J Athl Train.* 2003;38:304-310.

27. Borstad JD, Mathiowetz KM, Minday LE, et al. Clinical measurement of posterior shoulder flexibility. *Man Ther.* 2007;12:386-389.

28. Struyf F, Meeus M, Fransen E, et al. Interrater and intrarater reliability of the pectoralis minor muscle length measurement in subjects with and without shoulder impingement symptoms. *Man Ther.* 2014; 19(4):294-298.

29. Borstad JD, Briggs MS. Reproducibility of a measurement for latissimus dorsi muscle length. *Physiother Theory Pract.* 2010;26(3):195-203.

30. Boyd EA, Torrance GM. Clinical measures of shoulder subluxation: their reliability. *Can J Public Health.* 1992;83(suppl 2):S24-S28.

31. Toprak U, Ustuner E, Ozer D, et al. Palpation tests versus impingement tests in Neer stage I and II subacromial impingement syndrome. *Knee Surg Sports Traumatol Arthrosc.* 2013;21(2):424-429.

32. Gill HS, El Rassi G, Bahk MS, et al. Physical examination for partial tears of the biceps tendon. *Am J Sports Med.* 2007;35:1334-1340.

33. Guanche CA, Jones DC. Clinical testing for tears of the glenoid labrum. *Arthroscopy.* 2003;19:517-523.

9

Ombro

Referências

34. Nakagawa S, Yoneda M, Hayashida K, et al. Forced shoulder abduction and elbow flexion test: a new simple clinical test to detect superior labral injury in the throwing shoulder. *Arthroscopy*. 2005;21: 1290-1295A.

35. Nijs J, Roussel N, Vermeulen K, et al. Scapular positioning in patients with shoulder pain: a study examining the reliability and clinical importance of 3 clinical tests. *Arch Phys Med Rehabil*. 2005;86: 1349-1355.

36. Odom CJ, Taylor AB, Hurd CE, et al. Measurement of scapular asymmetry and assessment of shoulder dysfunction using the Lateral Scapular Slide Test: a reliability and validity study. *Phys Ther*. 2001;81: 799-809.

37. Kibler WB, Uhl TL, Maddux JW, et al. Qualitative clinical evaluation of scapular dysfunction: a reliability study. *J Shoulder Elbow Surg*. 2002;11: 550-556.

38. Ha S, Kwon O, Weon J, et al. Reliability and validity of goniometric and photographic measurements of clavicular tilt angle. *Man Ther*. 2013;18(5):367-371.

39. Lewis JS, Valentine RE. Clinical measurement of the thoracic kyphosis. A study of the intra-rater reliability in subjects with and without shoulder pain. *BMC Musculoskelet Disord*. 2010;11:39.

40. Hanchard NC, Howe TE, Gilbert MM. Diagnosis of shoulder pain by history and selective tissue tension: agreement between assessors. *J Orthop Sports Phys Ther*. 2005;35:147-153.

41. de Winter AF, Jans MP, Scholten RJ, et al. Diagnostic classification of shoulder disorders: interobserver agreement and determinants of disagreement. *Ann Rheum Dis*. 1999;58:272-277.

42. Levy AS, Lintner S, Kenter K, et al. Intra- and interobserver reproducibility of the shoulder laxity examination. *Am J Sports Med*. 1999;27:460-463.

43. Bushnell BD, Creighton RA, Herring MM. The bony apprehension test for instability of the shoulder: a prospective pilot analysis. *Arthroscopy*. 2008;24: 974-982.

44. Farber AJ, Castillo R, Clough M, et al. Clinical assessment of three common tests for traumatic anterior shoulder instability. *J Bone Joint Surg Am*. 2006;88: 1467-1474.

45. Speer KP, Hannafin JA, Altchek DW, Warren RF. An evaluation of the shoulder relocation test. *Am J Sports Med*. 1994;22:177-183.

46. Cadogan A, Laslett M, Hing W, et al. Interexaminer reliability of orthopaedic special tests used in the assessment of shoulder pain. *Man Ther*. 2011;16(2): 131-135.

47. Hegedus EJ, Goode AP, Cook CE, et al. Which physical examination tests provide clinicians with the most value when examining the shoulder? Update of a systematic review with meta-analysis of individual tests. *Br J Sports Med*. 2012;46(14):964-978.

48. Parentis MA, Glousman RE, Mohr KS, et al. An evaluation of the provocative tests for superior labral anterior posterior lesions. *Am J Sports Med*. 2006; 34:265-268.

49. Myers TH, Zemanovic JR, Andrews JR. The resisted supination external rotation test: a new test for the diagnosis of superior labral anterior posterior lesions. *Am J Sports Med*. 2005;33:1315-1320.

50. Stetson WB, Templin K. The crank test, the O'Brien test, and routine magnetic resonance imaging scans in the diagnosis of labral tears. *Am J Sports Med*. 2002;30:806-809.

51. McFarland EG, Kim TK, Savino RM. Clinical assessment of three common tests for superior labral anterior-posterior lesions. *Am J Sports Med*. 2002;30: 810-815.

52. Hegedus EJ, Goode A, Campbell S, et al. Physical examination tests of the shoulder: a systematic review with meta-analysis of individual tests. *Br J Sports Med*. 2008;42:80-92, discussion 92.

53. Ebinger N, Magosch P, Lichtenberg S, Habermeyer P. A new SLAP test: the supine flexion resistance test. *Arthroscopy*. 2008;24:500-505.

54. Cook C, Beaty S, Kissenberth MJ, et al. Diagnostic accuracy of five orthopedic clinical tests for diagnosis of superior labrum anterior posterior (SLAP) lesions. *J Shoulder Elbow Surg*. 2012;21(1):13-22.

55. Holtby R, Razmjou H. Accuracy of the Speed's and Yergason's tests in detecting biceps pathology and SLAP lesions: comparison with arthroscopic findings. *Arthroscopy*. 2004;20:231-236.

56. Kim YS, Kim JM, Ha KY, et al. The passive compression test: a new clinical test for superior labral tears of the shoulder. *Am J Sports Med*. 2007;35: 1489-1494.

57. Kim SH, Park JS, Jeong WK, et al. The Kim test: a novel test for posteroinferior labral lesion of the shoulder—a comparison to the jerk test. *Am J Sports Med*. 2005;33:1188-1192.

58. Kim SH, Ha KI, Ahn JH, et al. Biceps load test II: a clinical test for SLAP lesions of the shoulder. *Arthroscopy*. 2001;17:160-164.

59. Kim SH, Ha KI, Han KY. Biceps load test: a clinical test for superior labrum anterior and posterior lesions in shoulders with recurrent anterior dislocations. *Am J Sports Med*. 1999;27:300-303.

60. Michener LA, Walsworth MK, Doukas WC, Murphy KP. Reliability and diagnostic accuracy of 5 physical examination tests and combination of tests for subacromial impingement. *Arch Phys Med Rehabil*. 2009;90(11):1898-1903.

61. Johansson K, Ivarson S. Intra- and interexaminer reliability of four manual shoulder maneuvers used to identify subacromial pain. *Man Ther*. 2009;14: 231-239.

62. Alqunaee M, Galvin R, Fahey T. Diagnostic accuracy of clinical tests for subacromial impingement syndrome: a systematic review and meta-analysis. *Arch Phys Med Rehabil*. 2012;93(2):229-236.

63. Silva L, Andreu JL, Munoz P, et al. Accuracy of physical examination in subacromial impingement syndrome. *Rheumatology (Oxford)*. 2008;47:679-683.

64. Park HB, Yokota A, Gill HS, et al. Diagnostic accuracy of clinical tests for the different degrees of subacromial impingement syndrome. *J Bone Joint Surg Am*. 2005;87:1446-1455.

65. Calis M, Akgun K, Birtane M, et al. Diagnostic values of clinical diagnostic tests in subacromial impingement syndrome. *Ann Rheum Dis*. 2000;59:44-47.

66. Zaslav KR. Internal rotation resistance strength test: a new diagnostic test to differentiate intra-articular pathology from outlet (Neer) impingement syndrome in the shoulder. *J Shoulder Elbow Surg*. 2001; 10:23-27.

67. Gillooly JJ, Chidambaram R, Mok D. The lateral Jobe test: A more reliable method of diagnosing rotator cuff tears. *Int J Shoulder Surg*. 2010;4(2):41-43.

68. Miller CA, Forrester GA, Lewis JS. The validity of the lag signs in diagnosing full-thickness tears of the rotator cuff: a preliminary investigation. *Arch Phys Med Rehabil*. 2008;89:1162-1168.

69. Holtby R, Razmjou H. Validity of the supraspinatus test as a single clinical test in diagnosing patients with rotator cuff pathology. *J Orthop Sports Phys Ther*. 2004;34:194-200.

70. Walch G, Boulahia A, Calderone S, et al. The "dropping" and "hornblower's" signs in evaluation of rotator-cuff tears. *J Bone Joint Surg Br*. 1998;80: 624-628.

71. Bartsch M, Greiner S, Haas NP, Scheibel M. Diagnostic values of clinical tests for subscapularis lesions. *Knee Surg Sports Traumatol Arthrosc*. 2010;18(12): 1712-1717.

72. Yoon JP, Chung SW, Kim SH, Oh JH. Diagnostic value of four clinical tests for the evaluation of subscapularis integrity. *J Shoulder Elbow Surg*. 2013; 22(9):1186-1192.

73. Barth JR, Burkhart SS, De Beer JF. The bear-hug test: a new and sensitive test for diagnosing a subscapularis tear. *Arthroscopy*. 2006;22:1076-1084.

74. Bertelli JA, Ghizoni MF. Use of clinical signs and computed tomography myelography findings in detecting and excluding nerve root avulsion in complete brachial plexus palsy. *J Neurosurg*. 2006;105: 835-842.

75. Walton J, Mahajan S, Paxinos A, et al. Diagnostic values of tests for acromioclavicular joint pain. *J Bone Joint Surg Am*. 2004;86A:807-812.

76. Salaffi F, Ciapetti A, Carotti M, et al. Clinical value of single versus composite provocative clinical tests in the assessment of painful shoulder. *J Clin Rheumatol*. 2010;16(3):105-108.

77. Stratford PW, Binkley JM, Stratford DM. Development and initial validation of the upper extremity functional index. *Physiotherapy Canada*. 2001;53: 259-263.

78. Roy JS, MacDermid JC, Woodhouse LJ. Measuring shoulder function: a systematic review of four questionnaires. *Arthritis Rheum*. 2009;61:623-632.

79. Mintken PE, Glynn P, Cleland JA. Psychometric properties of the shortened Disabilities of the Arm, Shoulder, and Hand Questionnaire (QuickDASH) and Numeric Pain Rating Scale in patients with shoulder pain. *J Shoulder Elbow Surg*. 2009;18(6): 920-926.

80. Leggin BG, Michener LA, Shaffer MA, et al. The Penn shoulder score: reliability and validity. *J Orthop Sports Phys Ther*. 2006;36(3):138-151.

81. Li L, Liu X, Herr K. Postoperative pain intensity assessment: a comparison of four scales in Chinese adults. *Pain Med*. 2007;8:223-234.

82. Farrar JT, Berlin JA, Strom BL. Clinically important changes in acute pain outcome measures: a validation study. *J Pain Symptom Manage*. 2003;25:406-411.

83. Farrar JT, Portenoy RK, Berlin JA, et al. Defining the clinically important difference in pain outcome measures. *Pain*. 2000;88:287-294.

Ombro

9

Cotovelo e Antebraço 10

Sumário Clínico e Recomendações

História do Paciente	
Queixas	• Pouco se sabe sobre a utilidade das queixas subjetivas referentes à dor do cotovelo.
Exame Físico	
Medições de Amplitude de Movimento	• A medição da amplitude de movimento do cotovelo tem demonstrado, de forma consistente, resultados de boa a alta confiabilidade para a avaliação de flexão, extensão, supinação e pronação.
Avaliação de Força	• O teste de força de apreensão em pacientes com epicondilalgia lateral revela grande índice de confiabilidade interavaliadores.
Testes Especiais	• Em geral, poucos estudos têm avaliado o uso de testes especiais de diagnóstico do cotovelo. • O teste de extensão do cotovelo demonstrou de forma significativa tratar-se de um teste excelente para afastar a presença de lesão óssea ou articular (sensibilidade entre 0,91 e 0,97 e razão de probabilidade (RP) entre 0,04 e 0,13). • O teste de provocação de pressão, o teste de flexão, o teste de rotação interna do ombro, e o sinal de Tinel no cotovelo demonstraram ser úteis para identificar a presença da síndrome do túnel cubital. • O teste de estresse de movimento em valgo demonstrou melhor acurácia quando comparado com o teste de estresse de movimento em valgo no diagnóstico de uma ruptura colateral medial. • Até o momento, nenhum estudo avaliou a utilidade do teste de estresse em varo para identificar a presença de uma ruptura colateral lateral. • O teste do gancho (*hook*), o teste de pronação passiva do antebraço, e o teste de intervalo de dobras cutâneas do bíceps, quando positivos, demonstraram 100% de sensibilidade e especificidade para identificar a ruptura do tendão distal do bíceps.

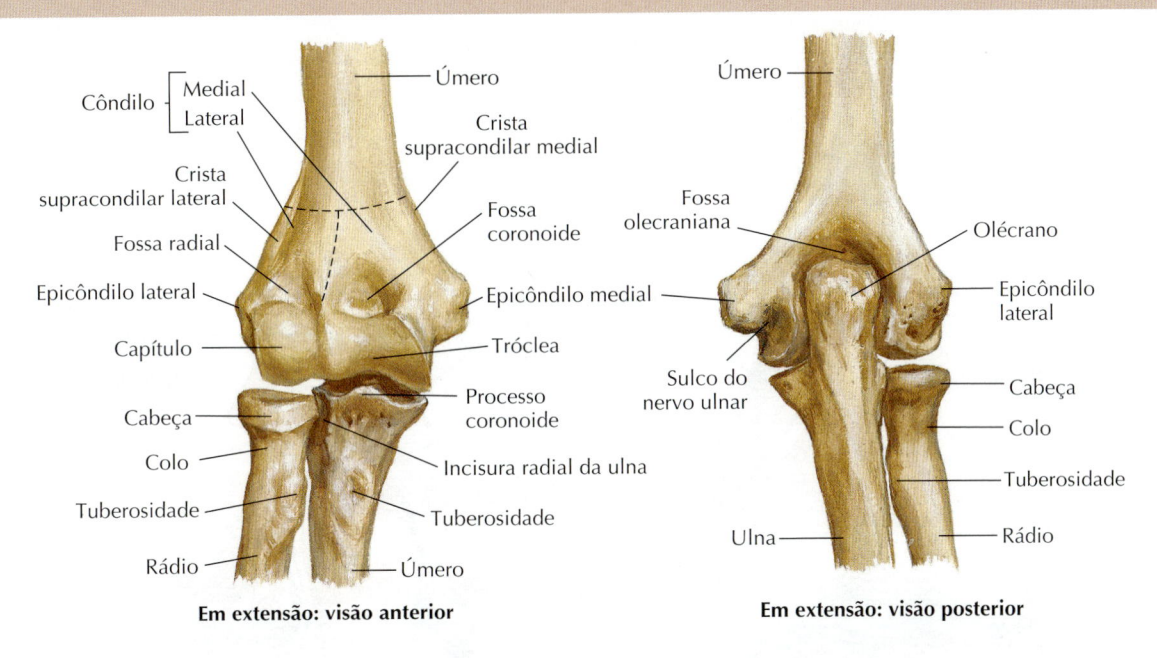

Côndilo — Medial / Lateral
Crista supracondilar lateral
Fossa radial
Epicôndilo lateral
Capítulo
Cabeça
Colo
Tuberosidade
Rádio

Úmero
Crista supracondilar medial
Fossa coronoide
Epicôndilo medial
Tróclea
Processo coronoide
Incisura radial da ulna
Tuberosidade
Úmero

Em extensão: visão anterior

Úmero
Fossa olecraniana
Sulco do nervo ulnar
Ulna

Olécrano
Epicôndilo lateral
Cabeça
Colo
Tuberosidade
Rádio

Em extensão: visão posterior

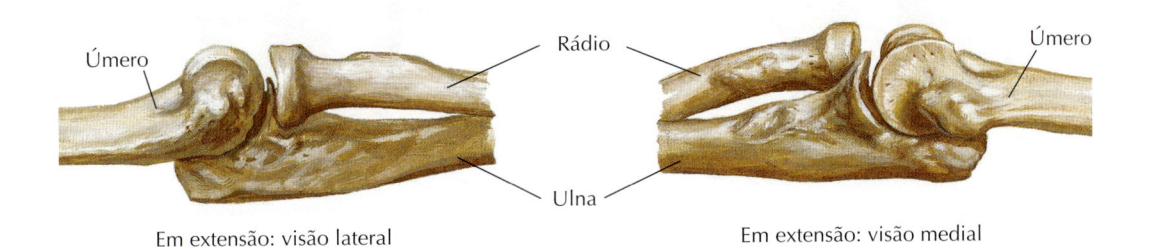

Úmero
Rádio
Ulna

Rádio
Úmero
Ulna

Em extensão: visão lateral

Em extensão: visão medial

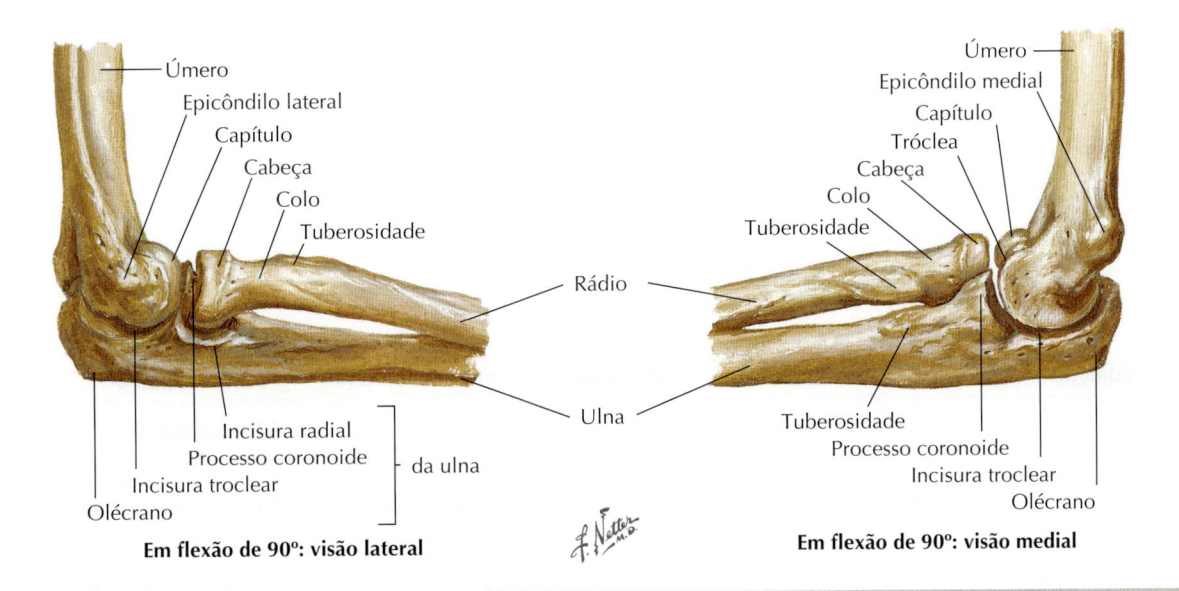

Úmero
Epicôndilo lateral
Capítulo
Cabeça
Colo
Tuberosidade
Rádio
Ulna
Incisura radial
Processo coronoide } da ulna
Incisura troclear
Olécrano

Em flexão de 90º: visão lateral

Úmero
Epicôndilo medial
Capítulo
Tróclea
Cabeça
Colo
Tuberosidade
Rádio
Ulna
Tuberosidade
Processo coronoide
Incisura troclear
Olécrano

Em flexão de 90º: visão medial

Figura 10-1
Ossos do cotovelo.

10
Cotovelo e Antebraço

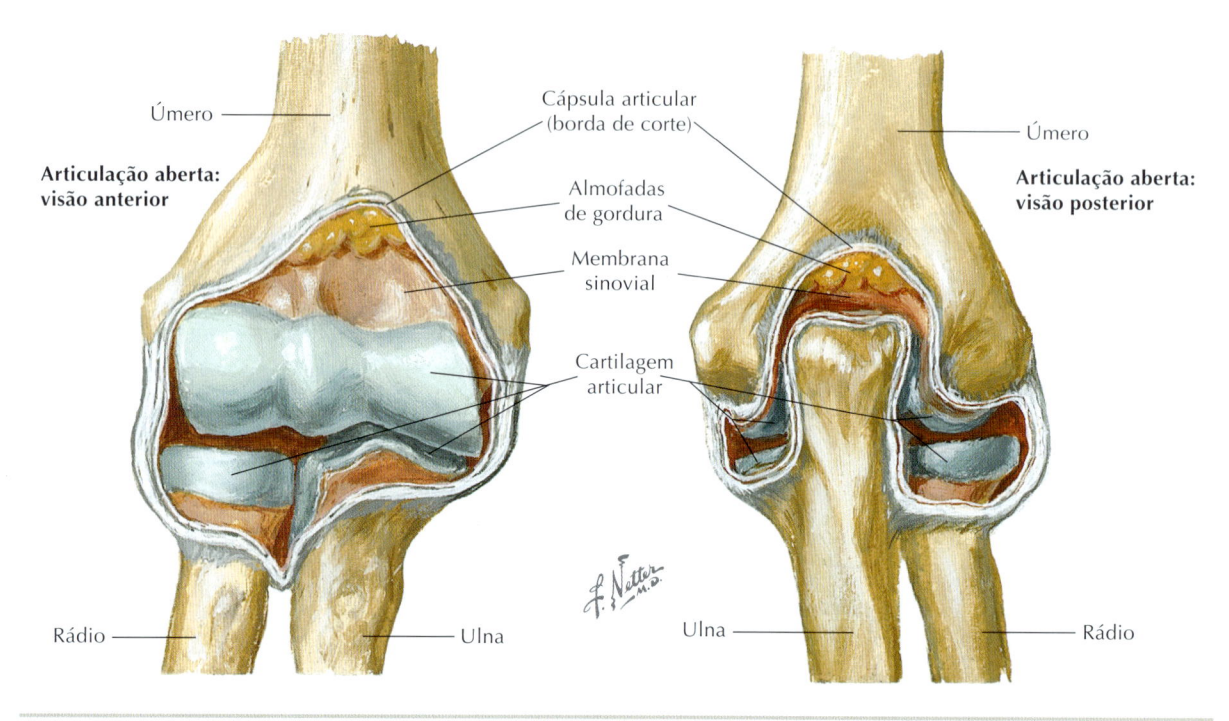

Figura 10-2
Articulação aberta do cotovelo, anterior e posterior.

Articulação	Tipo e Classificação	Posição de Máxima Estabilidade	Padrão Capsular
Umeroulnar	Sinovial: articulação	Extensão do cotovelo	A flexão é mais limitada do que a extensão
Umerorradial	Sinovial: condiloide	0 grau de flexão, 5 graus de supinação	A flexão é mais limitada do que a extensão
Radioulnar proximal	Sinovial: trocoide	5 graus de supinação	Pronação = supinação
Radioulnar distal	Sinovial: trocoide	5 graus de supinação	Pronação = supinação

Cotovelo

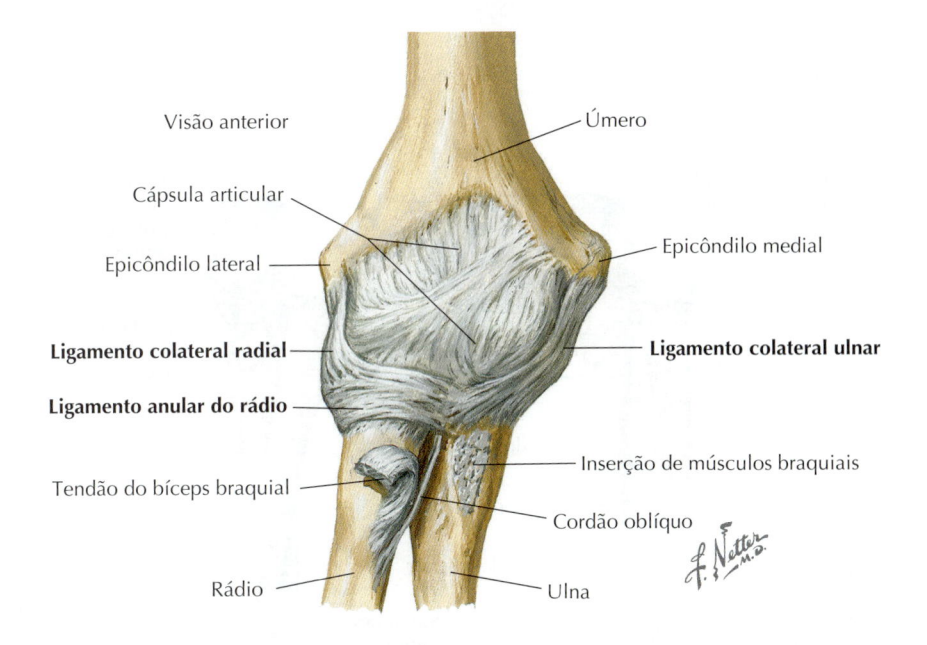

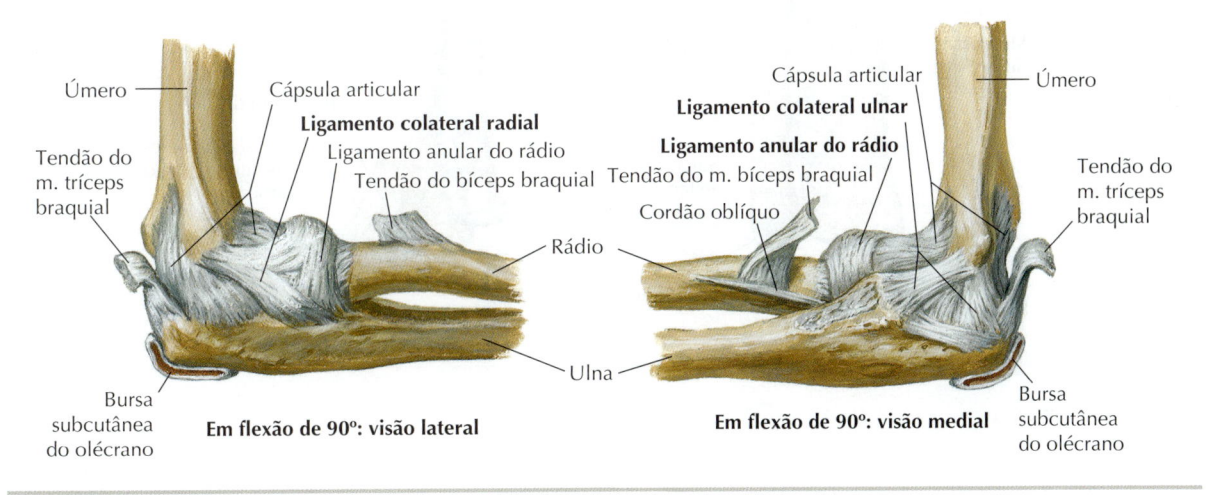

Em flexão de 90°: visão lateral

Em flexão de 90°: visão medial

Figura 10-3
Ligamentos do cotovelo.

Ligamentos	Inserções	Função
Colateral radial	Epicôndilo lateral do úmero para o ligamento anular do rádio	Resistir ao estresse em varo
Anular do rádio	Processo coronoide da ulna, em torno da cabeça radial para a borda lateral da incisura radial da ulna	Manter a cabeça do rádio na incisura radial da ulna e permitir a supinação e pronação do antebraço
Colateral ulnar	Epicôndilo medial do úmero para o processo coronoide e do olécrano da ulna	Resistir ao estresse em valgo

Cotovelo e Antebraço **10**

Antebraço

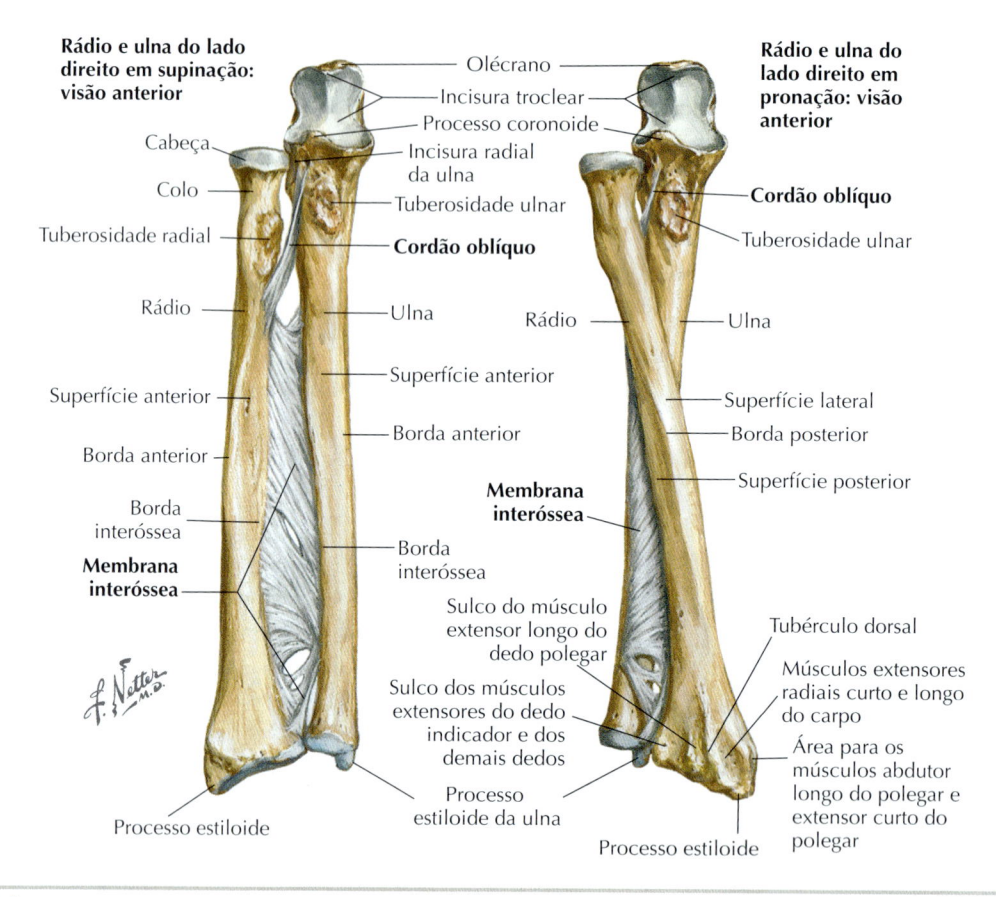

Figura 10-4
Ligamentos do antebraço.

Ligamentos	Inserções	Função
Cordão oblíquo	Tuberosidade da ulna apenas distal à tuberosidade do rádio	Transferir forças a partir do rádio para a ulna e reforçar a proximidade da ulna ao rádio
Membrana interóssea	Borda lateral da ulna para a borda medial do rádio	Transferir força a partir do rádio para a ulna e reforçar a proximidade da ulna ao rádio

Músculos Anteriores e Posteriores do Braço

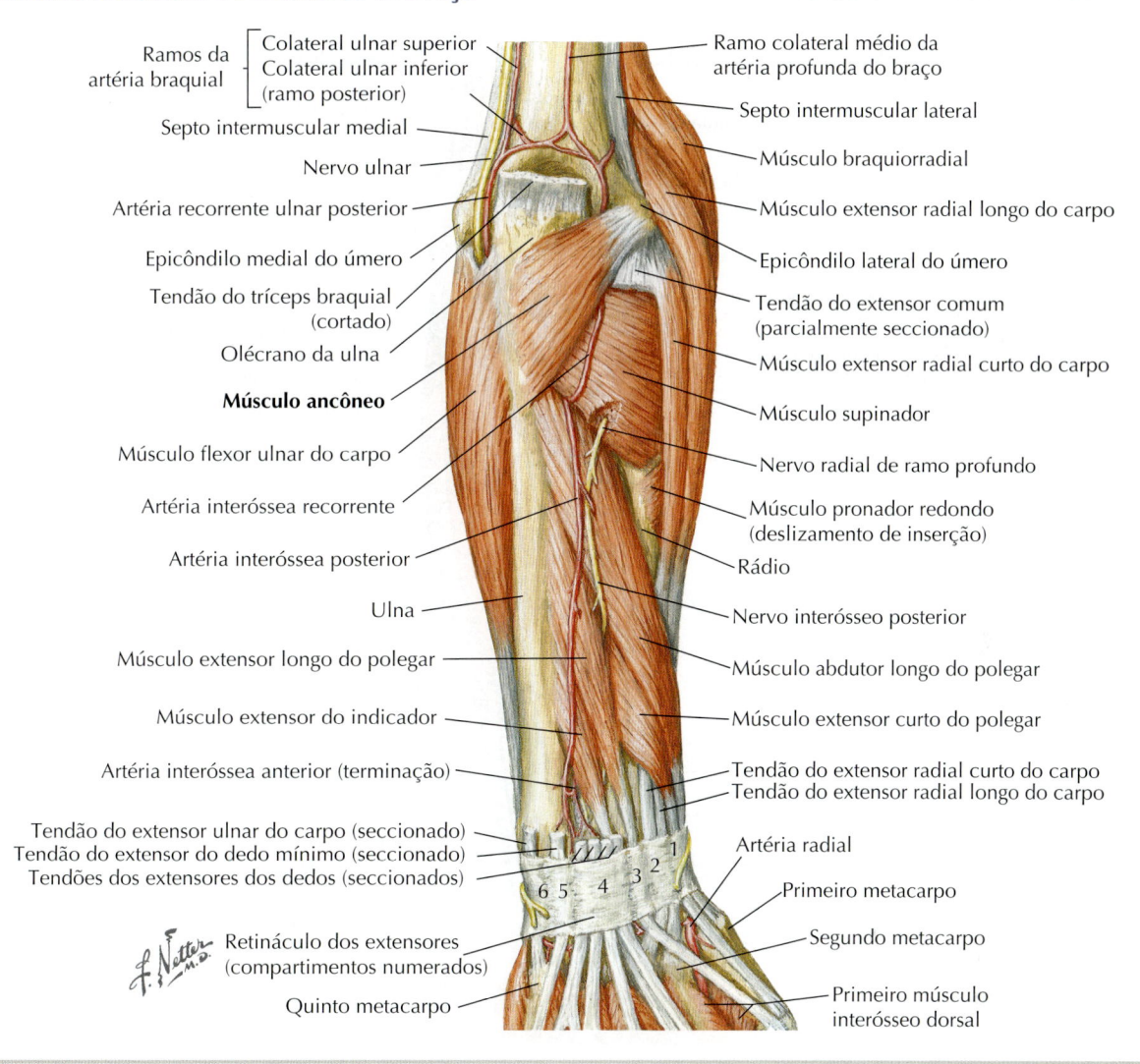

Figura 10-5
Músculos do antebraço: visão posterior.

Músculo	Inserção Proximal	Inserção Distal	Nervo e Nível Segmentar	Ação
Tríceps braquial (cabeça longa)	Tubérculo infraglenoide da escápula	Processo do olécrano da ulna	Nervo radial (C6, C7, C8)	Estender o cotovelo
Tríceps braquial (cabeça lateral)	Superior ao sulco radial do úmero			
Tríceps braquial (cabeça medial)	Inferior ao sulco radial do úmero			
Ancôneo	Epicôndilo lateral do úmero	Face soperoposterior da ulna	Nervo radial (C7, C8, T1)	Auxiliar na extensão do cotovelo, estabilizar a articulação do cotovelo

10 Cotovelo e Antebraço

Músculos Anteriores e Posteriores do Braço

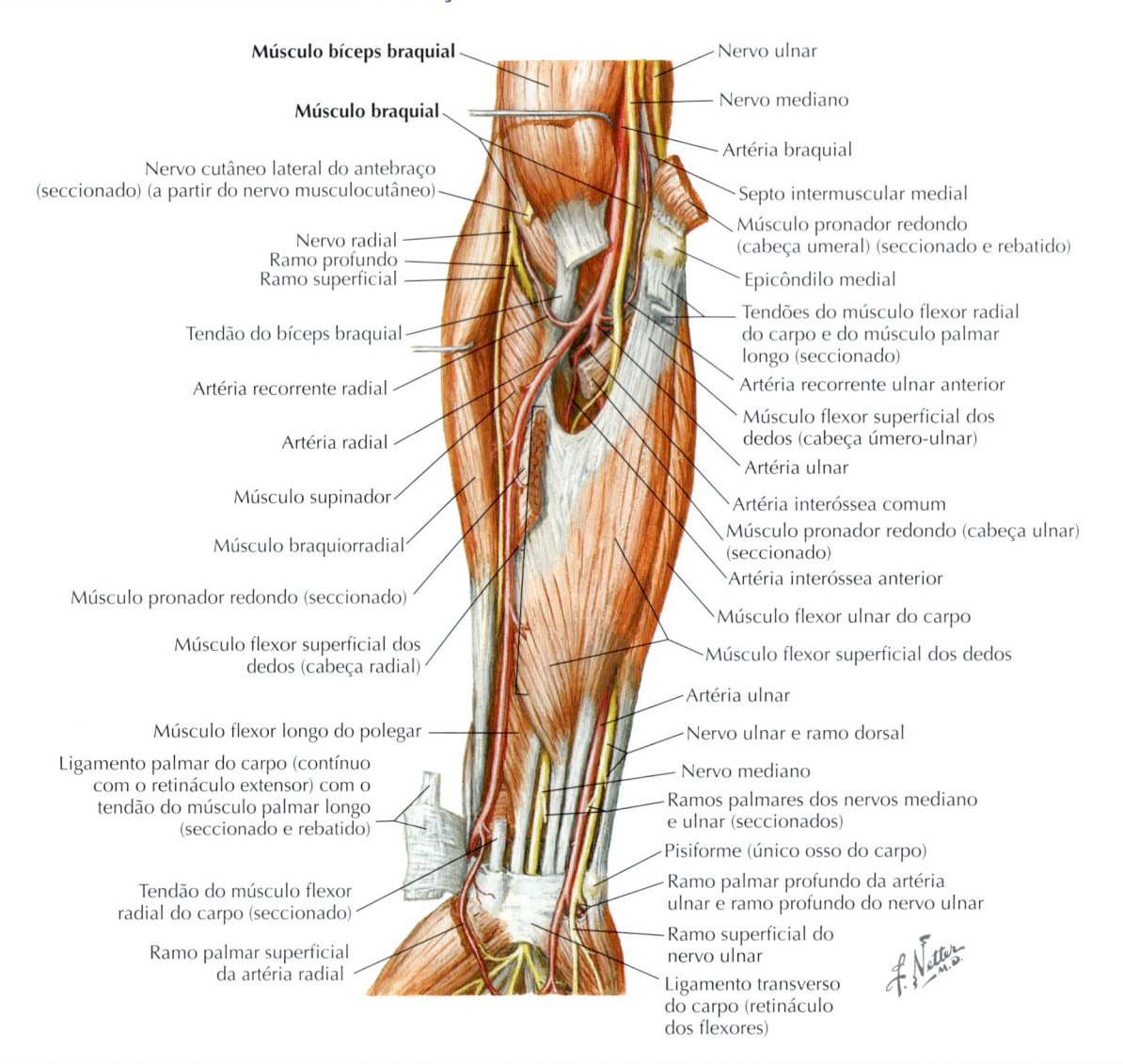

Figura 10-6
Músculos do antebraço: visão anterior.

Músculo	Inserção Proximal	Inserção Distal	Nervo e Nível Segmentar	Ação
Bíceps braquial (cabeça curta)	Processo coronoide da escápula	Tuberosidade radial e fáscia do antebraço	Nervo musculocutâneo (C5, C6)	Colocar o antebraço em posição supina e flexionar o cotovelo
Bíceps braquial (cabeça longa)	Tubérculo supraglenoide da escápula			Flexionar e abduziro ombro, colocar o antebraço em posição supina e flexionar o cotovelo
Braquial	Face distal do úmero	Processo coronoide e tuberosidade da ulna	Nervo musculocutâneo (C5, C6)	Flexionar o cotovelo

Supinadores e Pronadores do Antebraço

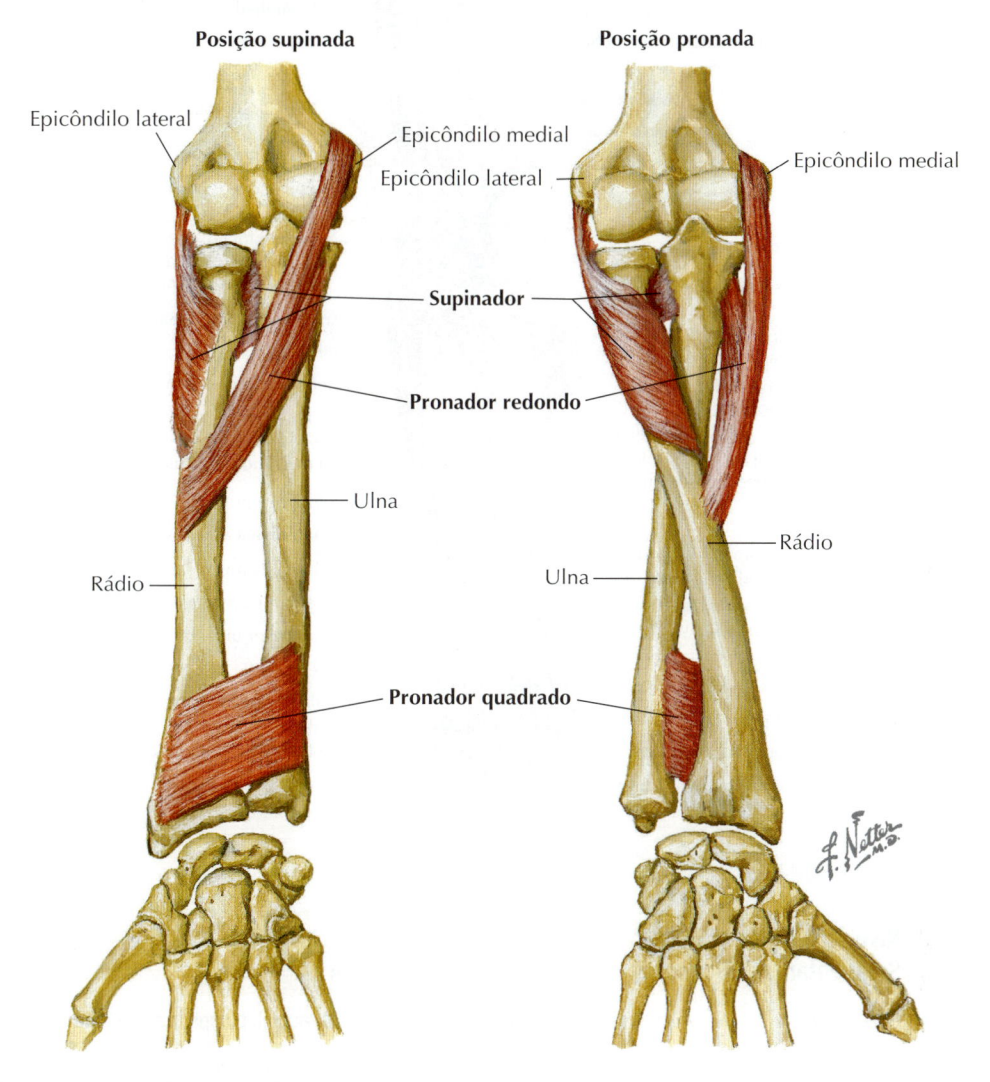

Posição supinada

Epicôndilo lateral

Epicôndilo medial

Epicôndilo lateral

Supinador

Pronador redondo

Ulna

Rádio

Pronador quadrado

Posição pronada

Epicôndilo medial

Rádio

Ulna

Figura 10-7
Músculos individuais do antebraço: rotadores do rádio.

Músculo	Inserção Proximal	Inserção Distal	Nervo e Nível Segmentar	Ação
Supinador	Epicôndilo lateral do úmero, fossa supinadora, e crista da ulna	Face proximal do rádio	Ramo profundo do nervo radial (C5, C6)	Supinar o antebraço
Pronador redondo	Epicôndilo medial do úmero e processo coronoide da ulna	Face lateral do rádio	Nervo mediano (C6, C7)	Pronar o antebraço e flexionar o cotovelo
Pronador quadrado	Face anterior distal da ulna	Face anterior distal do rádio	Nervo interósseo anterior (C8, T1)	Pronar o antebraço

10

Cotovelo e Antebraço

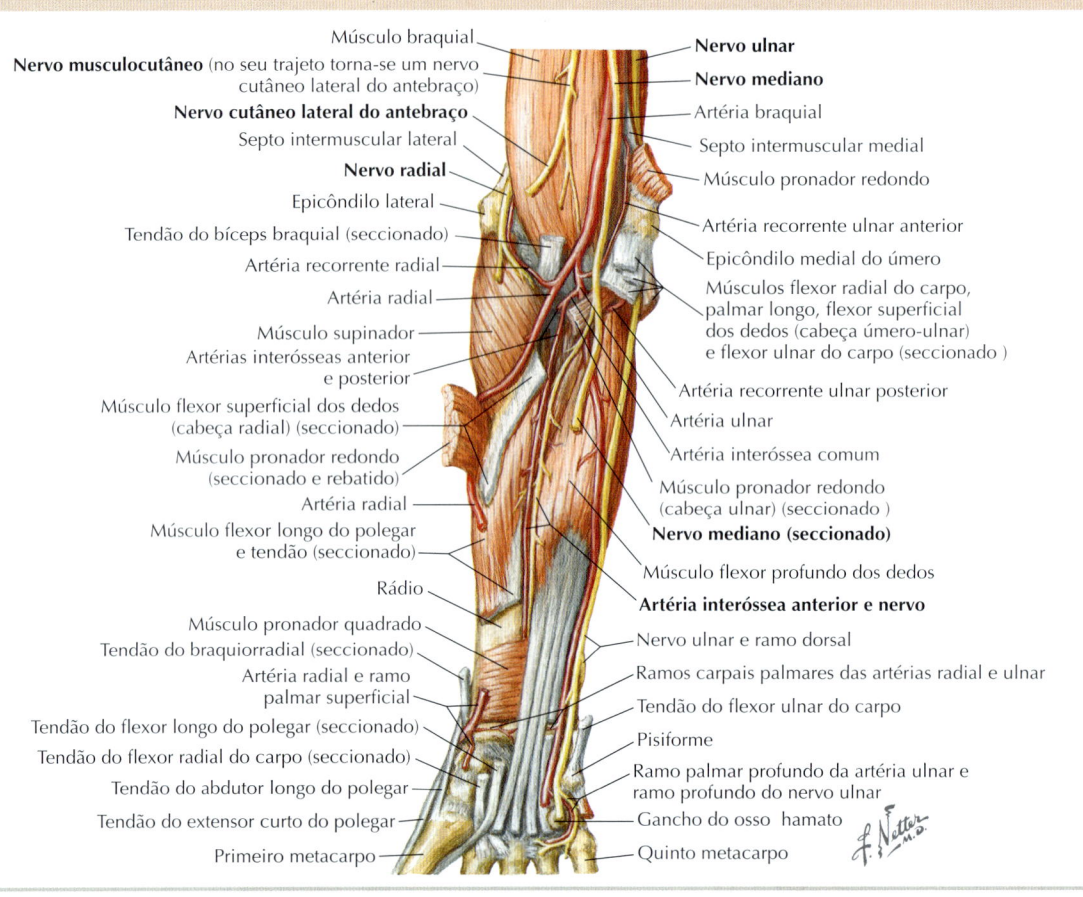

Músculo braquial
Nervo musculocutâneo (no seu trajeto torna-se um nervo cutâneo lateral do antebraço)
Nervo cutâneo lateral do antebraço
Septo intermuscular lateral
Nervo radial
Epicôndilo lateral
Tendão do bíceps braquial (seccionado)
Artéria recorrente radial
Artéria radial
Músculo supinador
Artérias interósseas anterior e posterior
Músculo flexor superficial dos dedos (cabeça radial) (seccionado)
Músculo pronador redondo (seccionado e rebatido)
Artéria radial
Músculo flexor longo do polegar e tendão (seccionado)
Rádio
Músculo pronador quadrado
Tendão do braquiorradial (seccionado)
Artéria radial e ramo palmar superficial
Tendão do flexor longo do polegar (seccionado)
Tendão do flexor radial do carpo (seccionado)
Tendão do abdutor longo do polegar
Tendão do extensor curto do polegar
Primeiro metacarpo

Nervo ulnar
Nervo mediano
Artéria braquial
Septo intermuscular medial
Músculo pronador redondo
Artéria recorrente ulnar anterior
Epicôndilo medial do úmero
Músculos flexor radial do carpo, palmar longo, flexor superficial dos dedos (cabeça úmero-ulnar) e flexor ulnar do carpo (seccionado)
Artéria recorrente ulnar posterior
Artéria ulnar
Artéria interóssea comum
Músculo pronador redondo (cabeça ulnar) (seccionado)
Nervo mediano (seccionado)
Músculo flexor profundo dos dedos
Artéria interóssea anterior e nervo
Nervo ulnar e ramo dorsal
Ramos carpais palmares das artérias radial e ulnar
Tendão do flexor ulnar do carpo
Pisiforme
Ramo palmar profundo da artéria ulnar e ramo profundo do nervo ulnar
Gancho do osso hamato
Quinto metacarpo

Figura 10-8
Nervos do antebraço: visão anterior.

Nervos	Níveis Segmentares	Sensorial	Motor
Musculocutâneo	C5, C6, C7	Nervo cutâneo antebraquial lateral	Coracobraquial, bíceps braquial, braquial
Cutâneo lateral do antebraço	C5, C6, C7	Lateral do antebraço	Nenhum nervo motor
Mediano	C6, C7, C8, T1	Faces palmar e dorsal distais de 3½ dedos laterais e palma lateral	Flexor radial do carpo, flexor superficial dos dedos, ½ lateral do flexor profundo dos dedos, flexor longo do polegar, pronador quadrado, pronador redondo, a maioria dos músculos tenares, e os lumbricais laterais
Interósseo anterior	C6, C7, C8, T1	Nenhum nervo sensorial	Flexor profundo dos dedos, flexor longo do polegar, pronador quadrado
Ulnar	C7, C8, T1	Parte medial da mão, incluindo ½ medial de 4 dedos	Flexor ulnar do carpo, ½ medial do flexor profundo dos dedos, e a maioria dos pequenos músculos na mão
Radial	C5, C6, C7, C8, T1	Face posterior do antebraço	Tríceps braquial, ancôneo, braquiorradial, músculos extensores do antebraço
Interósseo posterior	C5, C6, C7, C8, T1	Nenhum nervo sensorial	Abdutor longo do polegar, extensores curto e longo do polegar, extensor comum dos dedos, extensor do indicador, extensor do dedo mínimo

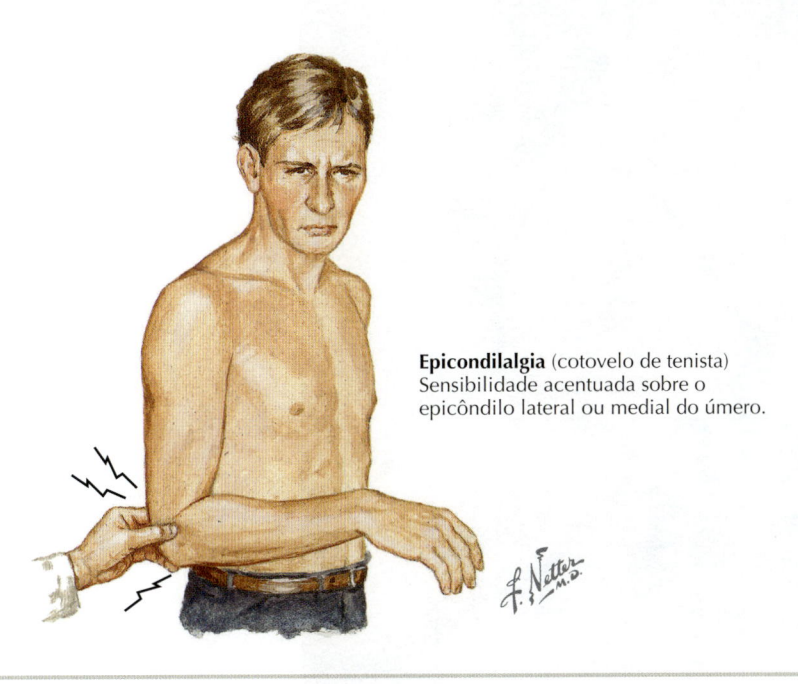

Epicondilalgia (cotovelo de tenista)
Sensibilidade acentuada sobre o
epicôndilo lateral ou medial do úmero.

Figura 10-9
Palpação do epicôndilo lateral.

História	Hipótese Inicial
Dor na lateral do cotovelo durante as atividades de apreensão	Possível epicondilite lateral[1-4] Possível síndrome do tunel radial[5-7]
Dor na face medial do cotovelo durante a flexão e pronação do punho	Possível epicondilite medial[8,9]
Relatos de dormência e formigamento na distribuição do nervo ulnar distal ao cotovelo	Possível síndrome do tunel cubital (ou neuropatia ulnar ou paralisia ulnar tardia)[9,10]
Dor na face anterior do cotovelo e antebraço que é exacerbada pela flexão do punho combinada com a flexão do cotovelo e pronação do antebraço	Possível síndrome do pronador[11]
Relatos de dor durante o movimento com sensações de contração ou instabilidade	Possível instabilidade rotatória[11]
Relatos de dor na face posterior do cotovelo durante a hiperextensão	Possível síndrome da sobrecarga por extensão em valgo[11]

10

Cotovelo e Antebraço

Confiabilidade das Medições de Flexão e Extensão do Cotovelo

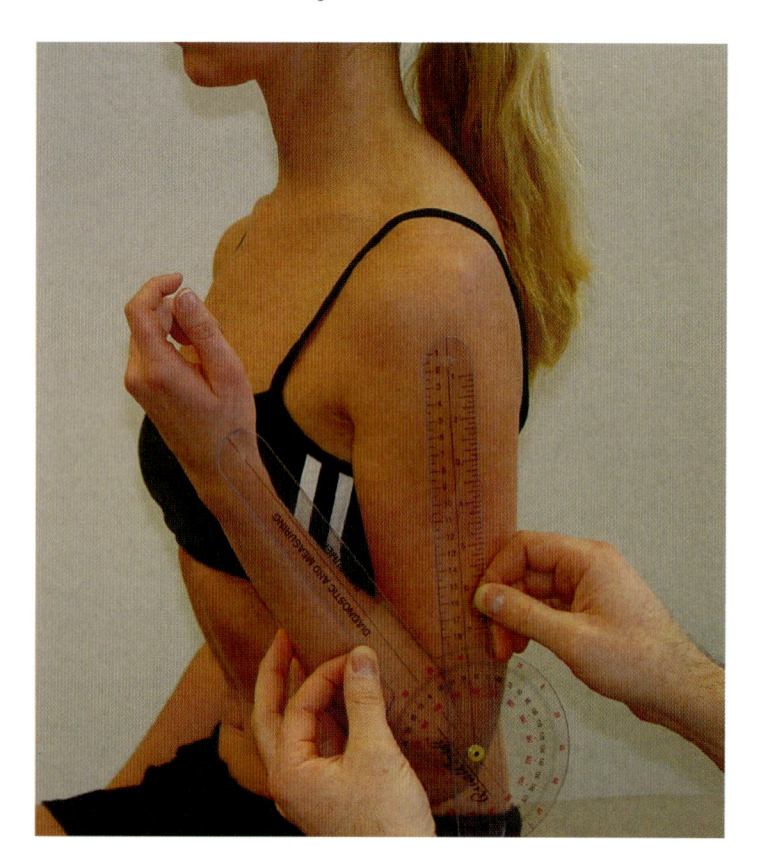

Figura 10-10
Medição da flexão do cotovelo.

Teste e Medição e Qualidade do Estudo	Instrumentação	População	Confiabilidade do ICC	
			Intraexa-minador	Interexa-minador
Amplitude ativa de movimento (AROM) Flexão do cotovelo[12] ◆	Goniômetro de metal de 12 polegadas	24 pacientes encaminhados para fisioterapia, nos quais as medições de amplitude de movimento do cotovelo estavam adequadas	0,94	0,89
	Goniômetro de plástico de 10 polegadas		0,97	0,96
	Goniômetrode plástico de 6 polegadas		0,96	0,90
AROM da extensão do cotovelo[12] ◆	Goniômetrode metal de 12 polegadas		0,86	0,96
	Goniômetrode plástico de 10 polegadas		0,96	0,94
	Goniômetro de plástico de 6 polegadas		0,99	0,93
AROM da flexão do cotovelo[13] ●	Goniômetro de padrão universal	38 pacientes que foram submetidos a um procedimento cirúrgico por lesão no cotovelo, antebraço ou punho	0,55 a 0,98	0,58 a 0,62
AROM da extensão do cotovelo[13] ●			0,45 a 0,98	0,58 a 0,87
AROM da flexão do cotovelo[14] ◆	Goniômetro de plástico universal	30 indivíduos saudáveis	Não relatado	0,53
	Inclinômetro preenchido com fluido		Não relatado	0,92

Confiabilidade das Medições de Pronação e Supinação do Antebraço

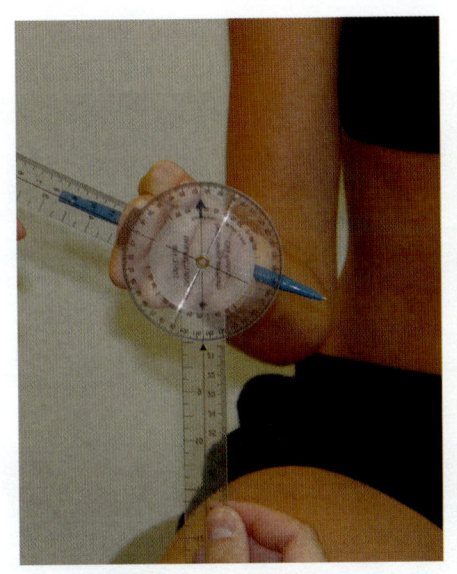

Medição da supinação do antebraço

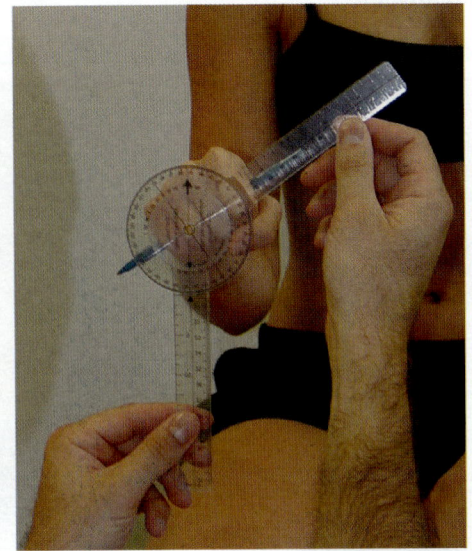

Medição da pronação do antebraço

Figura 10-11
Medições de pronação e supinação do antebraço.

Teste e Medição e Qualidade do Estudo	Instrumentação		População		Confiabilidade do ICC	
					Intraexa- minador	Interexa- minador
Amplitude ativa de movimento (AROM)[13] ●	Supinação	Goniômetro de padrão universal	38 pacientes que foram submetidos a um procedimento cirúrgico por lesão de cotovelo, antebraço, ou punho		0,96 a 0,99	0,90 a 0,93
	Pronação				0,96 a 0,99	0,83 a 0,86
AROM[15] ●	Supinação	Goniômetrode plástico de 14,5 cm	40 indivíduos, 20 lesados e 20 não lesados	Lesados	0,98	0,96
				Não lesados	0,96	0,94
	Pronação			Lesados	0,95 a 0,97	0,95
				Não lesados	086 a 0,98	0,92
	Supinação	Goniômetro com nível de prumo: goniômetro de plástico com um braço único de 14,5 cm conectado ao seu centro de 360 graus.		Lesados	0,98	0,96
				Não lesados	0,94 a 0,98	0,96
	Pronação			Lesados	0,96 a 0,98	0,92
				Não lesados	0,95 a 0,97	0,91
AROM de pronação e supinação[16] ●		Goniômetro de aço de 8 polegadas	31 indivíduos sintomáticos		0,81 a 0,97	Não relatado
Amplitude de movimento passiva (PROM)[17] ◆	Supinação	Goniômetro com nível de prumo	30 pacientes sob terapia manual		0,95	Não relatado
	Pronação				0,87	Não relatado
	Supinação	Goniômetro padrão			0,95	Não relatado
	Pronação				0,79	Não relatado

10

Cotovelo e Antebraço

Confiabilidade da Classificação de acordo com o Teste *End-Feel* (Sensação Final) para a Flexão e Extensão do Cotovelo

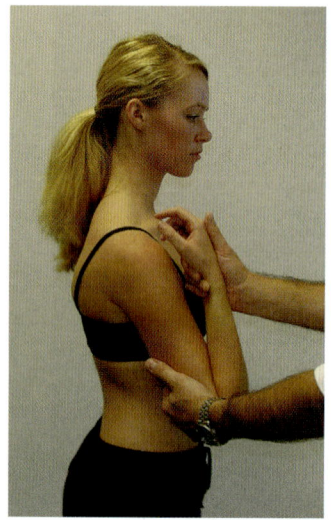
Avaliação da sensação final de flexão

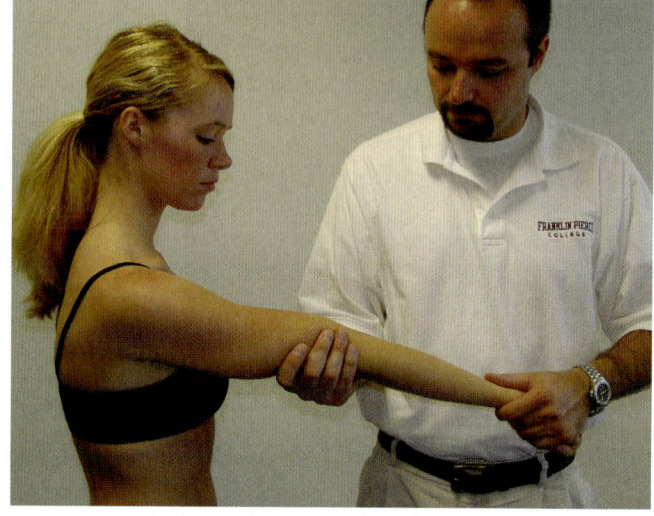
Avaliação da sensação final de extensão

Figura 10-12
Teste de *end-feel* (sensação final) para a avaliação da flexão e extensão do cotovelo.

Teste e Medição e Qualidade do Estudo	Descrição e Achados Positivos	População	Confiabilidade Interexaminadores
Flexão/extensão[18] ◆	Com o paciente em pé, o examinador estabiliza o úmero com uma mão e mantém o antebraço em posição neutra com a outra mão. O examinador estende ou flexiona o cotovelo e avalia a sensação final. A sensação final é classificada como "aproximação dos tecidos moles", "muscular", "cartilagem", "cápsula", ou "ligamento"	20 indivíduos assintomáticos	Flexão $\kappa = 0,40$ Extensão $\kappa = 0,73$

Avaliação de Força

Confiabilidade do Teste de Força de Preensão em Pacientes com Epicondilalgia Lateral

Teste e Qualidade do Estudo	Descrição	População	Confiabilidade Interexaminadores
Teste de força de preensão sem dor[19] ●	Com o paciente em pé com o cotovelo estendido e o antebraço na posição neutra, o paciente aperta o dinamômetro até que seja sentido um desconforto	50 pacientes diagnosticados com epicondilalgia lateral no exame clínico	ICC = 0,97
Teste de força de preensão máxima[19] ●	Conforme especificado acima, exceto quanto à orientação do paciente para apertar o dinamômetro tão forte quanto possível		ICC = 0,98

Indicação de Lesão Óssea ou Articular

Teste e Qualidade do Estudo	Descrição	Achados Positivos	População	Padrão de Referência	Sensibilidade (IC de 95%)	Especificidade (IC de 95%)	+RP	−RP
Teste de extensão do cotovelo[20] ◆	Com o paciente sentado com os braços supinados, o paciente flexiona os ombros em 90 graus e a seguir estende ambos os cotovelos	Positivo se o cotovelo envolvido apresentar menor extensão do que o lado contralateral	2.127 adultos e crianças se apresentaram em um departamento de emergência	Avaliação radiográfica e/ou um seguimento por contato telefônico durante 7 a 10 dias	96,8 (95,0, 98,2)	48,5 (45,6, 51,4)	1,88 (1,78, 1,99)	0,06 (0,04, 0,10)
Teste de extensão do cotovelo[21] ●	Paciente em posição supina estende totalmente o cotovelo	Positivo se o paciente for incapaz de estender totalmente o cotovelo	114 pacientes com lesões agudas do cotovelo	Avaliação radiográfica	0,97	0,69	3,13	0,04
Teste de extensão do cotovelo[22] ●	Conforme especificado acima, exceto pelo fato de que o paciente está em pé	Conforme especificado acima	100 pacientes se apresentaram em um departamento de emergência com lesão do cotovelo	Conforme especificado acima	0,91 (0,81, 1,0)	0,70 (0,61, 0,78)	3,03	0,13
Teste de extensão do cotovelo[23] ◆	Extensão ativa do cotovelo para a posição totalmente bloqueada com o paciente na posição supina ou sentada	Positivo se o paciente for incapaz de estender totalmente o cotovelo	113 pacientes se apresentaram em um departamento de emergência com lesão do cotovelo	Avaliação radiográfica	1,0 (0,93, 1,0)	1,0 (0,94, 1,0)	Indefinida	0,0
Teste de flexão do cotovelo[23] ◆	Flexão ativa do cotovelo para pelo menos 90 graus com o paciente na posição supina ou sentada				0,64 (0,50, 0,69)	1,0 (0,94, 1,0)	Indefinida	0,36
Teste de pronação do cotovelo[23] ◆	Pronação ativa completa do cotovelo a partir da posição anatômica com o paciente na posição supina ou sentada				0,34 (0,22, 0,48)	1,0 (0,94, 1,0)	Indefinida	0,66
Teste de supinação do cotovelo[23] ◆	Supinação ativa completa do cotovelo a partir da posição anatômica com o paciente na posição supina ou sentado				0,43 (0,30, 1,0)	0,97 (0,89, 1,0)	14,3	0,59

IC = intervalo de confiança.

10

Cotovelo e Antebraço

Detecção da Síndrome do Túnel Cubital

Teste e Medição e Qualidade do Estudo	Descrição	Achados Positivos	População	Padrão e Referência	Sensibilidade	Especificidade	+RP	−RP
Teste de rotação interna do ombro[24] ●	O paciente mantém o ombro em 90° de abdução, rotação interna máxima e 10° de flexão; cotovelo em 90° de flexão; antebraço e punho em posição neutra; e dedos totalmente estendidos. A posição é mantida durante 10 segundos	Positivo se o paciente relatar sintomas na distribuição do nervo ulnar	93 indivíduos, 25 com a síndrome do túnel cubital, 14 com neuropatia da extremidade cervical superior além da síndrome do túnel cubital, e 54 indivíduos assintomáticos	Com eletrodiagnóstico foi comprovada a síndrome do túnel cubital	0,80	1,0	Indefinida	0,20
Teste de flexão[25] ●	O ombro do paciente está na posição anatômica; o cotovelo está colocado na flexão máxima; o antebraço está em supinação completa; e o punho está em extensão. A posição é mantida durante 10 segundos				0,60	1,00	Indefinida	0,40
Teste de flexão[26] ●	Com o cotovelo do paciente em 20° de flexão e supinação do antebraço, o examinador aplica pressão para o nervo ulnar apenas no sentido proximal ao túnel cubital durante 60 segundos	Positivo se o paciente relatar sintomas na distribuição do nervo ulnar	55 indivíduos, 32 com a síndrome do túnel cubital e 33 indivíduos assintomáticos	Com eletrodiagnóstico foi comprovada a síndrome do túnel cubital	0,75	0,99	75	0,25
Teste provocativo de pressão[26] ●	Com o cotovelo do paciente em 20° de flexão e supinação do antebraço, o examinador aplica pressão ao nervo ulnar apenas no sentido proximal ao túnel cubital durante 60 segundos	Conforme especificado acima			0,89	0,98	44,5	0,11
Pressão combinada e teste provocativo de flexão[26] ●	O braço do paciente está em flexão máxima do cotovelo e supinação do antebraço. O examinador aplica pressão no nervo ulnar apenas no sentido proximal ao túnel cubital. A pressão é mantida durante 60 segundos	Conforme especificado acima			0,98	0,95	19,6	0,02
Sinal de Tinel[26] ●	O examinador aplica quatro a seis toques para o nervo ulnar do paciente apenas no sentido proximal ao túnel cubital	Positivo se houver sensação de formigamento na distribuição do nervo ulnar			0,70	0,98	35	0,31

Detecção da Síndrome do Túnel Cubital (*continuação*)

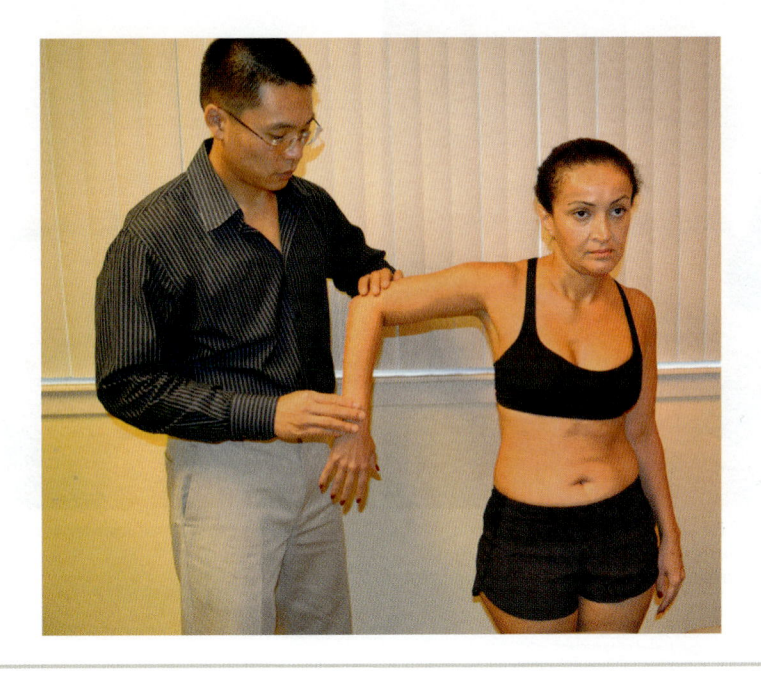

Figura 10-13
Teste de rotação interna do ombro.

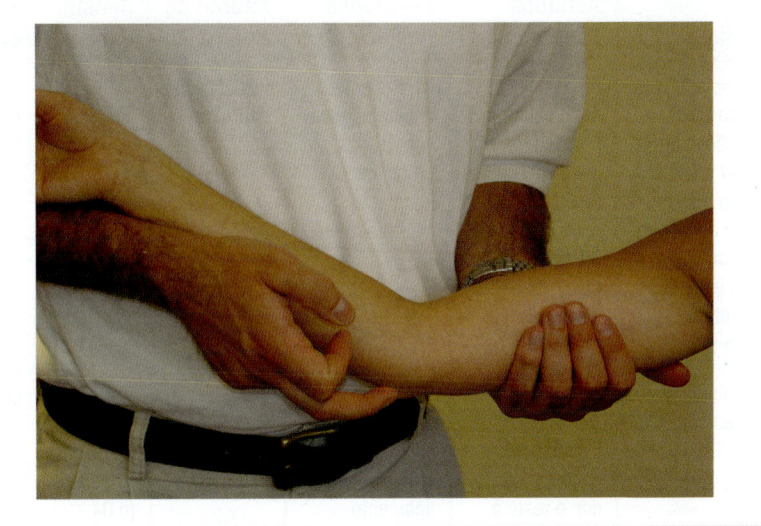

Figura 10-14
Sinal de Tinel.

Cotovelo e Antebraço   **10**

Detecção de Ruptura do Ligamento Colateral Medial

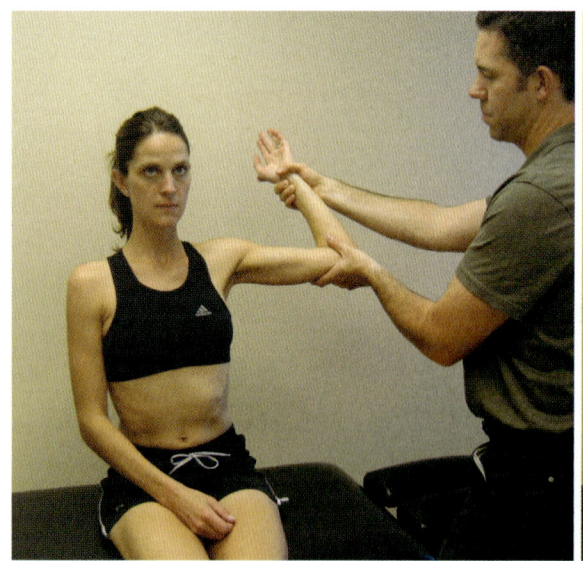

Com o ombro em 90º de abdução e rotação externa completa, o médico flexiona ao máximo o cotovelo da paciente, enquanto simultaneamente aplica uma força em valgo.

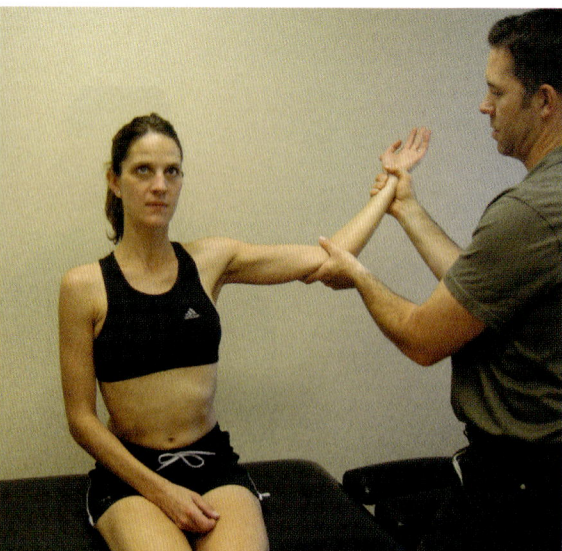

O médico estende rapidamente o cotovelo da paciente.

Figura 10-15
Teste de movimento de estresse em valgo.

Teste e Medição e Qualidade do Estudo	Descrição	Achados Positivos	População de Pacientes	Padrão de Referência	Sensibi-lidade	Especifi-cidade	+RP	−RP
Teste de movimento de estresse em valgo[27] ◆	O ombro do paciente é abduzido a 90º com rotação externa máxima. O médico flexiona ao máximo o cotovelo e aplica um estresse em valgo. O médico estende rapidamente o cotovelo a 30º	Se o paciente manifestar dor máxima na parte medial do cotovelo entre 120º e 70º de flexão do cotovelo, o teste é considerado positivo	21 pacientes encaminhados com lesões crônicas do ligamento colateral medial	Visualização cirúrgica	1,0 (0,81, 1,0)	0,75 (0,19, 0,99)	4,0 (0,73, 21,8)	0,04 (0,00, 0,72)
Teste de estresse em valgo a 30º, 60º, 70º ou 90º de flexão do cotovelo[27] ◆	Estresse em valgo é aplicado ao cotovelo a 30º, 60º, 70º, e 90º de flexão do cotovelo	Se o médico identificar lassidão ou o paciente relatar dor, o teste é considerado positivo	21 pacientes encaminhados com lesões crônicas do ligamento colateral medial	Visualização cirúrgica	Dor: 0,65 (0,38, 0,86) Lassidão:0,19 (0,04, 0,46)	Dor: 0,50 (0,70, 0,93) Lassidão: 1,0 (0,40, 1,0)	Dor: 1,3 Lassi-dão: Indefi-nida	Dor: 0,70 Las-sidão: 0,81

Detecção de Ruptura Completa do Tendão Distal do Bíceps

Teste e Medição e Qualidade do Estudo	Descrição	Achados Positivos	População de Pacientes	Padrão de Referência	Sensibilidade	Especificidade	+RP	−RP
Teste de compressão do bíceps[28] ◆	Paciente sentado com o antebraço repousando no colo, cotovelo flexionado em 60° a 80°, e antebraço em leve pronação. O examinador comprime o bíceps firmemente com ambas as mãos (uma mão ao redor do ventre muscular e a outra na junção miotendínea distal)	Ausência de supinação do antebraço quando o bíceps é comprimido	25 pacientes com suspeita de lesões do tendão distal do bíceps	Visualização cirúrgica ou estudos por ressonância magnética (RM)	0,96	1,0	Indefinida	0,04
Teste de flexão da aponeurose bicipital[25] ◆	O paciente é solicitado para fazer um punho cerrado e flexionar ativamente o punho com o antebraço supinado. Enquanto mantém o pulso e a mão flexionados, o paciente é solicitado para flexionar o cotovelo e manter em 75° de flexão. O examinador realiza a palpação da parte medial da fossa antecubital para detectar a borda fina e pontiaguda da aponeurose	Ausência de borda fina pontiaguda palpável da aponeurose na parte medial da fossa antecubital	17 pacientes com suspeita de lesões do tendão distal do bíceps	Visualização cirúrgica	1,0	0,90	10	0,00

Detecção de Ruptura Completa do Tendão Distal do Bíceps (*continuação*)

Teste e Medição e Qualidade do Estudo	Descrição	Achados Positivos	População de Pacientes	Padrão de Referência	Sensibi-lidade	Especifi-cidade	+RP	−RP
Teste do gancho[29] ◆	O examinador usa o dedo indicador para palpar o cotovelo fletido do paciente a partir do lado lateral da fossa antecubital em uma tentativa para "enganchar" o tendão distal do bíceps	Nenhuma estrutura semelhante a um cordão sob a qual o examinador possa enganchar o dedo			0,81	1,0	Inde-finida	0,19
Teste de pronação passiva do antebraço[29] ◆	O examinador move passivamente o antebraço do paciente a partir de uma posição supinada para a pronação	Perda dc movimento visível e palpável no sentido proximal e distal do ventre muscular do bíceps	48 pacientes com suspeita de lesões do tendão distal do bíceps	Visualização cirúrgica e/ou estudos por ressonância magnética (RM)	0,09	1,0	Inde-finida	0,91
Teste de intervalo de dobras cutâneas do bíceps[29] ◆	A distância é mensurada entre a dobra cutânea antecubital e a ponta do declive distal da musculatura do bíceps	O intervalo da dobra cutânea do bíceps é superior a 6 cm			0,88	0,50	1,76	0,24
Teste do gancho + teste de pronação passiva do antebraço + teste de intervalo de dobras cutâneas do bíceps[29] ◆	Conforme descrito para cada teste acima	Conforme descrito para cada teste acima			1,0	1,0	Inde-finida	0,0

Detecção de Ruptura Completa do Tendão Distal do Bíceps (*continuação*)

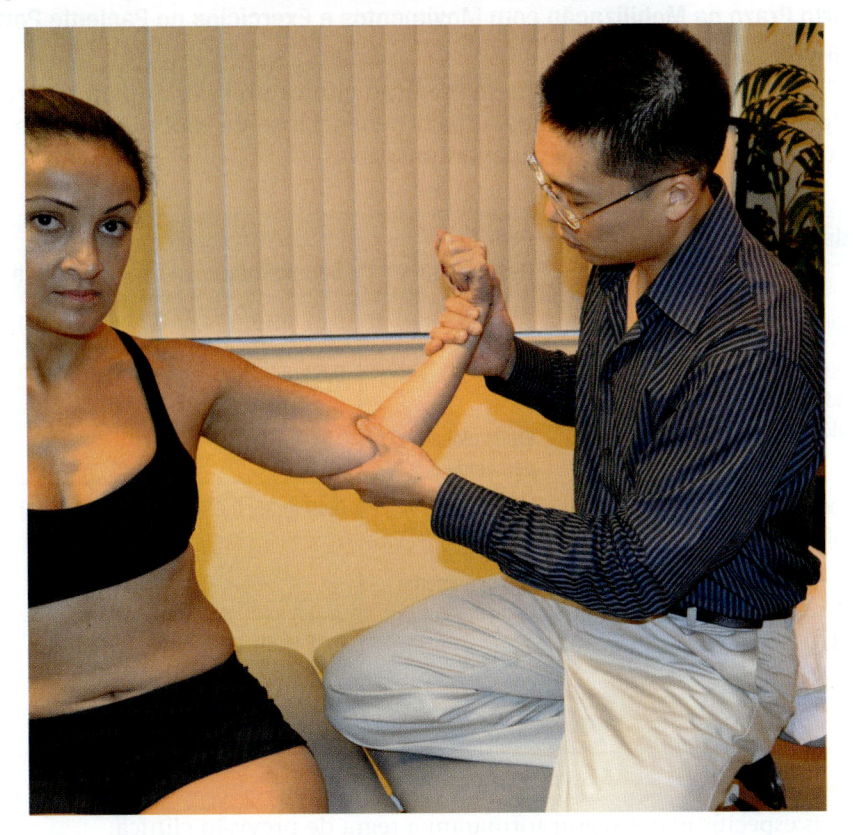

Figura 10-16
Teste de flexão da aponeurose bicipital.

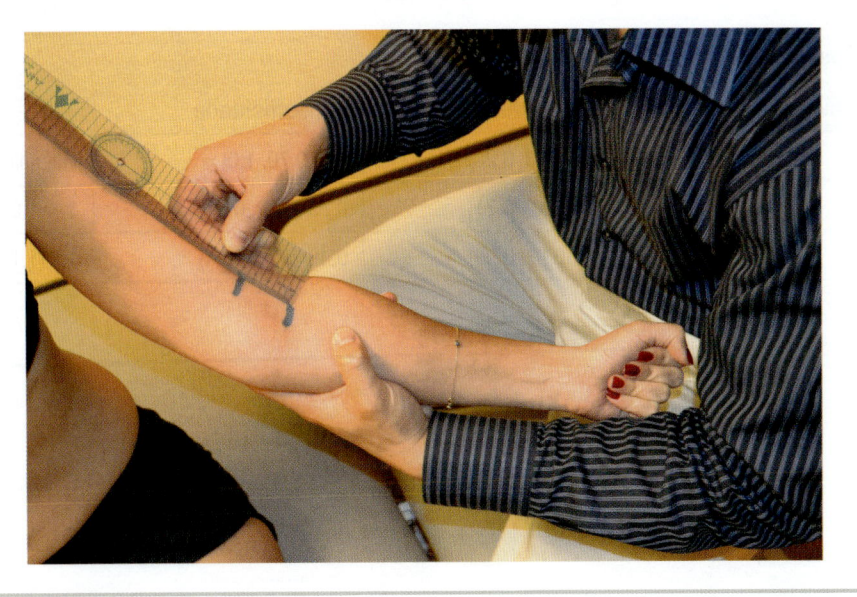

Figura 10-17
Teste de intervalo de dobras cutâneas do bíceps.

A Utilidade para Diagnóstico de Achados do Exame Físico e História na Predição de uma Resposta Favorável em Curto Prazo na Mobilização com Movimentos e Exercícios no Paciente Portador de Epicondilalgia Lateral

Vicenzino et al.[30] desenvolveram uma regra de predição clínica preliminar para identificar indivíduos com epicondilalgia lateral, com probabilidade para beneficiar-se da mobilização com movimentos e exercícios. O estudo identificou diversas variáveis preditivas.

Teste e Qualidade do Estudo	População	Padrão de Referência	Sensibilidade	Especificidade	+RP
Idade inferior a 49 anos[30] ●			0,61 (0,46, 0,74)	0,77 (0,46, 0,94)	2,6 (0,96, 7,3)
Força de preensão sem dor nos pacientes afetados superior a 112 newton (N)[30] (11,4208 kgf) ●		Efeito global percebido e classificado como melhora, muita melhora, ou completamente recuperado	0,53 (0,38, 0,67)	0,77 (0,46, 0,93)	2,3 (0,82, 6,4)
Força de preensão sem dor nos pacientes não afetados inferior a 336 N[30] (34,2625 kgf) ●	62 pacientes com epicondilalgia lateral		0,49 (0,35, 0,63)	0,77 (0,46, 0,94)	2,1 (0,76, 6,0)
Alteração na força de preensão sem dor após a mobilização com movimento superior a 25%[30] ●			0,75 (0,58, 0,87)	0,5 (0,78, 2,9)	1,5 (0,78, 2,9)

As três variáveis especificadas a seguir formaram a regra de previsão clínica:
1. Idade inferior a 49 anos
2. Força de preensão sem dor dos pacientes afetados superior a 112 N
3. Força de preensão sem dor dos pacientes não afetados inferior a 336 N

Acurácia Diagnóstica para a Regra Clínica Preditiva			
Número de Variáveis Presentes	Sensibilidade	Especificidade	+RP
3	0,01 (0,03, 0,20)	1,0 (0,70, 1,0)	Indefinida
2	0,57 (0,42, 0,71)	0,85 (0,54, 0,97)	3,7 (1,0, 13,6)
1	0,98 (0,88, 0,99)	0,46 (0,20, 0,74)	1,8 (1,1, 3,0)

Medidas de Resultados	Escore e Interpretação	Confiabilidade do Teste-Reteste e Qualidade do Estudo	DCIM
Índice funcional da extremidade superior	Os usuários são solicitados para classificar a dificuldade de realizar 20 tarefas funcionais em uma escala tipo Likert variando a partir de 0 (extremamente difícil ou incapaz de realizar a atividade) a 4 (nenhuma dificuldade). Uma pontuação total de 80 é calculada pela soma de cada pontuação. As respostas fornecem uma pontuação entre 0 e 80, com pontuações inferiores representando maior incapacidade	ICC = 0,95[31] ●	Não relatado; entretanto, a ADM foi determinada: ADM = 9,1 pontos
Avaliação do paciente classificado como portador do cotovelo de tenista	Os usuários são solicitados a categorizar seus níveis de dor e função em duas subescalas. A subescala de dor inclui cinco questões e cada uma é pontuada de 0 a 10 (0 = nenhuma dor, 10 = pior dor imaginável). A soma da pontuação dos cinco itens é registrada como a pontuação de dor com um máximo de 50, com pontuações mais elevadas indicando níveis maiores de dor. A subescala de função apresenta 10 itens e cada um é pontuado de 0 a 10 (0 = nenhuma dificuldade, 10 = incapaz de realizar). A soma dos 10 itens é dividida por 2 e o paciente pode pontuar um máximo de 50 na escala funcional, com pontuações mais elevadas representando maior incapacidade. Para determinar uma pontuação total (máximo de 100), calcula-se a soma das subescalas de dor	ICC de dor = 0,89 a 0,99[32-34] ● ICC de função = 0,83 a 0,99[32-34] ● ICC total = 0,89 a 0,99[32-34] ●	Não relatada
Escala Numérica de Classificação da Dor (NPRS)	Os usuários classificam seus níveis de dor em uma escala de 11 pontos variando de 0 a 10, na qual pontuações elevadas representam mais dor. Frequentemente são questionados quanto a "dor atual" e, a dor "menor", "pior", e "média" nas últimas 24 horas	ICC = 0,72[35] ●	2[36,37]

ADM, alteração detectável mínima; ICC = coeficiente de correlação intraclasses; DCIM, diferença clinicamente importante mínima.

Cotovelo e Antebraço   10

Avaliação de Qualidade de Estudos de Confiabilidade para o Cotovelo e Antebraço Usando QAREL

	Rothstein 1983[12]	Armstrong 1998[13]	Petherick 1998[14]	Karagiannopoulos 2003[15]	Gajdosik 2001[16]	Flowers 2001[17]	Patla 1993[18]	Smidt 2002[19]	Stratford 2001[31]	Newsomer 2005[33]	Overend 1999[34]	Li 2007[35]	Leung 2004[32]
1. O teste foi avaliado em uma amostra de indivíduos representativadaqueles para os quais os autores destinaram os resultados a serem aplicados?	S	S	S	S	S	S	S	S	S	S	S	S	S
2. O teste foi realizado por avaliadores representantivos daqueles para os quais os autores destinaram os resultados a serem aplicados?	S	S	S	S	S	S	S	S	S	S	S	S	S
3. Os avaliadores desconheciam os achados de outros avaliadores durante o estudo?	S	S	S	S	N/A	N/A	S	S	I	I	I	N/A	I
4. Os avaliadores desconheciam seus próprios achados prévios do teste sob avaliação?	S	N	S	N	S	S	S	N	I	I	I	N	I
5. Os avaliadores desconheciam os resultados do padrão de referência para a doença (ou variável) a ser avaliada?	N/A	N/A	N/A	N/A	N/A	N/A	N/A	N/A	N/A	N/A	N/A	N/A	N/A
6. Os avaliadores desconheciam a informação clínica que não se destinava a ser fornecida como parte do procedimento do teste ou do *design* do estudo?	I	I	I	I	I	I	I	I	I	I	I	I	I
7. Os avaliadores desconheciam as sugestões adicionais que não faziam parte do teste?	I	I	I	I	I	I	S	I	I	I	I	I	I
8. O pedido de exame foi diversificado?	S	S	S	S	I	S	S	S	I	I	I	I	I
9. O intervalo de tempo entre as medições repetidas foi compatível com a estabilidade (ou estabilidade teórica) da variável a ser medida?	S	S	S	S	S	S	S	S	S	S	S	S	S
10. O teste foi aplicado corretamente e interpretado de forma adequada?	S	S	S	S	S	S	S	S	S	S	S	S	S
11. As medições estatísticas foram adequadas ao consenso utilizado?	S	S	S	S	S	S	S	S	S	S	S	S	S
Resumo do Escore de Qualidade:	◆	●	◆	●	●	◆	◆	●	●	●	●	●	●

S = sim, N = não, I= indefinido, N/A = não aplicável. ◆ = Boa qualidade (S − N = 9 a 11) ● = Qualidade razoável (S − N = 6 a 8) ■ = Baixa qualidade (S − N ≤ 5).

Avaliação de Qualidade de Estudos Diagnósticos para o Cotovelo e Antebraço Usando QUADAS

	Hawksworth 1991[22]	Novak 1994[26]	O'Driscoll 2005[27]	Docherty 2002[21]	Ochi 2011[24]	Darracq 2008[23]	Devereaux 2013[29]	El Marachy 2013[25]	Ruland 2005[28]	Appelboam 2008[20]
1. O espectro da população do estudo foi representativo em relação aos pacientes que receberão o teste na prática clínica?	S	I	S	S	S	S	S	S	S	S
2. Os critérios de seleção foram descritos claramente?	N	N	S	S	S	S	S	S	S	S
3. É provável que o padrão de referência classifique corretamente a doença de interesse?	S	S	S	S	S	S	S	S	S	S
4. O período de tempo entre o padrão de referência e o teste índice é curto o suficiente para garantir com razoável segurança que a condição- alvo não se alterou entre os dois testes?	I	I	S	S	I	S	S	S	S	S
5. A amostra completa ou a seleção aleatória da amostra receberam verificação usando um padrão de referência de diagnóstico?	S	S	S	N	N	S	S	S	S	S
6. Os pacientes receberam o mesmo padrão de referência independentemente do resultado do teste índice?	I	S	S	N	N	S	N	S	N	N
7. O padrão de referência foi independente do teste índice (i.e., o teste índice não integrou o padrão de referência)?	S	S	S	S	S	S	N	I	S	S
8. A execução do teste índice foi descrita em detalhes suficientes para permitir sua replicação?	S	S	S	S	S	S	S	S	S	S
9. A execução do padrão de referência foi descrita em detalhes suficientes para permitir sua replicação?	N	S	S	N	S	S	S	S	S	N
10. Os resultados do teste índice foram interpretados sem conhecimento dos resultados do teste de referência?	S	I	I	S	I	S	S	S	I	S
11. Os resultados do padrão de referência foram interpretados sem conhecimento dos resultados do teste índice?	S	I	I	S	I	S	N	I	I	S
12. Os dados clínicos disponíveis quando os resultados do teste foram interpretados foram os mesmos como estariam disponíveis quando o teste fosse usado na prática clínica?	S	S	S	S	S	I	I	S	S	S
13. Os resultados dos testes intermediários e não interpretáveis foram relatados?	S	I	S	S	S	N	S	S	S	S
14. As perdas de seguimento do estudo foram explicadas?	S	I	S	S	S	S	S	S	S	S
Resumo do Escore de Qualidade:	●	●	◆	●	●	◆	◆	◆	◆	◆

S = sim, N = não, I= indefinido. ◆ = Boa qualidade (S – N = 10 a 14) ● Qualidade razoável (S – N = 5 a 9) ■ = Baixa qualidade (S – N ≤ 4).

10

Cotovelo e Antebraço

Referências

1. Baquie P. Tennis elbow. Principles of ongoing management. *Aust Fam Physician*. 1999;28:724-725.
2. Borkholder CD, Hill VA, Fess EE. The efficacy of splinting for lateral epicondylitis: a systematic review. *J Hand Ther*. 2004;17:181-199.
3. Vicenzino B. Lateral epicondylalgia: a musculoskeletal physiotherapy perspective. *Man Ther*. 2003;8:66-79.
4. Vicenzino B, Wright A. Lateral epicondylalgia I: epidemiology, pathophysiology, aetiology and natural history. *Phys Ther Rev*. 1996;1:23-34.
5. Pecina MM, Bojanic I. *Overuse Injuries of the Musculoskeletal System*. Boca Raton, Florida: CRC Press.; 1993.
6. Ellenbecker TS, Mattalino AJ. *The Elbow in Sport*. Champaign, Illinois: Human Kinetics; 1997.
7. Ekstrom R, Holden K. Examination of and intervention for a patient with chronic lateral elbow pain with signs of nerve entrapment. *Phys Ther*. 2002;82:1077-1086.
8. Pienimäki TT, Siira PT, Vanharanta H. Chronic medial and lateral epicondylitis: a comparison of pain, disability, and function. *Arch Phys Med Rehabil*. 2002;83:317-321.
9. Hertling D, Kessler RM. The elbow and forearm. In: *Management of Common Musculoskeletal Disorders: Physical Therapy Principles and Methods*. 3rd ed. Lippincott; 1990:217-242.
10. Kingery WS, Park KS, Wu PB, Date ES. Electromyographic motor Tinel's sign in ulnar mononeuropathies at the elbow. *Am J Phys Med Rehabil*. 1995;74:419-426.
11. Ryan J. Elbow. In: *Current Concepts of Orthopaedic Physical Therapy, Orthopaedic Section, American Physical Therapy Association*. 2001.
12. Rothstein JM, Miller PJ, Roettger RF. Goniometric reliability in a clinical setting. Elbow and knee measurements. *Phys Ther*. 1983;63:1611-1615.
13. Armstrong AD, MacDermid JC, Chinchalkar S, et al. Reliability of range-of-motion measurement in the elbow. *J Elbow Shoulder Surg*. 1998;7:573-580.
14. Petherick M, Rheault W, Kimble S, et al. Concurrent validity and intertester reliability of universal and fluid-based goniometers for active elbow range of motion. *Phys Ther*. 1988;68:966-969.
15. Karagiannopoulos C, Sitler M, Michlovitz S. Reliability of 2 functional goniometric methods for measuring forearm pronation and supination active range of motion. *J Orthop Sports Phys Ther*. 2003;33:523-531.
16. Gajdosik RL. Comparison and reliability of three goniometric methods for measuring forearm supination and pronation. *Percept Mot Skills*. 2001;93:353-355.
17. Flowers KR, Stephens-Chisar J, LaStayo P, Galante BL. Intrarater reliability of a new method and instrumentation for measuring passive supination and pronation. *J Hand Ther*. 2001;14:30-35.
18. Patla C, Paris S. Reliability of interpretation of the Paris classification of normal end feel for elbow flexion and extension. *J Man Manipulative Ther*. 1993;1:60-66.
19. Smidt N, van der Windt DA, Assendelft WJ, et al. Interobserver reproducibility of the assessment of severity of complaints, grip strength, and pain pressure threshold in patients with lateral epicondylitis. *Arch Phys Med Rehabil*. 2002;83:1145-1150.
20. Appelboam A, Reuben AD, Benger JR, et al. Elbow extension test to rule out elbow fracture: multicentre, prospective validation and observational study of diagnostic accuracy in adults and children. *Br Med J*. 2008;337:a2428.
21. Docherty MA, Schwab RA, Ma OJ. Can elbow extension be used as a test of clinically significant injury? *South Med J*. 2002;95:539-541.
22. Hawksworth CR, Freeland P. Inability to fully extend the injured elbow: an indicator of significant injury. *Arch Emerg Med*. 1991;8:253-256.
23. Darracq MA, Vinson DR, Panacek EA. Preservation of active range of motion after acute elbow trauma predicts absence of elbow fracture. *Am J Emerg Med*. 2008;26(7):779-782.
24. Ochi K, Horiuchi Y, Tanabe A, et al. Comparison of shoulder internal rotation test with the elbow flexion test in the diagnosis of cubital tunnel syndrome. *J Hand Surg [Am]*. 2011;36(5):782-787.
25. El Maraghy A, Devereaux M. The "bicipital aponeurosis flex test": evaluating the integrity of the bicipital aponeurosis and its implications for treatment of distal biceps tendon ruptures. *J Shoulder Elbow Surg*. 2013;22(7):908-914.
26. Novak CB, Lee GW, Mackinnon SE, Lay L. Provocative testing for cubital tunnel syndrome. *J Hand Surg [Am]*. 1994;19:817-820.
27. O'Driscoll SW, Lawton RL, Smith AM. The "moving valgus stress test" for medial collateral ligament tears of the elbow. *Am J Sports Med*. 2005;33:231-239.
28. Ruland RT, Dunbar RP, Bowen JD. The biceps squeeze test for diagnosis of distal biceps tendon ruptures. *Clin Orthop Relat Res*. 2005;437:128-131.
29. Devereaux MW, El Maraghy AW. Improving the rapid and reliable diagnosis of complete distal biceps tendon rupture: a nuanced approach to the clinical examination. *Am J Sports Med*. 2013;41(9):1998-2004.
30. Vicenzino B, Smith D, Cleland J, Bisset L. Development of a clinical prediction rule to identify initial responders to mobilisation with movement and exercise for lateral epicondylalgia. *Man Ther*. 2009;14:550-554.
31. Stratford PW, Binkley JM, Stratford DM. Development and initial validation of the upper extremity functional index. *Physiotherapy Canada*. 2001;53:259-267.
32. Leung HB, Yen CH, Tse PY. Reliability of Hong Kong Chinese version of the Patient-rated Forearm Evalua-

tion Questionnaire for lateral epicondylitis. *Hong Kong Med J.* 2004;10:172-177.

33. Newcomer KL, Martinez-Silvestrini JA, Schaefer MP, et al. Sensitivity of the Patient-Rated Forearm Evaluation Questionnaire in lateral epicondylitis. *J Hand Ther.* 2005;18:400-406.

34. Overend TJ, Wuori-Fearn JL, Kramer JF, MacDermid JC. Reliability of a patient-rated forearm evaluation questionnaire for patients with lateral epicondylitis. *J Hand Ther.* 1999;12:31-37.

35. Li L, Liu X, Herr K, et al. Postoperative pain intensity assessment: a comparison of four scales in Chinese adults. *Pain Med.* 2007;8:223-234.

36. Farrar JT, Young JP Jr, LaMoreaux L, et al. Clinical importance of changes in chronic pain intensity measured on an 11-point numerical pain rating scale. *Pain.* 2001;94:149-158.

37. Farrar JT, Portenoy RK, Berlin JA, et al. Defining the clinically important difference in pain outcome measures. *Pain.* 2000;88:287-294.

Cotovelo e Antebraço

10

Mão 11

Sumário Clínico e Recomendações

História do Paciente

Queixas	• As queixas gerais subjetivas não parecem úteis na identificação da síndrome do túnel do carpo. Somente os relatos de "deixar cair objetos" e "melhora dos sintomas ao sacudir as mãos" alteraram estatisticamente a probabilidade do diagnóstico, mas apenas com margem mínima (+RP [razão de probabilidade] = 1,7 a 1,9, −RP= 0,34 a 0,47).

Exame Físico

Avaliação	• As fraturas do escafoide podem efetivamente ser confirmadas ou excluídas pelo teste de *sensibilidade da tabaqueira anatômica, dor à supinação sob resistência de ação e dor* à compressão longitudinal depois da lesão; esses sinais e sintomas sugerem uma possível fratura (para cada teste, estima-se +RP = 50, −RP = 0). • O exame físico parece menos eficaz na identificação de outras fraturas do punho, pelo menos em crianças.
Análise da Amplitude de Movimento, da Força e Sensação	• A medição da amplitude de movimento do punho parece ser altamente confiável, porém de importância útil ao diagnóstico desconhecida. A medição da amplitude de movimento do dedo e do polegar é menos confiável, mesmo quando é realizada pelo mesmo examinador. • A análise de força com dinamômetro tem consistentemente demonstrado ser altamente confiável, mas, novamente, também é de importância diagnóstica desconhecida. O teste muscular manual do músculo abdutor curto do polegar não parece ser muito útil na identificação da síndrome do túnel do carpo. • O teste sensorial da mão tem baixa a moderada confiabilidade. Somente *a perda sensorial* da *eminência tenar* parece ser pouco útil na identificação da síndrome do túnel do carpo (+RP= 2,2 e RP = 0,49).
Testes Específicos	• A evidência da importância diagnóstica do sinal de Tinel, do teste de Phalen e do teste de compressão do túnel do carpo é altamente variável. Estudos de alta qualidade, referentes a cada um desses testes, sugerem que nenhum deles é particularmente útil na identificação da síndrome do túnel do carpo, Além disso, um estudo 1 considerou todos esses três testes mais sensíveis e mais específicos na identificação da tenossinovite do que da síndrome do túnel do carpo. • O sinal da fóvea da ulna parece ser muito útil para confirmar ou excluir a ruptura foveal dos ligamentos radioulnares distais e lesões no ligamento ulnopiramidal (+RP= 7,1 e −RP = 0,06).
Combinações dos Achados	• Embora ainda não validado, existe uma regra de predição clínica que parece ser muito eficaz na identificação da síndrome do túnel do carpo. A presença de cinco variáveis (pontuação maior que 1,9 na Escala de Gravidade da Mão (*Hand Severity Scale*), índice de relação do punho mais alto que 0,67, um relato do paciente de sacudir a mão para aliviar o sintoma, diminuição da sensibilidade da eminência tenar e idade acima de 45 anos) foi considerada como fatores associados a+RP de 18,3.

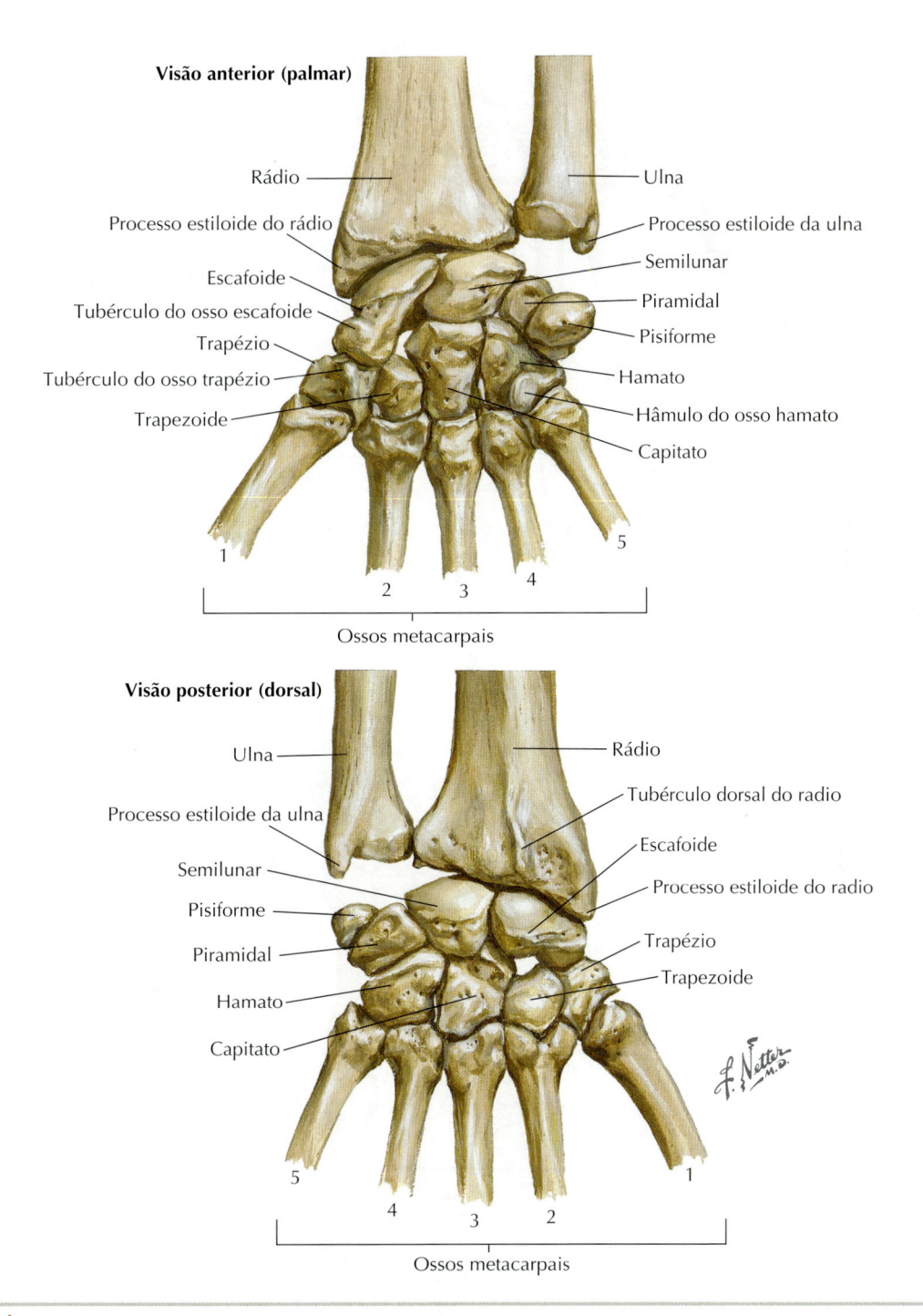

Visão anterior (palmar)

Rádio — Ulna
Processo estiloide do rádio — Processo estiloide da ulna
Escafoide — Semilunar
Tubérculo do osso escafoide — Piramidal
Trapézio — Pisiforme
Tubérculo do osso trapézio — Hamato
Trapezoide — Hâmulo do osso hamato
— Capitato

1 ... 5
2 3 4

Ossos metacarpais

Visão posterior (dorsal)

Ulna — Rádio
— Tubérculo dorsal do radio
Processo estiloide da ulna — Escafoide
Semilunar — Processo estiloide do radio
Pisiforme —
Piramidal — Trapézio
Hamato — Trapezoide
Capitato —

5 ... 1
4 3 2

Ossos metacarpais

Figura 11-1
Ossos carpais.

11

Mão

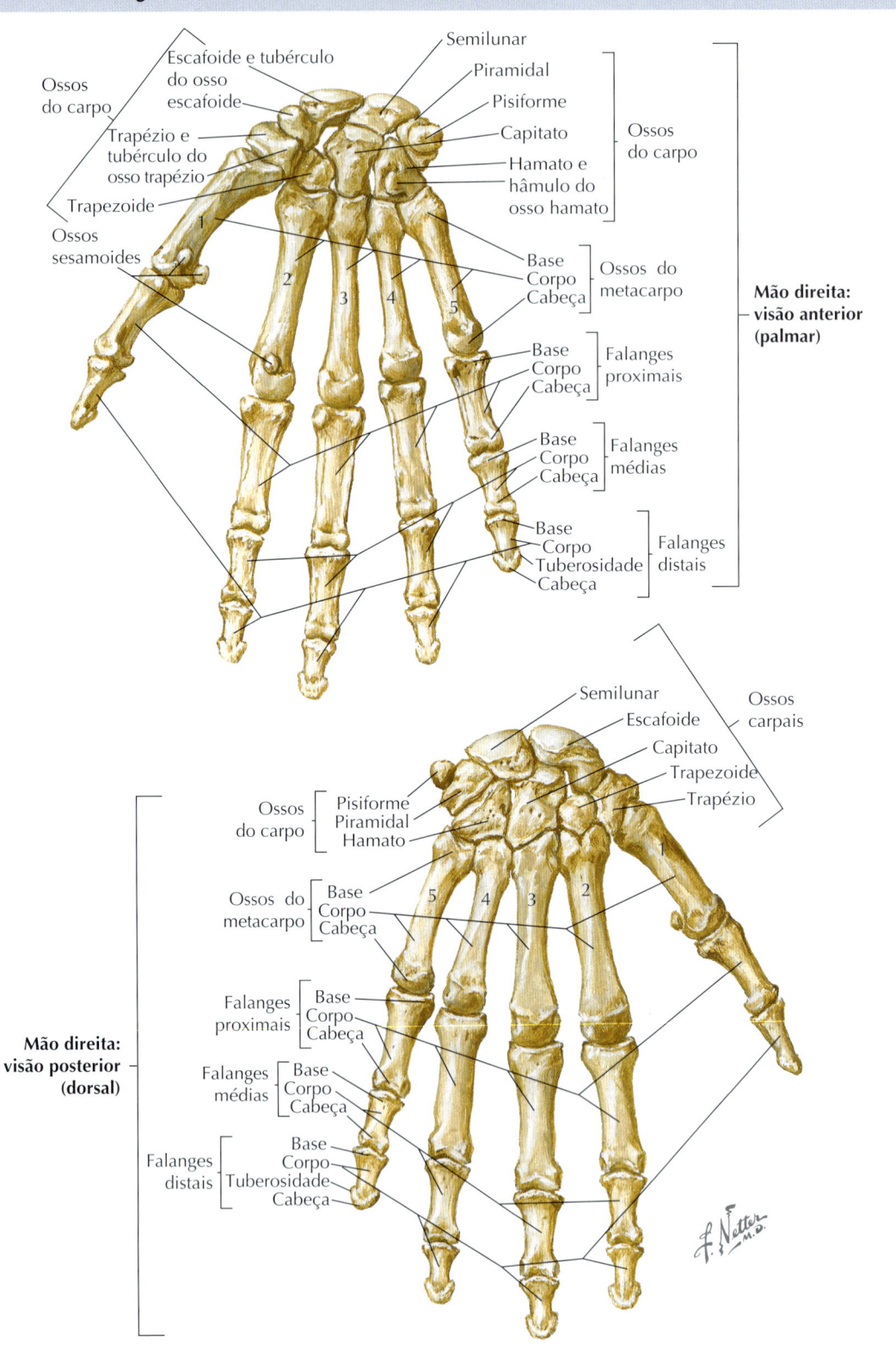

Figura 11-2
Ossos do punho e da mão.

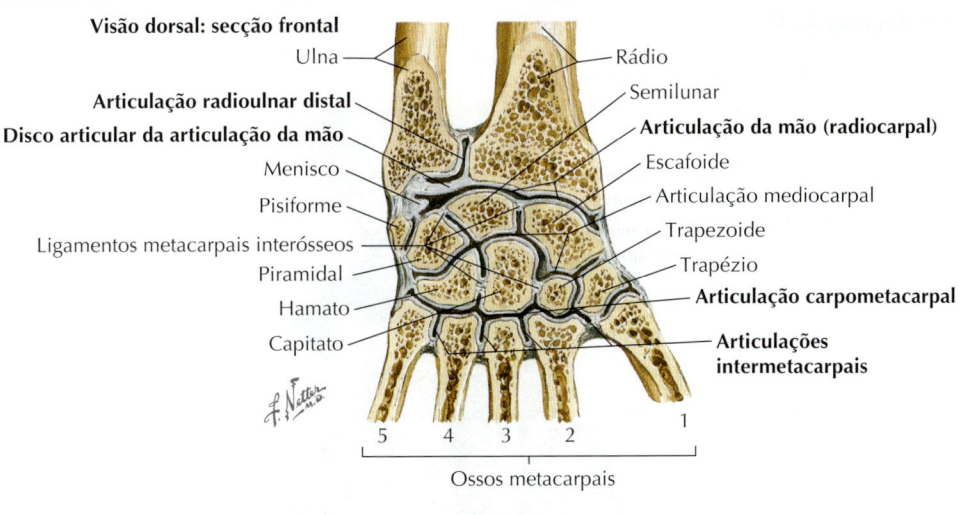

Visão dorsal: secção frontal

- Ulna
- **Articulação radioulnar distal**
- **Disco articular da articulação da mão**
- Menisco
- Pisiforme
- Ligamentos metacarpais interósseos
- Piramidal
- Hamato
- Capitato

- Rádio
- Semilunar
- **Articulação da mão (radiocarpal)**
- Escafoide
- Articulação mediocarpal
- Trapezoide
- Trapézio
- **Articulação carpometacarpal**
- **Articulações intermetacarpais**

5 4 3 2 1

Ossos metacarpais

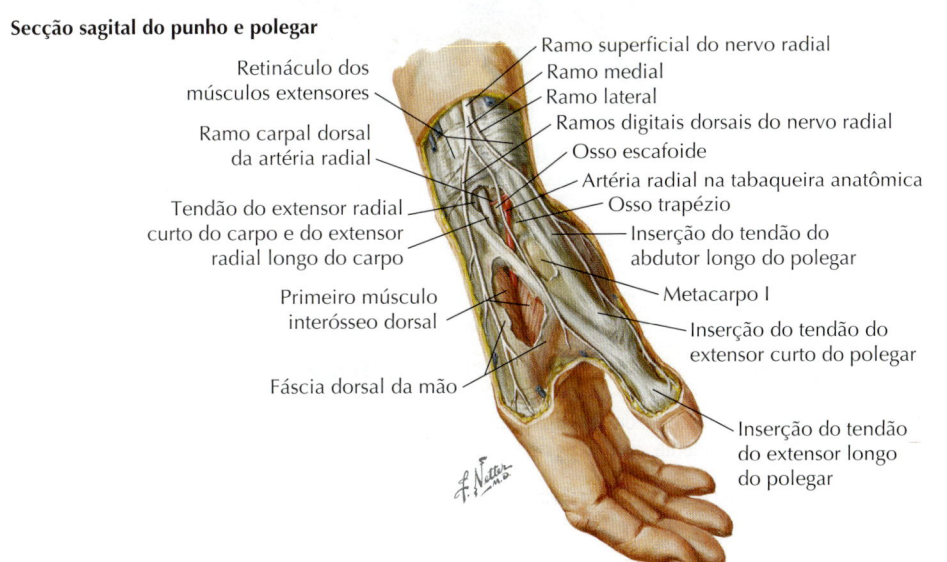

Secção sagital do punho e polegar

- Retináculo dos músculos extensores
- Ramo carpal dorsal da artéria radial
- Tendão do extensor radial curto do carpo e do extensor radial longo do carpo
- Primeiro músculo interósseo dorsal
- Fáscia dorsal da mão

- Ramo superficial do nervo radial
- Ramo medial
- Ramo lateral
- Ramos digitais dorsais do nervo radial
- Osso escafoide
- Artéria radial na tabaqueira anatômica
- Osso trapézio
- Inserção do tendão do abdutor longo do polegar
- Metacarpo I
- Inserção do tendão do extensor curto do polegar
- Inserção do tendão do extensor longo do polegar

Figura 11-3
Articulação do punho.

Articulações	Tipo e Classificação	Posição Máxima de Estabilidade	Padrão Capsular
Radiocarpal	Sinovial: condilar	Extensão total	Limitação igual em todas as direções
Intercarpal	Sinovial: plana	Extensão	Limitação igual em todas as direções
Carpometacarpal (CMC)	Sinovial: plana, exceto para a primeira CMC, que é selar	Oposição total	Limitação igual em todas as direções
Metacarpofalângica (MCP)	Sinovial: condilar	Extensão, exceto para o polegar.	Limitação igual em todas as direções
Interfalângica (IP)	Sinovial: gínglimo ou em dobradiça	Extensão	Flexão maior do que a extensão

11

Mão

Ligamentos Palmares do Punho

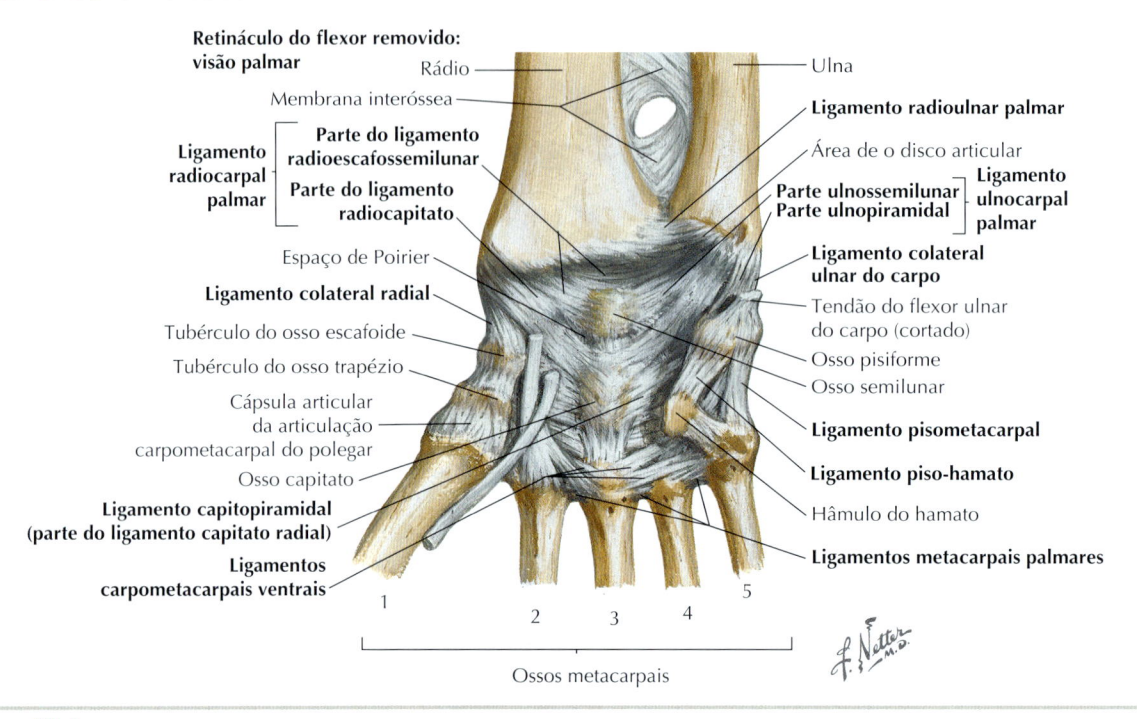

Retináculo do flexor removido: visão palmar

Rádio — Ulna

Membrana interóssea

Ligamento radiocarpal palmar
- **Parte do ligamento radioescafossemilunar**
- **Parte do ligamento radiocapitato**

Ligamento radioulnar palmar

Área de o disco articular

Ligamento ulnocarpal palmar
- **Parte ulnossemilunar**
- **Parte ulnopiramidal**

Espaço de Poirier

Ligamento colateral ulnar do carpo

Ligamento colateral radial

Tendão do flexor ulnar do carpo (cortado)

Tubérculo do osso escafoide

Tubérculo do osso trapézio

Osso pisiforme

Osso semilunar

Cápsula articular da articulação carpometacarpal do polegar

Ligamento pisometacarpal

Ligamento piso-hamato

Osso capitato

Hâmulo do hamato

Ligamento capitopiramidal (parte do ligamento capitato radial)

Ligamentos metacarpais palmares

Ligamentos carpometacarpais ventrais

1 2 3 4 5

Ossos metacarpais

Figura 11-4
Ligamentos palmares do punho.

Ligamentos	Inserções	Função
Carpal transverso	Hamato e pisiforme medialmente e escafoide e trapézio lateralmente	Prevenir a aderência dos tendões do flexor do dedo
Radiocarpal palmar (porção radioescafossemilunar e radioulnarcapitato)	Distal ao rádio para ambas as fileiras dos ossos do carpo	Reforçar a cápsula fibrosa da face volar do punho
Ulnocarpal palmar (porção ulnossemilunar e ulnopiramidal)	Distal da ulna para ambas as fileiras de ossos do carpo	Reforçar a cápsula fibrosa da face volar do punho
Radioulnar palmar	Distal do rádio à distal da ulna	Reforçar a face palmar da articulação radioulnar distal
Colateral radial	Do processo estiloide do rádio ao osso escafoide	Reforçar a cápsula fibrosa da face lateral do punho
Colateral ulnar	Do processo estiloide da ulna ao osso piramidal	Reforçar a cápsula fibrosa da face medial do punho
Pisometacarpal	Do osso pisiforme à base do metacarpo V	Reforçar a quinta articulação CMC
Piso-hamato	Do osso pisiforme ao hâmulo do hamato	Manter proximidade do pisiforme e do hamato
Capitopiramidal	Do capitato ao piramidal	Manter proximidade do capitato e do piramidal
CMC palmar	Do lado palmar dos ossos carpais até as bases do segundo ao quinto metacarpos	Reforçar a face palmar da segunda à quinta articulação CMC
Metacarpal palmar	Bases do segundo ao quinto metacarpos	Manter proximidade entre os metacarpos

Ligamentos Posteriores do Punho

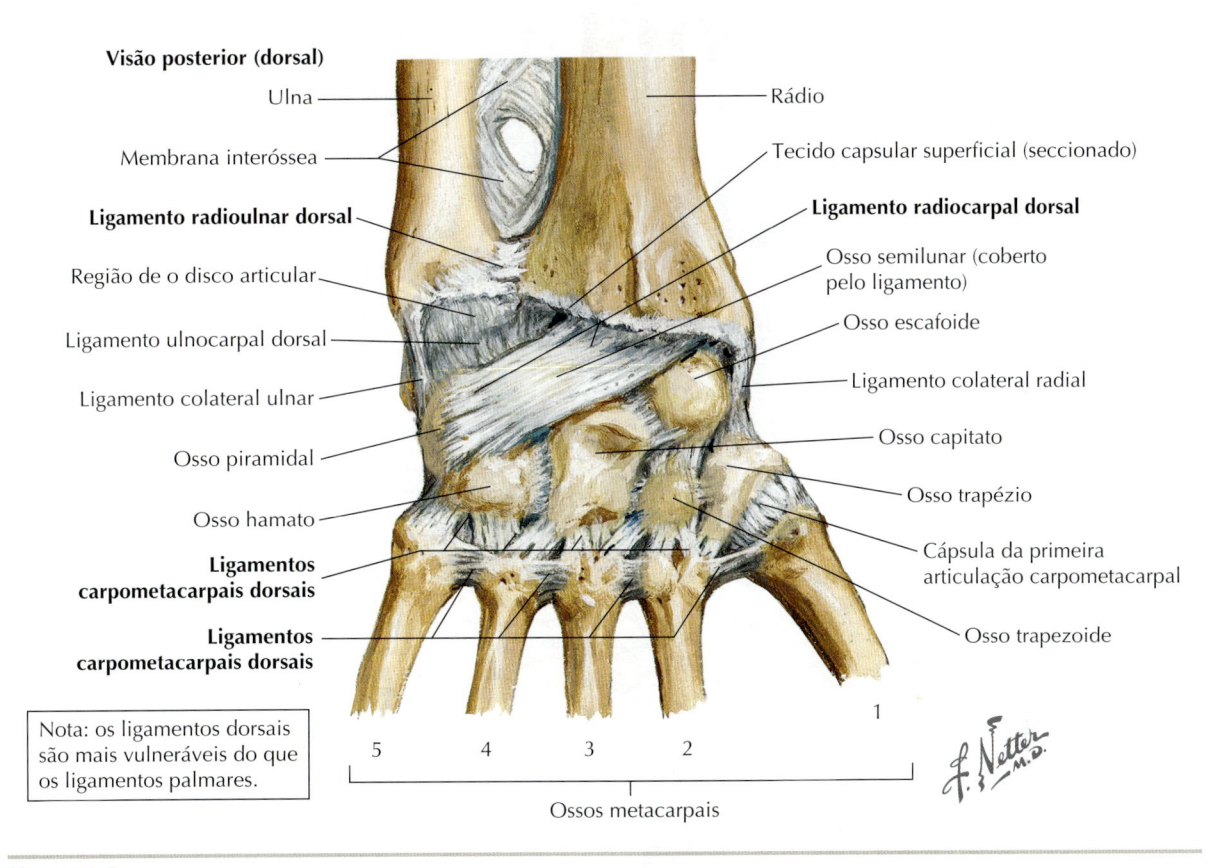

Visão posterior (dorsal)

Ulna — Rádio

Membrana interóssea — Tecido capsular superficial (seccionado)

Ligamento radioulnar dorsal — **Ligamento radiocarpal dorsal**

Região de o disco articular — Osso semilunar (coberto pelo ligamento)

Osso escafoide

Ligamento ulnocarpal dorsal —

Ligamento colateral ulnar — Ligamento colateral radial

Osso piramidal — Osso capitato

Osso hamato — Osso trapézio

Ligamentos carpometacarpais dorsais — Cápsula da primeira articulação carpometacarpal

Ligamentos carpometacarpais dorsais — Osso trapezoide

Nota: os ligamentos dorsais são mais vulneráveis do que os ligamentos palmares.

5 4 3 2 1

Ossos metacarpais

Figura 11-5
Ligamentos posteriores do punho.

Ligamentos	Inserções	Função
Radioulnar dorsal	Distal do rádio à distal da ulna	Reforçar o lado dorsal da articulação radioulnar distal
Radiocarpal dorsal	Distal do rádio até ambas as fileiras de ossos do carpo	Reforçar a cápsula fibrosa do punho dorsalmente
CMC dorsal	Lado dorsal dos ossos carpais até as bases do segundo ao quinto metacarpos	Reforçar o lado dorsal da segunda à quinta articulações CMC
Metacarpal dorsal	Inseridos nas bases do segundo ao quinto metacarpos	Manter proximidade entre os metacarpos

11

Mão

Articulações Metacarpofalângicas e Interfalângicas

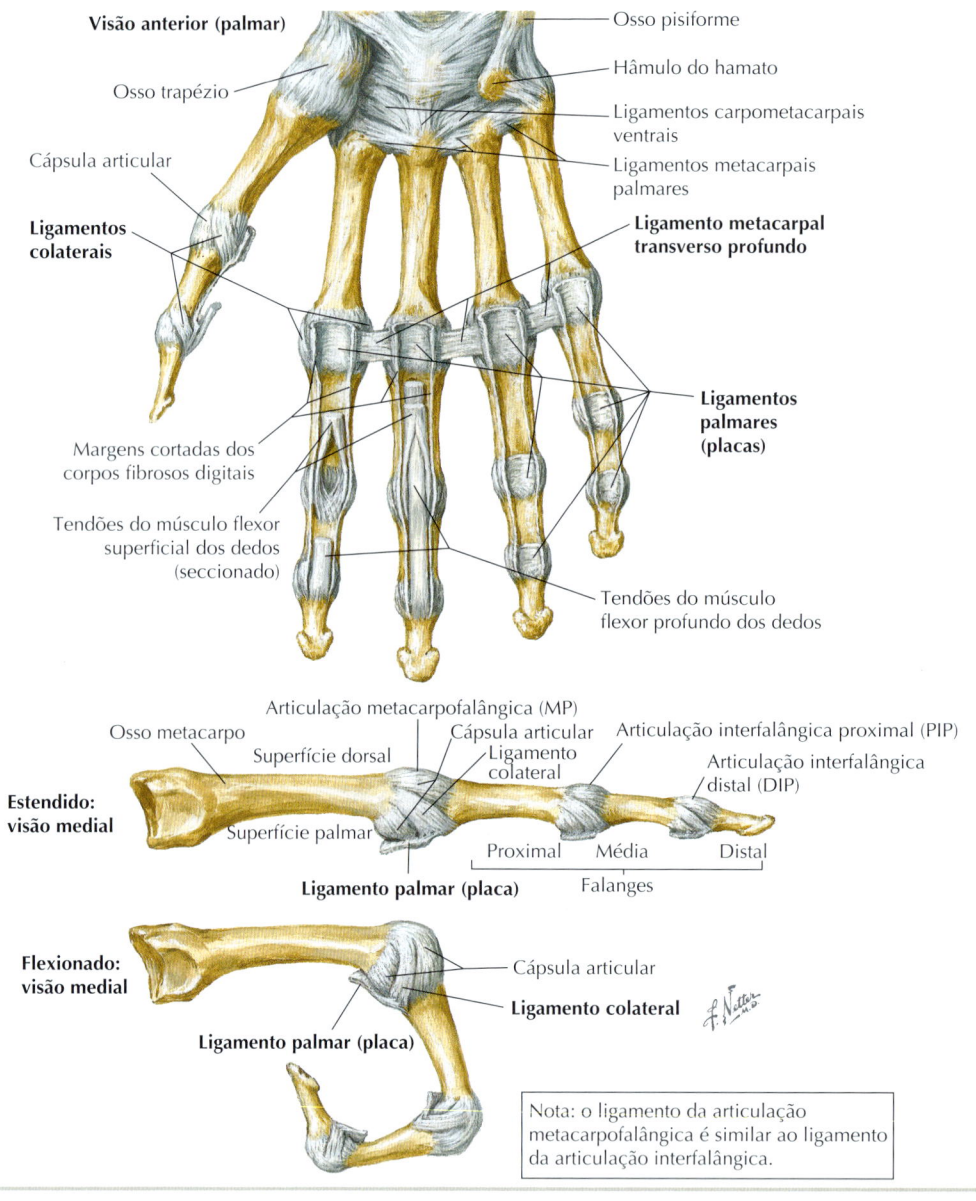

Figura 11-6
Articulações metacarpofalângicas e interfalângicas.

Ligamentos	Inserções	Função
Ligamentos colaterais das articulações IP	Laterais do lado distal da falange proximal ao lado proximal da falange distal	Reforçar a cápsula medial e lateral das articulações IP
Ligamentos metacarpais transversos profundos	Conecta as articulações MCP adjacentes	Reforçar as articulações MCP
Ligamento palmar (placa volar)	As placas individuais inserem no lado palmar da articulação MCP e IP	Reforçar a face palmar da articulação MCP e IP

Músculos Extensores do Punho e dos Dedos

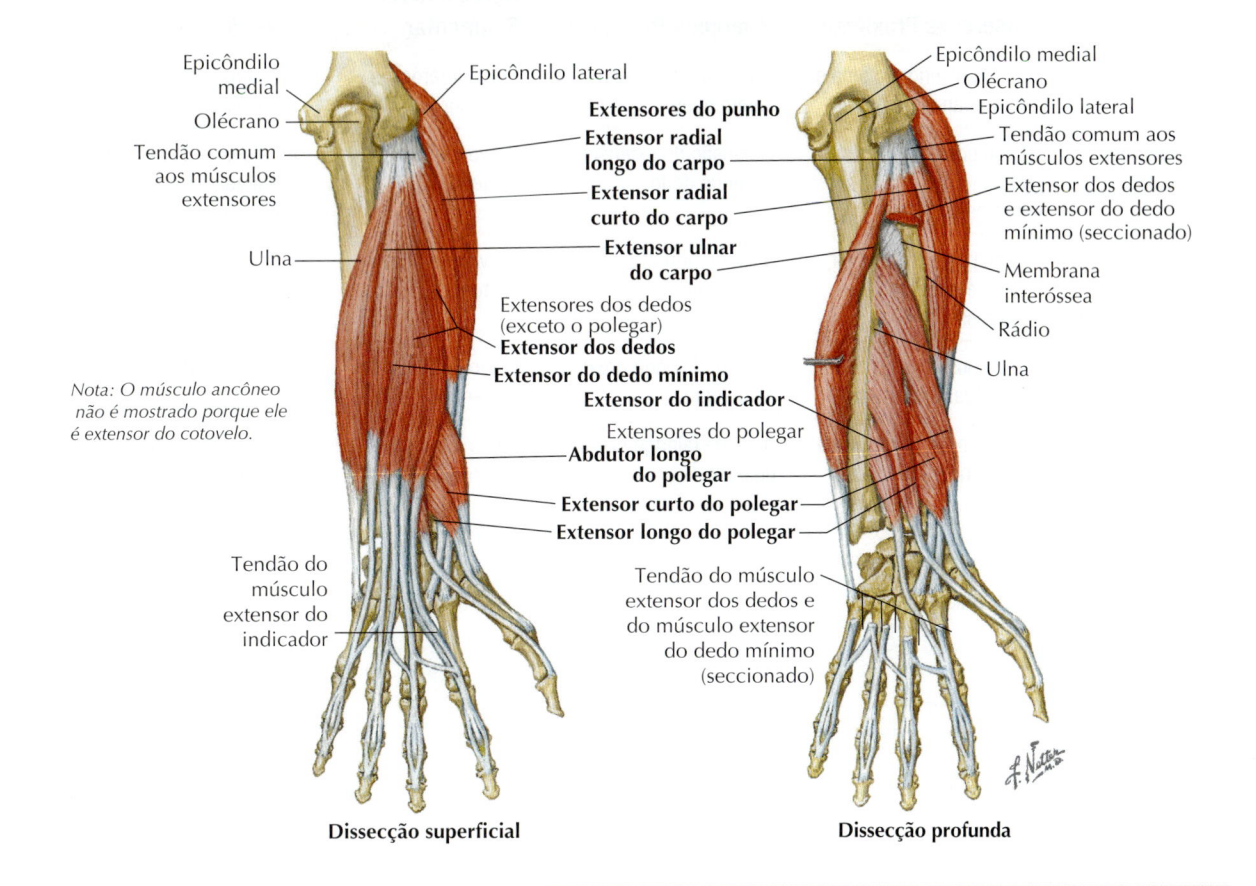

Dissecção superficial

Dissecção profunda

Figura 11-7
Extensores do punho e dos dedos.

Músculos	Inserções Proximais	Inserções Distais	Nervo e Nível Segmentar	Ação
Extensor radial longo do carpo	Crista supracondilar lateral e úmero	Base do segundo metacarpo	Nervo radial (C6, C7)	Estensão e desvio do punho radialmente
Extensor radial curto do carpo	Epicôndilo lateral do úmero	Base do terceiro metacarpo	Ramo profundo do nervo radial (C7, C8)	Estensão e desvio do punho radialmente
Extensor ulnar do carpo	Epicôndilo lateral do úmero	Base do quinto metacarpo	Nervo radial (C6, C7, C8)	Estensão e desvio do punho para ulnar
Extensor dos dedos	Epicôndilo lateral do úmero	Expansões dos extensores do 2º ao 5º dedos	Nervo interósseo posterior (C7, C8)	Estensão dos dedos 2º ao 5º nas articulações MCP e IP

Continua

11

Mão

Músculos Extensores do Punho e dos Dedos (*continuação*)

Músculos	Inserções Proximais	Inserções Distais	Nervo e Nível Segmentar	Ação
Extensor do dedo mínimo	Lado posterior da ulna e membrana interóssea	Expansão do extensor do quinto dedo	Nervo interósseo posterior (C7, C8)	Estensão do quinto dedo nas articulações MCP e IP
Extensor do indicador	Lado posterior da ulna, rádio e membrana interóssea	Expansão do extensor do segundo dedo	Nervo interósseo posterior (C7, C8)	Estensão do segundo dedo e ajuda na extensão do punho
Abdutor longo do polegar	Lado posterior da ulna, rádio e membrana interóssea	Base do primeiro metacarpo	Nervo interósseo posterior (C7, C8)	Abdução e extensão do polegar
Extensor curto do polegar	Lado posterior do rádio e membrana interóssea	Base da falange proximal do polegar	Nervo interósseo posterior (C7, C8)	Extensão do polegar
Extensor longo do polegar	Lado posterior da ulna e membrana interóssea	Base da falange distal do polegar	Nervo interósseo posterior (C7, C8)	Estensão da falange distal do polegar nas articulações MCP e IP

Músculos Flexores do Punho e dos Dedos

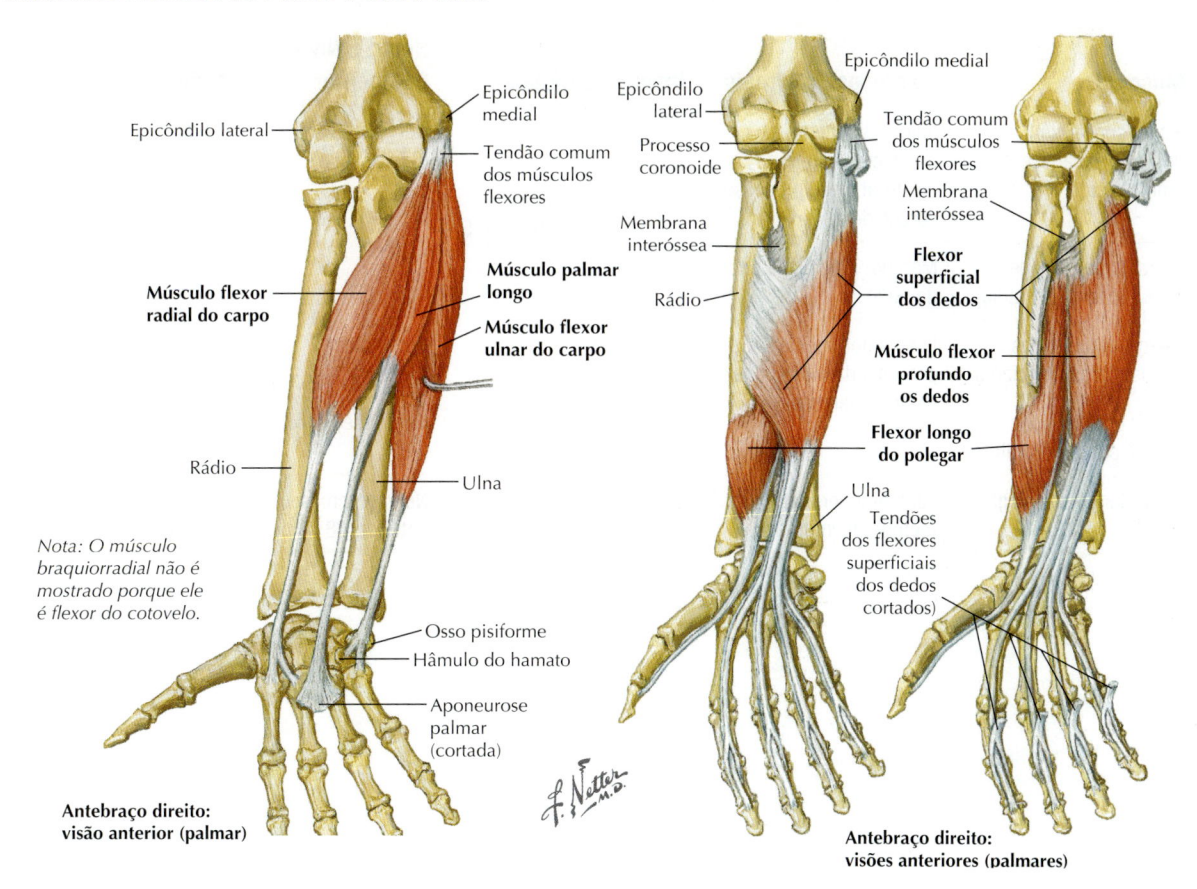

Figura 11-8
Flexores do punho e dos dedos.

Músculos	Inserções Proximais	Inserções Distais	Nervo e Nível Segmentar	Ação
Flexor radial do carpo	Epicôndilo medial do úmero	Base do segundo osso metacarpal	Nervo mediano (C6, C7)	Flexão e desvio radial da mão
Flexor ulnar do carpo	Epicôndilo medial do úmero e olécrano e a margem posterior da ulna	Osso pisiforme, hâmulo do hamato e quinto metacarpo	Nervo ulnar (C7, C8)	Flexão e desvio ulnar da mão
Palmar longo	Epicôndilo medial do úmero	Lado distal do retináculo do flexor e aponeurose palmar	Nervo mediano (C7, C8)	Flexão da mão e limitação da aponeurose palmar

Continua

11

Mão

Músculos Flexores do Punho e dos Dedos (*continuação*)

Músculos	Inserções Proximais	Inserções Distais	Nervo e Nível Segmentar	Ação
Flexor superficial dos dedos (cabeça umeroulnar)	Epicôndilo medial do úmero, ligamento colateral ulnar, processo coronoide da ulna	Corpos das falanges médias dos dedos 2 ao 5	Nervo mediano (C7, C8, T1)	Flexão dos dedos das articulações proximais IP 2 a 5 e das articulações 2 a 5
Flexor superficial dos dedos (cabeça do rádio)	Margem anterossuperior do rádio			
Flexor profundo dos dedos (porção mediana)	Lado anteromedial proximal da membrana ulnar e interóssea	Bases das falanges distais dos dedos 2 ao 5	Nervo ulnar (C8, T1)	Flexão dos dedos 2 ao 5 nas articulações IP distais e auxílio na flexão da mão
Flexor profundo dos dedos (porção lateral)			Nervo mediano (C8, T1)	
Flexor longo do polegar	Lado anterior do rádio e membrana interóssea	Base da falange distal do polegar	Nervo interósseo anterior (C8, T1)	Flexão das falanges do primeiro dedo

Músculos Intrínsecos da Mão

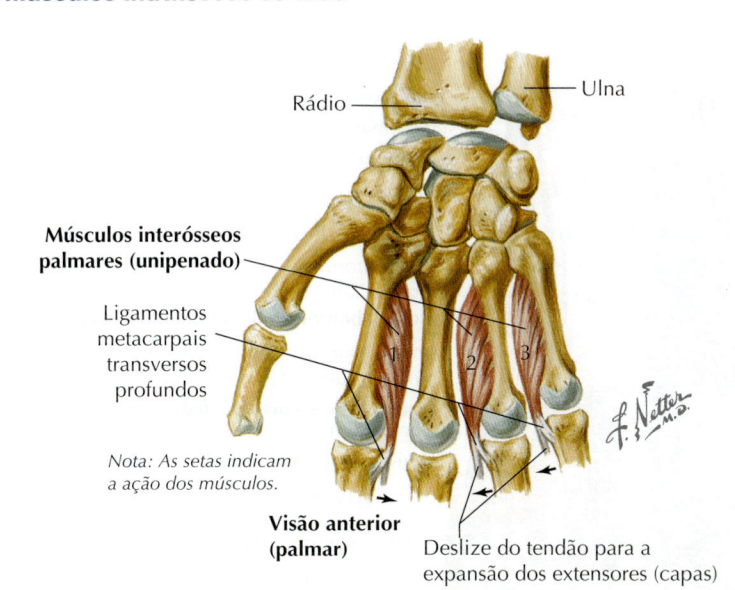

Rádio — Ulna

Músculos interósseos palmares (unipenado)

Ligamentos metacarpais transversos profundos

Nota: As setas indicam a ação dos músculos.

Visão anterior (palmar)

Deslize do tendão para a expansão dos extensores (capas)

Figura 11-9
Músculos intrínsecos da mão.

Músculos	Inserções Proximais	Inserções Distais	Nervo e Nível Segmentar	Ação
Oponente do polegar	Retináculo do flexor, escafoide e trapézio	Lateral do primeiro metacarpo	Nevo mediano (C8, T1)	Oposição e giro do polegar medialmente
Abdutor curto do polegar		Lateral da base da falange proximal do polegar		Abdução do polegar e auxílio na oposição ao polegar
Flexor curto do polegar				Flexão do polegar
Adutor do polegar (cabeça oblíqua)	Bases do 2º e 3º metacarpo e capitatos	Lado medial da base da falange proximal do polegar		Adução do polegar
Adutor do polegar (cabeça transversa)	Lado anterior do terceiro metacarpo			
Abdutor do dedo mínimo	Pisiforme	Lado medial da base da falange proximal do quinto dedo	Ramo profundo do nervo ulnar (C8, T1)	Abdução do quinto dedo
Flexor curto do dedo mínimo	Hâmulo do hamato e retináculo do flexor			Flexão da falange proximal do quinto dedo
Oponente do dedo mínimo		Lado medial do quinto metacarpo		Conduz a articulação MCP do 5º dedo e estensão da articulação IP
Lumbrical (lateral)	Tendões do músculo flexor profundo dos dedos	Laterais das expansões do extensor do 2º ao 5º	Nervo mediano (C8, T1)	Flexão dos dedos na articulação MCP e estensão na articulação IP
Lumbrical (medial)			Ramo profundo do nervo ulnar (C8, T1)	
Interósseo dorsal	Lado adjacente de dois metacarpos	Bases das falanges proximais do 2ª à 4ª e expansão do extensor	Ramo profundo do nervo ulnar (C8, T1)	Abdução dos dedos e auxílio na ação dos lumbricais
Interósseo palmar	Lado palmar do 2º, 4º e 5º metacarpos	Bases das falanges proximais do 2º, 4º e 5º e expansão do extensor	Ramo profundo do nervo ulnar (C8, T1)	Adução dos dedos e auxílio na ação dos lumbricais

11

Mão

Músculos Intrínsecos da Mão (*continuação*)

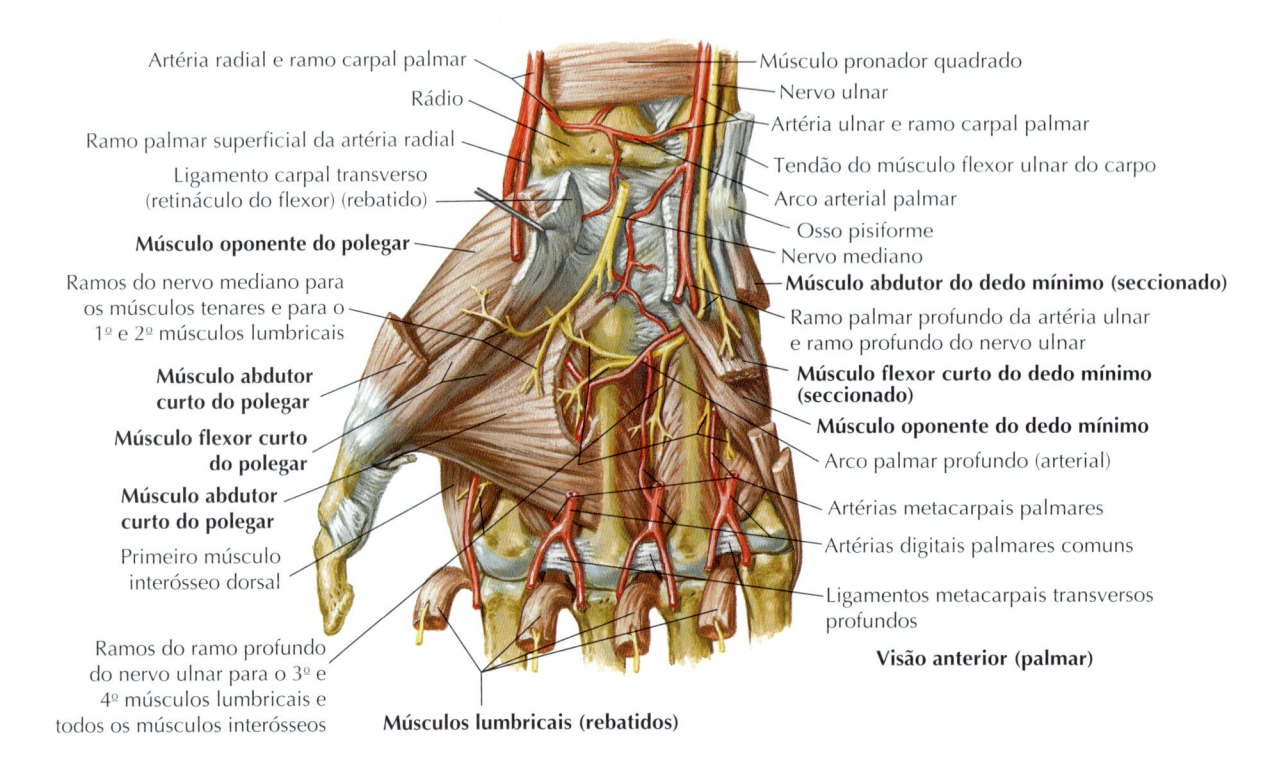

Artéria radial e ramo carpal palmar

Rádio

Ramo palmar superficial da artéria radial

Ligamento carpal transverso (retináculo do flexor) (rebatido)

Músculo oponente do polegar

Ramos do nervo mediano para os músculos tenares e para o 1º e 2º músculos lumbricais

Músculo abdutor curto do polegar

Músculo flexor curto do polegar

Músculo abdutor curto do polegar

Primeiro músculo interósseo dorsal

Ramos do ramo profundo do nervo ulnar para o 3º e 4º músculos lumbricais e todos os músculos interósseos

Músculos lumbricais (rebatidos)

Músculo pronador quadrado

Nervo ulnar

Artéria ulnar e ramo carpal palmar

Tendão do músculo flexor ulnar do carpo

Arco arterial palmar

Osso pisiforme

Nervo mediano

Músculo abdutor do dedo mínimo (seccionado)

Ramo palmar profundo da artéria ulnar e ramo profundo do nervo ulnar

Músculo flexor curto do dedo mínimo (seccionado)

Músculo oponente do dedo mínimo

Arco palmar profundo (arterial)

Artérias metacarpais palmares

Artérias digitais palmares comuns

Ligamentos metacarpais transversos profundos

Visão anterior (palmar)

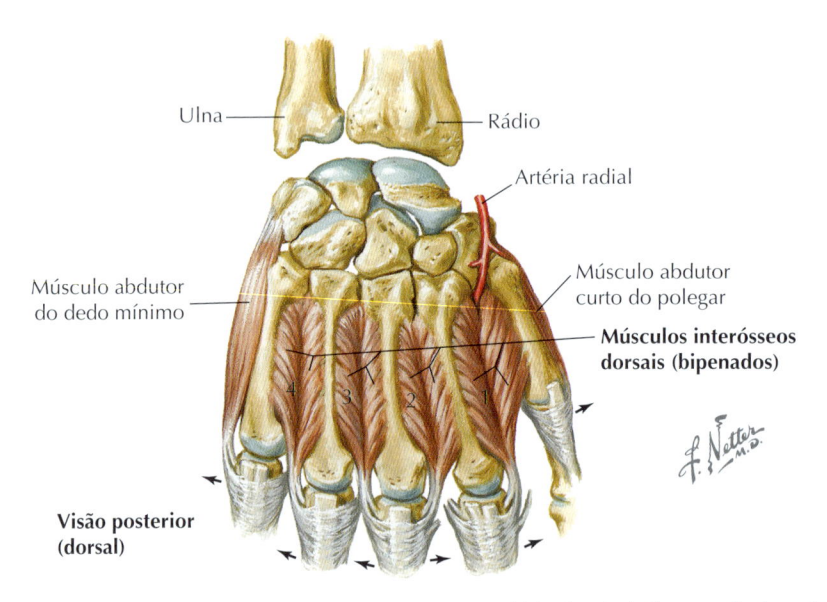

Ulna

Rádio

Artéria radial

Músculo abdutor do dedo mínimo

Músculo abdutor curto do polegar

Músculos interósseos dorsais (bipenados)

Visão posterior (dorsal)

Nota: As setas indicam a ação dos músculos.

Figura 11-10
Músculos intrínsecos da mão (*continuação*).

Nervo Mediano

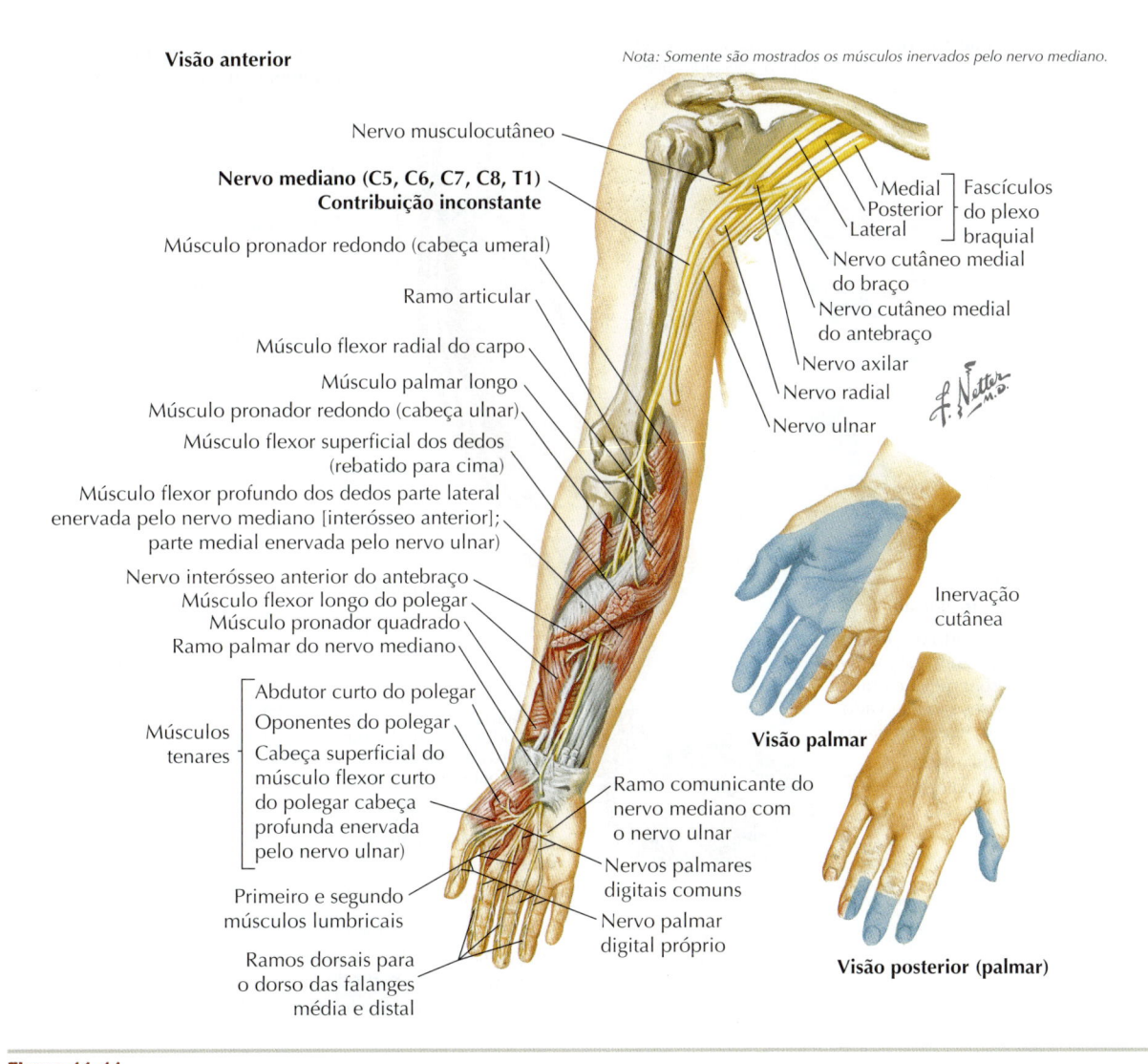

Visão anterior

Nota: Somente são mostrados os músculos inervados pelo nervo mediano.

Nervo musculocutâneo

Nervo mediano (C5, C6, C7, C8, T1)
Contribuição inconstante

Músculo pronador redondo (cabeça umeral)

Ramo articular

Músculo flexor radial do carpo

Músculo palmar longo

Músculo pronador redondo (cabeça ulnar)

Músculo flexor superficial dos dedos
(rebatido para cima)

Músculo flexor profundo dos dedos parte lateral
enervada pelo nervo mediano [interósseo anterior];
parte medial enervada pelo nervo ulnar)

Nervo interósseo anterior do antebraço
Músculo flexor longo do polegar
Músculo pronador quadrado
Ramo palmar do nervo mediano

Músculos tenares
- Abdutor curto do polegar
- Oponentes do polegar
- Cabeça superficial do músculo flexor curto do polegar cabeça profunda enervada pelo nervo ulnar)

Primeiro e segundo músculos lumbricais

Ramos dorsais para o dorso das falanges média e distal

Medial
Posterior
Lateral
Fascículos do plexo braquial

Nervo cutâneo medial do braço
Nervo cutâneo medial do antebraço
Nervo axilar
Nervo radial
Nervo ulnar

Inervação cutânea

Visão palmar

Ramo comunicante do nervo mediano com o nervo ulnar

Nervos palmares digitais comuns

Nervo palmar digital próprio

Visão posterior (palmar)

Figura 11-11
Nervo mediano.

Nervo	Nível Segmentar	Sensorial	Motor
Nervo mediano	C6, C7, C8, T1	Face palmar e falanges distais da face dorsal dos 3 primeiros dedos e metade lateral do quarto dedo e da face lateral da palma da mão	Músculo abdutor curto do polegar, oponente do polegar, flexor curto do polegar, lumbricais laterais

Mão · 11

Nervo Ulnar

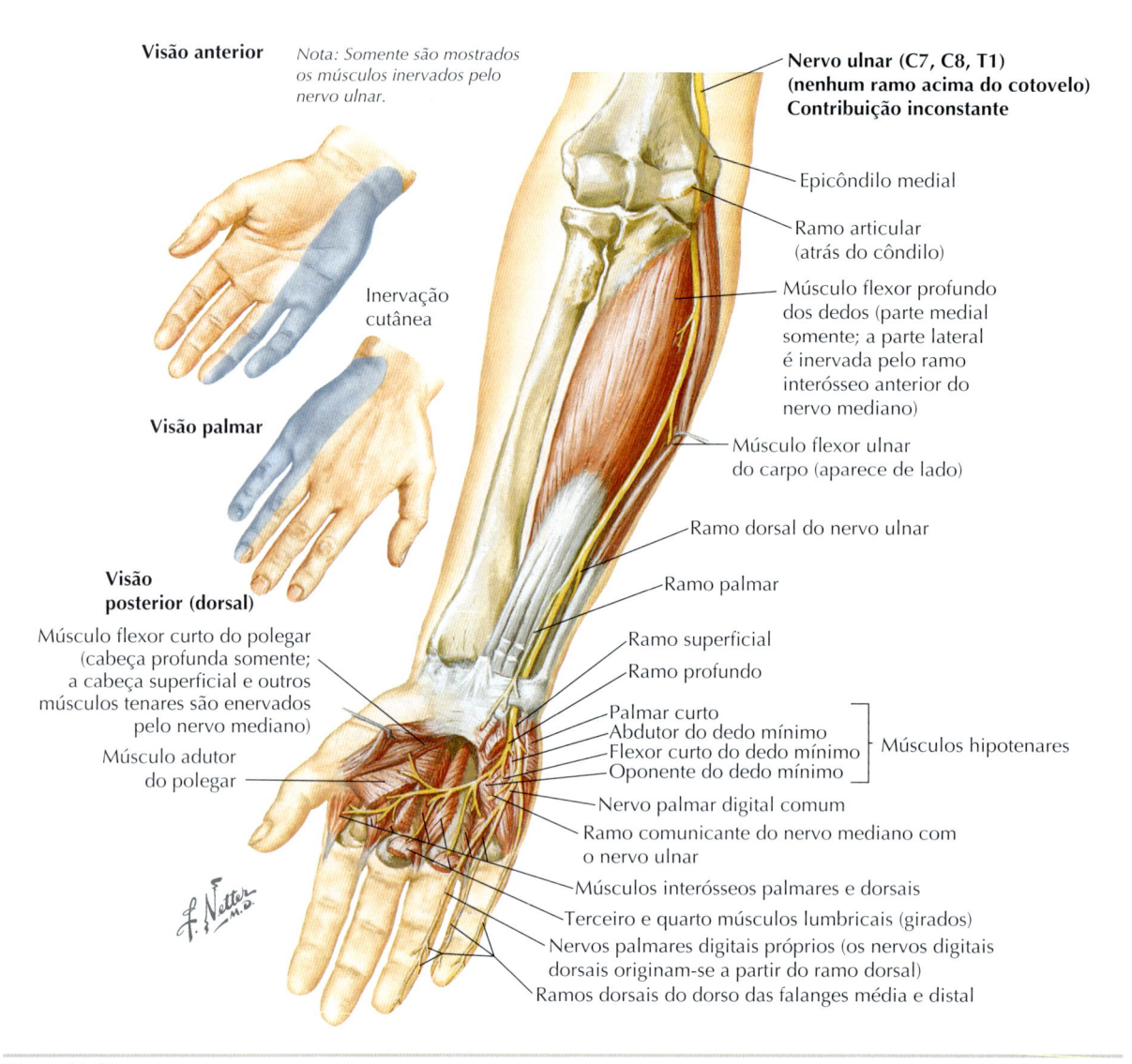

Visão anterior *Nota: Somente são mostrados os músculos inervados pelo nervo ulnar.*

Nervo ulnar (C7, C8, T1) (nenhum ramo acima do cotovelo) Contribuição inconstante

Inervação cutânea

Visão palmar

Epicôndilo medial

Ramo articular (atrás do côndilo)

Músculo flexor profundo dos dedos (parte medial somente; a parte lateral é inervada pelo ramo interósseo anterior do nervo mediano)

Músculo flexor ulnar do carpo (aparece de lado)

Ramo dorsal do nervo ulnar

Ramo palmar

Visão posterior (dorsal)

Ramo superficial

Ramo profundo

Músculo flexor curto do polegar (cabeça profunda somente; a cabeça superficial e outros músculos tenares são enervados pelo nervo mediano)

Músculo adutor do polegar

Palmar curto
Abdutor do dedo mínimo
Flexor curto do dedo mínimo
Oponente do dedo mínimo

} Músculos hipotenares

Nervo palmar digital comum

Ramo comunicante do nervo mediano com o nervo ulnar

Músculos interósseos palmares e dorsais

Terceiro e quarto músculos lumbricais (girados)

Nervos palmares digitais próprios (os nervos digitais dorsais originam-se a partir do ramo dorsal)

Ramos dorsais do dorso das falanges média e distal

Figura 11-12
Nervo ulnar.

Nervo	Nível Segmentar	Sensorial	Motor
Nervo ulnar	C7, C8, T1	Face palmar e distal do dorsal do quinto e metade do quarto dedo e face medial da palma da mão	Interósseos, abdutor do polegar, flexor curto do polegar, lumbrical medial, abdutor do dedo mínimo, flexor curto do dedo mínimo, oponente do dedo mínimo

Nervo Radial

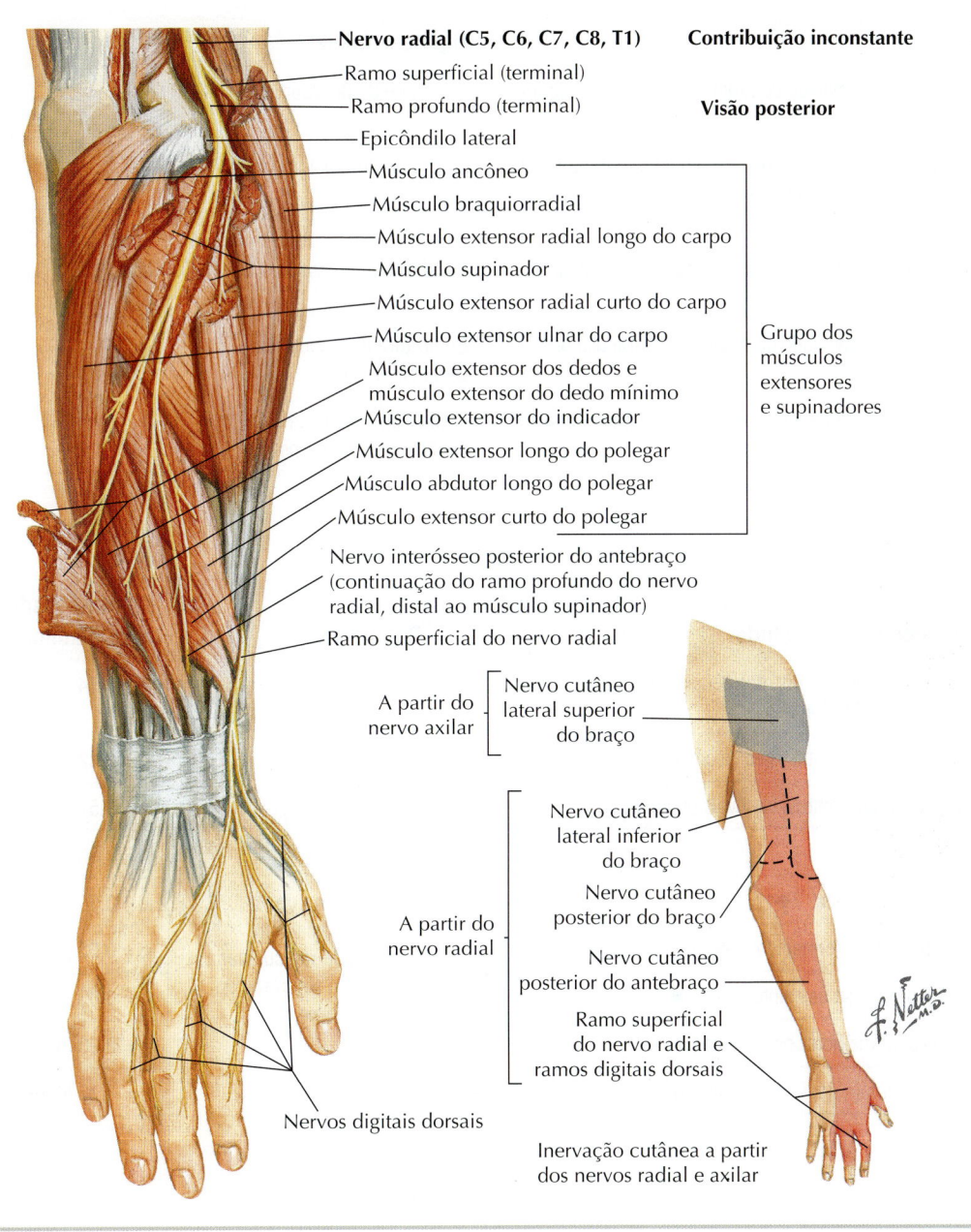

Figura 11-13
Nervo radial.

Nervo	Nível Segmentar	Sensorial	Motor
Nervo radial	C5, C6, C7, C8, T1	Face dorsal da parte lateral da mão, excluindo os dedos	Nenhuma

Confiabilidade no Exame Histórico

História	Hipótese Inicial
Dor sobre o processo estiloide do rádio quando segura alguma coisa	Síndrome de de Quervain[2]
Relato de surgimento repentino de dormência e formigamento nos primeiros três dedos; pode queixar-se de que a dor é pior à noite	Síndrome do túnel do carpo[3-5]
Relato de parestesia sobre o lado dorsal da margem ulnar da mão e dos dedos 4 e 5	Possível compressão do nervo ulnar no canal de Guyon[1,6,7]
O paciente relata incapacidade de estender as articulações MCP e IP	Contratura de Dupuytren[1] Dedo em gatilho[8]
Relato de perda de força na mão com o punho hiperestendido; queixa de dor ao forçar o punho	Fratura do osso escafoide[9,10] Instabilidade do carpo[8]

História e Qualidade do Estudo	População	Confiabilidade Interexaminador
O sintoma mais incômodo é dor, dormência, formigamento ou a perda da sesnsibilidade?[11] ◆		$\kappa = 0,74$ (0,55 a 0,93)
Qual a localização do sintoma mais incômodo?[11] ◆	82 pacientes se apresentaram ao atendimento clínico primário, no departamento de ortopedia ou no laboratório de eletrofisiologia com suspeita de radiculopatia cervical ou síndrome do túnel do carpo	$\kappa = 0,82$ (0,68 a 0,96)
Os sintomas são intermitentes, variáveis ou constantes?[11] ◆		$\kappa = 0,57$ (0,35 a 0,79)
A mão incha?[11] ◆		$\kappa = 0,85$ (0,68 a 1,0)
Os objetos caem das mãos?[11] ◆		$\kappa = 0,95$ (0,85 a 1,0)
Sente o membro todo adormecido?[11] ◆		$\kappa = 0,53$ (0,26 a 0,81)
Acorda à noite por causa dos sintomas?[11] ◆		$\kappa = 0,83$ (0,60 a 1,0)
Sacode a mão para melhorar os sintomas?[11] ◆		$\kappa = 0,90$ (0,75 a 1,0)
Os sintomas aumentam quando precisa segurar alguma coisa?[11] ◆		$\kappa = 0,72$ (0,49 a 0,95)

História e Qualidade do Estudo	População	Padrão de Referência	Sensibilidade	Especificidade	+RP	−RP
Idade acima de 45 anos[11] ◆	82 pacientes se apresentaram ao atendimento clínico primário, no departamento de ortopedia ou ao laboratório de eletrofisiologia com suspeita de radiculopatia cervical ou síndrome do túnel do carpo	Eletromiografia de agulha e estudos de condução nervosa	0,64 (0,47 a 0,82)	0,59 (0,47 a 0,72)	1,58 (0,46 a 2,4)	0,60 (0,35 a 1,0)
O sintoma mais incômodo é dor, dormência, formigamento ou perda da sensação[11] ◆			0,04 (−0,04 a 0,11)	0,91 (0,83 a 0,98)	0,42 (0,05 a 3,4)	1,1 (0,94 a 1,2)
Localização do sintoma mais incômodo[11] ◆			0,35 (0,16 a 0,53)	0,40 (0,27 a 0,54)	0,58 (0,33 a 1,0)	1,6 (1,1 a 2,5)
Sintomas intermitentes, variáveis ou constantes[11] ◆			0,23 (0,07 a 0,39)	0,89 (0,81 a 0,97)	2,1 (0,74 a 5,8)	0,87 (0,69 a 1,4)
Relato da mão se tornando edemaciada[11] ◆			0,38 (0,20 a 0,57)	0,63 (0,50 a 0,76)	1,0 (0,57 a 1,9)	0,98 (0,68 a 1,4)
Deixa cair os objetos[11] ◆			0,73 (0,56 a 0,90)	0,57 (0,44 a 0,71)	1,7 (1,2 a 2,5)	0,47 (0,24 a 0,92)
O membro todo fica adormecido[11] ◆			0,38 (0,20 a 0,57)	0,80 (0,69 a 0,90)	1,9 (0,92 a 3,9)	0,77 (0,55 a 1,1)
Os sintomas noturnos acordam o paciente[11] ◆			0,73 (0,56 a 0,90)	0,31 (0,19 a 0,44)	1,1 (0,79 a 1,4)	0,86 (0,41 a 1,8)
Sacudir a mão melhora os sintomas[11] ◆			0,81 (0,66 a 0,96)	0,57 (0,43 a 0,70)	1,9 (1,3 a 2,7)	0,34 (0,15 a 0,77)
Os sintomas se exacerbam com atividades que exigem preensão de alguma coisa[11] ◆			0,77 (0,61 a 0,93)	0,37 (0,24 a 0,50)	1,2 (0,91 a 1,6)	0,62 (0,28 a 1,4)
Paciente com 40 anos de idade ou mais velho[12] ●	110 pacientes encaminhados ao laboratório para exame eletrofisiológico	Testes de condução nervosa	0,80	0,42	1,38	0,48
Sintomas noturnos[12] ●			0,77	0,28	1,07	0,82
Sintomas bilaterais[12] ●			0,61	0,58	1,45	0,67

11

Mão

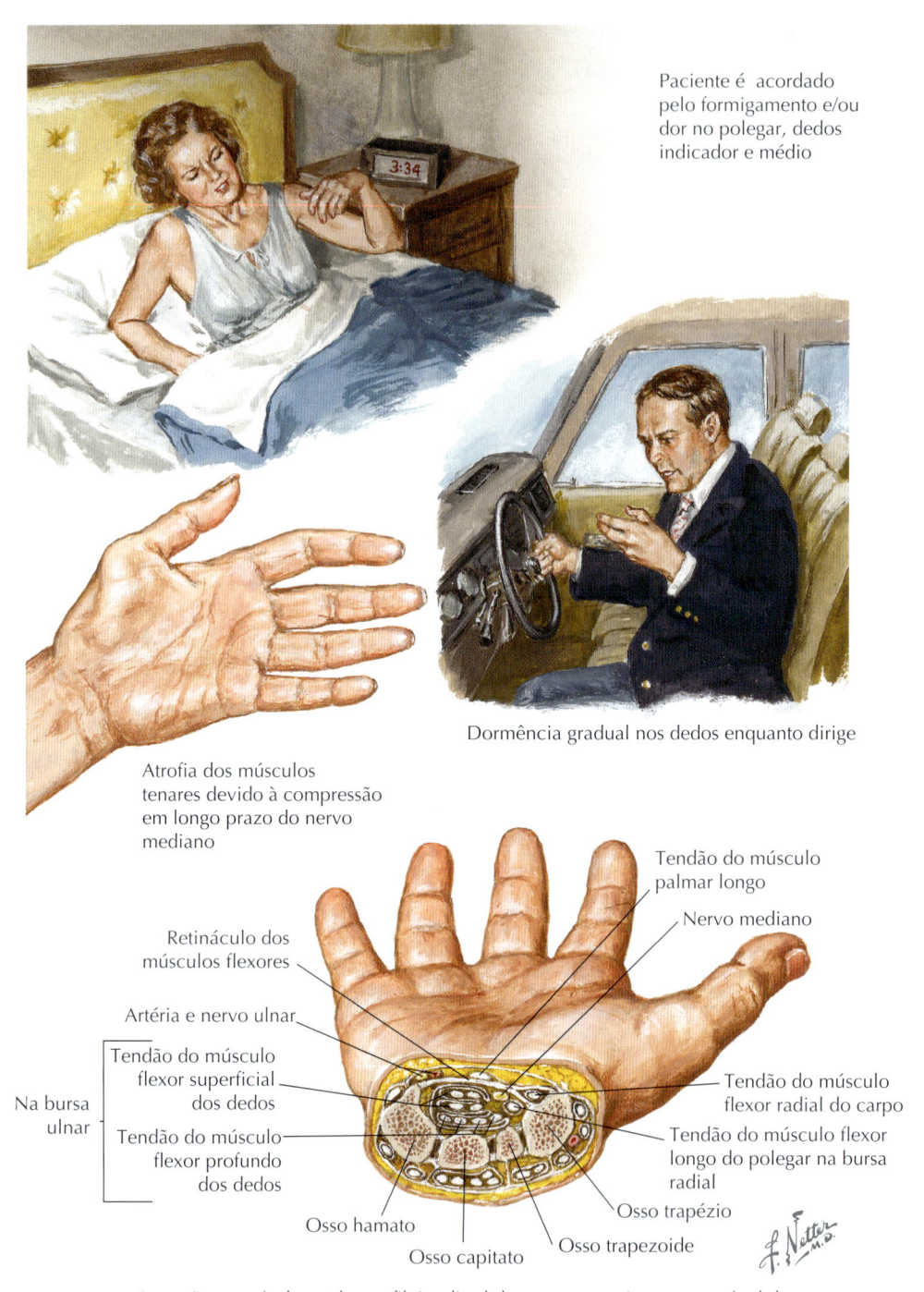

Paciente é acordado pelo formigamento e/ou dor no polegar, dedos indicador e médio

Dormência gradual nos dedos enquanto dirige

Atrofia dos músculos tenares devido à compressão em longo prazo do nervo mediano

Retináculo dos músculos flexores

Artéria e nervo ulnar

Tendão do músculo flexor superficial dos dedos

Na bursa ulnar

Tendão do músculo flexor profundo dos dedos

Tendão do músculo palmar longo

Nervo mediano

Tendão do músculo flexor radial do carpo

Tendão do músculo flexor longo do polegar na bursa radial

Osso trapézio

Osso hamato

Osso capitato

Osso trapezoide

A secção através do punho na fileira distal dos ossos carpais mostra o túnel do carpo. Aumento em tamanho das estruturas do túnel causado pelo edema (trauma), inflamação (doença reumatoide); gânglio, depósitos amiloides ou neuropatia diabética podem comprimir o nervo mediano.

Figura 11-14
Síndrome do túnel do carpo.

Importância Diagnóstica dos Testes na Identificação das Fraturas do Escafoide (Fig. 11-15)

Teste e Qualidade do Estudo	Descrição e Achados Positivos	População	Padrão de Referência	Sensibilidade	Especificidade	+RP	−RP
Sensibilidade na tabaqueira anatômica[13] ◆	O examinador palpa a tabaqueira anatômica. Positivo se desencadeia dor	85 pacientes se apresentaram no departamento de emergência com o dispositivo de lesão, sugerindo possível fratura do escafoide	Confirmação radiográfica de fratura do escafoide	1,0	0,98	50,0	0,0
Dor com supinação contra resistência[13] ◆	O examinador segura a mão do paciente na posição de cumprimento e cria resistência ao paciente para resistir à supinação do antebraço. Positivo se desencadeia dor			1,0	0,98	50,0	0,0
Dor com compressão longitudinal do polegar[13] ◆	O examinador segura o polegar do paciente e aplica compressão ao longo eixo, por meio do osso metacarpo, no escafoide. Positivo se desencadeia dor			0,98	0,98	49,0	0,02
Sensibilidade na tabaqueira anatômica[14] ●	O examinar palpa a tabaqueira anatômica. Positivo se desencadeia dor	221 pacientes com suspeita de lesão no escafoide		1,0	0,29 (0,23 a 0,35)	1,41	0,0
Sensibilidade no tubérculo escafoide[14] ●	O examinador aplica pressão no tubérculo escafoide. Positivo de desencadeia dor			0,83 (0,70 a 0,96)	0,51 (0,44 a 0,58)	1,69	0,33
Sensibilidade com compressão no escafoide[14] ●	O examinador segura o polegar do paciente e aplica compressão no longo eixo, por meio do osso metacarpo, no escafoide. Positivo se desencadeia dor			1,0	0,80 (0,74 a 0,86)	5,0	0,0

11

Mão

Importância Diagnóstica dos Diagramas de Sintoma na Mão na Identificação da Síndrome do Túnel do Carpo

Teste e Qualidade do Estudo	Descrição e Achados Positivos	População	Padrão de Referência	Sensibi-lidade	Especi-ficidade	+RP	−RP
Pontuação de Katz[15] ◆	Os indivíduos são destacados nos diagramas da mão com base no lugar onde eles sentiram dormência, formigamento, queimação ou dor. Os diagramas foram pontuados com base no sistema de Katz modificado.[12] Foi considerada positiva uma pontuação "clássica" ou "provável" no diagrama	110 indivíduos que reportaram sintomas de queimação, dor, formigamento ou dormência na mão	Estudos de condução nervosa	0,38 (0,28 a 0,50)	0,81 (0,73 a 0,87)	2,0	0,77
Pontuação de dedo inervado pelo nervo mediano[15] ◆	Os indivíduos foram destacados nos diagramas da mão com base no local onde eles sentiram dormência, formigamento, queimação ou dor. Os diagramas foram pontuados com base no número de dedos inervados pelo nervo mediano atingindo a parte distal da palma da mão. Foi considerada positiva uma pontuação de 2 ou mais dedos			0,54 (0,43 a 0,65)	0,76 (0,68 a 0,83)	2,25	0,61

Importância Diagnóstica dos Testes na Identificação de Fraturas do Escafoide

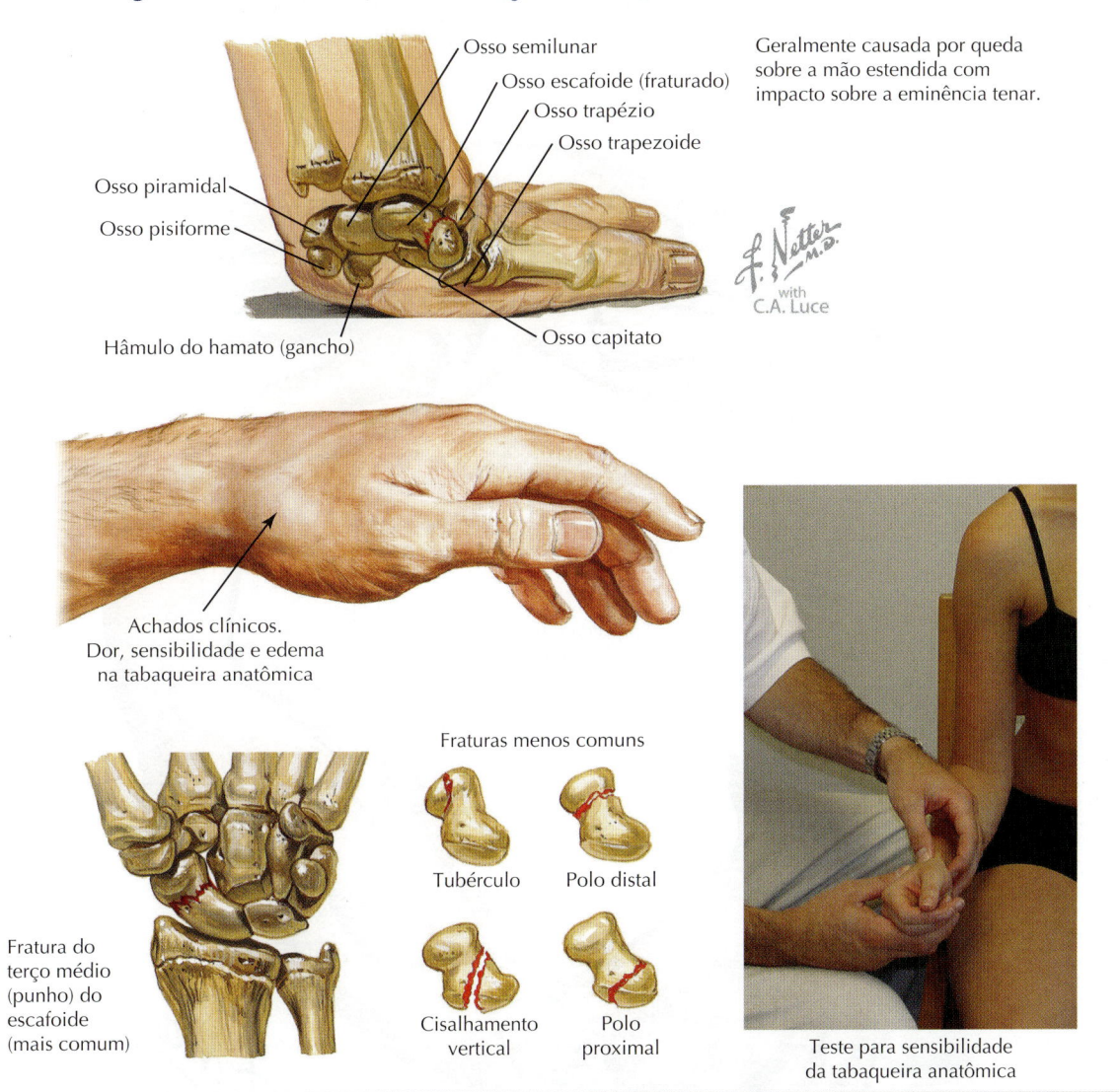

Osso semilunar

Osso escafoide (fraturado)

Osso trapézio

Osso trapezoide

Osso piramidal

Osso pisiforme

Geralmente causada por queda sobre a mão estendida com impacto sobre a eminência tenar.

with C.A. Luce

Hâmulo do hamato (gancho)

Osso capitato

Achados clínicos.
Dor, sensibilidade e edema na tabaqueira anatômica

Fraturas menos comuns

Tubérculo

Polo distal

Cisalhamento vertical

Polo proximal

Fratura do terço médio (punho) do escafoide (mais comum)

Teste para sensibilidade da tabaqueira anatômica

Figura 11-15
Teste para sensibilidade da tabaqueira anatômica.

Confiabilidade dos Diagramas de Sintoma da Mão na Identificação da Síndrome do Túnel do Carpo

Teste e Medida e Qualidade do Estudo	Descrição	População	Confiabilidade	
			Intraexaminador	Interexaminador
Pontuação de Katz[15] ●	Indivíduos destacados nos diagramas da mão com base no local onde eles sentiram dormência, formigamento, queimação ou dor	110 indivíduos que relataram sintomas de queimação, dor, formigamento ou dormência na mão	$\kappa = 0,86\ (0,49\ a\ 0,95)$	$ICC = 0,87\ (0,84\ a\ 0,90)$
Pontuação de dedo inervado pelo nervo mediano[15] ●			$\kappa = 0,97\ (0,49\ a\ 0,95)$	$ICC = 0,96\ (0,95\ a\ 0,97)$

11

Mão

Fraturas Pediátricas Agudas no Punho: Regra de Predição Clínica

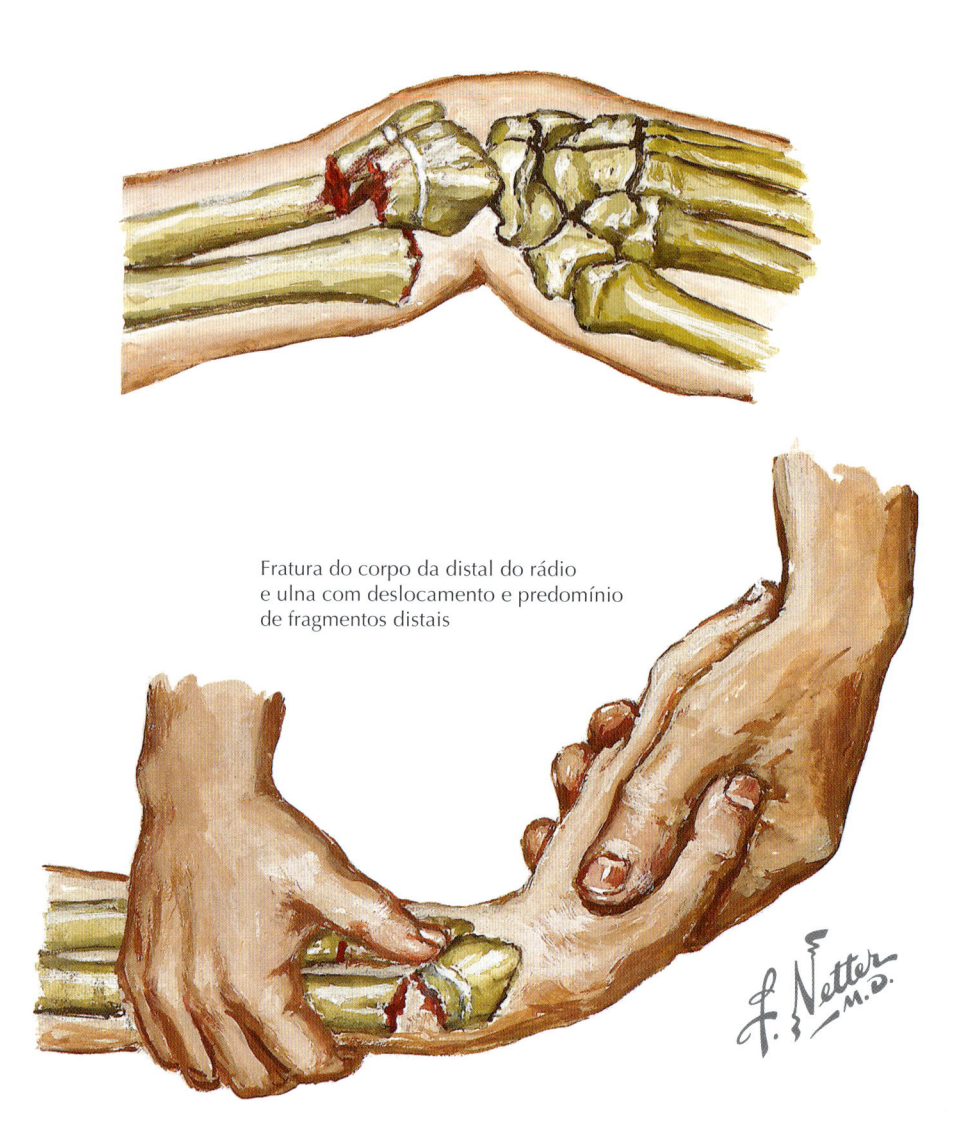

Fratura do corpo da distal do rádio
e ulna com deslocamento e predomínio
de fragmentos distais

Figura 11-16
Fratura dos ossos do antebraço em crianças.

Pershad et al. [44] desenvolveram uma regra de predição clínica para a identificação de lesões pediátricas agudas de punho. As variáveis de predição incluíram redução de 20% ou mais na força de preensão, comparada ao ponto de sensibilidade do lado oposto e na parte distal do rádio. A regra mostrou uma sensibilidade de 79%, especificidade de 63%,+RP de 2,14 e –RP de 0,33.

Confiabilidade nas Medições de Amplitude de Movimento do Punho

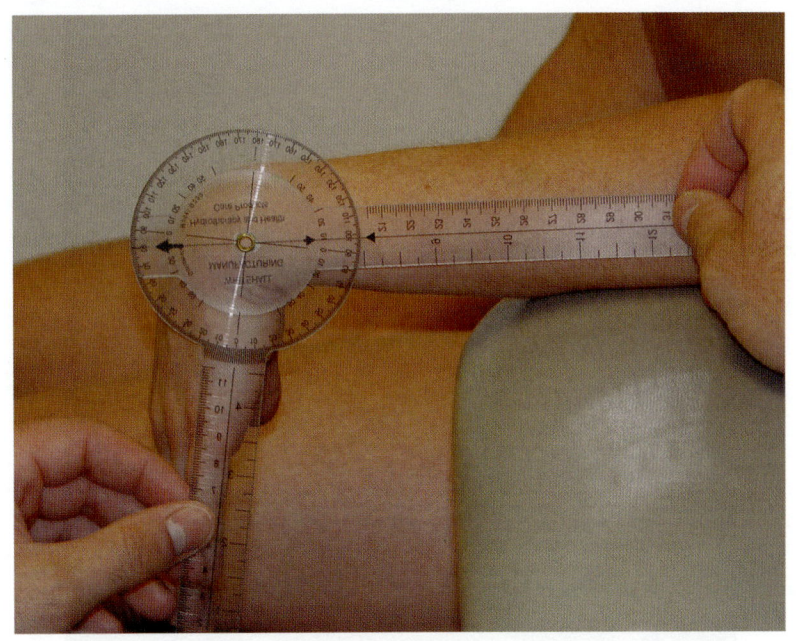

Medição da flexão do punho

Figura 11-17
Amplitude de movimento do punho.

Teste e Medida e Qualidade do Estudo	Instrumento	População	Confiabilidade			
			Intraexaminador	ICC	Interexaminador	ICC
Amplitude de movimento ativa (AROM)[17] ●	8 em goniômetros de plástico	48 pacientes cujas medições do punho seriam normalmente incluídas no exame	Flexão do punho	0,96	Flexão do punho	0,90
			Extensão do punho	0,96	Extensão do punho	0,85
			Desvio radial	0,90	Desvio radial	0,86
			Desvio ulnar	0,92	Desvio ulnar	0,78
Amplitude de movimento passivo (PROM)[17] ●			Flexão do punho	0,96	Flexão do punho	0,86
			Extensão do punho	0,96	Extensão do punho	0,84
			Desvio radial	0,91	Desvio radial	0,66
			Desvio ulnar	0,94	Desvio ulnar	0,83
PROM[18] ◆	Alinhamento em 6 em goniômetro de plástico	140 pacientes cujas PROM do punho seriam incluídas na avaliação-padrão	Flexão radial	0,86	Flexão radial	0,88
			Flexão ulnar	0,87	Flexão ulnar	0,89
			Flexão dorsal	0,92	Flexão dorsal	0,93
			Extensão radial	0,80	Extensão radial	0,80
			Extensão ulnar	0,80	Extensão ulnar	0,80
			Extensão dorsal	0,84	Extensão dorsal	0,84

11

Mão

Confiabilidade das Medições da Amplitude de Movimento do Punho (*continuação*)

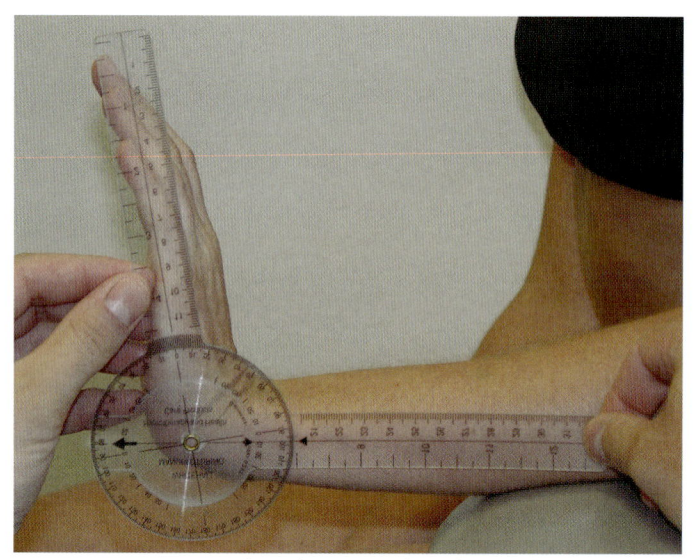

Medição da extensão do punho

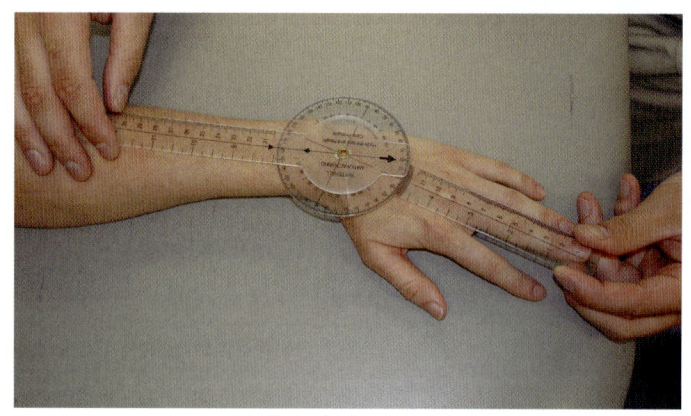

Medição do desvio radial

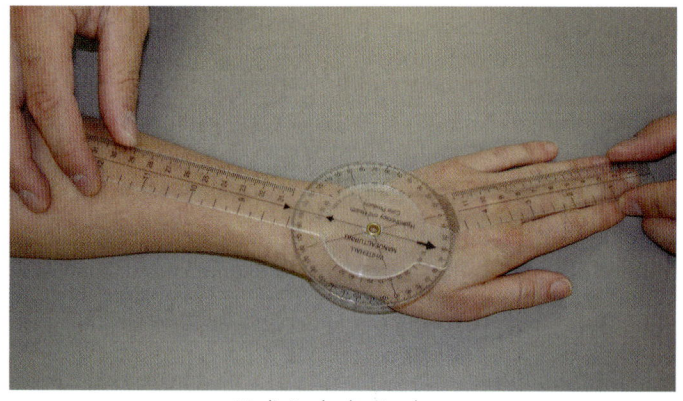

Medição do desvio ulnar

Figura 11-18
Amplitude de movimento do punho.

Confiabilidade das Medições da Amplitude de Movimento dos Dedos e Polegar

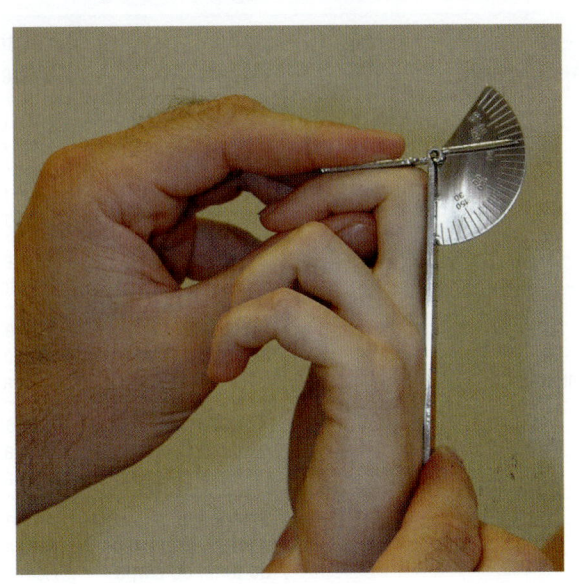

Figura 11-19
Medição da flexão proximal da articulação interfalângica.

Teste e Medida e Qualidade do Estudo	Instrumento	População	Confiabilidade do Teste-Reteste ICC			
Total da amplitude de movimento ativa (AROM) da flexão e extensão das articulações IP[3] ●	Goniômetro de dedo	30 pacientes com lesão na mão	Intraexaminador = 0,97 a 0,98 Interexaminador = 0,97			
			Intraexaminador		Interexaminador	
			Ativo	Passivo	Ativo	Passivo
	• Goniômetro	25 indivíduos saudáveis	0,55 (0,34 a 0,87)	0,76 (0,69 a 0,94)	0,31 (−0,18 e 0,77)	0,37 (−0,42 e 0,79)
	• *Pollexograph-thumb* (uma modificação no goniômetro)		0,71 (0,62 a 0,93)	0,82 (0,78 a 0,96)	0,66 (0,53 a 0,91)	0,59 (0,42 a 0,89)
	• *Pollexograph-metacarpal* (uma modificação no goniômetro)		0,82 (0,78 a 0,96)	0,81 (0,76 a 0,95)	0,57 (0,38 a 0,88)	0,61 (0,45 a 0,89)
Abdução palmar[7] ●	• Método da American Medical Association		0,72 (0,63 a 0,92)	0,65 (0,51 a 0,90)	0,24 (−0,40 a 0,73)	0,52 (0,28 a 0,86)
	• Método da America Society of Hand Therapists		0,78 (0,72 a 0,94)	0,72 (0,63 a 0,93)	0,55 (0,34 a 0,87)	0,52 (0,29 a 0,86)
	• Distância entre os metacarpos		0,95 (0,95 a 0,99)	0,92 (0,90 a 0,98)	0,82 (0,79 a 0,96)	0,79 (0,78 a 0,96)

11

Mão

Confiabilidade Intraexaminadores da Avaliação de Força

Teste e Qualidade do Estudo	Instrumento	População	Confiabilidade do Teste-Reteste (ICC)	
Músculos extensores do punho (média de dois esforços)[20] ●	Dinamômetro	40 pacientes com suspeita de miopatia	Lado dominante = 0,88 (0,79 a 0,94) Lado não dominante = 0,94 (0,90 a 0,97)	
Extensores do punho (máximo de dois esforços)[20] ●		40 pacientes com suspeita de miopatia	Lado dominante = 0,87 (0,76 a 0,93) Lado não dominante = 0,94 (0,88 a 0,97)	
Preensão[2] ●		21 voluntários idosos saudáveis	Esquerdo = 0,95 (0,89 a 0,98) Direito = 0,91 (0,78 a 0,96)	
Preensão[4] ●		22 indivíduos assintomáticos	Um teste: 0,95 (0,89 a 0,98) Média de três testes: 0,85 (0,67 a 0,94) Acima de três testes: 0,95 (0,89 a 0,98)	
		22 pacientes depois de descompressão do túnel do carpo	Um teste: 0,97 (0,94 a 0,99) Média de três testes: 0,94 (0,80 a 0,98) Acima de três testes: 0,97 (0,92 a 0,99)	
		22 pacientes depois de descompressão do túnel do carpo	Um teste: 0,96 (0,91 a 0,98) Média de três testes: 0,98 (0,96 a 0,99) Acima de três testes: 0,97 (0,90 a 0,99)	
Preensão[21] ●		104 crianças saudáveis em idade escolar	Lado dominante = 0,97 (0,95 a 0,98) Lado não dominante = 0,95 (0,92 a 0,96)	
	Vigorímetro		Lado dominante = 0,84 (0,77 a 0,89) Lado não dominante = 0,86 (0,80 a 0,90)	
Preensão Preensão palmar Preensão em chave Preensão com a ponta do polegar e do indicador[22] ●	Medidor de força	27 voluntários saudáveis	Direito 0,99 0,98 0,99 0,99	Esquerdo 0,99 0,99 0,98 0,99
Preensão Preensão com a ponta o polegar e do indicador Preensão em chave[23] ●	Dinamômetros de mão e de preensão	33 pacientes com lesão unilateral da mão	Lesionada 0,93 a 0,97 0,89 0,94	Não lesionada 0,92 a 0,94 0,84 0,86
Preensão Preensão em chave Preensão do polegar contra os dedos indicador e médio[3] ●	Dinamômetro e medidor de preensão	30 pacientes com lesões na mão	Intraexaminador 0,96 0,86 a 0,94 0,88 a 0,93	Interexaminador 0,95 0,91 0,89
Preensão Tridigital Preensão em chave[24] ◆	Dinamômetro e medidor de preensão	38 pacientes recebendo fisioterapia para debilidade na mão	Sintomática 0,93 (0,86 a 0,96) 0,88 (0,78 a 0,96) 0,94 (0,88 a 0,97)	Assintomática 0,94 (0,89 a 0,97) 0,87 (0,74 a 0,93) 0,93 (0,86 a 0,96)
Força do músculo abdutor do polegar[11] ◆	O examinador realiza teste muscular manual no músculo abdutor do polegar. Classificado como acentuadamente reduzida, reduzida ou normal comparada à extremidade contralateral	82 pacientes com suspeita de radiculopatia cervical ou síndrome do túnel do carpo	$\kappa = 0,39$ (0,00 a 0,80)	
Músculos extensores do punho[25] ●	Dinamômetro	30 pacientes se apresentando para fisioterapia clínica	0,94	
Flexão do punho Extensão do punho[26] ●	Dinamômetro	20 indivíduos saudáveis	Flexão do punho 0,85 Extensão do punho 0,91	

Confiabilidade Intra-examinador da Avaliação de Força

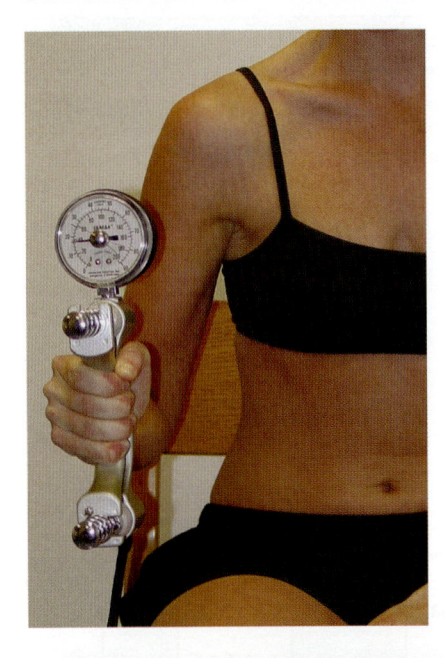

Figura 11-20
Medição da força de preensão.

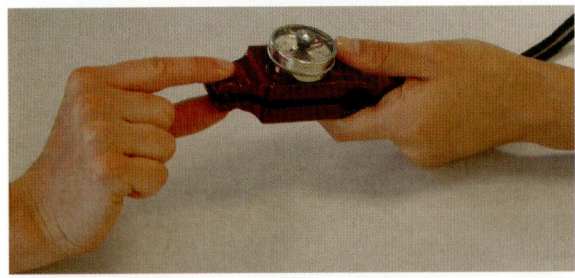

Medição da força de preensão das pontas dos dedos

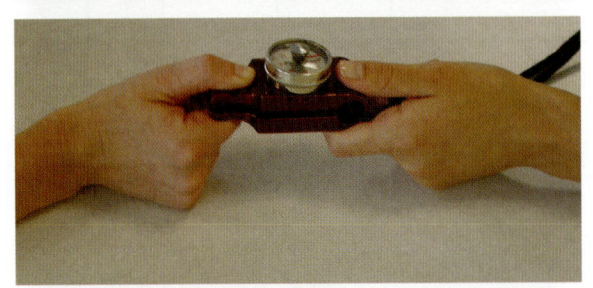

Medição da força de preensão em chave

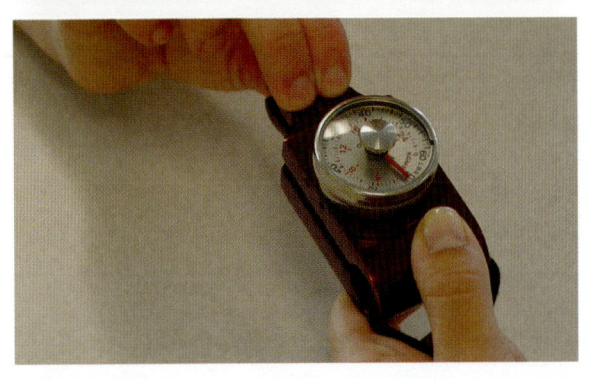

Medição da força e preensão tridigital

Figura 11-21
Medição da força de preensão.

Mão **11**

Importância Diagnóstica da Debilidade na Identificação da Síndrome do Túnel do Carpo

Teste e Qualidade do Estudo	Descrição e Achados Positivos	População	Padrão de Referência	Sensibi-lidade	Especi-ficidade	+RP	−RP
Força do músculo abdutor curto do polegar[11] ◆	A força é testada colocando-se o polegar na posição de abdução e aplicando-se uma força na direção da abdução na falange proximal. O teste é positivo se houver redução ou redução acentuada da força quandocomparada à extremidade contralateral	82 pacientes com suspeita de radiculopatia cervical ou síndrome do túnel do carpo	Eletromiografia de agulha e estudos de condução nervosa	0,19 (0,04 a 0,34)	0,89 (0,81 a 0,90)	1,7 (0,58 a 5,2)	0,91 (0,74 a 1,1)
Debilidade do músculo abdutor curto do polegar[27] ◆	O paciente é orientado a tocar a face palmar da falange distal do polegar na face palmar da falange distal do quinto dedo. O examinador aplica força direcionada no sentido posterior sobre a articulação IP do polegar em direção à palma da mão. O teste é positivo se for detectada debilidade	228 mãos encaminhadas para consulta de eletrodiagnóstico com suspeita de síndrome do túnel do carpo	Estudos de condução nervosa	0,66	0,66	1,94	0,52

Confiabilidade na Medição da Antropometria do Punho

Teste e Medida e Qualidade do Estudo	Descrição	População	Confiabilidade Interexaminador
Largura anteroposterior do punho[11] ◆	A largura do punho é medida em centímetros, com um par de paquímetros	82 pacientes com suspeita de radiculopatia cervical ou síndrome do túnel do carpo	ICC = 0,77 (0,62 a 0,87)
Largura mediolateral do punho[11] ◆			ICC = 0,86 (0,75 a 0,92)

Importância Diagnóstica da Antropometria do Punho na Identificação da Síndrome do Túnel do Carpo

Teste e Qualidade do Estudo	Descrição e Achados Positivos	População	Padrão de Referência	Sensibilidade	Especificidade	+RP	−RP
Índice da razão do punho, maior do que 0,67[11] ◆	A largura anteroposterior do punho é medida e dividida pela largura mediolateral. O teste épositivo se a razão for maior do que 0,67	82 pacientes com suspeita de radiculopatia cervical ou síndrome do túnel do carpo	Eletromiografia de agulha e estudos de condução nervosa	0,93 (0,83 a 1,0)	0,26 (0,14 a 0,38)	1,3 (1,0 a 1,5)	0,29 (0,07 a 1,2)
Teste do punho quadrado[27] ◆	A dimensão anteroposterior e a mediolateral do punho são medidas na prega distal do músculo flexor do punho com o uso de dois paquímetros-padrão. É positivo se a proporção do punho (dimensão anteroposterior dividida pela dimensão mediolateral) for 0,70 ou maior	228 mãos encaminhadas para consulta de eletrodiagnóstico com suspeita de síndrome do túnel do carpo	Estudos de condução nervosa	0,69	0,73	2,56	0,42

11

Mão

Confiabilidade da Avaliação de Edema

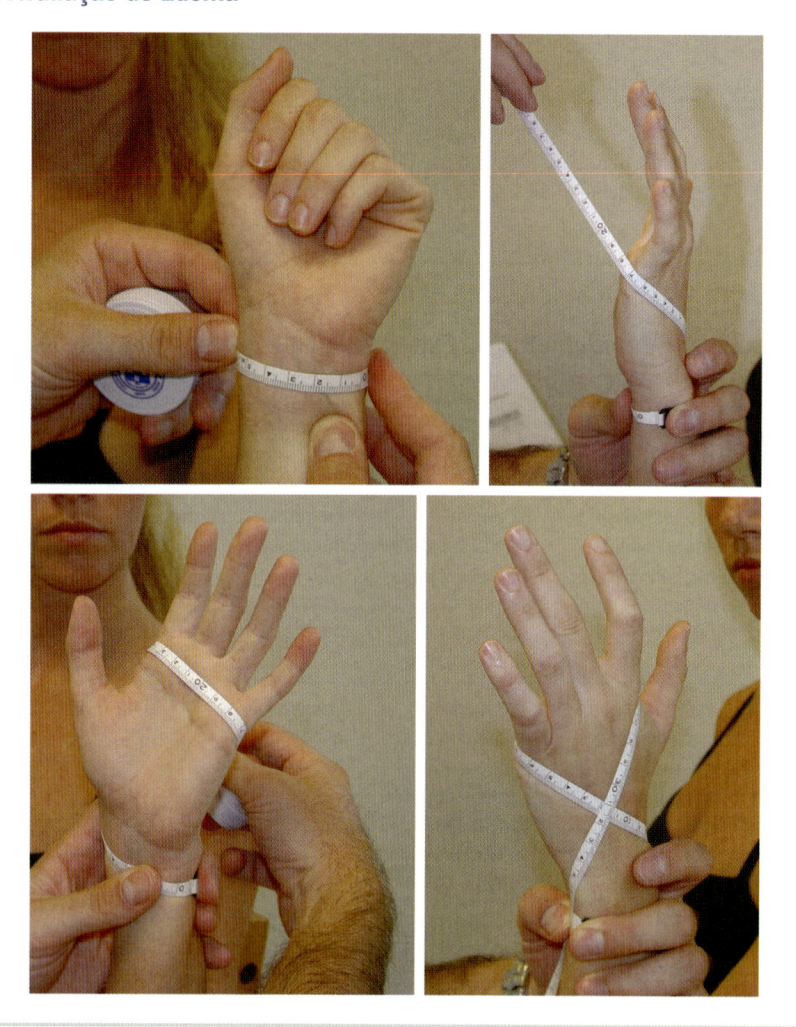

Figura 11-22
Medição pelo método da figura em oito.

Teste e Medida e Qualidade do Estudo	Descrição	População	Confiabilidade do ICC	
			Intraexaminador	Interexaminador
Teste pelo método da figura em oito[28] ◆	O examinador coloca o marco zero na distal do processo estiloide da ulna. A fita métrica é então passada pela superfície ventral do punho para o lado mais distal do processo estiloide do rádio. A seguir, é passada diagonalmente sobre o dorso da mão e sobre a quinta linha da articulação MCF, passando sobre a superfície ventral das articulações MCF e contornando diagonalmente sobre o dorso da mão para encontrar o começo da fita métrica	24 indivíduos (33 mãos) com condições patológicas afetando a mão	ICC = 0,99	ICC = 0,99
Teste volumétrico[28] ◆	A mão é colocada verticalmente em volúmetro-padrão		ICC = 0,99	Não relatado

Confiabilidade do Teste de Sensibilidade

Teste e Medida e Qualidade do Estudo	Descrição e Achados Positivos	População	Confiabilidade Interexaminador
Teste do monofilamento de Semmes-Weinstein[24] ◆	O teste de sensibilidade é realizado sobre a polpa do polegar, dedo indicador e pontas dos dedos longos e curtos	36 mãos com síndrome do túnel do carpo	$\kappa = 0,22$ (0,26 a 0,42)
Média da deficiência do campo de sensibilidade da face palmar da falange distal do polegar[11] ◆	A sensibilidade é testada com a ponta esticada de um clipe de papel. É classificada como sensibilidade ausente, reduzida ou normal ou condição de hiperestesia	82 pacientes se apresentaram atendimento clínico primário, no departamento de ortopedia ou no laboratório de eletrofisiologia com suspeita de radiculopatia cervical ou síndrome do túnel do carpo	$\kappa = 0,48$ (0,23 a 0,73)
Média de deficiência do campo de sensibilidade da parte palmar da falange distal do dedo indicador[11] ◆			$\kappa = 0,50$ (0,25 a 0,75)
Média de deficiência do campo de sensibilidade[11] ◆			$\kappa = 0,40$ (0,12 a 0,68)

Importância Diagnóstica da Sensibilidade Diminuída na Identificação da Síndrome do Túnel do Carpo

Teste e Qualidade do Estudo	Descrição e Achados Positivos	População	Padrão de Referência	Sensibilidade	Especificidade	+RP	−RP
Perda da sensibilidade da face palmar da falange distal do polegar[11] ◆	A sensibilidade é testada com a ponta esticada de um clipe de papel. O teste é positivo se a sensibilidade for ausente ou reduzida	82 pacientes se apresentaram em atendimento clínico primário, no departamento de ortopedia ou no laboratório de eletrofisiologia com suspeita de radiculopatia cervical ou síndrome do túnel do carpo	Eletromiografia de agulha e estudos de condução nervosa	0,65 (0,47 a 0,84)	0,70 (0,47 a 0,84)	2,2 (1,3 a 3,6)	0,49 (0,28 a 0,46)
Perda da sensibilidade da facepalmar da falange distal do dedo indicador[11] ◆				0,52 (0,32 a 0,72)	0,67 (0,32 a 0,72)	1,6 (0,92 a 2,7)	0,72 (0,86 a 1,1)
Perda da sensibilidade da facepalmar da falange distal do dedo médio[11] ◆				0,44 (0,26 a 0,63)	0,74 (0,26 a 0,63)	1,7 (0,58 a 0,52)	0,75 (0,86 a 1,1)
Teste de discriminação de dois pontos em movimento ●	O examinador bate na ponta do dedo indicador, no quinto dedo ou em ambos, cinco vezes com a ponta de um ou dois paquímetros. O teste é positivo se o paciente for incapaz de identificar qual a ponta do dedo foi tocada ao menos uma vez	110 pacientes encaminhados para o laboratório de exame eletrofisiológico	Testes de condução nervosa	0,32	0,81	1,68	0,84

11

Mão

Importância Diagnóstica da Diminuição da Sensbilidade na Identificação da Síndrome do Túnel do Carpo

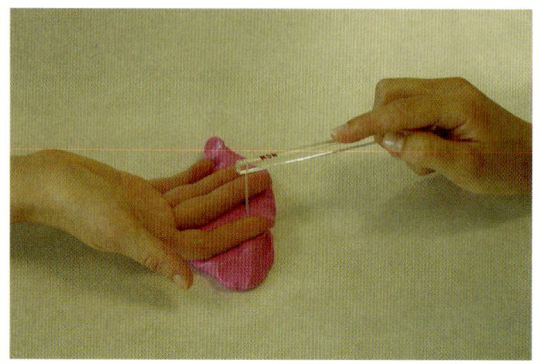

Teste do monofilamento de Semmes-Weinstein

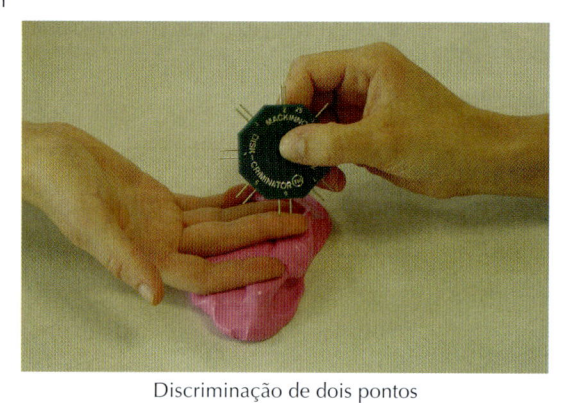

Discriminação de dois pontos

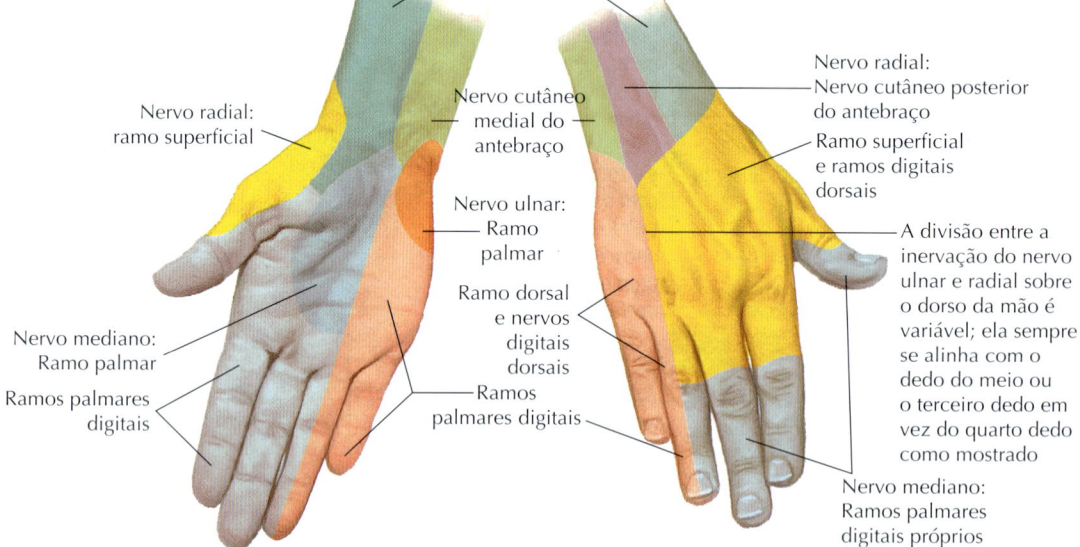

Nervo musculocutâneo:
Nervo cutâneo lateral
do antebraço

Nervo radial:
ramo superficial

Nervo cutâneo
medial do
antebraço

Nervo radial:
Nervo cutâneo posterior
do antebraço

Ramo superficial
e ramos digitais
dorsais

Nervo ulnar:
Ramo
palmar

Nervo mediano:
Ramo palmar

Ramos palmares
digitais

Ramo dorsal
e nervos
digitais
dorsais

Ramos
palmares digitais

A divisão entre a
inervação do nervo
ulnar e radial sobre
o dorso da mão é
variável; ela sempre
se alinha com o
dedo do meio ou
o terceiro dedo em
vez do quarto dedo
como mostrado

Nervo mediano:
Ramos palmares
digitais próprios

Visão anterior (palmar)   **Visão posterior (dorsal)**

C. Machado M.D.

Inervação cutânea do punho e da mão

Figura 11-23
Teste de sensibilidade.

Confiabilidade do Sinal de Tinel

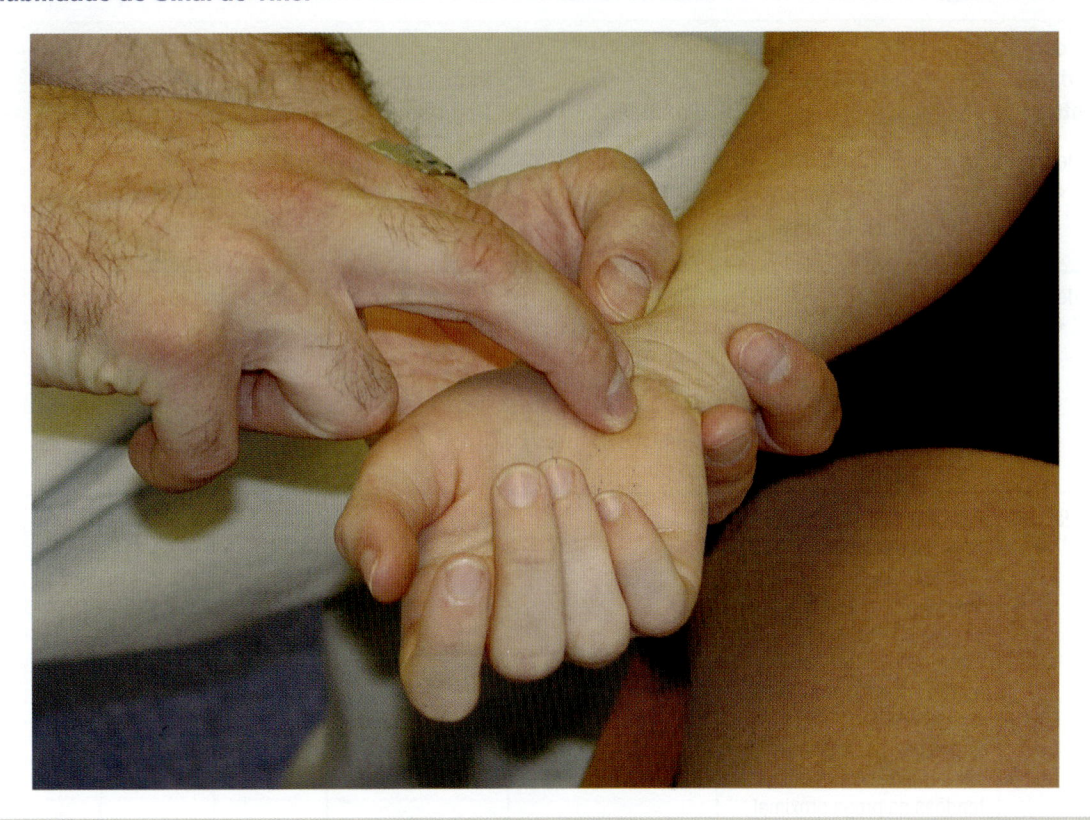

Figura 11-24
Sinal de Tinel.

Teste e Medida e Qualidade do Estudo	Descrição e Achados Positivos	População	Confiabilidade
Sinal de Tinel A[11] ◆	O paciente senta-se com o cotovelo flexionado em 30 graus, o antebraço em supinação e o punho em posição neutra. O examinador deixa cair um martelo de reflexo de uma altura de 15,24 cm (6 polegadas) ao longo do nervo mediano entre os tendões na prega proximal do punho. O teste é positivo se o paciente não relatar sensação dolorosa de formigamento ao longo do curso do nervo mediano	82 pacientes com suspeita de radiculopatia cervical ou síndrome do túnel do carpo	$\kappa = 0,47$ (0,21 a 0,72)
Sinal de Tinel B[11] ◆	Realizado como o teste do sinal de Tinel A, anteriormente descrito, exceto que o examinador tenta provocar os sintomas com o uso de força de intensidade leve a moderada com o martelo de reflexo. O teste épositivo se a dor for exacerbada ao longo do curso do nervo mediano		$\kappa = 0,35$ (0,10 a 0,60)
Sinal de Tinel[24] ◆	O examinador bate sobre a palma da mão a partir da dobra palmar proximal até a dobra distal do punho. O teste é positivo se os sintomas aparecerem nas áreas de distribuição do nervo mediano	36 mãos com síndrome do túnel do carpo	$\kappa = 0,81$ (0,66 a 0,98)

11

Mão

Importância Diagnóstica do Sinal de Tinel na Identificação da Síndrome do Túnel do Carpo

Teste e Qualidade do Estudo	Descrição e Achados Positivos	População	Padrão de Referência	Sensibi-lidade	Especi-ficidade	+RP	−RP
Sinal de Tinel[29] ◆		142 pacientes encaminhados para teste de eletrodiagnóstico	Teste de eletrodiagnóstico	0,27 (0,18 a 0,36)	0,91 (0,84 a 1,0)	3,0	0,80
Sinal de Tinel[27] ◆	O examinador explora o nervo mediano no punho com os dedos. O teste é positivo se o paciente relatar dor ou parestesia nas áreas de distribuição do nervo mediano	228 mãos encaminhadas para consulta eletrodiagnóstica com suspeita de síndrome do túnel do carpo	Estudos de condução nervosa	0,23	0,87	1,77	0,89
Teste de Tinel A[11] ◆	Paciente sentado com o cotovelo flexionado em 30 graus, antebraço em supinação e o punho em posição neutra. O examinador deixa que um martelo de reflexo caia de uma altura de 15,24 cm (6 polegadas) ao longo do nervo mediano entre os tendões na prega proximal do punho. O teste é positivo se o paciente não relatar sensação dolorosa de formigamento ao longo do curso do nervo mediano	82 pacientes com suspeita de radiculopatia cervical ou síndrome do túnel do carpo	Eletromiografia de agulha e estudos de condução nervosa	0,41 (0,22 a 0,59)	0,58 (0,45 a 0,72)	0,98 (0,56 a 1,7)	1,0 (0,69 a 1,5)
Teste de Tinel B[11] ◆	Realizado como o teste do sinal de Tinel A, anteriormente descrito, exceto que o examinador tenta provocar os sintomas com o uso de força de intensidade leve a moderada com o martelo de reflexo. É positivo se a dor é exacerbada ao longo do nervo mediano			0,48 (0,29 a 0,67)	0,67 (0,54 a 0,79)	1,4 (0,84 a 2,5)	0,78 (0,52 a 1,2)
Teste de Tinel[30] ●	Positivo se a percussão do nervo mediano no punho causar formigamento nas áreas de distribuição do nervo mediano	162 mãos de 81 pacientes em tratamento para a síndrome do túnel do carpo	Teste eletrodiagnóstico*	0,90	0,81	4,7	0,12

Importância Diagnóstica do Sinal de Tinel na Identificação da Síndrome do Túnel do Carpo (*continuação*)

Teste e Qualidade do Estudo	Descrição e Achados Positivos	População	Padrão de Referência	Sensibilidade	Especificidade	+RP	−RP
Teste de Tinel[1] ●	Percussão do nervo mediano no punho (nenhum outro detalhe)	232 pacientes com manifestações da síndrome do túnel do carpo e 182 controles	Síndrome do túnel do carpo diagnosticada por exame clínico	0,30 (0,24 a 0,36)	0,65 (0,58 a 0,71)	0,9	1,10
			Tenossinovite por ultrassonografia	0,46 (0,41 a 0,53)	0,85 (0,80 a 0,89)	3,1	0,64
Sinal de Tinel[12] ●	O examinador bate com a parte quadrada do martelo de reflexo sobre a dobra distal do punho de uma altura de 12 cm. O teste é positivo se o paciente relatar dor ou parestesia em, ao menos, um dedo inervado pelo nervo mediano	110 pacientes encaminhados para o laboratório para exame de eletrodiagnóstico	Testes de condução nervosa	0,60	0,67	1,82	0,60

*Também usada análise latente de classe para definir o diagnóstico padrão de referência da síndrome do túnel do carpo, mas esse procedimento resultou na exclusão de um estudo pela qualidade baixa, pois o padrão de referência não foi independente dos testes-índice.

Mão 11

Confiabilidade do Teste de Phalen

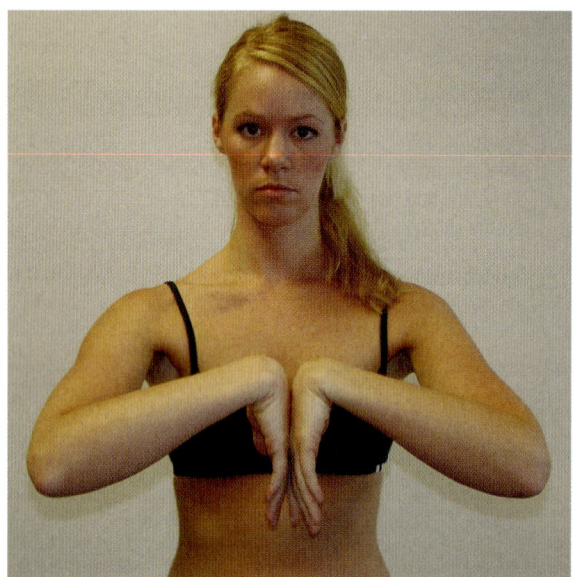

Teste de Phalen

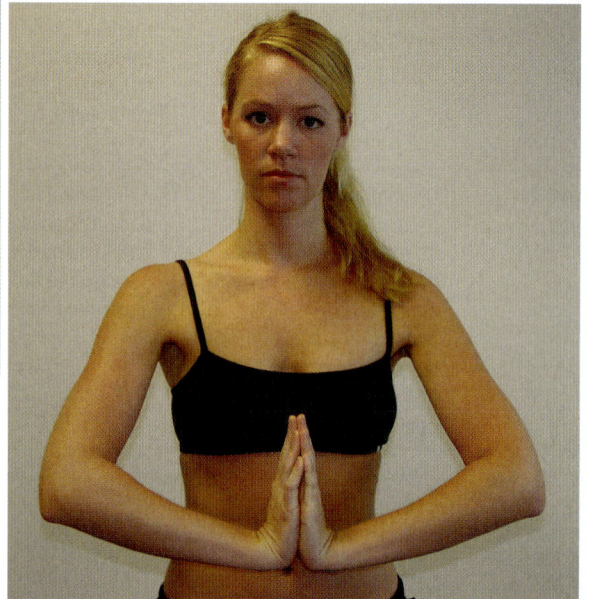

Teste de Phalen invertido

Figura 11-25
Teste de Phalen.

Teste e Medida e Qualidade do Estudo	Descrição e Achados Positivos	População	Confiabilidade Interexaminador
Teste de Phalen[24] ◆	O paciente posiciona as faces dorsais das mãos juntas, mantendo a máxima flexão do punho por 60 segundos. O teste é positivo se os sintomas aparecerem nas áreas de distribuição do nervo mediano	36 mãos com síndrome do túnel do carpo	$\kappa = 0{,}88\ (0{,}77\ a\ 0{,}98)$
Teste de Phalen[11] ◆	Com o paciente sentado com o cotovelo flexionado em 30 graus e o antebraço em supinação, o examinador coloca o punho em flexão máxima por 60 segundos. O teste é positivo se o paciente sentir exacerbação dos sintomas nas áreas de distribuição do nervo mediano	82 pacientes com suspeita de radiculopatia cervical ou síndrome do túnel do carpo	$\kappa = 0{,}79\ (0{,}59\ a\ 1{,}0)$
Teste de extensão do punho[24] ◆	O pacienteposiciona as faces palmares das mãos juntas, mantendo extensão máxima do punho por 60 segundos. O teste é positivo se os sintomas aparecerem nas áreas de distribuição do nervo mediano	36 mãos com síndrome do túnel do carpo	$\kappa = 0{,}72\ (0{,}55\ a\ 0{,}88)$

Importância Diagnóstica do Teste de Phalen na Identificação da Síndrome do Túnel do Carpo

Teste e Qualidade do Estudo	Descrição e Achados Positivos	População	Padrão de Referência	Sensibi-lidade	Especi-ficidade	+RP	−RP
Teste de Phalen[11] ◆	Com o paciente sentado e o cotovelo flexionado em 30 graus e o antebraço em supinação, o examinador coloca o punho em flexão máxima por 60 segundos. O teste é positivo se o paciente sentir exacerbação dos sintomas naa áreas de distribuição do nervo mediano	82 pacientes com suspeita de radiculopatia cervical ou síndrome do túnel do carpo	Eletromiografia de agulha e estudos de condução nervosa	0,77 (0,61 a 0,93)	0,40 (0,26 a 0,53)	1,3 (0,94 a 1,7)	0,58 (0,27 a 1,3)
Teste de Phalen[29] ◆		142 pacientes encaminhados para teste eletrodiagnóstico	Teste eletrodiagnóstico	0,34 (0,24 a 0,43)	0,74 (0,62 a 0,87)	1,31	0,89
Teste de Phalen[27] ◆	O paciente é orientado a flexionar o punho ao máximo e manter a posição por 60 segundos. O teste é positivo se os sintomas aparecerem	228 mãos encami-nhadas para consulta eletrodiagnóstica em relação à suspeita de síndrome do túnel do carpo	Estudos de condução nervosa	0,51	0,76	2,13	0,64
Teste de Phalen[30] ●		162 mãos de 81 pa-cientes procurando por tratamento da síndrome do túnel do carpo	Teste eletro-diagnóstico*	0,85	0,79	4,0	0,19
Teste de Phalen[1] ●	Flexão completa do punho por 60 segundos (nenhum outro detalhe)		Síndrome do túnel do carpo diagnosticada por exame clínico	0,47 (0,41 a 0,54)	0,17 (0,13 a 0,23)	0,6	3,12
		232 pacientes com manifestações da síndrome do túnel do carpo e 182 controles	Tenossinovite diagnosticado por ultrassono-grafia	0,92 (0,36 a 0,49)	0,87 (0,82 a 0,91)	7,1	0,09
Teste de Phalen invertido[1] ●	Extensão completa do punho por 60 segundos (nenhum outro detalhe)		Síndrome do túnel do carpo diagnosticada por exame clínico	0,42 (0,36 a 0,49)	0,35 (0,29 a 0,42)	0,6	1,66
			Tenossinovite diagnosticada por ultrassono-grafia	0,75 (0,69 a 0,80)	0,85 (0,80 a 0,89)	5,0	0,29

Continua

11

Mão

Importância Diagnóstica do Teste de Phalen na Identificação da Síndrome do Túnel do Carpo (*continuação*)

Teste e Qualidade do Estudo	Descrição e Achados Positivos	População	Padrão de Referência	Sensibilidade	Especificidade	+RP	–RP
Teste de Phalen[12] ●	O examinador orienta o paciente a flexionar ambos os punhos em 90 graus com as faces dorsais das mãos mantidas em oposição por 60 segundos. O teste é positivo se o paciente relatar dor ou parestesia em, ao menos, um dedo inervado pelo nervo mediano	110 pacientes encaminhados para o laboratório para exame eletrofisiológico	Testes de condução nervosa	0,74	0,47	1,4	0,55
Teste de Phalen[10] ●	O paciente mantém os antebraços em pronação, com os cotovelos apoiados sobre a mesa de exame, os antebraços na vertical e os punhos em flexão assistida pela gravidade. O teste é positivo se os sintomas aparecerem	132 pacientes com dor no membro superior	Confirmação eletrofisiológica	0,79	0,92	9,88	0,23

* Também usada análise latente de classe para definir o diagnóstico padrão de referência da síndrome do túnel do carpo, mas esse resultou em exclusão de um estudo por baixa qualidade, pois o padrão de referência não era independente dos testes-índice.

Confiabilidade do Teste de Compressão Carpal

Teste e Medida e Qualidade do Estudo	Descrição e Achados Positivos	População	Confiabilidade
Teste de compressão carpal[11] ◆	Com o paciente sentado com o cotovelo flexionado em 30 graus, o antebraço em supinação e o punho em posição neutra, o examinador coloca ambos os polegares sobre o ligamento transverso do carpo e aplica pressão de 2,72 kg por, no máximo, 30 segundos. O teste é positivo se o paciente sentir exacerbação dos sintomas nas áreas de distribuição do nervo mediano	36 mãos com síndrome do túnel do carpo	κ = 0,77 (0,58 a 0,96)

Importância Diagnóstica do Teste de Compressão Carpal na Identificação da Síndrome do Túnel do Carpo

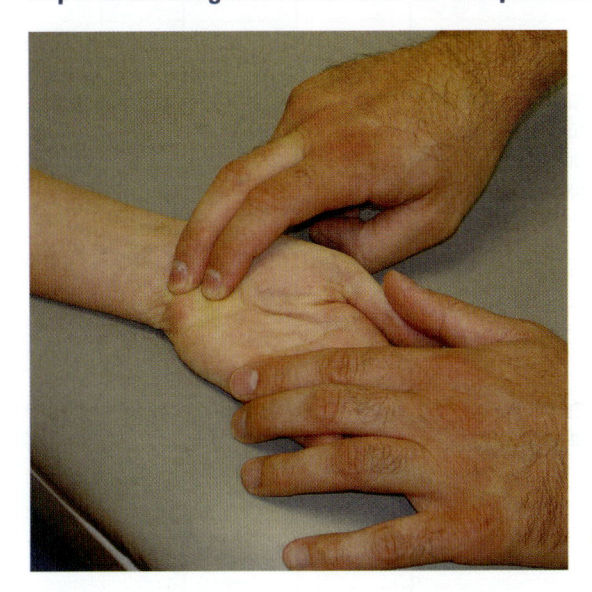

Figura 11-26
Teste de compressão carpal.

Teste e Qualidade do Estudo	Descrição e Achados Positivos	População	Padrão de Referência	Sensibilidade	Especificidade	+RP	−RP
Teste de compressão carpal[11] ◆	Com o paciente sentado com o cotovelo flexionado em 30 graus, antebraço em supinação e o punho em posição neutra, o examinador coloca ambos os polegares sobre o ligamento transverso do carpo e aplica uma pressão de 2,72 kg por, no máximo, 30 segundos. O teste é positivo se o paciente sentirexacerbação dos sintomas nas áreas de distribuição do nervo mediano	82 pacientes se apresentaram no atendimento clínico primário, no departamento de ortopedia ou no laboratório de eletrofisiologia com suspeita de radiculopatia cervical ou síndrome do túnel do carpo	Eletromiografia de agulha e estudos de condução nervosa	0,64 (0,45 a 0,83)	0,30 (0,17 a 0,42)	0,91 (0,65 a 1,3)	1,2 (0,62 a 2,4)

Continua

Mão

11

Importância Diagnóstica do Teste de Compressão Carpal na Identificação da Síndrome do Túnel do Carpo (*continuação*)

Teste e Qualidade do Estudo	Descrição e Achados Positivos	População	Padrão de Referência	Sensibilidade	Especificidade	+RP	−RP
Teste de compressão carpal[27] ◆	O examinador aplica pressão de intensidade moderada sobre o nervo mediano na parte distal da prega distal do flexor do punho, por 5 segundos. O teste é considerado positivo se for relatado dor, parestesia ou dormência	228 mãos encaminhadas para consulta eletrodiagnóstica em relação à suspeita de síndrome do túnel do carpo	Estudos de condução nervosa	0,28	0,74	1,08	0,97
Teste de compressão do túnel do carpo[1] ●	O examinador exerce pressão uniforme sobre o espaço entre a eminência tenar e a eminência hipotenar por 30 segundos, enquanto o braço está em supinação. O paciente é questionado em relação aos sintomas a cada 15 segundos	232 pacientes com manifestações da síndrome do túnel do carpo e 182 controles	Síndrome do túnel do carpo diagnosticado por exame clínico	0,46 (0,40 a 0,53)	0,25 (0,20 a 0,31)	0,6	2,16
Teste de compressão carpal[10] ●	O examinador aplica pressão de intensidade moderada com os polegares sobre o ligamento transverso do carpo, com o punho em posição neutra, por 30 segundos. O teste é considerado positivo se ocorrer dor, parestesia ou dormência	132 pacientes com dor no membro superior	Confirmação eletrofisiológica	0,83	0,92	10,38	0,18

Importância Diagnóstica do Teste de Elevação da Mão na Identificação da Síndrome do Túnel do Carpo

Teste e Qualidade do Estudo	Descrição e Achados Positivos	População	Padrão de Referência	Sensibilidade	Especificidade	+RP	−RP
Teste da elevação da mão[31] ●	Paciente é orientado a elevar ambas as mãos acima da cabeça, por 1 minuto. O teste é positivo se aparecerem os mesmos sintomas	70 pacientes com sintomas da síndrome do túnel do carpo e estudos positivos de condução nervosa	Teste eletrodiagnóstico	0,99	0,91	11,0	0,01

Importância Diagnóstica do Teste de Elevação da Mão na Identificação da Síndrome do Túnel do Carpo

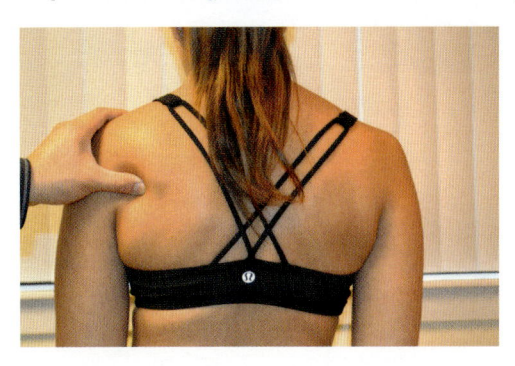

Figura 11-27
Teste infraespinal.

Teste e Qualidade do Estudo	Descrição e Achados Positivos	População	Padrão de Referência	Sensibilidade	Especificidade	+RP	−RP
Teste infraespinal[32] ◆	O examinador exerce pressão de 2,5 kg, por 30 segundos sobre a margem lateral do músculo infraespinal entre a ponta do ângulo inferior da escápula e a ponta dorsal do ângulo do acrômio. O teste é positivo se o paciente sentir os sintomas da síndrome do túnel do carpo ou uma pressão local desagradável	34 pacientes com sintomas da síndrome do túnel do carpo	Teste eletrodiagnóstico	0,70	0,87	5,4	0,34

Importância Diagnóstica do Uso de Questionário na Predição dos Resultados dos Testes de Condução Nervosa para a Síndrome do Túnel do Carpo

Teste e Qualidade do Estudo	Descrição e Achados Positivos	População	Padrão de Referência	Sensibilidade	Especificidade	+RP	−RP
Questionário de Kamath e Stothard[33] ◆	Os pacientes com pontuação maior do que 6 no questionário podem ser classificados como tendo testes de condução nervosa anormais	21 pacientes com sintomas da síndrome do túnel do carpo	Teste eletrodiagnóstico	N/A	0,87 (0,80 a 0,93)	N/A	N/A
	Os pacientes com pontuação abaixo de 3 podem ser classificados como testes de condução nervosa normais			0,87 (0,80 a 0,94)	N/A		

N/A, Não aplicável.

Confiabilidade dos Testes de Tensão do Membro Superior

Teste e Medida e Qualidade do Estudo	Descrição e Achados Positivos	População	Confiabilidade Interexaminador
Teste A de tensão do membro superior[11] ◆	Observar o Próximo quadro	82 pacientes com suspeita de radiculopatia cervical ou síndrome do túnel do carpo	κ = 0,76 (0,51 a 1,0)
Teste B de tensão do membro superior[11] ◆			κ = 0,83 (0,65 a 1,0)

11

Mão

Importância Diagnóstica dos Testes de Tensão do Membro Superior na Identificação da Síndrome do Túnel do Carpo

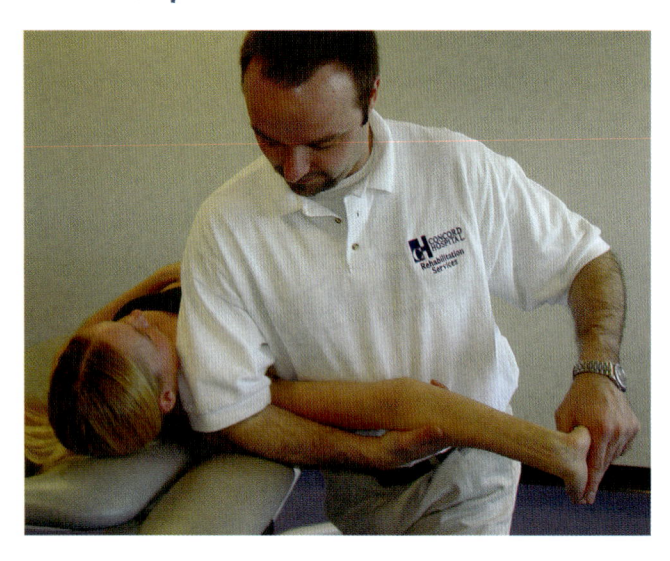

Figura 11-28
Teste A de tensão do membro superior.

Teste e Qualidade do Estudo	Descrição e Achados Positivos	População	Padrão de Referência	Sensibi-lidade	Especi-ficidade	+RP	−RP
Teste A de tensão do membro superior[11] ◆	Com o paciente em posição supina, o examinador realiza depressão escapular, abdução do ombro, supinação do antebraço, extensão do punho e dedos, rotação lateral do ombro, extensão do cotovelo e inclinação cervical lateral contralateral e ipsolateral. O teste é positivo se aparecerem os sintomas, se a diferença de um lado para o outro na extensão do cotovelo for maior do que 10 graus, se a inclinação contralateral do pescoço aumentar os sintomas ou se a inclinação ipsolateral diminuir os sintomas	82 pacientes com suspeita de radiculopatia cervical ou da síndrome do túnel do carpo	Eletromiografia de agulha e estudos de condução nervosa	0,75 (0,58 a 0,92)	0,13 (0,04 a 0,22)	0,86 (0,67 a 1,1)	1,9 (0,72 a 5,1)
Teste B de tensão do membro superior[11] ◆	Com o paciente em posição supina com o ombro abduzido em 30 graus, o examinador realiza depressão escapular, rotação medial do ombro, extensão total do cotovelo, flexão do punho e dedos e inclinação cervical contralateral/ipsolateral. O teste é positivo se aparecerem os sintomas, se a diferença de um lado para o outro na flexão do punho for maior do que 10 graus, se a inclinação contralateral do pescoço aumentar os sintomas ou se a inclinação ipsolateral diminuir os sintomas			0,64 (0,45 a 0,83)	0,30 (0,17 a 0,42)	0,91 (0,65 a 1,3)	1,2 (0,62 a 2,4)

Importância Diagnóstica de Testes Específicos na Identificação da Instabilidade do Carpo

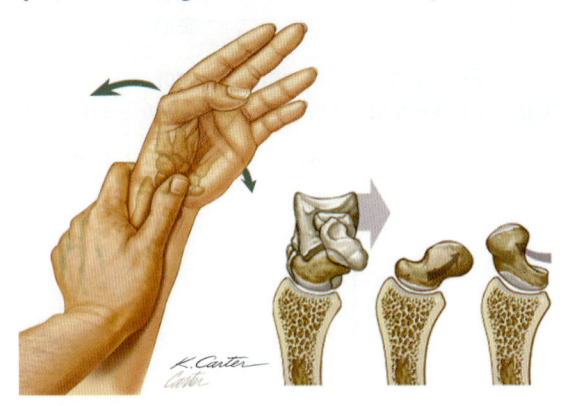

Figura 11-29
Teste do deslocamento do escafoide.

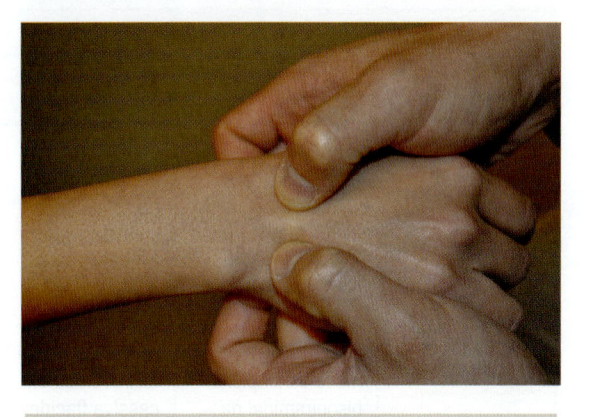

Figura 11-30
Teste de *ballottement*.

Teste e Medida e Qualidade do Estudo	Descrição	Achados Positivos	População	Padrão de Referência	Sensibilidade	Especificidade	+RP	−RP
Teste do deslocamento do escafoide[34] ●	O cotovelo do paciente é estabilizado sobre a mesa com o antebraço em leve pronação. Com uma mão, o examinador segura o lado radial do punho do paciente, com o polegar sobre a proeminência palmar do escafoide. Com a outra mão, o examinador segura a mão do paciente no nível do metacarpo para estabilizar o punho. O examinador mantém pressão sobre o tubérculo do osso escafoide e move o punho do paciente em desvio ulnar com leve extensão e então desvia para radial com leve flexão. O examinador libera a pressão sobre o escafoide enquanto o punho está em desvio e flexão radial	Positivo para a instabilidade do escafoide se este deslocar-se, se o teste promover um som ou os sintomas forem reproduzidos quando o escafoide é liberado	50 punhos doloridos submetidos a artroscopia	Visualização artroscópica	0,69	0,66	2,03	0,47

Mão **11**

Importância Diagnóstica de Testes Específicos na Identificação da Instabilidade do Carpo (*continuação*)

Teste e Medida e Qualidade do Estudo	Descrição	Achados Positivos	População	Padrão de Referência	Sensibilidade	Especificidade	+RP	−RP
Teste de *ballottement* [24] ●	O examinador estabiliza o osso semilunar do paciente entre o polegar e o dedo indicador de uma mão, enquanto a outra mão move o complexo pisopiramidal na direção palmare dorsal	Positivo para a instabilidade da articulação semilunarpiramidal se os sintomas do paciente forem reproduzidos ou for revelada excessiva flacidez da articulação			0,64	0,44	1,14	0,82
Deslizamento ulnomeniscopiramidal dorsal[34] ●	Com o paciente sentado com o cotovelo sobre a mesa e o antebraço em posição neutra, o examinador coloca o polegar sobre a cabeça da ulna distal. Ele então coloca o lado radial do indicador proximal à articulação IF sobre a superfície palmar do complexo pisopiramidal do paciente e comprime o polegar e o dedo indicador juntos, realizando um deslizamento dorsal do complexo pisopiramidal	É considerado positivo para a instabilidade do complexo ulnomeniscopiramidal se os sintomas do paciente forem reproduzidos ou houver excessiva flacidez da articulação			0,66	0,64	1,69	0,56

Importância Diagnóstica de Testes Específicos na Identificação da Tenossinovite de de Quervain

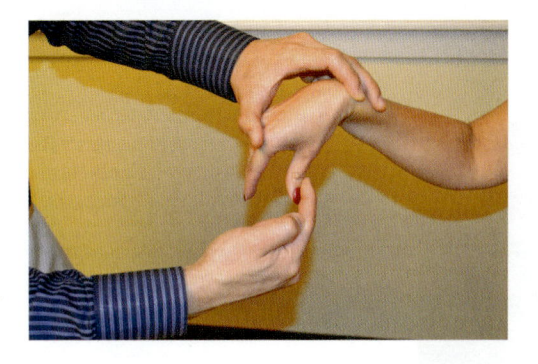

Figura 11-31
Teste de hiperflexão do punho e abdução do polegar.

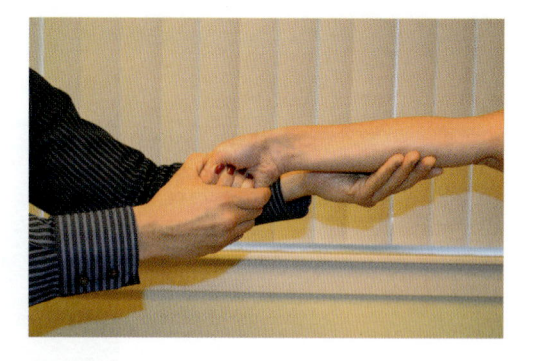

Figura 11-32
Teste de Eichhoff.

Teste e Qualidade do Estudo	Descrição e Achados Positivos	População	Padrão de Referência	Sensibilidade	Especificidade	+RP	−RP
Teste de hiperflexão do punho e abdução do polegar[35] ●	O punho do paciente é hiperflexionado com o polegar abduzido em extensão total MCP e IP, contra o dedo indicador do examinador. O teste é positivo se houver a exacerbação dos sintomas	104 pacientes que se apresentaram clinicamente com os sintomas da doença de de Quervain	Confirmação com raios X e ultrassonografia	0,99 (0,96 a 1,02)	0,29 (−0,14 a 0,71)	1,39	0,04
Teste de Eichhoff[35] ●	O paciente realiza desvio ulnar com o punho cerrado enquanto segura o polegar oposto. O teste é positivo com se houver exacerbação do sintoma			0,89 (0,81 a 0,97)	0,14 (−0,19 a 0,47)	1,04	0,75

Confiabilidade dos Testes Especiais Diversos

Teste e Medida e Qualidade do Estudo	Descrição e Achados Positivos	População	Confiabilidade Interexaminador
Teste de compressão do nervo mediano[24] ◆	O examinador estende passivamente o dedo indicador do paciente enquanto o antebraço está em supinação e o punho está em extensão total. A posição é mantida por 15 segundos. O teste é positivo se os sintomas aparecerem nas áreas de distribuição do nervo mediano	38 mãos com síndrome do túnel do carpo	$\kappa = 0,49$ (0,26 a 0,71)
Teste depreensão[24] ◆	O paciente segura ativamente um pedaço de papel entre a ponta do polegar e o dedo indicador e os dedos longos com o uso de flexão MCP e extensão IP. O teste é positivo se aparecerem os sintomas nas áreas de distribuição do nervo mediano		$\kappa = 0,76$ (0,62 a 0,91)

11

Mão

Importância Diagnóstica dos Testes Especiais Diversos

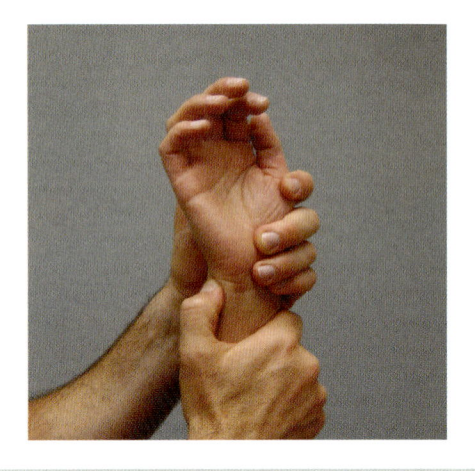

Figura 11-33
Sinal da fóvea ulnar.

Teste e Qualidade do Estudo	Descrição e Achados Positivos	População	Padrão de Referência	Sensibi-lidade	Especi-ficidade	+RP	−RP
Manobra de Flick[29] ◆	O paciente é orientado a demonstrar os movimentos da mão ou posições que ele usa quando a dor está mais grave. O teste é positivo se o paciente agitar a mão para baixo	142 pacientes encaminhados para teste eletrodiagnóstico	Síndrome do túnel do carpo diagnosticado por teste eletrodiagnóstico	0,37 (0,27 a 0,46)	0,74 (0,62 a 0,87)	1,42	0,85
Teste de provocação lumbrical[16] ●	O paciente é orientado a manter o punho cerrado por 60 segundos. O teste é considerado positivo se o paciente relatar parestesia nas áreas de distribuição do nervo mediano	96 pacientes encaminhados para teste eletrodiagnóstico		0,37	0,71	1,28	0,89
Sinal da fóvea ulnar[36] ●	O examinador pressiona o polegar distal e aprofunda essa pressão no "soft spot" entre o processo estiloide da ulna e o tendão do músculo flexor ulnar do carpo do paciente. O teste é positivo se o paciente sentir sensibilidade similar à dor no punho	272 pacientes submetidos à artroscopia do punho	Rompimento foveal dos ligamentos radioulnares distais e lesões do ligamento ulnopiramidal observados durante a artroscopia	0,95 (0,90 a 0,98)	0,87 (0,79 a 0,92)	7,1 (4,5 a 11,0)	0,06 (0,03 a 0,11)

Síndrome do Túnel do Carpo: Regra de Predição Clínica

Wainner et al.[11] desenvolveram uma regra de predição clínica para a detecção da síndrome do túnel do carpo. O resultado do estudo demonstrou que, se cinco variáveis (pontuação da *Brigham and Women's Hospital Hand Severity Scale* de mais de 1,9, índice da razão do maior do que 0,67, o relato do paciente de sacudir a mão para aliviar o sintoma, sensibilidade diminuída na face palmar da falange distal do polegar e idade acima de 45 anos) estivessem presentes, a +RP era de 18,3 (IC 95%: 1,0; 328,3). Essa regra de predição clínica resulta na probabilidade pós-teste de 90% de que o paciente tenha a síndrome do túnel do carpo.

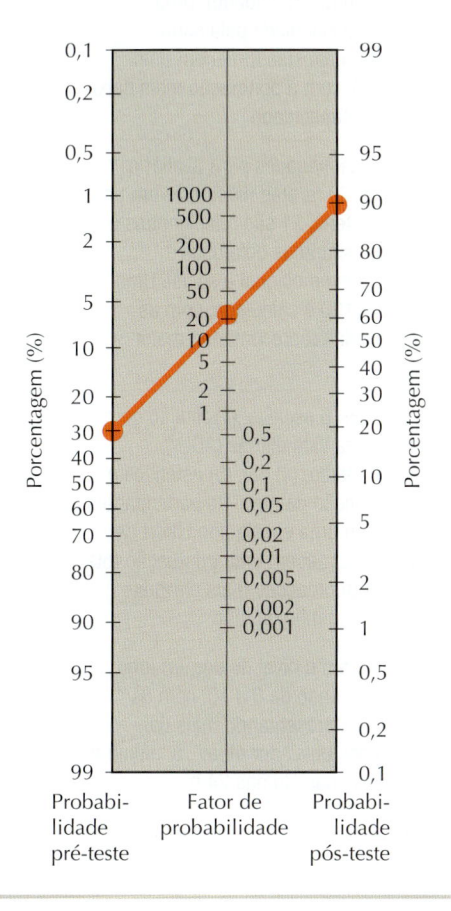

Figura 11-34

Nomograma representando a mudança no pré-teste (34% neste estudo) à probabilidade pós-teste, dada a regra de predição clínica. (De Fagan TJ. Letter: Nomogram for Bayes theorem. *N Engl J Med* 1975;293:257. Copyright 2005, Massachusetts Medical Society).

Fratura do Escafoide: Regra de Predição Clínica

Duckworth et al.[37] desenvolveram uma regra de predição clínica que incorpora fatores demográficos e clínicos previsíveis de uma fratura do escafoide. No estudo, 260 pacientes com suspeita clínica ou radiologicamente confirmada de fratura do escafoide foram avaliados nas 72 horas da lesão e aproximadamente 2 a 6 semanas depois da lesão com avaliação clínica e radiográfica padrão. Um modelo de regressão logístico identificou quatro variáveis (gênero masculino, lesão esportiva, dor na tabaqueira anatômica no desvio ulnar do punho nas primeiras 72 h da lesão e sensibilidade no tubérculo do escafoide após 2 semanas) como preditores independentes de fratura. O risco de fratura escafoide foi de 91% com esses quatro fatores positivos. Todos os pacientes que não apresentaram dor na tabaqueira anatômica no desvio ulnar do punho nas primeiras 72 h da lesão não tinham fratura.

Medições de Resultado

Medição de Resultado	Pontuação e Interpretação	Confiabilidade do Teste-Reteste e Qualidade do Estudo	MCID
Índice Funcional da Extremidade Superior	Os participantes são questionados para avaliar a dificuldade em realizar 20 tarefas funcionais em uma escala tipo Likert variando de 0 (atividade extremamente difícil de realizar ou incapacitação de realizá-la) a 4 (nenhuma dificuldade). Uma pontuação total até 80 é calculada pela soma de cada pontuação. As respostas fornecem uma pontuação entre 0 e 80, com a pontuação mais baixa representando maior incapacidade	ICC = 0,95[38] ●	Desconhecido (MDC = 9,1)[38]
Incapacidade do braço, ombro e mão (DASH) Metanálise 2009	Os participantes são questionados para avaliar a dificuldade em realizar 30 tarefas funcionais em uma escala tipo Likert. Dos itens, 21 são relacionados à função física, 5 itens a sintomas dolorosos e 4 relacionados a funções emocional e social. Uma pontuação total de até 100 é calculada, com as pontuações mais elevadas representando maior incapacidade	ICC = 0,90[39]	10,2[39]
Questionário Michigan Hand Outcomes (MHQ)	Consiste em 37 itens em 6 escalas: (1) função geral da mão, (2) atividades da vida diárias (ADLs), (3) desempenho no trabalho, (4) dor, (5) estéticos e (6) satisfação com a função da mão. Os participantes avaliaram cada item em uma escala tipo Likert de 5 pontos. As respostas fornecem uma pontuação total entre 0 e 100, com as pontuações mais elevadas indicando melhor desempenho da mão	ICC = 0,95[40] ●	Dor = 23 Função = 13 ADL = 11 Trabalho = 8[41]
Escala Numérica de Classificação da Dor (NPRS)	Os participantes avaliaram o nível de dor em uma escala de 11 pontos variando de 0 a 10, com as pontuações mais altas representando mais dor. Geralmente perguntados pela "dor atual", a "mínima", a "pior" e a "dor média" nas últimas 24 h	ICC = 0,72[41] ●	2[8, 9]

ICC, coeficiente de correlação intraclasses; MCID, diferença mínima clinicamente importante; MDC, mudança mínima detectável.

Avaliação de Qualidade dos Estudos de Confiabilidade para a Mão Usando QAREL

	Mathiowetz 1984[22]	Bohannon 1987[25]	Rheault 1989[26]	Horger 1990[17]	LaStayo 1994[18]	MacDermid 1994[24]	Brown 2000[3]	Strafford 2001[38]	Schreuders 2003[23]	Leard 2004[28]
1. O teste foi avaliado em uma amostra de indivíduos que foram representativos daqueles para quem os autores pretendiam que os resultados fossem aplicados?	I	S	S	S	S	S	S	S	S	S
2. O teste foi realizado por examinadores que foram representativosdaqueles para quem os autores pretendiam que os resultados fossem aplicados?	S	S	I	S	N	S	S	S	S	S
3. Os avaliadores desconheciam os achados de outros examinadores durante o estudo?	I	I	I	I	I	S	S	N/A	S	S
4. Os avaliadores desconheciam seus próprios achados anteriores do teste sob avaliação?	I	N	I	N/A	I	N/A	N/A	N/A	S	N/A
5. Os avaliadores desconheciam os resultados do padrão de referência para a alteração-alvo (ou variável) avaliada?	N/A	N/A	I	N/A	N/A	N/A	N/A	N/A	S	N/A
6. Os examinadores desconheciam a informação clínica que não estava intencionada a ser oferecida como parte do procedimento do teste ou modelo de estudo?	I	I	I	I	S	I	I	I	I	S
7. Os avaliadores desconheciam indícios extras que não fossem parte do teste?	I	I	I	I	I	I	I	I	I	S
8. A sequência do exame foi variada?	I	I	I	I	I	I	N	N/A	S	I
9. O intervalo de tempo entre as medidas repetidas foi compatível com a estabilidade (ou estabilidade teórica) da variável medida?	S	S	I	S	S	S	S	S	S	S
10. O teste foi aplicado corretamente e interpretado de maneira apropriada?	S	S	S	S	S	S	S	S	S	S
11. Foram usadas medidas estatísticas apropriadas?	S	S	S	S	S	S	S	S	S	S
Resumo do Escore de Qualidade:	■	●	■	●	●	●	●	◆	◆	◆

S = sim, N = não, I = indefinido, N/A = não aplicável. ◆ Boa qualidade (S – N = 9 a 11), ● Qualidade razoável (S – N = 6 a 8), ■ Baixa qualidade (S – N ≤ 5).

Avaliação de Qualidade da Confiabilidade dos Estudos para a Mão Usando QAREL

	Massy-Westropp 2004[40]	Bohannon 2005[2]	Wainner 2005[11]	Coldham 2006[4]	Stam 2006[19]	Van den Beld 2006[20]	Li 2007[42]	Molenaar 2008[21]	De Kraker 2009[7]	Calfee 2012[15]
1. O teste foi avaliado em uma amostra de indivíduos que foram representativos daqueles de quem os autores pretendiam que os resultados fossem aplicados?	I	S	S	S	S	S	S	S	S	S
2. O teste foi realizado por examinadores que foram representativos daqueles para quem os autores pretendiam que os resultados fossem aplicados?	S	S	I	S	N	S	S	S	S	S
3. Os avaliadores desconheciam os achados de outros examinadores durante o estudo?	I	I	I	I	I	S	S	N/A	S	S
4. Os examinadores desconheciam seus próprios achados anteriores do teste sob avaliação?	I	N	I	N/A	I	N/A	N/A	N/A	S	N/A
5. Os avaliadores desconheciam os resultados do padrão de referência para a alteração-alvo (ou variável) avaliada?	N/A	N/A	I	N/A	N/A	N/A	N/A	N/A	S	N/A
6. Os examinadores desconheciam a informação clínica que não estava intencionada a ser oferecida como parte do procedimento do teste ou modelo de estudo?	I	I	I	I	S	I	I	I	I	S
7. Os avaliadores desconheciam indícios extras que não fossem parte do teste?	I	I	I	I	I	I	I	I	I	S
8. A sequência do exame foi variada?	I	I	I	I	I	I	N	N/A	S	I
9. O intervalo de tempo entre as medidas repetidas foi compatível com a estabilidade (ou estabilidade teórica) da variável medida?	S	S	I	S	S	S	S	S	S	S
10. O teste foi aplicado corretamente e interpretado de modo apropriado?	S	S	S	S	S	S	S	S	S	S
11. Foram usadas medidas estatísticas apropriadas?	S	S	S	S	S	S	S	S	S	S
Resumo do Escore de Qualidade:	■	●	■	●	●	●	●	◆	◆	◆

S = sim, N = não, I = indefinido, N/A = não aplicável. ◆ Boa qualidade (S – N = 9 a 11), ● Qualidade razoável (S – N = 6 a 8), ■ Baixa qualidade (S – N ≤ 5).

Avaliação de Qualidade dos Estudos Diagnósticos para a Mão Usando QUADAS

	Waeckerle 1987[13]	Katz 1990[12]	LaStayo 1995[34]	Grover 1996[14]	Kuhlman 1997[27]	Fertl 1998[10]	Szabo 1999[43]	Pershad 2000[44]	Karl 2001[16]	Hansen 2004[29]	LaJoie 2005[30]	Wainner 2005[11]	Tay 2007[36]	El Miedany 2008[1]
1. O espectro dos pacientes foi representativo dos pacientes que receberiam o teste na prática?	S	S	S	S	S	N	N	S	S	S	S	S	S	N
2. Os critérios de seleção foram descritos claramente?	S	N	S	S	S	N	N	S	S	S	I	S	I	S
3. É provável que o padrão de referência classifique corretamente a condição-alvo?	S	S	S	I	S	S	I	S	S	S	S	S	S	S
4. O período de tempo entre o padrão de referência e o teste índice foi curto o suficiente para ser razoavelmente seguro de que a condição-alvo não tenha mudado entre os dois testes?	S	I	I	S	S	I	I	S	I	S	S	S	I	I
5. A amostra toda ou uma seleção aleatória da amostra recebeu verificação com o uso de um padrão de referência de diagnóstico?	S	S	S	S	S	S	N	S	S	S	S	S	S	S
6. Os pacientes receberam o mesmo padrão de referência independentemente do resultado do teste índice?	S	S	S	S	S	S	N	S	S	S	S	S	I	S
7. O padrão de referência era independente do teste índice (i.e., o teste índice não fez parte do padrão de referência)?	S	S	S	N	S	S	I	S	S	S	S	S	S	S
8. A execução do teste índice foi descrita com detalhe suficiente para permitir a replicação do teste?	S	S	S	S	S	S	S	S	S	S	S	S	S	S
9. A execução do padrão de referência foi descrita com detalhe suficiente para permitir sua replicação?	S	S	S	S	S	S	S	S	S	S	N	S	N	S
10. Os resultados do teste índice foram interpretados sem o conhecimento dos resultados do teste de referência?	S	S	I	S	S	S	I	S	S	S	I	I	S	I
11. Os resultados do padrão de referência foram interpretados sem o conhecimento dos resultados do teste índice?	N	S	I	S	I	I	I	I	I	I	I	I	S	I
12. Os mesmos dados clínicos estavam disponíveis quando os resultados dos testes foram interpretados como estariam disponíveis quando o teste fosse usado na prática?	I	S	S	I	I	S	S	S	I	I	I	S	S	S
13. Os resultados não interpretáveis/intermediários foram relatados?	I	I	I	I	S	S	I	S	I	I	I	S	I	I
14. Os levantamentos do estudo foram explicados?	S	I	I	I	S	S	I	S	I	S	I	S	I	I
Resumo do Escore de Qualidade:	◆	●	●	●	◆	●	■	◆	●	◆	●	◆	●	●

S = sim, N = não, I = indefinido. ◆ Boa qualidade (S – N = 10 a 14), ● Qualidade razoável (S – N = 5 a 9), ■ Baixa qualidade (S – N ≤ 4).

11

Mão

Avaliação da Qualidade dos Estudos Diagnósticos para a Mão Usando QUADAS

	Amirfeyz 2011[31]	Bridges 2011[33]	Calfee 2012[15]	Meder 2012[32]	Goubau 2014[35]
1. O espectro dos pacientes foi representativo dos pacientes que receberiam o teste na prática?	S	S	S	S	S
2. Os critérios de seleção foram descritos claramente?	S	S	S	S	S
3. O padrão de referência demonstrou probabilidade de classificar corretamente a condição-alvo?	S	S	S	S	S
4. O período de tempo entre o padrão de referência e o teste índice foi curto o suficiente para ser razoavelmente seguro de que a condição-alvo não tenha mudado entre os dois testes?	S	S	S	S	I
5. A amostra toda ou uma seleção aleatória da amostra recebeu verificação com o uso de um padrão de referência de diagnóstico?	S	S	S	I	N
6. Os pacientes receberam o mesmo padrão de referência independentemente do resultado do teste índice?	I	S	S	I	N
7. O padrão de referência foi independente do teste índice (i.e., o teste índice não fez parte do padrão de referência)?	S	S	S	S	S
8. A execução do teste índice foi descrita com detalhe suficiente para permitir a replicação do teste?	S	S	S	S	S
9. A execução do padrão de referência foi descrita com detalhe suficiente para permitir sua replicação?	S	S	S	S	S
10. Os resultados do teste índice foram interpretados sem o conhecimento dos resultados do teste de referência?	N	S	S	S	S
11. Os resultados do padrão de referência foram interpretados sem conhecimento dos resultados do teste índice?	I	N	I	I	I
12. Os mesmos dados clínicos estavam disponíveis quando os resultados do teste foram interpretados como estariam disponíveis quando o teste fosse usado na prática?	I	S	S	S	S
13. Os resultados não interpretáveis/intermediários foram relatados?	N	I	I	I	N
14. Os levantamentos do estudo foram explicados?	N	I	I	S	N
Resumo do Escore de Qualidade:	●	◆	◆	◆	●

S = sim, N = não, I = indefinido. ◆ Boa qualidade (S – N = 10 a 14), ● Qualidade razoável (S – N = 5 a 9), ■ Baixa qualidade (S – N ≤ 4).

1. El Miedany Y, Ashour S, Youssef S, et al. Clinical diagnosis of carpal tunnel syndrome: old tests—new concepts. *Joint Bone Spine*. 2008;75:451-457.

2. Bohannon RW, Schaubert KL. Test-retest reliability of grip-strength measures obtained over a 12-week interval from community-dwelling elders. *J Hand Ther*. 2005;18:426-427, quiz 428.

3. Brown A, Cramer LD, Eckhaus D, et al. Validity and reliability of the Dexter hand evaluation and therapy system in hand-injured patients. *J Hand Ther*. 2000;13:37-45.

4. Coldham F, Lewis J, Lee H. The reliability of one vs. three grip trials in symptomatic and asymptomatic subjects. *J Hand Ther*. 2006;19:318-326, quiz 327.

5. Cole IC. Fractures and ligament injuries of the wrist and hand. In: *The Wrist and Hand*. La Crosse, Wisconsin: Orthopaedic Section, American Physical Therapy Association; 1995.

6. D'Arcy CA, McGee S. The rational clinical examination. Does this patient have carpal tunnel syndrome? *JAMA*. 2000;283:3110-3117.

7. de Kraker M, Selles RW, Schreuders TA, et al. Palmar abduction: reliability of 6 measurement methods in healthy adults. *J Hand Surg [Am]*. 2009;34:523-530.

8. Farrar JT, Berlin JA, Strom BL. Clinically important changes in acute pain outcome measures: a validation study. *J Pain Symptom Manage*. 2003;25:406-411.

9. Farrar JT, Portenoy RK, Berlin JA, et al. Defining the clinically important difference in pain outcome measures. *Pain*. 2000;88:287-294.

10. Fertl E, Wober C, Zeitlhofer J. The serial use of two provocative tests in the clinical diagnosis of carpal tunnel syndrome. *Acta Neurol Scand*. 1998;98:328-332.

11. Wainner RS, Fritz JM, Irrgang JJ, et al. Development of a clinical prediction rule for the diagnosis of carpal tunnel syndrome. *Arch Phys Med Rehabil*. 2005;86:609-618.

12. Katz JN, Larson MG, Sabra A, et al. The carpal tunnel syndrome: diagnostic utility of the history and physical examination findings. *Ann Intern Med*. 1990;112:321-327.

13. Waeckerle JF. A prospective study identifying the sensitivity of radiographic findings and the efficacy of clinical findings in carpal navicular fractures. *Ann Emerg Med*. 1987;16:733-737.

14. Grover R. Clinical assessment of scaphoid injuries and the detection of fractures. *J Hand Surg [Br]*. 1996;21:341-343.

15. Calfee RP, Dale AM, Ryan D, et al. Performance of simplified scoring systems for hand diagrams in carpal tunnel syndrome screening. *J Hand Surg [Am]*. 2012;37(1):10-17.

16. Karl AI, Carney ML, Kaul MP. The lumbrical provocation test in subjects with median inclusive paresthesia. *Arch Phys Med Rehabil*. 2001;82:935-937.

17. Horger MM. The reliability of goniometric measurements of active and passive wrist motions. *Am J Occup Ther*. 1990;44:342-348.

18. LaStayo PC, Wheeler DL. Reliability of passive wrist flexion and extension goniometric measurements: a multicenter study. *Phys Ther*. 1994;74:162-174, discussion 174-176.

19. Stam HJ, Ardon MS, den Ouden AC, et al. The compangle: a new goniometer for joint angle measurements of the hand. A technical note. *Eura Medicophys*. 2006;42:37-40.

20. van den Beld WA, van der Sanden GA, Sengers RC, et al. Validity and reproducibility of hand-held dynamometry in children aged 4-11 years. *J Rehabil Med*. 2006;38:57-64.

21. Molenaar HM, Zuidam JM, Selles RW, et al. Age-specific reliability of two grip-strength dynamometers when used by children. *J Bone Joint Surg Am*. 2008;90:1053-1059.

22. Mathiowetz V, Weber K, Volland G, Kashman N. Reliability and validity of grip and pinch strength evaluations. *J Hand Surg [Am]*. 1984;9:222-226.

23. Schreuders TA, Roebroeck ME, Goumans J, et al. Measurement error in grip and pinch force measurements in patients with hand injuries. *Phys Ther*. 2003;83:806-815.

24. MacDermid JC, Kramer JF, Woodbury MG, et al. Inter-rater reliability of pinch and grip strength measurements in patients with cumulative trauma disorders. *J Hand Ther*. 1994;7:10-14.

25. Bohannon RW, Andrews AW. Interrater reliability of hand-held dynamometry. *Phys Ther*. 1987;67: 931-933.

26. Rheault W, Beal JL, Kubik KR, et al. Intertester reliability of the hand-held dynamometer for wrist flexion and extension. *Arch Phys Med Rehabil*. 1989;70:907-910.

27. Kuhlman KA, Hennessey WJ. Sensitivity and specificity of carpal tunnel syndrome signs. *Am J Phys Med Rehabil*. 1997;76:451-457.

28. Leard JS, Breglio L, Fraga L, et al. Reliability and concurrent validity of the figure-of-eight method of measuring hand size in patients with hand pathology. *J Orthop Sports Phys Ther*. 2004;34:335-340.

29. Hansen PA, Micklesen P, Robinson LR. Clinical utility of the flick maneuver in diagnosing carpal tunnel syndrome. *Am J Phys Med Rehabil*. 2004;83: 363-367.

30. LaJoie AS, McCabe SJ, Thomas B, Edgell SE. Determining the sensitivity and specificity of common diagnostic tests for carpal tunnel syndrome using latent class analysis. *Plast Reconstr Surg*. 2005;116: 502-507.

31. Amirfeyz R, Clark D, Parsons B, et al. Clinical tests for carpal tunnel syndrome in contemporary practice. *Arch Orthop Trauma Surg*. 2011;131(4): 471-474.

32. Meder MA, Lange R, Amtage F, Rijntjes M. Proximal stimulus confirms carpal tunnel syndrome—a new test? A clinical and electrophysiologic, multiple-blind, controlled study. *J Clin Neurophysiol*. 2012; 29(1):89-95.

Mão 11

Referências

33. Bridges MJ, Robertson DC, Chuck AJ. Predicting the result of nerve conduction tests in carpal tunnel syndrome using a questionnaire. *Hand Surg.* 2011; 16(1):39-42.

34. LaStayo P, Howell J. Clinical provocative tests used in evaluating wrist pain: a descriptive study. *J Hand Ther.* 1995;8:10-17.

35. Goubau JF, Goubau L, Van Tongel A, et al. The wrist hyperflexion and abduction of the thumb (WHAT) test: a more specific and sensitive test to diagnose de Quervain tenosynovitis than the Eichhoff's test. *J Hand Surg Eur Vol.* 2014;39(3):286-292.

36. Tay SC, Tomita K, Berger RA. The "ulnar fovea sign" for defining ulnar wrist pain: an analysis of sensitivity and specificity. *J Hand Surg [Am].* 2007;32:438-444.

37. Duckworth AD, Buijze GA, Moran M, et al. Predictors of fracture following suspected injury to the scaphoid. *J Bone Joint Surg Br.* 2012;94(7):961-968.

38. Stratford PW, Binkley JM, Stratford DM. Development and initial validation of the upper extremity functional index. *Physiotherapy Canada.* 2001;53(4): 259-267.

39. Roy JS, MacDermid JC, Woodhouse LJ. Measuring shoulder function: a systematic review of four questionnaires. *Arthritis Rheum.* 2009;61:623-632.

40. Massy-Westropp N, Krishnan J, Ahern M. Comparing the AUSCAN Osteoarthritis Hand Index, Michigan Hand Outcomes Questionnaire, and Sequential Occupational Dexterity Assessment for patients with rheumatoid arthritis. *J Rheumatol.* 2004;31: 1996-2001.

41. Shauver MJ, Chung KC. The minimal clinically important difference of the Michigan hand outcomes questionnaire. *J Hand Surg [Am].* 2009;34: 509-514.

42. Li L, Liu X, Herr K. Postoperative pain intensity assessment: a comparison of four scales in Chinese adults. *Pain Med.* 2007;8:223-234.

43. Szabo RM, Slater RRJ, Farver TB, et al. The value of diagnostic testing in carpal tunnel syndrome. *J Hand Surg [Am].* 1999;24:704-714.

44. Pershad J, Monroe K, King W, et al. Can clinical parameters predict fractures in acute pediatric wrist injuries? *Acad Emerg Med.* 2000;7:1152-1155.

Os números de página seguidos por "*f*" indicam figuras e por "*t*" indicam tabelas.

Índice

Índice

Índice

Índice

Índice

Índice

Índice

Índice

Índice

Índice

Índice